임상 실제에서의

정신과 면담

[제3판]

THE PSYCHIATRIC INTERVIEW IN CLINICAL PRACTICE

THIRD EDITION

Roger A. MacKinnon, M.D
Robert Michels, M.D.
Peter J. Buckley, M.D.

박성근 · 정인과 옮김

圖書出版 하나醫學社

임상 실제에서의

정신과 면담

[제3판]

박성근 · 정인과 옮김

THE PSYCHIATRIC INTERVIEW IN CLINICAL PRACTICE

THIRD EDITION

By

ROGER A. MACKINNON, M.D.

Professor Emeritus of Clinical Psychiatry,

College of Physicians and Surgeons of Columbia University New York, New York

ROBERT MICHELS, M.D.

Walsh McDermott University Professor of Medicine and Psychiatry,

Weill Medical College of Cornell University New York, New York

PETER J. BUCKLEY, M.D.

Professor of Psychiatry and Behavioral Sciences

Albert Einstein College of Medicine of Yeshiva University Bronx, New York

圖書出版 하나醫學社

The Psychiatric Interview in Clinical Practice, Third Edition
by Roger A. MacKinnon, Robert Michels, and Peter J. Buckley

First Published in the United States by American Psychiatric Association Publishing, Arlington, VA.

목차

제1부
일반 원칙 General Principles

제2부
주요 임상 증후군 Major Clinical Syndromes

제3부
특수한 임상 상황 SPecial Clinical Situation

제4부
면담에 영향을 미치는 기술적 요소 Technical Factors Affecting the Interview

저자소개

Roger A. MacKinnon, M.D.

- Professor Emeritus of Clinical Psychiatry in the College of Physicians and Surgeons of Columbia University, in New York, New York.
- Training and Supervising Analyst at the Columbia University Center for Psychoanalytic Training and Research, in New York, New York.

Robert Michels, M.D.

- Walsh McDermott University Professor of Medicine and Psychiatry at Weill Medical College of Cornell University, in New York, New York.
- Training and Supervising Analyst at the Columbia University Center for Psychoanalytic Training and Research, in New York, New York.

Peter J. Buckley, M.D.

- Professor of Psychiatry and Behavioral Sciences at Albert Einstein College of Medicine of Yeshiva University in Bronx, New York
- Training and Supervising Analyst at the Columbia University Center for Psychoanalytic Training and Research in New York, New York.

주제 기고 Contributors

John W. Barnhill, M.D.

- Professor of Clinical Psychiatry, DeWitt Wallace Senior Scholar, and Vice Chair for Psychosomatic Medicine in the Department of Psychiatry at Weill Medical College of Cornell University, in New York, New York.
- Chief of the Consultation-Liaison Service at New York-Presbyterian Hospital/Weill Cornell Medical Center Hospital for Special Surgery in New York, New York.

Brad Foote, M.D.

- Associate Professor of Clinical Psychiatry and Behavioral Sciences at Albert Einstein College of Medicine/Montefiore Medical Center in Bronx, New York.

Alessandra Scalmati, M.D., Ph.D.

- Associate Professor of Clinical Psychiatry and Behavioral Sciences at Albert Einstein College of Medicine/Montefiore Medical Center in Bronx, New York.

이 책의 내용에는 고지의무가 있는 어떠한 이해관계도 없음을 밝힙니다.

서문 *PREFACE*

이번 3판은 2006년에 출간된 개정판을 바탕으로 구성되었다. 초판 이후 35년 만에 출간된 개정판의 경우와 달리, 지난 9년간 정신의학에서의 변화는 그다지 크거나 개혁적이지 않았다. 2006년 American Journal of Psychiatry의 사설을 통해 우리는 초판과 개정판 사이 동안 정신과 영역에 있어서 엄청난 발전이 있어왔다고 논평하였다. DSM-III 이후 현상학적 진단이 정교화되었고, 정신질환의 신체적 원인과 약물치료의 효능을 이해하는 데 필요한 생물학적 지식들이 늘어났으며, 자아심리학을 넘어 정신역동적 사상들이 확장되어 서로 다른 이론적 관점들이 통합되었고, 임상가-환자 관계에 관한 사회문화적인 견해들에 극적인 변화들이 일어났다. 특히 마지막에 언급한 변화는 시의적절한 것이며 이에 따라 정신과 면담은 계속 발전하고 있다. 환자와 임상가 간의 사회적 관계는 더 이상 비대칭적이 아니다. 요즘 환자들은 많은 것들을 알고 있으며 자신의 몸과 마음이 바로 자신의 것이라는 올바른 믿음을 갖고서 치료 결정에 동참하기를 희망한다. 의사와 환자 사이의 치료적 동맹은 모든 의료분야에 있어서 치료적 노력의 기반이 되었다. 환자들이 자신들에게도 당연한 권리가 있다고 주장하게 된 문화적 변화는 1960대부터 시작되었다. 시민평등권운동, 여성운동, 동성연애자자유화운동 등은 모두 권위주의적, 온정주의적 도그마에 의문을 제기하는 촉매제가 되었다. 지난 9년 동안 이러한 진보적인 발전은 성전환환자에게로까지 확대되었음을 알 수 있다.

자신이 남들과 "다르다"고 느끼는 경험이란 누구나 겪을 수 있는 일이기에, 환자들의 이런 경험을 알아내고 탐색하여 이것은 어디서나 있을 수 있는 보편적인 일인을 이해해주면서 그것이 그들의 삶에 어떤 영향을 주었는지 이해해줌으로써 정신의학은 더욱 풍성해질 수 있었음을 우리는 지금 잘 알고 있다. 이러한 민주화는 반세기 전 안나 프로이드가 정신분석 과정에 대해 다음과 같이 언급했을 때 이미 예견되고 있었다:

> 하지만 – 그리고 이것은 내 생각에 중요해 보이는데 – 환자가 그의 인격 내에서 건

강한 부분을 어느 정도 갖고 있는 한 현실 속에서의 분석가와의 관계는 결코 붕괴되지 않는다. 전이에 대해서는 분명히 엄격하게 다루고 해석해 주어야 하는 것이 맞지만 나는 진료실을 나설 때 즈음이면 분석가와 환자 두 사람은 모두 현실 세계의 인물로서 각자 동등한 지위를 가지며 서로에게 현실적인 개인적 관계를 맺고 있다는 사실을 새삼 느끼곤 한다.

환자와 임상가 사이에 일어나는 모든 장면들과 우여곡절 속에서 정신과 면담에도 이러한 신념이 그대로 적용될 수 있다고 우리는 강하게 믿는다.

지난 9년 동안 정신과 영역에서의 변화는 점차로 늘어나는 추세였다. 2013년에 출간된 DSM-5에 맞춰 이번 3판을 내는 것이지만 지난 개정판에서 말한 대로 우리는 DSM 분류체계에 대해 비판적인 시각을 고수하고 있다. 개정판에서 언급했듯이 DSM 체계는 정신병리에 대해 접근할 때 기술적 현상학에 따를 것을 강조한 나머지, 환자의 문제점과 아픈 점, 그리고 그의 인생에 대하여 이해하기보다는 증상을 기술하고 진단을 내리는 데에 초점을 맞춰 정신과 면담이 진행되도록 만들어졌다. 예를 들어 생물정신의학이 발전하여 조현병은 "뇌의 질병"이자 신경발달장애라는 사실이 명확해짐에 따라, 정신병 환자 개인의 주관적인 경험에 대한 관심은 계속해서 줄어들고 있다는 점은 안타까운 일이다. 정신병은 각 환자의 인격을 통해 드러날 수밖에 없으므로, 그 사람의 개인사와 성격구조는 정신병적 "경험"의 많은 측면들을 결정지으며 따라서 임상에서는 반드시 이에 대해 알아내고 설명되어야 한다.

DSM-5는 성격장애의 개념에 관한 논란의 여지를 인정하여, II편에서는 DSM-IV-TR의 진단기준을 수정하지 않은 채 그대로 수록하면서 동시에 III편에서는 성격 기능의 손상과 병리적 성격 특질을 강조한 대안적 모델을 제시하고 있다. 성격장애는 이 책 본문 중 주요임상증후군의 핵심적인 부분으로, 우리는 II편에 수록된 원래 모델이 우리의 임상적 접근방식에 보다 더 잘 부합된다고 생각한다. 그러므로 이번 판에서도 이 정의를 그대로 유지하였다. 기본적으로 우리는 지난 2010년도 American Journal of Psychiatry의 사설과 같이, 인지와 정서성, 대인관계기능과 행동, 대처 및 방어 등을 모두 아우르는 성격증후군이 진단의 일차적인 단위가 되어야 하며 특질에 기반을 둔 시스템은 임상 실제에서 유용성이 떨어진다는 주장과 의견을 같이한다.

생물정신의학 - 유전학, 인지신경과학, 정신약물학, 뇌영상학 그리고 신경과학 전반 -의 발전은 정신과학의 분위기에 빠르게 영향을 끼치고 있으며 정신질환의 원인에 대해 점점 더 많은 정보를 제공해주고 있다. 우리는 "실상 모든 주요 정신과적 질환들은 유전적 소인과 환경적 영향이 한데 어우러진 혼합물이다. 유전자와 환경은 인간의 행동을 결정짓는 데 있어 서로 불가분의 관계로 연결되어 있다."고 명시한 Glen Gabbard의 의견에 전적으로 동의한다.

정신과 면담이란 환자와 대화를 주고받는 임상가에 관한 것이다. 그런 점에서 “목소리”와 이에 대한 상호작용 – 즉, 가수와 그 노래를 듣는 이의 반응과 해석에 관한 이야기이다. 이번 판에서도 역시 우리는 이런 복잡한 음악을 읽어주는 독자 여러분께 감사의 뜻을 전하고 싶다.

Peter J. Buckley, M.D.
Robert Michels, M.D.
Roger A. MacKinnon, M.D.

감사의 말씀 *ACKNOWLEDGEMENTS*

언제나 그랬듯이 우리에게 가르침과 일깨움을 준 우리 학생들과 동료 그리고 환자들에게 감사의 마음을 전한다. 특히 이번 판을 내는 데 있어 처음부터 기여해 준 John Barnhill, M.D.와 Brad Foote, M.D., Alessandra Scalmati, M.D., Ph.D.에게 감사드린다.

American Psychiatric Association Publishing의 John McDuffie와 Greg Kuny, Tammy Cordova 등은 이번 판이 만들어지기까지 많은 도움을 주었다. Bessie Jones은 중요한 조언을 해주었다. Bob Hales은 이번 개정판이 세상에 나올 수 있도록 세심하게 배려해 주었다.

역자 서문

1971년에 처음 나온 이 책은 30여년이라는 긴 세월이 지나서도 여전히 그 뛰어난 가치를 인정받아 지난 2006년에 개정판이 출간되었다. 그만큼의 시간 동안 정신의학에는 많은 발전이 있었으며 개정판에서는 이러한 변화를 반영하여 초판에 비해 더욱 훌륭한 교과서가 되어 주었다. 임상에서 환자를 접할 때 그들을 이해하고 치료하기 위한 실질적인 지침서라고 다시 한 번 말할 수 있겠다.

개정판 이후 10년 만에 나온 이번 3판에는 크게 세 가지 변화가 있다. 각 주요 임상증후군에 대한 진단기준을 2013년에 새로이 발표된 DSM-5에 맞춰 개정하여 수록하였다. 외상의 영향과 그 중요성이 점점 더 부각되는 시대의 흐름에 발맞춰 외상 환자 부분이 완전히 새롭게 수정되었다. 그리고 마지막으로 고전적 정신분석학에서 히스테리의 일종으로 중요시되었던 해리성 장애에 대한 내용을 추가하면서 경험이 부족한 임상가들이 흔히 놓치곤 하지만 해리는 현대 사회에서도 의외로 흔한 상태라는 사실에 주목하고 있다.

3판의 번역본을 읽는 독자에게 두 가지 점을 먼저 이해시켜드리고자 한다. 첫 째로 면담가를 지칭하는 명칭을 '(정신과)의사'로 하지 않고 대신 '임상가'라는 용어를 사용하였다는 점이다. 개정판의 서문에서 저자들이 밝혔듯이 정신분석을 포함한 여러 정신치료법들은 더 이상 정신과의사들만의 전유물이 아니다. 심리학자와 사회사업가, 성직자 등도 내담자와 상담을 할 때 정신치료적 기법들을 사용한다. 실제로 이 책의 독자들 중 많은 수가 이 분들이다. 이런 이유에서 이 책의 초판에서 psychiatrist 혹은 doctor라고 칭했던 것을 저자들은 개정판에서 대부분 clinician으로 바꿔 쓰고 있다. 우리 역자들은 저자들의 이러한 견해에 충분히 이해하고 동의하여, 우리나라의 임상현장에서는 다소 어색할 수 있는 표현인 '임상가'라는 용어로 번역하여 사용하였다. 글의 흐름에 다소 불편하더라도 이해를 바란다.

두 번째로 인격과 성격이라는 용어의 선정 문제이다. 지금까지 personality disorder는 '인격장애'로 번역되어 왔으나 이번 DSM-5의 국내 번역본에서는 그 한글 명칭이 '성격장애'로 바뀌었다. 하지만 저자는 책에서 personality와 character를 명확히 구분지어 설명하고 있다(3장. 강박증 환자 참조). 우리는 personality는 '인격'으로, character는 '성격'으로 번역하였으며, 이런 점에서 각 각론에서 인용된 DSM-5 진단기준은 일괄적으로 '~성격장애'로 하지 않고 역자들 판단에 의거하여 '~인격장애'로 바꾸었다.

개정판을 옮길 때 밝혔듯이 여전히 왕성히 활동하고 계신 저자들이 보여준 환자에 대한 공감어린 태도는 우리에게 깊은 감명을 준다. 이처럼 이번 3판에서도 최근의 시대 흐름에 맞춰 의사-환자 관계가 더 이상 전통적인 개념을 고수할 것이 아니라 새로운 차원으로 나아가야 함을 강조하고 있다. 이미 원로이신 저자들은 이 책을 통해서 다시 한 번 우리가 거울삼아야할 임상가로서의 올바른 태도를 가르쳐주고 계신다. 현실 속에서 살아가고 있는 환자를 대해야 하는 우리들은 그들이 좀 더 나은 인생을 만들어 갈 수 있도록 돕기 위해 단지 의학적인 지식에만 의지할 것이 아니라 환자에게 진정한 관심을 갖도록 노력해야 할 것이다.

2016년 10월

박성근 · 정인과

제1부 | PART Ⅰ

일반 원칙 *GENERAL PRINCIPLES*

1장 | 면담의 일반 원칙 General Principles of the Interview

2장 | 정신역동의 일반 원칙 General Principles of Psychodynamics

1장

면담의 일반 원칙

GENERAL PRINCIPLES OF THE INTERVIEW

이 책은 정서적인 문제나 정신과적인 질환을 가진 사람을 이해하고 치료하기 위한 목적에서 실시되는 정신과 면담에 관한 책이다. 학술연구나 재판과정, 채용적정성 평가 등과 같이, 제3자에 의해 또는 비치료적인 목적에서 시행되는 면담 기법에 대한 내용은 해당되지 않는다. 이런 상황의 면담은, 정신보건 전문가에 의해 실시될 수도 있다는 점을 제외하고는, 이 책의 내용과는 맞지 않는다.

초보자가 숙련된 면담가로 되기까지에는 수년이 걸린다고 생각한다. 하지만 시간만 지난다고 경험이 쌓이는 것은 아니다. 정신역동과 정신병리에 관한 기초 지식을 배워야할 뿐만 아니라, 숙련된 임상가의 면담 장면을 직접 관찰하고, 자신도 면담을 해본 뒤 그 내용에 대해 함께 살펴보고 논의하는 것이 필요하다.

프로이드가 정신역동에 대한 기초 지식을 제공해주었고, 후학들이 그의 개념을 더욱 확장시켰다. 자아 심리학, 대상관계이론, 행동심리학, 자기 심리학, 관계 심리학, 상호주관주의 심리학 등의 개념들이, 직접 드러나지는 않지만, 이 책의 내용에 포함되었다. 이 책에서는 이러한 이론들을 체계적으로 통합하려 하지 않았다. 대신 2장 "정신역동의 일반 원칙" 편에서 '행동에 대한 생물학적 영향'이라는 내용과 함께 간략하게 설명되었다. 여러 이론들에 대해 절충적이고 다면적인 시각이 바람직하다고 생각한다.

첫 두 장은 서론이며, 이후 부분에서 주요 임상 증후군과 인격 유형에 대해 다루었다. 이들 증후군과 인격 유형들은 면담을 풀어나가고 이후 치료과정에서 부딪히는 문제들을 해결하는 데 있어서 중요한 결정적인 요소들이다. 각 장의 초반부는 정신병리, 임상증상, 정신역동적 구조화 등에 관한 내용으로 시작된다. 이후 각 유형의 환자들에 있어 면담 때 보이는 특징적인 행동에 대해 설명한 뒤, 면담을 어떻게 이끌어가야 하는 지에 대해 조언해준다. 이 책의 임상사례들은 대부분 우리의 임상 경험과 교육 경험에서 나온 것들이다.

이러한 접근이 이 방법만이 "옳은" 기법이며, 이를 외움으로써 면담 기법을 배울 수 있게 된다는 것을 의미하는 것은 아니다. 우리의 면담 스타일이 모든 독자들에게 공감이 되는 것도, 똑같이 들어맞는 것도 아니다. 하지만 숙련된 임상가의 면담을 관찰할 기회나 자신의 면담을 검토 받을 기회가 거의 없는 수련가들이 있다. 이 책이 훌륭한 임상 교육을 대신할 수는 없지만, 실제로 숙련된 임상가들이 어떻게 면담을 진행하는가에 대하여 어느 정도 알게 되는 데에는 유용할 것이다.

임상 상황에서의 대화 내용을 구체적으로 제시한 두 번째 이유는 다소 추상적일 수 있는 면담의 원칙들을 잘못 이해하는 일이 흔하기 때문이다. 예를 들어 한 지도감독자가 수련가에게 "환자의 저항에 대해 해석해 주라"고 하자, 경험이 없던 그 수련가는 환자에게 "당신은 지금 저항을 보이시는 군요"라고 말하였다. 환자가 부정적인 반응을 보이자 수련가는 지도감독자에게 이 이야기를 전했고, 그런 후에서야 비로소 그는 자신의 실수를 깨달았다. 환자는 비난에 민감하므로 말하는 데에는 요령이 필요하다고 지도감독자가 지적해 주자, 그 수련가는 표현방식을 바꿔 "그 문제는 정신과의사가 신경 쓸 일이 아니라고 느끼시는 것 같군요" 또는 "제 질문이 부적절해보이나요?"라며 자신의 해석을 다른 식으로 표현하였다.

제 3부는 그 자체로서 특수한 문제를 야기할 수 있는 면담상황에 대한 내용이다. 여기에는 모든 증후군들과 질환들이 포함될 수 있다. 여기서는 특정 유형의 정신병리보다는 면담의 진행에 영향을 줄 수 있는 임상 상황 고유의 선행요소에 강조를 두고 있다. 종합병원 입원실에서의 자문의뢰나 문화적 배경이 다른 환자의 경우가 그 예이다.

마지막 부분은 정신과 면담에 영향을 주는 특수한 기술적인 문제들, 예를 들어 기록 작성이나 이메일, 전화, 휴대전화, 호출기, 그리고 기타 디지털 미디어 등에 관한 내용이다.

임상면담 THE CLINICAL INTERVIEW

전문가적 면담은 어떤 한 개인이 전문가라고 정의되는 다른 누군가에게 자문을 구한다는 점에서 다른 유형의 면담과 다르다. 법률가일 수도, 혹은 회계사나 건축가, 의사일 수도 있는 그 "전문가"는 어떤 형태의 도움을 제공해줄 것으로 기대 받는다. 의학적 면담에서는 전형적으로 고통의 덜어지기를 바라는 한 사람이 있으며; 다른 한 쪽에는 그의 고통을 덜어줄 것이라고 기대되는 사람이 있다. 고통이 덜어지기를 바라면서 환자는 자신의 드러내며 "모든 것"들을 이야기한다. 임상가-환자 간의 비밀보장 덕에 이러한 과정이 가능해진다. 환자는 임상가가 자신에게 도움이 되어줄 사람이라고 생각되는 한, 자신의 어려움과 관련 있을 것이라고 느끼는 모든 것들에 대해 다소 자유롭게 털어놓게 된다. 그러므로 단순히 들어주는 것만으로도 환자와 그의 고통에 대해 많은 정보들을 얻을 수가 있다.

정신과 면담 The Psychiatric Interview

정신과 면담은 몇 가지 측면에서 일반적인 임상 면담과는 차이가 있다. Sullivan이 지적했듯이 환자들은 정신과의사를 대인관계에 있어서 전문가라고 생각하며 따라서 그저 동정적으로 이야기를 들어주는 사람sympathetic listener 그 이상의 무언가를 기대한다. 심리적인 도움을 찾는 사람이라면 당연히 정신과의사가 전문가답게 면담을 이끌어나가 줄 것이라고 기대한다. 임상가는 어떤 것은 묻는 반면 어떤 것은 질문하지 않는다던가 혹은 어떻게 행동한다던가 하는 식으로 자신의 전문성을 드러내며, 이런 기법들은 시간이 지날수록 점차 정교해진다. 대개 임상 면담은 자발적으로 이루어지며, 일반적으로 환자는 기꺼이 협조할 것이라 예상된다. 대부분의 정신과 면담 이와 같은 경우에 해당되지만, 때로는 면담 받으러 온 사람이 자발적으로 전문가를 찾아온 것이 아닌 경우도 있다. 이러한 경우의 면담에 대해서는 나중에 따로 논의될 것이다(14장 "정신병적 환자"; 15장 "정신신체장애 환자"; 18장 "입원 환자" 참조).

정신과 외의 다른 의료분야에서의 면담은 대개 옳은 진단을 내리고 적절한 치료를 하기 위해 어떤 사실들을 얻어내려는 목적에서의 의학적 병력 청취에 강조를 둔다. 면담은 현병력, 과거력, 가족력 그리고 각 신체기관들에 대한 검토 등을 중심으로 이루어진다. 환자의 개인 생활에 관한 자료는 그것이 현병력에 영향을 미쳤을 가능성이 있는 경우에만 중요하게 고려된다. 예를 들어 환자가 안전하지 못한 성접촉을 가졌다고 말한다면, 면담기는 환자에게 성병을 앓은 적이 있는지, 에이즈 검사를 받아본 적이 있는지를 물어보게 된다. 하지만 환자가 비밀유지를 우려하는 경우, 이러한 정보는 기록에 적지 않을 수도 있다. 정신과의사도 또한 환자의 증상, 증상의 발생 시기, 그리고 그 증상을 설명할 수 있는 환자 생활에서의 중요한 요소들에 대해 관심을 갖는다, 하지만 정신과적 진단과 치료는 현병력 만큼이나 중요하게 환자의 인생사 전체에 바탕을 두고 이루어진다. 환자의 생활 스타일, 자기 평가, 종래의 내처방식 및 타인과의 관계 등이 여기에 포함된다.

일반 환자들은 자신의 증상을 통해 의사가 병을 이해하고 치료하게 될 것이라고 믿는다. 환자들은 대개 자신의 질병과 관련이 있을 것이라고 생각되는 모든 것들을 의사에게 이야기하고 싶어 한다. 반면에 정신과적 증상들은 자아의 방어적 기능defensive function of the ego과 관련이 있으며, 무의식적인 심리적 갈등의 표현이기도 하다(2장, "정신역동의 일반 원칙" 참조). 환자가 이러한 갈등을 의식하지 않으려 방어하는 것처럼, 그는 또한 이런 갈등을 면담가에게 감추려든다. 그러므로 정신과 환자들은 자신의 고통으로부터 벗어나기 위해 자기 자신을 드러내고픈 동기를 갖고 있으면서도, 한편으로는 자신의 가장 깊숙한 감정과 심리적 장애의 근본 원인에 대해서는 감추고자 하는 마음도 동시에 갖고 있다.

자신의 방어 이면에 감추어져있는 것이 드러날까 두려워하는 것이 면담 때 무언가를 감추게 되는 유일한 이유는 아니다. 모든 사람들은 상대방에게 미치는 자신의 인상에 대해 신경을 쓴다. 권위 대상figure of authority으로서의 의사는 흔히 환자의 부모를 상징하며, 따라서 의사의 반응은 환자에게 매우 중요한 의미를 갖는다. 대부분의 경우에서 환자들은 의사로부터 사랑과 존중 받기를 원하지만, 그 밖의 다른 양상이 나타날 수도 있다. 병이 난 것이 자기 성격 중 바람직하지 못한 부분 때문이라고 생각되는 경우, 환자들은 자기의 모습을 솔직히 보여주더라도 면담가가 실망하지 않을 것이라는 확신이 서기 전까지는 이러한 얘기들을 하고 싶어 하지 않을 수도 있다.

진단적 면담과 치료적 면담 Diagnostic and Therapeutic Interviews

흔히 진단적 면담과 치료적 면담을 인위적으로 구분하곤 한다. 단지 진단을 내리려는 목적뿐인 면담은 환자에게 자신이 마치 병리 검사 표본이 된 것 같은 느낌을 주게 되며, 결국 자신의 문제를 드러내는 것을 막아버리게 된다. 성공적인 면담이었는지 여부를 말해주는 한 가지 지표가 있다면, 그것은 바로 환자와 임상가가 서로 이해한다는 느낌을 얼마나 받았느냐일 것이다. 초심자들은 종종 이 말을 안심시켜주고 동의해주라는 뜻으로 잘못 받아들이곤 한다. 예를 들어 "걱정하지 마세요"나 "그건 지극히 정상적인 겁니다"라는 언급은 환자를 안심시켜줄 수 있을지는 몰라도, 이해한다는 표현은 되지 못한다. "당신이 그것 때문에 얼마나 괴로웠는지 알 것 같군요" 같은 말이나, 환자를 "힘들게" 만든 상황을 짚어주는 것이 이해한다는 느낌을 더 많이 전달해줄 수 있다. 환자를 이해하는 데에 초점을 맞춘 면담이 정신병리를 도출해내려는 면담보다 훨씬 더 진단적으로 값진 정보를 제공해줄 수도 있다. 면담가가 환자를 단 한번만 만난 경우라 하더라도, 진정한 치료적 상호작용은 가능한 것이다.

첫 면담과 이후의 면담 Initial and Later Interview

언뜻 보기엔, 첫 면담이란 논리상으로는 환자와 전문가가 처음으로 면담을 한 경우라고 말할 수 있겠지만, 어떤 면에서 이러한 정의는 정확한 것이 아니다. 모든 성인들은 과거에 한번쯤은 임상가를 만난 경험이 있으며, 각자 이런 상황에서의 특징적인 관계 방식들을 갖고 있다. 정신보건 전문가와의 첫 만남이란 단지 지금까지 보건전문가와 만났던 면담들 중 가장 최근에 일어난 면담일 뿐이다. 과거에 정신치료를 받은 경험이 있거나, 심리학에 대해 공부를 했던 환자의 경우 이런 상황은 더욱 복잡해지는데, 이들은 첫 정신과 면담 이전에 이미 수개월간의 치료를 받은 정도의 자기-이해 self-understanding 수준에 도달해있기 때문이다. 한편 시간에 대한 문제도 있다: 초기 면담은 얼마동안 해야 하는가? 한 시간, 두 시간, 아니면 다섯 시간? 초기 면담과 이후 면담을 구분하는 데에 논쟁점이 있는 것은 분면하다; 하지만 일반적으로 한 번 이상의 면담시간을 갖는다. 어떤 환자에서 처음 한두 번의 면담 만에 논의되었던 주제들이 다른 환자에서는 치료 2년이 지나도 논의되지 않을 수도 있다. 앞으로의 내용을 통해 첫 몇 번의 면담에서 논의되어야 하는 주제들과 나중에 이야기되는 것이 나은 주제들에 대해 설명될 것이다. 보다 정확하기 위해서는 각 환자마다의 특정 면담 시점에 대한 논의가 필요하다. 우리가 진료실에서 행하였던 예시들이 이 책을 통해 제시될 것이다.

이 책은 주로 상담 및 치료의 초반부에 관하여 논하고 있는데, 이들은 몇 시간이 걸릴 수도 있고, 몇 달, 심지어 이보다 더 긴 기간이 필요할 수도 있다. 면담가는 초기 면담의 기본 원칙들을 이후의 치료 기간 동안에도 동일하게 사용할 수 있다.

면담의 자료 Data of the Interview

내용과 과정 Content and Process

면담의 *내용*content이란 환자가 제공한 사실적 정보와 면담가의 특정한 치료적 중재, 두 가지 모두를 말한다. 면담의 내용 중 많은 부분이 말로 전달이 되지만, 또한 환자와 면담가 양자 모두 비언어적 행동을 통해 의사소통을 하기도 한다. 언어적 내용이 면담의 실재 의미와 무관한 경우도 매우 흔하다. 흔한 예로서, 종이를 잘게 찢으며 눈물을 흘리고 있는 환자, 굳은 자세로 주먹을 불끈 쥐고 있는 환자, 다리를 훤히 드러내어 면담가가 이를 힐끗 엿보다가 죄책감을 느끼게 만드는 유혹적인 여자 환자 등의 경우가 있다. 내용은 환자가 한 말의 사전적 의미 그 이상의 것을 뜻한다. 예를 들어 환자가 말하는 스타일 - 수동태를 사용하느냐, 능동태를 주로 쓰느냐, 혹은 직업적인 전문 용어나 구어체, 명령문을 자주 사용하느냐 등 - 또한 포함이 된다.

면담의 *과정*process이란 면담가와 환자 사이의 관계가 발전해 나가는 것을 말한다. 이는 특히 의사소통 속의 숨은 의미와 관계된다. 환자들이 이러한 과정을 의식하는 정도는 매우 다양하며, 주로 의사에 대한 환상 및 그에 대한 신뢰감과 믿음이라는 형태로 경험된다. 어떤 환자들은 의사를 분석하여, 왜 의사가 어떤 특정 시점에서 어떤 특정한 것에 대해 말을 했는지 나름대로 추측해 보기도 한다. 면담가는 면담의 과정이라는 측면에 대하여 지속적으로 의식하고 있도록 노력해야 한다. 면담가는 스스로에게 "나는 왜 그런 단어를 사용하여 말을 했는가?” 또는 “왜 환자가 그때 내 얘기에 끼어들었는가”와 같은 질문을 던짐으로써 이러한 과정을 잘 살펴보아야 한다.

과정에는 환자가 면담가와 관계를 맺는 방식 또한 포함이 된다. 환자는 고립되어있는가, 아니면 유혹적인가, 애교를 부리는가, 매혹적인가, 거만한가, 회피적인가? 관계를 맺는 그의 방식은 면담 내내 그대로 고정적일 수도, 아니면 자주 바뀔 수도 있다. 면담가는 환자에 대한 자신의 감정 반응에 대해서도 인식할 줄 알아야 한다. 환자가 방금 한 이야기와 행동에 비추어서 자신의 감정 반응을 고찰해볼 때, 면담가는 상호작용에 대한 이해의 폭을 더욱 넓힐 수 있게 된다. 예를 들어, 강박증 환자의 장황한 이야기에 더 이상 집중이 잘 안될 때, 면담가는 지금 환자가 의사소통을 하려는 것이 아니라 접촉을 피하려는 목적에서 이야기를 사용하고 있다는 사실을 깨닫게 된다. 또 다른 경우로 의사의 감정 반응이 기저에 깔려있는 환자의 우울증이나 혹은 환자의 자기애성 또는 경계성적 성향을 알아차리는 데에 도움이 되기도 한다.

자기관찰적 자료와 조사적 자료 Introspective and Inspective Data

정신과 면담 동안 이야기되어지는 자료에는 자기관찰적 자료와 조사적 자료가 있다. *자기관찰적introspective* 자료에는 자신의 느낌과 경험에 대한 환자의 보고가 해당된다. 이는 대개 언어적으로 표현된다. *조사적inspective* 자료에는 환자와 면담가의 비언어적 행동이 포함된다. 환자들은 대개 자신의 비언어적 의사표현 및 자기가 한 말과의 시간적 관계 등이 얼마나 중요한지 잘 인식하지 못한다. 흔한 비언어적 의사표현으로는 울음, 웃음, 얼굴이 붉어짐, 안절부절 못함 등이 있다. 음색은 환자가 자신의 감정을 드러내는 매우 중요한 방법 중 하나이다. 면담가는 또한 말로 직접 드러내지 않은, 보다 특징적인 생각의 흐름을 추론해내기 위해 환자의 행동을 관찰하기도 한다. 예를 들어 자신의 결혼반지를 만지작거리거나 시계를 물끄러미 쳐다보는 환자는 막연한 불안감, 그 이상의 것을 말하고 있는 것이다.

정동과 사고 Affect and Thought

정신보건 전문가의 도움을 청하기로 결심할 때, 전에 비슷한 경험이 있다손 치더라도, 환자들은 종종 양가감정을 느낀다. 낯선 누군가에게 자기 자신을 드러낸다는 것은 두려운 일이다. 특히 그 낯선 사람이 환자를 편하게 해주지 못하거나 자신 스스로도 불편해하는 경우에는 더욱 그러하다. 환자들은 자신이 당황할까봐, 혹은 면담가가 너무 섣불리 비판적으로 판단할까봐 두려워한다. 경험이 없는 면담가는 환자와의 첫 면담 때 불안해지기 쉽다. 환자는 자신의 병이 무엇인지, 정신과 치료는 어떻게 진행되는지 불안해한다. 많은 사람들이 정신보건 전문가와 상담을 하는 것은 매우 곤혹스러운 일이라고 생각하며, 이 때문에 상황은 더욱 복잡해진다. 임상가의 불안은 주로 자신이 과연 도움을 줄 수 있을까하는 것과 새 환자가 자신에게 어떤 반응을 보일까에 관한 것이다. 면담가가 배우는 입장이라면, 자신의 지도감독자의 견해 또한 매우 중요하게 작용할 것이다.

환자는 슬픔, 분노, 죄책감, 수치심, 자긍심, 즐거움 등과 같은 정동affect들을 표현한다. 면담가는 환자에게 어떤 느낌이 드는지, 그리고 무엇이 그런 느낌을 불러일으켰다고 생각하는지를 물어보아야 한다. 감정이 명확한 경우라면 면담가가 굳이 어떤 느낌이 드는지를 물어볼 필요까지는 없지만, 대신 어떤 것이 지금 그런 기분을 느끼게 만들었는지에 대해서는 질문을 해야 한다. 만일 면담가가 '...한 기분이셨겠네요'라고 한 말에 환자가 '아니오'라고 말하고는 그와 똑같은 의미의 다른 단어synonym를 사용한다면, 의사는 환자와 논쟁을 벌일 것이 아니라 이러한 정정(正定)을 받아들인 후 무엇이 그런 느낌을 들게 만들었는지 질문해야 한다. 어떤 환자들은 자신의 감정 반응emotional response을 드러내는 데에 상당히 개방적인데 반해, 다른 이들은, 심지어 자기 자신에게까지도, 이를 감추려 한다. 환자의 사고thoght 역시 중요하기는 하지만, 그의 감정 반응이 바로 면담을 이해하는 열쇠가 된다. 예를 들어, 자신의 현재 생활에 대해 자세히 이야기하던 한 환자는 자신의 계모에 대해 언급할 때 애써 눈물을 참으려는 모습을 보였다. 면담가는 "말하기 힘든 이야기인가 보네요." 또는 "눈물을 참고 계신 건가요?"라고 말해줄 수 있다.

환자의 사고 과정thoght process은 양, 생산 속도, 내용 그리고 조직화 정도 등의 측면에서 관찰된다. 환자의 사고 폭이 협소한가? 그렇다면 어떤 주제에서 벗어나지 못하고 있는가? 그의 생각은 조직화되고 조리 있게 표현되고 있는가? 연상의 형태, 생산 속도, 사고의 전체 양 등에서의 심한 장애는 쉽게 발견될 수 있다.

환자 The Patient

정신병리 Psychopathology. *정신병리*란 감정 장애emotional disorder의 현상학을 일컫는 말이다. 여기에는 신경증적 또는 정신병적 증상뿐만 아니라, 행동상의 또는 성격상의 장애들도 포함이 된다. 사랑, 성(性), 일, 놀이, 사회화, 가족생활 그리고 생리조절 등의 영역에서 기능할 수 있는 환자의 능력에 문제가 있는 경우들이 후자에 해당한다. 방어기제defense mechanism의 효율성, 방어기제들 간의 상호관계, 그리고 방어기제의 인격으로의 전반적인 통합 등 또한 정신병리에서 다루는 주제들이다.

정신역동 Psychodynamics. *정신역동학*은 환자의 정신세계의 전체적인 발달을 설명하기 위한 학문이다. 환자의 증상과 성격병리 뿐만이 아니라, 그의 장점과 인격적 자산 personality assets에 대한 설명도 포함이 된다. 인생 전반에 걸친, 내적 및 외적 자극에 대한 환자의 반응이 정신역동적 설명을 위한 자료가 된다. 이 주제는 제 2장에서 자세히 다룬 뒤, 각 임상 챕터 별로 구체적인 적용 예들이 설명될 것이다. 최근 신경과학연구들을 통해 대뇌의 기능들이 많이 이해되고 있다. 예를 들어 외상후스트레스장애의 경우, 극심한 심리적 스트레스로 인해 대뇌 특정 부위가 손상되는 것이 뇌영상기술을 통해 밝혀졌다. 이 연구결과가 환자가 겪은 심리적 의미의 중요성을 부정하는 것은 아니다. 모든 부대원이 전멸한 가운데 혼자 살아남은 생존자는 전우들의 죽음을 목격한 것만이 고통스러운 것은 아니었다. 그는 왜 자신만 살아남은 것이며, 전우들을 살리기 위해 달리 할 수 있는 방법은 없었을까 괴로워했다. 죄책감은 인간의 정신 기능에 필수적인 장치이며, 환자들은 종종 자신이 고통스러워한다는 자체에 대해 의식적으로나 무의식적으로 자신을 책망하려한다.

성격상 장점 Personality Strength. 흔히 환자들은 진료실을 찾을 때, 면담가는 자신의 증상이나 성격적 결함에만 관심이 있을 것이라고 생각한다. 임상가가 환자의 능력과 자산, 성격상 장점 등에 관심을 가져줄 때, 환자들은 안심하게 된다. 일부 환자들은 이런 정보를 자발적으로 말하기도 하지만, 그렇지 않은 환자에 대해서는 면담가는 "자신에 대해 마음에 드는 부분 또는 스스로 가장 자랑스러워하는 부분에 대해 말씀해 주시겠습니까?"라고 질문해야 한다. 종종 환자의 가장 중요한 자산이 면담 동안의 반응을 통해 드러나기도 한다. 면담가는 환자가 자신의 건강한 모습을 드러낼 수 있도록 해주어야 한다. 낯선 누군가에게 자신의 단점을 드러내는 것은 긴장되고, 불안하며, 당혹스럽고 혹은 죄책감이 느껴지는 일이다. 눈물을 흘리며 고통스러운 이야기를 하고 난 직후, "즐거운 일은 무엇이 있었습니까?"라는 질문에 즐겁고 자부심 있게 답할 수 있는 환자는 없다. 즐거운 주제에 대해 이야기를 하기 위해서는 먼저 당혹스러운 주제로부터 서서히 벗어나도록 환자를 유도한 후 잠시 전환기를 갖도록 하는 것이 필요하다.

다른 어떠한 부분보다도 이러한 영역 측면에서, 반응을 잘 보이지 않는 면담가non-reactive interviewer는 중요한 자료를 놓치게 된다. 예를 들어, 환자가 "제 아이 사진 좀 보시겠어요?"라고 물었을 때 면담가가 중립적neutral인 태도를 보인다면, 환자는 이를 무관심으로 느낄 것이다. 임상가가 사진을 본 후 아무런 말없이 사진을 돌려준다면, 환자는 자신의 따뜻한 감정을 드러내기 힘들어질 것이다. 대개 사진은 반응을 보임으로써 환자를 편안하게 해주는 적절한 언급의 좋은 기회가 된다. 면담가는 아이가 누구를 닮았으며 사진 속 느낌은 어떤지 말해 줌으로써 환자가 건네준 사진에 대해 진심으로 관심이 간다는 의미를 전달해 줄 수 있다. 사진 속 인물들의 이름을 물어볼 수도 있다.

전이 Transference. *전이*란 '환자의 아동기 때에 중요했던 어떤 인물로부터 유래된 행동 및 감정 반응'이 현재 생활에서의 누군가에게 무의식적이고 부적절하게 전치되는 과정을 말한다. 면담가의 상대적 익명성relative anonymity 그리고 그의 부모-대리인parent-surrogate적 역할이 면담가에 대한 이러한 전치displacement를 촉진시킨다. 이러한 전이라는 주제는 '면담가에 대한 환자의 현실적이고 적절한 반응'과 통합되어, 전체적인 관계total relationship를 형성한다.

많은 정신분석가들은 '모든 인간관계의 반응은 전이에 기초를 둔다'고 말한다. 전이와 *치료적 동맹therapeutic alliance*을 구분하는 학자들도 있는데, 치료적 동맹이란 '면담가의 전문가로서의 페르소나'와 '환자의 건강하고, 관찰적이며, 합리적인 측면' 간의 현실적인 관계를 말한다. 현실적이고 협조적인 치료적 동맹 역시 유아기로부터 유래한 것이며, 이는 아이와 엄마 사이의 진정한 신뢰적 결속에 기초한다. *긍정적 전이positive transference*는 종종 막연하게 치료자에 대한 환자의 모든 긍정적인 감정을 일컫는 말로 사용되곤 하는데, 엄밀히 말해 이 용어는 진정한 의미의 전이 – 즉, 아동기 관계로부터 전치된 것으로, 치료적 상황에 적절치 못한 태도와 감정 – 반응으로만 국한시킬 필요가 있다. 그 한 예가 바로 위임받은 전능감delegated omnipotence으로, 환자는 흔히 치료자에게 이러한 전능감을 부여한다. 치료적 동맹을 굳건히 하여 환자로 하여금 의사를 믿고 신뢰할 수 있도록 만드는 것이 치료적으로 바람직하다 – 하지만 이를 "긍정적 전이를 그대로 유지하라"는 뜻으로 오해해서는 안 된다. 초심자들은 종종 이러한 충고를 '환자는 치료자를 사랑해야 하며, 긍정적인 감정만을 드러내야한다'는 의미로 잘못 이해하곤 한다. 그 결과 면담가는 "구애(求愛)"하듯 행동하게 된다. 편집증 같은 몇몇 환자들의 경우엔, 다수의 의심suspiciousness과 같은 적절한 정도의 부정적 전이negative transference를 유지하는 것이, 특히 치료 초기에는 더 편할 수 있다. 정신신체장애 환자나 우울증 환자 등의 경우엔 부정적 전이는 즉시 확인하여 해소시켜주어야 하는데, 그렇지 않으면 환자들은 치료를 중단해버리기 때문이다.

*전이 신경증transference neurosis*이란 심층 정신치료intensive psychotherapy 도중에 환자에게 새로운 형태의 신경증이 발생하는 것을 말한다. 이때 의사는 환자의 아동기 때부터 시작되어 온 감정적 갈등emotional conflict이라는 드라마 속의 중요한 등장인물이 되어버린다. 전이는 과거가 단편적으로 재생산된 것인데 반해, 전이 신경증은 환자 인생에서의 지속적이고 전반적인 주제이다. 이때 환자의 환상과 꿈은 임상가에게로 맞추어진다.

임상가의 신상명세가 초기 전이의 출발점이 된다. 나이, 성별, 개인적 습관, 사회적, 문화적 배경 등이 모두 환자의 반응 속도와 방향에 영향을 준다. 임상가가 여자인 경우, 여자 환자들에겐 경쟁적인 반응을, 남자 환자들에겐 색정적인 반응erotic response을 불러일으키기 쉽다. 임상가가 젊어 보이거나 견습생처럼 보이는 경우 역시 초기 전이에 영향을 준다. 남자 임상가의 경우 반대일 수 있다. 전이를 단순히 긍정적 아니면 부정적으로 나누기보다는, 환자의 감정 발달의 다양한 단계가 재창조된 혹은 그의 인생에서 중요했던 인물에 대한 갈등이 반영된 것으로 이해해야 한다. 임상현상학적으로 전이는 몇 가지 패턴으로 나타난다.

사랑받고, 존중받고, 의존욕구가 충족되기를 원하는 바람은 가장 흔한 형태의 전이이다. 환자들은 면담가가 자신을 사랑해 줄 수 있고, 사랑해주고 있으며, 사랑해줄 것이라고 확인하고 싶어한다. 별도의 상담시간을 요구하거나 상담비를 깎아달라는 행동, 대기실의 잡지를 빌려가겠다거나 물 한잔만 가져다달라는 요청 등이 전이적 소망transference wish이 상징적으로 드러나는 흔한 예이다. 경험이 없는 면담가들은 "정당"하고 합리적인 요구와 "비합리적"인 전이요구를 구별하여, 전자에 대해서는 반응을 해주는 반면 후자에 대해서는 좌절시키고 해석해주려고 한다. 그 결과 이런 상황을 다루는 데에 있어 많은 실수들이 벌어진다. 모든 요구에는 무의식적 전이가 내포되어 있다고 생각하면, 이 문제는 간단해진다. 그런 다음엔 충족gratification과 해석interpretation을 어떻게 적절히 혼용할 것인지가 문제가 된다. 그 결정은 요구행동의 타이밍, 내용, 환자의 유형, 치료의 속성, 그리고 상황의 현실성 등에 따라 달라진다. 치료적 동맹이 공고해지기 전까지 대부분의 전이는 해석하지 않는 것이 바람직하다.

예를 들어, 한 환자가 첫 면담에서 "티슈 있으세요?"라는 말로 첫 얘기를 꺼냈다. 이 환자는 요청부터 하면서 관계를 시작하는 것이다. 임상가는 이런 요청에 그대로 응해주는 것이 좋은데, 거절이나 해석을 하기엔 너무 일러 환자가 곧바로 소외감을 느낄 수 있기 때문이다. 하지만 일단 초기 관계가 형성되고 나면, 환자는 티슈를 달라고 요청한 뒤 "제 것이 있을 것 같기는 한데, 찾아봐야 해서요"라는 말을 덧붙이곤 한다. 이 행동에 대해 탐색하고자 한다면, 면담가는 단순히 눈썹을 올려보며 기다리면 된다. 이러면 대개 환자는 자신의 티슈를 찾으며 "무슨 뜻인가 생각하시나 봐요"라고 말한다. 면담가는 "예를 들면요?"라고 응대할 수 있다. 이는 환자의 동기를 자세히 알아볼 수 있는 기회가 된다.

몇 차례 티슈를 건네준 경우라면, "자주 티슈를 달라고 하시네요"라고 언급할 수 있다. 그런 다음 다른 곳에서도 늘 그러는지, 아니면 진료실에 와서만 그러는 것인지를 더 물어볼 수 있다. 어떠한 경우이든, 환자의 자립심과 의존성에 대한 대화로 진행될 수 있게 된다.

종종 "하루 종일 사람들의 힘든 얘기만 어떻게 참고 들으세요?"와 같은 질문의 형태로 초기 전이 감정이 드러나기도 한다. 환자는 자신의 성격 중 스스로 경멸하며, 임상가가 싫어할까봐 두려운 측면으로부터 자기 자신을 분리시키려는 것이다. 면담가는 "제가 당신 얘기를 어떻게 생각할지 걱정되시나 보네요" 혹은 "환자분들이 힘든 얘기만 하시는 것은 아닙니다"

라고 답함으로써, 치료 시간을 어떻게 활용할 지에 대해 이야기를 해볼 수 있다.

전능감 전이omnipotent transference는 "선생님이 절 도와주실 거라고 믿어요"; "답을 알고 계시죠?"; 혹은 "제 꿈의 의미가 뭔가요?" 등과 같은 표현으로 드러난다. 헐리우드 영화 때문에 "어떻게 생각하시죠?"라는 전형적인 반응법은 진부해졌다. 대신 "제가 답을 알고 있을 것이라고 생각하세요?" 혹은 "제가 감추고 말하지 않는 것이 있다고 느끼세요?"라고 대답할 수 있다. 이런 문제가 보다 어려운 형태로 드러나는 예로, 젊은 환자가 "선생님" 혹은 "박사님"이라며 극진한 태도로 면담가를 칭하는 경우이다. 이 행동을 너무 서둘러 해석해주려 다가는, 특히 환자가 예의를 중시하는 환경에서 자란 경우에는 커다란 저항에 직면하게 된다.

면담가의 사생활에 대해 질문을 하는 것에는 몇 가지 유형의 전이가 관여된다. 하지만 대개 자신을 이해해줄 만큼의 경험과 능력을 갖추었는가에 관한 우려를 나타내는 것들이다. "결혼 하셨어요?"; "자녀가 있으신가요?"; "나이가 어떻게 되세요?"; "유대인이신가요?"; "시내에 살고 계신가요?" 등의 질문이 이에 해당한다. 숙련된 면담가는 이전의 경험과 환자에 대해 알아 낸 바를 토대로 그 질문의 의도를 파악하며, 그 질문에 즉시 답해주는 것이 좋을지 여부를 직관적으로 알아낸다. 대부분의 경우 초심자라면 "어떤 것 같으신데요?" 또는 "왜 물으시는데요?"라고 되묻는 것이 제일 좋다. 환자의 답변을 통해 전이 감정이 드러나게 된다. 이 시점에서 면담가는 "제 경험이 충분하지 않을 것 같아서 나이를 물어보시는 것 같군요" 또는 "자녀가 있는지 물어보신 것은 제가 부모의 심정을 이해할 수 있을지 궁금하셔서인 듯하네요"라고 말함으로써 환자가 한 질문의 의미를 해석해줄 수 있다. 가끔 이런 질문은 환자보다는 친구가 되고픈 환자의 소망을 의미하기도 하는데, 환자라는 불평등한 위치는 싫은 대신 평등한 친구 관계가 그가 원하는 관계를 제공해줄 것이라고 믿기 때문이다. 여기서 면담가는 환자가 자신의 문제를 친구와 상의해본 적이 있는지 그리고 그것이 도움이 되었는지 등을 질문함으로써 환자의 친구관계에 대해 탐색해볼 수 있다.

치료가 진행되다보면 치료자는 종종 환자의 자아-이상ego-ideal이 되곤 한다. 이런 유형의 긍정적 전이는 대개 해석되지 않는다. 환자들은 대개 의식적으로 자각하지 못한 채 치료자의 습관과 말버릇, 옷 입는 방식 등을 따라한다. 어떤 환자들은 임상가의 패션, 가구, 그림 등을 대놓고 칭찬하기도 한다. "그 의자 어디서 사셨어요?"라고 질문할 때는 "왜 물으시는데요?"라고 응답할 수 있다. 이때 환자는 대개 그 물건이 마음에 들어서 자기도 하나 사고 싶다고 대답한다. 이런 전이를 조장하고 싶다면 답변을 해주면 된다; 해석해주려면, 치료자를 모방하고픈 환자의 소망을 탐색하면 된다. 경험이 쌓일수록 면담가는 종종 이러한 질문에 좀 더 편안히 대답할 수 있게 되는데, 그 이유는 첫째로 치료자로서의 자신의 역할에 보다 편안해졌기 때문이며, 둘째로 면담 후반부 혹은 다음 면담 때에 비슷한 소재들이 더 쌓인 후 해석하기에 더 적절한 기회를 잡을 수 있기 때문이다.

초기 부모 혹은 형제와의 관계로부터 유래한 경쟁심이 전이를 통해 드러날 수도 있다. 한 예로 젊은 남자 환자가 아침 예약시간에 치료자보다 늘 먼저 도착하곤 하였다. 하루는 평소와 달리 몇 분 늦게 도착해서는 "오늘은 선생님이 이기셨네요"라고 말했다. 그는 모든 것을 경쟁 시합으로 느끼고 있었다. "우리가 시합하고 있었던 건가요?"라고 응답함으로써, 상황을 이해하는 환자의 방식에 주목하여 과거에 논의해왔던 주제와 연결시킬 수 있었다.

치료자의 진료실, 습관, 옷 등을 폄하하거나; 독단적이고 도전적인 태도를 취한다거나; 임상가의 기억력, 어휘력, 지식의 정도를 시험해보려는 등의 행동들 또한 경쟁심 전이의 다른 형태들이다. 임상가를 "선생(Doc)"이라고 부르거나 계속해서 말을 가로막는 것 역시 상대방을 깎아내리려는 태도에서 나온 행동이다. 허락도 없이 이름을 부른다던지 반말을 하는 것도 그 예이다. "저와의 대화에서 자존심이 상하는 것이 있으세요?"라고 물음으로써 임상가는 기저의 감정에 대해 직접적으로 접근해볼 수 있다. 일반적으로 경쟁심 전이는 초기 면담에서는 그대로 넘기는 것이 좋은데, 그 이유는 비판처럼 느껴질 수 있는 것에 환자들은 취약하기 때문이다.

남자 환자들은 임상가가 남성인 경우 그의 힘, 지위, 경제적 성공 등에; 임상가가 여성인 경우에는 그녀의 모성애, 유혹하기 쉬울지, 그리고 직업적, 가정적 능력 등에 관심을 보인다. 여자 환자들은 남성 치료자에 대해 그의 여성관, 유혹할 수 있을지, 그는 어떤 유형의 아버지인지, 그의 부인은 어떤지 등에 관심을 갖는다. 여자 환자들은 여성 치료자의 경력과 여자로서, 어머니로서의 그녀의 능력 등을 궁금해 한다. 그들은 "어떻게 그 일들을 다 하세요?" 또는 "어떻게 그런 어려운 결정을 하셨어요?"라고 묻곤 한다.

경쟁심은 외디푸스 갈등뿐만 아니라 동기간 경쟁sibling rivalry으로도 나타난다. 치료자의 다른 환자에 대해 마치 자신의 형제인 것처럼 반응하는 경우에서 환자의 경쟁심이 나타난다. "다른 환자한텐 그렇게 하세요?" 혹은 "싸구려 향수 냄새가 역겹네요"처럼 누군가를 폄하하는 말을 자발적으로 꺼내는 것들이 흔한 예이다. 초기 면담에서는 반응을 보이지 않는 것이 낫다.

나이가 많은 환자는 젊은 면담가를 아이처럼 취급하기도 한다. 어머니 또래의 여자 환자는 치료자에게 음식을 가져다주며, 과로하지 말고 건강에 주의하라고 걱정해주곤 한다. 아버지 또래의 남자 환자는 투자, 보험, 자동차 등에 관해 마치 아버지처럼 조언해준다. 이런 식으로 비위를 맞추거나 가르치려드는 말에 초반부터 신경을 쓰는 것은 관계 형성을 가로막을 수 있다. 이러한 전이적인 태도는 젊은 환자에서도 나타난다. 조언을 해주는 것은 의식적인 수준에서 다분히 의도된 것이며, 이는 의식적으로 긍정적인 감정을 갖고 있다는 신호이다. 따라서 특히 첫 몇 번의 면담 동안에는 이러한 행동에 대해 해석해주지 않는다. 나이가 든 면담가는 젊은 환자에게 종종 부모 전이parental transference를 불러일으킨다. 부모와의 관계가 좋았다면, 환자는 일찍부터 긍정적인 전이를 발달시켜 특정 상황에 부딪쳤을 때 면담가의 지혜와 경험을 따르며 조언을 구하게 된다. 나이가 든 환자들은 대개 나이든 임상가를 선호하며, 사회적 지위가 높은 환자 역시 일반적으로 높은 지위의 전문가를 찾는다. 나이가 지긋한, 사회적으로 성공한 남자 환자들은 특히 남성 면담가에게 "내가 이름을 부른다고 언짢아하지 않았으면 하네"라며 초반부터 이름을 부르려곤 한다. 이런 경우 "좋으실 대로 하십시오"라고 답하는 것이 좋다. 하지만 여성 환자의 경우엔, 면담가가 여자인 경우가 아니라면, 거의 그러지 않는다.

일부 치료자들은 환자의 이름을 부르곤 한다. 이런 것이 무조건 좋은 것도, 무조건 나쁜 것도 아니지만, 늘 의미는 있기 마련이며, 그 의미를 이해하고 있어야 한다. 관계에서 사용되는 호칭은 서로를 얼마나 존중하며 편안한 사이인가를 보여준다. 일반적으로 치료자는, 다른 어른들과 마찬가지로, 아동이나 청소년을 부를 때에는 이름을 부른다. 치료 상황 밖에서 치료자와 친한 사이가 되기를 바라는 환자는 면담 시간에서도 그의 이름을 부를 것이며, 그렇게 하지 않을 이유도 없다. 하지만 이것이 항상 동등한 것은 아니다. 그냥 이름으로 불러달라고 하면서도 치료자에겐 꼭 "선생님"이라고 칭하는 환자들은 동등하지 않은 관계를 바라고 있는 것으로, 여기에는 중요한 전이적 의미가 있기 때문에 치료자는 그대로 따라줄 것이 아니라 이에 대해 탐색해보아야 한다. 이는 대개 치료자에게, 치료자가 갖고 있는 지위 혹은 사회적, 인종적, 세대적, 성적(性的) 권력에 복종하겠다는 뜻이다. 치료자가 이러한 의도를 그대로 받아들이게 되면, 이는 환자에게 함부로 대하는 것abuse일 뿐만 아니라 치료적으로 중요한 기회를 놓치는 것이기도 하다. 반대로, 허락도 안했는데 성인인 환자의 이름을 부르고 싶은 마음이 든다면, 치료자는 역전이적 의미countertransference significance에 대해 탐색해보아야 한다. 이는 흔히 사회적, 경제적으로 지위가 낮거나 정신병리가 심하거나 고령인 경우에 발생한다. 이런 충동을 이해하는 것은 환자에게 도움이 되지만; 그대로 행동에 옮기는 것은 관계를 손상시킨다.

일반적으로 전이는 저항resistance과 관련되지 않는 한 치료 초기에는 논의하지 않는다. 그렇다고 부정적인 전이만 논의하라는 의미는 아니다; 긍정적인 전이 또한 강력한 저항이 될 수 있다. 예를 들어 환자가 임상가에 대한 호감에 대해서만 계속 얘기한다면, 면담가는 "저에 대한 느낌을 말씀하시느라 정작 본인에 대한 얘기는 별로 안하시네요"라고 말할 수 있다. 어떤 환자들은 면담가에 대한 얘기는 한마디도 하지 않으려 한다. 이런 경우엔 우선 기다리다가, 환자가 어떤 의식적인 생각을 억제하거나 회피하려는 듯이 보일 때 "잠시 머뭇거리시는 것 같네요. 말씀하기 힘드신 게 있으세요?"라고 물을 수 있다. 잘 얘기하던 환자가 갑자기 침묵하는 경우는 대개 임상가에 대한 어떤 생각이나 느낌이 들었기 때문이다. 환자는

"할 얘기가 다 떨어졌네요"라고 말한다. 침묵이 지속되면 면담가는 "말씀하시기 불편한 것이 있나 보네요"라고 언급할 수 있다.

저항 Resistance. *저항*이란 치료 목적에 반하는 환자 측의 모든 행동을 말한다. 통찰지향적 정신치료는 증상과 행동 양식에 대한 탐색을 필요로 하며, 이로 인해 불안이 초래된다. 따라서 환자는 억압repression을 고수하여 통찰insight을 갖지 않음으로써 불안을 느끼지 않으려는 의도에서 치료에 저항을 하게 된다. 저항이라는 개념은 모든 역동적 정신치료의 주춧돌 중 하나이다.

저항은 앞서 말한 모든 형태의 전이로부터 발생할 수 있다. 전이의 각 주요 유형들이 종종 저항으로 사용된다. 환자들은 임상가가 자신을 사랑하고 있다는 증거를 찾아내려 하며, 그의 전능한 힘을 통해 마술적으로 치유되기를 기대한다. 자신의 근본 갈등을 해결하기보다는 치료자를 단순히 동일시한다거나 또는 치료자와 함께 작업하는 대신 경쟁적인 태도를 취하기도 한다. 이러한 과정은 미묘한 형태를 띠어 – 예를 들어, 단지 임상가를 기쁘게 해주려는 목적에서 그가 특별히 관심 있어 하는 주제를 얘기하기도 한다. 전이가 저항으로 사용될 수 있는 것처럼, 또한 전이는 임상가와 함께 작업하게끔 해주는 환자의 동기 요인motivating factor으로 작용할 수도 있다.

> 예를 들어, 교육분석을 받는 한 전공의가 있었다. 얼마 후 그 전공의는 다른 전공의가 저지른 실수에 대해 치료자(그는 교육프로그램의 책임 관리자였다)에게 알려주었다. 고자질하는 행동에 대한 의미를 탐색한 것은 성공적이었지만, 이런 행동은 계속되었다. 마침내 치료자는 다른 전공의의 이름은 얘기하지 말도록 하였다. 그 전공의는 분석가가 개인정보원을 통해 만족을 느낄 것이라는 환상을 갖고 있었던 것이다. 전공의는 화를 내며 "생각나는 것은 무엇이든지 얘기해도 되는 줄 알았는데요?"라며 되물었다. 치료자는 "자네에게 벌어진 일과 그 의미에 대해서는 계속 얘기할 수 있네. 하지만 내가 그의 이름까지는 알 필요가 없을 것 같은데"라고 대답했다. 이후 전공의는 동료에 대한 고자질을 멈추었다.

저항의 또 다른 예는 환자가 자신의 질병에 수반된 이차 이득secondary benefit을 포기하지 않으려는 태도에서 드러난다. 즉 요통이라는 전환 증상을 가진 주부는 통증이 있는 한 하기 싫은 살림은 당연히 할 수 없으며 동시에 관심과 동정을 받을 수 있게 된다.

다른 형태의 저항은 처벌받고자 하는 무의식적 소망으로 표현되기도 한다. 환자의 증상은 그에게 고통을 안겨주지만, 그는 이를 포기하지 않으려 한다. 이는 특히 우울증 환자나 죄책감을 강하게 느끼는 환자가 치료 도중에 사랑하는 이에 대한 비판적인 감정을 느끼게 되었을 때 두드러지게 나타난다.

통찰이 생기고 억압을 취소했음에도 불구하고, 흔히 환자들은 고착되어 있던 비적응적 행동 패턴을 그대로 유지하려 든다. 신경과학자들은 이런 현상을 이미 형성되어 있는 신경회로의 지속성 때문으로 설명한다. 이는 바뀐 행동 패턴을 여러 차례 반복했음에도 불구하고 잘 변하지 않는다는 사실을 치료자와 환자는 인정해야한다는 의미이다.[1)]

저항의 임상 사례 Clinical examples of resistance. 저항의 임상 사례는 지나치게 단정적이며 여러 기전들이 혼합된 형태로 표현된다. '기저의 정신역동 가설'보다는 '면담동안에 보이는 모습'에 따라서 사례들은 분류된다.

첫 번째는 면담 동안에 의사소통 방식으로 표현되는 저항이다. 가장 쉽게 알아차릴 수 있고, 또 면담가를 가장 불편하게 만드는 것이 바로 침묵이다. 환자는 "아무런 생각도 떠오르지 않는데요" 또는 "이야기할 것이 없네요"라고 설명한다. 치료의 초반부를 넘어선 상태라면, 의사는 아무 말 없이 앉아서 환자의 이야기를 기다릴 수 있다. 이와 같은 접근법은 첫 몇 번의 면담동안에는 유용하지 못하다.

면담가는 환자가 침묵을 지키는 것에 관심을 드러내보여야 한다. 이것이 효과가 없을 경우, "아무 말씀도 안하시는군요. 무슨 의미일까요?" 또는 "침묵하시는 것에 대해 얘기해 주시겠습니까?"라고 말할 수 있다. 비언어적 의사표현을 통해 드러나는 침묵의 감정적 색조 emotional tone에 따라 의사는 그 침묵의 의미를 추정해 본 후, 그에 따른 언급을 하게 된다. 예를 들어 "부끄러움은 사람을 뒤로 숨게 만들죠" 또는 "아마도 이야기하기 어려운 것이 있으신가 봐요?"라고 말할 수 있다. 환자가 무력감을 느끼며 갈피를 못 잡고 있는 듯이 보이는 경우, 면담가는 "어쩔 줄 몰라 하시는 것 같군요"라고 해석해줄 수 있다. "선생님께서 질문해 주셨으면 해요"라고 환자는 대답할 것이다. 면담가의 목적은 환자로 하여금 면담에 동참하도록 인도하는 것인데, 이때 환자가 지금까지의 면담과정이 적절치 못했다고 느끼지 않게끔 주의해야 한다. "아무 생각이 들지 않을 때에는 방금 전에 무슨 생각을 하고 있었는지 알아보는 것이 종종 도움이 됩니다. 방금 저녀에 대한 이야기를 하고 계셨는데요. 어떤 생각을 하고 계셨던 거죠?"라고 대응할 수 있다.

침묵하는 이유가 환자의 반항심이나 속마음을 감추려는 고집 때문인 경우, "자신의 문제에 대하여 저에게 이야기한 것을 후회하고 계시나 보죠?" 또는 "뭔가를 감추고 계시는 듯이 보이는 군요"라고 말하는 것이 적절하다.

주 1) 수십 년 전 Sandor Rado는 '변화에 대한 저항'은 신경생물학적인 원인 때문이며, 예전과 같은 상황에 새로운 반응으로 대처하기 위해서는 환자는 적극적으로 자신의 행동을 변화시켜야 한다고 생각했다.

초심자들은 종종 면담을 진행하는 데에 자신의 책임만을 너무 생각하다가 뜻하지 않게 침묵을 유발하기도 한다. "예"-"아니오"로 대답할 수 있는 질문이나 답을 고르는 식의 질문만을 하게 되면, 환자들은 면담에 대한 책임감을 잃어버리게 된다. 이러한 질문은 환자의 자발성을 제한시키며, 사고의 흐름을 가로막는다. 면담가가 "환자의 마음을 열기 위한" 올바른 질문만을 하려고 애쓴다면, 환자들은 수동적으로 물러서게 된다.

말을 많이 하는 환자는 자신의 감정을 회피할 뿐만 아니라 면담가의 개입을 막기 위한 수단으로써 말들을 사용한다. 면담가가 환자의 말 중간에 끼어들기가 힘들다면 일단 환자의 말을 끊은 후 "당신의 이야기를 중단시키지 않고서는 제가 아무 말도 할 수가 없겠네요"라고 말할 수 있다. 그 속뜻을 이해하지 못하는 환자들은 "아, 뭐 말씀하실 것이 있으세요?"라고 대답할 것이다. 여기에 적당한 대답은 "우리가 함께 대화를 나누는 것을 어렵게 만드시는 이유를 알고 싶네요"이다.

생각을 검열censoring하거나 편집editing하는 것 역시 흔한 저항이다. 이런 저항을 보이고 있음을 시사해주는 단서가 되는 행동에는 자유롭던 이야기의 흐름이 중단되거나 주제와 표정, 행동 등이 갑자기 변하는 것이 포함된다. 대개 이에 대해 직접적인 해석을 해주지는 않지만, 면담가는 때때로 "마음속에 떠오르는 모든 것을 자유롭게 이야기하지 못하고 계시는 것 같군요" 또는 "무엇이 생각을 방해하고 있는 거죠?", "생각나는 것을 가려서 말씀하고 계시는 것 같군요"라고 말할 수 있다. 이런 표현은 생각의 내용보다는 생각을 편집한다는 사실 자체에 강조를 두는 언급이다. 생각을 편집하는 다른 형태로는 환자가 이야깃거리를 미리 준비해 와서는, 면담동안에는 자발적인 행동을 거의 하지 않는 경우이다. 이런 저항은 첫 몇 번의 면담동안에는 해석되지 않는데, 왜냐하면 이것이 저항이라는 사실을 환자가 받아들이지 못할 것이기 때문이다. 보다 자세한 논의는 2장에서 이루어질 것이다.

면담 때 메모를 적어 오는 환자는 면담을 통제하거나 면담가와의 상호작용을 회피하려는 수단으로 메모를 사용하기도 한다. 그렇다고 해서 메모를 적어오는 것이 항상 저항을 의미하는 것은 아니다. 예를 들어 혼란스러워 하는 환자는 자신의 생각을 정리하기 위해서, 나이든 노인 환자는 기억력 부족을 보완하기 위해서 메모를 사용할 수 있다.

*지식화Intellectualization*는 정신치료가 지적인 요소intellectual construct를 사용하는 "말하는 치료talking therapy"라는 점 때문에 발생하게 되는 저항의 한 형태이다. 정서의 결여가 명확히 드러나는 강박증 환자나 조현병 환자의 경우를 제외하고는, 환자가 방어의 목적으로 지성intellect을 사용하고 있다는 사실을 알아내기란 초심자에게는 특히 힘들다. 하지만 종종 면담가보다 훨씬 더 "감정적"으로 생동감 있게 이야기하는 연극성 환자의 경우에서도 지식화 과정이 발각되지 않을 수 있다. 환자가 자신의 행동에 대해 어느 정도의 통찰을 보인 뒤 면담가에게 "그게 맞죠"라고 묻는다면, 얼마나 감정이 실려 있느냐에 상관없이, 저

항이 작동되고 있는 것이다. 통찰이 타당한 것일 수도 있겠으나, 여하튼간에 이런 덧말은 환자가 면담가의 동의나 승인에 대해 신경을 쓰고 있다는 것을 보여준다. 치료자의 감정적 지지를 얻기 위해 지식화를 사용하는 것은 환자가 저항을 보이고 있음을 보여주는 것이다. 치료자로부터 인정받기 위해 그에게 협력하려 노력하여 그의 "언어"와 개념을 배우는 동안, 동시에 환자는 치료적 동맹과 관련된 문제를 꺼내 놓는다. 면담가는 치료적 동맹을 지지해주면서 전이 저항transference resistance에 대해 이야기해볼 수 있다. "자신에게 의미 있는 답을 찾았다는 점은 스스로를 이해하는 데에 도움이 될 뿐만 아니라, 자신감을 느끼게 해줄 겁니다"라고 환자에게 말해줄 수 있다. 환자는 이런 답변을 받아들이지 못하고는 "하지만 저는 선생님께서 제가 옳게 생각한 것인지 말씀해주셨으면 하는데요"라고 반응할 수 있다. 이것이 정신치료의 가장 흔한 문제점 중의 하나이며, 이는 상황에 따라 반복해서 분석해줄 수 있다. 치료자는 환자가 안심과 안내 받기를 원한다는 사실을 깨닫고 인정함으로써, 환자를 유아적으로 만들지 않고서 어느 정도의 정서적인 지지를 제공해주게 된다.

지식화를 감소시킬 수 있는 몇 가지 방법이 있다. 첫째로 면담가가 "왜?"로 시작되는 질문을 가급적 피하는 것이다. 환자들은 대개 자신이 왜 지금 혹은 왜 이런 식으로 아픈 것인지 모르며, 심지어 왜 그렇게 느끼는지 조차 알지 못한다. 임상가는 "왜?"의 이유를 알고 싶어 하지만, 그 대답을 얻기 위해서는 환자가 좀 더 스스로에 대해 솔직히 이야기할 수 있도록 고취시킬 수 있는 방법을 찾아야만 한다. "왜"라는 말이 떠오를 때, 임상가는 환자에게 보다 자세한 이야기를 떠올려 말해주도록 요구해야 한다. "정확히 무슨 일이 일어난 거죠?" 또는 "그것이 어떻게 일어난 거죠?"라고 묻는 것이 "왜"라고 묻는 것보다 더 "왜"라는 질문에 대한 답을 얻기가 쉽다. "왜"라는 질문은 또한 환자로 하여금 방어적인 태도를 취하게 만들기도 한다.

"정답"을 암시하는 모든 질문들도 지식화를 초래할 수 있다. 더욱이 이는 환자에게 면담가는 환자의 진정한 느낌에는 관심이 없으며, 그보다는 자신을 교과서적인 범주에 짜 맞추려 하고 있다는 생각이 들게 만든다. "외디푸스 갈등"이나 "저항", "자학성" 등과 같은 전문 용어를 사용하는 것 또한 지식화된 논의를 야기한다.

면담가에게 어떤 영향을 주기 위해 반문(反問)조의 질문을 사용하는 환자들도 지식화를 사용하고 있는 것이다. 예를 들어, 한 환자가 "Jane이 돈 문제를 꺼낼 때마다 제가 왜 화를 내게 된다고 선생님은 생각하시죠?"라고 말했다. 질문 그대로에 대해 대답을 해주는 것은 지식화를 강화시킨다. 면담가가 침묵을 지킨다면, 환자는 대개 이야기를 계속한다. 경험이 많은 면담가는 이를 자세한 내용을 알아볼 수 있는 좋은 기회로 생각하여, "최근에 있었던 예를 말씀해보시겠어요?"라고 묻는다. 특정 사건에 대한 자세한 이야기 속에 패턴의 의미가 숨어 있다. 반면 때로는 환자의 호기심을 자극하거나 환자로 하여금 뭔가에 대해 깊이 생각해보도록 하고 싶을 때, 전략적인 목적에서 면담가가 반문조의 질문을 사용하기도 한다. 예를 들어, "이러한 불안 발작에는 어떤 패턴이 있는 것은 아닌가요?"라고 질문한다.

정신치료와 정신역동에 관한 책을 읽는 것은 때때로 지식화 저항intellectual resistance 이나 치료자를 기쁘게 해주고픈 소망 때문이다. 이는 또한 경쟁적 전이competitive transference나 의존적 전이dependent transference의 표현일 수도 있다. 환자가 임상가보다 "한발 앞서가려"하는 것일 수도 있고, "추가적인 도움"을 청하는 행동일 수도 있다. 일부 치료자들은 환자에게 그런 책을 읽지 못하게 하곤 한다. 대개 이런 방법은 피하는 것이 좋다. 대중서적과 웹사이트들은 현재 환자들을 위한 정보로 가득 차 있으며, 요즘 사람들은 검색에 익숙해져 있다. 환자가 도움이 된다고 느끼면 그대로 따라가 주어야 한다. 거기에 전이적인 의미가 크다 하더라도, 그대로 드러나도록 해야 한다.

*일반화generalization*는 환자가 자신의 생활과 반응에 대해 일반적인 용어로 표현을 하여, 각 상황에 대한 자세한 내용은 피하려 하는 형태의 저항을 말한다. 일반화를 보이는 경우, 면담가는 환자에게 보다 자세하고 구체적인 내용을 말해달라고 요구할 수 있다. 때때로 환자에게 특정 질문에 대해 "예" 또는 "아니오"로 대답하도록 제한시키는 것이 필요할 수도 있다. 구체적으로 말해달라는 요구를 반복함에도 불구하고 환자가 계속해서 일반화를 사용한다면, 치료자는 환자 행동의 저항적인 측면을 해석해주게 된다. 환자에게 "그건 저항입니다" 혹은 "저항을 보이고 계시는 군요"라고 말하라는 뜻이 아니다. 이런 표현은 비난으로밖에 느껴지지 않을 것이며, 도움이 되질 않는다. 대신 임상가는 "남편에 대해 이야기하실 때, 두루뭉술하게 말씀하시는 것 같군요. 저에게 말씀하고 계시는, 문제가 되는, 남편과의 관계에서 뭔가 자세한 내용이 있을 것 같은데요"라고 말할 수 있다. 이와 같은 언급은, 이것이 구체적인 언급이기 때문에, 일반화에 대처하는 가장 중요한 원칙 중 하나를 보여주는 것이다. "자세히 말하기 곤란한 이야기를 회피하기 위해서 두루뭉술한 표현을 쓰시는 것 같군요"와 같은 애매한 해석을 해주는 것은 결국 없애고자 했던 바로 그 저항을 오히려 강화시켜 버린다.

증상이나 현재의 사건, 과거력 등과 같은 자신의 삶에서의 특정 부분에만 집착preoccupation을 하는 것도 흔한 저항이다. 증상에만 초점을 맞추는 행동은 정신신체장애 환자와 공황발작 환자에서 특히 흔하다. 임상가는 "증상 외의 다른 것에 대해서는 말씀하시기가 어려운가 봐요?" 또는 "증상에 대해 이야기하는 것이 생활의 다른 부분에 대해 이야기하는 것보다 쉬우신 것 같군요"라고 해석해줄 수 있다. 증상에 대한 이야기를 계속해서 반복하는 것은 도움이 되질 않으며, 자신이 원하는 대로 고통을 경감시켜줄 수가 없다는 점을 보여줄 수 있는 방법을 찾아야 한다. 이와 동일한 원칙이 다른 집착에 대해서도 적용될 수 있다.

중요한 주제는 회피한 채 사소한 세부사항에만 초점을 맞추는 것은 강박증 환자에서 흔한 저항이다. 면담가가 이런 행동에 대해 지적하면 환자는 그 이야기는 필요한 것이며, 그 "배경"을 이해하기 위해선 그런 정보가 꼭 필요하다고 주장을 한다. 예를 들어 한 환자가 "어젯밤에 꿈을 꾸었는데, 우선 그 배경부터 말씀드려야겠군요"라고 말했다. 그의 뜻대로 내버려두면, 환자는 꿈 얘기를 하기도 전에 이미 면담시간의 대부분을 허비해버린다. "꿈 얘기부터 해주시죠"라고 말함으로써, 면담가는 환자로 하여금 이러한 저항을 인식하게끔 만들 수 있다. 정신분석이라면, 자신의 꿈을 탐색할 만한 충분한 시간을 결코 허용하지 않으려는 태도에 대해 환자 스스로 탐색해보도록 할 수 있다.

정동의 진열affective display은 의미 있는 의사소통에 대한 저항으로 작용할 수 있다. 과다감정성hyperemotionality은 연극성 환자에서 흔하다; 지루함과 같은 정동은 강박증 환자에서 흔하다. 연극성 환자들은 깊숙이 숨겨져 있는 고통스러운 정동을 피하기 위하여 하나의 감정을 사용한다; 예를 들어, 상처받은 자존심을 방어하기 위해 지속적인 분노감을 사용하곤 한다. 자주 "면담이 즐겁게 진행된다는 점"은 환자가 우울이나 불안 감정을 회피하기 위해, 면담 시간 동안 충분한 감정적 만족을 얻으려 하는 저항임을 의미한다. 이런 저항은 환자와 함께 그 과정에 대해 탐색하고, 더 이상 그런 만족을 제공해주지 않음으로써 해결될 수 있다.

의사소통 방식 상의 저항 외에도, 소위 "행동의 외적 표출acting out"이라는, 두 번째 유형의 저항이 있다. 여기에는 치료자와의 관계 및 치료과정 상의 관계라는 측면에서 의미를 갖는 행동들이 포함된다. 이것이 반드시 면담 동안에만 발생하는 것은 아니며, 임상가는 자신이 그 의미를 인식하지 못한 상황에서도 이 현상에 직접적으로 관여되어 버린다. *상연(上演)enactment*은 환자의 전이 환상이 펼쳐지는 작은 드라마로, 이때 환자는 의식적으로 알고 있더라도, 언어가 아닌 행동으로 표현한다. 면담 시간 동안 휴대전화를 받음으로써 자신이 의사보다 더 바쁜 사람인 척하려는 환자라든지, 또는 다음 면담시간을 늘 신경 쓰고 있어 적어놓고 있으면서도 비서를 통해 전화 확인을 하는 여자 등이 예가 된다.

행동화는 치료나 임상가와 관련된 감정이나 욕동이 치료 외부의 인물이나 상황에게로 무의식적으로 전치되는 형태의 저항이다. 환자의 행동은 대개 자아-동질적ego-syntonic이며, 치료과정이 한 부분으로서 감정을 경험하는 것이 아니라, 대신 감정을 행동화하는 것이다. 태생적으로 이러한 감정은 현재 전이 관계에서 재창조된 뒤 바깥세상으로 전치가 된 아동기 경험의 재연(再演)reenactment이다. 자신의 문제에 대해 치료자가 아닌 다른 사람과 상의하는 환자의 경우, 그리고 치료자가 아닌 다른 권위대상에게 부정적인 전이감정을 전치시킨 뒤 그에게 화를 내는 환자의 경우 등이 두 가지 흔한 예이다. 이러한 저항은 대개 치료 초반에는 두드러지지 않지만, 기회가 생기면, 면담가는 그런 행동에 대한 환자의 동기를 탐색해보게 된다. 대부분의 경우, 환자는 변화를 보이지만, 환자가 행동의 비합리성을 인식함에도 불구하고 그런 행동을 그만두지 못하고 있다는 점을 임상가가 때로는 지적해줄 필요가 있다.

면담 시간을 변경해달라는 요청이 저항인 경우도 있다. 환자는 "화요일 약속을 바꿀 수 있을까요? 집사람이 그날 애를 데리러 학교에 가질 못 해서요"라며 무의식적으로 자신의 우선권을 주장한다. 이를 단순히 저항이라고 해석해 버리면, 환자로 하여금 지금 치료자보다 부인을 더 두려워하고 있다고 말하는 것이라는 사실을 깨닫게 해줄 기회를 놓치게 된다. 어떤 환자들은 약속 시간 변경에 대해 무조건 미안해하는데 반해, 다른 환자들은 마치 의사와 경쟁적인 힘겨루기를 하듯이, 실제로 의사에게 "저한테 편한 시간에 만나는 것이 좋지 않을까요?"라고 말하기도 한다. 또 다른 환자들의 경우는 임상가가 시간을 기꺼이 변경해주는 것을 놓고, 이를 진정으로 자신을 만나고 싶어 하며, 따라서 임상가는 자신을 사랑해주는 관대한 부모일 것이라는 증거로 간주한다. 이러한 요청을 해석해주기에 앞서, 먼저 임상가는 더 깊은 동기에 대해 이해할 필요가 있다. 임상가는 그런 요청을 *받아들이지 않겠다unwilling*고 말할 수 있다. 요청을 *받아들일 수 없다unable*고 말하는 것은 종종 환자를 언짢게 할까봐 우려하고 있음을 뜻한다. 직업상 갑작스런 변경이 많아 사전 통보가 힘든 환자의 경우에는 특별한 문제가 있다. 치료자를 만족시키는 것보다 직업을 유지하는 것이 더 중요하다. 가장 바람직한 임상가의 반응은 그럴 수밖에 없는 상황에 공감을 해주는 것이다.

면담을 빠트린 이유로 사소한 신체 증상을 핑계 대는 것은 자기애성 환자 및 고포증, 연극성, 신체화장애 환자 등에서 흔하다. 종종 환자는 면담 전에 임상가에게 전화를 걸어 몸이 좋지 않으니 임상가가 와 줄 수는 없는지 묻는다. 이런 행동에 대해서는 15장, "정신신체장애 환자" 편에서 논의될 것이다. 다음번에 환자가 내원 했을 때, 임상가는 면담을 못했던 것에 대한 환자의 느낌을 탐색해 본 뒤 이런 저항에 대해 해석해준다.

약속시간에 늦거나 약속을 잊어버리는 것 역시도 저항이 명확하게 드러나는 상황이다. 성급하게 이를 해석해주려 하면, "약속을 잊어버려서 정말 죄송해요, 하지만 그건 선생님 때문은 아니에요"; "전 늘 약속에 늦어요; 그건 제가 치료에 대해 어떻게 느끼고 있는가와는 아무런 관계가 없어요"; "전 항상 약속 때 시간관념이 없어요"; 또는 "제가 시간 맞춰 올 거라고 생각하셨어요? 시간을 지키는 것이 제 문제 중 하나에요"라는 대답만 듣게 될 뿐이다. 이때 면담가가 면담 시간을 더 연장해주지 않게 되면, 지각은 환자가 직면해야 할 현실적인 문제가 된다. 이는 늦게 도착한 환자가 도착하자마자 임상가를 만나게 될 것이라고 기대하는 경우에 더욱 명확해진다. 면담가가 일부러 늦게 만나주는 것도 적절하지 않지만, 면담가가 아무 일도 하지 않은 채 환자가 오기만을 기다리는 것 역시도 좋지 못하다. 임상가가 잠시 다른 일을 하면서 늦게 도착한 환자에게 몇 분 정도 기다리도록 함으로써, 지각의 의미에 대한 추가적인 정보를 얻을 수 있다. 일반적으로 지각을 하게 되는 동기에는 두려움이나 분노감이 관련되어 있다.

치료비 지불을 잊어버리는 것은 저항과 전이, 양자 모두가 반영된 것이다. 이 주제는 이 장(障)의 후반부("치료비" 참조)에서 보다 자세히 논의될 것이다.

임상가의 생각을 미리 알아 맞추려하거나 "선수를 치려는" 태도는 *경쟁적competitive* 전이와 저항이 표현되는 것이다. 환자는 의기양양한 태도로 "이것에 대해 선생님이 뭐라고 말씀하실지 알아요" 또는 "지난주에 선생님이 똑같은 말씀을 하셨어요"라고 말한다. 면담가는 단순히 침묵을 지킴으로써 이런 행동을 더 고무시키지 않을 수 있으며, 또는 "다음엔 제가 뭐라고 말할 것 같습니까?"라고 되물을 수도 있다. 만일 환자가 이미 자신의 추측을 말한 뒤라면, 임상가는 "제가 왜 그렇게 생각해야 하죠?"라고 말할 수 있다. 환자의 추측이 맞았는지 내답해주는 것은 일반적으로 좋은 방법이 아니지만, 모든 규칙들이 그렇듯이, 여기에도 예외는 있다.

*유혹적인 행동seductive behavior*은 면담가를 기쁘게 해주거나 또는 만족시키려는 의도에서이며, 결국 면담가의 사랑과 마술적인 보호를 얻거나 아니면 면담가를 무장 해제시켜 그를 압도하기 위한 것이다. "제 꿈 얘기 좀 들어보실래요?" 또는 "제 성생활에 문제가 있는지 궁금하세요?"와 같은 질문들이 그 예이다. 면담가는 "저는 당신이 생각하고 계신 것이 무엇이든 관심이 있습니다"라고 대답할 수 있다. 하지만 이런 질문을 계속해서 한다면, "제가 무슨 얘기를 듣고 싶어 하는지 궁금해 하시는 것 같군요"라고 덧붙일 수 있다. 선물이나 조언과 같은, 면담가에게 주는 여러 가지 다양한 "뇌물"들이 유혹적 저항seductive transference의 흔한 예이다.

초심자들은 노골적으로 혹은 은연중에 성적 제의sexual proposition를 받는 것에 종종 불안을 느낀다. 이러한 제의는 남자 치료자와 여자 환자 사이에서 가장 흔하게 일어난다. 임상가는 이러한 제안을 받아들이는 것은 선을 벗어나는 것이며, 이는 선이 저항이라는 사실을 안다. 그럼에도 불구하고 흔히 불편감을 느낀다. 대부분의 경우, 환자의 유혹에 기분이 좋았다는 것에 대한 죄책감과 자신의 이런 느낌이 환자의 치료에 방해가 되지 않을까하는 두려움으로부터 이런 불편감이 유래한다. 이는 흔히 환자에게 "그것은 환자-의사 관계로 봤을 때 적절하지 못한 것 같군요" 같은 언급을 하거나, 또는 지도감독자에게 "환자의 마음에 상처를 주고 싶지 않아서 거절하지 못 했습니다"라고 말하는 것에서 드러난다. 임상가는 자신이 환자로 하여금 그런 행동을 하게끔 미묘하게 조장하진 않았는지 스스로의 마음을 탐색해보아야 하며, 실제로 이는 종종 있는 일이다. 이런 유혹을 유도한 것이 아니라면, "그것이 당신께 무슨 도움이 되죠?"라고 물을 수 있다. 환자가 자신은 사랑과 안심이 필요하다고 말한다면, 임상가는 "하지만 당신의 제안을 받아들이는 것은 반대의 의미라는 것을 우리 둘 다 알고 있습니다. 당신이 자신의 문제를 해결할 수 있도록 돕는 것이 제가 할 일입니다. 하지만 당신의 생각이 그것을 불가능하게 만들 것 같군요"라고 대답할 수 있다. 치료자가 전문가로서의 자신감을 충분히 갖고 있는 경우, 동시에 남성 혹은 여성으로서의 자신감 역시 적절히 갖고 있는 상태라면, 그는 더 이상 노골적인 유혹에 대해 우쭐해하지도 불안해하지도 않을 것이다.

약간의 돈을 빌린다거나 개인 변호사, 치과 의사, 회계사, 보험 설계사 등의 이름을 묻는 것과 같은, 임상가의 호의를 구하는 행동들은 저항의 한 형태이다. 이는 환자로 하여금 보다 효율적으로 적응하도록 돕는 것이 아니라, 치료자의 적응기술에 의존하게끔 만드는 식으로 치료를 변질시킨다. 이때 양측 모두는, 세상을 살아가는 방법에 대해 치료자가 환자보다 훨씬 더 잘 알고 있을 것이라고 잘못 추측하고 있는 것이다. 청소년이나 우울증, 인지기능장애, 정신병 환자 등과 같이 이러한 부분에 어려움이 있는 환자를 치료하는 경우에는 예외이다.

환자의 행동화acting out(흔히 "행동의 내향화acting in"이라고 잘못 불리는)의 또 다른 예로는 면담동안에 어느 정도의 긴장을 방출하면서 위협감은 피해가려는, 무의식적으로 의도된 행동이 포함된다. 물을 마시러 또는 화장실을 다녀오기 위해 자리를 뜬다거나 면담실 안을 서성이는 행동 등이 흔한 예이다. 예를 들어, 슬펐던 기억에 대해 자세히 이야기하려 했을 때 눈물이 막 쏟아지려 하자, 환자는 마실 물을 요구하며 스스로를 잠시 중단시키려 하였다. 자신의 감정을 추스른 후 환자는 다시 이야기를 계속하였지만, 더 이상 전과 같은 감정은 아니었다. 이때 면담가는 "물 한잔 드신 것이 감정을 추스르는 데 도움이 되었네요"라고 말할 수 있다. 환자들은 종종 이런 해석을 비난이나 어린애 취급을 받은 것으로 경험한다. 면담 동안 경직된 자세나 습관적인 행동을 보이는 것이 저항을 시사하는 또 다른 예가 된다, 예를 들어 한 환자가 면담이 끝날 때마다 항상 "감사합니다"라고 말을 했다. 또 다른 한 환자는 면담 직전에 꼭 화장실을 다녀오곤 했다. 이런 "습관"에 대해 질문을 하자, 환자는 면담 동안에는 자신의 몸에서 어떠한 느낌도 느끼고 싶지 않아서라고 대답하였다.

또 다른 그룹의 저항은 환자가 치료에 참여하기를 꺼려하지만, 이런 저항에 전이가 크게 관여되지 않는 경우이다. 예를 들어, 많은 반사회성 환자나 외부 압력에 의해 강제로 치료를 받으러 온 사람, 또는 어떤 책임을 회피하기 위한 것과 같은 다른 치료 동기를 갖고 있는 사람 등의 경우에서는 통상적인 전이가 발생하지 않는다. 어떤 경우에서는 치료자의 인격과 배경이 환자와 너무나도 다르거나 혹은 너무 똑같을 수 있다. 이런 경우엔 치료자를 변경하는 것이 좋다. 일부 환자들은 자신의 행동에 대한 통찰을 얻었음에도 불구하고 여전히 변화를 보이지 않는다. 이는 몇몇 인격장애 환자에서 흔하며, 심리적으로 둔감하여 통찰을 받아들이지 못하는 환자와는 구분되어야 한다. 이런 저항은 프로이드가 정의한 "반복 강박repetition compulsion"이라는 임상 현상과 관련 있다. 신경과학자들은 이런 현상을 행동의 생물학적 결정인자, 즉 유전적으로 프로그램된 것이거나 혹은 고정된 초기 신경회로 패턴 때문으로 이해한다.

우울증 환자에서 흔한 저항은 단지 스스로를 더욱 질책하기위한 목적에서 통찰과 해석을 받아들이는 것이다. 그런 후 환자는 "그게 무슨 소용이죠?" 또는 "전 희망이 없어요; 제가 제대로 하는 것은 아무 것도 없어요"라고 말한다. "부정적 치료 반응negative therapeutic reaction"이라는 이런 행동에 대해서는 6장, "자학성 환자"와 7장 "우울증 환자"에서 자세히 논할 것이다.

이런 개념들은 매우 복잡한 것이지만, 치료자-환자 관계에 관한 논의에 필요한 주요 정신역동적 문제를 이해하는 데에 중요하다.

면담가 The Interviewer

경험이 없는 면담가 The Unexperienced Interviewer. 정신치료는 환자뿐만 아니라 치료자에게도 아주 강렬한 경험이다. 각각의 임싱가들이 갖고 있는 다양한 개인적, 직업적 배경들이 면담에 반영된다. 그의 성격구조, 가치관, 타인의 감정에 대한 민감성 등이 주변인 - 그가 환자이건 아니던 간에 - 에 대한 태도에 영향을 미친다. 자기self를 치료적으로 이용하는 것은 복잡한 개념으로, 각 임상가에게는 수년간의 훈련과 초기의 연습과정이 요구된다. 어떤 한 개인이 성숙된 치료적 역할에 도달하는 데에는 대략 10년이 걸린다고 흔히 말한다. 수련가 마다 발전 속도는 다르며, 수련가의 숫자만큼 많은 수의 다양한 임상가들이 배출되게 된다. 임상가의 인생 경험 - 과거, 현재, 그리고 미래 - 이 모두 그의 업무 수행에 영향을 준다. 실수는 배우는 과정의 일부이며, 초심자가 실수를 두려워하게 되면, 영원히 초심자로 머무를 수밖에 없다.

초심자의 면담에서는, 스승의 이론적 취향이 환자에 대한 접근 방식에 영향을 미치곤 한다. 하지만 점차 초보 면담가의 경험이 쌓여감에 따라, 그런 요소는 배경으로 시라져버리고 그의 개인적인 성격이 훨씬 더 큰 영향을 끼치게 된다.

숙련된 임상가란 이루어지는 것이다. 원칙 이론들을 읽는다고 얻어지는 것이 아니다. 그럼에도 불구하고 초보 면담가들이 갖는 공통된 문제점들이 있다. 초심자들은 경험이 있는 면담가에 비해 더 많이 불안해한다. 자신의 불안을 통제하려는 방어기제 때문에 환자가 보이는 감정 반응의 미묘한 변화에 대한 민감성sensitivity이 둔화된다. 초심자들은 대개 수련기관에서 근무하고 있기 때문에, 자신이 무언가를 잘못하고 있거나 스승으로부터 인정받지 못할 것이라는 두려움 때문에 이들은 불안을 느낀다. 또한 지도감독자로부터 칭찬을 듣지 못하는 경우 억울함이 들 수도 있다. 부적절감inadequate에 대한 두려움은 종종 환자에게로 전치displace되어, 면담가는 자신이 "학생" 입장이라는 사실을 환자가 알아차릴 것이며 유능한 임상가라는 신뢰감을 상실하게 될 것이라고 상상한다. 환자들은 자신이 지금 수련 병원에 내원한 것이라는 사실을 늘 인식하고 있으므로, 그런 식으로 환자가 이야기를 할 때에는 개방적이고 솔직한 태도로 이 문제를 다루는 것이 최상의 방법이다. 경험이 없는 면담가라는 점에 대해 환자가 불안해하는 것을 임상가가 차분한 태도로 받아들인다면, 결국에는 환자의 믿음과 신뢰감은 강화될 것이다.

초심자들은 대개 교수 앞에서 자기 동료보다 더 잘하는 모습을 보여주고 싶어 한다. 그의 경쟁심이 동기간 경쟁sibling rivalry과만 관련된 것은 아니다; 그는 또한 자신의 스승보다도 더 능숙하기를 바라기도 한다. 권위대상에 대한 반항적인 태도는 경쟁심의 또 다른 표현으로, 이는 풋내기 면담가로 하여금 환자를 편안하게 대하지 못하게 만들어 버린다.

전문가로서의 경험이 부족한 임상가들은 환자를 "실습"하는 것에 대해 죄책감을 느낀다. 이러한 죄책감은, 인턴들은 한 번에 성공한다는 사실을 알고 있는 상태에서, 처음으로 정맥천자venipuncture를 시도하는 의대실습생의 경우에서 두드러지게 나타난다. 모든 의학 분야에서, 다른 누군가가 자신보다 더 나은 치료를 제공해줄 수 있다고 생각되는 경우, 젊은 의사들은 의식적으로든 무의식적으로든 죄책감을 느끼게 된다. 많은 의료 전문분야에서, 지도감독을 받는 전공의들은 상급 의사들과 거의 비슷한 수준의 치료를 제공해줄 수 있다. 하지만 정신과 면담은 다른 분야와 동일한 방식으로는 지도감독되어질 수 없으며, 면담 기법을 습득하는 데에는 몇 년의 시간이 걸린다. 지도감독자들은 초심자에게 스스로 그런 점들에 대해 지나치게 신경을 쓰는 것 같다고 안심시켜주곤 하지만, 초심자들은 환자가 자신이 아니라 지도감독자에게 치료를 받았더라면 혹시 더 빨리 호전되지 않았을까라는 상상을 계속한다. 젊은 의사들은 환자가 치료자에게 투사했던 것과 똑같은 전지전능함을 자신의 지도감독자에게로 투사한다.

진단에 대한 초보 정신과의사들의 태도에 대해 논의를 했었다. 그들은 진단에 집착을 하고 또한 종종 모든 케이스에서 기질적인 요인을 배제하는 데에 초점을 맞추곤 하는데, 이는 전통적인 의사 역할에 더 익숙하고 편안하기 때문이다. 그는 중요한 무언가를 놓치지 않기 위해, 강박적으로 완벽하게 정신과적 진찰의 개략들을 철저하게 살피려 한다.

어떤 경우엔, 면담가가 정신역동에만 강한 호기심을 느끼어, 정신병리에 대한 적절한 기술(記述)에는 소홀해 지기도 한다. 한 전공의가 자신의 환자가 강박적으로 머리카락을 잡아 뜯는 것에 대해 자세하게 물어보았다. 전공의는 머리카락을 잡아 뜯게 된 원인, 일상생활에서의 유발 사건, 그것에 대해 환자가 느끼는 감정, 그런 행동이 잘 나타나는 장소 등에 대해 질문을 하였다. 전공의는 그녀가 가발을 쓰고 있다는 사실은 알아차리지 못하였고, 환자가 지도감독자에게 자신은 대머리임을 말했을 때 전공의는 깜짝 놀라버렸다. 환자는 지극히 "정상적"으로 보였고, 전공의 역시 이전에 이런 증상을 경험한 적이 없었기 때문에, 전공의는 지도감독자가 물은 다음과 같은 질문에 대해서는 생각하지도 못했었다: "머리카락을 입안에 넣은 적이 있으십니까?" 환자는 그렇다고 대답을 하였고, 이내 자신의 머리카락 뿌리는 이lice이며, 자신은 어쩔 수 없이 이것을 먹게 된다는 환상을 이야기하였다. 정신병리와 정신역동, 양측 모두에 관한 광범위한 지식을 통해 환자의 증상을 탐색할 수 있게 되는 것이다.

어떤 면에서, 경험이 없는 면담가는 난생 처음으로 현미경을 들여다보면서 단지 현란하고 무수한 형체들만 눈에 들어오는 조직학histology 실습 학생들과 비슷하다. 경험이 쌓여감에 따라, 그는 이전엔 미처 관심을 두지 못했던 구조물structure과 상호관련성relationship들을 인식할 수 있게 되며, 끊임없이 증가하는 미묘한 사항들을 깨닫게 된다.

초심자들은 해야 할 실문들을 모두 물어보기 위해 환자의 이야기를 중단시키는 경향이 있다. 경험이 늘어감에 따라, 면담가는 환자가 질문에 대한 답을 이미 다 한 것인지 아니면 그가 이야기를 계속하기 위해서는 약간의 격려가 필요한 상대인지를 구분할 수 있게 된다. 능력이 커감에 따라, 환자가 말하고 있는 내용을 정확하게 들을 수 있게 되며, 동시에 추측과 생략을 통해 환자가 자기 자신에 대해 어떻게 느끼고 있으며 또 무엇을 말하고 있는지를 생각할 수 있게 된다. 예를 들어, 자발적으로 환자가 의료진에게 부당한 취급을 받았다고 느꼈던 몇 번의 경험들에 대해 이야기하면, 면담가는 "의사와 있는 것이 편치 않으시겠네요"라고 말해줄 수 있다.

면담은 환자가 제공한 단서를 통해 가장 효과적으로 이루어질 수 있는 것이지, 정신과 진찰의 개요outline에 따라 이루어지는 것이 아니다. 초보 의사들은 전형적인 지침에 따라 면담을 진행하는 것이 더 편하다고 느끼지만, 이런 경우 면담은 돌발적이고 끊이지는 느낌이 들게 되어, 결국 라포 형성은 힘들어진다.

초심자는 말을 너무 많이 한 채 잘 들으려하지 않을 수도 있지만, 한편으로는 소극적이 되는 경향도 있다. 전문성에 대한 불확실감 때문에, 그는 안심주기, 충고, 설명 또는 해석 등을 언제 해주어야 하는지 잘 알지 못하게 된다. 잘못된 것을 지적해주는 것에 너무 조심하다보니, 어떤 적극적인 중재가 필요한 상황에서도 그냥 지나쳐버리는 것이 더 편하다고 느끼게 된다.

전문가로서의 자아상self-image은 지도감독자와의 동일시identification를 통해 이루어진다. 젊은 임상가들은 종종 자신이 존경하는 지도감독자의 몸짓이나 버릇, 억양 등을 따라한다. 이러한 동일시는 수년 동안에 걸쳐 승복되고 변화된 후, 면담가 자신의 완전한 스타일로서 통합된다. 그런 후에서야 면담가는 일을 할 때 긴장을 풀고 바로 자기 자신이 되는 것이 가능해 진다. 면담 동안 면담가는 종종 어떤 요령들을 즐겨 사용하는데, 이는 때때로 상투적으로 쓰이기도 한다; 예를 들어, 주기적으로 환자의 끝말을 반복한다거나, 또는 "이해가 안 가는데, 무슨 뜻이죠?", "음!", "그리고 나서 어떻게 되었죠?" 같은 진부한 표현들을 사용한다. 점차 긴장을 풀게 될수록, 면담가는 자신에게 편한 다양한 반응들을 자연스럽게 사용하게 된다.

역전이 Countertransference. 면담가는 자신의 환자에 대해 두 가지 종류의 감정 반응을 보인다. 첫째는 환자의 실제 모습 그대로에 대한 반응이다. 임상가는 환자를 좋아할 수도, 동정심을 느낄 수도, 혹은 반감을 느낄 수도 있는데, 이는 환자가 대부분의 사람들에게 불러일으키는 반응과 같다. 역전이 반응은 개개의 면담가에게 특정적이다. 환자가 마치 면담가의 과거에서 중요했던 인물인 듯이 면담가가 반응하는 경우, 역전이가 발생한 것이다. 면담가의 신경증적 양상이 심할수록, 그리고 실제로 환자가 그런 인물들과 닮았을수록 이러한 역전이 반응은 발생하기 쉬워진다. 다시 말해, 자신의 자매와 강한 경쟁적 관계를 가졌었던 여성 면담가는 자기 나이 또래의 여자 환자에 대해 비합리적인 반응을 보일 가능성이 다른 치료자에 비해 더 크다. 나이, 성별, 성격 유형 등에 상관없이 모든 환자들에게 이런 식의 반응을 보인다면, 문제는 더욱 심각하다. 역전이 반응은 또한 환자의 무의식을 이해하는 데에 중요한 도구가 될 수 있다(9장, “경계성 환자” 참조). 이런 경우에서의 역전이는 면담가의 심리상태와는 덜 관련되며, 환자의 정신역동이 발현된 것일 가능성이 높다.

역전이 반응은 전이에 관한 논의에서 사용되었던 것과 동일한 기준에 따라 분류될 수 있다. 임상가는 자기 환자의 애정과 칭찬에 의존함으로써 안정감을 느끼려 할 수 있으며, 또는 역으로 환자가 적대적이거나 비난적일 때 좌절감이나 분노감을 느낄 수도 있다. 치료자라면 누구나 때때로 이런 방식으로 환자를 이용하곤 한다. 임상가는 무의식적으로 환자의 애정을 갈구하며, 환자가 반응을 보였을 때야 비로소 자신이 그렇게 하고 있다는 것을 깨닫게 된다. 초보 임상가 남성은 여자 환자가 연애편지나 시를 쓰거나 청혼을 하는 경우를 겪기도 한다. 한 수련가는 자신은 과거에 연애 말고는 여자와 접해본 적이 없다고 말한 적도 있다. 이러한 문제가 미묘하게 드러나는 경우도 있는데, 예를 들어 지나치게 안심시켜주려 한다거나, 환자가 집이나 직업을 구하는 것을 도와주는 등의 행동을 하는 경우가 있을 수 있으며, 이는 실제로 그러한 도움이 꼭 필요한 것도 아니며, 결국 적절한 치료적 개입이라기보다는 환자로부터 사랑받기 위한 뇌물 밖에 되질 않는 것이다. 면담시간이나 치료비를 재조정하기 위해 무리를 한다거나, 추가 시간을 할애한다거나, 지나친 친절을 베푸는 등의 행동들이 모두 환자의 호의를 사기 위한 방법들이다. 환자를 화나게 만들지 않도록 조심하는 행동 역시 마찬가지이다. 한편으로는 임상가도 사람이며, 어떤 이는 남들보다 더 따뜻하거나 더 친절하거나 도와주려는 마음이 더 클 수 있다. 좋은 사람이라고 해서 잘못되는 것은 없다.

환자로부터 애정과 존경을 구하기 위한 방편으로 임상가가 자기 선전적인 행동을 할 수도 있다. 부적절한 정도로 자신의 지식이나 사회적, 전문가적 지위에 대해 과시하는 것이 하나의 예로, 이는 흔히 깊은 부적절감을 보상하기 위해 전지전능해지고 싶은 치료자의 소망으로부터 기인하곤 한다.

경험이 많은 치료자들은 딱 한 명의 환자만을 장기간 치료하는 것은 매우 어려운 일이라고 말하는데, 이런 경우 그 환자가 치료자에게는 너무나도 중요한 인물이 되어버리기 때문이다. 다른 원인들에 의해 임상가가 특정 환자를 특별히 중요한 사람으로 느끼게 되기도 한다. 따라서 "V.I.P." 환자는 임상가에게 매우 힘든 경우이며, 이런 환자에 관해서는 다음에 논의하도록 하겠다("특별한 환자" 참조).

의술을 하는 모든 사람들은 그들에게 마술적인 힘을 부여하고 싶어 하는 환자의 욕구에 대해 반응을 보이게 된다. 임상가–환자 관계에 있어서의 그 특징적인 속성 때문에, 전지전능한 사람이 되고픈 임상가의 바람이 다시 눈을 뜨게 된다. 이는 마술적인 능력으로 자신을 치유해줄 전지전능한 치료자를 원하는 환자의 소망이 반영된 것이다. 면담가가 그러한 역할을 떠맡게 된다면, 환자는 자신의 기본적인 무력감과 열등감을 결코 극복할 수 없게 될 것이다. 그럼에도 불구하고, 전지전능한 사람이 되고자 하는 바람은 보편적인 것이며, 이는 종종 임상가의 행동에서 드러나기도 한다. 예를 들어, 면담가는 자신이 일관되지 못하고 정확하지 못한 해석을 했다는 사실을 직시하지 못할 수 있으며, 자신이 한 말에 대해 검토해보려 하지 않을 수도 있다. 자신은 절대로 확실하다는 이러한 고집 때문에, 면담가는 이전 정신치료자가 적절한 치료를 하지 못했다거나 환자를 정확하게 이해하지 못했다는 뜻의 이야기를 넌지시 비추게 되기도 한다.

이와 유사한 기전이 잘 나타난 한 예로, 한 임상가는 자기 부인에게 자신이 얼마나 친절하고 이해심이 깊은지를 보여주는 한자 사례에 대해 말해 주었고, 환자가 자신을 굉장히 호감 있고 매력적인 사람이라고 생각하고 있다고 이야기했으며, 자신의 뛰어난 해석에 대해 자랑을 하였다. 정신치료가 매우 느리게 진전되는 것에 낙심을 하게 되자, 그는 자신의 동료들에게 깊은 인상을 주려는 욕심에서 면담동안에 나왔던 소재들을 교묘히 과장하거나 왜곡시켜서 이야기를 하였다. 그는 자신의 명성과 평판을 좋게 하려는 목적에서, 환자에게 빨리 나아지라는 압력을 가하고 있었다. 때때로 그는 동료들에게 자신의 환자는 부자이고 똑똑하며 중요한 인물이라는 인상을 주려고 하기도 했다.

치료자가 자신의 태도와 행동의 진정한 의미에 대해 알아차리지 못하거나 또는 알려고 하지 않는 경우, 이때는 역전이가 작동되고 있는 것이다. 이러한 점이 드러나는 상황은 치료자가 "네, 지난번엔 제가 좀 정신이 없었어요" 혹은 "제 말이 비하하는 것처럼 들릴 겁니다"라고 말하는 경우이다. 종종 임상가는 입장이 뒤바뀌어 환자가 치료자를 분석하려 들까봐 걱정한다. 이런 경우엔 "제가 왜 그것은 중요하며 정말로 제 문제라고 말했는지를 생각해 보십시오. 그로 인해 우리 치료에 문제가 되는 것은 부당하며, 다소 부적절하긴 하지만, 저는 그 문제에 대해 당신과 공유할 것입니다. 대신 저에 대한 당신의 반응에 대해 가능한 한 많이 이해해보도록 합시다"라고 말할 수 있다. 환자들은 치료자가 자신의 행동은 그냥 내버려 둔 채, 환자의 행동만을 분석하려 드는 이중적인 잣대를 갖고 살아가는 것은 아닌지 궁금해 한다. 때때로 환자들은 치료자는 과연 자신의 실수에 대해 솔직한지를 알아보려 하기도 한다. 환자가 가학적인 태도로 임상가를 대하는 것을 그냥 묵인해버리는 임상가 또한 역전이 문제를 갖고 있는 것이다. 환자가 치료 상황 외부로부터 치료자에 관한 정보를 들은 경우에도 비슷한 문제가 발생한다. 흔한 예가 같은 동네에 사는 환자라든지, 환자의 자녀가 치료자의 아이와 같은 학교에 다닌다든지, 또는 환자가 치료자와 같은 직장에서 일을 하는 경우 등이다. 정신과 전공의의 경우에선, 입원 환자가 다른 환자나 치료진, 게시판, 또는 직접적인 관찰을 통해 자신의 담당 의사에 관한 정보를 얻게 되는 것이 가장 흔한 예이다.

전문가라는 지위를 유지하기 위해, 임상가는 "그것에 대해 어떻게 느끼셨습니까?" 또는 "그것이 당신에게는 어떤 의미입니까?"와 같은 진부한 분석적 언급을 사용하여 방어적으로 뒤로 숨어버리려 한다. 종종 보다 미묘한 예로서, 치료자가 사용한 단어나 목소리 톤이 그 이야기의 속뜻을 파악하는 데에 더 중요한 경우도 있다. 예를 들어, "제가 간호사와 시시덕거렸다는 생각에 화가 나셨군요"라는 표현은 그러한 시시덕거림이 단지 환자의 생각일 뿐이라는 의미로 들리게 된다. 하지만 면담가가 "간호사와 시시덕거린 제 모습에 화가 나셨군요"라고 말한다면, 환자의 생각을 반박한다는 느낌을 주지 않을 수 있으며, 또한 면담가는 그 일이 환자에게 어떠한 영향을 끼치는지에 대해 탐색해볼 수 있게 된다.

지나치게 환자와 동일시하는 것은 역전이의 흔한 표현 중 하나이다. 이때 면담가는 환자를 자신의 이미지에다가 갖다 맞추려고 한다. 정신치료자들에게 흔한 함정은 아마도 자신의 피그말리온Pygmalion 환상에 빠지는 것일 것이다. 환자의 이야기에 집중이 안되거나 기억이 나지 않는 것은, 자신에게 역전이가 있다는 점을 말해주는 첫 번째 단서가 된다. 자신의 환자와 지나치게 동일시된 임상가는 자신의 문제와 비슷한 환자의 문제를 인식하거나 이해하기가 어렵게 된다. 혹은 그 문제를 즉시 이해할 수는 있지만, 이를 해결해줄 수는 없게 된다. 예를 들어, 강박적인 면담가는 시간에 너무 집착을 한 나머지, 매번 면담이 끝날 때마다 "내일 3시 30분에 뵙도록 하죠"라고 말하였다. 이런 면담가의 경우, 자신의 환자가 이와 비슷한 문제를 훈습하는 것을 도와주기는 힘들 것이다.

초심자들은 환자의 성적 또는 공격적 행동을 통해 대리 만족을 경험하기도 한다. 이들은 자기 자신이 바라는 방식으로 부모에게 대항하도록 미묘하게 환자를 부추기기도 한다. 이들이 환자의 의존 욕구dependent need를 충족시켜주려 할 수도 있는데, 이는 자신도 이런 방식으로 대우받기를 원해서이기 때문이다. 교육 분석을 받는 정신분석가들은 자신의 환자들이 종종 자신과 똑같은 문제를 겪고 있다는 사실을 발견하게 된다.

환자와 힘겨루기를 하고, 경쟁을 하고, 언쟁을 벌이거나 괴롭히는 것 등이 또한 자주 접하게 되는 역전이의 예이다. 면담가의 임무는 환자가 세상을 어떻게 보고 있는지 이해하고, 환자로 하여금 스스로를 더 잘 이해하도록 도와주는 것이다. 면담가의 생각을 환자에게 강요하는 것은 소용이 없다. 이러한 문제가 보다 미묘하게 표출되는 상황은 환자의 이해 수준을 넘어서는 단어나 개념을 사용함으로써, 자신이 환자보다 "한 수 위"에 있다는 것을 과시하는 경우이다. 다른 예로서, 임상가가 옳았다는 것을 환자가 깨달았을 때 "거 봐요, 제가 그랬죠?"라고 말하거나 환자의 괴로움을 비웃는 경우들이 포함된다.

환자의 자식이나 동생이 되고자 하는 역전이적 반응은 자신보다 나이가 많은 환자를 치료할 때 가장 흔히 발생한다. 여기서도 또다시, 환자가 치료자의 부모나 형을 실제로 많이 닮았을수록, 이런 반응이 발생할 가능성은 더 커진다. 환자가 여자인 경우, 치료자는 음식이나 옷을 선물 받는다; 환자가 남자인 경우엔 사업상의 조언이나 다른 비슷한 도움을 받게 된다. 직업적 윤리적 경계를 침범하는 이런 행동에는 명확한 경계선이 있어야 한다.

역전이가 비특이적으로 표현되는 경우는 매우 다양하다. 때때로 면담가는, 이런 환자와 함께 있는 동안 혹은 그 환자가 면담실에서 떠난 이후 불안감이나 흥분감, 우울감 등을 느끼기도 한다. 이러한 반응이 역전이 문제일수도 있고, 또는 자신이 환자를 내했던 방식 때문에 느껴지는 불안이나 신경증적 승리감이 반영된 것일 수도 있다.

지루하거나 환자의 이야기에 집중할 수 없는 것들은 종종 면담가 측의 무의식적 분노감이나 불안감이 반영된 것이다. 면담가가 자꾸 지각을 하거나 약속을 잊는다는 점은 환자에 대한 적개심이나 성적 느낌을 회피하려는 것임을 뜻한다.

역전이 문제가 발생하는 또 다른 흔한 상황으로, 꿈의 의미에 대해 열정적으로 호기심을 보이고, 초기 기억을 회복시키며, 무의식적 역동에 통찰을 갖게 하는 등 외견상으로는 "환자의 관찰적 자아observing ego of the patient"이지만 실제로는 전이 현상인 것을 치료자가 알아차리지 못하는 경우이다. 그 결과 감정이 상대적으로 결여된, 지나치게 지식화된 치료 intellectualized therapy가 된다.

전이 감정이 직접적으로 표현되는 것이 종종 역전이 반응을 살필 수 있는 기회를 제공해 준다. 예를 들어, 한 치료자가 환자에게 "당신이 사랑하는(혹은 증오하는) 사람은 실제로는 제가 아닙니다; 당신의 아버지입니다"라고 말하였다. 전이라고 해서 치료자에 대한 환자의 감정이 진짜real가 아니라는 뜻은 아니다. 환자에게 당신의 감성은 선치된 것이라고 말하는 것은 무례하면서도 경멸적인 행동이다. 이와 비슷하게, 초심사들은 때때로 분노를 표현하는 환자에게 "당신이 저에게 화를 낼 수 있다는 것은 당신이 좋아지고 있나는 증거입니다"와 같은 말로 반응을 한다. 이런 식의 언급은 환자의 감정을 무시하는 것이다. 전이 신경증 transference neurosis이 과거 태도의 반복이기는 하지만, 그 감정 반응은 진짜인 것이다; 방어가 덜 필요한 상황이므로, 실제로 이런 감정은 흔히 원래의 상황에서보다 더욱 강렬하다. 환자의 강렬한 감정 반응에 대해 불편감이 느껴지는 경우, 치료자는 미묘한 방어책을 사용하게 된다. 한 예로서, 임상가가 "이것이 당신의 누이에게서 느꼈던 것과 똑같은 방식 아닌가요?" 또는 "과거에도 당신은 이와 비슷한 감정을 느꼈던 것 같은데요"라고 물었다. 이러한 언급은 환자로 하여금 전이를 탐색하도록 격려하기보다는, 오히려 논의를 전이로부터 멀어지게끔 만든다. 면담가가 "제가 몹쓸 놈인 이유는 무엇인가요?" 또는 "저의 어떤 면을 좋아하시는 거죠?"라고 묻는다면, 임상가와 환자 모두가 환자의 감정을 더 잘 이해할 수 있게 될 것이다. 이러한 접근법은 환자의 감정을 신중하게 받아드리는 것이다. 환자가 자신의 감정에 대해 자세히 파헤쳐감에 따라, 대개 그는 자신이 보였던 반응의 전이적인 측면을 스스로 발견하게 된다. 환자가 자신의 반응의 자세한 부분까지 완전히 파악하게 되면, 그는 종종 자발적으로 "선생님은 제가 이런 감정을 느꼈을 때 아버지가 보였던 방식으로 반응하지 않으시는군요" 또는 "그러고 보니 몇 년 전 언니와 있었던 일이 생각나네요"라고 말한다. 이때서야 면담가는 환자의 감정의 전이적 요소에 대해 설명을 해줄 수가 있다.

환자의 감정 반응들을 자세하게 쫓아가다 보면, 종종 치료자에 대한 지각perception이 왜곡되어 있다는 사실이 밝혀지곤 한다. 예로서, 환자가 자신의 치료자를 왜 사랑하게 되었는지 이야기할 때, 그녀는 "이상해요, 전 선생님한테 콧수염이 있는 줄 알고 있었어요"라고 말했다. 이런 단서를 탐색함으로써, 환자의 과거에서 전이 감정의 원래 대상original object이 누구였는지를 확인할 수가 있었다.

역전이에 대해 논의를 하다보면, 전형적으로 초심자들은 역전이 반응은 나쁜 것이며, 제거되어야만 한다는 느낌을 받게 된다. 자신의 신경증적 반응 때문에 치료가 방해받는 것을 최소화시키도록 치료자는 노력해야 한다는 말이 더 정확할 것이다. 자신의 역전이에 대해 알고 있는 임상가는 이를 이용하여 환자에 관한 정보를 더 많이 얻을 수 있게 된다. 경계성 환자와의 면담에서는, 임상가의 역전이를 서로 인식하는 것이 치료과정에 특히 유용할 수 있다 (제 9장 "경계성 환자" 참조).

특별한 환자 The Special Patient. 이 시점에서 특별한 환자에 대해 논의를 해야겠는데, 환자의 지위에 대한 면담가의 반응이 이런 환자와의 면담에서 중점 사항이 되기 때문이다. "특별한" 환자로 정의 내리는 기준은 때에 따라 달라질 수 있지만, 이는 임상가로 살면서 평생 부딪히게 되는 문제이다. 특히 임상 수련을 받는 초기에는, 이런 특별한 환자는 주로 의대생이거나, 같은 직장에 근무하는 사람이거나, 치료진의 친척이거나, 혹은 지도감독자가 아는 환자인 경우이다.

임상가의 경험이 쌓여가고 그 지위가 높아감에 따라, 그가 생각하는 특별한 환자의 기준 역시도 변하게 된다. 면담가의 경험이 아무리 많아지고 안정되어지더라도, 임상가가 대하기에 편하지 못하다고 느낄 수 있는 중요한 인물은 늘 있다. 자기 자신의 지위에 대한 특별한 환자들의 태도 역시, 다른 모든 환자들처럼 매우 다양하다. 특별한 위치가 면담가와의 개인적 친분 때문인 환자의 경우, 이들은 대개 다른 환자들과 똑같이 대우받을 것이라고 기대한다.

어떤 환자들은 특별한 배려를 기대하지만 한편으로는 이들에게는 이런 특별한 배려가 필요하기도 하다. 어디까지가 현실적인 기대이고, 어디서부터 신경증적인 기대neurotic cxpcctation인지를 구별하기란 매우 힘들다. 이런 난처한 상황을 해결하는 방법은 보통의 환자 권리에 대해 생각해보는 것이다. 특별한 환자들은 자신의 지위 때문에, 환자로서의 기본적인 권리조차도 누리지 못하게 될 수 있다. 특별한 배려를 해주는 것이, 실제로는 그를 다른 환자들과 동등한 위치에 설 수 있게 해주는 것일 수도 있으며, 이는 그를 치료하는데 해(害)가 되지는 않을 것이다. 예를 들어, 저명한 정치인의 경우, 그가 정신보건 전문가를 방문했다는 사실이 세상에 밝혀지면 그는 심각한 곤경에 빠질 수 있었다. 이때 임상가는 그 환자의 집으로 직접 왕진을 갔고, 이것은 다른 환자들의 경우, 병원에 직접 오면서도 유지할 수 있었던 것과 똑같이 사생활을 보장해주려는 것일 뿐이었다. 위의 사례에서는 그 원칙의 적용이 명확했지만, 다른 경우들에선 임상가는 환자의 생활의 현실적인 상황을 고려해주어야 하는지 아니면 신경증적 요구를 좌절시키지 말아야 하는지를 결정해야 한다. 이런 결정이 매우 중요한 경우라면, 환자의 신경증적일 수도 있는 요구를 충족시켜주는 위험을 감수하는 방법을 택하는 것이 더 바람직하다.

이런 환자를 치료하는 것이 문제가 되는 이유는 그 환자의 상황이 특별하다는 점뿐만 아니라 또한 그가 임상가에게는 특별한 존재라는 점 때문이기도 하다. 치료의 성공은 매우 긴박하게 중요한 것이 되고, 임상가는 환자와 환자의 가족, 그리고 환자와 아는 사람들의 좋은 취지를 유지시켜주는 데에 지나치게 신경을 쓰게 된다. 따라서 환자와 임상가 모두를 보호해줄 수 있는 한 가지 방법은 치료자를 선정할 때 특별히 신경을 쓰는 것이다. 예를 들어, 원로의사가 주요 우울증으로 입원을 한 경우라든지, 또는 주요 인사의 아들이 정신병적인 상태로 입원을 한 경우, 환자의 지위에 위축되지 않을 치료자를 배정해야 한다. 불안정감을 느끼게 될 가능성이 가장 적은 임상가를 선택함으로써, 많은 문제들을 최소화시킬 수 있다.

환자의 직업이 의사인 경우physician-patient, 독특한 문제가 발생한다. 임상가를 치료할 때에는, 다른 환자의 경우에는 전혀 설명을 해주지 않는 내용까지도, 환자가 이미 충분한 의학적 지식을 갖고 있다는 전제하에서, 때로 보다 자세한 설명까지 해주게 된다. 직업이 의사인 환자들은 동료로서 대우받기를 기대하며, 자신의 상태에 대해 "의학적" 논의medical discussion를 함께 나누길 원한다. 그러면서도 한편으로 자신의 무지(無知)나 두려움이 드러날까 봐 질문하기를 두려워하기도 한다. 그는 자신은 불평을 해서도, 화를 내어서도, 그리고 담당의사의 시간을 너무 많이 빼앗아서도 안 된다고 느끼곤 한다. 젊은 임상가들은 의사인 환자에게 전문 용어를 사용하거나 지식화된 분석intellectualized formulation을 해주려는 경향이 있다. 한 환자의 경우에서, 그의 직업은 의사였는데, 비뇨기과 의사가 방광경

cystoscope을 집어넣으면서 자신의 시술에 대해 계속 혼잣말을 중얼거렸으며, 그런 다음 자신이 알아듣지 못하는 내용의 임상 소견이 방광에서 발견되긴 하였지만, 병리적으로는 별로 중요한 것이 아니라는 말을 했을 때, 사실 자신은 소스라치게 놀랐었다고 이야기하였다. 이때 비뇨기과 의사는 분명히 이런 추가적인 정보를 가르쳐주면, 직업이 의사인 그에게는 더 안심이 될 것이라고 느꼈던 것 같다.

면담가의 역할 The role of the interviewer. 면담가의 가장 중요한 역할은 환자를 도와주려는 목적에서 그의 이야기를 듣고 이해하는 것이다. 간간이 고개를 끄덕인다거나 "음" 하는 것은 면담가가 주의를 기울이고 있다는 것을 환자에게 전달해주기에 충분하다. 더욱이 적절하게 동정적인 언급sympathetic comment을 해주는 것은 라포 수립에 도움이 된다. 임상가는 환자가 보인 태도를 지지하기 위해 "물론이죠", "알겠어요", 또는 "당연하죠"와 같은 언급을 사용할 수 있다. 환자의 감정이 어떤 것인지 확실한 경우, 임상가는 "굉장히 외로우셨겠네요" 또는 "매우 화가 나셨겠어요"와 같은 언급으로 자신이 이해하고 있다는 뜻을 전달해줄 수 있다. 일반적으로 면담가는 개인적으로 판단하지 않으면서, 관심을 갖고 걱정해주는 친절한 사람이다.

면담가는 종종 질문을 사용한다. 질문은 정보를 얻기 위한 것일 수도 있고, 면담가 또는 환자의 이해를 명확히 하기 위한 것일 수도 있다. 질문은 미묘한 형태의 제안suggestion일 수도 있고, 혹은 묻는 말의 어조에 따라, 환자에게 어떤 것을 허용permission 해주는 것일 수도 있다. 예를 들어, 면담가는 "당연히 봉급이 인상될 거라고 느꼈을 때, 그것을 사장님께 말씀드린 적이 있습니까?"라고 질문할 수 있다. 어떤 대답을 하던 간에, 이때 면담가는 그런 행동은 가능한 것이며, 할 수도 있고, 아마도 예상되었을 수도 있다는 뜻을 전달해준 것이다.

면담가는 은연중에 혹은 명확하게 자주 환자에게 제안suggestion을 한다. 특정 치료법을 추천해주는 것은 임상가는 그것이 도움이 될 것이라고 믿는다는 암시를 전달해주는 것이다. 임상가가 묻는 질문은 종종 환자에게 그는 꿈이나 성(性)에 관한 이야기 같은 특정 주제에 대해 논의하기를 기대한다는 느낌을 주게 된다. 정신치료에서, 임상가는 환자에게 모든 중요한 결정을 내릴 때에는 그에 따라 행동하기 전에 먼저 상의하도록 제안하며, 어떤 감정에 대해 생활에서 중요한 인물과 이야기를 나눠야만 한다, 또는 안 된다고 제안하기도 한다.

임상가는 실제적인 문제에 대해 환자에게 도움을 줄 수도 있다. 예로서, 한 젊은 부부가 같이 못살겠다는 이유로 심리 상담을 받으러 왔다. 면담이 끝날 무렵, 부부는 아이를 갖도록 노력해보는 것이 도움이 되겠는지를 물었다. 이들을 돕고 싶은 마음에 한 목사님이 아이가 두 사람을 더 가깝게 만들 수 있을 것이라고 제안했던 것이다. 임상가는 이 시점에서 아이는 또 다른 스트레스 요인이 될 수 있으므로 둘 사이의 관계가 좋아질 때까지 기다라는 것이 좋겠다고 권유하였다.

임상가는 치료과정 동안 환자에게 어느 정도의 만족과 좌절을 준다. 관심과 이해, 격려 그리고 지지를 통해 환자를 돕는다. 임상가는 환자의 동맹자ally이며, 그런 뜻에서 환자에게 친밀감을 느낄 수 있는 기회를 제공해준다. 환자가 스스로에게 확신이 없을 때, 임상가는 "계속 하세요, 잘 하고 계시는 데요"라는 말로 환자를 안심시켜줄 수 있다. "걱정 마세요, 다 잘 해결될 겁니다"와 같은 일반적인 안심주기는 대부분의 환자에서 효과가 없다. 환자가 두려워하는 일이 어떻게 풀려나가게 될지 면담가는 모르기 때문이다. 그러므로 그는 그릇된 약속을 한 결과, 환자와 자기 자신 모두에게 신임을 잃게 된다. 환자의 문제에 대한 구체적인 정리specific formulation에 바탕을 둔 이해의 형태로 지지를 해주는 것이 더 바람직하다. 동시에 임상가는 환자의 증상과 증상이 가져다주는 무의식적 만족을 제거하도록 해야 한다. 임상가는 환자로 하여금 갈등을 자각하도록 해야 한다. 이런 자각은 임상가가 환자의 갈등에 대해 가능한 해결책을 제시해주지 못하는 한 고통스럽고 좌절스러울 수 있다. 갈등에 대해 철저하게 탐색하고 난 후, 종종 환자들은 새로운 해결책을 떠올리곤 한다.

정신분석적 정신치료에서 가장 중요한 행위는 해석interpretation이다. 해석의 목적은 억압repression의 과정을 취소undo시키고 무의식적인 생각과 느낌을 의식하게 해줌으로써, 환자로 하여금 증상을 형성하지 않고서도 자신의 갈등에 대처해 나갈 수 있는 새로운 방법을 개발하도록 해주는 것이다(제 2장의 '증상 형성' 참조). 해석을 위한 준비 단계는 직면과 명료화로서, 직면confrontation이란 환자가 어떤 것을 피하려 하고 있다는 것을 지적해 주는 것이며, 명료화clarification란 탐색하고 있는 영역을 구조화formulate시켜주는 것이다.

"완벽한" 해석이란 현재 생활에서의 환자의 행동 방식 전체를 설명해주는 것으로, 즉 소망과 두려움간의 기본적인 갈등basic conflict, 여기에 관련된 방어 기제들defenses, 그리고 그로 인한 증상 형성symptom formation 등을 보여주는 것이다. 이러한 행동 방식의 근원을 찾아 그의 아동기로까지 거슬러 올라가면서, 그것이 전이로 표현되고 있음을 지적해주고, 이차성 이득secondary gain까지 정리를 해준다. 하지만 이런 측면들을 한 번에 모두 다 해결하는 것은 불가능한 일이다. 대상관계 모델object relation model을 이용한 해석에서는 무의식적 소망과 방어적 요소에 덜 강조를 둔다. 대신 치료자는 환자가 자신의 부모를 의식적 및 무의식적으로 함입introjection한 것을 쫓아가면서 그 부모를 수용하거나 방어적으로 거절한다. 이러한 구조화는 반복적으로 이루어져, 마침내 치료자가 "여전히 당신 머릿속의 어머니는 당신에게 어떻게 하라고 말하고 있는 것처럼 들리며, 당신은 그러한 분노에 찬 애착을 포기할 수 없어 보이는 군요"라고 말하게 되는 지점에까지 이른다.

한 남자 환자는 자신의 부인이 자신의 낡은 신발을 허락도 없이 버렸을 때 몹시 화가 났었다는 이야기를 하였다. 그 신발은 더 이상 맞지 않아 안 그래도 자기가 직접 버리려던 참이었기 때문에, 그는 자신이 왜 그런 반응을 보였는지 도무지 이해가 안 된다고 털어놓았다. 가족에 대한 이야기에서, 그는 자신의 어머니가 자신의 공간과 사생활, 개인 물건 등을 자꾸 침범해서 화가 났었다고 말했었다. 그런 사실을 이미 알고 있던 면담가는 환자에게 "최악의 악몽이 현실이 되었군요; 부인이 어머니가 되어버렸네요"라고 말했다. 환자는 "그러게 말이에요"라고 대답한 뒤 "집사람 때문에 전 여전히 어린애인 듯 한 기분이 들어요. 그것과 관련 있는 게 있는 것 같아요"라고 덧붙였다. "전 제 나이 대의 맨하튼 남자한테는 걸맞지 않은 옷차림으로 집사람을 화나게 만들곤 했죠." 환자는 잠시 조용히 자신이 한 말에 대해 생각에 잠겼다. 면담가는 "그래서 자신이 바라는 방식으로 어머니를 바꾸려고 평생을 애쓰셨나 보군요"라고 말했다. 환자는 움찔한 뒤 "이 문제를 극복해야겠어요. 안 그러다가는 제 결혼생활을 망치겠어요"라고 말했다.

저항resistance과 방어defenses 또는 내용content에 대해서도 해석을 해줄 수 있다. 일반적으로 해석은 의식수준에 가장 가까운 소재를 대상으로 하는데, 이는 무의식적 충동unconscious impulse보다 방어defense를 먼저 해석하여야 한다는 의미로, 그렇게 해야만 방어를 피해서 무의식적 충동에까지 다가갈 수 있기 때문이다. 실제적으로 모든 해석은 저항과 내용 두 가지 측면 모두에 대한 것이며, 비록 강조하는 정도는 때마다 다를지 몰라도, 치료자는 주어진 한 문제에 대해 이리 저리로, 대개 여러 차례 반복해서 해석을 해주게 된다. 맨 먼저 해석을 해주어야 하는 부분은 의식적인 불안conscious anxiety이 가장 큰 영역으로, 여기에는 대개 환자의 현재 증상이나 저항, 또는 전이가 해당된다. 무의식적 소재는 그것이 전의식preconscious 수준에 다다르기 전까지는 해석을 해주지 않는다. 이러한 문제를 보여주는 예로, 공황발작을 겪은 한 젊은 남자환자에 대해 살펴보겠다.

치료자의 첫 번째 직면은 환자의 저항에 초점을 맞춰 "상당히 많은 시간을 증상에 대한 이야기로 보내시는 군요"라고 말하였다. 환자는 "제가 무슨 얘기를 하기를 원하시는 거죠?"라고 대답했고, 면담가는 지난번 발작이 일어나기 직전에 무슨 일이 있었는지를 알고 싶다고 말하였다. 환자가 대답을 한 후, 면담가는 "당신의 부인에게 화가 난 후, 불안 발작이 일어난 것이 이번 주만 해도 벌써 세 번째이군요"라고 명료화시켜 주었다. 환자는 곧 이 이야기를 받아들였지만, 다음 면담시간이 되어서야 비로소 부인이 자기보다 친정어머니와 더 친하다고 느껴질 때마다 화가 났었다는 이야기를 덧붙였다. 그리고 한참 후 그는 자신의 누나에게 강한 경쟁심을 느꼈었고, 자신의 어머니가 자기보다 누나를 더 좋아할까봐 두려워하고 있었다는 사실을 드러냈다. 이때 누나를 해치고 싶다는 소망wish과 그 벌로 어머니로부터 거절당할 것이라는 두려움fear에 대해 해석해줄 수가 있었다. 이와 동일한 감정이 현재 부인과의 관계에서 재창출된 것이었다. 임상가는 환자는 친정어머니에 대한 부인의 관심을 질투하고 있다는 점뿐만 아니라, 장모가 부인에게 보여준 사랑에 대해서도 부러워하고 있다는 점도 해석해 주었다. 나중에 면담가는 환자가 공황 발작을 일으키는 경우, 예외 없이 부인으로부터 동정적인 관심을 얻을 수 있었다는 사실에 기초하여, 증상의 이차성 이득secondary gain에 대해서도 해석을 해주었다. 이런 전체 과정은 전이에서도 반복이 되어, 환자는 치료자가 자신의 증상을 동정해주지 않는다고 화를 내었고, 꿈에서 자신이 치료자가 가장 좋아하는 환자로 등장했었나는 이야기를 하였다.

해석은 구체적일수록 더욱 효과적이다. 이 사례에서, 구체적인 해석은 "부인이 당신보다 친정어머니에게 더 신경을 쓴다고 느껴질 때, 당신은 화가 나는군요"이다. 일반적인 언급은 "당신의 분노감은 여성에 대한 것이 군요" 같은 것이다. 첫 한 번의 해석은 당연히 불완전하다. 위의 예에서 보이듯이, 완벽한 해석을 하기 위해서는 여러 단계를 거쳐야한다. 확신이 서지 않을 경우엔, 독단적으로 단언하는 것보다는 환자가 한번 고려해볼 수 있는 가능성으로서 해석을 해주는 것이 더 바람직하다. 이때에는 "아마도"라든지 "제 생각에는"이라고 덧붙이면서 해석을 시작하면 된다.

해석을 해줄 때에는 그 시기timing가 매우 중요하다. 섣부른 해석premature interpretation은 치명적이다; 이는 환자의 불안을 증가시키고 저항을 강화시킬 뿐이다. 반면 해석을 너무 늦게 해주는 것은 치료를 느리게 하며, 이때 임상가는 환자에게 별 도움이 되질 못한다. 해석을 해주는 최적의 시기란 환자가 아직 그 소재를 자각aware하지는 못했지만, 그것을 깨닫고recognize 받아들일accept 수는 있는 정도의 상태일 때이다 – 다시 말해, 그것이 너무 위협적이라서 아직 환자가 이를 찾아내려 하지 않는 시기를 말한다.

전이를 통해 강한 저항이 작용하고 있을 때마나, 면담가는 여기에 대해 첫 번째 해석을 시도해야 한다. 한 환자가 매번 면담을 시작하면서 최근에 한 데이트에 관하여 이야기를 하였다. 이는 그녀가 자신의 아버지처럼 치료자 역시도 그녀의 성생활에 대해 궁금해 할 것이라고 느꼈기 때문이었다. 보다 명확한 예는 임상가에 대한 자신의 성적 관심에 관해서만 이야기하고 싶어 하는 환자의 경우이다. 이때 면담가는 "증상보다 저에 대한 당신의 감정이 더 당신을 힘들게 만드는 것처럼 보이는 군요"라고 말할 수 있다.

해석이 환자에게 끼친 영향impact에 관해서는 크게 세 가지 관점에서 고려될 수 있다;첫째로, 해석의 내용이 환자의 갈등과 방어에 끼친 의의;둘째로, 해석이 전이 관계에 미친 영향;그리고 셋째로, 치료적 동맹, 즉 '임상가'와 '환자 자아의 건강하고 관찰적인 부분'간의 관계에 미친 영향 등이다. 각각의 해석은, 때때로 어느 한 영역이 더 주(主)가 될 수는 있지만, 이 세 가지 영역 모두에 대해 동시적으로 작용을 한다.

환자의 반응이 임상적으로 표현되는 형태는 매우 다양하다. 환자는 웃거나, 눈물을 흘리거나, 얼굴이 빨개지거나, 화를 내는 등의 감정 반응을 보일 수 있는데, 이는 그 해석이 효과적이었다는 것을 의미한다. 추가적인 과거력이나 꿈과 같은 새로운 소재들이 떠오를 수도 있다. 환자는 때때로 바깥세상에서의 행동이 변했다고 이야기를 한다. 환자는 그러한 소재의 확실한 의미를 인식하고 있을 수도, 인식하지 못하고 있을 수도 있다. 사실, 환자는 해석이 옳다는 것을 처음에는 강하게 부정을 하다가 나중에 마음을 바꾸게 될 수도 있고, 또는 해석에 대해 즉각 동의를 하지만, 이것이 결국엔 치료자를 기쁘게 해주려는 제스처였을 뿐일 수도 있다. 환자가 해석을 부인하거나 받아들이지 않으려는 경우에, 면담가가 계속해서 그 소재에 매달려서는 안 된다. 논쟁은 비효과적이며, 치료적 효과가 반드시 환자의 의식적인 수용의 정도에 비례하는 것은 아니다.

해석의 목적이 환자의 방어를 제거시키거나 금지된 소망을 충족시키기 위한 상징적 또는 대치적 통로를 차단시키려는 것에 머무는 한, 그 해석은 박탈deprivation일 뿐이다. 어떤 환자들은 해석의 이러한 측면으로부터 자신을 방어하기 위해, 해석을 일종의 다른 유형의 만족 – 즉, 면담가는 지금 자신에게 이야기를 하고 있으며, 자신을 도우려 하며, 따라서 전능한 힘으로 자신을 치료해줄 것 – 이라고 생각하면서, 이를 받아들인다. 이런 현상은 임상가가 해석을 해주었을 때, 환자가 "선생님은 정말 똑똑하세요; 선생님은 진짜로 제 문제를 이해하고 계시는 군요"라고 대답한 경우에서 쉽게 찾아볼 수 있다. 정확한 해석을 해준 후에는 치료자에 대한 신뢰가 증가되어 치료적 동맹의 질(質)에도 변화가 생길 수 있다. 한 환자는 전이를 해석해 준 결과, 임상가에 대한 환상에 덜 집착하게 되었다.

환자가 스스로를 통제할 수 없거나 혹은 부적절한 판단을 하는 것으로 보이는 경우엔, 항상 면담가는 면담실에서의 행동에 대해 환자에게 제한을 두어야 한다. 예를 들어, 화가 난 환자가 자리에서 벌떡 일어나 위협적인 태도로 면담가에게 다가온다면, 이때 "화가 나신 것 같군요"라고 해석해 주어서는 안 된다. 대신 면담가는 목소리를 높여 "앉으세요!" 또는 "이렇게 저를 위협하시면 제가 도와드릴 수가 없습니다, 그러니 자리에 앉으십시오"라고 말해야 한다. 이와 비슷하게, 면담이 끝나도 나가려하지 않는다거나, 병원 욕실에서 샤워를 한다거나, 의사의 편지를 읽는다거나, 혹은 면담실 대화를 엿듣는 등의 행동을 보이는 환자에게는 그 의미에 대해 해석해주기에 앞서 먼저 그런 행동을 하지 말라고 말해주어야 한다.

정신과적 검사 THE PSYCHIATRIC EXAMINATION[2)]

*정신과적 검사*란 면담 자료를 조직화organization하기 위한 개요를 말한다. 이는 수많은 정신과 교과서에서 강조되는 내용이며, 따라서 여기서는 정신과적 검사가 면담에 미치는 영향 측면에 대해서 논의할 것이다. 정신과적 검사는 대개 *병력history*(혹은 회상)과 *정신 상태mental status*로 나뉜다. 이런 조직화는 병력청취와 신체 검진을 한 후에 이루어지지만, 실제로는 이들보다 훨씬 더 추상적이다. 내과적 병력에는 통증이나 숨이 가쁨, 소화불량 등의 주관적인 느낌이 포함된다; 신체 검진은 심장 소리, 반사, 피부 변색 등과 같은 객관적인 소견만을 의미한다. 그러나 정신 상태에 관한 많은 소견들은 주관적으로 표현이 되며, 면담가는 그 소견을 직접 관찰할 수가 없다. 환각, 공포증, 강박증, 이인감feelings of depersonalization, 예진의 망상, 그리고 정동 상태 등이 그 예이다. 더욱이 환자에 대한 일반적인 묘사general description조차도 기술적으로는 정신 상태의 한 부분에 해당된다. 그러나 기록을 작성할 때에는 이에 대한 내용을 맨 앞부분에 적어놓는 것이 더 유용하다.

정신과적 병력 The Psychiatric History

목적 Purpose

자세한 병력 청취는 모든 환자를 진단하고 치료하는 데에 기초가 된다. 각 의료 분야마다, 환자의 질병과 그 질병이 생활에 미친 영향에 대해 정확하고 포괄적인 내용을 수집하고 조직화하는 나름대로의 방법이 있다. 일반적인 진료에서는, 현재 문제증상의 시작 시점, 지속기간, 그리고 심한 정도를 환자의 언어로 파악하고; 과거 병력을 검토하며; 현재 상기(臟器)들과 해부학적 기관들의 기능에 대해 질문하는 것 등이 통상적인 기법이다. 이것의 초점은 신체를 효율적으로 유지시키는 조직tissue과 장기organ systems들의 기능에 대해 조사하기 위한 것이며, 기능부전이 환자의 신체 상태와 사회성에 어떤 영향을 끼쳤는지에 강조를 둔다. 정신과에서의 병력청취는 환자의 장단점을 포함한 각 개인의 인격적 특성의 아주 미묘한 양상까지도 전달되어야 한다. 정신과적 병력에는 환자가 관계를 맺는 양상뿐 아니라 환자의 과거와 현재 생활에서의 중요한 인물에 관한 정보까지도 포함되어야 한다. 앞으로 이야기될 삶이 있기 때문에 환자의 인생에 대한 완벽한 일대기는 불가능하다. 하지만 어렸을 적부터

주 2) 이 부분("정신과적 검사")은 다음의 내용을 많이 인용하였다: MacKinnon RA, Yudofsky SC : Principles of the Psychiatric Evaluation. Baltimore, MD, Lippincott Williams & Wilkins, 1986, pp 40–57. Copyright 1986, Lippincott Williams & Wilkins. 승인 하에 인용함.

현재에 이르기까지 환자의 발달에 대해 유용하게 묘사하는 것은 가능하다.

다른 전문가들과 마찬가지로 초보 정신보건임상가라면 자신의 직업에 숙련되기 위해 거쳐야하는 단계들이 있다. 피겨 스케이트에서 기본동작을 배운다거나, 피아니스트가 손가락을 연습한다거나, 의사가 되기 위해 의대 3학년생이 정통적인 병력청취를 실습하는 것 등은 전문성을 추구하기 위해 숙달되어야 하는 그 시기에 꼭 필요한 단계들이다. 의대 3학년생이 3시간 걸려 얻어내는 정보들이 종종 전공의의 경우엔 1시간 만에, 그리고 교수의 경우엔 20분 만에 가능할 수 있다. 비슷하게, 초심자가 환자로부터 제공된 초기 단서, 즉 경험 있는 임상가라면 이야기를 어디서부터 어떻게 풀어 나가야할 지 알아차릴 수 있는 단서에 빠르고 직접적으로 반응할 수 있게 되기 위해서는 시간과 경험이 필요하다.

기법 Techniques

정신과적 병력청취에서 가장 중요한 기법은 환자로 하여금 자신의 언어로, 자신이 선택한 순서에 따라, 자신의 이야기를 말 하도록 하는 것이다. 환자가 한 이야기의 내용과 순서, 두 가지 모두가 중요한 정보를 제공해준다. 환자가 자신의 이야기를 할 때, 숙련된 면담가는 적당한 시점을 놓치지 않고 정신과 병력과 정신상태검사의 윤곽을 잡는 데 필요한 적절한 질문들을 던지곤 한다.

임상가의 질문이나 언급이 적절했음에도 불구하고, 환자가 혼란스러워하거나 당황하는 경우가 드물지 않다. 환자가 눈썹을 찡그리거나 "선생님께서 그걸 왜 궁금해 하시는지 모르겠네요"라고 말할 때가 그렇다. 이럴 때에는 잠시 무슨 생각에서인지를 설명해주면서 질문이 적절함을 환자에게 알려주는 것이 면담을 부드럽게 진행시키는 데에 도움이 된다. 종종 경험부족이나 판단미숙으로 인해, 임상가가 실제로 적절하지 못한 주제를 추궁하기도 한다. 이런 경우엔 "잠시 그런 생각이 들었는데, 생각해보니 당신 말씀이 맞고 그건 중요한 것이 아닌 것 같군요"라고 말할 수 있다. 부적절한 질문이 도를 지나치지만 않는다면, 환자는 임상가에 대한 신뢰감을 잃지 않은 채 그 일을 넘겨버릴 것이다. 임상가라면 누구나 때때로 환자가 이미 했던 이야기를 질문할 수도 있다. 종종 면담가는 환자가 눈치 채지 못하거나 신경쓰지 않기를 바라면서 면담을 계속한다. "네, 제가 전에 여쭤봤었죠" 또는 "네, 전에 했던 얘기죠"라고 말하며, 환자가 했던 얘기를 반복해주는 것이 더 바람직하다. 종종 훌륭한 임상가들은 환자의 신상명세에 관한 자료나 개인적인 습관, 배우자나 자녀의 이름과 나이 등을 요약해서 적어놓곤 한다. 아무 때나 나올 수 있는 이런 내용들을 환자와의 면담시간 전에 미리 검토해 둔다. 이러한 방법을 통해 환자의 임상 상태에 발맞춰 나갈 수 있을 뿐만 아니라 "아이가 아들이었던가요?" 또는 "Susan이 누구죠?" 같이 반복해서 같은 질문을 하게 되는 일을 피할 수 있게 된다. 이런 조언은 단순하고 명료해 보이지만, 경험 많고 능력 있는 많은 임상가들조차도 이를 간과하곤 한다.

일부 임상가들은 첫 면담 전에 환자에게 병력에 대한 질문지를 작성하도록 시킨다. 이런 방법은 시간도 절약되고 인력이 매우 부족한 병원인 경우 유용할 수도 있지만, 이런 효율성에는 커다란 대가가 따른다: 임상가와 환자가 질문하고 답하는 동안 드러나는 감정에 대해 탐색해볼 수 있는 기회를 놓치게 된다. 질문지는 또한 면담에 인위적인 느낌을 주입시킨다. 마침내 임상가를 만나게 되었을 때, 환자는 자신보다는 서류 종이에 더 신경을 쓰는, 관료주의적 공무원처럼 임상가를 경험하게 된다. 훌륭한 임상가라면 이런 바람직스럽지 못한 선입관을 극복해 내겠지만, 처음부터 이런 상황을 만들어내는 것은 결국 효율적이지도 못한 편법일 뿐이다.

정신과 병력은 주요 신경증이나 정신병적 질환을 기술하고 진단하는 데에 필수적이다. 하지만 인격을 진단하는 부분에 있어서는 정신과적 병력의 가치는 매우 떨어진다. 환자가 작성하는 병력 기록지 같은 피상적인 보고서로만 병력을 수집하는 경우에는 특히 그러하다.

정신과 병력 청취에서 흔히 놓치게 되는 것 중의 하나는 시간순서에 따라 사실과 사건을 수집할 뿐, 그것이 환자에 미친 영향이라든지 그런 일이 벌어지는 데에 환자가 한 역할 등에는 거의 신경을 쓰지 않는 경우이다. 병력에는 종종 환자가 어느 학교를 다녔으며, 어떤 직업을 가졌었는지, 몇 살에 결혼을 했고, 자녀를 몇 명 두었는지 등이 포함된다. 하지만 이런 자료들은 그와 비슷한 신상명세를 가진 다른 사람들과 구별해주는 그 사람만의 특징을 알려주지는 못한다.

대부분의 정신과 수련 프로그램에서, 병력을 청취하는 기법을 가르쳐주는 정규과정은 거의 없다. 초심자들에게 개괄만 알려준 채, 필요한 정보를 알아내는 방법을 어떻게든 터득하기를 기대한다. 작성한 기록을 스승으로부터 일일이 교정 받는 일도 드물며, 수정해주는 것에 따라 기록을 재작성하도록 지시받는 일은 더욱 드물다. 정신치료 수련의 지도감독에서도 수련가들은 대개 병력 발표에서부터 시작하는데, 발표는 환자의 이야기의 흐름에 따라 진행되는 것이 아니라 정리된 기록에 의해 이루어진다. 수련가가 병력 정보를 이끌어내는 과정의 기술을 지도감독자가 알기란 힘들다. 지도감독자들은 대개 물 흐르듯이 부드럽게 이야기를 이끌어내는 방법을 가르치는 것보다는 초기 전이와 저항의 표현에 더 관심을 갖는다. 결과적으로 지도감독자 자신의 수련과정에서 부족했던 부분이 본의 아니게 다음 세대의 임상가에게로 전달이 된다.

정신병 환자 The psychotic patient. 와해된 환자disorganized patient를 면담할 때에는 기법 상 커다란 변화가 필요하다. 정신병적인 환자와 심한 인격장애 환자의 경우, 환자의 현병력에 대한 조리 있고, 시간순서에 따르며, 조직화된 이야기를 이끌어내기 위해서 면담가는 보다 구조화된 면담을 진행해야 한다. 환자는 자아ego를 조직화organize할 능력이 없기 때문에, 면담가는 이를 도와주어야 한다. 그 목적은 단순히 면담가가 이야기를 보다 조리 있게 만들어야 한다는 것만은 아니다; 면담 기법에는 치료적인 의미도 있어야 한다; 환자는 임상가의 자아를 통해 자신의 결핍된 부분을 보완하고, 두렵고 혼란스러운 상황에서 안도감을 느낄 수 있어야 한다. 이러한 방식을 통해 필요한 병력 자료가 보장됨과 동시에 치료적 동맹이 형성된다.

이 충고는 정신병적인 환자가 제공하는 이야기를 임상가가 무시하거나 신경 쓰지 않아도 된다는 뜻으로 해석되어서는 안 된다. 환자가 자발적으로 하는 이야기가 이해되지 않을 때에는, 임상가는 하던 작업을 잠시 미뤄둔 뒤 환자와 좀 더 접촉을 가져야 한다.

자료의 구조화 Organization of Data

이번 장(障)의 순서는 순전히 기록 작성을 준비하기 위한 것이다. 앞서 말한 바와 같이, 면담을 시행하는 순서로 사용되어서는 안 된다.

예비 신원확인 Preliminary Identification

병력지를 작성할 때에는 환자의 이름과 나이, 결혼상태, 성별, 직업, 사용 언어(영어가 아니라면), 인종, 국적, 종교 그리고 거주지나 주거 환경 등에 관한 간략한 내용 등으로 시작을 한다. "환자는 원룸에서 혼자 살고 있음" 또는 "환자는 남편과 세 자녀와 함께 30평 아파트에 살고 있음" 등과 같은 내용은 이런 부분에 적절한 세부사항을 알려준다. 입원 환자라면 같은 증세로 전에 입원했었던 횟수를 적어놓을 수도 있다.

정신상태에 대한 기록은 환자에 대한 자세한 기술(記述)에서부터 시작하는데, 이때 환자의 외모와 행동에 대해서는 어떤 기법도 필요 없이 짧게 마치 소설 쓰듯 하는 것이 좋다. 필요한 것은 "잘 발달된, 영양상태가 양호한 백인 남성"과 같은 정형화된 의료기록이 아니라 독자의 눈으로 바라본 그 사람의 삶에 관한 설명이다. 아래 설명은 바람직한 좋은 예이다:

> A씨는 170센티 가량의 근육질의 건장한 남성으로, 거친 인상에 까무잡잡한 피부를 가졌으며, 제법 좋지 않은 인상을 주었다. 짧은 짙은 갈색의 곱슬머리를 옆으로 빗어 넘겼으며, 그의 시선은 면담가의 모든 움직임을 따라 주시하고 있었다. 신경질적으로 복도를 왔다갔다하며 자꾸 시계를 보는 모습에서 위협적인 인상을 주었다. 그는 "여

> 기서 나가려고 했소, 의사 양반. 그놈들이 날 잡으러 온단 말이오"라고 먼저 말을 꺼냈다. 땀에 흠뻑 젖은 T셔츠를 페인트 묻은 낡은 청바지 속으로 집어넣어 입고 있었다. 자신이 말한 서른 살보다는 젊어 보였으며, 며칠 간 수염을 깎지 못한 듯 했다.

이 정보는 읽는 이의 주의를 집중시키고, 초점을 유지하면서 각 단계별로 이야기를 펼쳐 나가는 동심원의 중심점 같은 역할을 한다.

주호소 *Chief Complaint*

주호소란 환자가 전문가의 도움을 구하러 온 (혹은 의뢰가 된) 현재 문제를 말한다. 주호소는 가급적 환자의 언어로 기술되어야 한다. 일부 환자, 특히 정신병이나 특정 성격 장애를 가진 환자들은 주호소를 설명하는 데에 어려움을 보인다. 이런 경우 면담가는 환자를 도와, 치료를 받으러 온 이유를 알아내고 구조화시킬 뿐 아니라 "왜 지금?"이라는 별도의 문제를 이해할 수 있도록 한다. 환자가 주호소에 대해 이야기하지 못하는 경우, 정보를 제공한 사람에 대한 설명과 그와 환자와의 관계에 대한 기록이 포함되어야 한다. 언뜻 보기에 이 부분은 정신과 병력의 여러 세부항목 중 가장 짧고 단순해 보인다; 하지만 실제로는 가장 복잡한 것 중 하나이다.

많은 경우에서 환자들은 모호한 주호소에서부터 자신의 이야기를 시작한다. 무엇이 환자가 가장 힘들다고 생각하는 것이고, 왜 하필 이때에 치료를 받으러 왔는지를 알아내는 데에는 한 두 시간의 면담이 필요할 수도 있다. 환자가 아닌 다른 사람이 주호소에 대해 말해주는 경우도 있다. 예를 들어 급성적으로 혼돈되고 지남력이 상실된 환자는 누군가가 데리고 와서 환자의 혼돈과 관련된 주호소에 대해 이야기를 한다. 때때로 오랜 기간 지속된 다양한 증상을 가진 환자의 경우엔, 지금 이 시점에 치료를 받으러 온 이유를 정확히 설명하기 어려워한다. 이상적으로, 주호소는 환자가 지금 도움을 구하러 온 이유를 설명해주어야 한다. 이 개념은 특정 시기에 환자의 방어를 붕괴시킨 유발 스트레스precipitating stress(종종 그 속성상 무의식적이다)와 혼동되어서는 안 된다. 무엇이 유발 스트레스였는지를 판단하기란 어렵다. 대개 주호소가 무엇인지 판단하기 쉬운 정도는 유발 스트레스를 판단하기 쉬운 정도와 직접적으로 비례한다. 때때로 유발 스트레스를 알아내는 과정 중에 혹은 의뢰를 올 때 환자가 무의식적으로 바라던 것을 알아보던 중에 주호소를 발견하기도 한다. 다음은 의뢰에 대한 환자의 기대expectation를 알아보는 것이 유용하다는 점을 잘 보여주는 예이다:

> 한 여성이 넋이 나간 상태로 진료실에 도착했는데, 남편이 지난 10년간 둘 사이에

서 자신은 전혀 행복하지 않았다는 사실을 알려왔다는 것이다. 남편의 이혼 요구에 우울하고 당혹스러워 했으며, 남편은 지금 권태기를 겪고 있을 뿐이라고 믿었다. 그녀는 남편이 자기 자신의 "진짜" 감정을 모르고 있으며, 실제로 둘은 그동안 행복한 결혼생활을 보냈다고 확신하였다. 자발적으로 임상가를 찾아온 것이었지만, 그녀는 자신에게 아무런 감정의 갈등도 없다고 믿었다. 남편의 말에 대한 자신의 반응은 지극히 정상적인 것이라고 믿고 있었다. 그녀는 의사가 남편을 만나 남편은 지금 치료가 필요한 시기임을 알려준 뒤, 그녀 곁에 머물러 있어야 한다고 충고해주길 원했다. 그녀는 자신을 환자라고 생각하지 않았지만, 병원을 찾은 이유와는 직접적으로 관련이 없는, 이 시점에서 자아-동질적ego-syntonic인, 심한 성격 병리를 드러내고 있었다. 그녀는 자신의 행동이 어떠하며 그 행동이 다른 사람에게 어떤 영향을 미치는 지, 그리고 자신의 긴장상태를 남편에게 투사하려 한다는 점 등을 냉철하게 바라보지 못하고 있다는 것을 알지 못했다. 이러한 성향은 그녀의 신경증적 성격의 핵심적인 측면으로, 그녀가 스스로 치료를 받아들일 수 없을 것이라는 사실을 설명해준다.

현병력 History of Present Illness

발병 Onset. 임상가는 첫 면담 동안 환자가 이 시점에서 전문가를 찾기로 결심하게 된 현재 증상에 대해 자세히 탐색하는 데에 충분한 시간을 할애해야 한다. 경험이 없는, 특히 정신역동에 관심이 있는 임상가들은 종종 언제부터 병이 시작되었는지를 정확히 결정하는 데에 어려움을 겪는다. 이들은 종종 현재 질병은 환자의 초기 인생의 어느 시점, 심지어 생후 2년 이내에서부터 시작되었어야 한다고 느낀다. 이러한 발달학적 개념은 환자의 정신역동을 이해하는 데에는 유용하지만, 현재 환자의 적응 실패가 시작된 시점을 결정하는 데에는 상대적으로 별 의미가 없다. 이러한 이유에서 환자의 기능이 최상이었던 상태 – 비록 표준규범 상 건강한 상태로 간주되기 힘들더라도 – 를 평가하는 것이 필요하다. 환자가 최상으로 적응했던 수준을 기준선으로 하여, 현재의 기능 상실 정도를 가늠하고 비적응적 양상이 언제 처음 나타났는지를 결정하여야 한다. 가장 흔히 "그것이 모두 어떻게 시작되었죠?"라는 비구조화된 질문을 통해 현병력에 대한 이야기를 풀어나가게 된다. 잘 정리되어 있는 환자라면 자신의 힘든 점에 대해 시간 순서에 따라 적절히 설명할 수 있다.

유발요인 Precipitating factors. 도움을 찾게 된 증상과 행동 변화가 어떻게 생겨난 것인지에 대해 환자가 설명하는 동안, 면담가는 이러한 변화가 시작된 환자의 생활 상황의 자세한 내용을 알아내도록 해야 한다. 이러한 연관성에 대해 직접 설명해달라고 하면, 환자들은 종종 질병의 시작과 생활에서의 스트레스를 서로 연결시키지 못하곤 한다. 심리적 결정인자psychological determinants와 정신-생리적 증상psycho-physiological symptoms 간의 연관성을 받아들이지 못하는 환자에게는 *평행 병력parallel history*이라는 기법이 매우 효과적이다. 평행 병력에서, 면담가는 면담 후반부에 현재 증상이 나타났던 시기에 대해 나눴던 이야기를 다시 꺼내본다. 면담가는 질문을 할 때, 생활에서 벌어진 일과 증상의 발현 사이의 연관성을 찾고 있음을 암시하는 표현을 사용하지 않도록 특히 주의해야 한다. 환자는 의식하지 못한 상태에서, 임상가는 환자가 경험한 스트레스와 질병의 발생을 서로 연결(즉, 평행 병력)시켜본다. 환자는 차츰 특정 스트레스와 증상의 출현 사이의 시간적 연관성을 알아차리게 되면서, 자신의 질병에 감정적 요인이 미친 역할을 인식하고 호기심을 갖게 된다. 하지만 스트레스와 증상 사이의 관련성에 대한 시기상조의 심리적 해석은 이러한 과정을 약화시키고 환자의 저항을 상화시킬 수 있다. 감정적 생활 사건과 증상의 출현 사이의 관련성을 환자가 스스로 연결시키지 못하는 경우, 임상가는 진행을 천천히 해야 한다.

질병의 영향 Impact of the patient's illness. 환자의 정신과적 증상이나 행동 변화는 환자와 그의 가족들에게 영향을 미친다. 환자는 자신의 문제가 생활에 어떤 지장을 주었는지, 그리고 그와 가족들이 이러한 변동에 어떻게 적응했는지에 대해 설명해야 한다. 이는 증상의 *이차성 상실secondary loses*이다.

증상의 *이차성 이득secondary gain*이란 사랑하는 이로부터 추가적인 관심을 얻게 된다던가, 달갑지 않은 책임으로부터 벗어날 수 있다던가, 의존욕구를 추가로 충족 받을 수 있는 것과 같은, 질병으로 인한 간접적 이득으로 정의되며, 증상의 무의식적 의미로부터 얻어지는 일차성 이득primary gain과 대조되는 개념이다.

환자의 질병이 그의 생활 활동과 개인적 관계에 영향을 미친 방식은 이차성 상실과 이차성 이득 모두를 설명해준다. 이차성 이득을 이해하기 위해, 면담가는 동정적이고 공감적인 태도로 환자의 질병이 그의 생활과 사랑하는 이의 생활에 미친 영향에 대해 탐색해보아야 한다. 임상가는 질병의 고통과 증상으로 인한 많은 상실을 이해하고 있음을 표현하도록 유의해야 한다. 환자가 질병 덕에 무의식적으로 이득을 얻고 있다는 식의 암시는 고동안 쌓아놓은 라포를 순식간에 무너뜨릴 수 있다.

세 자녀를 둔 한 기혼 여성은 확실한 원인이 밝혀지지 않은 심한 허리 통증을 호소하였다. 통증에 대한 설명을 들은 뒤 임상가는 동정적인 목소리로 "그럼 집안일은 어떻게 하고 계세요?"라고 물었다. 환자는 "제 남편은 아주 착해요; 제가 아픈 뒤로 남편은 퇴근 후에 제 일을 도와주고 있어요"라고 대답했다. 임상가는 이러한 명백한 이차성 이득을 해석해주지 않은 채, 그녀가 아프기 전에는 남편이 잘 해주지 않았을 것이라는 단서를, 나중에 사용하기 위해, 잠시 머릿속에 기억해두었다. 이후 면담에서 환자가 분노감을 표현한 뒤, 임상가는 이러한 부분에 대해 환자와 함께 탐색해 보았고, 환자는 자신의 통증의 이차성 이득을 인식하게 되었다.

정신과에서의 기관검토 Psychiatric Review of Systems

환자의 현병력에 대한 초기 조사를 끝마친 뒤, 임상가는 환자의 전반적인 건강 상태에 대해 질문하고, 환자의 장기 기관organ system들의 기능에 대해 주의 깊게 검토해보게 된다. 정서적 장애에는 종종 신체적 증상이 동반된다. 기관 검토system review란 환자가 자발적으로 말하지 않거나 혹은 주증상이나 현병력과는 상관없는 의학적인 문제가 있지는 않은지 확인해보는 전통적인 과정이다. 기관 검토는 일반 의사의 경우와 똑같게 시행이 되지만, 정신과의사라는 특별한 시각을 통해서 이루어진다. 환자의 수면 양상, 체중 조절, 식욕, 배변 습관, 성기능 등에 대해 질문하지 않고서는 정신과적으로 충분히 평가를 했다고 볼 수 없다. 환자가 수면장애를 겪고 있다면, 현병력이 아니라면 이 부분에서 기술되어야 한다. 불면증이 잠들기 어려운 것인지initial, 자다가 깨는 것인지middle, 새벽에 더 이상 잠들지 못하는 것인지terminal, 혹은 복합적combination인 것인지를 물어보아야 한다. 불면증은 매우 힘든 증상이며, 불면증을 악화시키는 자세한 상황과 환자가 시도해봤던 해결법, 그리고 그 효과 등에 대해 알아보는 것이 필요하다. 위장관계, 심혈관계, 호흡기, 비뇨생식기, 근골격계 그리고 신경계 등은 정신과 증상과 흔히 관련되는 기관들이다.

수면 양상에 대해 질문할 때 꿈에 대해 물어보는 것은 당연하다. 프로이드는 꿈은 무의식에 이르는 왕도라고 말했다. 꿈은 환자의 무의식적 두려움, 소망 그리고 갈등을 알아낼 수 있게 해준다. 반복되는 꿈과 악몽은 특히 중요하다. 가장 흔한 주제는 음식(배불리 먹거나 또는 다른 사람들은 음식을 먹는데 혼자만 못 먹는 상황), 공격성(모험, 전쟁, 추격전 등에서 흔히 쫓기는 내용), 시험(시험 준비를 못 했거나, 시험에 늦었거나, 시험장을 찾지 못함), 무력감이나 발기부전(총을 쏘는데 발사가 안 되거나, 주먹을 휘두르는 데 소용이 없거나, 쫓기는데 달리지 못하거나 소리를 지를 수 없음), 그리고 오르가즘이 동반되기도 하는 다양한 성적인 꿈 등이다. 임상가는 또한 꿈에 대해 설명하는 동안 느껴지는 불안을 설명해주고 연상association이나 감정을 드러내주는 환자의 잔여 감정residual feeling에 대해서도 기록해야 한다.

최근의 꿈에 대해 질문하는 것도 유용하다. 환자가 기억나는 것이 없다고 하면, 면담가는 "다음 면담 때까지 꾼 꿈이 있으면 그 걸 이야기해주셔도 됩니다"라고 말할 수 있다. 종종 환자들은 다음 면담 때 꿈을 가져오는 데, 그 꿈은 자신의 병, 임상가, 치료 혹은 이 셋 모두에 관한 무의식적 환상을 드러내준다.

환상fantasy이나 백일몽daydream 또한 무의식적 소재를 구할 수 있는 중요한 공급원이다. 꿈과 마찬가지로 모든 뚜렷한 세부사항과 이에 수반된 느낌을 탐색하고 기록하게 된다.

정신과 병력 Previous Psychiatric Illness

정신과 병력 부분은 현병력에 대한 이야기에서 개인 과거력으로 옮겨가는 전환부이다. 여기에서 감정 장애나 정신 상애의 과기 삽화에 대해 설명된다. 기능상실의 정도, 받은 치료의 유형, 병원 이름, 각 질병의 이환 기간, 과거 치료의 효과 등이 모두 시간순서에 따라 조사되고 기록되어야 한다.

개인력 Personal History

환자의 현병력과 현재 생활 상황을 알아보는 것에 덧붙여, 임상가는 마찬가지로 환자의 과거 생활은 어떠했는지, 그리고 과거 생활이 현재의 감정 문제와 어떤 연관성을 갖고 있는지를 철저하게 이해해야 한다.

일반적인 의학적 병력에서, 의사는 어디에 초점을 맞춰 "기관 검토"를 해야 할 지에 대한 중요한 정보를 현병력을 통해 얻는다. 마찬가지로, 개인의 삶에 대한 완벽한 과거력을 얻기란 불가능하므로, 임상가는 개인 과거력을 자세히 알아내는 중요한 단서를 환자의 현병력을 통해 얻게 된다. 가장 가능성이 높은 진단에 대한 대략적인 인상impression이 잡히고 나면, 면담가는 환자의 주호소와 연관되며 기저의 인격 구조를 결정짓는 부분에 주의를 집중시키게 된다. 각각의 면담은 환자의 성격 유형뿐 아니라 장소 및 면담 환경과 관련된 중요한 상황적 요소에 따라서도 수정이 된다. 면담의 형태를 수정하기 위해서는 임상가는 심리발달의 정신역동 이론에 대해, 그리고 각 상황에서 가장 중요한 상태 및 갈등에 대해 잘 알고 있어야 한다. 이러한 방식을 통해 임상가는 환자의 심리적 발달과 문제의 발생을 설명해주는 데에 가장 중요한 부분에 대해 질문을 집중시킬 수가 있다.

환자의 질병과 인격 구조를 정신역동적으로 충분히 설명하기 위해서는 환경적 스트레스에 대한 환자의 반응 방식에 대한 이해와 함께, 현재의 상황과 환경을 선택하는 데에 있어 환자가 중요한 역할을 담당했음을 인식하여야 한다. 스스로를 좌절시키는 상황을 좇으려는 환자의 경향과 외부 스트레스 요인 사이의 상호연관성을 이해함으로써, 임상가는 환자의 핵심적인 정신내적 갈등core intrapsychic conflict에 대한 개념을 만들어 나간다.

개인력은 아마도 보편적인 정신과 기록에서 가장 빈약한 부분일 것이다. 환자가 모유수유를 했는지 분유를 먹었는지, 앉고 걷고 말하는 등의 초기 발달지표나 대소변 가리기에 관해 일일이 정확도가 의심스러운 답변을 듣는 것은 무의미하다. 이런 모든 부분들은 "발달지표상 정상"이라는 한 마디로 압축될 수 있다. 임상가는 상투적이고 종종 의미 없는 질문들을 던지는 대신, 다음 부분에서 설명할, 아동기 발달에 대해 이해하고 알아보도록 하는 것이 좋다.

태생전 과거력 Prenatal history. 태생전 과거력에서는 환자가 태어날 당시의 집안 상황, 그리고 계획된 임신이었는지, 원하던 아이였는지 등에 대해 알아보아야 한다. 어머니의 임신과 출산에 무슨 문제는 없었는지? 출생 당시 결함이나 손상의 증거는 없었는지? 환자의 성별에 대한 부모의 반응은 어떠했는지? 환자의 이름은 어떻게 지어졌는지?

초기 아동기 Early childhood. 초기 아동기는 생후 첫 3년을 말한다. 모유를 먹었는지 분유를 먹었는지 여부보다 더 중요한 것은 수유하는 동안 엄마-아이 간 상호작용은 어떠하였는지 이다. 이 기억에 대한 정확한 설명을 구하기는 힘들지만, 유아기 때 수유에 문제를 보였는지, 배가 아팠었는지, 특수 분유가 필요했었는지에 대해서는 흔히 알아낼 수 있다. 초기 수면 양상의 문제, 머리를 찧거나 몸을 흔드는 것과 같은 욕구불만 시의 반응 등은 모성 발탁maternal deprivation이 있었을 가능성에 대한 단서를 제공해준다. 더욱이 첫 3년간 돌봐줬던 사람에 대한 이야기를 듣는 것도 중요하다. 어머니를 보완해줄 대상auxiliary maternal object이 있었는가? 초기 아동기 때에 환자의 집에서는 누가 살고 있었는지, 각각의 인물들은 환자의 양육에 어떤 역할을 했는지 알아보도록 해야 한다. 타인 불안stranger anxiety이나 분리불안separation anxiety에 문제를 보이진 않았는지?

사랑해주는 부모와 훈육을 시킨 부모가 한 사람이었는지, 같은 사람이었는지를 알아보는 것도 도움이 된다. 한 사례에서, 소녀는 대부분의 사랑은 할머니로부터 받고, 훈련과 훈육은 가정부가 담당했었다. 어른이 되어서 그녀는 집안일 하기를 거부하였는데, 이는 가정부라는 냉정하고 처벌적인 권위인물과 관련된 것이었으며, 반면에 음악을 직업으로 택한 것은 사랑하는 할머니와 연결된 아동기 경험 때문이었다. 그녀의 친엄마가 아이 기르는 것을 달가워하지 않아 감정적으로 어머니와 거리가 있었다는 사실은 엄마와의 동일시에 더 큰 문제를 야기하였다. 자연적으로 그 환자는 여성으로서의 확고한 자존감을 갖지 못하고 아내와 어머니로서의 자신의 역할을 받아들이는 데에 큰 어려움을 보였다.

배변 훈련toilet training은 초기 과거력에서 그 가치가 떨어지는 전형적인 영역 중 하나이다. 대소변을 가린 나이를 알아낼 수는 있더라도, 더 중요한 문제인 부모와 아이 간의 상호작용에 대한 유용하고 정확한 정보를 기억해내기는 힘들다. 배변 훈련은 부모와 아이의 의사will가 서로 상충되는 영역 중 하나이다. 아이가 배변 훈련을 힘겨루기power struggle에서 패배한 것으로 느낄지 숙달감을 향상시킨 것으로 느낄지 여부는 성격 발달에서 매우 중요하다. 그러나 평가 기간 동안에 이러한 정보를 알아내는 것은 대개 불가능하다.

형제와의 관계에 대한 자세한 내용은 정신과 병력에서 종종 충분히 강조되지 않는 중요한 부분이다. 정신역동적 구조화에서도 또한 종종 간과되곤 한다. 정신역동은 흔히 외디푸스적 갈등인가 전외디푸스적 갈등인가에만 개념이 맞춰지곤 한다. 동기간 경쟁과 긍정적인 형제 관계와 같은 다른 심리적 요인들도 환자의 사회 적응에 커다란 영향을 미칠 수 있다. 환자 출생 전 혹은 임신 기간 동안 형제가 죽는 일은 발달 경험에 엄청난 영향을 미친다. 부모, 특히 어머니는 죽음에 대해 우울, 두려움, 분노로 반응하며, 그 결과 다른 자녀들에게 정서적 양분을 충분히 주지 못하게 된다. 형제는 또한 서로를 감정적으로 지지하는 데에 중요한 역할을 할 수도 있으며, 부모로부터 거절당했다는 기분이나 고립감을 느끼는 경우, 형제들은 동질감을 느끼며 서로 지지해주는 기회를 제공해주기도 한다.

아동의 인격 발달은 매우 중요한 주제이다. 아이 때 수줍음이 많았는가, 불안했나, 활동이 많았나, 위축되어 있었나, 신중했나, 사교적이었나, 소심했나, 운동을 좋아했나, 붙임성이 좋았나, 겁이 없었나 아니면 겁이 많았는가? 놀이는 아이의 인격 발달은 알아보는 데 유용하다. 유아기의 초기 활동은 자신의 신체 일부를 갖고 노는 것에서부터 시작을 하며, 점차 청소년기의 복잡한 스포츠나 게임으로 발전해 나간다. 이런 부분은 사회적 관계를 맺을 수 있는 아이의 능력이 커 감을 보여줄 뿐 아니라 자아 구조ego structure의 발달에 대한 정보를 제공해주기도 한다. 집중하고 좌절을 참아내며, 욕구충족을 연기할 수 있는 능력이 커져 가는지, 나이가 들수록 친구와 협력하고, 공정해지며, 규칙을 이해하고 따르며, 성숙한 양심을 갖추게 되었는지에 대한 자료를 알아내야 한다. 신체적 놀이physical play에서 적극적인 역할과 소극적인 역할 중 어느 것을 더 선호했는지 확인해야 한다. 나이가 들어감에 따라 지적 놀이intellectual play의 발달이 중요해진다. 스스로를 즐겁게 할 수 있는 능력 – 친구가 필요 없이 혼자 노는 것 – 은 인격 발달에 중요한 정보를 알려준다. 어떤 옛날이야기를 좋아했는지를 알아보는 것도 유용하다. 이러한 어릴 적 이야기에는 여러 발달 단계의 갈등과 소망, 두려움이 모두 포함되어 있으며, 그 이야기의 주제를 통해 그 나이 때의 환자에게는 무엇이 가장 큰 문제였는지에 대한 단서를 얻을 수 있다.

환자의 초기 기억, 그리고 어려서부터 시작된 반복되는 꿈이나 환상에 대해 물어볼 수 있다. 환자의 초기 기억은 중요하며, 종종 정서적인 색채를 띤다. 안아주고, 사랑받고, 먹여주고, 놀아준 기억은 환자의 초기 삶의 전반적인 질이 긍정적이었음을 내포해 준다. 반면에, 버려짐, 두려움, 외로움, 다침, 비난, 벌 받음 등을 주제로 한 기억들은 외상적 아동기를 의심케 하는 부정적인 의미를 갖는다.

중기 아동기 (3-11세) Middle childhood (ages 3-11 years). 임상가는 성별 동일시 gender identification, 가정에서의 처벌 방식, 누가 원칙을 세웠으며, 초기 양심의 형성에 누가 영향을 주었는지 등과 같은 중기 아동기의 중요한 주제에 대해 알아보아야 한다. 초기 학교 경험, 특히 어머니와 분리되는 것을 처음엔 어떻게 견뎌냈는지에 대해 물어볼 수 있다. 초기 친구 관계와 또래 관계에 대한 자료는 중요하다. 친구의 숫자와 가까운 정도, 환자는 그 중에서 리더였는지 따르는 입장이었는지, 인기는 어느 정도였는지, 집단이나 패거리로 노는 데에도 참여했는지 등을 물어볼 수 있다. 자기주장, 충동성, 공격성, 수동성, 불안, 반사회성 행동 등의 초기 양상이 학교생활 과정에서 종종 드러난다. 글을 배우고, 기타 다른 지적 기술intellectual skill과 운동 기술motor skill들이 발달된 과정을 알아보는 것은 중요하다. 과잉활동성이나 학습장애가 있었는지, 그 문제를 어떻게 처리했으며, 어떤 영향을 받았는지에 대한 과거력은 특히 중요하다. 악몽, 공포증, 야뇨증, 불장난, 동물 학대, 강박적 자위 등의 과거력 또한 심리적 장애의 초기 징후를 알아내는 데에 중요하다.

후기 아동기 (전사춘기부터 청소년기까지) Later childhood (prepuberty through adolescence). 성인기 성격이 드러나면서 확고해지는 것은 후기 아동기 동안으로, 이는 발달에서 중요한 시기이다. 임상가는 점차 그 중요성이 커져가는 사회적 관계의 발전에 대해 계속 알아보아야 한다. 이 시기 동안, 또래 관계와 집단 활동을 통해 한 개인은 부모로부터 독립하기 시작한다. 사회집단이 환자에게 얼마나 중요한지를 가늠하고, 환자가 누구를 이상화하였는지를 알아보도록 해야 한다. 이러한 정보는 환자가 만들어내는 이상화된 자기상idealized self-image에 대한 유용한 단서를 제공해준다.

환자의 학업성취, 선생님과의 관계, 좋아하는 과목과 방과 후 활동 등에 대해 탐색해야 한다. 취미와 스포츠 활동에 대해 묻고, 이 시기에 처음 나타난 정서적, 신체적 문제에 대해 질문하도록 한다. 열등감, 체중 문제, 가출, 담배, 마약이나 음주 등이 흔한 예이다. 철저한 병력 청취에는 아동기 질병, 사고, 상해 등에 관한 질문들이 포함된다.

정신성적 과거력 Psychosexual history. 성(性)에 관한 이야기는 대부분의 환자에게 개인적이면서 말하기 난처한 부분이다. 환자가 답변하기에는, 사무적으로 전문가적인 방식으로 질문을 하는 것이 더 편안하다. 이렇게 환자의 성생활에 대해 주의를 집중시키면, 성과 관련된 중요한 자료를 역전이 때문에 치료자가 간과해버리는 일은 없을 것이라는 안심을 받게 되어, 환자에게 지지적인 치료적 환경이 형성된다. 유아 때의 성에 대한 내용의 많은 부분들이 기억나지 않겠지만, 많은 환자들이 3-6세 동안 성적 호기심이 있었고 성적인 놀이를 즐겼음을 기억해내곤 한다. 섹스에 대해서는 어떻게 배웠으며, 부모가 자신의 성 발달과 대

체로 섹스에 대해 어떤 태도를 취했다고 느꼈는지에 대해 물어봐야 한다. 어렸을 때 부모 뜻에 반하여, 성적으로 안 좋은 행동을 한 적은 없는지 질문할 수 있다. 이러한 중요한 사건들에는 갈등이 얽혀있으며, 환자가 자발적으로 이야기를 꺼내는 일은 거의 없다. 조심스런 질문을 통해, 수개월, 심지어 수년 동안 임상가에게 말 못했을 수도 있을, 이떤 매우 난감한 소재에 대해 털어놓게 되었을 때 환자들은 종종 안도감을 느끼게 된다. "어떤 어른이 부적절한 방식으로 당신을 만진 적이 있나요?"가 하나의 예이다.

사춘기의 시작, 그리고 이 중요한 분기점에 대한 환자의 느낌에 대해 논의하지 않고서는 과거력이 완성되었다고 할 수 없다. 여자 환자에게는 초경에 대한 준비과정뿐 아니라 이차성징이 나타났을 때의 느낌에 대해서도 질문하여야 한다. 처음 브래지어를 했을 때의 이야기도 종종 중요하다. 지금이 브래지어를 시작할 때라고 누가 결정해주었는지, 속옷 가게에는 누가 함께 가주었는지, 그때 경험은 어떠했는지? 남자의 경우엔 첫 변도와 변성기에 대해, 그리고 자위행위는 어떻게 알게 되었으며 첫 사정(射精) 때의 반응은 어떠했는지 등에 대해 논의할 수 있다.

비정상적으로 빨리 또는 늦게 발달한 아이들은 전형적으로 당혹감을 느끼며, 또래와의 차이를 감추기 위해 종종 어떤 방법들을 사용하곤 한다. 그렇게 하지 않았다면, 그 이유도 알아봐야 한다. 청소년기 자위행위에 대한 이야기는 중요하며, 환상의 내용과 이에 대한 느낌에 대해 알아보아야 한다. 데이트, 애무, 열애, 파티, 섹스 게임 등에 대해 꼭 물어봐야 한다. 섹스에 대한 태도는 자세히 조사되어야 한다. 환자는 수줍어하고 소심했는지, 아니면 성적 무용담으로 남들에게 인상을 주기 위해 공격적이고 우쭐했는지? 성적인 상황에서 불안을 느꼈는지? 문란했는지? 동성애, 집단 자위, 근친상간, 거칠거나 변태적인 성행위를 한 적이 있는지?

종교, 문화, 도덕적 배경 Religious, cultural, and moral background. 환자의 종교적 가르침뿐 아니라 양 부모의 종교적, 문화적 배경에 대해서도 기술하여야 한다. 종교에 대한 가족의 태도는 완고했는지 허용적이었는지, 아이에 대한 종교적 교육을 놓고 부모 사이에 갈등은 없었는지? 청소년 때의 종교 활동이 어떤 과정을 거쳐 현재의 믿음과 활동에 이르렀는지 알아보아야 한다. 정식으로 종교를 갖지 않았더라도, 대부분의 가정은 종교적 선동에 대한 어느 정도의 동질감은 갖고 있다. 더욱이 각 가정마다 사회적 규범과 도덕적 가치를 갖고 있다. 전형적으로 일, 놀이, 모임, 지역에 대한 태도, 부모, 자식, 친구의 역할, 그리고 문화적 관심사와 흥미 등이 여기에 포함된다.

성인기 Adulthood

직업과 교육에 관한 과거력 Occupational and educational history. 면담가는 환자의 학교 경험에 대해 탐색해 보아야 한다. 어느 학교를 다녔으며, 왜, 얼마나 멀었는지, 좋아하는 과목과 잘하는 과목, 못하는 부분은 무엇이었는지? 직업 선택, 정규 교육과정과 준비 과정, 직업적 야망, 장기 목표 등이 중요하다. 현재 직업은 무엇이며, 직업에 대해 어떻게 느끼는지? 직장에서 상사, 동료, 부하직원과의 관계에 대해서도 살펴보아야 한다. 지금까지 가졌던 직업의 개수, 종사 기간, 그리고 직장이나 직위가 바뀐 이유 등을 기술해야 한다.

사회적 관계 Social relationship. 임상가는 환자의 대인관계, 특히 그 깊이와 기간, 질에 강조를 두어 기술하여야 한다. 사회생활과 친구관계의 양상은 어떠했는가? 친구들과는 어떠한 유형의 사회적, 지적, 신체활동적 흥미를 공유하였는가? *관계의 깊이depth of relationship*를 통해 환자의 문화적 배경 측면에서 봤을 때 상호간에 얼마나 개방적이었으며 개인의 내적 정신생활을 얼마만큼 공유하였는지를 추측할 수 있다. *관계의 질quality of relationship*을 통해 환자가 타인에게 얼마나 베풀 수 있으며 타인으로부터 얼마만큼 받을 수 있는지를 가늠할 수 있다. 이상화idealization나 평가절하devaluation로 인해 그의 대인관계가 얼마나 변색되었는가? 사람들이 지위와 권력에 대한 환자의 자존감을 자기애적으로 증진시켜주곤 했는가 아니면 그가 타인의 내적 충만감을 진심으로 신경 써 주었는가?

친구가 거의 없는 환자에게는 몇 가지 질문을 하여야 한다. 첫째로 비록 가족 한 두 명일뿐이라 하더라도, 환자가 유지하고 있는 대인관계의 양상에 대해 알아보아야 한다. 그런 다음 환자가 왜 그렇게 소수의 사람과만 관계를 갖는지 이해하도록 해야 한다. 거절에 대한 두려움fear of rejection 때문에 타인으로부터 동떨어져 있는 것인가? 상대방이 먼저 다가와주기를 바라는 마음에서 소극적으로 기다리고 있는 것인가? 사람들이 싫어하고 제안이 거절당할 것 같아서? 친구관계를 타협하는 기본적인 사회 기술이 부족한가? 친밀감에 대한 욕구가 너무 강해서 사람들을 질리게 하여 결국 친구가 될 수 있는 사람을 멀어지게 하는가? 주요 성격 장애들은 모두 이러한 중요한 기능 영역에서 문제점을 보인다. 예를 들어, 강박성 인격은 전형적으로 타인과의 관계를 지나치게 통제control하려 들며, 자기애성 인격은 유혹적seductive이거나 조작적manipulative이곤 한다.

성인기 성생활 Adult sexuality. 의무기록에서는 성인기 성생활과 결혼생활을 따로 구분해서 적지만, 실제 임상에서 면담을 진행할 때에는 한꺼번에 이야기를 꺼내는 것이 더 수월하다. 결혼 전 성생활에 관한 과거력에는 선호했던 환상이나 전희(前戱)뿐 아니라 불감증

이나, 질경련, 발기부전, 조루, 사정 지연과 같은 성적 증상에 대한 것도 포함이 된다. 혼전 성생활과 결혼에서의 성생활에 대해 모두 기술되어야 한다. 폐경에 대한 반응은 이 부분에서는 기술하지 않는다.

결혼력 Marital History. 결혼에 대한 과거력에서, 임상가는 그동안 환자가 가졌던 각각의 결혼 생활과 기타 지속적인 성적 관계에 대해 기술하게 된다. 결혼에 대한 이야기에는 각각의 배우자와의 연애 기간과 역할에 대한 설명이 포함되어야 한다. 의견이 일치된 부분과 일치되지 않은 부분, 돈 관리, 법적인 역할, 양육에 관한 태도, 성생활에서의 적응 등 상호관계에 대한 발전 과정이 설명되어야 한다. 성생활에 대한 부분에서는 대개 누가 성관계를 먼저 요구했는지, 성관계의 방식과 빈도, 선호한 방법, 변형, 테크닉, 그리고 각 파트너가 만족한 부분과 불만스러워한 부분에 대한 기술이 포함되어야 한다. 외도를 한 쪽이 있는지, 그렇다면 어떤 상황이었으며, 상대 배우자는 그 사실을 알았는지에 대해 질문하는 것이 좋다. 배우자가 외도 사실을 알았을 때 어떤 일이 벌어졌는지 기술한다. 혼외정사를 한 이유는 그 일이 결혼생활에 미친 영향만큼이나 중요하다. 물론 환자의 행동뿐 아니라 배우자의 행동에 대해서도 이러한 질문을 해야 한다. 기록에 남길 때에는, 보험사나 법정에 제출될 경우 환자에게 피해가 될 수 있는 내용은 적지 않도록 주의해야 한다.

결혼생활이 이혼으로 끝난 경우, 그렇게 된 문제점에 대해 질문하여야 한다. 전배우자와 관계를 유지하고 있는지, 그 자세한 내용은? 이후의 관계에서도 비슷한 문제가 발생하였는지? 일부일처였는지? 삼각관계였는지 혹은 동시에 여러 상대와 사귀었는지? 후자의 경우엔 별 문제가 없지만, 삼각관계에서는 배신, 불신, 불화, 밀회, 그리고 상대방 배우자에 대한 경쟁심 등이 관련된다.

동성간 "결혼marriages" 또는 동성과의 지속적인 성관계는 최근 문화권에서 합법적으로 허용된다. 이러한 경우, 이성간 결혼에서 논의되었던 것과 동일한 내용에 대해 탐색하는 것이 필요하다.

결혼력에는 환자의 자녀와 의붓자녀에 대한 설명이 포함되어야 한다. 모든 자녀에 대한 성별과 나이, 살았는지 죽었는지; 각각에 대해 간략하게 설명하고; 환자와 각 자녀들과의 관계에 대해서도 논의되어야 한다. 환자가 부모 역할을 어떻게 수행했는지 평가해야 한다. 피임과 가족계획에 대한 입장 또한 중요하다.

현재의 사회적 상황 Current Social Situations. 임상가는 환자가 어디에 살고 있으며, 특별한 주거 상황이나 이웃에 대한 자세한 내용을 질문하여야 한다. 방의 개수와 형태, 함께 살고 있는 다른 사람, 잠자는 방의 위치, 사생활 문제는 어떻게 하고 있는지 등이 포함되

어야 한다. 가족 간 옷차림의 노출 정도, 욕실 사용 문제 등에 특히 강조를 두어야 한다. 가족의 수입, 수입원 그리고 재정적 어려움 등에 대해 질문해야 한다. 외부로부터 지원을 받고 있다면, 누구로부터 받고 있으며 이에 대한 환자의 느낌을 물어봐야 한다. 입원환자의 경우엔 직장이나 집을 잃지 않도록 미리 준비해둔 것이 있는지? 질병이나 병원비 때문에 재정적인 문제가 발생할 수 있는지? 병원으로 누가, 얼마나 자주 오는지 뿐 아니라 집, 아이들, 애완동물, 화초 등은 누가 돌보고 있는지에 대해서도 질문하여야 한다.

군경력 Military History. 군대를 다녀온 사람에게 흔히 군생활은 중요한 경험이다. 군대에서의 일반적인 적응, 계급, 전투에 참여했는지, 부상을 당하진 않았는지 물어보아야 한다. 정신과 진료를 의뢰받은 적이 있는지, 군복무 기간 동안 징계를 받은 적이 있는지, 어떻게 퇴역하였는지?

가족력 Family History. 유전적인 요인은 여러 정신과 장애에서 중요하다. 이 부분에서는 가족, 특히 부모와 형제, 자녀나 기타 중요한 가족 구성원의 정신질환, 입원, 치료에 관한 내용 등이 기록되어야 한다. 또한 가족력에서는 어렸을 때부터 현재까지 환자와 한 집에서 살고 있는 여러 인물들의 성격에 대해 기술하여야 한다. 각 인물들이 환자의 성장에 미친 영향, 그리고 현재 환자와의 관계에 대해서도 알아봐야 한다. 환자 이외의 다른 정보원으로부터 가족력을 들을 수도 있으며, 정보제공자가 누구인지를 기록해 놓아야 한다. 흔히 환자 부모의 배경 및 성장과정에 대한 자료를 통해, 부모가 환자 뜻에 반하여 환자에게 취했을 행동에 대해 짐작해볼 수 있다. 마지막으로 임상가는 환자의 질병에 대한 가족의 태도와 병식에 대해 알아보아야 한다. 환자는 가족들이 지지적이라고 느끼는지 아니면 무관심하거나 파괴적이라고 느끼는지?

요약 Summary

요약하면 다음 사항들을 강조하고 싶다: 1) 모든 환자와 모든 임상 상황에 적합한 병력 청취법이란 없다. 2) 환자가 치료 계획에 협조하기 위해서는 먼저 라포를 쌓고 환자의 믿음과 신뢰를 얻어야 한다. 3) 과거력이란 결코 완벽하거나 완전히 정확할 수는 없다. 4) 환자, 정신병리, 발달상 과거력 등에 대한 내용들은 모두 서로 맞아떨어져, 하나의 일관된 그림이 그려져야 한다. 5) 환자의 정신세계mental life를 증상과 행동에 연결시켜 보아야 한다. 6) 정신역동학과 발달심리학은 과거와 현재 사이의 중요한 연결점을 이해할 수 있게 해준다. 이러한 기반이 없다면, 정신역동적 정신치료는 단지 의사소통과 치료적 관계라는 개념에만 기초를 둘 뿐이다. 그렇게 되면 임상가는 환자의 정신세계를 재구성해줄 가능성을 찾지 못하게 된다. 7) 지금까지의 논의는 실제 임상 병력청취보다 훨씬 더 포괄적이다. 자신이 면담하는 모든 환자에게 이번 장(障)에서 언급된 모든 내용에 대해 논의할 수는 없다.

정신 상태 The Mental Status

정신 상태 평가에 대한 규준이 없기 때문에, 점차 정규 평가척도rating scale들이 이를 실제로 대치해가고 있다. 이러한 척도들은 신뢰도와 타당도가 뒷받침되고, 객관적이며 정량화할 수 있기 때문에 조사연구에 유용하다. 하지만 임상가는 자신의 임상적 평가를 인도해 줄 기본 틀을 갖고 있어야 한다.

정신 상태란 환자의 현재 심리적 기능에 대한 기술(記述)을 체계적으로 조직화하고 평가하는 것을 말한다. 과거력으로부터 얻어진 한 사람의 발달 양상은, 환자의 정신내적 생활 intrapsychic life을 포함한, 현재 행동에 관한 기술에 의해 보완되어 진다. 차트에는 정신상태에 관한 내용을 따로 분리시켜 기록을 하지만, 면담을 할 때에는 이러한 분리는 인위적인 것이며, 환자에게 불쾌감을 줄 수도 있다. 경험이 많은 면담가는 환자의 과거력을 도출해내면서 동시에 정신 상태를 평가해내는 기술을 발달시킨다.

면담 도중, 신참 면담가들은 "이제부터 제가 좀 우습게 들릴지도 모르는 질문을 몇 가지 하겠습니다"라고 말하곤 한다. 정신상태에 대한 질문을 하기 전에, 의식적으로든 무의식적으로든, 이런 양해를 구하는 말을 하는 것은 대개 부적절하다. 환자에게 "우스운 질문"을 할 이유는 없는 것이다. 대신 면담가는 환자의 정신 과정mental process에 어떤 어려움이 있지는 않은지를 보여줄 수 있는 일상생활에서의 문제에 대해 보다 자세하게 논의를 해야 한다. 인지기능이 저하된 한 환자가 면담도중 보일러에서 나는 소리에 짜증이 났다. 환자는 "들리세요?"라고 물었다. 임상가는 "예, 저 소리 때문에 신경이 쓰이십니까?"라고 되물었다. 환자는 고개를 끄덕였고, 이때 임상가는 "다른 사람에게는 들리지 않는 어떤 소리를 들은 적이 있으십니까?"라고 질문을 하였다. 이런 식으로 면담의 자연스러운 진행 속에서 질문이 던져질 수 있는 것이다. 또 다른 환자의 경우에서, 그는 자신이 지금 병원에 있는 것이 아니라 호텔에 있는 것이라고 생각을 하였다. 이런 경우 지남력에 대해 질문을 하는 것은 적절하다. 한 노인이 기억력에 문제가 있는 것으로 보였고, 임상가는 물건을 살 때 잔돈 계산에 문제는 없었는지 물었다. 환자는 "글쎄요, 아시다시피 대부분의 사람들은 정직하잖아요"라고 대답했다. 이 시점에서 300원짜리 물건을 사면서 1,000원을 냈으면, 얼마를 거슬러 받아야 하는가라는 질문은 우습게 들리진 않을 것이다.

정신병적인 상태가 아닌 것이 분명해 보이는 환자에게 어떤 목소리가 들리는지 묻는 것은 매우 편안해 보이는 환자에게 심한 통증은 없는지 묻는 것과 같다. 지남력이나 인지기능에 손상이 있어 보이지 않는 환자에게 100에서 7 빼나가기serial 7's를 시키거나 오늘 날짜를 묻는 질문을 하는 것은 라포 형성에 방해가 될 수 있다. 반면에 환자의 병력을 듣는 동안 지남력과 단순한 인지기능을 평가할 수 있는 무수히 많은 기회가 있다. (구체적인 정신상태 평가 도구를 활용하고자 한다면, 제 16장 "인지기능 장애 환자"편을 참조하라.)

이런 질문에 대해 자세한 설명을 해주는 것은 단지 면담을 학생들에게 보여주거나 지도감독을 해줄 때뿐이다. 구체적인 예에 대해서는 이후의 내용을 참조하길 바란다.

치료적 구조화 Therapeutic Formulation

증례 구조화case formulation의 기법은 이 책의 내용을 벗어난 사항이긴 하지만, 앞에서 환자에 대해 자신이 이해한 바를 자세하게 구조화시키는 임상가들은 성공적인 치료자가 될 가능성이 많다는 이야기를 했었다. 환자의 임상적 상태에 관한 언급인 정신병리psychopathology는, 작동하고 있는 정신내적 힘들intrapsychic forces at work을 설명하기 위한 추론적 가정인 정신역동psychodynamics 및 어떻게 해서 환자가 지금의 그가 되었는가에 대한 구성인 정신발생학psychogenetics과 구분되어져야 한다.

정신역동적 구조화psychodynamic formulation를 하려 할 때, 이내 면담가는 환자에게서 듣지 못한 부분이 있다는 것을 발견하게 된다. 이때 면담가는 이렇게 빠뜨리게 된 것이 자신의 경험부족 때문인지, 역전이 때문인지, 아니면 환자의 방어 때문인지를 판단해야 한다. 어떻든 간에 노력한 만큼의 대가는 있기 마련이다.

실제적인 문제들 Practical Issues

시간적 요소 Time Factors

면담시간의 길이 Duration of the session. 정신과 면담을 진행하는 시간은 매우 다양하다. 치료적 면담therapeutic interview은 평균적으로 45분 또는 50분간 진행된다. 종종 정신병적인 환자와 신체 질환이 있는 환자의 경우는 더 짧게 진행이 되는 데에 반해, 응급실에서의 면담은 좀 더 긴 시간이 필요하다. 이는 각각의 장(障)에서 논의될 것이다.

흔히 신환(新患)들이 면담이 얼마나 걸리는지를 묻곤 한다. 이러한 질문은 대개 단순한 호기심 이상의 것을 뜻하며, 이때 임상가는 "그건 왜 물으시죠?"라고 질문할 수 있다. 예를 들어, 환자는 지금의 면담가를 자신의 이전 치료자들과 비교해보려는 것이거나 또는 보험사가 인정하는 범위를 벗어나지는 않는지 확인해보려는 것일 수 있다. 환자가 면담이 끝날 무렵이 되어서야 "시간이 얼마나 남았죠?"라고 묻는 경우 역시 흔하다. 면담가가 "왜 그러시는데요?" 라고 물으면, 환자들은 대개 할 이야기가 있는데, 시간이 얼마 남지 않았다면 지금 얘기하고 싶지 않다고 대답을 한다. 시간이 얼마 안 남았을 때까지 중요한 얘기를 미뤄두고 있었다는 점은 중요한 의미를 갖는다 - 즉, 저항을 뜻하며 이는 그 즉시 또는 추후에 논의해볼 수 있다. 이때 면담가는 다음 번 면담 때에 그 이야기에 대해서 먼저 논의해 보자거나 또는 시간이 충분한 경우 일단 지금 이야기를 시작한 후, 다음 시간 이어서 계속하자고 제안할 수 있다.

환자 The patient. 시간에 대한 환자의 태도를 통해 그의 인격에서의 중요한 측면들을 엿볼 수 있다. 대부분의 환자들은 약속 시간 및 분진에 미리 도착을 한다. 몹시 불안해하는 환자들은 30분씩이나 일찍 도착하기도 한다. 대개 이러한 행동이 문제를 일으키는 경우는 드물며, 환자가 이에 대해서 언급을 하지 않는 이상, 종종 면담가는 이를 알아차리지 못한다. 이와 비슷하게, 시간에 정확히 맞춰 오는 환자 혹은 몇 분 정도 늦는 환자들에서도 종종 치료 초반 몇 주 동안은 이러한 행동의 의미에 대해 탐색할 기회가 주어지지 않곤 한다.

매우 늦게 도착을 하는 환자에서는 어려운 문제가 발생한다. 처음으로 늦은 경우라면, 환자가 자발적으로 늦은 이유를 설명할 때에는 면담가는 그 이유를 들어줄 수 있지만, "아, 괜찮습니다", "좋아요" 또는 "상관없습니다"라고 말을 하는 것은 피해야 한다. 대신 면담가는 "그럼, 남은 시간동안 이야기를 나누도록 하죠"라는 말로서, 지각으로 인해 면담시간이 줄어들었음을 환자에게 상기를 시켜줄 수 있다. 이때 밝은 목소리로 말하는 것이 중요하다! 때로는 지각의 이유가 명백한 저항일 수도 있다. 예를 들어, 환자는 지각한 이유를 "출발해야 할 시간이 다 되었을 때까지 면담 약속을 까맣게 잊어버리고 있었어요"라고 설명한다. 이런 상황에서 면담가는 "여기에 오는 것이 꺼려지시던가요?"라고 물을 수 있다. "예"라고 대답을 한다면, 환자의 느낌에 대해 계속해서 탐색을 해볼 수 있다. "아니오"라고 대답을 한다면, 시간을 지키는 것과 관련된 다른 사항들에 대해 논의를 해보아야 한다. 시간에 제한이 있다는 사실을 무시해버리려는 환자의 의도를 용인하지 않기 위해 면담은 제시간에 끝내는 것이 중요하다.

환자가 몇 번에 걸쳐 면담에 지각을 하면서도 그 이유가 자기 자신의 문제 때문이라고 생각하지 못하는 경우, 상황은 더욱 어렵게 된다. 두세 번 정도 지각을 했을 때, 임상가는 "당신은 자기 자신이 아닌 다른 문제 때문에 지각을 한 것이라고 말씀을 하시는 군요, 지각을 하는 것이 여기에 오는 것에 대한 느낌과 어떤 관계가 있다고는 생각하지 않으십니까?"라고 말할 수 있다. 또 다른 방법은 지각에 대한 환자의 반응을 탐색해보는 것이다. 임상가는 "오늘 지각할 것 같다는 생각이 들었을 때, 어떤 느낌이 들었습니까?" 혹은 "늦은 것 때문에 괴로우셨습니까?", "지각하신 것에 대해 제가 어떤 반응을 보일 것이라고 생각하셨습니까?"라고 물을 수 있다. 이러한 질문을 통해 지각의 의미가 드러날 수 있다. 비난하거나 심지어 화를 내는 것이 아니라 그 행동의 의미가 궁금하다는 식으로 반응을 보이는 것이 중요하다.

임상가 The clinician. 면담가가 시간 준수 역시 면담의 중요한 요소이다. 계속해서 면담시간을 고려하지 못하는 것은 성격적 문제 혹은 역전이 문제를 의미하는데, 특정 환자에게만 그러하다면 특수한 문제이며, 대부분의 환자에게 반복적으로 지각을 한다면 일반적인 문제일 수 있다. 하지만 때로는 면담가가 불가피하게 지각을 하게 되는 경우도 있다. 첫 번째 면담이라면, 환자를 기다리게 한 것에 대해 사과를 하는 것이 적절하다. 몇 차례 면담이 진행된 상태라면, 지각에 대해 사과를 하기 전에 먼저 고려해야 할 점들이 있다. 어떤 환자들에겐, 임상가가 사과를 하는 것은 결국 환자가 화를 내기 어렵도록 만들어버리는 것일 뿐일 수도 있다. 이런 환자의 경우, 임상가는 시계를 살짝 보면서 'ㅇㅇ분(分) 남았네요'라고 말함으로써 자신이 늦었다는 사실을 전달해줄 수 있다. 이때 환자가 화난 듯 보이지 않거나 그대로 이야기를 시작한다면, 면담가는 그대로 넘길 수 있다. 환자의 억압repression 및 반동형성reaction formation의 정도에 따라, 환자는 다소 화가 났음을 드러낼 수도 있고 아니면 기다린 것을 전혀 개의치 않는다고 말할 수도 있다. 이때 면담가는 탐색되어야 할 무의식적 반응이 있음을 시사해주는 단서는 없는지 잘 들어볼 수 있다. 임상가가 지각을 한 경우에는 그만큼의 면담시간을 연장해주어야 한다. "오늘은 10분 정도 늦게 끝나도 괜찮으시겠습니까?"라고 물음으로써, 환자의 다른 약속에 대한 배려심을 보여줄 수 있다.

다음 환자와의 면담시간까지 The transition between interviews. 다음 환자와 면담을 시작하기 전에, 면담가는 잠시 시간을 갖는 것이 좋다. 이렇게 해야, 방금 면담을 했던 환자에 대한 생각을 더 이상 연장시키지 않고, 다음 환자에게 새로운 마음으로 "그에게 맞춘" 면담을 해줄 수가 있기 때문이다. 전화를 건 다든지, 편지나 잡지를 잠시 읽는 것 등이 이런 전환transition에 도움이 된다. 임상적으로 필요한 경우엔 면담을 조금 더 연장할 수 있다. 한 예로, 면담이 끝날 무렵 환자가 울기 시작해서 멈추지 못하는 경우이다. "이제 면담을 마쳐야할 시간이네요"라고 말함으로써 환자에게 추스를 시간을 주도록 한다.

공간적 고려 사항 Space Considerations

프라이버시 Privacy. 자신의 대화를 다른 사람이 엿들을 수 있다고 생각되는 경우, 대부분의 환자들은 자유롭게 이야기하지 못한다. 조용한 주변 환경이 면담을 중단시키는 방해 요소들을 최소화시킬 수 있으며, 임상가는 면담이 중단되지 않도록 해야 한다. 프라이버시와 어느 정도의 신체적 편안함은 최소한의 필수조건이다.

좌석 배치 Seating arrangement. 많은 임상가들이 책상에 앉아서 면담을 하는 것을 선호하지만, 이럴 때에도 면담가와 환자 사이에는 아무런 가구도 놓이지 않도록 의자를 위치시켜야 한다. 면담가와 환자의 의자는 모두 거의 비슷한 높이여야 하는데, 그렇게 해야 어느 한 사람이 상대방을 위에서 아래로 내려다보지 않게 되기 때문이다. 면담실 안에 의자가 여러 개 있는 경우엔, 면담가가 먼저 자신의 자리를 잡은 후, 환자에게 가장 편안한 의자를 선택하도록 할 수 있다. 환자가 의자를 선택하는 데에 있어 가장 중요한 요소는 임상가 자리와의 거리와 위치이다. 예를 들어, 친밀감을 원하는 환자들은 가능한 한 면담가 가까이에 앉기를 원한다. 반항적이거나 경쟁적인 환자들은 멀리 떨어져 앉거나 임상가와 직접 마주보고 앉으려 한다.

치료비 Fees

돈은 우리 사회에서 물건이나 노동의 가치를 매기는 보편적인 척도이며, 따라서 환자가 지불하는 치료비는 환자와 임상가 양측 모두에게 치료의 값어치를 상징하게 된다. 치료비 지불은 도움을 받고자하는 환자의 바램을 반영해줄 수 있다. 치료비란 그 관계가 서로에게 도움이 되며, 치료비 지불은 도움 받고자 하는 환자의 소망을 반영해준다는 의미이지, 정신치료를 통해 도움을 받기 위해서 환자는 재정적 부담을 짊어지거나 희생을 해야만 한다는 뜻이 아니다.

대부분의 임상가들은 수련을 끝마칠 때까지, 치료비를 결정하거나 직접 받아볼 기회가 거의 없다. 예를 들어, 수련가들은 대개 병원 원무과의 치료비 산정에 대해 생소하며, 불행히도 치료 상황에서 치료비 문제가 완전히 무시되는 결과가 초래된다.

치료자들은 자기부담금을 내는 환자의 경우에 꼭 고려해 주어야 하는 재정 상태 조정을 직접 돈을 지불하지 않는 환자에게는 무시하게 된다. 임상가는 환자가 자기부담금을 거의 혹은 한 푼도 내지 않는다는 사실을 간과하곤 한다. 또한 조심사는 자신의 경험이 미천하기 때문에, 자신의 치료는 돈을 받을만한 가치가 없다고 느끼기도 하고, 혹은 환자의 희생을 통해 자신이 배우고 있다는 생각 때문에, 환자에게 무언가를 빚지고 있다고 느낄 수도 있으며, 심지어는 자신은 병원으로부터 낮은 임금을 받고 있다는 생각에, 환자로 하여금 "병원"을 속이게 함으로써 앙갚음하려 할 수도 있다. 한 사례에서, 한 환자가 자신의 재정 상태를 원무과에는 비밀로 한 채, 치료자에게만 솔직하게 털어놓았고, 이때 치료자는 자신도 모르는 사이에 "병원에 사기를 치는 일"에 공범이 되어버렸다. 몇 달 전에서야 비로소 치료자는 환자의 무의식 상에서는 자신이 "병원"이었다는 사실을 깨닫게 되었다. 또한 지도감독자들 역시도 치료비를 다루는 문제에 대해 충분히 주의를 기울이지 않는 경우가 흔하며, 결과적으로 전이와 역전이를 탐색할 수 있는 값진 기회를 놓치게 되는 것이다.

치료비는 치료적 관계에서 여러 가지의 의미를 갖는다. 환자는 임상가가 일반적으로 청구하는 금액보다 훨씬 많은 치료비를 지불함으로써, 치료비를 일종의 뇌물로 간주하려할 수도 있다. 임신중절수술을 받기 위해 먼저 정신과적 평가를 받아야 했던 한 여성 환자는 "치료비는 선생님이 원하시는 만큼 다 드릴게요"라고 말했다. 임상가는 "당신께 필요한 정도만 청구할 것입니다. 실망스러우시겠지만, 추가 비용은 필요하지 않으며, 어떠한 영향도 주진 않을 것입니다"라고 대답하였다. 또 다른 환자들은 치료비를 통제의 수단으로 사용한다. 그는 이미 임상가의 시간당 치료비를 자신이 결정해 놓고 있었다; 여기에 방문 횟수만큼을 곱한 뒤, 의사가 청구서를 제시하기도 전에 자신이 먼저 의사에게 수표를 건넸다. 그는 상징적으로 의사를 통제하려 하고 있던 것이다; 의사가 자신에게 치료비를 청구한 것이 아니라, 자신이 의사에게 돈을 준 것이었다.

피학성masochism 또는 복종성submissiveness이 비정상적으로 비싼 치료비를 아무런 이의 없이 지불하는 태도를 통해 드러나기도 한다. 환자는 치료비를 지불하지 않거나 또는 지불을 지연함으로써, 치료자에게 분노나 반항심을 표현하기도 한다. 또한 환자는 임상가가 국세청으로부터 수입을 감출 수 있도록 현찰로 계산을 하면 깎아줄 수 있는지 묻는 식으로 치료자의 정직성을 시험해보려 할 수도 있다. 이러한 사항에 대해서는 제 12장, "반사회성 환자" 편에서 자세하게 논의될 것이다.

개인적으로 치료하는 환자private patient에서는, 대개 면담이 끝날 때까지 치료비 문제는 거론되지 않는다. 임상가는 환자가 치료비에 대해 거론할 때까지 기다릴 수 있으며, 대개 두세 번째 방문까지는 거론되지 않는다. 일반적인 수준의 치료비가 환자에게 부담스러울 것으로 생각되는 경우엔, 면담가는 환자가 자신의 재정 문제에 대해 이야기할 때 치료비 문제를 언급해야 한다. 환자가 재정적으로 어렵다고 하면서도 치료는 계속 받고 싶다고 한다면, 임상가는 "치료비에 대해서는 어떻게 생각하세요?"라고 물을 수 있다. 환자가 현실적인 계획을 갖고 있지 않은 경우엔, 면담가는 이러한 행동의 의미에 대해 탐색해 볼 수 있다.

때론 환자가 면담 초반부나 전화상으로 치료비에 대해 질문을 하기도 한다. 가장 쉬운 반응은 초진 비용을 알려준 뒤, 그때 가서 이후의 치료비에 대해 이야기해 볼 것이라고 말해주는 것이다. 초진을 하는 동안 치료비가 걱정스러운지 물어볼 수 있다. 이런 경우, 임상가는 방문 횟수나 치료 기간 등도 고려되어야 하며, 이런 문제는 환자에 대해 충분히 파악되기 전엔 결정하기 힘들기 때문에, 치료 계획이 잡힌 후에 그 문제를 이야기하자고 제안할 수 있다. 부유한 환자들은 치료비에 대해 질문을 하지 않을 수도 있는데, 치료비에 대해 환자가 관심을 가져야함에도 불구하고 몇 차례 면담 후에도 질문을 하지 않는다면, 임상가는 "치료비에 대해 이야기를 안 한 것 같군요"라고 말할 수 있다. 이런 방법을 통해, 면담가는 돈에 대한 환자의 태도에 대해 알아볼 수 있다.

면담 이외의 상황에서의 환자와의 우연한 만남
Chance Meeting of the Patient Outside the Interview

때때로 임상가가 자신의 신환(新患)을 면담 전이나 면담이 끝난 후 면담실 이외의 다른 장소, 즉 현관이나 병원 식당, 엘리베이터, 지하철 등에서 우연히 마주칠 때가 있다. 이는 젊은 치료자에게는 불편하게 느껴질 수 있는 상황인데, 이때 그는 환자와 이야기를 나누어야 하는지, 또는 무슨 말을 해야 하는지에 대해 확신이 없기 때문이다. 가장 간난한 방법은 환자가 먼저 보이는 반응에 따라 행동을 하는 것이다. 이때 임상가가 반드시 간단하게라도 대화를 나누어야 할 의무는 없으며, 진료실에 들어간 뒤 환자의 문제에 대해 이야기를 시작하는 것이 좋다. 대부분의 상황에서, 환자들 역시도 진료실 밖에서 자신의 담당 치료자와 함께 있는 것을 불편하게 느낀다. 환자가 간단하게 말을 걸어온다면, 짧으면서도 친절한 태도로 답변을 해주되, 길게 대화를 나누지는 않는다. 환자가 대답할 필요가 없다고 느껴지는 질문을 하는 경우, 시간이 좀 더 여유 있거나, 장소가 더 적당할 때에 그 이야기를 나누도록 하자고 제안할 수 있다. 진료실 밖에서 환자와 마주쳤을 때 환자가 계속해서 말을 건다면, 간단한 대화로 그 상황을 조절하면서 중립적인 태도로 대화를 나누면 된다. 때로는 진료실 밖에서 환자와 마주친 것이 그다지 편하지는 않았다고 환자에게 말하는 것이 치료에 유용할 수도 있다.

지금까지 이 주제는 서로 모르는 사람들이 대부분인 대도시의 입장에서 논의하였다. 하지만 정신보건전문가는 여러 다양한 상황에서 생활하거나 일을 할 수도 있어, 작은 마을에 살면서 동네 가게, 식당, 야구장, 주말모임 등에서 환자를 주기적으로 만날 수도 있다. 이러한 상황에서 환자와 면담가는 모두 치료에 대해 비밀을 유지하면서 적당한 거리를 두는 것을 편안해하는 경향이 있다. 환자가 이런 상황에서 계속 말을 걸어온다면, "이 문제는 다음번 면담 때 얘기하는 것이 좋을 것 같네요"라고 말하는 것이 좋다.

면담의 진행 MANAGEMENT OF THE INTERVIEW

면담 전 고려 사항 Pre-Interview Considerations

환자의 기대 The Patient's Expectations

임상가에 대한 환자의 사전 지식과 기대가 전이의 전개에 중요한 역할을 한다. 수련기간 동안에는 이러한 요소가 덜 중요한 경우가 흔한데, 이때에는 환자가 자신의 뜻에 따라 임상가를 선택한 것이 아니기 때문이다. 반면에 "기관 전이institutional transference[3)]"는 매우 중요하게 작용하며, 임상가는 환자가 특정 치료기관을 선택한 이유에 대해 탐색해볼 수 있다. 또한 환자들은 대개 마음속으로 정신보건전문가에 대한 이미지를 갖고 있다. 이러한 면담 전 전이pre-interview transference는 환자가 임상가의 외모를 보고 놀라며 "정신과의사처럼 보이질 않으세요"라고 말하는 데에서 드러난다. 임상가는 "정신과의사는 어떻게 생겼을 거라고 생각하셨는데요?"라고 물을 수 있다. 환자가 "글쎄요, 좀 나이가 든 사람이요"이라고 대답한다면, 임상가는 "나이가 좀 드신 분과 대화를 나누는 것이 더 편하세요?"라고 물을 수 있다. 환자가 임상가의 실제 모습을 보고 안도하며 정신과의사는 더 이상하게 생겼을 거라고 생각했다고 말할 수도 있다. 때때로 환자가 면담실에 들어오면서 농담조로 "그런데, 가운 입으신 분은 안보이네요?"라고 말할 수도 있으며, 이는 자신이 미친 사람으로 간주될지도 모른다는 두려움 때문이다. 그는 임상가를 무섭고 권위적인 사람으로 생각하고 있는 것이다.

개인 의원인 경우, 환자들은 대개 특정 임상가를 지정받아 의뢰되어 온다. 면담가는 의뢰될 당시 환자가 어떻게 이야기를 들었는지 알고 싶어 한다. 한 명의 이름만 들은 것인지, 아니면 여러 이름들 중에서 고른 것인지? 후자의 경우라면, 누구에게 먼저 전화를 걸지는 어떻게 결정을 한 것인지, 그리고 자신이 그가 처음으로 연락한 면담가인지? 어떤 환자는 병원 위치 때문이라고 말할 수도 있고, 또 다른 경우에선 임상가의 이름이 자신과 비슷한 인종(人種)일 것이라고 생각되었기 때문일 수도 있다.

면담가의 기대 The Interviewer's Expectations

면담가는 대개 환자를 처음 만나기 전에 그에 대해서 어느 정도는 알고 있는 상태이다. 그

주 3) 기관 전이 (institutional transference) : 법인이나 치료 기관(institution)에 대한 환자의 전이. 이는 다른 전이와 마찬가지로 기관이 부모와 같은 의인화를 하고 있기 때문에 전이로 간주된다. – 역자(주)

정보는 환자를 의뢰한 사람이 제공해 준 것일 수도 있다. 종종 약속을 잡기 위해 환자가 처음으로 전화를 걸었을 때, 임상가는 환자에 관한 일부 단서들을 직접 얻기도 한다.

경험이 많은 임상가들은 개인마다 의뢰 당시에 얻기를 원하는 정보의 양에서 그 선호하는 바가 다르다. 어떤 임상가들은 가능한 한 많은 것을 미리 알고 싶어 한다; 반면 어떤 임상가들은 가장 최소한의 정보만을 원하는데, 이는 완전히 열린 마음으로 면담에 임하고 싶어서이기 때문이다. 면담가가 새 환자를 만나면서 깜짝 놀라는 느낌을 경험했다면, 이땐 반드시 스스로에게 다음과 같은 질문을 던져봐야 한다. 의뢰한 사람 때문에 환자에 대해서 오해를 하게 된 것인가, 아니면 자기 자신의 비현실적인 기대 때문에 놀란 것인가?

개시기 The Opening Phase

환자와의 만남 Meeting the Patient

임상가는 새 환자를 처음으로 만났을 때, 많은 정보들을 얻는다. 누구와 함께 병원에 온 것이며, 면담이 시작되기 전까지 환자는 무엇을 하면서 기다렸는지를 알아볼 수 있다.

어떤 면담가들은 자신에 대한 소개부터 먼저 한다; 다른 면담가들은 환자의 이름을 부른 다음 자신에 대해서 소개하는 방법을 더 선호한다. 후자의 기법은 임상가가 환자를 기다리고 있었다는 의미를 전달해주며, 대부분의 환자들은 이름이 불리는 것을 기분 좋게 받아들인다. 일반적으로 "만나서 반갑습니다"와 같은 가벼운 인사말은 전문적인 상황에서는 바람직하지 않다. 하지만 환자가 심하게 불안해하는 경우라면, 임상가는 짧은 인사말을 사용할 수도 있다. 어린이나 청소년인 경우를 제외하고는 환자에게 성(姓)을 뺀 채 이름만으로 부르는 것은 적절하지 못하다. 환자와 임상가가 서로 이름을 부르는 경우가 아니라면, 이런 식으로 친밀감을 보이려 하는 것은 환자를 "자신보다 낮은" 위치에 놓인 사람으로 만들어버릴 수 있다.

면담을 수행하는 데의 중요한 단서들이 종종 이러한 짧은 자기소개 동안에 얻어질 수 있다. 환자의 자발성과 따뜻함이 악수나 인사를 통해서 드러날 수 있다. 지시받는 것을 편해하고 상대방을 기쁘게 해주려는 경향을 가진 환자들은 어디에 앉아야 되는지, 외투는 어디에 벗어놔야 하는지를 묻는다. 적대적이고 경쟁적인 환자들은 누가 봐도 면담가의 자리인 것이 분명한 의자에 앉으려고 할 수도 있다. 의심이 많은 환자들은 임상가에 관한 "단서"들을 찾아내기 위해 면담실 내부를 유심히 둘러보기도 한다. 각각의 환자들의 특징적인 행동에 대해서는 2부에서 자세히 논의될 것이다.

라포를 쌓기 Developing Rapport

경험이 많은 면담가들은 개개의 환자에게 요구되는 사항에 맞추어 면담의 시작 부분을 적절하게 조정함으로써, 첫 인사 동안 환자에 관하여 충분히 많은 것들을 알아낸다. 초심자들은 대개 면담을 시작할 때 자신이 주로 쓰는 일반적인 방법을 개발해내며, 그런 후 수련을 받으면서 점차 그것에 변화를 가하게 된다.

면담을 시작할 때의 적당한 언급은 환자에게 앉으라고 이야기한 후, "어떤 문제 때문에 여기에 오신 거죠?" 또는 "당신의 어려움에 대해 말씀해 주시겠습니까?"라고 묻는 것이다. 정신역동적 정신치료에 적합할 것으로 생각되는 환자라면, "어떻게 도와드릴까요?"라는 식의 언급으로 초반부터 치료적인 관계를 쌓는 것이 좋다. 보다 덜 지시적인 접근방법은 환자에게 "어디서부터 시작할까요?" 또는 "무슨 얘기부터 시작했으면 좋겠습니까?"라고 묻는 것이다. 때때로 매우 불안한 환자가 "어디서부터 시작하죠?"라며 먼저 말을 꺼내기도 한다. 위에서 말했듯이, 초심자는 "당신의 문제에 대한 이야기부터 시작을 하죠"라고 답하는 것이 좋다. 몇 년간의 경험이 쌓이고 나면, 임상가는 자신이 아무런 대답을 해주지 않더라도 환자는 곧 스스로 이야기를 계속할 것이며, 대답을 해야 할 경우엔 "하고 싶은 어떤 얘기라도 좋습니다"라고 말하면 된다는 것을 알게 된다. 많은 면담가들이 환자의 집주소와 전화번호, 청구서를 보낼 곳의 주소 등을 물으면서 면담을 시작한다. 일부 면담가들은 계속해서 나이와 직업, 결혼상태, 자녀의 수, 배우자와 자녀의 이름과 연령, 그리고 다른 가족 구성원 등과 같은 기초신상자료들을 질문한다. 이런 과정은 5분 이내에 끝나며, 이를 통해 이야기로 들어가기 전에 먼저 환자에 대한 윤곽을 그릴 수 있게 된다. 그런 다음 면담가는 어떤 이유로 상담을 받으러왔는지 질문을 한다. 환자의 신상명세에 관한 질문을 나중으로 미룰 수도 있지만, 조만간 이런 정보가 필요해진다. 주호소와 현병력에 대한 이야기에서 환자의 생활에 대한 자세한 내용으로 옮겨가는, 맨 처음 주제를 바꾸는 시점first transition period이 끝날 즈음에 이 질문들을 할 수도 있다. 두 방법 모두 장단점이 있다. 가장 중요한 점은 가능한 한 환자가 편안함을 느껴야 한다는 것이며, 면담과정을 촉진시키는 가장 중요한 단 하나의 요소는 바로 편안한 면담가이다.

Sullivan이 말하기를 의뢰한 사람이 환자에 관해 이야기해주었던 내용을 요약하여 말해주거나 또는 첫 전화 통화를 통해 알아낸 사실들을 다시 언급해주는 것은 가치 있는 일이라고 하였다. 누군가에 의해 의뢰되어 온 환자의 경우, 임상가가 이미 자신의 문제에 대해 어느 정도 알고 있다고 느껴지게 되면 이들은 안도감을 갖게 된다. 그러나 이러한 것들을 세부적인 내용까지 일일이 말해주는 것은 해로울 수도 있는데, 왜냐하면 환자에 관한 그 이야기들이 완전히 정확할 수는 없으며, 환자는 잘못 이해되는 것을 두려워한 나머지 방어적인 태도를 취하게 될 수도 있기 때문이다. 이런 경우 일반적인 언급이 더 바람직하다. 예를 들어, 임상가는 "Dr. Jones의 말씀으로는, 당신과 당신 남편에게 어떤 문제가 있다고 하시더군요" 혹은 "요즘 우울하신 것으로 알고 있는데요"라고 말할 수 있다. 이때 대부분의 환자들은 이야기를 계속 이어간다. 때로는 환자가 "그분께서 선생님께 다 얘기해주시지 않던가요?"라고 묻기도 한다. 면담가는 "그분께서 어느 정도 자세한 이야기를 해주셨지만, 전 당신으로부터 직접 상세한 이야기를 더 듣고 싶습니다"라고 대답할 수 있다. 환자가 이야기를 계속하기 힘들어한다면, 임상가는 동정적인 태도로 "말씀하시기 힘든 이야기도 있을 것이라고 생각합니다"라고 말해줄 수 있다. 이러한 언급은 환자에게 임상가가 자신을 이해하고 있다는 느낌을 주게 되며, 환자가 이 말을 어떻게 해석하느냐에 따라, 그는 이를 보다 덜 고통스러운 주제부터 이야기해도 된다는 의미로 받아들일 수도 있다.

환자가 면담에 무언가를 가지고 온 경우, 그것을 살펴보는 것이 라포를 수립하는 데에 도움이 된다. 예를 들어, 한 환자가 그의 취업 적성검사를 담당했던 임상심리사에 의해 치료를 위해 의뢰되어 왔다. 임상가는 심리검사 결과를 보지 않았고, 이 때문에 환자는 기분이 상했다. 또 다른 한 임상가는 젊은 여자 환자가 그에게 보여주려고 가져왔던 예술 작품에 관심을 보이지 않았다. 결국 그 여자 환자는 다음 방문 때 내원하지 않았다.

라포를 수립하기 위해서, 면담가는 환자를 이해한다는 느낌이 전달되도록 해야 한다. 이는 임상가의 태도와 전문가적인 언급, 두 가지 모두를 통해 이루어질 수 있다. 면담가는 자신은 환자의 마음을 읽을 수 있다는 인상을 주려해서는 안되며, 대신 그 동안 자신은 감정적 문제를 가진 사람들을 치료해왔으며, 그들을 이해해왔다는 사실을 환자가 깨달을 수 있도록 해주어야 한다. 여기에는 단지 신경증적이거나 정신병적인 증상들만 포함되는 것이 아니라, 살아가는 데에 있어서의 일상적인 문제들도 포함이 된다. 예를 들어, 한 주부가 10살 미만의 자녀를 6명이나 두고 있는데도, 가정부도 못쓰고 있다며 고민을 털어놓았고, 이때 면담가는 "그 일을 어떻게 다 하세요?"라고 말하였다. 인생 경험이 적고 게다가 상상력도 부족한 젊은 임상가는 "아이들도 힘들 것이라는 생각은 안 해보셨나요?"라고 물을 수도 있다. 성공적인 면담가라면 개인적으로 알고 있는 수많은 다른 사람들의 인생을 이해함으로써 얻어지는 감정이입적 경험을 토대로 하여, 인생과 인간 존재에 대한 자신의 지식을 넓혀가게 될 것이다.

임상가의 관심이 환자가 이야기를 하는 데에 도움이 된다. 그러나 면담가가 말을 많이 하면 할수록, 환자는 자신의 마음속에 있는 것 대신에 면담가가 듣고 싶어 하는 것에 더 많이 신경을 쓰게 된다. 반면, 면담가가 반응을 보이지 않는다면, 환자는 자신의 감정을 드러내기 힘들게 될 것이다.

일부 환자들은 임상가가 비밀 보장을 깨뜨릴지도 모른다는 생각에 자유롭게 이야기하기를 꺼려하기도 한다. 환자는 "이 이야기를 제 아내에게는 말씀하지 않으셨으면 해요" 또는

"제 주치의에게는 제가 동성애자라는 사실을 비밀로 해주십시오"라고 말 할 수도 있다. 면담가는 "저에게 말씀하신 모든 내용에 대해서 비밀을 보장해드릴 것입니다. 그런데 특별히 어떤 것에 대해 우려하시는 것이 있으신가 보네요"라고 답해줄 수 있다. 초기 면담이 지난 다음에도 계속해서 환자가 이러한 행동을 보인다면, 환자의 불신과 배신에 대한 두려움에 대하여 탐색해 볼 수 있다.

때로는 환자가 "선생님은 프로이드학파세요?"라고 묻는 경우도 있다. 대개 이는 "저 역시 모든 것을 말해야하고, 선생님으로부터는 별로 얘기를 듣지 못 하게 되는 건가요?"라는 의미를 내포하고 있는 것이다. 여하튼간에 환자가 임상가의 이론적 성향에 진짜로 관심이 있어서이기 때문은 아니며, 이러한 질문에 대해 문자 그대로 대답해주기보다는 그것이 환자에게 갖는 의미에 대해서 탐색을 해보아야 한다.

중반기 The Middle Phase

환자가 현병력에 대한 이야기를 다 마쳤을 때, 주제를 갑자기 전환시켜야할 필요가 있을 때가 종종 있다. 예를 들어, 임상가는 "이제 한 사람의 인간으로서의 당신에 대해 더 자세하게 알고 싶습니다" 또는 "여기에 오게 된 이유 말고, 당신에 대한 다른 이야기들을 해주시겠습니까?"라고 말할 수 있다. 이때 면담가는 과거력에 초점을 맞추면서, 아직까지 논의되지 않았던 필요한 정보들을 채워나가게 된다. 어떤 것에 대한 이야기를 먼저 시작할지는 환자가 지금까지 그의 인생의 어떤 측면에 대해 이야기를 했는가에 따라 좌우된다. 대부분의 환자들은 자신의 과거를 드러내기 전에 먼저 현재 생활에 대한 이야기부터 말한다. 환자가 자신의 나이, 결혼 여부, 결혼 기간, 배우자와 자녀, 부모의 나이와 이름, 직업력, 그리고 현재의 생활 상황에 대한 설명 등을 아직 이야기하지 않은 경우라면, 면담가는 이것들에 관하여 자세하게 물어볼 수 있다. 현병력에 대해 이야기를 하는 동안 이러한 정보들을 가능한 한 많이 얻어내는 것이 좋다. 기록지 양식에 따라서 정보를 얻어내는 것보다는, 환자가 그 정보들을 나름대로의 방식에 따라 이야기를 할 때, 임상가는 그 자료들의 중요성과 상호연관성에 대해 결론을 도출해내는 방법이 더 쉽다. 예로서, 면담가가 "증상이 생활에는 어떤 식으로 방해가 된 거죠?"라고 물으면, 환자는 위에서 언급한 주제들 중 일부 혹은 전부와 관련된 정보들을 제공해줄 것이다.

환자의 결혼 상태, 직업 등에 대해 알지 못한 채로 첫 면담을 끝내는 것은 좋지 못하다. 이러한 기본적인 신상 자료는 환자 인생의 기본 골격이며, 그 위에서 모든 다른 정보들이 놓이게 되는 것이다. 현병력에 대해 이야기하는 동안 이런 소재들이 자발적으로 나오지 않는 경우, 한두 가지 질문만을 통해서도 이에 대하여 많은 것들을 얻어낼 수가 있다. 면담가는 "현재의 생활에 대해서 말씀해주십시오"라고 말할 수 있다. 이때 환자는 그 질문을 나름 대로에 맞게 해석하기도 하며, 아니면 "결혼 여부요? 아니면 제가 하는 일? 그런 것들 말씀이세요?"라고 물을 수도 있다. 이때 면담가는 고개를 끄덕이기만 하면 되며, 환자가 빠뜨리는 내용은 없는지 살펴본 후 그에게 무엇 무엇에 대해선 말하지 않았다고 지적해주면 된다. 대부분의 환자들은 간단하게 답해야하는 질문들이 열거되는 때보다는 이야기할 주제가 주어지는 경우에 유용한 정보들을 더 많이 제공한다. 여기서 특별히 예외가 되는 부분은 14장, "정신병적 환자"와 16장, "인지기능장애 환자" 편이다.

면담이 중반부에 이르게 되면 가능한 변수들은 무수히 많아지며, 결과적으로 어떤 것을 선택해야 하는지에 대해 정확한 지침을 내리는 것은 불가능해진다. 예를 들어, 환자가 자신은 결혼을 하여 세 명의 자녀를 두고 있고, 자신의 아버지는 사망했으며, 현재 어머니는 자신과 함께 살고 있다고 말했다. 이제 면담가가 무엇을 선택할 지는 그의 경험과 기술, 그리고 성격 스타일 모두에 의해 영향을 받게 된다. 면담가는 아무 말도 하지 않은 채 환자가 계속하기를 기다릴 수도 있고, 또는 결혼이나 자녀, 어머니, 혹은 아버지의 죽음에 대해 질문을 할 수도 있으며, 아니면 특정 주제를 선택하지 않은 채로 환자에게 "자세히 말씀해 보시겠습니까?"라고 요구할 수도 있다. 이야기를 하는 동안 환자에게서 느껴지는 감정의 색조 역시 초점이 맞추어질 수 있는 또 하나의 중요한 측면이다. 환자가 불안하고 압박감을 느끼는 듯이 보이는 경우, 면담가는 "초조한 상태에서 말씀을 하시는 것 같군요"라고 말할 수 있다. 이런 경우, 일부 임상가들은 자신의 접근법이 다른 방법보다 더 좋다고 반박할 수 있다. 그러나 우리의 생각으로는, 정답이 단 한 가지만 있는 것은 아니며, 그들도 서로 다른 환자에게는 서로 다른 선택을 내릴 것이며, 심지어 동일 환자라 할지라도 상황이 다른 경우엔 각각에 다른 선택을 할 것이다.

환자가 먼저 언급한 주제들 대부분에 대해서는 그 즉시 추적이 이루어져야 한다. 국소적이고 지엽적인 이야기가 많아질 수도 있겠지만, 그래도 이렇게 하는 것이 면담을 부드럽게 진행하는 데에 도움이 된다. 위의 사례에 계속하여, 환자가 자신의 어머니가 자신과 함께 산 것은 1년 전부터라고 말 한 상황을 생각해보자. 바로 그 시기가 아버지가 돌아가신 무렵이라고 충분히 추론할 수 있으며, 이에 면담가는 "그때가 아버지가 돌아가신 무렵인가요?"라고 물었다. 환자가 "예"라고 대답하는 경우, 임상가는 환자의 부모는 그때까지 둘이서 함께 살고 있었을 것이라고 추측할 수 있겠지만, 섣불리 잘못된 결론을 내리기보다는, 일단은 "아버지가 돌아가신 후, 어머니가 함께 살게 된 것은 어떤 과정에서이지요?"라고 묻는 것이 더 바람직하다. 환자는 임상가의 말에 깜짝 놀라며, "실은, 어머니와 아버지는 10년 전에 이혼하셨어요. 그 후 어머니는 오빠와 함께 사셨죠. 하지만 아버지가 돌아가시고, 오빠도 일 때문에 시카고로 이사를 가게 되었어요. 어머니 친구 분들이 다들 이 근처에 살고 계셔서 어머니는 시카고로 가고 싶어 하지 않으셨고, 그래서 제가 모시게 된 거죠"라고 말할 수도 있다. 면담가는 "그 일이 당신의 가족에게는 어떤 영향을 끼쳤나요?" 혹은 "남편은 그렇게 된 것에 대해 어떻게 생각하시던가요?"라고 물을 수 있다. 이때 면담가는 환자가 아버지가 돌아가실 당시의 상황에 대해서는 아무런 언급도 하지 않았다는 사실을 알아차렸다. 환자가 현재의 주제에 대한 이야기를 "끝마치려" 했을 때, 면담가는 그 부분을 다시 언급하였다.

이제 환자의 현병력과 현재 생활 상황에 대해 어느 정도 알게 되었을 때, 면담가는 환자는 어떤 부류의 사람인가하는 주제로 주의를 옮겨야 한다. "당신은 어떤 부류의 사람인가요?" 같은 질문은 대부분의 사람들을 깜짝 놀라게 만드는데, 왜냐하면 사람들은 이런 방식으로 자기 자신에 대해 생각해 보는 일에 익숙하지 않기 때문이다. 어떤 환자들은 쉽게 대답을 하는 데에 반해, 어떤 환자들은 불편해 하거나 혹은 "글쎄요, 저는 회계사지요" 또는 "그냥 주부일 뿐인데요" 같은 현재 생활 상황에 대한 사실들을 되풀이하는 구체적인 세부사항만을 이야기하곤 한다. 그럼에도 불구하고, 이러한 대답들은 현상학적 및 역동적 정보, 양자 모두를 제공해준다. 첫 번째 대답은 흔히 강박적인 사람에서 보이는 반응으로, 이들은 숫자와 사실들에 몰두되어 있는데, 이는 단지 그의 직업에서만이 아니라 그의 모든 인간관계에서도 그러하다. 이때 그가 면담가에게 말하고 있는 것은 "나는 우선 회계사이고, 또 항상 회계사이며, 사실 내가 회계사를 그만 둔다는 것은 상상도 할 수 없는 일이다"라는 뜻이다. 두 번째 대답은 공포증 여자환자로서, 그녀는 마음속으로 사회생활을 하고 싶은 소망을 갖고 있는 사람이었다. 이때 그녀는 자신은 여성, 특히 가정주부인 여성에 대해 비판적인 시각을 갖고 있음을 면담가가 알아주길 바라는 것이었다. 첫 번째 환자의 경우와 마찬가지로, 이 여성 역시도 자기 자신에 대한 생각을 잠시도 잊고 지낼 수 없는 사람이었다.

종종 환자가 갖고 있는 자기 자신에 대한 지각self-perception은 상황에 따라 달라지곤 한다. 직장에서는 강력한 지도력을 발휘하는 사업가가 집에서는 소심하고 수동적인 경우, 또는 일에서는 능동적이고 창조적인 과학자가 사회적 상황에서는 수줍고 말수가 적은 경우 등을 생각해 보라. 또한 성적으로 매우 활동적이어서 수많은 성관계를 갖는 남자가 일할 때에는 스스로에 대해 부족하고 무능한 사람으로 느끼는 경우도 있다. 면담가는 환자가 단 한 번의 면담에서 보여주는 자기-지각self-perception에 대해, 모든 부분에서 그럴 것이라고 추정해서는 안 된다. 대신 점차 보다 완벽한 그림이 그려지게 된다. 한 환자는 세 번째 면담에서 "지금까지 이야기 드리지 못했던, 진짜 저를 괴롭히는 문제가 있어요. 전 성질이 고약한데, 가족에게 자주 그러죠"라고 털어놓았다. 면담가는 "최근에 있었던 예를 자세히 설명해주시겠어요?"라고 답한다.

자기 자신에 대한 환자의 시각을 묻는 질문에는 "자신에 관한 것 중 당신의 마음에 드는 부분에 대해서 말씀해주십시오" 또는 "자신의 가장 큰 장점은 무엇이라고 생각하십니까?"

또는 "어떤 것이 가장 큰 즐거움을 줍니까?" 등이 포함된다. 면담가는 환자에게 가족, 일, 사회적 상황, 성생활, 그리고 스트레스 상황 등의 삶의 주요 부분에서, 그가 타인들에게는 어떻게 보이며, 또한 자기 자신에게는 어떻게 보이는지를 설명해달라고 말할 수도 있다. 일상적인 하루 24시간에 대해 설명해달라는 것도 좋은 방법이다. 이러한 질문에 대해 곰곰이 생각해보는 동안, 환자는 자기-인식self-awareness이 증진되는 것을 경험할 수 있다. 현병력과 현재의 생활 상황에 직접적으로 관련된 주제와 질문들이 환자에게는 가장 큰 의미가 있다.

남은 시간이 얼마나 있는가, 그리고 면담이 다음번에도 계속될 것인가에 따라, 임상가는 환자의 과거에 대한 질문을 계획할 수 있다. 과거에 관한 주제 중 어떤 것이 가장 중요한가 하는 질문은 환자의 문제 및 상담의 성질에 따라 달라진다.

면담 동안의 여러 다양한 시점에서, 논의하고 있는 어떤 주제에 대해 환자가 불편감을 느끼게 될 수 있다. 이는 면담가가 받아들여 주기를 바라는 바램 때문일 뿐만 아니라, 종종 더욱 중요하게는, 자기 자신에 대해 다소간의 통찰을 갖게 되는 것에 대한 두려움 때문이기도 하다. 예를 들어, 환자는 잠시 아무 말도 하지 않고 있다가 "저와 똑같이 행동하는 사람들이 많아요" 또는 "그건 정상적인 것 아닌가요?" 또는 "제가 나쁜 아버지라고 생각하세요?"라고 묻는다. 면담에 몰입하기 위해서 어떤 환자들에게는 안심시켜주는 것이 필요한데 반해, 다른 환자들에게는 임상가가 "무슨 생각을 하고 계시죠?" 또는 "지금 무엇을 걱정하고 계십니까?"라고 물어주는 것이 더 좋을 수도 있다.

깊숙이 감추어져있는 감정을 발견해내기 위한 목적의 모든 면담에서는 환자의 호기심을 자극하는 것이 가장 기본이 되는 기법이다. 기본적으로, 환자의 자기 자신에 대한 관심을 일깨우기 위해, 임상가는 자신의 진실한 호기심을 사용한다. 임상가가 어디에다가 호기심을 맞추는 것이 가장 좋은가하는 문제는 이 장(障)의 앞부분에서 논의된 해석의 원칙principles of interpretation과 연관된다. 요약하면, 호기심은 가장 깊숙이 억압되어있거나 혹은 가장 많이 방어되고 있는 주제가 아니라, 그보다는 환자의 갈등에서 가장 표면에 위치한 주제들에 맞추어져야 한다는 것이다. 예로서, 한 젊은 남사는 철도역에서 어떤 남자가 쓰러지는 것을 봤다는 이야기를 하고 난 후, 어떻게 해서 자신이 처음으로 공황 발작을 경험하게 되었는가에 대한 이야기를 하였다. 나중에 그가 밝힌 바로는, 자신보다 못하다고 생각되는 사람과의 말싸움에서 자신이 이겼다고 느껴지는 상황일 때, 발작을 자주 경험했다는 것이었다. 면담가는 그가 수동적이고 무능하다고 생각했던, 그런 자신의 아버지를 파멸시키고 싶어 하는 환자 측의 무의식적 욕구에 대해서는 호기심을 표현하지 않았으며, 대신 환자에게 예외가 되는 것으로 보이는 상황에 대해 호기심을 드러내었다. 그런 후 면담가는 "때로는 말싸움에서 이기는 것 때문에 괴롭지는 않다고 말씀하셨는데; 그런 상황들이 어떻게 다른 것인지 궁금하네요"라고 말하였다.

환자 그리고 그가 사랑하는 사람, 양자의 감추어진 동기에 대해 임상가가 호기심을 표현하는 것은 첫 몇 번의 면담에서는 치료적이지를 못하는데, 그 이유는 그렇게 하는 것이 환자의 방어에는 너무나도 위협적이기 때문이다. 예를 들어, 임상가가 "당신의 남편께서 회사에서 필요 이상의 많은 시간을 보내는 이유는 뭡니까?"라고 물었다. 면담가가 이런 현상에 대해 호기심을 갖는 것은 당연한 일이지만, 직접적으로 질문을 하는 것은 환자로 하여금 이를 질책하거나 빈정거리는 말로 받아들이게 만들 수 있다.

종료기 The Closing Phase

첫 면담에서의 종료기의 길이는 다양하지만, 일반적으로 10분이면 충분하다. 면담가는 "곧 끝마쳐야 할 것 같군요; 저에게 묻고 싶은 것이 있습니까?"라는 말로 시간이 다되어간다는 것을 알려줄 수 있다. 환자가 질문이 없다고 한다면, 면담가는 "좀 더 하고 싶으신 이야기가 있으면 말씀해주시겠습니까?"라고 말할 수 있다. 대부분의 경우에서 환자는 자신의 병과 치료에 대해서 질문을 할 것이다.

전문가에게 의뢰되어 온 모든 환자들은 자신의 상황에 대한 전문가적인 의견뿐만 아니라 치료나 그 밖의 도움이 되는 충고를 기대하고 있으며 또 그럴 권리도 있다. 한때는 환자의 진단명과 치료 계획의 치료적 근거에 대해서는 환자에게 가능한 한 적게 말해주는 것이 관행이었다. 최근 인터넷과 언론을 통한 정보의 대중화, 그리고 임상 수련에서의 변화 등에 의해, 일반인들도 이에 대한 정보를 많이 얻게 되었으며 궁금증도 많아지게 되었다. 정신과가 특히 이러한 관심의 초점이 되었으며, 많은 환자들이 정신치료, 여러 다양한 약물치료, 인지행동치료, 그리고 정신분석 등에 대해 질문을 해온다. 환자에게는 상담을 마치면서 이러한 사항에 대한 직접적인 답변을 들을 권리가 있지만, 면담가는 동시에 이러한 질문이 중요한 전이적 태도를 드러내는 것일 수도 있다는 점을 생각해볼 수 있다.

면담을 진단적인 것과 치료적인 것으로 나누는 것은 인위적인 것이긴 하지만, 상담을 끝마치면서 임상가는 환자에게 임상적 구조화와 치료 등의 계획들을 설명해주어야 한다. 이러한 설명은 대개 두 세 번의 면담 후에 해주게 되지만, 경우에 따라서는 몇 주간의 탐색적인 만남을 마친 후에 해주기도 한다. 초심자들은 종종 이러한 설명의 시기를 간과하곤 하며, 그 결과 지난 6개월 동안 만나왔던 환자가 느닷없이 "제가 왜 여태까지 여기에 와야 하는 거죠?" 또는 "더 이상 선생님을 만날 이유가 없는 것 같아요"라고 말하여, 초심자들을 깜짝 놀라게 만든다. 이러한 간과는 임상가의 처방을 궁금해 할 수 있는, 그리고 치료 계획을 잡고 치료자를 선택하는 데에 동참할 수 있는 환자의 권리를 무시하는 행동이다. 또한 환자는 치료에 대한 자기 자신의 목적에 대해 말할 수 있는 권리도 있다. 그는 증상의 경감만을 원할 수도 있고, 그것이 현명한 판단일 수도 있다; 기본적인 성격 구조는 그냥 내버려두는 것이 가장 좋은 환자들도 있기 때문이다. 성공적인 삶을 살아온 한 노인이 최근에 공황발작을 경험하였고, 이에 대한 약 처방을 원할 뿐 탐색적 정신치료를 받으러 온 것은 아닌 경우가 하나의 예가 될 수 있다.

면담의 이러한 시기는 저항을 발견하고 그에 따라 치료 계획을 수정할 수 있는 유용한 기회가 된다. 임상가는 전문가이긴 하지만, 그의 치료적 권고가 마치 절대적 명령처럼 대우받을 수는 없는 것이다. 종종 임상가는 환자에 대해 더 많이 파악하게 됨에 따라, 자신의 치료적 계획을 수정해야만 한다. 단계적으로 치료 계획을 말해줌으로써, 면담가는 환자가 궁금해하거나, 잘 이해하지 못하거나, 동의하지 않는 부분들을 발견해 낼 수 있게 된다. 이는 임상가가 말해주지 않으면 보르고 지나갈 수 있는 부분들이다.

상담을 단 한 번의 면담으로 끝내야 하는 경우, 두 세 번의 면담이 더 이어질 수 있는 경우보다, 이러한 문제들에 대해 더 많은 면담시간을 할애해야 한다. 임상가는 환자에게 정식 진단명을 붙여주지 않는 것이 좋다. 이러한 용어는 환자에게는 아무 소용이 없는 것이며, 오히려 해로울 수도 있는데, 왜냐하면 면담가는 환자나 그의 가족들이 그 용어를 어떤 뜻으로 이해하고 있는지를 알 수가 없기 때문이다. 환자들이 종종 구조화시켜주는 데에 사용하기 좋은 적당한 용어들을 제시해주기도 한다. 한 환자는 "심리적인 문제"라는 지적을 시인한다; 또 다른 환자는 "전 그것이 감정상의 문제라고 생각해요" 또는 "제가 아직 어른이 되질 못 했나 봐요" 또는 "저도 그런 두려움을 가질 필요가 없다고 생각해요"라고 말한다. 이미 면담의 초반부에 환자가 이런 언급을 한 상태일 수도 있지만, 환자가 진정으로 그렇게 생각하고 있다면, 임상가는 이를 구조화의 도약대로 삼을 수 있다. 하지만 이는 "저도 그 모든 것들이 제 마음속의 문제라고 생각해요, 선생님"이라고 말하는 정신신체장애 환자에게는 해당되지 않는다.

임상가는 "당신이 이미 말씀하셨듯이, 당신은 심리적인 문제를 갖고 계시군요"라는 말로 시작할 수 있다. 임상가는 가장 중요하다고 생각되는 증상들을 인용할 수 있으며, 그 증상들은 모두 연관되어 있고, 또한 동일한 상황의 일부분들이라고 말해줄 수 있다. 임상가는 문제를 급성적인 것과 만성적인 것으로 구분한 뒤, 먼저 급성적인 것부터 초점을 맞출 수 있다. 환자에게 그의 모든 병리들을 포괄적으로 다 설명해주는 것은 환자를 질리게 만들 수 있으므로 좋은 방법이 아니며, 구조화는 주된 어려움에 대해서만 국한시켜야 한다. 예를 들어, 한 젊은 남자가 아버지를 포함한, 여러 권위 인물들을 대하는 데에 어려움이 있다고 호소를 하였고, 이에 면담가는 "당신은 아버지를 대하는 데에 문제가 있는 것 같군요. 그 문제가 모든 권위 인물에 대한 당신의 태도에 영향을 미친 것 같습니다"라고 말하였다.

근래에 환자들은 종종 딜레마에 빠진다. 치료비를 지원해주는 보험에 가입했을 때, 보험금을 지급받기 위해서는 임상가가 보험사와 정보교환을 하는 것에 동의를 해야 하기 때문이다. 최근의 법은 의료 종사자로 하여금 환자에게 비밀 보장권에 대한 법령을 문서로 알려주도록 하고 있다. 임상가가 구두나 문서로 제 3자에게 제공하는 모든 정보는 사전에 환자와 상의되어야 한다. 진단코드와 과정에 대한 내용은 DSM-5를 참고하길 바란다.

이제 임상가와 환자, 각자는 문제의 원인이라고 믿어지는 것들을 명확히 하게 되었으며, 지금부터는 치료라는 주제를 생각해볼 시간이다. 임상가는 자신의 의견에 대해 신념을 가져야 하지만, 그렇다고 독단적으로 단언해서는 안 된다. 예를 들어, 임상가는 “제 경험상 가장 효과적인 접근법은 ... ” 또는 “이런 상황에서는 여러 종류의 치료법들이 사용될 수 있지만, 제 생각으로는 ... ”이라고 말할 수 있다. 이런 언급은, 면담가의 치료적 성향이 어떤 것이든 간에, 사용 가능한 다른 치료법들이 더 있다는 점을 환자에게 이야기해주어야 한다는 사실을 적절히 표현해준다. 종종 환자들은 아직 사용하지 않은 다른 치료법의 효과에 대해 질문을 하기도 한다.

분석 지향적 정신치료에서, 환자에게 치료의 방법, 정신과의사의 역할, 또는 자유 연상 등에 대해 미리 준비된 이야기를 해주는 것은 유용하지 못하다. 그러나 심리적으로 세련되지 못한 환자에게는 어느 정도의 사전 준비가 필요하기도 하다. 여기에는 중요해 보이든 아니든 상관없이, 면담가는 그들의 모든 생각과 감정에 관심이 있다는 설명이 포함된다. 환자가 자유롭게 연상을 할 수 있게 되기 위해서는, 긴 시간과 많은 신뢰감이 요구된다. 일부 환자들은 “제가 꼭 말해야 하나요?” 또는 “생각에 떠오르는 것들을 모두 말해야만 하나요?”라고 묻는다. 이러한 물음에 대해 면담가는 단호하게 대답할 수 있다.

종종 환자가 “치료가 얼마나 걸릴까요?” 또는 “심각하진 않죠, 그렇죠?”라고 묻는다. 다시 한 번, 환자가 한 말에서 가장 좋은 단서를 찾을 수가 있다. 급성 증상과 만성 증상이 구분 가능한 경우엔, 최근의 증상일수록 대개 먼저 좋아지게 되며, 오래 지속된 문제들은 종종 긴 치료를 요한다는 사실을 지적해주는 것이 유용하다. 때때로 환자가 더 구체적인 기간을 묻기도 한다. 환자를 안심시키기 위해서, 치료의 기간을 줄여서 말해주는 것은 좋지를 못하다. 첫 면담에서 수년간의 치료가 필요하다는 이야기를 듣고서 기분 좋을 환자는 거의 없다. 치료 기간에 대한 환자의 걱정이 전적으로 저항의 표현이나 마술적인 치유에 대한 바람 때문인 것만은 아니다. 치료는 비용과 시간, 두 가지 측면에서 모두 매우 부담이 크며, 환자 생활의 다른 활동들이 희생될 수도 있다. 치료의 기간에 시간적 제한이 있는 경우 - 이는 개인병원의 경우에서 흔하다 -, 또는 환자가 계속하기를 바라는 기간만큼 치료자가 치료를 계속할 수 없는 경우, 그 즉시 이 사실을 환자에게 말해주어야 한다. 또한 지금 상담을 나누고 있는 사람이 앞으로 치료를 맡게 될 임상가가 아니라면, 처음부터 이 사실을 환자에게 알려야 한다. 이 시기가 또한 면담 중에 치료의 재정적 측면을 고려해야 할 때이며, 이에 대해서는 이 장(障)의 앞부분에서 논의를 하였다.

환자가 면담 동안에 감정적으로 힘들어 했던 경우에는, 병원을 떠나 바깥세상으로 나가기 전에 먼저 환자에게 종료기 동안 스스로의 마음을 정리할 시간을 주어야 한다.

일부 환자들은 예후에 대해 묻기도 하는데, 이때 심각하게 질문을 할 수도 있고, 아니면 가장된 장난조로 물을 수도 있다. 흔한 예가 "근데, 선생님, 가망은 있나요?" 또는 "저와 비슷한 경우를 치료해보신 적이 있나요?" 또는 "빨리 치료되게 하는 데에 제가 도움이 되는 방법은 없나요?" 등이다. 이러한 질문은 조심스럽게 다루어야 한다. 우울한 환자와 같이, 예후에 대해서 말을 해주어야 하는 경우에서는 임상가가 용기를 북돋아 주며 안심을 시켜주는 것이 매우 중요하다.

면담을 끝내기 전에, 면담가는 다음 약속의 날짜와 시간을 정할 수 있다. "이제 끝마쳐야겠군요" 또는 "다음 시간에 계속해야겠군요" 또는 "시간이 다 되었군요"라는 말로 면담이 끝났음을 말해줄 수 있다. 자리에서 일어나 문까지 환자를 안내해주는 것이 보편적인 예의이다.

때때로 임상가가 응급 연락을 받아 면담을 빨리 끝내야할 때가 있다. 이는 당직근무 중인 정신과 전공의에게 흔한 경험이다. 이때 임상가는 그 상황에 대해서 환자에게 설명을 해준 뒤, 다른 시간에 보충하도록 조정할 수 있다. 이와 비슷한 상황이긴 하지만 덜 흔하게 발생하는 경우로, 환자가 화를 내며 면담이 끝나기도 전에 나가버리는 일이 있다. 이때 임상가는 단호하게 "잠깐만요"라며 말로 환자를 멈추게 해볼 수 있다. 환자가 멈추는 경우, 계속해서 "저에게 화가 나셨다면, 지금 그것에 대해 이야기를 하는 것이 더 좋겠습니다"라고 말할 수 있다. 이때 임상가는 자리에서 일어나서도 안 되며, 또한 환자의 행동을 묵인해주는 식으로 말을 해서도 안 된다.

이후의 면담 Later Interviews

종종 상담은 두 번 정도의 면담으로 끝이 나지만, 더 많은 시간이 걸리는 경우도 있다. 두 번째 면담은 이틀에서 1주일 정도 이후로 잡는 것이 가장 좋다. 단 한 번의 만남은 단면적 조사 정도 밖에 되질 못한다. 다음 면담 때까지 며칠의 시간이 경과한 경우, 임상가는 첫 번째 방문에 대한 환자의 반응을 조사해볼 수 있다. 이렇게 함으로써 임상가는 환자가 치료를 어떻게 생각하고 있는지를 알아볼 수 있다. 또한 첫 번째 만남 때 환자로부터 들었던 이야기 중에 잘못 이해하고 있던 부분을 수정할 수도 있다. 두 번째 면담을 시작하는 방법은 임상가가 "우리가 지난번에 논의했던 것들에 대해 생각을 좀 해보셨을 것 같은데요" 또는 "지난 면담에 대해 어떤 생각을 해보셨나요?"라고 말하는 것이다. 환자가 "예"라고 대답한다면, 임상가는 "그것에 대해 듣고 싶은데요" 또는 "오늘은 거기서부터 시작합시다"라고 말할 수 있다. 환자가 "아니오"라고 말한다면, 임상가는 이상하다는 듯이 눈썹을 치켜 올려 뜬 후 환자가 계속 이야기하기를 기다릴 수 있다. 반응에는 몇 가지 공통된 패턴들이 있다. 환자는 지난번 면담 이후 스스로에게 질문을 던져봄으로써, 지난번에 거론되었던 점들과 관련된 과거력들을 추가로 더 이야기해줄 수도 있다. 또한 임상가가 던졌던 질문이나 제안들을 좀 더 곰곰이 생각해보고는, 더 많은 것을 이해한 상태로 내원할 수도 있다. 이때 면담가는 환자가 제대로 잘 진행하고 있는 것이라고 느끼도록 해줌으로써, 이러한 행동들을 은연중에 격려시켜주게 된다. 이러한 반응은 분석 지향적 정신치료에서는 환자가 면담 후 더 좋아졌는지 아니면 나빠졌는지 보다 예후 상으로 더 중요한 의미를 갖는다.

다른 유형의 반응으로는 다소 부정적인 의미를 갖는 것들이 있다. 환자가 첫 면담 때에 이야기를 했던 내용들을 곰곰이 생각해보고는, 무언가가 잘못되었다거나, 또는 면담가가 왜 그런 것을 물었는지 이해가 안 된다거나, 아니면 임상가가 자신을 이해하지 못했다고 생각할 수도 있다. 이때 환자는 면담가가 말한 것을 곰곰이 생각해봤더니, 기분이 우울해지더라고 말하곤 한다. 종종 이러한 반응들은 첫 면담 때 "너무 자유로이" 이야기를 한 나머지, 환자가 죄책감을 느끼게 되었을 때 나타나곤 한다. 이때 환자는 위축될 수도 있고 또는 면담가에게 화가 날 수도 있다. 이러한 환자는 마음속으로, 사랑하는 사람을 비난한다거나 임상가 앞에서 강한 감정을 드러내는 것들이 자신에게는 수치스러운 일이라고 느끼기 때문이다.

첫 면담에 대한 환자의 반응에 관해 이야기를 나누는 동안, 임상가는 환자에게 면담에 대해 다른 사람과 이야기를 나누어보았는지를 물어볼 수 있다. 그랬다고 답한다면, 면담가는 누구와 이야기를 나누었는지 그리고 대화 내용은 무엇이었는지를 물어봄으로써 더 많은 것들을 알게 된다. 이러한 주제들을 탐색하고 난 후, 임상가는 면담을 계속한다. 두 번째 면담 때까지 미뤄두는 것이 더 좋은 질문에 대해 정해진 규칙이 없다. 환자를 가장 곤혹스럽게 만들 것이라고 생각되는 문제들은, 환자 스스로 이 문제에 대해 이미 접근을 한 상태이거나 또는 의식적으로 그것에 몰두되어 있는 경우를 제외하고는, 일단 연기시켜 두는 것이 좋다. 면담가가 첫 면담 때에 꿈에 대해서 묻게 되면, 환자들은 흔히 두 번째 면담 때 꿈에 대해 이야기를 한다. 이러한 꿈에 대해 직접적으로 질문을 하는 것이 유용한데, 왜냐하면 이런 꿈들은 의사에 대한 환자의 무의식적 반응뿐만 아니라 주요한 감정적 문제와 주된 전이적 태도도 보여주기 때문이다.

결론 CONCLUSION

이 장(障)에서는 정신과 면담의 전반적인 측면과 일반적 기법 등에 대해 살펴보았다. 이후의 장에서는 환자의 유형 또는 면담의 임상적 상황에 의해 결정되는 특정 변수들에 대해 논의할 것이다. 실제로는 이 책에 쓰인 개개의 진단 범주 안에 딱 들어맞는 사람은 없다는 사실을 강조하고 싶다. 모든 사람들은 유일무이한 존재이며, 특징적인 방식에 따라 다양한 병리적 기전과 건강한 기전들이 한데 얽혀있는 것이다. 다양한 임상 증후군에 대해 논의를 하면서, 우리는 각각에 관련된 진단 범주에 맞아떨어지는 환자들만 고려하지는 않았다. 예를 들어, 강박적 방어는 불안증, 연극성, 우울증, 편집증, 인기기능장애, 정신병적 및 반사회성 환자 등에서도 발견될 수 있으며, 신경증적 양상이나 정신병적 양상으로 통합될 수도 있다. 어떤 일련의 방어 기제를 가진 환자와 작업을 할 때의 기법들은 그의 진단명과 상관없이 대개 유사하다. 교육적 목적에서 시로 구분하여 논의한 내용들을 재조합시키는 일은 독자들의 몫이다. 어떤 한 면담에서, 환자는 여러 장(障)에서 논의된 여러 가지 방어들을 사용하게 되며, 치료의 경과 도중 또는 심지어는 한 시간의 면담 도중에도 자신의 방어 기제를 바꾸곤 한다.

저항, 전이, 역전이 등에 대한 개념화된 이해 없이도 면담가는 효율적으로 기능할 수 있다. 더욱이 이러한 개념들을 머리로 이해한다고 해서 임상적으로 숙달되는 것은 아니다. 하지만 면담의 성패를 좌우하는 요소들을 체계적으로 공부하고 개념화하기 위해서는 질 짜진 기본 골격이 필요하다. 직관적으로 기능할 수 있는 방법을 배우고, 그렇게 함으로써 자신의 임상적 기술을 향상시키고 싶다면, 정신역동에 대한 이론적 이해는 필수적이다. 이렇게 함으로써 각각의 면담을 통해 임상가로서의 전문성이 점차 커가게 될 것이다.

2장
정신역동의 일반 원칙
GENERAL PRINCIPLES OF PSYCHODYNAMICS

정신의학은 정서와 인지기능 측면에서, 행동과 경험에 대해 연구하는 의학 전문분야이다. 다른 의학 분야들과 마찬가지로, 정신의학도 (1) 정상과 비성상의 현상학; (2) 분류 체계와 역학적 정보; (3) 원인; (4) 진단; 그리고 (5) 예방과 치료 등을 포함한다. 인간의 행동은 매우 복잡하기 때문에, 정신의학은 이 주제를 이해하기 위하여 생화학, 유전학, 신경과학으로부터 심리학, 인류학, 사회학에 이르기까지, 많은 분야들의 지식을 사용한다.

면담은 정신과 및 다른 대부분의 임상 전문분야에서 기본이 되는 기법이다. 생물학적 또는 심리학적 검사나 증상평가척도, 약물학적 치료 및 신체적 치료 등과 같은 다른 방법들도 사용이 되지만, 이러한 방법들도 대개는 임상적 면담이라는 맥락에서 이루어진다. 정신과 면담은 오늘날의 정신의학에서 가장 중요한 진단적, 치료적 도구이다. 현재의 지식으로는, 행동에 관한 생리학적 및 생화학적 연구들이 면담을 이해하는 데에는 거의 도움이 되지 못하고 있는데 반해, 정신역동적 개념은 가장 가치가 있는 것으로 입증이 되었다.

정신역동적인 기본 틀의 관점에서 보면, 행동은 가설적인 정신 과정, 소망, 두려움, 감정, 내적표상과 환상 등의 산물 및 이들을 조절, 억제, 분출시키는 심리적 과정으로 간주된다. 주관적인 경험과 생각, 느낌 등이 가장 중요하며, 겉으로 드러나는 행동은 환자의 말과 행동을 통해 추측될 수 있는 내적 심리과정의 산물로서 이해될 수 있다.

정신역동적 구조화psychodynamic formulation에는 정신적 경험에 대한 기술, 기저의 심리적 과정, 그 가설적 원인, 그리고 그 임상적 의미 등이 포함된다. 또한 환자에 대한 합리적인 기초를 제공해준다. 면담이 정신과의 핵심적인 도구로 쓰이고 있는 이상, 정신역동은 여전히 필수적인 기초 과학이 될 것이다. 현재, 정신역동은 또한 여러 질환에 대한 인간의 동기, 병리, 병인, 치료 등을 가장 포괄적이며 임상적으로 유용하게 이해할 수 있도록 해주고 있다.

이 장(障)에서는 정신역동 및 정신분석의 기본 가정basic assumption들을 소개할 것인데, 정신역동은 Sigmund Freud에 의해 시작된 정신역동 학파로서, 이는 우리 지식의 대부분의 원천이 되어왔으며, 정신역동과는 거의 동의어가 되어버렸다. 최근, 이외의 다른 정신역동 모델들도 임상적으로 유용함이 밝혀졌으며, 이에 대해서도 간략히 설명될 것이다. 정신병리의 기본적 정신역동 모델, 다양한 형태의 병리 형성, 그리고 면담을 이해하는 데에 가장 필수적인 정신역동적 개념들에 대해 논의할 것이다. 공간상, 정신분석에 대한 완벽한 논의, 즉 인격 발달 이론, 치료 기법, 행동의 정신역동적 결정인자에 관한 정보를 얻는 구체적인 방법, 그리고 초심리학metapsychology 또는 정신 기능의 기초와 인간 동기의 근원에 관한 일련의 추상적 이론 등을 다 수록할 수는 없겠다. 정신분석의 이러한 측면들은 면담에 대한 이 책의 범위를 벗어나는 사항이며, 이들에 대해서는 이 책 마지막의 참고문헌에 수록된 정신분석 이론에 관한 책들을 참조하기 바란다.

정신역동과 정신분석의 기본 가정들
BASIC ASSUMPTION OF PSYCHODYNAMICS AND PSYCHOANALYSIS

동기 Motivation

행동은 목적적 또는 목표 지향적인 것으로, 가설적인 힘hypothetical force – 욕동, 욕구, 충동, 동기 – 들의 산물이다. *동기motive*는 주관적으로는 사고나 느낌으로, 객관적으로는 어떤 유형의 행동 패턴 경향으로 표현이 된다. 배고픔, 성욕, 공격성, 그리고 사랑받고 싶은 소망 등이 중요한 동기들의 예이다.

초기의 정신분석학은 인간의 기본적 동기의 근원에 대하여, 구체적으로는 이들 동기를 그 생물학적 근원과 연관시켜주는 모델을 개발해내는 것에 중점을 맞추어왔다. 프로이드는 "정신 에너지psychic energy"를 형성하는 것으로 추정되는, 이러한 기본적인 욕동을 일컫는 말로, 독일어로 *trieb*라는 용어를 사용하였으며, 이는 "본능instinct"으로 번역되어왔다. 이러한 욕동 이론drive theory은 발달 과정에서 발생되는 동기에서의 복합체 이동complex shift 또는 "변동vicissitude"에 초점을 맞추는 데에 도움이 되며, 또한 신경증적 행동의 정신역동적 기초를 이해하는 데에 유용한 기본 틀이 된다. 예를 들어, 다양한 형태로 표현되는 성적 욕동sexual drive이라는 개념은 히스테리성 경련, 성적 억압, 그리고 유아기 성행위 간의 관련성을 쉽게 이해할 수 있도록 해주었다. 그러나 최근에 정신분석적 욕동 이론 중 일부는 검증되거나 논박할 수 없는, 비과학적이고 결국은 같은 얘기가 반복되는 이론일 뿐이라는 비난을 받고 있다. 동시에 정신분석가들의 관심은 인간의 기본적 동기의 근원으로부터 멀어져 차츰 그 동기들이 표현되는 다양한 방식과 발현되는 모습에로 이동이 되었다. 많은 이들이 동기의 생물학적 기초는 심리학적 방식인 정신분석으로는 탐색할 수 없는 생리학적인 문제라고 생각한다. 여하튼간에, 이는 면담과는 직접적인 관계가 없는 문제이다. 말을 배울 때쯤이면, 이미 아이들은 평생 지속될 강한 심리적 동기를 갖게 되며, 소망으로 표상되는 동기를 통해 우리는 정신역동에 대해 이해할 수 있는 기초를 알게 된다. 그 근원이 어디까지가 체질적인 것이고 어디까지가 후천적인 것인지 하는 문제는 다분히 이론적인 것이며, 당장 임상적으로는 거의 중요하지 않다.

역동적 무의식 Dynamic Unconscious

행동의 중요한 내적 결정인자들 중 많은 것들이 개인의 주관적인 자각 바깥 부분에서 일어나며, 정상적으로 자신은 그것을 알아차리지 못한다. 무의식적 정신 활동은 Freud 시대 훨씬 이전서부터 존재해왔다 – 즉, 현재는 잊혀 있지만 나중에는 기억이 나는 사건들은 분명히 잠시 동안 어떠한 형태로든 저장이 되어있었다는 것이다. 그러나 이러한 무의식적 정신 과정에 대한 역동적 의미가 이해되지 않는 한, 이것은 임상적으로는 거의 중요하지 않은 것이다 – 즉, 이들은 행동에 커다란 영향을 미치며, 특히 병리적 행동과 정상적 행동 모두를 결정하는 데에 중요한 역할을 한다.

초기 정신분석학의 역사는 인간 행동의 거의 모든 분야 – 신경증적 증상, 꿈, 농담, 동작착오parapraxes, 예술적 창작활동, 미신, 종교, 성격 구조 등 – 에서 무의식적 정신과정이 한 역할을 조금씩 찾아내는 과정의 기록이기도 하다.

정신결정론 Psychic Determinism

대개의 과학 – 그리고 특히, 19세기 말 실증주의 과학 – 은 모든 현상을 자연 "법칙law"에 따라 결정되는 것으로 본다. 법칙을 알고 있으면, 처음 상태를 알면 그 이후를 예측할 수 있다. 그러나 상식 수준의 심리학과 낭만주의적 전통은 그러한 결정론 대신 대부분 주관적인 경험에 따른다. 프로이드의 중요한 공헌 중 하나는 주관적 경험이라는 영역에 엄격한 결정론을 적용시켰다는 점이다. 정신적 사건은 결정된 것이며, 이전의 정신적 사건(최근 유행인 신경생물학적 환원주의 모델에서 말하듯이, 단순히 신경세포의 작용에 의한 것이 아닌)에 의해 작동이 된다. 과학으로서의 정신분석학의 과제는 이러한 과정을 지배하는 심리학적 법칙을 찾아내어, 인간의 정신세계를 이해하는 데에 필요한 방법들을 개발해내는 것이다.

조절 원칙 Regulatory Principles

행동은 어떤 기본적인 원칙에 따라 조절이 된다. 이 원칙들은 특정 동기의 표현을 조직화하고, 이들 동기가 다른 동기 혹은 외부 현실과 갈등을 일으키게 되었을 때 이들 중 어느 것에 우선권을 부여할지를 결정한다. 예를 들어, 어떤 사람이 화가 나거나 난폭해졌을 경우, 그는 이러한 감정을 직접 표현하게 되었을 때의 고통스러울 결과를 깨닫게 되어 결과적으로 자신의 행동을 수정하게 된다. 이 예는 쾌락-고통 원칙pleasure-pain principle (또는 간단하게 "쾌락 원칙pleasure principle")을 보여주는 것으로, 행동은 쾌락을 추구하고, 고통을 피하는 방향으로 진행된다는 뜻이다. 이것은 당연한 것으로 보이긴 하지만, 실제로 정신과 연구 결과 많은 행동들이 이 원칙에 따르지 않는 것으로 나타났다. 병리적 혹은 비적응적 행동들은 흔히 고통에 이를 수밖에 없는 듯이 보이며, 종종 일반인들도 환자에게 지금 "바보"같이 행동하고 있는 것이며, 방식을 바꾸기만 해도 훨씬 행복해질 것이라고 이야기를 한다. 또한 모든 편집증 환자들은 그의 의심은 결국 자기-파괴적인 것이라고, 모든 강박증 환자들은 그의 의식 행위는 시간낭비일 뿐이라고, 그리고 모든 공포증 환자들은 무서워할 아무런 이유가 없다고 이야기를 듣는다. 역동 정신의학의 가장 큰 공헌 중 하나는 아마도 이러한 명백한 역설적 행동들이, 일단 기저의 무의식적 감정 논리가 밝혀지고 나면, 그야말로 쾌락 원칙을 확증시켜주는 증거가 된다는 점, 그리고 패배와 고통을 원하는, 설명하기 어려운 욕구를 가진 사람들이 그의 무의식적 소망과 두려움이 이해되고 나면 바로 이 기본 원칙을 따르고 있는 것이라고 볼 수 있다는 점을 입증한 것일 것이다.

개인에게는 쾌락과 고통에 자신만의 우선순위가 있다. 예를 들어 고통스러운 환경에서 성장한 사람은 인생이란 고통스러운 여러 경우의 수 중 하나를 불가피하게 선택해야 하는 과정이라고 생각한다. 둘 중 덜 한 것을 추구한다는 점에서 쾌락원칙을 따른다고 볼 수 있다. 자기-파괴적 성격이 하나의 예이다. 칭찬보다는 꾸지람을 더 많이 받고 자란 어린 소녀는 아프거나 위험에 처했을 때 자신을 꾸짖었던 부모로부터 사랑과 관심을 받게 된다. 따라서 꾸지람의 사랑의 징표가 되어버린다. 수년이 지나, 학대적인 관계를 맺으려는 그녀의 성향은 사랑, 관심, 안전에 대한 무의식적 의미를 깨닫기 전까지는 이해할 수 없는 행동처럼 보인다.

성숙해짐에 따라, 추상적이고 상징적으로 생각할 수 있는 능력을 갖추게 되면서, 먼 미래에 대한 정신적 표상mental representation의 기반이 마련된다. 미래의 보다 큰 쾌락을 얻기 위해 현재의 불편함을 기꺼이 참아내겠다는 논리에 따라, 지금 당장에 뿌리를 둔 원초적인 쾌락-고통 원칙은 수정이 된다. 이를 *현실 원칙reality principle*이라고 부르며, 이는 기본적으로 쾌락원칙이 수정된 것이다. 그러나 무의식적 수준에서는 많은 행동들이 계속해서

보다 원초적인 쾌락 원칙에 의해 조절된다.

고착과 퇴행 Fixation and Regression

아동기 경험은 어른이 되었을 때의 행동을 결정하는 데에 매우 중요한 역할을 한다. 신경증적 정신병리neurotic psychopathology는 종종 아동기 동안에는 매우 흔했고, 때로는 적응적이기까지 했지만, 어른에게는 비적응적인 것으로 간주되는 행동들의 단편 또는 패턴들이 지속되거나 다시 떠오른 것으로 이해할 수 있다. *고착fixation*은 일정 발달 단계를 넘어 성숙한 수준에 이르지 못하는 것을 말하며, 이에 반해 *퇴행regression*은 일단 넘어섰던 초기의 적응 양식으로 다시 되돌아가는 것을 말한다. 이 둘 모두는 선택적인 과정으로, 정신기능의 어떤 몇 가지 측면들에만 영향을 준다. 그 결과, 신경증 환자는 나이에 적절한 행동 방식과 유아적인 행동 방식을 혼합하여 갖게 된다. 예를 들어, 인지기능은 정상이더라도, 성적 환상은 미성숙할 수 있다. 물론 심리적 발달은 복잡하여, 심하게 혼란된 성인 환자조차도 많은 부분에서 성숙한 기능을 발휘할 수 있으며, 반면에 건강한 사람이라도 초기 발달단계에 특징적인 여러 가지 행동 특성들을 보일 수 있다. 예를 들어, 모든 어른들도 소망적으로 또는 마술적으로 생각하는 기질을 갖고 있다. "행운이 깃들길knocking on wood" 또는 숫자 13을 피하는 것과 같은, 행운과 관련된 의식행위들이 일상생활에서의 예이다.

고착과 퇴행은 동기, 자아 기능, 양심 기전, 또는 이들의 조합 등에 영향을 줄 수 있다. 종종 병리의 가장 중요한 표지자는, 특히 아동에서는, 퇴행된 정도가 아니라 어떤 심리 과정은 손상된 데에 반해 다른 부분은 온전한, 불균등함의 정도이다. 퇴행은 질병, 스트레스, 수면, 강렬한 쾌락, 사랑, 상한 종교적 느낌, 예술적 창작활동, 그리고 그 밖의 많은 비정상적인 상태 등에서 흔하며, 항상 병리적인 것은 아니다. 창조성, 성적 쾌락, 영적 경험 등은 모두 퇴행적 측면과 관련되어, "자아 기능을 통한 적응적 퇴행"이라는 개념으로 설명된다. 사실, 퇴행할 수 있는 능력 그리고 퇴행적 경험을 적응적으로 사용하는 것은 창조적인 사고와 감정이입적 이해, 그리고 또한 정신과 면담을 수행하는 것에 필수적인 전제조건이다. 환자가 느끼는 감정을 관찰하고 조사하는 동시에, 그것을 느낄 수도 있는 능력이 정신과의사의 기술에서 필수적인 사항이며, 또한 인격의 가장 성숙한 측면의 도움을 통해 퇴행할 수 있는 예이다.

감정 Emotion

감정은 몸과 마음이 모두 관여되는 상태이다. 여기에는 특징적인 생리적 반응; 주관적인 정동, 사고와 환상; 대인관계 양상; 그리고 눈에 드러나는 행동 스타일 등이 포함된다. 정신병리의 발생에 핵심적인 감정인 불안이 그 예이다. 불안한 사람은 마음속으로 막연하고, 불쾌하며, 무슨 일이 닥칠 듯한 공포와 두려움을 느낀다. 그의 인지 기능은 손상이 되며, 그는 마술적인 보호, 보복, 도피의 환상에 몰두되기 쉽다. 겉으로 드러나는 행동은 위협에 대한 그의 특징적인 반응 – 투쟁fight하느냐 도피flight하느냐, 무력하게 항복하느냐 – 에 의해 결정된다. 맥박, 혈압, 호흡수, 위장관 기능, 방광 조절, 내분비 기능, 근긴장도, 뇌의 전기적 활성, 그리고 그 밖의 생리적 기능 등에 변화가 온다. 이들 현상 중 어느 것도 그 자체가 감정은 아니며, 전체로서의 증후군이 우리가 *불안anxiety*이라 부르는 개체의 상태를 형성한다. 발달에 따라 감정은 증식되고 분화되어, 성인은 어린 아동에 비해 훨씬 크고 미묘한 일련의 감정들을 소유하게 된다. 이들은 전체적으로 인격, 그리고 특히 증상의 발달에 매우 중요한 역할을 하며, 이에 대해서는 나중에 보다 자세히 알아볼 것이다.

위험에 대한 환상 Fantasies of Danger

갓 태어난 유아는 욕동 만족을 위한 쾌락 추구에 대해 내적인 심리적 갈등을 갖고 있지 않다; 쾌락 추구를 위해 돌보는 이의 이해와 도움만이 필요할 뿐이다. 그것이 가능한 경우, 유아는 "아이처럼 행복"하다. 하지만 돌보는 이의 능력에 상관없이 좌절은 불가피하다. 과잉자극이 쾌락 추구를 방해할 수도 있고, 아이가 돌보는 이로부터 떨어지거나 돌보는 이가 무관심하거나 적대적인 사람으로 느껴질 수도 있으며, 발달이 진행됨에 따라 아이는 쾌락추구 능력을 상실하게 될 것을 두려워하게 되거나 내적 심리적 분노감이 수치심이나 죄책감의 형태로 경험될 수도 있다. 결국 사실상 모든 소망에는 아이와 돌보는 이 사이의 관계child-caretaker relationship에서 발생하는 두려움 중 하나가 뒤따르게 된다. 그 결과 성인이 되었을 때, 순수한 소망이나 두려움은 거의 드러나지 않은 채, 대신 이에 수반된 소망과 두려움 사이의 갈등만이 나타나며, 이때 소망은 때때로, 두려움은 대개 무의식적이다.

표상 Representations

주관적 경험에는 욕동이나 소망, 감정이나 느낌뿐만 아니라 패턴, 이미지, 표상 등도 관여된다. 이중 가장 중요한 것은 자기 자신 그리고 부모나 일차적으로 돌보는 이와 같은 중요한 타인에 대한 표상이다. 최신 발달 이론에 따르면, 이러한 자기와 타인의 표상은 태초의 무정형적 자기주관성amorphous subjectivity으로부터 분화되어 나온다 – Winnicott의 말에 따르면, 아이baby라는 것은 없으며 엄마-아이 조합mother-baby constellation으로부터 시작이 된다. 자기에 대한 표상은 발달과정을 따라 발전되어 나아가 인격의 핵심적인 양상이 되며, 반면에 자기와 관련된 타인에 대한 표상 또한 발전되고 형태를 갖추어 세련되어지면서, 정신역동적 사고에 핵심이며 또한 이 책 전반에 걸쳐 논의되는 다양한 전이 현상transference phenomena의 주형template이 된다. 프로이드의 원래 가설은 욕동을 가장 중요한 것으로 보고, 자기와 타인에 대한 표상은 이차적으로 발생한 것으로 간주하였는데 반해, 몇몇 포스트프로이드 사상가들은 이 모델을 거꾸로 보아, 자기와 대상 표상이 핵심적인 것이며 욕동은 이차적인 것이라고 생각하였다.

대상 Objects

*대상*이라는 용어는, 정신역동학적 의미에 있어서, 타인other people 혹은 심지어 다인에 대한 내적 정신적 표상을 말한다고 정의하기엔 옳지 않은 단어처럼 보인다. 하지만 정신역동적 사고의 역사적 관점에서 보면 이해가 된다. 아동기 외상으로 인해 노이로세가 발생한다는 초기의 관심 이후, 프로이드는 욕동이 핵심적인 역할을 하며, 심리적 발달은 타고난 욕동 성향의 성숙에 의해 대부분 좌우된다는 점에 집중하면서, 이러한 성숙 과정에 환경이 중요한 역할을 한다고 하였다. 욕동은 대개 그 충족을 위해 외부 세계의 어떤 측면 – 즉 그들의 "대상" – 을 필요로 하며, 이는 종종 (항상은 아니고) 다른 사람another person – 예를 들어, 어머니나 사랑하는 사람 – 이다. 하지만 중요한 것은 대상의 인간적 특성이 아니라, 그보다는 욕동을 얼마나 만족시켜줄 수 있는가 하는 것이다. 하지만 아동을 연구한 일련의 정신분석가들은 아동의 삶에서 중요한 타인은 목표대상target 그 이상이라는 사실을 강조한다: 그들에게는 차이가 있다. *대상*이라는 용어는 그대로 사용되었지만, 아동의 성장과 경험을 형성하는 데에 대상이 능동적인 역할을 담당하며, 타고난 기질이 성숙되어 펼쳐지는 과정은 상호역동적인 발달 과정의 일부분으로, 이때 대상이 중요한 역할을 담당하는 사실을 알게 되었다.

오늘날 정신역동학의 일부 학파들은 욕동을 핵심적인 것으로 간주하는 데에 반해, 다른 학파들은 아동(이후엔 어른)과 중요한 대상 사이의 관계에 초점을 맞춘다. 인격을 완전히 설명하기 위해서는 두 가지 모두가 필요하다는 점은 모든 학파들이 인정한다. 대상 관계에 기초한 개념적 모델은 유아와 아동, 특히 정신병적 상태나 경계성 상태와 같은 보다 심각한 정신병리를 연구하는 데에 중요하며, 개인 사이의 관계성에 대해 주의를 기울여야만 하는 정신치료와 면담 수행에도 매우 중요하다.

프로이드의 원래 생각은 환자는 *회상reminiscence* – 병을 일으킨 어렸을 적의 기억 – 으로 인해 고통 받고 있다는 것이었다. 임상 경험을 바탕으로 프로이드는, 이러한 기억은 아동기로부터 유래하며 주로 성적인 것이라고 결론지었다. 그의 많은 환자들이 종종 아동기 성적 경험 – 외상trauma – 으로 보이는, 모호하고 부분적이며 조각난 기억들을 보고하였으며, 이에 프로이드는 그 외상이 신경증적 증상의 핵심이라고 믿었다. 하지만 기억이란 어떠한 것도 가능하다는 속성, 그리고 일부 환자들이 "잘못된" 기억을 갖고 있었다는 사실을 발견하게 된 일 등을 통해 프로이드는 1897년 초 자신의 이론을 기초부터 수정하게 되었다. 환자가 기억으로 인해 고통 받고 있는 것은 맞지만, 더 이상 그 기억은 "진짜" 사건이 아닐 수도 있다고 생각하였다. 오히려 아동기 환상의 기억으로 인해 고통 받고 있다는 표현이 더 맞을 수 있는데, 그 환상은 정신적 현실psychic reality에서 역동적인 힘을 갖고 있으며, 아직까지 인식되지 않은 아동기의 정신성적 생활로부터 유래한 것이다. 이러한 점에서 더 이상 정신역동학은 외부 사건의 표상을 핵심적으로 다루지 않는다; 대신 소망과 두려움, 환상 등과 같이, 외부 세상을 어떻게 경험하는가에 대한 내적 성향에 점점 더 강조를 두게 되었다. 치료과정은 여전히 억압된 기억의 회복에 강조를 두었지만, 이제는 그 기억들도 아동기 외부 사건의 기억이라기보다는 환상과 주관적인 경험의 기억들이다. 발달심리학에서 정신분석학적 관심은 지속이 되었지만, 이러한 결과로 인해 그 초점은 아이가 자라면서 세상과 어떻게 상호작용하느냐로 옮겨졌으며, 또한 아동의 환상이 어떻게 전개되며, 세상과의 상호작용이 진행되고 기억되는 데에 환상이 어떤 영향을 미치는가에 대해서로 초점이 맞추어지게 되었다.

최근의 정신역동적 사고도 프로이드처럼 아동기에 관심을 두고 있다. 하지만 성인 환자를 치료할 때, 아동기의 "사실fact"을 직접 알 수 있는 방법은 없으며, 알 수 있다손 치더라도 별로 가치가 없을 것이라고 생각되어지고 있다. 그보다는 무의식과 의식 모두에 있어서, 어른이 된 환자의 아동기에 관한 기억과 믿음, 환상에 더욱 관심을 둔다. 모든 기억들처럼, 이들은 현시점에서 구성된, 아마도 재구성된 것들이다 – 유아기 때 겪은 일을 해석한 바를 아동기에 다시 재작업하고, 그것을 청소년기에 재작업한 뒤, 어른이 되어서 다시 재작업하여 만들어낸 것들이다. 이러한 기억들은 역동학적으로 강력하며, 정신역동적 치료의 작용기전을 이해하는 방법 중 하나가 바로 그 기억들을 찾아내어; 탐색하고; 현실 그대로의 복제물이 아니라 환자의 발달단계와 주요 갈등, 성격 구조 등으로부터 영향을 받아 만들어진 창조물로서, 어느 정도의 영향을 받은 것인지를 이해하며 ; 따라서 기억이긴 하지만 변화될 수 있는 기억이라는 점을 확인하는 것이다. 결국 치료를 받은 후, 환자는 자신의 과거력을 바꾸어 기억하게 되고, 또는 적어도 계속해서 그의 생활을 통제해왔던 자신의 과거력에 대한 특정 시각version을 더 이상 붙잡고 있지 않게 된다.

정신역동적 정신치료자의 관심은 단순히 아동기 사건에 있는 것이 아니다; 어른이 되어 갖고 있는 아동기 기억, 즉 그들의 신경증적 양상과 전이 반응의 주형template이 되는 기억들에 더욱 관심이 있다. 심하게 혼란된 환자를 제외한 대부분의 경우에서, 이러한 기억들은 "진짜로" 일어났던 일들이긴 하지만, 또한 "진짜로" 일어났던 일들을 바라본 많은 시각들 중 하나일 뿐이기도 하다. 실력 있는 치료자라면, 발달심리학자들이 아동기에 관해 무엇을 알아내었고, 발달이 아동기 기억의 저장에 어떤 영향을 주었으며, 연속되는 발달 단계에 따라 어떤 종류의 변형이 일어났는지 등을 잘 알 것이다. 그런 치료자라면 아동기에 관한 통상적인 이야기들, 즉 특정 증후군이나 성격 유형과 흔히 관련되는 기억들에 대해 잘 알 것이며, 또한 이들이 발달역동에 대한, 검증될 수는 있으나 대부분 아직 검증되지 않은 가설로 변형되는 시기 등을 알 것이다. 더욱이 기억의 임상적 가치와 치료적 힘은 기억의 역사적 타당성에 있는 것이 아니라, 기억이 환자의 주관적인 정신생활에 얼마나 부합하는가, 그리고 기억이 환자로 하여금 자신의 개인적 과거력을 재형성하도록 촉진시켜주었는가에 달려있다.

정신병리적 상황의 정신역동
PSYCHODYNAMICS OF
PSYCHOPATHOLOGICAL CONDITIONS

정상과 병리 : 신경증적 행동의 속성
Normality and Pathology : The Nature of Neurotic Behavior

*정상normal*과 *병리pathology*, *건강health*과 *질병disease*이라는 용어에 대해 보편적으로 받아들여지는 정의는 없지만, 실제 의료에서는 종종 이들 개념에 따라 판단을 해야 할 때가 많다. *정신병리psychopathology*란 어떤 한 개인에서, 어떤 인생의 시기에, 어떤 상황에 있어서, 최상으로 적응적이지 못한 행동을 일컫는다. 정신역동학은 적응적이거나 부정적응적인, 건강하거나 병리적인 모든 행동의 원인이 되는 정신 과정들을 연구하는 학문이다. 물론 정신역동적 관점만으로는 이해가 되지를 않는 정신병리가 있다 – 정신운동성 경련에서의 자동적 행동, 그리고 환각제 복용 후의 환각 등이 그 예이다. 정신역동학은 그 증상들의 내용을 이해하는 데엔 도움이 될지 몰라도, 그러한 행동의 형성을 이해하는 데에는 거의 의미가 없다. 내적 갈등의 해결로부터 유래된 어떤 행동, 또는 방어 기제의 산물로서의 어떤 행동을 기술(記述)하는 것이 그것이 정상적인 것인지 아니면 병리적인 것인지를 구별해주는 것은 아니다. 중요한 문제는 한 개인이 갈등을 해결하는 데에 있어서 환경에 적응하는 능력이 불필요하게 손상되어 있는지 혹은 쾌락을 즐길 수 있는 능력에 지장이 있는 여부이다. 모든 사람들은 내적 심리적 갈등을 갖고 있으며, 갈등이 정신 기제의 사용을 통해 촉발시킨 불안에 모든 사람들은 반응을 한다. 어떤 한 행동에 대해 정신역동적인 논의를 나누는 일은 그것이 정상이냐 병리이냐 하는 문제와는 무관하다. 이것은 실제에서는 다소 복잡한 문제인데,

어떤 일련의 정신역동과 정신기제들은 흔히 정신병리와 관련되기 때문이다. 일반적으로 현실과의 접촉, 대인관계의 유지, 또는 즐거움을 느낄 수 있는 능력 등을 위협하는 모든 방어들은 병리적인 것이기 쉽다. 그러나 정상인에서 결코 찾아볼 수 없는 단일 방어기제란 없다.

임상 실제에서, 의사가 면담 중에 보이는 환자의 행동이 건강한 것이냐 그렇지 못한 것이냐에 대해 주로 신경을 쓰는 것은 아니다. 그보다는 그 행동은 무엇을 의미하는지, 그리고 그 행동이 환자에 대해서 무엇을 말해주고 있는지에 더 관심이 있다. 정신과의사는 종종 심각한 위기에 처해있거나 일상적이지 않은 상황에 직면해있는 건강한 사람을 면담하고 치료해줄 것을 요구받곤 한다. 이렇듯 정신과적으로는 건강한 사람과의 면담을 기술적으로 진행하고, 철저하게 이해하는 데에는 정신역동에 대한 지식이 매우 중요하다. 그러나 모든 임상 면담가들은 정신역동뿐만 아니라 정신병리에 대해서도 공부를 하는 것이 중요한데, 이는 정신과적으로 정상적이지 못한 환자와의 면담을 이해하기 위한 것일 뿐만 아니라, 감정적 어려움을 가진 사람으로부터 가장 쉽게 배울 수 있는 정신역동적 원칙들을 이해하기 위해서이기도 하다.

신경증적 병리의 구조 The Structure of Neurotic Pathology

성욕, 공격성, 권력 추구, 의존성 등과 같은 기본적인 동기들은 개인으로 하여금 만족을 추구하는 행동을 하도록 만든다. 그러나 내적 심리적 갈등 때문에 이러한 행동이 표출되는 것은 부분적으로 또는 완전하게 차단이 되며, 그 결과 정신-내적 긴장intra-psychic tension은 더욱 증가된다. 그 동기에 따라 행동했을 때 초래되는 즐거운 결과 및 불쾌하거나 위험한 결과 둘 모두가 예상되면서, 이러한 갈등에 대해 반대의 힘이 발생한다. 가장 단순하게는, 아동기에 흔히 나타나는 것으로, 외부 위험은 진짜인 것이며, 이를 감지한 결과 두려움이라는 감정 상태가 초래된다. 예를 들어, 한 소년은 자신을 부당하게 대한다고 느껴진 어른에게 화가 나서 그를 때리고 싶어졌다; 하지만 보복의 두려움 때문에 그는 자신의 분노를 조절하고 억누르게 된다. 이 예에서, 그 결과는 매우 적응적인 것이며, 이때 위험의 지각과 그로 인한 충동의 억제가 의식적인 것인지, 무의식적인 것인지는 그다지 중요하지 않다.

그가 두려워하는 위험한 결과가 현실적이지도 즉각적이지도 않으며, 오히려 아동기에 형성된 경험에서 유래된 – 과거의 그림자가 현재에 드리워진 – 환상 속의 상상의 두려움인 경우에 상황은 더욱 복잡해진다. 이러한 두려움은 거의 항상 무의식적이며, 이들이 의식적인 현재의 지각이 아니라 역동적으로 중요한 무의식적 기억으로부터 유래된 것이기 때문에, 그와 반대되는 현실을 자꾸 반복하여 경험을 하더라도, 그 두려움은 쉽게 고쳐지질 않는다. 무의식적 정신 과정에 뿌리를 둔 태도를 버리는 일은 매우 힘들다. 불안이라 불리는, 무의식적인 상상의 위험에 대한 공포는 그것에 연관되어 있는 동기를 억제inhibition시킨다. 이 경우에서 억제는 현재 그가 살고 있는 현실 세계에 대한 반응이 아니며, 따라서 이는 비적응적이거나 병리적이기 쉽다. 하지만 몇 가지 예외는 있다. 본래의 무의식적 환상 그 자체가 개인의 현재 현실과 서의 유사한 상황에서 발생한 경우라면, 상상되는 위험에 대한 무의식적 환상에서 유래된 기본적 동기를 억누르는 것은 매우 적응적일 수도 있다. 간단히 말해, 현재의 상황이 그의 아동기 세상과 유사하다면, 신경증적으로 보이는 패턴이 실제로는 적응적일 수도 있다는 것이다.

다음 예가 이러한 사실을 보여준다. 부인에 대해 따뜻함과 애정을 갖고 있는 한 남자가 성관계를 맺으면 거세가 될 것이라는 무의식적 두려움을 갖고 있었다. 성적 충동의 심한 장해와 억제가 초래되었고, 이는 분명히 그의 현재 생활에서 비적응적인 해결책이었다. 하지만 원래 그 충동이 발생되었던 아동기 상황이었더라면, 그런 행동은 이해가 되는 것이다. 또 다른 한 사람은 칵테일파티에서 한 여성에게 순간 성적으로 끌리는 느낌을 받았는데, 사실은 그 여자가 사장의 부인이라는 것을 알게 되자, 그녀에 대한 관심이 사라져버렸다. 이 역시도 거세에 대한 무의식적 두려움에 기반을 둔 성적 충동의 억제로 인한 결과이지만, 현재로서 그 결과는 적응적인 것인데, 왜냐하면 이러한 충동을 표현하는 것이 분명히 제한되었던, 초기 아동기로부터 유래된 그의 환상과 매우 유사한 상황이기 때문이다.

소망과 무의식적 두려움 간의 갈등에 의해 초래되는 불안이 심리적 고통의 가장 흔한 증상 중 하나이다. 이것이 고전적인 불안 장애의 주된 양상이며, 또한 많은 신경증 증세에서 발견이 된다. 환자는 닥쳐올 불안의 가능성 – 즉 “예기불안anticipatory anxiety” – 때문에 불안해할 수도 있으며, 이는 특히 공포증에서 특징적이다. 또한 의식적인 촉발요인이나 정신적인 내용 없이 짧고 국한적인 극심한 불안, 즉 “공황panic”을 경험할 수도 있다. 이는 불안에 대한 신경생물학적 역치가 변화되었기 때문이라고 많은 연구자들은 생각하며, 그 치료에는 약물학적인 방법과 심리적인 개입이 둘 다 효과적이다. 신경증적 정신병리 증세를 가진 사람들 중 일부, 그리고 인격 또는 성격 장애를 가진 사람들 중 많은 수가 거의 혹은 의식적으로 전혀 불안을 경험하지 않는다. 그들의 문제는 공포증, 강박사고, 강박행위 및 전환현상과 같은 신경증 증상이나 다양한 성격 경향 등의 형태로 나타나며, 불안은 임상 양상 중 덜 중요한 부분이거나 또는 불안이 전혀 없을 수도 있다.

정신분석가들은 이러한 보다 복잡한 상황을 방어 기제의 결과로 이해하였다. 이는 개인의 감정적 균형 상태를 위협하는 심리적 갈등에 의해 촉발된 자동적인 무의식적 심리 패턴이다. “신호 불안signal anxiety”이라고 불리는 불안에 대한 위협이나 예상은 불안으로부터 보호해주는 정신 기제 덕에 결코 의식되지 않는다. 다시 말해서, 심리적 갈등에 의한 불안의 무의식적 위협에 대해 반응을 할 때, 개인은 이러한 불안을 비껴 나가기 위해, 어떤 증상이나 행동 양상을 초래하는 기제들을 사용하게 된다. 다음의 임상 사례가 이 이론을 예시해준다.

> 다소 구속적이고 청교도적인 교육을 받으며 자라온 한 여성에게 혼자 바깥에 나가는 것을 두려워하는 공포증이 발생하였다. 그녀는 공포증이 시작되었을 당시 잠시 불안을 느꼈었다고 기억하였다. 하지만 지금은 집안에 있는 동안에는 전혀 불안하지 않았다. 바깥에 나가는 것이 왜 무서운지를 묻자, 그녀는 가슴이 뛰고 어지러웠던 적이 있었는데, 만일 길에 서있던 중이었다면 어떻게 되었을지 두렵다고 말하였다. 나중에 그녀는 낯선 사람이 말을 걸어왔을 때 그 남자가 자신을 겁탈할까봐 두려웠었다는 이웃집 여자의 이야기를 말 하였다. 그녀는 길에서 마주치게 되는 매력적인 남자들에게 성적 충동이 느껴질 때마다 이를 억제해 왔으며, 그 소망과 두려움이 모두 무의식적인 것이긴 했지만, 그녀는 자신의 이런 충동 때문에 비난받고 벌 받을 것이라고 두려워했던 것이다.

여기서 우리는 몇 가지 방어들을 관찰할 수 있다: 성적 소망에 대한 억압repression, 성에 대한 두려움을 바깥 세상에 대한 두려움으로 전치displacement시키는 것, 바깥 세상에 대한 회피avoidance, 그리고 성적 충동을 낯선 남자에게로 투사projection하는 것 등이다. 이러한 기제들이 그녀의 불안을 통제하는 데에는 효과적이었지만, 그 결과 성적 억압과 불감증이 초래되었으며, 그녀는 자유롭게 돌아다니지도 못하게 되었다. 건강한 행동에 대한 이러한 억압은 증상 형성에서 항상 관찰되는 양상이다. 증상으로 인해 환자는 부적절감과 무력감, 심지어 우울증을 겪게 되기 때문에 이는 종종 “이차성 상실secondary loss"이 된다.

증상은 금지된 소망에 대한 방어일 뿐만 아니라, 또한 상징적으로 그리고 부분적으로 그 소망들을 충족시켜주는 것이기도 하다. 증상이 불쾌감을 느끼지 않을 수 있도록 보호해주는 한 증상은 필요한 것인데, 왜냐하면 충족되지 못한 소망은 심리적 균형이 깨져버려 두려움과 불안이 다시 엄습해올 때까지 계속해서 만족을 추구할 것이기 때문이다. 증상으로 인해 얻어지는 만족의 예가 위에서 언급한 여성의 경우에서 잘 드러난다. 이 여성은 오빠와 함께라면 바깥으로 나갈 수 있었는데, 그녀의 무의식적 환상 속에서 그녀의 오빠는 항상 낭만적인 파트너였던 것이다. 증상은 또한 본래의 무의식적 두려움과 관련된 상징적 처벌이 될 수도 있다. 한 명의 어린아이로서, 그 젊은 여성은 자신의 문을 걸어 잠그는 것으로서 자신의 음란함을 벌준 것이며, 그녀의 공포증 증상은 그 경험을 재창조한 것이다.

증상과 성격 Symptom and Character

신경증적 정신병리들은 억압되어있는, 받아들여질 수 없는 소망과 무의식적 두려움간의 타협compromise을 의미한다. 모든 행동들이 내적 욕동의 요구와 외부 현실 사이를 타협하려는 의미하긴 하지만, 신경증적 행동은 차선의 해결책으로, 이는 외부세계뿐만 아니라 내적 무의식적 두려움으로 인한 제한에 순응하려는 개인의 노력을 반영해주는 것이기도 하다. 이러한 신경증적 양상이 인격 내로 통합될 수 있는 두 가지 방법은 *증상*과 *성격*이라는 측면에서 설명될 수 있다.

신경증적 *증상*neurotic *symptom*은 비교적 명확하게 구분이 되는 행동 양상으로, 당사자에게는 원하지 않은, "자아에 낯선ego-alien" 현상이며, 실제로 자기self나 인격personality의 일부분이 아니다. 의식적으로는 증상에서 벗어나기를 바라며, 도움을 찾는 경우 역시 드물지 않다. 불안, 우울증, 공포증, 강박사고, 강박행위, 그리고 진환 현상 등이 전형적인 예이다. 때때로 환자는 증상에 적응을 하여, 증상을 가진 채로 살아가며 심지어는 증상을 활용하는 방법("이차성 이득")을 배우기조차 하지만, 항상 증상은 자기self에게 낯선 – 기본적으로 "내가 아닌 것not me"으로 경험한다.

*성격 경향character trait*은 자기도 모르는 사이 개인의 전체 인격 안으로 스며든, 보다 일반화된 행동 양상이다. 이는 자아-동조적ego-syntonic인데, 왜냐하면 당사자는 이것을 자신의 일부분으로 간주하며, 이것이 병리적이라는 사실, 혹은 바람직하지 못한 것이라는 사실을 깨닫지 못하면서, 단순히 자신의 "본성nature"이 드러난 것이라고 느끼기 때문이다. 이러한 성격적 경향 때문에 도움을 찾는 경우는 드물지만, 성격적 경향의 간접적인 이차적 사회적 결과로 인해 정신과 상담을 구하게 되는 경우는 흔하다. 불신, 인색함, 무책임, 충동성, 공격성, 강박성 그리고 소심함 등은 문제를 일으키는 성격 경향의 예인데 반해, 끈기, 관대함, 사려 깊음, 용기 등은 보다 바람직한 것들이다.

기저의 정신역동적 구조 측면에서 봤을 때, 증상과 성격적 경향은 서로 연관이 되어 있지만, 정신과 면담과 치료를 하는 데 있어서는 상당히 다른 기술적인 문제들을 드러낸다. 일반적으로 증상 경감을 원하는 환자를 치료할 때 임상가는 치료를 생각하게 된 동기와 생활 상황 등의 요소와 함께 기저의 성격 구조에 대해 고려를 하는데, 이는 증상을 합리적인 치료 프로그램이 이루어질 수 있는 개인의 전반적인 기능 측면으로만 간주하기 때문이다. 예로서, 두 사람이 똑같은 정도로 심각한 우울 증상을 경험하는 경우를 보자. 한 사람은 젊고, 표현이 명확하며, 이해력이 있다. 또한 강박적 인격 구조를 가졌으며, 치료에 대한 동기가 크고, 다소 유연하며, 되돌릴 수 없는 생활 문제가 거의 없다. 이 사람에게는 증상 경감뿐만 아니라 원인적인 성격 경향을 수정하는 것까지도 목표가 되어, 심층적, 탐색적, 분석 지향적 정신치료가 추천된다. 다른 한 사람은 나이가 많으며, 그의 인격과 맞물려 있는 인격상의 문제를 가진 여자와 결혼을 하여 몇 명의 자녀를 두고 있다. 그의 부인은 치료를 받으려는 그의 노력에 대해 상당히 부정적인 반응을 보였던 적이 있다. 그는 이제 정신과의사를 의심하고 믿지를 못하며, 자신의 내적 생활에는 거의 관심을 갖지 않은 채 구체적인 외부 사건에만 초점을 맞추고 있었다. 이런 환자에게는 주로 증상에 초점을 맞춘 치료가 바람직하다. 두 환자 모두에게 증상 경감은 중요한 목표이며 약물치료가 효과적일 수 있지만, 성격에 초점을 맞춘 정신치료를 하는 것이 도움이 될지 위험할지 여부를 평가하기 위해서는 정신역동적으로 심사숙고해보아야 한다.

역으로, 주로 성격적 병리를 보이는 환자에서, 면담가는 환자가 깨닫거나 인식하지 못하고 있는 증상들을 찾아낸다. 이러한 증상의 호전을 통해 환자의 치료 의지는 강화가 된다. 치료가 진행됨에 따라, 어떤 면에서, 임상가는 환자로 하여금 자신의 병리적 성격 경향을 자신의 "자기self"와 분리된 것으로 경험하도록 만듦으로써, 자신의 성격 문제를 증상으로 바라보도록 환자의 태도를 변화시킨다. 종종 이 말은 환자에게 증상이 생기기 전까지는, 진정한 치료는 이루어지지 않고 있는 것이라는 뜻의 격언으로 잘못 이해되어 왔다. 성격장애를 가진 환자가 자신의 병리에 대해 병식을 갖기 시작함에 따라, 환자는 성격 문제를 자아에게 더욱 낯선 것ego-alien으로 느끼게 된다는 말이 더 정확할 것이다. 일부 성격 경향들이 비참한 이유는 환자가 받고 있는 고통 때문이 아니라 그가 미처 알지 못하고 있다는 사실 때문이다.

극도로 강박적인 남자가 자신의 정확성과 완벽주의에 대해 자부심을 갖고 있었다. 하루는 면담시간에 딱 맞추어 도착을 하였고, 그는 시계를 바라보며 시간을 재면서 시간을 정확히 맞추었다는 것을 치료자에게 자랑스럽게 설명하였다. 잠시 후 그는 딸과 식사를 하고 있었는데, 이는 자주 있는 일이 아니었고, 자신이 그렇게 갑자기 자리에서 일어나려 하자, 딸이 다소 놀라며 마음이 좀 상한 것 같았다는 이야기를 하였다. 그는 딸에게 아무런 설명이나 사과도 하지 않았던 것이다. 치료자는 약속시간에 맞추어 온 것은 인정해 주었지만, 친근함과 따스함을 경험할 수 있는 기회를 "완벽한 기록"과 맞바꾼 것 같다고 그에게 충고해주었다. 자신의 소중한 장점이 기저의 전반적인 심리적 문제가 표면화된 것일 수도 있다는 생각에 – 즉, 그의 성향은 증상적이었다는 점에서 그 환자는 상당히 침울해졌다. 치료가 진행되면서, 그가 중요시했던 꼼꼼함과 정확성 같은 강박적 성향과, 더 이상 희생시키고 싶지 않은 새로이 얻은 값진 따스함과 친밀감을 결합시킬 수 있는 많은 방법들을 찾아내었고, 이로 인해 그의 성향의 적응적인 측면은 유지하면서 동시에 지금은 증상으로 경험되었던 병리적인 영향을 줄일 수 있게 되었다.

면담에서 증상은 환자가 이야기하고 있는 내용에서 가장 명확하게 반영된다; 경향은 그의 말하는 방식, 그리고 주요 인물, 특히 면담가와 관계를 맺는 방식에서 드러난다. 다른 관점에서 보면, 증상은 환자가 기술을 하는 것이고, 성격적 경향은 임상가에 의해 관찰되는 것이다. 초심자들은 증상에다가 초점을 맞추는 경향이 있는데, 그 이유는 증상을 환자가 강조해서 말하고, 다른 의학 분야의 면담에서처럼 증상이 초점이 되며, 증상을 발견하고 이해하는 것이 가장 쉽기 때문이다. 보다 경험이 많은 면담가들 역시 증상에 대한 환자의 이야기에 귀를 기울이지만, 그들은 이러한 논의 동안에 나타나는 환자의 성격 구조에다가 더 많은 관심을 두곤 한다. 정신분석학의 주요 공헌 중 하나는 면담이 최대한 성공적이기 위해서는, 환자의 성격 구조를 다루는 것이 중요하다는 사실을 발견한 것이다.

신경증 그리고 정신병 Neurosis and Psychosis

정신병 환자와 신경증 환자를 구별하는 단일 기준은 없다. 일반적으로, 정신병적 환자들은 더 심하게 병이 든 사람이다 – 즉, 이들은 적응에 있어서 보다 전반적이고 광범위한 어려움을 갖고 있다. 더 구체적으로 말해, 최소 수준의 적응을 하는 데에 필수적인 것으로 간주되며, 신경증 환자에서는 대개 정상으로 유지되는 기능들이 정신병적 환자에서는 손상되어 있다. 여기에는 지각perception과 현실 검증, 대인 관계를 유지할 수 있는 능력, 그리고 기억, 의사소통, 운동 조절과 같은 자율적 자아 기능autonomous ego function의 유지 등이 포함된다. 정신병적 기질성 뇌 증후군과 비정신병적 기질성 뇌 증후군간의 구별 역시 이런 기준에 따라 이루어지며, 이는 16장, "인지기능장애 환자" 편에서 논의될 것이다.

신경증과 정신병에서의 심리적 과정에 대한 연구를 통해, 이들은 질적으로 서로 다른 장애인가 아니면 기전은 기본적으로 동일하며, 단순히 양적으로만 차이가 나는 것인가에 대한 의문이 제기되었다. 전자의 관점을 지지하는 사람들은 정신병적 과정에서는 한 가지 이상의 기본적인 결손이 일차적인 것이며, 질병의 다른 현상들은 신경증에서 보이는 것과 유사한, 방어적이고 보상적인 심리적 반응의 결과로 설명될 수 있다고 제안한다. 예를 들어 조현병에서 이러한 핵심적인 결손은 감정 능력의 감소, 현실 지각과 현실 검증의 장애, 비정상적인 인지 과정, 불량한 대인 관계, 그리고 여러 정신 기능들을 조화된 하나의 전체로 통합하는 기능인 자아의 통합기능synthetic function of ego의 일차적 결손 등으로 다양하게 서술되어 왔다.

각각의 방어 기제들은 정신병적도 신경증적도 아니며, 비슷하게 병리적인 것도 건강한 것도 아니다. 그러나 투사나 부정 같은 일부 정신 기제들은 자율적 자아 기능과 현실과의 관계를 손상시키기 때문에 흔히 정신병적 과정과 관련되어 있다. 환각과 착각은 현실 지각에서의 심한 장애이며, 망상은 현실 검증에서의 심각한 손상을 의미한다; 이들 세 가지 증상들 모두는 대개 정신병과 관련이 된다. 그러나 비현실감derealization 또는 이인감depersonalization 같은 "현실real" 세계에 대한 주관적인 느낌에서의 미묘한 장애는 정신병뿐만 아니라 신경증에서도 흔하다. 더욱이 모든 신경증적 증상들은, 그것이 비적응적이라면, 어떤 의미로는 "비현실적unrealistic"이다. 그러나 신경증에서 보이는 현실과의 접촉에서의 결손은 보다 한정적이고 대개 무의식적이며, 환자 생활의 거의 모든 영역들은 영향을 받지 않는다.

정신병에서 관찰되는 대인관계의 장애는 발달의 초기단계로부터 유래된 것인데, 아동이 지각하고, 현실을 검증하며, 사고하고, 언어를 배우고, 정서를 느끼는 등의 능력들은 모두 어머니와의 초기 관계에서부터 자라나기 때문이다. 신경증 환자들은 현재의 대인관계를 후기 아동기의 경험에 의해 만들어진 틀에다가 짜 맞추려는 경향이 있으며, 결과적으로 친구 관계 및 애정 관계에 심각한 장애가 초래된다. 그러나 그 밖의 다른 사람들과의 관계를 형성하고 유지하는 능력은 유지하고 있으며, 신경증적 문제들이 해결되면, 이러한 관계는 그가 만족을 얻을 수 있는 주된 원천이 된다. 많은 정신병 환자(특히 조현병 환자)들은 다른 사람과의 관계에서 보다 기본적인 결손을 갖고 있다. 이러한 점은 임상적으로 고립isolation과 철수withdrawal, 친구 관계를 지속하지 못함, 그리고 형성된 친구 관계의 미천함과 피상성 등의 형태로 나타난다. 그의 친구나 아는 사람들은 종종 자신들의 인생에서 그는 덜 안정적이고 덜 중요한 인물로 간주되고 있다는 사실을 발견하게 된다.

임상가는 면담 동안에 환자의 이러한 대인관계 속성상의 결손을 경험하곤 한다. 정신병 환자들은 뭔가 다르게 "느낀다"; 그와 관계를 맺고, 그의 감정 반응에 동감하는 것이 어렵게 느껴진다. 예를 들어, 몇 차례의 면담을 가진 후에도 임상가가 환자를 기억하지 못하는 경우는, 돌이켜 생각해보면 진정한 관계가 이루어지지 않았다는 점을 말해주는 것이다. 환자가 느끼는 자기 정체감의 혼란 때문에, 임상가는 지금 도대체 어떤 사람과 함께 있었던 것이지 모르겠다는 느낌을 받게 된다. 경험이 많은 정신과의사들은 진단을 내리기 위한 병리적 기준뿐 아니라 이런 종류의 느낌을 통해 정신병을 포착해낸다. 그러나 정신병 환자들이 맺는 대인 관계들이 모두 미천하고 피상적인 것은 아니다. 완전히 반대되는 예외도 있어, 환자에게는 종종 신경증의 경우보다 훨씬 더 모든 것을 아우르는 강렬한 공생적symbiotic 관계를 맺고 있는 사람이 있는 경우도 있다. 그 사람이 정신치료자일 수도 있으며, 따라서 이는 면담에서 특별히 고려되어야 할 문제이다.

환자의 인생에 대한 충분한 정보를 얻을 수 있는 경우라면, 대부분의 신경증적 정신병리들은 정신역동적인 큰 틀 내에서 아주 자세하게까지 이해될 수 있다. 하지만 정신병적 정신병리는 충분한 정보가 얻어지더라도 쉽게 이해되질 않는다. 이 때문에 신경증에 반해, 정신병은 정신역동과 무관한 중대한 결정인자들을 가지고 있는 것으로 생각되어진다. 어떤 경우에든, 병리를 정신역동적으로 설명하려는 것은 모두 그 원인을 밝히는 것보다는 그 병리의 의미를 이해하는 데에 더 도움이 되는 것이다. 실제로 프로이드도 정신병뿐만 아니라 신경증 역시 생물학적인 원인을 갖고 있다고 생각했다는 점을 상기시켜볼 필요가 있다.

정신병 환자들은 자신의 보다 근본적인 정신병리 외에도, 추가적으로 신경증적인 문제들을 가질 수 있으며, 또한 대개 갖고 있는데, 이는 증상과 성격적 경향 두 가지 형태 모두로 나타날 수 있다. 따라서 면담가는 정신병 환자에서 정신병적 병리와 신경증적 병리를 모두 생각해봐야 한다. 하지만 이것은 매우 힘든 일일 수 있는데, 왜냐하면 정신병적 증상이 면담 그 자체에 대한 환자의 참여 능력을 방해할 수 있기 때문이다. 환자는 다른 사람을 신뢰하지지 못하는 경향이 있기 때문에 면담가를 대할 때에도 편안함을 느끼지 못하며, 사고 과정의 장애와 더불어 대인관계 능력의 감소는 의사소통에 있어 큰 문세를 야기한다.

정신병은 계속 지속되는 현상이 아니며, 따라서 많은 정신병 환자들이 수일이나 수 주 간에 걸쳐, 또는 심지어 한 시간의 면담시간 내에서도 정신병적인 상태에 빠졌다가 다시 빠져나오곤 한다. 치료로 인한 스트레스 때문에 환자가 정신병적으로 빠지는 일이 없도록 충분한 감정적 지지를 해주면서, 동시에 환자의 갈등과 문제들을 다룬다는 것은 종종 치료의 딜레마가 되곤 한다. 두 개의 임상 사례가 이런 문제점을 보여준다.

한 젊은 남자가 극도로 불안한 상태에서 병원 응급실에 도착을 하였다. 그는 심장발작이 일어나서 곧 죽을 것 같다고 느꼈으며, 흉통과 숨이 막히는 느낌을 호소하였다. 협조적이긴 했지만, 그는 땀을 흘리며 두려움에 떨고 있었다. 그는 어떠한 심리적 또는 감정적 어려움도 부인을 하였다. 과거에도 비슷한 삽화가 몇 차례 있었지만, 그때마다 금방 끝이 났고, 그 밖의 아무런 문제도 벌어지지 않았었다. 나머지 병력들은 특별한 것이 없었고, 면담이 진행되는 동안 증상이 줄어들었으며, 환자는 편안해지기 시작했다. 심전도 결과가 정상이라는 것에 환자는 더욱 안심을 하였고, 주치의가 신체적으로 건강한 것 같다고 말해주자 환자는 긴장을 풀며 보다 편안하게 이야기하기 시작하였다. 그는 자신의 가족과 초기 경험에 대해 이야기를 하였고, 어렸을 때 과잉보호를 받았었다고 털어놓았다. 그는 여전히 가족, 특히 어머니에게 상하게 밀착되어있었는데, 최근에 그의 어머니는 그가 만나는 여학생을 심하게 반대했었다. 불안 발작이 일어난 것도 그 여학생을 만나러 가던 도중에서였다.

두 번째 사례 역시도 공황 상태로 병원에 도착한 젊은 남자이다. 그는 등에 이상한 느낌이 들며, 다리에는 “전기 충격”이 오는 것 같다고 호소하였는데, 그는 이것이 육체적으로 탈진된 상태이기 때문이라고 생각했다. 그는 집과 재산을 도둑맞지 않으려고

> 밤새 지키고 서 있느라, 며칠간 한숨도 못 잔 상태였다. 그는 누군가가 자신을 해치려 한다며 막연히 두려워하고 있었지만, 최근 며칠 사이 누군가가 자신을 미행했다는 것에 대해서는 확신을 하고 있었다. 이런 생각에 대해 이야기를 나누면서, 그는 목소리를 낮춰 의사에게 바짝 기대어서는 며칠 전에 몇몇 사람들이 자신에게 동성애를 나누자며 다가왔었다고 말하였다. 정신과 경험이 없던 그 의사는 환자에게 동성애를 해본 적이 있는지 물었다. 환자는 초조해하면서 의사 역시도 자신을 동성애자로 몰아붙이려 한다고 소리치며 진찰실 밖으로 뛰쳐나가려 하였다. 잠시 후 진정제를 투여 받고 난 후, 환자는 적(敵)으로부터 자신을 보호하기 위해 입원을 해야겠다고 동의하였다.

두 환자 모두 실제로는 동일한 초기 증상을 보이고 있지만, 첫 번째 환자는 과다호흡증을 보이는 전형적인 공황 발작 환자이며, 두 번째는 초기 정신병적 편집성 조현병적 붕괴를 보이는 환자이다.

정신 기능의 정신분석 모델
Psychoanalytic Model of Mental Functioning

구조 모델과 자아 심리학 Structural Model and Ego Psychology

정신분석 이론을 정신병리, 인격 발달, 꿈, 예술, 문화, 그리고 그 밖의 인간의 활동 영역에 대한 연구에 적용함에 따라, 몇몇 이론적 모델들이 개발되었다. 이들 이론 중 첫 번째가 "지정학적topographic" 모델로서, 여기서 정신 활동은 의식conscious과 전의식preconscious, 무의식unconscious으로 설명되었다. 이 개념은 적용하기는 쉬웠지만, 곧 핵심적인 정신역동적 문제, 즉 정신내적 갈등을 논의하는 데에는 도움이 되질 않는 것으로 드러났다. 임상 실제에서의 많은 갈등들이 거의 무의식적이며, 환자는 기본적인 욕동이나 동기, 환상의 위험, 그리고 이를 해결하기 위한 심리적 전략 등을 모두 자각하지 못한다.

결국 프로이드는 그의 초기 지정학적 모델에 대체하여 "구조structural" 이론을 개발하였으며, 이는 현재 정신분석적 사상에서 가장 흔히 사용되는 이론 중 하나이다. 이 이론에서, 마음이란 갈등 상황에서 명확하게 나뉘는, 다소 자동적인 구조물autonomous structure들로 구성되어있다고 본다. 각각의 구조물들은 갈등 동안에 조화롭게 작동이 되는 심리적 기능들의 복잡한 배열로 이루어진다. 따라서 대부분의 (전부는 아닌) 갈등들이 구조물들 사이에서 발생하는 것으로 보인다. 일반적으로 세 가지의 기본적인 구조물들이 발견된다; 기본적 욕동, 충동, 그리고 욕구 등으로 이루어진 *이드id*, 모든 심리적 적응과 대처 기술, 외부 세계와의 모든 관계 뿐 아니라 이러한 욕동과 방어들까지 통제하고 조절하는 심리기능을 포함하는 *자아ego*, 그리고 부모와의 초기 관계를 통해 형성이 되고, 사회화 과정 동안 습득된 양심 및 의식적 및 무의식적인 윤리적, 노녁적, 문화적 규범 등으로 통합되는 자아의 분화된 측면인 *초자아superego* 등이다. 대개 초자아의 구성 성분 중 하나로 간주되는 *자아 이상ego ideal*이란 개인이 부모와의 동일시를 통해 발달시켜온, 그리고 이후 또래 및 문화와의 접촉을 통해 정교화되고 수정되어진 목표 및 염원을 일컫는다. 임상적으로 중요한 대부분의 갈등들은 이들 구조물 중 하나와 나머지 두 개 사이에서 발생하며, 세 가지 모두가 관여되는 경우도 가능하다. 그러므로 아동기 때 금지되었던 성적 충동에 대한 불안과 죄책감은 이드에 대항해 자아와 초자아가 반응한 예이며; 사소한 잘못으로 미안해하는 친구에게 가학적인 복수를 하는 것은 자아에 대해 초자아와 이드가 충돌한 경우이며; 수도자적 금욕주의 생활은 자아와 이드에 반해 초자아가 성격으로 표현된 형태이다.

자아 Ego

*자아*라는 용어는, 생존을 보장받고 욕구를 충족시키기 위해, 개인이 환경에 적응하고, 자극에 반응하며, 기본적인 생물학적 기능을 조절하도록 도와주는 역할을 하는 심리적 기능을 말한다. 역사적으로 이 개념은 심리학적 갈등에 대한 연구에서 유래되었는데, 이때 자아는 기본적인 생물학적 욕동에 반하여 이를 통제하는 힘을 뜻하는 말이었다. 이후 갈등과 관련되지 않는 기능 그리고 개체의 적응적 욕구를 충족시키기 위한 기본적 욕동과 조화되어 작동하는 기능까지도 여기에 포함이 되었다. 자아는 마음의 실행 기관executive organ으로, 생물학적으로 결정되어진 동기의 내적 요구(이드)와 사회적으로 결정되어진 목표와 가치(초자아) 그리고 외부 현실의 요구 사이의 관계를 조율한다. 자아는 이들 결정인자들을 모두 통합시키고, 그런 다음 개체의 반응을 통제하게 되는 마지막 공통 경로이다. 자아는 외부 현실, 특히 중요한 사람들로 구성된 외부 현실 부분과 성숙되어가는 유아의 정신세계 사이의 상호작용을 통해 만들어진다. 한 측면에는 기억, 학습, 지각, 인지 기능, 의사소통, 그리고 그 밖의 중요한 적응적 기능들의 성숙이 이루어질 수 있는 생물학적 잠재력biological potential이 놓여 있으며, 다른 한 측면에는 욕구를 충족시켜주고 자극을 조절해주는 대상, 즉 충분히 좋은 good-enough, 주의 깊고 반응적인 어머니 혹은 돌보는 이로 구성된, 고도로 분화된 환경이 자리 잡고 있다.

자아에는 의식적 심리 과정과 자동적인 무의식적 심리 과정이 모두 포함된다. 프로이드 이전에는 의식적인 부분은 심리의 주체subject matter of psychology로 간주되었다. 자아에는 또한 무의식적 방어 기제 및 프로이드가 초기 작업 때 발견했던 억압의 힘이 포함된다. 이들은 환자의 자각 바깥 부분에서 작동을 하지만, 이들은 기본적 욕구와 욕동의 표현에 반대되는 방향으로 작용하며, 따라서 자아의 일부분으로 간주된다.

이드 Id

"이드"라는 용어는 많은 행동들의 근원이 되는, 생물학적으로 발생된 욕동과 동기를 말한다. 성욕, 공격성, 안정에 대한 갈망 등이 이러한 동기의 예이다. 그 밖의 다른 욕구들은 사회로의 노출로 인해 발생이 되어, 이런 사회의 요구에 의해 결정지어 진다. 지위, 위신, 권력 등이 이러한 욕구들과 관련된 목표의 예이다. 고전적 정신분석 이론에서는 이 욕구들을 좇다 보면 생물학적으로 결정된 근원으로까지 직접 연결된다고 생각하였다. 이러한 동기들은 만족을 강요하기 때문에 자아와 맞부딪히게 되며, 따라서 개인의 행동을 결정하게 되는 주된 요소 중 하나이다. 신경증적 증상의 무의식적 결정인자에 대한 프로이드의 초기 연구를 통해, *이드*라는 용어에 포함되는 현상들이 발견되었다. 진화론자들의 가정에 따르면, 최초의 영장류들은 생존을 위한 목적에서 조직을 이루어 살기 시작하였다. 잘 짜인 조직을 이루었을 때가, 사냥에서의 식량 취득과 자연의 적이나 경쟁자로부터의 보호에 있어 더욱 효율적이었다. 조직은 가장 힘이 센 구성원에 의해 통치되었으며, 이로 인해 위계질서hierarchy가 형성되었다. 위계질서를 통해 누가 먼저 먹잇감을 먹고 먼저 짝짓기를 할 것인지가 결정되었다. 인간이란 엄청나게 복잡한 존재이지만, 이와 같은 현실적 혹은 상징적인 기본 본능들이 여전히 우리 행동의 많은 것들을 촉발시킨다.

최근의 정신분석학적 연구는 무의식적 욕동의 영향에 관한 것에 더해, 적응의 무의식적 기전과 행동 통합의 양상에 관한 심리학 쪽으로 방향을 맞추고 있다. 다른 말로 하면, 주로 이드 심리학을 연구하던 것에서 자아 심리학을 포함한, 보다 균형 잡힌 관점으로 이동했다는 것이다. 행동의 무의식적 결정인자에 대해 보다 많이 이해하게 됨에 따라 이러한 이동이 가능해졌으며, 동시에 성격장애나 정신병과 같이, 자아 심리학이 관여되는 정신과적 문제에 대한 임상적 관심이 증가하였다.

프로이드는 이드와 무의식적 자아의 원초적인 정신활동에 대해 기술할 때 "일차 과정primary process"이라는 용어를 사용하였는데, 이는 성인의 의식적인 자아의 사고인 "이차 과정secondary process"과 대조되는 것이다. 일차 과정의 사고는 유아적이고, 전논리적prelogical이며, 자기-중심적이다. 또한 쾌락 원칙pleasure principle을 따르고, 모순과 비일관성이 용인되며, 상징화symbolization와 농축condensation, 전치displacement 등과 같은 정신 기제들이 사용된다. 반면 이차 과정의 사고는 논리적이고 합리적, 현실-중심적,

목표-지향적이며, 상대적으로 감정적 통제로부터 자유롭다. 대부분의 사고 과정들은 이 두 가지 요소들이 복합되어 있다. 정신분석학에서 임상적으로 중요한 발견 중 하나는 대부분 합리적으로 보이는 행동조차도 놀라울 정도로 무의식적 일차 과정이 관여된다는 사실이다.

초자아 Superego

*초자아*는 옳고 그름의 기준 및 이 기준을 통한 자기에 대한 평가와 판단을 포함하는 심리적 기능을 말한다. 일반적으로 여기에는 자아 이상ego ideal도 포함이 되는데, 자아 이상은 어떠한 사람이 되고 싶다는 것에 관한 심리적 표상, 즉 이상적인 자기ideal self를 뜻한다. 초자아는 처음에는 자아의 한 부분으로 생각되었지만, 이따금씩 특히 갈등 상황이나 병리적 상황에서, 다른 자아 기능들과는 독립적으로 작용을 한다. 초자아는 어린아이의 부모와의 관계로부터 발생되며, 부모는 처음에는 아이의 행동에 대해 외적인 판단, 비판, 칭찬 등을 해준다. 성장을 하면서 아이는 부모에게서 벗어나지만, 그럼에도 불구하고 아이는 내재화internalize된 부모에 관한 심리적 표상psychological representation과의 관계를 유지하여, 역동적으로 중요한 정신적 중재자인 초자아라는 내적 정신 구조물을 만들어내는데, 이 초자아는 이전에 부모가 했던 이러한 역할들을 수행하게 된다.

더욱이 초자아는 선생님과 같은 부모 대리인parent surrogate, 또래, 그리고 가장 크게는 사회의 영향을 받는다. 자아 이상은 이러한 영향을 더 많이 받으며, 잠복기 때에 종종 대중 스타를 통해 구체적으로 상징화되곤 한다.

현실 Reality

우선 심리적 기능에 대한 논의에서 현실에 관한 얘기를 꺼낸다는 것이 불필요한 것인 듯이 보일 수도 있겠지만, 심리적 현실psychological reality과 보다 친숙한 개념인 물리적 현실physical reality을 구분하는 일은 반드시 필요하다. 현실 세계는 개인에 의해 감지되고 인식되는 동안 심리 기능에 영향을 준다. 이는 외부 현실의 가장 중요한 측면 : 중요한 타인과의 사회적 현실에 대한 문제를 생각해볼 때 잘 나타난다. 한 개인은 자신의 진짜 어머니, 아버지와 반응을 하는 것이 아니라, 그들에 대한 내적 표상internal representation에 반응을 하는 것이며, 이때 불가피하게 선택, 왜곡, 재구성 등이 관여되어질 수밖에 없다. 이러한 중요한 구분이 자꾸 잘못 이해되곤 하는데, 심지어 프로이드 자신도 그러했다. 아동기 동안, 신경증적 환자들은 흔히 어른을 매우 유혹적이거나 또는 얼음처럼 무관심한 사람으로 경험한 적이 있다. 이것이 반드시 "진짜" 경험의 정확한 초상(肖像)일 필요는 없다는 사실을 프로이드가 깨닫기까지는 다소 시간이 걸렸다. 하지만 이러한 내적 정신적 현실psychic reality을 등한시하는 것은 더 큰 잘못인데, 왜냐하면 정신적 현실은 역사적으로 타당할 수 있으며, 아동기의 두려움이나 성인기의 신경증 둘 모두 정신적 현실 없이는 의미를 찾기 어렵기 때문이다. 결론적으로 현실은 외부 환경 대한 반응이긴 하지만, 그 환경에 대한 독창적인 개인적 해석이 만들어낸 정신적 구조물이라고 이해해야 한다. 우리가 누군가에게 "웃기지 마"(즉, "너 미쳤구나")라고 말하는 것은, 대개 그 사람의 심리적 현실을 이해하지 못하겠고, 다만 우리 자신의 심리적 현실만을 이해할 뿐이라는 뜻을 의미하는 것이다. 정신분석학의 핵심 개념 중 하나는 관찰자 입장에서 보기에 비합리적으로 보이는 행동이 다른 사람의 (대개 무의식적인) 정신적 현실의 맥락에서는 이해가 된다는 사실이다.

행동은 타고난 동기와 사회적으로 결정된 동기, 초기 사회화과정동안 습득된 목표와 규준, 외부현실에 대한 주관적인 경험, 개인 고유의 기질, 인격, 재능, 방어 스타일, 그리고 통합기능 등의 상호작용의 결과이다. 구조이론의 관점에서, 행동은 이드와 자아, 초자아, 그리고 정신적 현실 등의 산물이다.

이러한 기본틀은 일반적으로 임상 자료에 대해, 특히 정신과 면담에 대해 어떤 방식으로 생각해야 하는지를 제공해준다. 환자의 주된 소망이나 동기, 무의식적 두려움, 그리고 특징적 방어 등에 대해 생각해볼 수 있다. 이들이 어떻게 통합되며, 어떤 증상과 성격 경향이 존재하는가? 이들이 어떻게 적응을 방해하고 있으며, 어떤 이차적인 적응이 필요했었는가? 각 개인은 유일무이의 존재이지만, 욕동과 두려움, 방어; 증상; 매우 잘 알려진 정신과의 임상 증후군들을 설명해줄 수 있는 성격 스타일 등에는 어떤 특정한 패턴들이 존재한다. 정신과 면담에서의 보다 구체적인 문제들에 대해 논의할 때, 우리는 임상 실제에서 가장 흔히 관찰되는 패턴들을 포함시킬 것이다.

신경생물학자들과 공동 작업을 하는 최근의 몇몇 정신분석학자들은 심리학과 신경과학을 연결 짓기 위해 "마음mind"에 대한 대체 모델을 개발 중에 있다.

대상관계모델 Object Relations Models

프로이드의 초기 모델은 동기적 힘, 특히 그 생물학적 원천 – 본능 또는 욕동 – 에 강조를 두었다. 개체는 성숙되어 가고, 이때 환경은 이러한 성숙이 이뤄지는 상황이나 맥락에 불과할 뿐이다. 원래 *대상object*이라는 용어의 유래는, 여러 외부 "대상"들은 욕동의 목표점이며, 이는 욕동의 방출에 필수적인 것이라는 시각으로부터 기인한다. 가장 중요한 초기 대상은 아동의 발달에 중요한 인물, 특히 어머니라는 사실, 그리고 이러한 "대상"들은 아동의 인격 발달에 중대한 영향을 미친다는 사실은 거의 간과되었다. 그러나 몇몇 요인들에 의해,

"대상"과 아동과의 관계 그리고 대상에 대한 내적 표상의 발달과 아동과의 관계에 대해 관심이 모아졌다; 이는 결국 정신분석 이론에 중대한 재구성을 불러일으켜, 욕동이나 그 방출보다는 대상관계와 표상에 주요 초점이 맞춰지게 되었다.

이러한 변화를 불러일으킨 요인들에는 1) 아동과 아동 발달에 대한 연구, 그리고 돌보는 이가 엄청나게 중요하다는 인식 2) 욕동 방출에 대한 갈등뿐 아니라 내적 대상을 구성하는 능력에서의 어려움을 이해해야만 하는, 보다 심각한 정신병리들 - 정신병과 경계성 상태 - 에 대한 연구 3) 정신내적 갈등에 대한 환자의 통찰뿐 아니라 환자와 치료자 사이의 관계(발달의 새로운 모델을 반영한)를 강조하는 새로운 시각의 치료 과정 등이 포함된다.

대상관계모델에 따르면 정신 구조는 아동이 자기와 타인에 대한 내적 표상internal representation을 구성하면서 만들어지는 것으로 간주한다. 이러한 표상은 근본적으로 원초적이고 환상적인 것으로, 여러 사람이 하나의 표상으로 결합combine될 수도 있고 혹은 한 사람이 여러 개의 표상으로 분열split될 수도 있다. 시간이 가면서 표상들은 점차 현실적이 되어간다. 표상들은 다양한 소망과 환상(예를 들어, 성에 대한, 통제에 대한, 또는 사랑하거나 사랑받는 것에 대한)뿐 아니라 광범위한 정서들(예를 들어, 분노와 슬픔, 안전감, 두려움, 기쁨 등)과도 관련된다. 아이는 자라면서 모순되는 표상들과, 그리고 자기와 타인에 대한 느낌들과 싸우면서, 좋은 경험과 나쁜 경험으로 분리시켜, 모두 좋은 혹은 모두 나쁜 내적 표상all-good and all-bad internal object을 만들어내게 된다. 이러한 초기 발달 단계에서, 아이는 자신이 두 명의 다른 엄마, - 예를 들어 충족시켜주는 좋은 엄마와 좌절을 가져다주는 나쁜 엄마 - 를 갖고 있다고 느낀다. 보다 성숙되어감에 따라 이러한 이미지는 일관된 표상으로 통합이 되는데, 이때 그 표상은 훨씬 복잡하고, 취사선택되어 자존감을 형성하며, 정서를 참을 수 있게 해주고, 소망을 충족시켜준다. 전래동화와 고대신화에서는 훌륭한 대모(代母), 사악한 마녀, 자비로운 신과 흉악한 악마 등과 같은 인물로 그려진다.

대상관계모델에 따른 정신역동적 구조화에서는 자기 표상과 대상 표상의 속성nature, 그리고 이들 표상들 간의 두드러진 갈등과 모순에 초점을 맞춘다. 발달하는 동안 다양하고 부분적인 자기와 타인에 대한 모순되는 표상들을 통합시키지 못한 것, 그리고 자기와 타인의 어떤 측면들을 전치시키고 방어적으로 남 탓으로 돌리는 것 등에 특히 강조를 둔다. 자기 자신과 타인을 통합되지 않은 부분으로 경험하는 정신병 환자와 경계성 환자들의 분절된 내적 세계를 구조화하는 데에 대상관계모델이 특히 유용하다; 하지만 전통적인 자아심리학으로 쉽게 설명될 수 있는 갈등을 가진 상대적으로 건강한 환자들에게는 이 모델이 덜 유용하다. 이 모델은 또한 애착 양상에 대한 연구 그리고 정신상태의 발달에 있어서 초기 관계의 역할에 대한 연구에 영향을 주었으며, 타인은 독립적인 존재로서 자신과 타인 둘 모두 마음(소망, 두려움, 사고와 감정)을 갖고 있으며, 개인은 타인의 마음에 대해 끊임없이 추론하고 있다는 마음의 이론에도 영향을 끼쳤다.

자기 심리학 모델 Self Psychological Model

자기심리학 모델에서는, 타고난 그리고 학습된 목표를 실현하기 위한 방향으로 발달을 한, 자기self라는 심리적 구조물을 가정한다. 이들 목표에는 크게 두 가지 분류가 존재한다: 하나는 개인의 야망ambition이며, 다른 하나는 그의 이상ideal이다. 정상 발달에는 자기와 타인에 대한 아동의 과대적인 이상화grandiose idealization, 노력과 야망의 노출적 표현exhibitionistic expression, 그리고 이들의 욕구에 대한 부모 등의 공감적 반응성empathic responsiveness 등이 관여된다. 이러한 상황 하에서 아이는 자신의 기술과 재능을 펼치고 공감적인 대상을 내재화하면서, 창조적이고 즐기며 공감적 관계를 지속할 수 있는 능력을 가진 건강한 자기를 발달시켜 나간다. 이 모델에 따르면 성격적인 문제가 생기는 원인은 아동의 환경이 공감적이지 못하여, 자기의 발달과 대상과의 연결선을 유지하는 능력이 왜곡되고 억압되었기 때문으로 간주한다. 이 개념은 또한 이러한 자기-발달의 실패를 개인이 어떻게 방어적으로 보상하고 있는지를 설명해주며, 치료를 위해서는 환자의 특별한 전이 욕구를 강조함으로써 과거에 머물러있던 자기-발달을 속개시키도록 해주는 것이 필요하다고 주장한다. 자기 심리학 모델은 많은 유형의 환자에서 보이는 자기애적 문제들(단순히 자기애적 성격장애뿐 아니라)을 구조화하는데 특히 유용하다; 그러나 이 모델은 정신내적 구조물에 대한 명확한 개념이 부족하며, 양심과 성적, 공격적 소망 사이의 갈등으로부터 유래된 고착되고 반복적인 증상을 설명하는 데에도 덜 유용하다.

많은 면에서 이들 세 모델들은 논리적으로 서로 모순된다고 볼 수도 있다. 하지만 임상가는 그러한 모순에 혼동될 필요는 없다. 자신의 환자를 이해하고 그와의 상호작용의 의미를 이해하기 위해 임상가는 각 모델들로부터 – 자신의 삶과 임상 경험으로부터; 스승과 지도감독자, 동료로부터; 전문서적으로부터; 신화로부터; 예술과 문학작품으로부터 – 통찰을 이끌어내면 된다. 다양한 모델들은 다양한 임상가, 다양한 환자, 그리고 한 환자와의 치료에서 다양한 시기 등에 유용할 수 있다. 행동에는 의미가 있으며 그 의미를 찾고 구성하기 위해 환자와 협력해야한다는 믿음, 그리고 전이와 저항 같은 무의식적 과정을 이해하는 것이 어떤 심리학적 모델을 취할 것인가 보다 훨씬 더 중요하다고 많은 이들이 믿는다. 우리는 주로 구조모델을 인용하면서 종종 대상관계모델이나 자기심리학 모델의 개념을 취하고 있지만, 가장 중요한 점은, 이들 모델들의 관점은 환자와의 관계에서 필요하면 취하고, 방해가 되면 버릴 수 있는 도구일 뿐이라는 사실이다.

제2부 | PART Ⅱ

주요 임상 증후군 *MAJOR CLINICAL SYNDROMES*

3장

강박증 환자

THE OBSESSIVE – COMPULSIVE PATIENT

강박성 인격은 임상 실제에서 흔히 접하게 된다. 강박성 인격을 가진 환자는 가장 지속적이고 완고하며, 결과적으로 예측이 가능한 인격 유형이다. 통제하려 들고, 꾸물대고, 양가감정적이고, 우유부단하고, 완벽주의적이면서 감정적인 따뜻함이 없다는 점 때문에 강박증 환자들은 쉽게 눈에 띈다. 이들이 보여주는 임상 양상은 DSM-5에서 잘 기술되어 있다.

강박성 인격장애의 DSM-3의 진단기준이 표 3-1에 수록되어 있다.

표 3-1. 강박성 인격장애의 DSM-5 진단기준

융통성, 개방성, 효율성을 희생시키더라도 정돈, 완벽, 정신적 통제 및 대인관계의 통제에 지나치게 집착하는 광범위한 양상으로 이는 청년기에 시작되며 여러 상황에서 나타나고 다음 중 4가지(또는 그 이상)로 나타난다.

1. 내용의 세부, 규칙, 목록, 순서, 조직 혹은 스케줄에 집착되어 있어 활동의 중요한 부분을 놓침
2. 완벽함을 보이나 이것이 일의 완수를 방해함(예, 자신의 완벽한 기준을 만족하지 못해 계획을 완수할 수 없다.)
3. 여가 활동이나 친구교제를 마다하고 일이나 성과에 지나치게 열중함(경제적으로 필요한 것이 명백히 아님)
4. 지나치게 양심적임, 소심함 그리고 도덕 윤리 또는 가치관에 관하여 융통성이 없음(문화적 혹은 종교적 정체성으로 설명되지 않음)
5. 감정적인 가치가 없는데도 낡고 가치 없는 물건을 버리지 못함
6. 자신의 일하는 방법에 대해 정확하게 복종적이지 않으면 일을 위임하거나 함께 일하지 않으려 함
7. 자신과 타인에 대해 돈 쓰는 데 인색함. 돈을 미래의 재난에 대해 대비하는 것으로 인식함
8. 경직되고 완강함을 보임

발췌. 권준수 등 역, 정신질환의 진단 및 통계편람 제5판, APA, 서울: 학지사: 2015

강박장애obsessive-compulsive disorder(OCD)는 역사적으로 강박성 인격장애obsessive-compulsive personality disorder와 동일한 것으로 간주되었지만, 현재는 확실

한 신경생물학적 기질을 가진 독립된 질병체라고 생각된다. DSM-IV-TR에서는 강박장애를 불안장애로 분류하였다. DSM-5에서는 강박 및 관련 장애가 독립된 진단범주가 되었으며 강박장애는 여기에 포함된다(표3-2).

표 3-2. 강박장애의 DSM-5 진단기준

A. 강박 사고나 강박 행동 혹은 둘 다 존재하며,

강박 사고는 (1) 또는 (2)로 정의된다.

1. 반복적이고 지속적인 생각, 충동 또는 심상이 장애 시간의 일부에서는 침투적이고 원치 않는 방식으로 경험되며 대부분 현저한 불안이나 괴로움을 유발함
2. 이러한 생각, 충동 및 심상을 경험하는 사람은 이를 무시하거나 억압하려고 시도하며, 또는 다른 생각이나 행동을 통해 이를 중화시키려고 노력함(즉, 강박 행동을 함으로써)

강박 행동은 (1)과 (2)로 정의된다.

1. 예를 들어, 손 씻기나 정리정돈하기, 확인하기와 같은 반복적 행동과 기도하기, 숫자 세기, 속으로 단어 반복하기 등과 같은 심리 내적인 행위를 개인이 경험하는 강박 사고에 대한 반응으로 수행하게 되거나 엄격한 규칙에 따라 수행함
2. 행동이나 심리 내적인 행위들은 불안감이나 괴로움을 예방하거나 감소시키고, 또는 두려운 사건이나 상황의 발생을 방지하려는 목적으로 수행됨. 그러나 이러한 행동이나 행위들은 그 행위의 대상과 현실적인 방식으로 연결되지 않거나 명백하게 과도한 것임

주의점: 어린 아동의 경우 이런 행동이나 심리 내적인 행위들에 대해 인식하지 못할 수도 있다.

B. 강박 사고나 강박 행동은 시간을 소모하게 만들어(예, 하루에 1시간 이상), 사회적, 직업적, 또는 다른 중요한 기능 영역에서 임상적으로 현저한 고통이나 손상을 초래한다.

C. 강박 증상은 물질(예, 남용약물, 치료약물)의 생리적 효과나 다른 의학적 상태로 인한 것이 아니다.

D. 장애가 다른 정신질환으로 더 잘 설명되지 않는다(예, 범불안장애에서의 과도한 걱정, 신체이형장애에서의 외모에 대한 집착, 수집광에서의 소지품 버리기 어려움, 발모광에서의 털뽑기, 피부뜯기장애에서의 피부뜯기, 상동증적 운동장애에서의 상동증, 섭식장애에서의 의례적인 섭식 행동, 물질관련 및 중독 장애에서의 물질이나 도박에의 집착, 질병불안장애에서의 질병에 대한 과다한 몰두, 변태성욕장애에서의 성적인 충동이나 환상, 파괴적, 충동조절 및 품행 장애에서의 충동, 주요우울장애에서의 죄책감을 되새김, 조현병 스펙트럼 및 기타 정신병적 장애에서의 사고 주입 및 망상적 몰입, 자폐스펙트럼장애에서의 반복적 행동 패턴).

다음의 경우 명시할 것:

좋거나 양호한 병식: 강박적 믿음이 진실이 아니라고 확신하거나 진실 여부를 확실하게 인지하지 못한다.

좋지 않은 병식: 강박적 믿음이 아마 사실일 것으로 생각한다.

병식 없음/망상적 믿음: 강박적 믿음이 사실이라고 완전하게 확신한다.

다음의 경우 명시할 것:

틱관련: 현재 또는 과거 틱장애 병력이 있다.

발췌. 권준수 등 역, 정신질환의 진단 및 통계편람 제5판, APA, 서울: 학지사: 2015

강박장애는 초기 아동기에 시작될 수도 있지만, 대개 청소년기나 초기 성인기에 발병한다. 강박장애는 기저핵basal ganglia이라는 대뇌 부위의 문제로 인한 행동 장애로 간주되며, 따라서 틱 장애나 뚜렛증후군과 연관성이 있다. 강박성 인격장애는 강박장애를 갖고 성장하는 동안, 그 적응 가능성을 개발하고 그 어려움에 적응함으로써, 심리적으로 적응해온 과정이라고 볼 수도 있다. 하지만 강박성 인격장애는 다른 방식으로도 발생할 수 있으며, 기저의 강박장애는 인격장애를 초래한 여러 원인들 중 하나일 뿐이다. 강박장애는 분명히 신경생물학적인 원인을 갖고 있지만, 강박장애 환자를 정신치료하는 데 있어 정신역동적 이해는 유용하다. 광범위한 양가감정성, 통제에 대한 욕구, 마술적 사고, 행동doing과 취소undoing라는 의식, 그리고 사고와 행동 사이의 혼동 등이 이에 포함된다. 극심한 모아놓기hoarding는 강박장애에 특징적이며, 종교적인 행위라고 보기 힘든 행동적 의식행위들 또한 그러하다. 하루에 세 네 번씩 샤워를 한다던가, 방금 확인해 놓고는 가스레인지가 꺼졌는지 다시 확인한다던가, 끊임없이 강박적으로 손을 씻는 것 등이 그 예이다. 강박장애에 효과적인 치료법은 적절한 약물 처방과 인지행동치료이다.

면담을 수행함에 있어 강박장애에서 발견되는 정신역동적 요소들은 강박성 인격장애의 경우와 비슷하다. 그러나 강박성 인격장애와 달리 강박장애 환자들은 정신역동적 정신치료에 거의 반응하지 않는다.

프로이드는 강박 증후군에 대해, 특히 쥐 인간 증례Rat Man case(1909)에서 자세히 썼다. 양가감정, 통제에 대한 전외디푸스적 항문-가학적 갈등에로의 퇴행과 같은 강박적 억동, 그리고 반동형성과 지식화, 고립과 취소, 광범위한 마술적 사고 등과 같은 자아 방어들이 강박적인 환자에서 나타난다는 사실 등을 기술하였다. 프로이드는 "강박 신경증"(즉 강박장애)과 강박성 인격장애를 한 데 묶어서 생각하였지만, 앞서 말한 바와 같이, 지금은 더 이상 그러지 않는다. 그럼에도 불구하고 프로이드적 통찰은 두 질병 모두를 정신역동적으로 이해하고 면담하는 데에 유용하다.

정신병리와 정신역동
PSYCHOPATHOLOGY AND PSYCHODYNAMICS

*인격personality*이라는 개념은 전통적으로 타인이 바라보는 어떤 한 개인의 모습을 일컫는데 반해, *성격character*은 한 사람의 내적 심리적 구조를 말한다. 이는 *자기self*라는 용어와도 대조되는데, 자기란 한 개인의 인격과 성격의 내적 표상을 일컬을 때 쓰인다. 이는 강박성 인격을 가진 사람을 치료할 때에 특히 중요한데, 이들은 자신을 총명하고, 합리적이고,

정리되어 있고, 목표 지향적이고, 철저하고, 꾸준하고, 자신에게 만족하고, 감정을 잘 다스리고, 훌륭하고, 충실하고, 헌신적이고, 양심적이고, 윤리적이고, 신뢰 있고, 일관되고, 정확하고, 검소하고, 질서정연하며, 재치있는 농담꾼이라고 생각한다.

하지만 다른 사람들이 느끼기엔 부정적인 모습들이 더 많이 보인다. 이들은 감정적으로 고립되어 있고, 냉담하며, 지나치게 통제하려 들고, 우유부단하고, 꾸물거리고, 요구가 많고, 완벽주의적이고, 고집스럽고, 타인의 감정에 둔감하고, 거만하고, 현학적이고, 윤리적이고, 빳빳하고, 인색한 사람처럼 보인다 – 사소한 것에 집착하고 이루지 못할 미래의 쾌락을 항상 계획하는 은근히 가학적인 사람이다.

강박증 환자들은 두려움과 분노, 죄책감 같은 감정은 잘 느낀다. 하지만 따뜻함과 사랑, 상냥함 등은 느끼기 어려워한다. 화가 나고 반항적이 되었을 때는 강해지지만, 두렵고 죄책감이 들 때에는 약해진다. 이들의 가장 큰 문제는 자신의 따뜻하고 상냥하며 사랑하는 감정을 받아들이지 못하는 것일 것이다. 그런 이유로 이들은 까발려진 듯 난처하고, 상처를 잘 받고, 연약하다고 느낀다. 이들의 환상 속 생활은 공격성과 권력, 타인에 대한 통제와 같은 주제에 몰두되어 있다. 이들은 실제 생활에서 일어날 상호관계를 준비하기 위해 많은 대화들을 상상하고 있지만, 그의 계획대로 되는 일은 결코 없다. 그는 서부영화 속 주인공Lone Ranger이나 구조대원, 지도자와 같은 전통적인 영웅의 역할을 상상하며 살아간다. 그의 성적 환상에서도 역시 비슷한 지배dominance와 복종submission이라는 주제가 두드러지지만, 강박증 여성은 사랑받는 것에 더 관심이 많다.

강박증 환자들은 흔히 대인관계에 몰입하지 못하며, 따라서 한 번에 두 가지 이상의 행동을 하곤 한다. 예를 들어 파티에서 상대방의 이야기를 듣고 있는 듯하지만, 동시에 등 뒤에 있는 다른 사람들의 대화내용을 엿듣곤 한다. 상대방이 말하고 있는 내용과는 다소 맞지 않는 멍한 시선이나 공허한 미소를 짓곤 한다. 이러한 일은 면담 중에도 일어나는데, 첫 몇 번의 면담 후 임상가는 "다른 생각하지 마시고 집중해주시겠어요?"라고 요구하게 된다. 환자는 "듣고 있는데요"라고 대답하고는 면담가의 끝말을 따라한다. 면담가는 친절한 목소리로 "제 얘기를 들으시면서 동시에 다른 생각을 하고 계시는 것 같아서요"라고 말한다.

이러한 방어에 대한 직면은 부드럽게 해야 하는데, 이에 대해 환자는 창피하고 죄책감을 느끼며, 의사로부터 인정받지 못할 것이라는 두려움을 느낄 수 있기 때문이다. 기본적으로 환자의 자존감이 낮은 원인이 바로 이러한 두려움과 죄책감 때문이다.

몇 가지 기본 패턴들로부터 이들의 여러 성향들이 유래한다고 생각하는 것이 강박증 환자를 이해하는 데 편리하다. 첫 번째는 감정적 격리emotional isolation로, 경직성, 냉담함, 인간관계의 어려움 등을 설명해준다. 다음은 실수를 하는 것에 대한 두려움이다. 이로 인해 우유부단하고 지나치게 걱정하게 되며, 동시에 꾸물거리거나 행동방침에 대한 목록을 적어놓는 행동 등을 보인다. "목록"을 적는 것만으로도 뭔가를 이룬 것처럼 느끼며, 환자의 마음 속에서 목록은 마술적인 힘을 갖는다. 목록을 분실한 경우 불안과 죄책감을 느껴, 찾아다니느라 차라리 다시 적는 것보다 훨씬 많은 시간을 허비한다. 강박증 환자는 우유부단함과 실수에 대한 두려움의 결과로 물건을 모이두길 좋아한다(항문애 성격anal retentiveness): "누가 알아, 언젠가 이게 필요할지." 이들은 자신의 소유물을 중요한 사람인 듯이, 그리고 중요한 사람을 자신의 소유물인 듯이 다룬다.

다음으로 이들은 지나치게 도덕성을 강조하며, 규칙, 윤리, 절차와 의식 등에 몰두한다는 것이다. 경직성과 실수에 대한 두려움이 또한 이런 부분에서 드러난다. 이들의 방식은 "옳은 방식"이며, 완고하게 변화에 저항한다. 자신이 최상의 방법이라고 생각하는 방식대로 그 사람이 행동할 것이라는 확신이 서지 않는 한 다른 사람에게 일을 맡기지 않는다. 생활에 대한 이러한 완벽주의적인 태도는 창조성과 상상력, 자발성이 요구되는 부분에서는 무너져 버린다. 이러한 부분과 관련된 성향으로는 과도하게 양심적인 것, 지나치게 일에 충실한 것, 그리고 즐거운 일을 미뤄두는 것 등이 있다.

강박성향과 그 문제점들
Obsessive-Compulsive Traits and Their Miscarriage

임상가는 강박증 환자의 장점을 이해하고 존중해주는 것이 중요하다. 환자가 어떻게 해서 이러한 성향들 때문에 어려움에 처하게 되었는지를 정확하게 이해함으로써 치료적 동맹을 수립하여 환자로 하여금 심판받거나 비난받는 것이라고 느끼지 않게끔 해야 한다. 이러한 부분에서, 자신의 치료자에 대한 환자의 전이 투사transference projection가 일어나며, 이런 전이 투사를 분석함으로써 치료가 진행되어 간다. 각각의 성향들을 개별적으로 살펴봄으로써, 이 성향들 때문에 어떻게 해서 환자들이 자기 자신 및 주변 환경과 어려움을 겪게 되는지를 이해할 수 있게 된다.

첫째로 지적 통제감intellectual mastery에 대한 집착은 감정적 격리와 인간적 경험의 상실을 수반한다. 이들의 합리적인 사고와 논리성에 대한 석정은 합리화와 우유부단함을 초래하는데, 왜냐하면 논리적 과정으로는 근본적으로 감정이라는 성질을 띤 문제들을 해결할 수가 없기 때문이다. 이들의 뛰어난 조직화 능력은 지나치게 타인을 통제하려들게 만들며, 그 결과 대인관계에 많은 문제들을 야기한다. 미래에 대한 목표 지향적인 계획성은 종종 극단적이 되어, 쾌락을 미뤄두게 된다. 일에 대한 집착 때문에 이들의 감정생활은 더욱 메말라진다. 강박증 환자의 철저함은 극단적이 되어 완벽주의가 되어버린다. 이런 점은 소비한 노력에 비해 합당한 대가가 없을 때 잘 나타난다. 끊임없는 노력에 대해 합당한 대가가 없다고 봐야하는 시점이 어디인지를 결정내리지 못한다는 것을 임상가가 이해해주는지에 대해 이 환자들은 특히 예민하다. 좋은 의미로서의 이들의 고집은 완고함과 혼동되는데, 완고함은 완고해질 만한 합당한 이유가 없기 때문에 스스로 논리적으로 이해할 수 없다는 감정이 들며, 그 감정은 분노를 유발한다.

앞서 말한 바와 같이 환자의 완벽주의는 자기-충만감self-sufficiency에 대한 집착을 수반한다. 자신은 모든 것을 더 잘할 수 있다는 믿음 때문에, 이들은 자신이 다른 사람들의 감정에 상처를 주고 있는지를 모른다. 자기-충만감을 바라는 마음에서 타인에게 정중하게 대하며, 필요한 존재라는 느낌을 통해 얻게 되는 타인들의 자존감을 무시하면서 이들은 스스로를 중요한 인물이라고 느낀다. 이들은 또한 무력해보이거나 신뢰감이 부족한 사람들에게 경멸감을 느낀다.

지속적인 감정적 통제를 추구하다보니, 강박증 환자들은 쉽게 감정적으로 격리되어버린다. 이들은 자신의 분노와 아픔을 참아내는 능력을 자랑스러워한다. 하지만 감정적 격리의 과정 때문에 이들은 자신의 따뜻하고 부드러운 감정까지도 통제를 한다. 그 결과 자신에게 따뜻함을 바라는 사람들에게 감정적으로 냉정하게 대한다. 임상가는 수치심을 주지 않는 지지적인 방법으로 치료 초기에 이러한 문제점들을 환자가 인식하도록 해주어야 한다. 임상가가 말을 할 때에는 환자가 자신에게 따뜻함과 관심어린 감정이 있음을 인식할 수 있도록 하는 것이 중요한데, 이런 감정들은 이들이 공개적으로 감정적인 방식으로 표현하기를 두려워하는 것들이다. 그러지 않으면, 이들은 자신이 결함이 있는 사람으로 여겨지고 있다고 느낄 수 있다. 환자가 자신에게 결함이 있다고 믿는 경우에서도 이렇게 하는 것이 필요하다. 깊은 사랑과 헌신의 감정을 느끼고 있음을 환자가 의식하지 못하고 있음에도 불구하고, 면담가는 이러한 감정들이 행동으로 나타나고 있다는 증거를 환자에게 보여주도록 꾸준히 탐색해야 한다. 종종 헌신과 충절의 감정은 극단적이 되어, 이들은 열광적이 되고 자신의 지나친 헌신 때문에 오히려 다른 사람들을 너무 통제하게 된다는 사실을 바라보지 못하게 된다.

강박증 환자의 양심성과 높은 윤리적 가치는 도덕적 경직성과 꼼꼼함으로 쉽사리 변질되어 버린다. 이러한 태도는 대인관계에 장벽이 된다. 다시 한 번 미덕으로서의 이들의 신뢰성과 일관성은 쉽게 극단적이 되어 융통성 부족과 구별하기 어려워진다. 또한 장점으로서의 정확성은 그 자체만 추구하다보니, 인간적인 경험이 상실되고 타인의 감정을 배려하지 못하게 된다. 환자들은 자신이 무언가를 놓치고 있다고 느끼지만, 왜 그렇게 되었는지는 정확하게 알지 못한다.

모든 강박증 환자들은 자신의 검소함을 자랑스러워한다. 하지만 자신이 이기적이었고 인색했다고 생각되는 경우에는 자랑스러워하지 않는다. 이들은 또한 자신의 유머 감각을 자랑스러워하지만, 이들의 유머는 전형적으로 상대방의 기분을 언짢게 하는 것들이다. 불행히도 이들은 따뜻한 감정을 제대로 보여주지 못하며, 종종 고약하고 가학적이라는 인상을 준다. 이들의 사회성 실조social ataxia를 임상가가 민감하게 잘 다루어주면 결국에는 이러한 성향을 분석하는 환자의 능력이 강해진다. 상대를 언짢게 했던 농담이 오해를 샀다는 것을 우려하며 죄책감을 느끼게 될 때 이러한 치료는 가능해진다. 잘못된 방식으로 유머 감각 없이 타인을 비난하는 것이 이들의 일반적인 방어이다.

마지막으로 강박증 환자의 질서정연함이 지나치게 되면 순서와 사소한 것에 집착하는 것으로 되며, 조직화하려는 본래의 목적은 상실되어 버린다. 그 결과 전반적인 효율성이 상실되며 실패감을 경험한다.

핵심 갈등 The Central Conflict

강박증 환자에서는 복종과 반항 사이의 갈등이 문제가 된다. 그는 마치 끊임없이 지기 자신에게 "내가 옳은가, 아니면 그른가?"라는 질문을 던지는 것 같다. 이 때문에 두려움과 분노의 감정이 계속해서 교차된다 – 두려움이란 자신의 잘못이 다른 사람들의 눈에 띠게 되어, 이 때문에 벌을 받게 될 것이라는 생각 때문이며, 분노는 자신의 욕망을 포기한 채, 권위에 복종을 할 때 일어난다. 즉, 두려움은 반항에서 유래하여, 복종으로 이어지는 것인데 반해, 분노는 복종으로부터 시작되어, 다시 반항으로 되돌아가는 것이다.

이러한 갈등은 아동기 경험에서 유래하며, 따라서 어린아이의 용어로 표현될 수 있다. 복종 및 반항은 각각 수치스러운 굴욕 및 살인과 동등시된다. 이 문제는 적당한 균형점을 잃게 되어, 자신의 말을 끝까지 마칠 수 있는가, 아니면 다른 사람이 자신의 말을 중단시키는 것을 그냥 보고만 있어야 하는가하는 문제는 내가 타인을 압도하는가, 아니면 내가 타인에 의해 압도당하는가하는 문제가 되어버린다. 가장 중요한 문제는 극단적인 방어를 사용한다는 점인데, 강박적 방어에서의 경직성과 전체성이 바로 그러한 점들이다.

강박성 인격에서 전통적으로 정의되어온 대부분의 성격적 경향들이 이러한 핵심 갈등으로부터 유래한다. 즉, 그의 정확함, 양심적임, 꼼꼼함, 정리 정연함, 그리고 확실함 등은 권위에 대한 두려움에서 기인한 것들이다. 이런 성향을 가졌던 부모와의 건강한 동일시로부터 유래된 것이라면, 이런 점들은 사회적으로 커다란 가치가 있는 매우 적응적인 경향일 수 있다. 하지만 강박적인 사람에서의 이러한 행동이 항상 성숙하고, 건강하며, 건설적인 힘에 의해 유발된 것이 아니라, 비현실적인 두려움으로부터 유래한 것이라는 점을 깨닫는 것이 중요하다. 이를 이해함으로써, 처음에는 정신병리가 아닌 것으로 보이던 많은 행동들이 역동적으로는 중요한 의미를 갖는다는 사실을 알게 될 것이며, 이 환자들의 지속적인 불안의 근원을 이해할 수 있게 된다. 환자가 약속 시간보다 일찍 도착한 경우, 이것은 단순히 우연이나 열의의 표시가 아니라, 약속 위반에 대한 처벌을 피하려는 상징적인 위안인 것이며, 이는 임상가가 미처 눈치 채고 있지 못할지라도 환자 자신은 너무나도 잘 인식하고 있는 사실이다. 면담가가 환자에게 다음 약속 시간을 언제로 잡는 것이 좋은지 묻는 경우, 환자는 이러한 배려나 관심에 대해 반응을 보이는 것이 아니라, 대신 속으로 마치 특별대우를 받고 있다는 듯이 느낀다.

또 다른 일련의 강박적 경향들은 갈등의 분노 부분으로부터 유래된다. 단정치 못함, 태만, 고집스러움, 인색함, 그리고 가학성 등은 반항적 분노로 거슬러 올라갈 수 있다. 이제 이러한 경향들에는 많은 상반된 면들이 포함된다는 것이 밝혀졌다 – 양심적임과 태만, 정리 정연함과 단정치 못함, 등등. 이러한 상반된 경향은 강박적인 사람의 필수 증상일 뿐만 아니라, 한 사람에서 동시에 나타날 수도 있는 것이다! 그는 진료실에 들어가기 전에 구두를 꼼꼼하게 닦지만, 나중엔 먹다 만 커피나 도넛을 그대로 버려두고 나온다. 한 가지 행동 내에서도 서로 상반되는 동기들이 발견될 수 있다. 청구서를 받자마자 치료비를 내려 하는 행동은 한편으로는 꼼꼼히 돈을 세거나 이서를 하면서 치료자의 시간을 뺏으려는 것이기도 하다. 환자가 이러한 경향의 근원은 반항과 복종, 분노와 두려움간의 갈등 속에 있다는 사실을 깨닫게 되면, 이렇듯 명확히 상반되는 행동들은 사라지게 된다. 강박증 환자의 핵심적인 문제는 이 갈등의 어느 한 쪽에 있는 것이 아니라, 갈등 그 자체에 놓여있는 것이다.

갈등과 관련된 문제들 Issues Involved in the Conflict

면담 상황에서 불가피하게 관여되며 흔히 드러나는 세 가지 핵심적인 문제들이 있다. 이 세 가지는 더러움, 시간, 그리고 돈이다. 부모와 아이 사이에서 가장 처음으로 벌어지는 힘겨루기는 음식섭취와 잠을 중심으로 이루어진다. 아이의 대소변 가리기에 대한 부모의 관심은 더러움과 청결함, 정리정돈이라는 영역으로 확대된다. 이러한 투쟁은 귀 뒷부분까지 깨끗하게 씻기, 자기 방 치우기, 텔레비전 보기, 잠자러 가기 등으로까지 발전된다. 더러움과 시간은 부모의 권위에 대한 아이의 투쟁이라는 측면에서 가장 흔한 주제이다. 아이는 더러움은 곧 공격성 및 반항과 연관된다는 마술적인 개념을 갖게 된다. 이러한 반항 때문에 아이는 죄책감에 사로잡히는 두려움을 겪게 되며, 질병이나 심지어는 죽음을 통해 처벌 받게 될 것이라고 예상한다. 이러한 개념은 더러움과 병균의 위험성, 그리고 권위에 대한 반항 등에 관한 부모와 문화의 규범에 기초를 두고 있다. 강박증 환자는 코를 후비거나 어제 신었던 양말을 또 신는 것과 같은 자신의 비밀스러운 더러운 버릇을 드러내기를 두려워한다. 이들은 신발에 묻은 흙이나 더러워진 손 같은, 면담 때 자신이 가지고 온 더러운 것들에 대해 특히 신경을 쓴다. "상담하기 전에 손 먼저 씻고요"라고 말하고선 세면대를 더럽히고 젖은 손을 수건에 닦는 행동에서 이러한 갈등의 양면(兩面)이 드러난다. 이러한 행동을 지적해주는 것은 강한 수치심과 굴욕감을 느끼게 만든다. 이런 행동에 대한 논의는 많은 면담이 이루어진 후에야 가능하며, 이때조차도 치료자는 재치 있게 다뤄주어야 한다. 임상가는 "어머니께서 반복해서 비난했던 어떤 행동이 있었나요?"라고 묻는다. 환자가 아무런 반응이 없으면, 면담가는 청결, 지각, 정리정돈, 더러운 것, 물건 제자리에 두기 등과 같은 특정 문제에 대해 질문을 한다. 일반적인 질문에 환자가 처음엔 아무 반응이 없다가 구체적으로 물었을 때 회상해낸다면, 이는 좀 더 탐색해볼 가치가 있다. 임상가의 태도는 궁금하다는 듯이 되어야지 비난처럼 되어서는 안 된다.

시간은 아이가 자신의 부모와 싸움을 벌이는 또 하나의 주요 영역이다. 잠잘 시간, 식사 시간, 노는 시간, 숙제 시간 등으로 싸움을 벌일 때, 빈둥거림과 꾸물거림이 두드러지게 나타난다. 이는 또한 현재의 힘겨루기에서 두드러지는데, 이는 통제control와 숙달mastery이라는 문제와 직접적으로 관련되기 때문이다. 면담 동안 보내는 시간의 양이 강박증 환자에게는 특별한 의미를 갖는다. 환자는 마치 양과 질은 직접적으로 비례한다는 듯이, 면담이 얼마 동안 진행되는지를 알고 싶어 한다. 면담이 끝날 때, 강박증 환자는 면담 동안 체험한 가치가 마치 시계로 측정할 수 있다는 듯, 시계를 쳐다보며 "지불한 돈만큼 면담을 받았는지" 확인하려 한다. 추가로 2분간 면담이 더 진행되면, 환자는 마치 무슨 특별한 선물을 받은 듯이 우쭐함과 중요한 사람이 된 듯 한 기분을 느끼게 된다. 또한 자신이 무언가를 훔친 것 같은 느낌을 받을 수도 있으며, 또는 면담가는 시간도 적당히 조절하지 못하는 것 아닌가 하는 두려움을 느낄 수도 있다. 강박증 환자는 다음엔 무엇을 해야 할 지 생각할 때, 자신의 감정을 들여다보기보다는 자신의 시계를 쳐다본다. 이러한 방식으로 행동의 동기는 외부화externalize된다. 한편 피하고 싶었던 주제를 꺼내도 될 만큼 충분한 시간이 남아있는지 알아보려는 목적에서, 면담이 끝나기 직전에 시계를 쳐다보기도 한다. 임상가는 "다른 얘기를 꺼내도 될 만큼 충분한 시간이 남았는지 확인하시는 건가요?"라며 공감적인 태도로 이를 지적할 수 있다. 환자는 이야기를 진행할 수도 있고 아니면 "다음 시간에 얘기하는 게 좋겠어요"라고 대답할 수도 있다. 임상가는 "지금 시작해봅시다. 지금 하고 있던 얘기와 관련 있을지도 모르니까요. 적절한 순간을 놓치지 맙시다"라고 답할 수 있다.

강박증 환자는 사랑보다는 돈과 지위를 통해 정서적으로 안정감을 얻는다. 돈에 관한 이야기는 가장 위협적인 주제이며, 이러한 주제를 탐색하려는 치료자의 동기는 즉각적으로 의심을 받는다. 돈은 가장 깊숙이 자리 잡은 자존심의 원천을 의미하는 것이며, 다른 사람들의 경우에서는 사랑하는 사람과의 친밀한 관계에서만 드러내 놓는, 비밀스럽고 특별한 것으로 간주된다. 애정 관계를 이야기할 때 아무런 불안이나 감정도 보이지 않는다는 점을 생각해보면, 이는 그만큼 더 두드러지게 나타나는 양상이다. 돈에 관해 이야기하는 것에 대한 사회적 금기 때문에 면담가는 이런 중요한 영역에 대해 논의하기를 꺼리게 되며, 이는 강박증 환자에게 동조하는 결과가 되고 만다.

실제로 많은 부분에서 강박증 환자는 사회적 요령만 특징적으로 두드러지는 사람이다. 예절이라는 관습은 타인에게 해가 되거나, 타인의 기분을 상하게 만들지 않기 위한 것이다. 강박증 환자에서 보이는 과장된 예절성은 자신의 적대적 충동을 통제하려는 의도에 의한 것이다. 기술적인 면담가는 사회적 형태의 겉껍질보다는 감정적 라포와 진실함을 위해 노력한다. 이러기 위해서는 초심자에게는 분별없고 무례해 보일지도 모를 방법을 사용해야 할 때가 있다. 이러한 솔직함은 두려움, 분노, 죄책감뿐만 아니라 자신의 따뜻하고 다정한 감정에 대해서도 어려움을 겪고 있는 환자를 공감해주려는, 이해해주는 관계를 위해 애쓰는 노력인 것이다.

시간과 돈, 지위, 힘겨루기 등에 몰두되어있는 관계로, 강박증 환자들은 매우 경쟁적이다. 이들은 동등한 위치, 또는 더 높은 위치에 있는 사람과 공개적으로 경쟁하는 것의 결과에 대해 두려워하고 있지만, 혼자 속으로는 모든 사람과의 경쟁을 상상하고 있다. 모든 행동들이 경쟁이라는 의미로 간주된다. 이는 발달학적으로 부모의 권위와의 갈등에 있어서 보다 나중 단계와 관련이 있다. 아이는 첫 2년 동안은 잠자기, 먹기, 대소변 가리기, 그리고 그 밖의 문제 등에 대해 어머니 인물과 힘겨루기를 한다. 아버지의 권위가 우세한 가정에서, 남자아이들의 권위에 대한 두려움은 보다 강력한 남성상과의 경쟁에 대한 두려움을 의미하게 된다. 외디푸스 단계의 역동이 부상하여, 이 투쟁을 더욱 가중시키게 된다. 즉, 남자아이는 외디푸스적 소망에 대한 보복의 두려움을 거세 공포라는 상징적인 형태로 경험한다. 따라서 임상면담에서 나타나는 불안이 독립성 상실에 대한 두려움보다는 거세에 대한 두려움과 관련되는 경우가 더 흔한 이유가 여기에 있다. 여성 강박증 환자의 경우, 어머니의 권위가 우세한 가정에서 종종 초기의 힘겨루기가 유사하게 나타나지만, 아버지가 어머니의 분노와 통제를 보호해주는 사람으로 느껴지는 경우, 아버지와의 전쟁은 좀 더 성장한 후에 나타나거나 또는 아예 나타나지 않을 수도 있다.

갈등으로부터 유래된 방어들 Defenses Derived from the Conflict

강박증 환자는 자신의 고민스러운 감정, 심지어 모든 감정들을 가능한 한 비밀로 하려 한다 – 이 비밀은 치료자뿐만 아니라 환자 자신에게도 비밀이다. 이는 강박증 환자에서 가장 특징적인 방어 기제 중 하나인 *감정적 격리emotional isolation*를 일으킨다. 그는 마치 감정emotion이 존재하지 않는다는 듯이 행동하기를 좋아하며, "자신의 마음mind을 느끼려고" 한다.

강박증 환자들은 자신의 감정을 피하기 위하여 지성intellect을 사용한다 - 이들의 감정은 사고thought로 전환되며, 따라서 이들은 느끼기feel보다는 사고think를 한다. 감정과 관련된 갈등은 논리적 의구심이라는 형태로 나타난다. 이들은 이론과 관념의 수준에서 타인들과 관계를 맺으며, 따라서 느낌과 감정 수준에서 이루어지는 진정한 관계를 피하려는 목적에서 끊임없이 세부사항과 상황들에 대해 이야기를 한다. 사고는 현실 세계에서 동기, 감정, 그리고 행동과 관련될 수밖에 없다. 하지만 강박증 환자에서 사고는 동기와 감정을 인식하지 않기 위한 도구로 작용하며, 결과적으로 적응적 행동을 지연시킨다.

강박증 환자에서 흔한 방어인 *합리화rationalization*란 정서를 통제하고, 주로 파생된 형태로, 선택적으로 표현하기 위한 목적에서 단어, 언어, 개념 등을 이용해 지적으로 치환intellectual substitution시키는 것을 말한다. 이들은 감성이 표현되는 것에 위협감을 느끼기 때문에 합리화 방어에는 자연적으로 감정직 격리가 수반된다. 이러한 과정은 다음 네 가지 기본 형태 중 하나를 따른다: 1) 사실fact에 뒤이은 감성; 2) 상반되는 표상token representation 뒤에 감추어진 감정(행동doing과 취소undoing의 과정처럼); 3) 힘과 권력을 가진 듯한 느낌이 커져 따뜻함과 사랑이라는 위험한 감정을 피할 수 있게 되지만, 반면에 그 결과 자신은 나쁜 사람이라고 믿게 되는, 방어적인 목적에서의 분노; 그리고 4) 그 감정을 불러일으킨 것이 아닌, 다른 사람이나 다른 상황에게로 감정을 전치displacement.

사고의 도구인 단어와 언어는 강박증 환자에서 특별한 방식으로 사용된다. 의사소통을 하기 위해 언어를 사용하는 것이 아니다. 강박증 환자와의 면담에서는 이야기가 흘러넘치지만, 면담가는 의미 없는 내용들만 남았다는 느낌을 받는다. 자세한 이야기를 들어도 내용은 명확해지지 않고 오히려 더 모호해지기만 하는데, 이는 그 이야기가 유용한 진짜 정보information라기보다는 엄청난 양의 자료data만 제공해 준 것이기 때문이다. 환자는 사소한 것에 몰두하고, 정확한 단어를 찾아내려 하며, 관련 없는 세부사항을 강조하기 때문에 흔히 지루함이 느껴진다. 임상가가 지루하다는 느낌을 받게 되는 것은 환자가 성공적으로 감정을 회피하고 있으며, 면담가는 이러한 방어적인 행동에 대해 효과적으로 접근하지 못하고 있다는 신호이다.

두려움이나 분노 같은 고통스러운 감정을 회피하는 것은 쉽게 이해가 되지만, 강박증 환자는 오히려 정서, 따뜻함, 사랑을 회피하려 할 때에 더 불안해지곤 한다. 자신은 강인하고 자랑스럽다는 느낌은 영원히 지속되는 분노와 연결되어 있으며, 이로 인해 이들은 모든 따뜻함과 친절함을 믿지 못한다. 초기 인생에서, 정상적으로 친밀감에 동반되는 감정들은 의존적인 관계 속에서 일어난다. 그러므로 이들은 자신의 따뜻한 감정에 대해 의존적이고 수동적인 무력감으로 반응하며, 이런 느낌은 조롱과 거절을 당할 지도 모른다는 두려움을 자극한다. 즐거움 또한 위험한 것이므로, 즐거운 경험들도 뒤로 미루어진다. 강박증 환자는 미래의 행복에 대한 계획을 세우는 데에는 매우 능률적이지만, 마침내 그 시기가 왔을 땐, 행복을 느낄 수 있을 만큼 충분히 긴장을 풀지 못한다. 즐거움에 대한 회피는 무의식적 죄책감으로부터 기인한다. 그는 잘못에 대해 속죄를 하고, 양심에게 굽실거리며, 금지된 충동을 엄격하게 통제하려 한다.

첫 면담에서 강박증 환자들은 대개 성관계에서의 문제를 부인한다. 즐거움을 누리는 기능이 전반적으로 위축되었다는 사실을 받아들이고 나서야, 이들은 성적으로 억제하고 있었음을 의식하게 된다. 강박증 환자의 배우자들은 성관계는 항상 똑같다고 말한다. 진정한 자발성은 위험한 것으로 간주되기 때문에, 변화가 거의 없으며, 있다 하더라도 강박적인 변형일 뿐이다. 강박증 환자들은 자위행위 부분에서 특히 고착과 갈등을 갖고 있으며, 자위행위는 이성과의 성경험으로 투사된다. 즉, 배우자는 자위행위를 수행하는 데에 사용되는 새롭고 보다 흥미로운 도구일 뿐이다. 강박증 환자는 성관계를 갖는 동안 배우자를 마음대로 통제하기를 기대하며, 다른 방식으로는 어떻게도 행동하지 못하도록 한다. 이러한 종류의 통제는 수음적 환상masturbatory fantasy의 직접적인 표현으로, 이때 환상 속의 파트너는 그 환상을 창조해 낸 자신만이 조종할 수 있다. 어떤 두 사람도 똑같은 방식으로 사랑을 나누지는 않는다는 사실은 강박증 환자에겐 놀라운 일이다. 성관계란 두 사람이 사랑과 애정의 감정을 표현하면서, 서로를 발견하고 탐색해 나가는 것이라는 개념은 상당히 낯설게 느껴진다. 대신 강박증 환자들은 침대를 자신의 용맹함을 발휘하고, 부적절감은 감추는 무대로 느낀다. 강박증 남성은 자신의 성행위의 수행 수준performance에 집착한다; 강박증 여성은 성행위 동안 머릿속으로 다음날 장 볼 물건의 목록을 생각하곤 한다. 이들은 정상체위를 고집하며, 남녀가 모두 강박적인 경우에는 이런 문제 너머에 힘겨루기가 자리 잡고 있다. 강박증 환자에게 수행의 수준이란 측정이 가능하다 – 수행은 기간, 빈도, 그리고 오르가즘의 횟수에 따라 측정된다. 종종 배우자로 하여금 오르가즘을 느끼게 만든 횟수가 성경험이 얼마나 즐거웠는가보다 더 중요하다고 생각한다.

감정을 회피하고자 하는 필요에 의해, 환자는 회피적이고 의심이 많아지게 된다. 실제 감정은 종종 정반대의 가장된 표현 뒤로 숨는다. 치료자의 지각에 대해 화가 났을 때, 환자는 바쁜 일정에도 불구하고 자신을 위해 시간을 내준 것에 감사를 표시한다. 환자의 비극적인 인생에 대한 치료자의 자연스러운 따뜻한 반응에 감동을 받는 경우, 강박증 환자는 면담가는 돈을 받고 이야기를 들어주는 사람이므로, 단지 관심 있는 척 하는 것일 뿐이라며 불평하기도 한다. 이렇듯 겉으로 드러나는 가장된 감정은 솔직하지 못한 것이다. 환자가 건네는 선물에는 비수(匕首)가 감추어져 있다. 단조로운 가구들을 칭찬하는 환자는 면담가에게 간접적으로 감각이 없다고 말하고 있는 것이다. 심지어 환자는 따뜻한 감정을 혐오할 수도 있으며, 결과적으로 외로움, 사회적 고립, 즐거움을 느낄 수 있는 능력의 감소 등으로 고통을 받는다. 그는 타인과의 감정적 접촉을 최소화시키는 방법을 통해 자신의 두려움과 분노를 회피하는 데에 많은 노력을 쏟는다.

가장된 감정token emotion의 사용과 비슷하게, 환자는 사실fact을 먼저 인식한 후 감정을 경험한다. 환자는 면담 동안에는 이무런 반응이 없다가 면담실을 떠난 후 분노감을 느끼기도 한다. 일단 면담이 끝난 뒤에는, 더 이상 억압repression이 그렇게 많이 필요하지 않게 된다. 격리isolation의 정도에 따라, 단지 생각만이 의식위로 떠오를 수도 있다. 한 예로, 환자가 "저번 면담이 끝난 후, 주먹으로 선생님 얼굴을 때리는 생각이 떠올랐어요"라고 말했다. 면담가가 그때 화가 났었는지 묻자, 환자는 "아니오. 그냥 그런 생각이 머릿속에 떠올랐다는 것뿐이에요"라고 대답했다. 덜 심각한 강박증 환자는 분노에 대해 혼자 곰곰이 생각해 본 후, "선생님이 지금 여기에 계시다면, 정말로 이 이야기를 할텐네"라고 확신한다. 하지만 이는 다음 면담 때에는 이미 지나가 버린 이야기가 되며, 이미 못을 박아 뚜껑을 고정시켜버린 상자에 넣어 놓은 것과 같다. 강박증 환자는 어느 누구와도 공유하는 것이 두려운, 매우 비밀스러운 혼자만의 인생을 살고 있다. 환자의 수치심과 불신은 이를 더욱 힘들게 만들며, 환자는 종종 자신이 두려워하는 화난 행동이나 옳지 못한 행동을 폭발시키곤 한다. 모든 강박증 환자들은 어느 정도는 편집적paranoid이다.

사랑과 애정을 느낄 수 없기 때문에, 강박증 환자들은 대신에 존경과 안정감을 추구한다. 이로 인해 타인에 대한 의존적 애착을 갈망하게 되지만, 결국 이러한 의존성은 부적절함과 복종의 형태로 느껴진다. 대개 강박증 환자들은 자신이 갈망해오던 의존성의 만족을 회피하려는 반응을 보인다; 따라서 이들은 흔히 우울해진다. 자기 주장성과 공격성의 억제에 뒤따르는 자신감과 자존심의 감소로 인해, 이러한 반응은 더욱 악화된다. 환자는 이러한 우울증을 인식하지 못할 수도 있는데, 이들은 다른 감정들과 마찬가지로 우울증 역시도 격리를 사용하여 다루기 때문이다. 면담가는 격리가 깨지고 나면 이러한 우울증이 나타날 것이라는 점을 예상해야 한다. 의존성 만족이 포기된 상태에서는, 타인으로부터 존경을 받고자 하는 욕구가 부가(附加)되어, 강박증 환자는 도덕적으로 우월하다는 주관적인 느낌을 거짓으로 꾸며내게 된다. 이는 내재화된 대상으로부터 계속해서 인정을 받는다는 환상을 통해, 타인으로부터 받는 의존성 만족을 포기한 것을 보상해준다. 도덕적 우월성은 강박증 환자의 모든 행동에 영향을 준다. 이는 해석해 주기에 가장 어려운 저항으로 작용할 수도 있는데, 왜냐하면 이런 도덕적 우월성이, 비록 고통스럽고 비적응적인 것이긴 하지만, 많은 증상과 성격적 경향들을 윤리적 미덕으로 전환시켜 놓기 때문이다.

강박증 환자들은 심한 의존감과 무력감을 갖고 있다는 이야기는 이미 언급하였다. 역동적으로, 자신의 전능한 위치가 위협받을 때마다 이러한 감정이 발생한다. 강박적 전능함은 공생적 관계로 통합된 두 사람간의 기능이다. 전능적 관계의 기원은 유아와 엄마간의 관계로,

이때 어머니는 모든 것을 알고, 모든 힘을 갖고 있으며, 모든 것을 제공해주는 사람이다. 환자는 이러한 관계의 재수립을 끊임없이 추구하는데, 그렇게 되었을 때, 그는 다시 한 번 효과적인 적응 기제 대신 과대적 전능함을 사용할 수 있게 되는 것이다. 이러한 동맹이 반드시 어떤 한 개인과의 관계일 필요는 없으며, 또한 사고 체계, 종교 및 과학적 이론 등과의 관계일 수도 있다. 강박증 환자가 자신의 전능한 파트너와 헤어지게 되면, 이들은 임상적으로 불안해지면서 무력감과 부적절감, 의존감 등에 휩싸이게 된다. 연구실을 벗어나기만 하면 불안해지는 과학자 역시 이에 관한 명확한 예이다. 강박증 환자가 실제로는 잘 모르는 부분에 대해 전문가인 척 함으로써 자신의 과대성을 다시 세우려하는 경우도 드물지 않다. 새로운 상황에 닥칠 때마다, 그는 재빨리 정보들을 모으려 들며, 그런 후 이를 바탕으로 그는 전문가인척 하며 의견을 내놓곤 한다. 남들에게 자신의 일을 맡기지 않으려 하는 모습에서 강박증 환자의 보상적 과대성이 전형적으로 나타난다. 그는 남들이 해주는 것보다 자신이 직접 하는 것이 더 낫다고 생각하며, 다른 사람의 도움이 필요하다는 사실을 받아들이려 하지 않는다. 모든 것들을 소유하고 아껴두려는 태도는 사랑하는 대상과의 이별에 대한 두려움뿐만 아니라 힘겨루기의 반항적 측면과도 관련이 된다.

강박적인 *우유부단함indecisiveness*은 잘못을 저지른다는 문제와 실수할지도 모른다는 두려움 두 가지 모두가 관여되는 주요 방어이다. 흔히 이 기제들은 서로 얽혀있다. 자신이 바라던 가격에 딱 알맞은 물건을 찾았음에도, "세일 마감, 교환이나 환불 불가"라는 공지를 들었을 때 강박증 환자들은 머뭇거리게 된다. 이 예는 말 그대로일 수도 있고 은유적인 의미일 수도 있다. 면담가는 환자가 실수하는 것을 두려워하고 있다고 해석해줄 수 있지만, 환자는 임상가에게 결정을 내려달라고 적극적으로 요구하곤 한다. 임상가는 그 순간 환자가 바라는 것처럼 보인다면, 특히 어떤 결정이던 간에 환자에게 나쁘지 않을 것 같다면, 그 결정이 무엇이든 지지해줄 수 있다. 임상가는 "어떤 것이 옳은가보다 결정을 내린다는 자체가 더 문제인 것 같네요"라고 강조해줄 수 있다. 결정을 내릴 때의 숨은 정서적, 감정적 의미는 머리로 생각해서는 풀리지 않는다는 점을 지적해주는 것 또한 유용하다. 치료자가 환자의 결정을 대신 내려주지 않는 것이 중요하다.

다른 사람들은 즐거운 시간을 갖고 있는 것 같은데 자신은 재미도 없이 일만 하고 있다고 불평하기 시작하는 순간이 치료적으로 중요한 기회가 된다. 방어적으로 환자는 쾌락을 회피하는 이유로 자신의 높은 도덕적 규준을 갖다 댄다. 이들은 타락되어 결과적으로 자신이 선함을 잃게 될까봐 두려워한다. 도덕적 자학성moral masochism은 강박성 인격장애의 한 측면이며, 종종 가벼운 편집성 또는 자기애성 성향과도 혼합된다. 초기 꿈에서 임상가는 종종 유혹하는 사람이나 부패한 사람으로 등장한다. 이러한 양상은 치료 초기에 전이로 해석해줄 수 있다.

면담 초반에 환자들은 강박적으로 말을 하고, 들으려하지 않으며, 임상가의 말을 가로막고, 자신의 말을 끝까지 하려하며, 방금 자신이 한 말을 다시 말해보라고 요구하곤 하지만, 이런 행동은 초기 관계가 잘 이루어지기 전까지는 해석해주지 않는데, 그 이유는 환자가 비하나 비난으로 느낄 수 있기 때문이다. 이 부분에서 종종 면담가는 역전이 때문에 지지적이지 못한 방식으로 섣부른 개입을 하게 된다. 언젠가는 이러한 직면이 필요하게 되며, 환자에게 건설적인 감정 경험이 될 수도 있다.

환자는 방어적인 목적에서 짓궂고 가학적인 행동을 한다고 볼 수 있다. 역전이 때문에 치료 초반부터 이런 행동에 초점을 맞추고 싶어지지만, 이는 거의 생산적이지 못하여 어김없이 환자는 상처받고 이해받지 못했다는 기분만 느끼게 될 뿐이다. 몇 가지 이유에서 분노나 공격성보다는 *가학성sadism*이라는 용어를 사용하는 것이 더 유용한데, 가학성의 유래를 살펴보면 그 이유가 명확해진다. 부모의 장난 때문에 당혹감과 수치심을 느끼게 되었을 때 어린 아이들은 부모가 가학적으로 즐거워하고 있다고 생각할 수 있다. 동일시의 과정을 통해, 아이는 자신 또한 다른 사람을 괴롭히는 것으로부터 쾌락을 얻을 수 있다고 생각하게 된다. 아이가 좋아하는 장난감을 감춘다거나, 무서운 소리를 낸다거나, 아이가 울 때까지 장난을 치는 것 등이 가학적인 놀이sadistic play이다. 아이는 자신 또한 이런 식으로 놀 수 있음을 배운다. 예를 들어, 장난감을 침대 밖으로 던져 부모가 다시 가져오게끔 하는 것이다. 몇 번을 반복하면 부모는 "안 돼, 그만"이라며 힘든 시늉을 하고, 그러면 아이는 자지러지게 웃는다. 이 아이에게는, 자신의 부모처럼, 재미있을 것이라 생각했던 장난이 지나쳤음을 알아차리는 미묘한 사회 기술이 없고, 결국 그 행동 때문에 혼나게 되면 아이는 수치감과 모멸감, 죄책감을 느끼게 된다.

그러므로 가학성은 아이가 부모의 가학적인 강력한 통제 행위를 동일시하여 생겨나는 것이다. 가학성은 또한 억제된 분노와 공격성의 파생물이기도 하다. 억압된 만성적인 분노감은 계획적인 비열함의 형태로 되돌아온다. 치료 중반부에 이르러, 치료자는 환자에게 그의 행동에 비열한 면이 있으며, 그러는 것은 드러내지 못했던 초기 분노감 때문임을 환자에게 보여주기 시작한다. 그런 다음 누군가를 괴롭힐 때 상대방은 사랑받는 기분을 느낄 것이라는 환자의 예상에 대해 해석해주며, 마침내 환자는 자신이 강력하고 가학적인 부모와 동일시하고 있음을 자각하게 된다. 이 기간 동안 종종 강한 죄책감이 발생하며, 이때 우울증이 동반될 수도 있다. 사실 강박증 환자들은 치료를 받는 동안 자신의 방어들을 포기하기 시작하면서 종종 우울해지곤 한다.

감별진단 Differential Diagnosis

강박증 증상은 공포증 환자, 우울증 환자, 인지장애 환자, 자기애성 환자 등 매우 다양한 환자들에서 발견이 된다. 5장 "자기애성 환자" 편에서 자기애성 환자와 강박증 환자 사이의 유사점과 차이점에 대해 자세히 논의될 것이다. 자기애성 양상과 강박증 양상이 한 환자에서 모두 나타나는 경우도 흔하다. 음식에 대해 강박적인 생각을 갖고 있는 식사장애 환자들은 음식과 운동에 관해 의식화된 행동ritualized behavior을 하게 된다. 하제(下劑)를 사용하거나 구토를 하는 것이 종종 두드러지는 양상이다. 공포증 환자들은 두려움을 느꼈던 상황에 강박적이 되며, 상징적으로 안전을 제공해주고 두려운 상황으로부터 보호해주는 의식행위들을 만들어낸다. 편집증 환자들 역시 많은 강박적 방어 기제들을 갖고 있다. 이들 또한 타인에 대한 불신으로 가득 차 있으며, 타인의 행동을 자신에 대한 것이라는 의미로 받아들인다. 이들은 친구가 없으며, 직장에서 동료와 지내는 데에 훨씬 더 많은 문제들을 보이는데, 동료들이 자신을 좋아하지 않는다는 사실은 제대로 알고 있는 것이지만, 동료들이 자신에 대해 음모를 꾸미고 있다는 잘못된 믿음을 갖곤 한다. 이들은 소송을 걸기 좋아하며, 자신의 상황에 대한 병식이 거의 없는데, 이런 점에서 어느 정도 친구도 있고 자세한 집중이 요구되는 업무에서는 수행이 뛰어난 강박증 환자들과는 다르다. 수동-공격성 인격은 업무나 사회생활과 관련된 부분에서 꾸물거리고, 고집스러우며, 부주의하고, 자기-파괴적인 행동을 통해 저항을 보인다는 점에서 강박증 환자와 혼동될 수 있다. 편집증 환자들처럼 수동-공격성 환자들도 자신의 직업에 감사하지 않고 늘 불평만 하는 사람들이다. 타인을 비난하며, 공개적으로 논쟁을 벌이고 흥분을 잘하며 반항적일 수 있다. 수동-공격성 인격은 종종 무뚝뚝하고, 부루퉁하며, 불쾌한 태도를 통해 자신의 분노를 표출한다. 이들은 자신과 유사한 사람을 찾으려 하며, 그 사람들과 함께 삶과 직업, 결혼 등의 불공평함에 대해 불평을 한다. 이들의 공격성과 분노는 권위 인물에게 맞춰있는데 반해, 자학성 환자들의 부정적 태도negativity는 자신에게로 향해있다는 점에서 이들의 모습은 자학성 환자와 다르다.

삶에서 자신이 놓치고 있는 것 때문에 괴로워한다는 점에서 강박증 환자에게 자학적 양상이 발견되기도 한다. 이들은 즐기고, 긴장을 풀며, 사랑과 우정의 기쁨을 나누는 데에 어려움을 보인다. 이들이 느끼기에 놀 시간은 없으며 해야 할 일은 너무 많다. 휴가를 가더라도, 일거리를 가져감으로써 죄책감을 덜어내려 한다. 동료에겐 가학적인 행동으로 느껴질 수도 있지만, 억압된 분노보다는 죄책감 때문에 환자는 이런 행동을 하게 되는 것이다. 이는 면담 상황에서 환자에게 끌어내야 할 중요한 구별점이며, 일에 관한 그의 가치관과 신임을 잃을 것에 대한 그의 두려움을 동료들은 이해할 수 없어 힘들어 할 것이라는 사실을 강박증 환자가 이해할 수 있게 해주어야 한다.

면담의 진행 MANAGEMENT OF THE INTERVIEW

강박증 환자는 면담가와 관계를 맺을 때 역할을 역전시키려 한다. 환자는 "오늘 어떠셨어요?"라고 먼저 물으면서 면담을 시작하고, 그런 다음 주도적인 태도로 다른 질문들을 계속한다. 또 다른 양상으로는, 임상가가 먼저 말을 꺼내기를 기다렸다가, "그게 무슨 의미인지 설명해주시겠어요?"라며 역할을 맞바꾸려 하기도 한다. 초심자들이 환자의 이런 방식에 화를 내게 되는 경우가 드물지 않다. 이때에는 "오히려 당신이 저를 면담하려는 것을 보니, 환자가 된다는 것을 받아들이기 어려우신가 보군요"라는 보편적인 언급을 해주며 공감적으로 반응하는 것이 좋다. 면담의 후반부에는 이러한 책략에 대해 옳은 답도, 틀린 답도 없으며, 옳게 답하기 위해 정확히 맞는 질문만 받으려 할 것이 아니라 마음속에 떠오르는 것은 모두 말해야 한다고 환자에게 말해줄 수 있다.

면담에서의 가장 큰 문제는 진정한 감정적 접촉을 성립시키는 것이다. 이를 성공시키는 데에는 면담가의 주관적인 감정 반응이 가장 훌륭한 지침이 된다. 면담가가 관심을 갖고 개입하며 "몰입"하게 되면, 접촉이 이루어지게 될 것이다. 면담가가 불안해지거나 화가 나게 되면, 접촉이 이루어졌더라도, 환자의 이차적 방어가 작동하게 될 것이다. 면담가가 지루하거나 무관심하게 되면, 접촉은 거의 없게 될 것이다.

강박증 환자는 감정적 격리 때문에 모든 방식의 의사소통을 잘못 사용하게 된다. 누군가에게 다가가기 위해서는 그를 바라보고, 그에게 말을 하며, 그의 이야기를 듣고, 그가 이야기하는 것에 주의를 기울이는 것이 필요하다; 또한 자발적이고 표현적이며 침묵을 피할 필요가 있다. 강박증 환자는 면담가와의 직접적인 시선 접촉을 피한다. 사람과의 감정적 접촉에 있어서 눈은 중요한 매개체이다. 시선을 피하는 것은 감정적 접촉을 피하게 해준다. 때때로 환자가 면담가를 바라보는 듯이 보일 수도 있지만, 그는 단순히 바라보는 척만 하는 것이며, 사실은 면담가 너머를 쳐다보고 있는 것이다. 이 역시 똑같은 회피이긴 하지만, 겉으로라도 다소나마 면담가를 배려해주려는 행동이다. 또한 환자는 목소리로도 관계를 회피하려 할 수 있다. 이들은 속삭이거나, 중얼거리거나, 또는 면담가가 알아듣기 힘든 방식으로 말을 한다. 환자는 또한 듣지도 않는다. 그는 면담가의 말을 귀담아 듣지 않으며, 다시 말해달라고 요청하는 법도 없다. 면담가가 이야기를 반복해서 해주는 경우, 이들은 이야기를 끝까지 듣지도 않은 채 중간에 끊으면서 명확하게 말해달라고 요구한다. 환자는 이야기를 듣고는 있지만, 그 말의 의미를 이해하는 것은 아니다. 강박증 환자는 자신이 주의 깊게 듣지 않고 있다는 것을 감추는 데에는 귀재들이다. 완전히 집중을 하고 있는 듯이 보이는 경우에도, 이들은 실제로는 완전히 딴 생각을 하고 있을 수도 있다. 어떤 환자는 이런 것에 매우 능숙하여, 요구를 받으면 면담가의 말을 반복할 수 있기까지 하다. 하지만 환자가 그 이야기를 기억한다 하더라도, 환자가 그 말을 반복하기 전까지는 그 내용의 의미가 아직 머릿속에 입력된 것은 아니다.

강박증 환자는 면담가의 말과 질문을 반복함으로써 접촉을 피하려 하기도 한다; 실제로는 다른 사람이 아닌 바로 자기 자신에게 말을 하고 있는 것이다. 그는 질문에 대답을 하거나 규칙을 따르지 않으며, 그의 환상 속에서는, 면담가의 개입을 최소화시킴으로써 모든 대화를 자신이 통제하려 한다. 이렇게 하는 또 다른 흔한 방식은 면담가를 가르치려 드는 것이다. 이런 행동을 끊어놓을 때 불가피하게 환자에게 상처를 주지 않도록 하는 것이 중요하다. 환자의 이러한 거짓된 속임수를 직접 다루는 것보다는, 수용적인 태도로 "제가 꾸중 듣는 기분이네요. 제가 기분을 언짢게 해드렸나요?"라고 지적해주는 것이 더 좋다.

환자는 동일한 목적 하에서 여러 가지 다양한 방어들을 사용한다. 면담가는 이런 모든 방어들을 해석해주지 않도록 해야 하는데, 그렇지 않으면 환자는 공격받는다는 느낌을 받게 될 것이며, 면담이 환자를 계속 꼼짝 못하게 만들어 버리는 식이 되어, 결과적으로 환자는 자신을 계속 의식하게 되어 버린다. 대신에 면담가는 무엇이 벌어지고 있는가를 잘 살펴본 뒤, 핵심적인 방어에 대해 언급을 해야 한다. 환자에게 정신역동 교과서의 내용을 전부 다 퍼붓는 것보다는 차라리 덜 중요한 방어를 선택하는 우(遇)를 범하는 편이 더 낫다. 많은 방어 기제들을 인식하는 방법은 충분히 배웠으나, 적절한 시기에 이 지식을 이용해본 경험이 부족한 면담가에서 이러한 실수가 발생하기 쉽다.

감정을 감추는 또 다른 기술은 부인denial을 사용하는 것이다. 강박증 환자들은 흔히 자기 자신에 대해 이야기를 할 때 긍정적으로보다는 부정적으로 말을 한다: "제가 그런 식으로 느낀 건 아니에요" 또는 "그 일이 그 때 저에게 문제를 일으킨 것은 아니에요." 무의식에는 부정형negative이 없다; 이들은 자신의 방식대로 기저의 문제를 보여주고 있는 것이다. 면담가는 이러한 부인을 직접적으로 반박할 것이 아니라 계속해보도록 해야 한다. 이렇게 해볼수록 점점 이들은 스스로를 되돌리기 시작할 것이다. 완전히 반대로 되돌아가고 나면, 면담가는 원래했던 언급으로 되돌아와 갈등을 노출시킬 수 있게 된다. 환자에게 "불과 몇 분전에 부인했던 감정에 대해 지금 얘기하고 계시군요. 어려운 문제네요"라고 말해줄 수 있다.

개입을 피하는 또 다른 흔한 수단은 이야기 나눌 주제나 물어볼 질문을 노트나 목록에 적어오는 것이다. 이러한 행동은 면담의 어떠한 시기에도 나타날 수 있으며, 환자의 불안에 대한 중요한 방어이다. 면담 초반부에는, 특히 면담에 대해 통제감을 느끼고 싶어 하는 환자의 이러한 방어를 이해하고 허용해준다. "생각나는 순서대로 이야기를 해본 다음, 빼먹은 것이 있는지 노트로 확인해보는 것이 제일 좋겠네요"라고 말해 줄 수 있다. 환자에게 자신의 이야기를 할 기회도 주기 전에 환자와 힘겨루기를 시작하는 것은 적절치 않다. 나이가 든 환자들은 자신의 기억에 자신이 없어서 그리고 면담이 얼마나 걸릴지 확실하지 않은 까닭에 목록이나 노트의 도움을 필요로 할 수도 있다.

환자가 계획된 순서에 따라 말을 하고 있는 것이 분명한 경우, 면담가는 "미리 면담을 준비하고 오셨어요?"라고 물을 수 있다. 그렇다고 대답한다면, "면담을 하는 것이 불안하세요? 면담을 미리 계획하고 오시면 불안이 덜하신가요?"라고 물을 수 있다.

강박증 환자들이 선호하는 기법 중 하나는 지성intellect과 언어를 특별히 많이 사용하는 것이다. 이들은 감정의 양(量)을 설명하기에 가장 적절한 단어를 찾아내는 데에 집착을 한다. 단어는 그 뜻하는 바의 이상이 되며, 그 자체로서 중요한 것이다. 그는 "화난" 것이 아니라; "분개한" 것이다. 혹은 "화난" 것도 "분개한" 것도 아니라; "심란한" 것이다. 감정을 회피하는 이와 비슷한 방식은 과학 용어나 전문 용어를 사용하는 것이다. 임상가는 말을 할 때 그런 용어들을 피해야 하며, 환자의 기술적인 용어technical term들을 일상적인 언어로 바꿔주어야 한다. 강박증 환자들은 기본적으로 불쾌하거나 당혹스러운 상황을 설명할 때 완곡한 표현을 사용하곤 한다. 이러한 잘못된 용어들 또한 임상가가 쉽고 직접적인 단어로 다시 말해주어야 한다. 예를 들어 환자가 부인과 "사소한 언쟁"이 있었다고 말한다면, 면담가는 "어떻게 해서 싸움이 시작되었는데요?"라고 응답할 수 있다. 또 다른 예로, 환자가 최근의 성관계에 대해 말할 때 "그날 밤 우린 가까워졌죠"라고 표현하였다. 면담가는 "성관계를 가졌단 말인가요?"라고 되물을 수 있다.

임상가가 질문을 할 때 "생각"이라는 단어를 삼가는 것이 또한 지식화하려는 환자의 경향을 줄일 수 있다. "그것에 대해 어떻게 생각하세요"는 전형적으로 강박적인 질문이며, 지식화를 유발한다. 대신 면담가는 "어떻게 느끼셨어요"라고 묻는다. 어떻게 느꼈는지를 질문 받게 되면, 강박증 환자들은 자신이 생각한 바를 대답한다. "제 말은 '어떻게 생각하셨느냐'가 아니라 '어떻게 느끼셨는가'라는 뜻입니다"라고 말해줌으로써 이에 대해 해석해줄 수 있다. 환자가 스스로 인지하고 있지 못한 경우, 느낌에 나타나기 위해서는 인내가 필요하다. 또한 임상가는 환자가 결정을 내려야 하는 질문은 피해야 하는데, 왜냐하면 그런 질문들은 지식화 방어intellectual defense에서의 의심하는 기제doubting mechanism를 촉발시키기 때문이다. 환자에게 "어머니와 아버지 중 누구와 더 가까우세요?"라고 묻는다면, 그의 답변은 어느 한쪽의 기분을 상하게 만드는 것이 되어 따라서 의심이라는 방어가 작용하게 된다. "부모님에 대해 말씀해보세요"라고 말하여 어느 부모에 대해 먼저 이야기를 꺼내고 어떤 정보가 자발적으로 나오는지 살펴보는 것이 더 바람직하다.

한 환자가 여동생이 보고 싶어 만나러 가고 싶다고 말했는데, 여동생과의 사이에 경쟁심은 전혀 없다고 말했다. 둘 사이의 관계에 대해 질문했을 때, 여동생은 늘 부모에게 의존적이어서, 결국 부모로부터 자신보다 더 많은 것을 받는다는 사실에 환자는 화가 나곤 했었다고 하였다. 여동생이 최근에 부모로부터 받은 것이 없는지 확인하기 위해 여동생을 만나러가는 것임이 드러났다. 이 시점에서 면담가는 "이해가 되지 않는군요. 경쟁심은 없다고 말씀하셨는데, 부모님으로부터 여동생이 무언가를 받은 것에 대해 당신은 질투를 느끼는 듯이 보이는데요"라고 말했다. 환자는 그건 모순이 아니라고 설명하려 애썼지만, 마침내 여동생을 만나러 가는 것이 자신의 경쟁심을 억압하는 데 도움이 된다는 사실을 인정하게 되었는데, 왜냐하면 여동생이 받은 선물은 항상 자신이 상상하던 것보다 실제로는 별로이곤 했기 때문이었다.

"사실대로 말하자면"; "제 진짜 마음은..."; 또는 "선생님께 솔직히 말씀드리면"과 같이 말에 서두를 붙이거나 삽입하는 용어를 사용하는 것은 흔히 관찰되는 부인denial의 유형 중 하나이다. 겉으로 보기엔 별 뜻 없어 보이는 이 말에 사실은 목적이 있다. 환자는 무언가를 감추는 게 있으며 이를 부인하고 있는 것이다. 다시 한 번, 직접적인 직면은 화가 나서 더욱 부인하는 결과만 낳을 뿐이지만, 이는 환자가 비난받을 것이라 느끼는 왜곡되고 감추어진 감정에 대해 매우 소중한 단서가 된다.

매우 조심스럽게 경계를 하고 있는 강박증 환자조차도 면담 회기의 두 부분: 개시기와 종료기에는 자발적인 행동을 보인다. 대부분의 환자들은 면담에 대해 그려볼 때 개시기와 종료기에 대해서는 별로 생각해보지 않는데, 그 결과 사소한 것도 놓치지 않는 주의 깊은 면담가에게 이 시기는 많은 양의 정보를 제공해준다. 진료실에서는 조심스레 감추고 있던 감정을 복도나 대기실에서 드러내곤 한다. 환자와 면담가가 자리에 앉은 뒤 새로운 내용부터 대화를 시작하기 보다는 당시 나누고 있던 얘기를 계속해서 하는 것이 좋다. 대기실에서의 환자의 행동, 예를 들어 그가 읽던 잡지, 앉아있던 의자 위치, 관심을 갖고 바라보던 물건 등에 대해 살펴보아야 한다. 면담가에 대한 자신의 감정을 드러내는 수단으로 이들은 진료실 가구에 대해 칭찬하거나 비난할 수 있다. 면담이 끝나면 환자는 긴장을 풀며, 긴장이 풀리면서 환자의 감정이 떠오를 수 있다. 감춰왔던 비밀에 대해 넌지시 비추거나("그러그러한 것에 대해서는 왜 묻지 않으세요?") "선생님께서 저에게 어떻게 하라고 말씀해주실 줄 알았어요"라고 말하며 면담가에 대한 실망감을 드러낸다.

강박증 환자는 관련 없는 세부사항에 대한 이야기로 시간을 허비한다. 그는 또한 면담가가 이해를 못할 것이기 때문에, 이야기의 핵심을 말하기 전에 먼저 많은 양의 배경 정보들을 이야기해주어야만 한다고 확신한다. 그 이야기는 너무 복잡해져 버려, 마침내 말하고 싶은 내용에 도달했을 때에는 면담가가 흥미를 잃거나 면담시간이 다 지나버린 상태가 되어버리고 만다. 결국에는 이러한 방어도 해석이 되어져야 한다; 환자가 곧 이야기가 끝난다고 말한다 하더라도, 환자가 이야기를 끝맺을 때까지 내버려두는 것은 잘못이다. 환자는 비난에 대해 굉장히 민감하므로, 핵심에 도달하기 위해 말을 중단시키거나 지도해주는 것은 어려운 일이다. 면담가는 "그것이 제가 한 질문과 어떻게 연관이 되는지 이해가 안 되는군요"라고 말할 수 있으며, 이에 대해 환자는 "아, 관계가 있어요. 선생님은 이것과 이것, 그리고 이것 등을 아셔야 되요"라고 대답한다. 임상가는 "제가 이 모든 세부적인 배경을 듣지 않으면, 당신을 이해하지 못할 것이라고 느끼십니까?"라고 응답할 수 있다. "그럼요"라고 환자가 대답할 것이고, 이에 대해 면담가는 "그럼, 문제의 핵심부터 직접 이야기해보도록 합시다. 만일 제가 이해가 안 되면, 그 배경에 대해 더 자세히 여쭤보겠습니다"라고 언급한다. 이때 환자는 면담가의 의견을 들을 것인지 아니면 이전처럼 계속 진행할 것인지 결정하는 동안 잠시 머뭇거리게 된다. 환자가 관련 없는 세부사항들을 계속 이야기한다면, 면담가는 그 순간 그 문제에 대해 더 이상 추궁하지 않아야 한다. 강박증 환자에게는 면담가의 인내심이 매우 중요하다.

침묵은 감정적 라포를 피하기 위한 또 다른 수단이다. 강박증 환자는, 심한 정신병 환자와 심한 우울증 환자를 제외하고는, 대부분의 환자들보다 긴 침묵을 훨씬 더 잘 견뎌낼 수 있다. 면담가는 침묵을 견뎌내는 것을 배워야 한다. 환자가 먼저 침묵을 깬다면, 자발성을 회피하려는 사람에게서 한 조각의 자발적인 행동을 불러일으킨 것이다. 환자가 계속 침묵을 지킨다면, 면담가는 "지금 편안하십니까?" 또는 "아무 말씀이 없으시네요"라고 말할 수 있다. 환자는 "그냥 선생님의 다음 질문을 기다리고 있었어요"라고 대답할 수 있다. 가능성은 적지만 그게 사실일 수도 있으며, 그런 경우엔 "알겠습니다, 제가 다음에 무얼 할지 기다리고 계셨다는 거군요, 당혹스러울지도 모를 무언가에 대해 걱정하신 것 아닌가요?"라고 응대할 수 있다. 치료자가 침묵을 깨야 한다면, 이야기꺼리를 꺼내기보다는, 예를 들어 "이야기꺼리가 떨어지셨어요?"라는 식으로 침묵 자체의 의미에 초점을 맞추는 것이 좋다. "그런 것 같네요"라고 환자는 대답한다. 면담가는 "창피함을 느끼는 것이 더 힘들지, 아니면 자신의 고통을 공유하지 못해 느끼는 감정이 더 힘들지는 당신만이 결정할 수 있습니다"라고 말할 수 있다.

면담을 주도하려는 강박증 환자의 의도가 면담 초반부에만 나타나는 것은 아니다. 그는 면담가가 앞에서 언급했던 이야기를 거론하면서, 설명하기 어려운 내용에 대해 질문을 한다. 면담가가 여기에 대답을 해주면, 환자는 계속해서 질문을 하게 되고, 이내 환자는 면담을 지배하게 – 자신의 손아귀 안에 두게 된다. 이는 말실수로 책잡히는 일이 없도록 해줄 뿐 아니라 동시에 자신이 면담을 마음대로 통제하고 방향을 잡도록 해준다.

면담의 중반부나 후반부에서는, 환자의 재정 상태에 대한 조사가 이루어진다. 이는 임상가에 대한 환자의 두려움과 불신을 노출시키는 데에 유용하다. 이는 개별 상담 환자private patient 그리고 임상가가 직접 상담비를 책정하지 않아도 되는 환자, 두 경우 모두에서 똑같이 생산적이다. 흥정을 통해 단순한 상품처럼 다뤄지지 않도록 면담가가 신경 써야 하는 두

가지 문제가 바로 면담비와 면담 시간이다. 강박증 환자는 "협잡꾼wheedler"이다. 면담비를 내려주게 되면, 환자는 의사가 처음에 과잉청구를 했다고 느끼거나, 또는 승리를 거두었다는 생각에 죄책감이 커지게 된다.

치료적 동맹의 발달
DEVELOPING THE THERAPEUTIC ALLIANCE

면담가는 환자로 하여금 두려움과 분노, 죄책감 이외의 다른 감정들에 대해 인식할 수 있도록 도와주어야 한다. 환자가 감정에 대해 이야기를 하면, 임상가는 그것에 이름을 붙여줄 수 있다. 여기에는 특히 사랑, 창피함, 다정함, 슬픔, 마음아픔 등이 포함된다. 이러한 감정 경험을 북돋워 주면, 환자는 자신이 감정적으로 살아있음을 느끼게 된다. 초보 치료자에게 주어지는 일반적인 조언과는 반대로, 환자 스스로 자신의 감정에 이름을 붙이지 못하는 경우 면담가가 이를 대신 해주는 것도 좋다. 임상가의 표현이 틀렸다면 환자가 정정해줄 것이다. 강박증 환자들은 자신에게 이러한 다른 감정들도 있음을 잘 모르기 때문에 사회적으로 단절되고 자신의 가치감을 평가 절하한다. 이들은 강해보이면서도 동시에 따뜻함과 다정함을 가진 사람들을 몰래 부러워한다. 많은 강박증 환자들에서 행동이 감정의 자각을 촉진하긴 하지만, 면담가는 환자로 하여금 목표는 단순히 감정을 가진 듯 행동하는 것이 아니라 실제로 감정을 경험해야 함을 명확히 해주어야 한다. 면담가는 전치된 감정 또는 생리적 반응 같은 신체적 현상을 살펴볼 수 있다. 이를 눈치 채어 "얼굴이 붉어지셨군요"와 같은 언급을 해주는 것이 중요하다. 또한 환자에게 치료 상황 밖에서 벌어진 감정적 사건에 대해서도 이야기하도록 요구해야 하는데, 이는 환자의 느낌을 이해할 수 있는 기회가 되며 동시에 다른 내용의 자료들을 면담시간에 가져올 수 있게 해주기 때문이다. 감정 반응이 없는 경우 환자에게 해석을 통해 이 점을 비평해주는 것이 좋다. 무엇이 감정 반응을 불러일으켰는지를 즉시 알기란 늘 가능할 수는 없지만, 적어도 환자에게 감정 반응이 있었음은 확인된 것이다.

치료자의 자발성과 감정 반응성은 강박증 환자에게 중요한 영향을 끼친다. 초심자들은 종종 기술적 중립성technical neutrality의 원칙을 잘못 이해하여, 무덤덤하고 모호하며 감정적으로 무반응한 태도를 취하곤 한다. 임상가가 자신의 감정 반응을 드러내는 경우 환자에게 본보기가 되어 드물지 않게 환자들은 "이 문제에 대해 저보다도 선생님께서 더 감정을 느끼시는 것 같네요"라고 말한다.

임상가는 면담을 시작하고 끝낼 때 상투적인 방식을 피해야 한다. 임상가는 일상적인 과정에 따라 면담을 마칠 때마다 똑같은 말로 끝맺음을 하는데, 이는 강박증 환자의 성격 구조에 딱 들어맞는 본보기가 되어버린다.

> 강박성 성격 경향을 많이 갖고 있는 한 환자가 자신의 생활에서 중요한 사람들을 통제하고 싶다는 이야기를 면담 때 하였다. 환자는 바라는 만큼 자신이 전능하지 않다는 사실을 마지못해 어느 정도 느끼고 있다고 생각하고 있음이 면담을 통해 드러났다. 면담이 끝나자 환자는 문으로 걸어가면서 자신의 웃옷을 더듬거렸다. "뭐 잃어버린 것이 있으세요?"라고 임상가가 물었다. 환자는 "아니요"라며 의아한 목소리로 답했다. 면담가는 "뭘 잃어버린 것 같은 기분을 느낀 것이 아닌가요?"라고 답했다. "그래요, 선생님 말씀이 맞아요." 환자는 스스로를 전능한 사람으로 생각하고 싶어 했던 간절한 소망을 포기하기 시작하면서, 비인이적 의시표현을 통헤 물리적으로 자신으로부터 무언가가 빠진 듯 한 주관적인 느낌을 드러낸 것이다.

환자가 자세하고 불필요한 세부적인 이야기로 임상가를 혼란스럽게 만들고 있는 것으로 보이는 경우, 비난조로 말하지 않도록 하는 것이 중요하다. 환자는 표현을 왜곡하고 싶은 마음을 억누름으로써 실수를 피하고 보다 정확하게 하려는 것일 뿐이다. 왜곡하게 될까봐 걱정하는 환자의 두려움에 대해 탐색을 하였다. 그런 후, 모두가 그렇듯이, 감정적으로 진짜 그렇게 느꼈다면 자신 역시도 왜곡"할 수도 있다"는 것을 환자는 이해해야 한다. 이는 환자로 하여금 감정적인 시각을 가질 수 있도록 도와준다. 무의식적으로 환자가 임상가를 난처하고 혼란스럽게 하려는 경우가 있다. 그런 경우 "10분이 남았네요., 제가 보기에 꼭 하고 싶은 이야기가 있으신 것 같은데, 오늘은 끝까지 다 이야기하지 못할 수도 있겠습니다"라고 말하는 것이 적절하다. 이러한 기제가 작동하는 또 다른 경우에서, 환자가 이야기를 시작할 때 "요점부터 먼저 말씀해주시겠습니까"라고 요청하는 것이 바람직하다. 이런 훈련이 그에게는 가장 중요한 것이라고 환자를 설득할 필요가 있다. 이는 초기 면담부터 해야 할 일은 아니다. 환자에게는 말을 장황하게 하고픈 이유가 있다. 하지만 결국 이런 행동을 차단하는 것은 장황한 이야기를 통해 드러나는 감정적인 욕구를 환자로 하여금 의식할 수 있게 해준다. 환자는 임상가의 주의를 집중시키고 통제권을 유지하기 위하여, 완전히 무의식적인 기제를 통해, 대화dialogue를 나누거나 상호작용interaction하기보다는 혼자서만 말하고monologue 싶어 한다. 환자가 자신의 관점에 가까운 감정을 경험하고 난 이후에야 공감적인 해석이 가능해 진다. 그러한 해석 없이는 힘겨루기만 벌어질 뿐이다. 환자의 공격적이고 통제하려는 성향을 지적하기 보다는, 치료자의 말을 듣고 싶지는 않고 대신 치료자가 자신의 이야기만 들어주기를 바라는 마음에 대해 환자 스스로 자각할 수 있게 해줄 수 있다. 그런 후 임상가는, 환자와 함께, 환자가 무엇을 두려워하고 있는지를 이해하도록 시도해볼 수 있다. 앞서 말한 바와 같이, 무심하고 냉담하고 객관적으로 보이기보다는 가능하면 언제나 환자와 상호작용을 하는 것이 중요하다.

전이와 역전이
TRANSFERENCE AND COUNTERTRANSFERENCE

강박증 환자들은 종종 자신의 문제에 대해 모든 해답을 알고 있는 전지전능한 임상가를 만나게 되었다고 느낀다. 임상가가 "당신의 문제에 대한 해답을 제가 알고 있다고 생각되고, 제 마음대로 당신 스스로 문제를 풀어나가게 만든다고 화가 나신 것 같군요"라고 말하면, 환자는 "맞습니다, 왜 좀 더 서둘러서 저에게 도움을 주지 않으시는 거죠?"라고 말한다. 초심자들은 이때 아무 말도 못하게 되어, 환자는 좌절하고 낙담하거나 화가 나게 된다. 이러한 형태의 상호작용은 치료적 동맹의 발달을 느리게 만들 뿐이다. 더욱이 환자는 이를 자신의 감정적 욕구에 대한 비난으로 생각하여, 자신이 과도한 요구를 하고 있다는 뜻으로 받아들이게 된다. 가능한 경우 환자의 질문에 치료자가 대답을 해주게 되면, 치료적 동맹이 증진될 수 있다. 머지않아 환자는 자신의 욕구가 때로는 과도하였음을 자각하게 되며, 이때 치료자는, 반대편이 아니라 동맹자라는 관점에서, 환자로 하여금 자기 자신에 대해 더 잘 이해하게 해 줄 수 있다.

이 환자들의 비밀과 감춰두기는, 보다 심각한 환자에서 보이는 분리-개별화separation-individuation의 문제라기보다는, 힘과 통제력, 복종과 반항이라는 문제를 보여주는 것이다. 이는 또한 이들이 치료에 완전히 충실하지 않음을 의미한다. 종종 환자들은 임상가가 했던 실수와 오류들에 대해 적당한 시기에 사용하기 위해 몰래 기억해두고 있다. 환자가 아직 말로 드러내지 않은 비난과 실망감에 주의하면서 이러한 과정을 찾아내는 것이 필요하다. 이러한 감정은 나타날 때마다 논의되어야 함을 환자에게 설명해주는 것이 중요한데, 그때가 환자의 감정을 사용하기에 가장 적당한 순간이기 때문이다. 그럼에도 불구하고 이때가 바로 환자가 가장 취약함을 느껴 속마음을 감춰두려 하게 되는 바로 그 시기이다. 예를 들어 임상가가 "지금 보니 제가 형제분들 이름을 혼동했던 것 같네요"라고 말했다. 이 환자들은 전형적으로 "저도 알고 있었어요"라고 대답한다. 면담가는 "그런데도 말씀을 안 하셨네요. 저에게 실망하셨다는 것을 제가 알기를 원치 않으셨나 보군요"라고 답할 수 있다. 나중에 임상가는 부정적인 감정을 이렇게 쌓아두는 것이 환자의 대인관계에 결국 좋지 않은 영향을 미치게 될 것이라고 알려줄 수 있다. 친밀감을 피하기 위해 다른 사람을 방어적으로 비난하는 것에 대해서는 비교적 치료 초반부에 해석해줄 수 있지만, 이는 전이 이외의 관계에서 하는 것이 좋은데, 왜냐하면 치료 초반부에 환자는 치료자와의 친밀감을 부인할 것이기 때문이다. 환자가 점차 치료에 잘 참여되어감에 따라, 치료자가 실수를 하였을 때 환자는 "저에게 그렇게 완벽주의자가 될 필요는 없다고 말씀하셨죠; 선생님 말씀대로 선생님의 실수를 참아내어 넘겨버리려고 노력하고 있는 중이에요"라고 말한다. 이때 논쟁을 벌이기보다는 아무 말 않고 가만있는 것이 좋다. 환자가 농담조로 말한 것이라면, 면담가는 웃으며 "제가 졌네요"라고 반응할 수 있다.

임상가와 환자 사이에서 돈과 시간에 대해 불가피한 다툼이 벌어진 경우, 다툼이 누구의 문제인지, 즉 환자 측의 문제임을 인식시켜야 한다. 임상가는 환자에게 "어떤 방법이 우리 둘 모두에게 공평하다고 생각하세요?" 또는 "이 문제를 어떻게 풀었으면 좋겠습니까?"라고 물을 수 있다. 이는 갈등이 두 사람 사이의 관계에 있는 것이 아니라 환자 내에 있음을 보여주는 것이다.

치료가 진행되어 감에 따라, 임상가는 엉망으로 만들고, 길들여지며, 세상을 통제하려는 등과 같은 환자 측의 퇴행적 소망regressive wish에 대해 주의를 하여야 한다. 이러한 퇴행적 소망을 임상가가 공감해주면 환자는 자신이 스스로의 통제력을 잃을까봐 두려워하게 된다. 환자는 불편해진다. 조금 충족시켜준다고 해서 자신의 모든 장점이 모조리 무너져 내리지는 않을 것이며, 충족감을 많이 느끼게 되면 덜 화가 나고 스스로를 타인과 더 많이 공유할 수 있게 된다는 점을 알게 될 것이라고 환자에게 안심시켜줄 수 있다.

의식행위의 의미와 그 근원을 찾아내는 데에 너무 많은 시간을 허비해서는 안 된다. 이는 거의 도움이 되지 않는다. 환자가 왜 계속해서 의식행위에 매달리는지가 훨씬 더 중요하다. 실제로, 최근의 사건, 현재의 좌절, 그리고 분노감에 대해 집중해야 한다. 이렇게 함으로써 환자의 과거에 대한 무미건조한, 역사적 설명을 피할 수가 있다. 이 환자들은 종종 방어적인 방식으로 현재를 떠나 과거에 대해 이야기하려 한다. 면담가는 "과거에 대해 이야기하는 것이 더 편하신 것 같은데, 그것은 그때의 경험과 관련된 감정이 지금은 가라앉았기 때문인 것 같습니다"와 같은 언급으로 이러한 방어에 대해 해석해줄 수 있다.

환자의 과대적인 자기 기대 때문에, 호전되는 것도 별로 없이 진전이 더딘 것에 실망을 하는 경우 임상가는 지지적으로 대해줄 수 있다. 환자는 마술적인 호전과 완치를 바란다. 자신의 진전에 대해 비난하는 것은 자기 자신과 그리고 임상가를 포함한, 자신에게 가장 중요한 사람들에 대한 자신의 과도한 요구를 버리고 싶지 않다는 의미로 해석될 수 있다.

그가 완고하게 매달리고 합리화하고 있는 행동을 변화시킬 필요가 있음을 환자에게 확신시켜주는 것이 필요하다. 때때로 모든 방법이 안 되는 경우, 임상가는 "한 번 해봅시다; 밑져야 본전입니다. 그게 소용없으면, 언제든 되돌아가서 당신 방식대로 할 수 있습니다"라고 환자에게 말할 수 있다. 환자가 이러한 제안조차 따르지 않는다면, 임상가는 환자의 두려움에 대해 더 알아보아야 한다. 이렇게 하는 것은 중요한 생활사건, 예를 들어 출산이나 장례식, 결혼식, 생일, 졸업, 그리고 환자에게 두 번 다시 기회가 없는 그 밖의 중요한 경험 등의 경우에 특히 유용하다.

한 여자 환자가 면담을 시작하면서 자신의 어머니에 대한 분노를 표현했는데, 어머니는 자신이 3일 후에 먼 도시에서 재혼하게 될 것이라고 환자에게 통보했던 것이다. 수년간 환자는 자신의 어머니와 의존적이면서도 분노에 찬 관계를 유지하고 있었다. 임상가는 "어머니께서 당신을 초대하지 않아서 마음이 상하셨을 것 같네요. 어머니는 아마도 당신이 거절할 것으로 생각되어, 상처받고 싶지 않았던 것 같습니다"라고 말했다. "그렇게 생각해보진 않았어요"라고 환자는 대답했다. 환자의 분노는 수그러들었지만, 더 이상 어떠한 것도 일어나지 않을 것이 확실해 보여, 임상가는 "어머니께 전화를 걸어 축하한다고 하세요. 그리고 초대받지 못해서 마음이 상했다고 말씀드리세요"라고 제안하였다. 환자는 "생각해 볼게요"라고 대답했다. 다음 주에 환자는 임상가에게 고맙다면서 "제 기분을 어머니께 말씀드리자, 어머니는 제가 오기를 바랐지만 제가 거절할까봐 두려웠다고 말씀하셨어요. 저도 울었고, 어머니도 울었어요. 어머니가 차표 값을 내주겠다고 했고, 전 제가 내겠다고 해서, 결국 각자 반씩 부담하기로 합의했어요. 제가 그렇게 하지 않았다면, 아마도 평생 치유되지 못할 상처가 되었을 거에요."라고 말했다.

두 자녀를 둔 30대 중반의 여성 변호사가 가벼운 우울증과 직장에서의 불안감을 호소하였는데, 그 증상들은 직장에서 자신이 통제권을 잃게 되었다고 느낀 후부터 시작이 되었다. 치료를 시작한 지 얼마 후, 환자는 아이가 아파서 아이를 돌보느라 하루정도 일을 못하게 되었다고 이야기하였다. 다음 면담 때 임상가는 아이의 상태에 대해 물어보았다. 환자는 딸아이가 연쇄상구균에 감염된 것이었다며 아이의 의학적 상태에 대해 자세하게 설명한 뒤, "아이랑 하루 종일 집에 있는 것이 힘들다고 느꼈어요. 아이는 상상 놀이를 좋아했고, 의미 없는 일과로 시간을 낭비했어요. 컴퓨터를 갖고 놀면 나중에 유용할 무언가를 배우게 될 것이라고 가르쳐주려했어요. 아이는 그렇게 하고 싶어하지 않았고, 결국 우리는 다투게 되었죠"라고 말했다. 그녀는 계속해서 자신의 4살짜리 딸은 칭얼대며 요구가 많다고 말했는데, 이는 아이가 텔레비전을 볼 때 환자의 무릎위에 앉기를 좋아한다는 뜻이었다. 환자는 애정 표현은 적당히 해야 하며, 마치 딸아이의 감염증에 처방된 약처럼, 적정량만 주어야 한다고 생각하였다.

환자의 이 이야기는 임상가의 역전이 반응을 자극하여, 혼자 속으로 "모든 생활이 지배와 복종, 힘과 통제의 측면에서 이해되는 것인가?"라는 비판적인 생각이 들었다. 이런 속마음이 드러나는 목소리로 말하게 되면 환자는 비난받고 경멸당했다고 느끼게 될 것이므로, 그 대신 임상가는 "아이를 껴안고 친밀감을 느끼는 것이 좋지 않으세요?"라고 물었다. 이에 대해 환자는 "저는 제 아이들이 컸을 때 저를 어떤 엄마로 기억해줄지 궁금해요"라고 말했다. 이 시점에서 환자의 정서에 접근할 수가 있었다; 자신의 딸을 통제하는 것에 대한 자신의 합리화에 대해 속으로 의구심이 든 것이다. 임상가는 "아이들이 어떻게 기억해주었으면 하는데요?"라고 물었다. "아마도 아이들이 더 많은 상상력과 기쁨을 즐기도록 저 스스로를 놓아야 하겠죠." 환자의 감정적 격리와 그리고 통제와 완벽주의에 대한 합리화된 욕구에 대해 의문이 제기된 것이다. 이는 전이와 병행되어, 감성, 상상력, 창조성 등으로 인해 환자는 불편감을 느꼈다. 그녀는 임상가 앞에서 천진난만하게 장난치는 아이가 되도록 스스로를 내버려둘 수 없었다. 그녀의 어머니는 그녀를 방임하여, 길거리에서 위험한 짓을 하며 놀도록 내버려 두었었다. 그녀는 돌봄을 받지 못하고 유기되었다고 느꼈었다. 그녀는 자신의 어머니의 이러한 측면을 동일시하는 것에 대한 반동-형성reaction-formation으로, 지나치게 통제하려 들게 된 것이다. 그녀는 옛날에 자신이 안락함을 느낄 수 있을 것이라고 기대했던 방식에 따라 아이들에게 사랑을 주었고, 그녀의 통제하려는 태도가 사랑을 주는 그녀만의 방식임을 아이들로서는 느끼기 어려웠을 것이라는 사실을 그녀는 깨닫지 못하고 있었다.

다음 면담에서, 환자는 자신에게는 동료와의 유대감이 없었다고 말하면서, 직장에서 자신의 "권리"만을 고집스레 주장하였지만, 지금은 자신이 동료들에게 무관심하고 공격적이었으며, 자신이 스스로를 얼마나 깎아내리고 있었는지를 어느 정도 알게 되었다고 이야기하였다. 그녀는 임상가에게 "선생님은 참을성이 많으면서도 자상하세요"라고 말했다. "시간을 바꿔달라거나, 심지어는 상담비에 대해 따질 때에도 제 요구를 참아주셨잖아요." 임상가는 이 환자에 대한 자신의 역전이 반응을 조심스럽게 살펴보았다. 치료를 시작할 당시, 그녀는 임상가를 통제하기 위해 시간과 돈에 대해 힘겨루기를 했었다. 임상가의 반응은 "이 문제는 함께 해결해봐야 하겠습니다. 우리 둘 모두가 가능한 시간이 언제인지 봅시다. 상담비 역시 마찬가지입니다. 어떻게 하면 합의가 될까요?"라고 말하는 것이었다. 이러한 방식을 통해, 그녀의 불안에 대해 공감적으로 반응해줌으로써 통제되고 학대당할 것이라는 그녀의 편집증적 두려움을 초기에 알아낼 수 있었다. 마침내 결실을 본 치료가 되었다; 환자는 자신의 통제 행동에 궁금증을 가졌고, 결국 사랑을 하고 남편과 아이와 즐기는 기쁨을 받아들이게 되었다.

결론 CONCLUSION

감정적 격리, 경직성, 심리적으로 유연하지 못함, 그리고 임상가와 크게는 세상과 노골적으로 혹은 은연중으로 힘겨루기를 하려는 경향 등으로 인해, 강박증 환자를 치료하는 것은 상당한 도전이다. 환자의 일상생활에서 일어나는 이들의 내적 핵심 갈등과 고통을 공감적으로 알아줌으로써, 임상가는 생산적인 치료를 하게 되어, 일상적인 삶의 기쁨을 즐길 수 없도록 만든 내적 정신적 황폐화로부터 환자는 자유로워질 수 있게 된다.

4장
연극성 환자
THE HISTRIONIC PATIENT

많은 환자들이 그들의 외모에서 연극성의 양상을 보이며, 일반적으로 연극성 환자들은 그들의 상상력과 민감성을 통해 주변 환경에 더 많은 것을 더해주는 매력적인 사람들이다. 의식적으로, 연극성 환자들은 다른 사람의 생활을 향상시켜주고 자질구레한 일과 기계적인 일상에 시간을 허비하지 않는, 매력적이고, 호감이 가고, 생기발랄하고, 따뜻하고, 직관적이고, 민감하고, 관대하고, 상상력이 풍부한 사람으로 보이길 원한다. 하지만 주변 사람들의 눈에는 연극성 환자들은 자기과시적이고, 관심을 바라고, 조작적이고, 피상적이고, 지나치게 연극적이고, 과장하길 좋아하고, 쉽게 상처받고, 충동적이고, 타인의 감정에 대해 배려심이 적고, 요구가 많고, 쉽게 울고 화내는 모습을 보이는 사람으로 보인다. 연극성 환자들은 하나의 감정에서 매우 빠르게 다른 감정 상태를 느낄 수 있는 능력이 있다. 이러한 점에서 이들의 감정 경험은 금방 웃었다가 울어버리는 어린아이의 감정과 닮았다.

연극성 인격장애는 남녀 모두에서 동일하게 발생한다. 남녀 모두에게 공통적인 양상은 성적으로 매력적이고 자극적으로 보이기를 원한다는 것이다. 연극성 환자들은 종종 카리스마가 있고 매혹적이다. 연극성 환자로부터 느끼는 상대방들의 반응은 성별에 따라 다르다. 여성 연극성 환자들은 남자 임상가에게 호감을 주지만, 여자 임상가는 종종 이들을 싫어한다. 역으로 남성 연극성 환자들은 여자 임상가에게 호감을 주지만, 남자 임상가에게는 그렇지 않다. 연극성 환자가 입원하게 되면, 이러한 성별 간 차이는 치료진 회의에서 드러난다. 치료진이 성별에 따라 양극화된다면, 이는 환자의 진단이 연극성 인격장애일 가능성이 매우 높음을 시사한다.

연극성 환자들이 세상에 보여주는 모습은 세 가지 영역에서이다. 첫째로 *연극적dramatic*이다 – 자기과시적이고, 과장되고, 정서적으로 불안정하고, 강렬하고, 지나치게 허용적인 모습니다. 두 번째로 *조작적manipulative*이어서, 대인관계를 통제하여 이로부터 만족을 얻어내려 한다. 관심받기 원하고, 요구가 많고, 쉽게 상처를 받고, 타인을 배려하지 않고, 사회적으로 문란하고, 의존적인 모습이다. 세 번째는 *자아 기능ego function*과 관련된 측면이다. 연극성 환자들은 종종 충동적이고, 산만하고, 조리 없고, 세부적인 일에 쉽게 지루해지고, 정확하지 않고, 신뢰하기 어렵다. 연극성 인격장애에 대한 DSM-5의 진단기준은 옛 문헌에서 기술된 것보다 더 원초적인 다양한 임상형태primitive variant임에 초점을 두고 있다. (표 4-1)

표 4-1. 연극성 인격장애의 DSM-5진단기준

과도한 감정성과 주의를 끄는 광범위한 형태로 이는 성인기 초기에 시작되며 여러 상황에서 나타나고 다음 중 5가지(또는 그 이상)로 나타난다.

1. 자신이 관심의 중심에 있지 않는 상황을 불편해함
2. 다른 사람과의 관계 행동이 자주 외모나 행동에서 부적절하게 성적, 유혹적 내지 자극적인 것으로 특징지어짐
3. 감정이 빠른 속도로 변화하고 피상적으로 표현됨
4. 자신에게 관심을 집중시키기 위해 지속적으로 외모를 사용함
5. 지나치게 인상적이고 세밀함이 결여된 형태의 언어 사용
6. 자기극화, 연극성 그리고 과장된 감정의 표현을 보임
7. 피암시적임. 즉, 다른 사람이나 상황에 의해 쉽게 영향을 받음
8. 실제보다도 더 가까운 관계로 생각함

발췌. 권준수 등 역, 정신질환의 진단 및 통계편람 제5판, APA, 서울: 학지사: 2015

이 기준은 경계성 환자와 중복되는 연속선상의 한 끝으로 설명하고 있어, 잘 통합되고 기능이 좋은 연극성 환자는 배제되게 되는데, 이들의 경우는 장애라기보다는 성격 유형으로 볼 수 있으며, 보다 안정적이고 충동조절을 잘하곤 한다. 기능이 좋은 연극성 환자에서는 유혹하는 행동이 덜 두드러지며, 보다 원초적이고 따라서 더 혼란된 연극성 환자들에 비해 이들은 엄격한 초자아와 건강한 대상관계, 그리고 높은 수준의 자아 기능을 갖고 있다. 연극성 인격장애의 경우, 겉으로 보여주는 행동보다는 기저의 정신역동에 주의를 기울이는 것이 진단을 내리고 심한 환자와 덜한 환자를 구분하는 데에 있어서 더 중요하다. 일련의 연극성 환자에게 공통되는 양상은 감정성과 연극조theatricality로, 연속선의 건강한 쪽에 해당하는 사람들은 매력적으로 보이지만 문제가 심한 쪽의 사람들은 그렇지를 못하여 종종 유혹적인 면에서 미숙하며 보다 의존적이고 요구가 많고 무력해 보인다.

DSM-II의 히스테리성 인격장애를 삭제하고 대신 DSM-III에 연극성 인격장애로 대치함으로써, 결과적으로 명확한 진단개체는 없어지고 대신 보다 원초적인 다양한 임상형태로 대치되었다는 Gabbard(2014)의 견해에 우리는 동의한다. Gabbard는 표를 통해 그가 여전히 "히스테리성 인격장애"라고 칭하는 고기능 연극성 환자와 DSM-IV-TR(그리고 DSM-

5)에서의 연극성 인격장애 환자 간의 임상적 차이점에 대해 설명하였다(표 4-2). Gabbard의 표는, Zetzel(1968) 그리고 Easser와 Lesser(1965)에 의해 처음 구별 비교된, 원초적이고, 구순적인 "히스테리양hysteroid" 연극성 환자와 성숙하고, 외디푸스적인 "히스테리성hysterical" 연극성 환자 간의 차이점을 요약한 것이다.

이 장에서 우리는 *연극성 인격장애histrionic personality disorder*라는 DSM-IV-TR(그리고 DSM-5)의 용어를 사용하지만, Gabbard의 히스테리성 인격장애 정의에 포함이 되는 보다 넓은 의미의 일련의 연극성 환자들에게도 적용할 것이다.

표 4-2. 히스테리성 인격장애와 연극성 인격장애의 차이

히스테리성 인격장애	연극성 인격장애
제한되고 경계가 있는 정서성	현란하고 막연한 정서성
성적 과시욕과 사랑받고 싶은 욕망	"차갑고" 주의를 덜 끄는 요구가 많은 구강기적 특성을 가진 탐욕스런 과시욕
충동조절 가능	보편화된 충동성
교묘하게 흥미를 쓰는 성적 유혹	미숙하고 부적절하며 거리감을 주는 성적 유혹
야심과 경쟁심	목적이 없고 무조감
성숙과 삼각관계적 대상관계	조르고, 피학적이며, 편집적 양상이 특징인 원시적인 양자적(dyad) 대상관계
애정의 대상들로부터의 분리를 인내함	애정의 대상으로부터 유기되었을 때 엄청난 분리불안 발생
엄격한 초자아와 약간의 강박적 방어	느슨한 초자아와, 분할과 이상화 같은 원시적 방어가 두드러짐
성적 전이소망이 점차 발생하나 이를 비현실적인 것으로 본다	강력한 성적 전이소망이 급격히 발생하며 이를 현실적 기대로 본다

발췌 이정태, 채영래 역, 역동정신의학 제5판, Gabbard GO, 서울: 하나의학사; 2016

정신병리와 정신역동
PSYCHOPATHOLOGY AND PSYCHODYNAMICS

연극성 특성 Histrionic Charateristics

자기연극화 Self-Dramatization

연극성 환자의 말투, 외모, 행동 방식 등은 연극적dramatic이며 과시적exhibitionistic이다. 의사소통은 표현적expressive이며, 설명하는 말들은 사실과 세부사항 보다는 감정과 내적 경험에 강조를 둔다. 이들의 언어에서는 최상급이 매우 많이 사용된다; 강조하는 말은 너무 많이 반복되다 못해 정형적으로까지 된다. 이야기를 듣던 사람은 자신도 모르는 사이, 세상에 대한 환자의 관점에 이끌려 들어가 버린다. 환자는 자신의 관점을 극화시키기 위해 과장을 하며, 이런 연극을 만들어내는 데에 왜곡이 필요한 경우엔 구태여 진실에 구애를 받지 않는다. 이러한 환자들은 종종 매력적이며, 나이보다 젊어 보인다. 남성과 여성 모두 스타일과 패션에 강한 관심을 갖고 있으며, 이 때문에 이들은 외모에 신경을 많이 쓴다. 여성에서는 여성성의 지나친 극화가 나타난다; 남성의 경우 멋스러움과 지나친 남성성을 보인다.

감정성 Emotionality

연극성 환자들은 사랑과 친밀함의 깊은 느낌을 경험하는 데에 어려움을 갖고 있지만, 겉으로 드러나는 모습은 이와 정반대이다. 이 환자들은 매력적이며 겉으로는 상대방과 따뜻한 관계를 맺지만, 이들의 감정 반응은 유동적이며, 쉽게 변화하고, 때로는 지나치기도 하다. 친한 관계를 맺는 것을 편안해 하는 듯이 보이기 때문에, 남들은 이들을 마치 오래된 친구처럼 느끼곤 하지만, 실제로 환자는 불편함을 느끼고 있다. 이러한 점은 첫 몇 번의 만남 이후에 더 이상의 친밀감이 발달하지 못할 때에 분명하게 드러난다. 강박증 환자는 감정적 접촉을 회피하려하는데 반해, 연극성 환자는 사적인 라포를 끊임없이 추구한다. 감정적 접촉이 없다고 느껴지는 모든 관계에서, 연극성 환자들은 거부당하고 실패했다는 기분을 느끼며, 종종 상대방을 지루하고, 차가우며, 목석같은 사람이라고 비난한다. 환자는 실망에 대해 강하게 반응하며, 좌절에 대해 낮은 내성을 보인다. 상대방으로부터 동정적인 반응을 얻어내지 못하는 경우, 우울이나 분노로 빠져들곤 하며, 이것이 분노 발작temper tantrum의 형태로 표현되기도 한다. 이들의 매력과 언어적 표현력 때문에 겉으로는 안정되고 자신감 넘치는 사람처럼 보이지만, 대개 환자의 자기상self-image은 걱정이 많고 불안정하다.

타인의 감정의 깊이를 객관적으로 측정할 수는 없기 때문에, 감정 표현의 안정성, 지속성, 성숙도 등을 통해 우리는 감정의 질을 추측하게 된다. 정상적인 여덟 살짜리 아이들은 주기적으로 "절친best friend"이 바뀐다. 어른에서 이러한 변덕스러움이 나타난다면 연극성 성격을 의심해볼 수 있다. 연극성 환자와의 관계는 일시적이며 즉각적인 사건에 따라 달라져, 짧은 순간 동안 울었다 웃었다 하는 아이처럼, 누군가를 사랑했다가는 금방 헤어져버린다. 연극성 환자의 감정적 애착의 기저에는 불안정성이 있다.

유혹성 Seductiveness

연극성 환자는 자신의 신체를 사랑과 호감을 표현하는 도구로 사용한다는 인상을 주지만, 그 동기는 친밀감과 성적 쾌락보다는 인정과 칭찬, 보호를 받으려는 소망에서 유래된 것이다. 신체적 친밀감이 감정적 친밀감을 내치한 것이다. 매력적이고 유혹적인 행동은 성적 쾌락을 얻기 위한 것이 아니라 사랑과 인정을 받기 위한 것이다. 연극성 환자들은 같은 성(性)의 사람들에게는 경쟁적 반감으로 반응을 하는데, 이는 특히 상대가 매력적이고 애정과 관심을 받기 위해 자신과 똑같은 방식을 사용하는 사람들일 때 그러하다.

의존성과 무력감 Dependency and Helplessness

서구 사회가 남성과 여성에서의 의존성의 표현 양상에 대해 서로 다른 태도를 취하는 이유로, 겉으로 드러나는 연극성 환자의 행동에는 남녀 간에 커다란 차이가 있지만 더 깊은 수준으로 들어가 보면 이러한 차이점은 없다. 남성 연극성 환자는 가성-독립적 행동pseudo-independent behavior을 보이는 경향이 더 많은데, 여기에도 심한 두려움이나 분노라는 감정 반응이 수반되기 때문에, 이 역시 방어적인 것으로 간주될 수 있다.

면담 상황에서, 연극성 여성은 자신을 무력하고 의존적인 사람으로 나타내며, 자신의 모든 행동에 대해 인도 받기 위해 임상가의 지속적인 반응에 의존을 한다. 그녀는 임상가와의 관계에서 소유적이며, 이러한 부모-자식 관계에 대한 모든 경쟁적 위협에 대해서 분개를 한다. 면담가는 마술적으로 전능하며, 불가사의한 방법을 통해 그녀의 문제를 모두 해결해줄 수 있는 사람으로 간주된다. 임상가를 부모 대리자로서 자신을 돌봐주고, 모든 것을 걱정해주며, 모든 책임을 져줄 것이라고 기대한다; 따라서 환자의 임무는 이에 대한 보답으로 즐겁게 해주고 마음에 들게 하는 것이다. 그녀의 문제를 해결해주려 할 때, 환자는 마치 자신의 노력은 아무런 소용이 없다는 듯이 무기력하게 행동한다. 이러한 점 때문에 중요한 역전이 문제가 발생되는데, 이때 임상가는 전능한 동맹관계omnipotent alliance의 경험을 즐기게 된다. 히스테리성 환자들은 또한 자신의 어머니가 함께 있을 때 특히 무력한 자세를 취한다. 이들은 종종 가족들에 의해 사랑스럽고, 귀엽지만, 무능력하고 "아직 어린애 같은" 사람으로 간주된다. 다른 사람을 조종manipulate하기 위해 유혹성과 가성-무력감pseudo-helplessness을 사용한다.

이 환자들은 타인으로부터 많은 관심을 바라며, 스스로 자신을 만족시키는 능력이 없다. 따라서 지루함은 연극성 환자에겐 지속적인 문제가 되는데, 이들은 자신의 내적 자기inner self를 둔하고 흥미롭지 못하다고 생각하기 때문이다. 연극성 환자들은 외부 자극을 끊임없이 추구하며, 이들의 연극조이고, 유혹적이고, 지나치게 감정적이고, 무력하고, 의존적인 행동들은 미묘하게 타인을 개입시켜 그들의 지속적인 관심과 애정을 확인하려 하는 것이다. "남자친구한테 어떻게 해야 할지 도무지 모르겠어요"라며 연극성 환자가 큰 소리로 외쳤다. "그는 변덕스럽고 믿을 수가 없어요. 하지만 마음이 끌려서 혼란스러워요. 어떻게 해야 할지 말해주세요; 헤어져야 하나요? 선생님은 똑똑하고 경험도 많으시잖아요. 해답을 알고 계시죠?"

히스테리성 환자는 "왜 항상 저에게 그런 일이 일어나는지 모르겠어요"라고 불평하면서, 자신이 처한 곤경에 대한 책임을 부정한다. 이들은 자신의 모든 문제는 어쩔 수 없는 생활상황 때문이라고 느낀다. 이런 상황이 마술적으로 변할 수 있다면, 이들은 더 이상 불평하지 않을 것이다. 의존 욕구가 충족되지 않는 경우, 전형적으로 이들은 화를 내고, 요구가 많아지며, 강압적이 된다. 그러나 의존적인 보호를 얻어내는 데에 어떤 한 방법이 성공적이지 못할 것으로 판단되면, 이들은 즉시 그 방법을 포기하고서 갑자기 다른 접근법으로 바꿔버린다.

비순응성 Non-Compliance

비순응성이라는 일련의 중요한 성격 특성에서, 연극성 환자들은 다시 한 번 경직된 강박성 성격과 대조적인 모습을 보여, 무질서하고, 정확함에 관심이 없으며, 기계적인 일상생활을 계획하는 데에 어려움을 보인다. 역동적으로 형성된 이러한 일련의 경향들은 흔히 연극성 환자에서 거만하거나 수동-공격적인 방식의 과시적인 행동으로 나타난다.

강박증 환자들은 시계가 없으면 불안해하는 데에 반해, 연극성 환자들은 시계를 차지 않는 것을 더 좋아한다. 대신 이들은 보석 가게 안이나 광고판 위의 시계를 보거나, 아니면 지나가는 행인에게 시간을 물어보면 된다고 믿는다. 면담 동안의 시간 관리는 면담가에게 맡겨버린다.

기록을 하는 것과 같은 실질적인 작업은 연극성 환자에게는 귀찮고 불필요한 것으로 간주된다. 강박증 환자는 항상 자신의 수표장(手票帳)을 정리해 두지만, 연극성 환자는 은행이 금전 기록을 보관하고 있기 때문에, 자신이 초과인출을 한다면 자신에게 통지해 줄 것이고 따라서 자신이 귀찮게 그럴 필요는 없다고 생각한다. 강박증 환자에게는 초과인출 같은 일이 일어난다는 것은 수치스러운 일이다.

연극성 사고histrionic thinking는 충동적이어서, 확신에 의한 비판적 판단보다는 스쳐 지나가는 육감과 인상에 의존을 한다. 환자들은 종종 정책이나 세계정세에 대해 무지하다. 이들이 지적으로 추구하는 주요 영역은 문화와 예술에 관한 부분이다. 이들은 일상적인 일들을 중요하지 않은 고역이라고 생각하기 때문에, 대개 이런 일들을 참아내지 못한다. 신나고 활기가 있으며, 그 성취의 결과에 관심이 끌리는 과제를 만나게 되면, 이들은 조직력과 인내력을 보여준다. 특히 상상력을 요구하는 과제는 더 잘 수행하는데, 이러한 상상력은 강박증 성격에서는 거의 발견되지 않는 것이다.

제멋대로의 행동 Self-Indulgence

연극성 환자의 사랑과 칭찬에 대한 강한 욕구는 자기중심적인 분위기를 만들어 낸다. 외모와 타인으로부터 받는 관심의 양에 신경을 쓰는 데에서 이들 인격의 자기애적이고 허영적인 측면이 드러난다. 이들의 욕구는 즉각적으로 충족되어야 하며, 따라서 이들은 충동적으로 구매를 하는 경향이 있기 때문에, 연극성 환자들은 금전 계획을 잘 세우지 못한다. 연극성 환자들은 사치스러운 데에 반해, 강박증 환자들은 인색하다.

피암시성 Suggestibility

전통적으로 연극성 환자들은 피암시성이 강하다고 얘기되지만, 저자는 연극성 환자는 자신이 바라고 있음을 은연중에 내비쳤으나 다른 누군가에게 책임을 전가하기 원했던 바로 그 내용을 면담가가 암시해주는 경우에만 피암시되는 것이라는 Easser와 Lesser의 의견에 동의한다.

성과 결혼에서의 문제 Sexual and Marital Problems

비록 그 형태에서는 많은 변이가 있지만, 연극성 환자의 성기능은 대개 혼란되어 있다. 여성에서, 자신의 성적 느낌에 대한 두려움 때문에 부분적 불감증이 나타난다. 또한 성적 흥분은 타인을 조종하기 위해 성을 사용하는 것에 방해가 된다. 이러한 두려움은 여성에 대한 적대적이고 경쟁적인 관계, 그리고 유혹을 통한 애정 획득으로 남성을 압도하려는 소망 등에서 잘 드러난다. 이들은 이러한 목적에 대해 커다란 갈등을 갖고 있으며, 결과적으로 성적 억압이 초래된다. 어떤 환자들은 성적으로 반응적이긴 하지만, 이들의 성적 행동은 피학적인 환상을 수반하고 있다. 성적으로 문란한 행동도 드물지 않은데, 이때 환자는 남자를 유혹하고 통제하는 수단으로서 성을 사용하고 있는 것이다.

연극성 여성이 사랑하는 남자는 이내 그녀에게 아무 것도 바라지 않는, 이상적이고 전능한 아버지의 성향을 부여받게 된다. 하지만 그녀는 자신의 아버지를 잃었던 것과 마찬가지로 그를 잃게 될까봐 항상 두려워하게 되며, 결과적으로 의존적 욕구를 갖고 있는, 자신이 붙잡아 놓을 수 있는 남자를 선택하게 된다. 그녀는 사회적으로 자신보다 "낮은" 위치의 남자나 문화적, 인종적, 종교적 배경이 다른 남자와 결혼을 하는데, 이 두 경우는 모두 자신의 아버지에 대한 적개심의 표현 및 자신의 외디푸스적 경쟁Oedipal striving에 대한 방어가 된다. 이러한 방식을 통해 환자는 근친상간의 금기를 사회적 금기로 대치한다. 나이가 많은 남자와 결혼을 하는 환자들 또한 외디푸스 환상을 행동으로 표출시키는 것이긴 하지만, 이들은 성을 회피하려는 욕구를 더욱 강하게 가지고 있다. 배우자를 선택하는 데에 영향을 미치는 또 다른 역동 기제는 거세에 대한 두려움castration fear에 대한 방어로, 이는 상징적으로 자신보다 약하다고 생각되는 남자를 선택하는 것에서 나타난다.

남성 히스테리 환자 또한 성기능에서 문제를 갖고 있다. 이러한 문제에는 성기능 장애와 호색한이 포함된다. 각각의 경우에 종종 어머니와의 강한 신경증적 관계가 존재한다. 여성 환자에서처럼, 이들도 자신의 외디푸스적 갈등을 해결하지 못하고 있는 것이다.

자신에게서 부족한 부분을 찾다보니 연극성 환자와 강박증 환자가 서로 결혼하는 경우를 종종 볼 수 있다. 연극성 환자는 감정의 표현을 제공해준다; 강박증 환자는 통제와 조절을 제공해준다. 전형적으로, 여성 히스테리 환자의 남편은 강한 수동-의존적 성향을 가진 강박적인 사람들이다. 두 사람 모두, 특히 환자는 이러한 수동-의존적 경향을 인식하지 못하여, 환자는 남편을 이기적이고, 자신을 감옥에 가두려는 독재자 같은 사람이라고 생각한다. 이러한 느낌은 어느 정도 타당한 것이기도 한데, 왜냐하면 이들의 남편은 그녀가 매력적이고, 유혹적이며, 다른 남자들에게 호감을 준다는 이유에서, 그녀를 자신의 지위에 대한 상징으로 간주하기 때문이다. 무의식적으로 남편은 그녀를 자신이 계속 수동적인 태도를 취하고 있는 동안에도, 자신의 성적 욕구와 의존 욕구를 모두 충족시켜줄 수 있는 이상적인 어머니로 간주한다. 관계는 매우 열정적이지만, 종종 머지않아 서로에게 실망하는 결과를 낳는다. 대인관계상의 갈등은 특징적인 양상을 띤다: 부인은 남편의 냉정한 무관심, 인색함, 지배적인 태도에 화가 난다. 남편은 부인의 요구적인 행동, 사치, 그리고 자신의 지배에 굴하지 않으려는 태도에 짜증이 난다. 말다툼을 하는 동안, 남편은 지식화intellectualization를 사용하며, 합리적 논리로 부인을 설득시키려 한다. 부인은 처음에는 남편의 논쟁에 휘말려 들지만, 곧 분노와 거절로 인해 상처받은 마음을 드러내면서 감정적이 되어버린다. 남편은 위축되거나, 당혹감과 좌절감을 느끼거나, 분노반응을 폭발시킬 수 있다. 두 사람은 "매우 사랑스러운 아이"라는 역할을 놓고서 경쟁을 벌이고 있는 것이다. 여자는 자신을 여성으로서, 동등한 동반자로서 존중해주지 않는 남자를 선택하기 때문에, 그녀는 그 남자의 어머니의 역할과 아이의 역할 사이에서 왔다 갔다 할 수밖에 없게 된다.

여성 환자들은 결혼 이후 자신의 성생활은 황폐해져서, 남편과 성관계를 맺고 싶지도 않고, 불감증에 걸렸으며, 혼외정사를 갖곤 한다고 말한다. 남편과의 관계를 통해, 남편은 결코 자신이 꿈꿔왔던 남자가 아니라는 사실을 깨닫게 되었다며 환멸감을 토로한다. 좌절과 우울감으로, 그녀는 낭만적 환상에 다시 빠져든다. 이로 인해, 부정(不貞)을 저지르고 싶은 충동으로 두려움이 발생하며, 실제로 그렇게 하고 난 뒤에는, 죄책감과 우울감으로 인해 그녀의 인생은 더욱 복잡해져 버린다. 추파를 던지고 유혹하려는 행동은 이를 보상하려는 시도이지만, 자존심을 높이는 데에는 실패하게 되며, 결국 실망감만 더욱 커지게 된다. 자신의 부인에게 환멸감을 느끼게 되고, 성기능에 문제가 생기거나 보다 새롭고 흥분되는 파트너를 찾는 남성 연극성 환자에서도 비슷한 양상이 나타난다.

신체적 증상 Somatic Symptoms

여러 기관에 대한 신체적 호소는 대개 청소년기에 시작하여 평생 동안 지속된다. 증상은 연극적으로 기술되며, 두통, 요통, 전환 증상, 그리고 여성에서는 골반통과 월경 불순 등을 보인다. 보다 심각한 자아 병리를 가진 환자들은 잦은 입원과 수술을 받는다; 여성에서는 부인과적 시술을 받는 경우가 흔하다. 이 환자들이 장기간 동안 신체적 편안함을 느끼는 경우는 드물다. 통증은 가장 흔한 증상이며, 이는 흔히 도움을 호소하는 행위이다.

남성 연극성 환자 역시도 두통과 요통, 위장관계 장애 등의 신체적 증상들을 호소한다. 흔히 연극성 환자들은 보통의 의사들은 모르는 어떤 질병에 걸린 것이라는 환상을 갖고 있다. 종종 이들은 자신의 신체 증상은 일반적이지 않은 특이한 치료로만 나을 수 있다는 믿음에, 한약이나 대체의학에 의지한다.

방어 기제 Mechanisms of Defense

연극성 환자들이 사용하는 방어 기제는 강박증 환자의 경우보다 덜 고정적이고, 덜 안정적이다. 방어 기제들은 사회적 단서에 반응하여 변동을 하는데, 이 점이 한 환자에 대해 여러 정신보건 전문가들 사이에 진단이 달라지는 이유를 어느 정도 설명해준다. 연극성 성격 경향과 증상은 대부분의 다른 방어 양상들보다 이차성 이득secondary gain을 제공해 주는 경우가 더 많다. 이러한 사람들에 대한 의학적, 사회적 반응은 모두 조롱적인 태도가 특징적인데, 이는 이들이 받는 이차성 이득과 특별한 관심이 과도할 뿐만 아니라, 게다가 환자 자신은 모르지만, 남들에게는 이것이 너무나도 뻔히 보이기 때문이다. 다른 대부분의 신경증적 증상과 다르게, 성공적인 연극성 방어는 그 자체가 직접 고통스럽지는 않으며, 따라서 정신적 고통을 크게 경감시켜줄 수 있는 가능성이 있다. 그러나 억제의 결과로, 성숙한 만족의 결여, 외로움, 그리고 우울증 등이 발생한다. 전환 증상의 경우에는, 증상이 고통스럽고 자기-처벌적이라는 측면에서 이차성 상실secondary loss이 나타난다.

억압 Repression

연극성 증상은 억압된 성욕sexuality이 다시 깨어나는 것으로부터 자아를 방어하는 역할을 담당한다. 억압이 모든 환자에서의 기본적인 방어이지만, 이는 연극성 환자에서 가장 흔히 순수한 형태로 나타난다. 기억의 공백, 연극성 기억상실증, 그리고 성적 느낌의 결여 등이 억압의 임상 형태이다. 발달학적으로, 긍정적 및 부정적 외디푸스 상황 모두에 대한 색정적 느낌과 경쟁적 분노가 억압에 의해 다루어진다. 억압이 불안을 통제하는 데에 실패했을 때, 다른 방어 기제들이 사용된다. 환자가 초기 억압을 받아들이기 전에는, 모든 히스테리성 방어에 대한 치료적 해결은 불완전한 것이다.

백일몽과 환상 Daydreaming and Fantasy

백일몽과 환상은 모든 사람들의 감정생활에서 중요한 역할을 수행하는 정상적인 정신활동이다. 합리적 사고는 주로 조직적이고 논리적이며, 개체로 하여금 현실 원칙reality principle에 따라 행동하도록 준비시킨다. 반면에 백일몽은 아동기적 사고의 연장으로, 쾌락 원칙pleasure principle을 따르는, 원초적이고, 마술적이며, 소망 충족적인 과정에 기초한다.

백일몽은 연극성 환자의 감정생활에서 특히 두드러진다. 그 내용은 사랑과 관심을 받는 것을 중심으로 이루어지는 데에 반해, 강박증 환자에서의 환상은 대개 존경과 권력, 공격성과 관련된다. 백일몽과 여기서 파생된 성격 경향들은 방어적인 기능을 갖는다. 연극성 환자는 현실 세계에서의 만족보다 환상에 의한 상징적 만족symbolic gratification을 더 선호하는데, 이는 현실 세계에서의 만족이 외디푸스적 불안을 자극시키기 때문이다. 기능이 좋은 연극성 인격의 발생에 미치는 외디푸스 갈등의 핵심적인 역할에 대해서는 이 장의 "발달상의 정신역동" 부분에서 논의될 것이다.

대부분의 환자들은 자신의 정신생활의 이러한 측면을 매우 은밀한 것으로 생각하며, 초기 면담에서 이것을 드러내는 경우는 거의 없다. 자신의 환상이 의식적으로 드러나게 되는 것을 두려워한다는 점에 있어서는 연극성 환자도 예외는 아니다. 하지만 연극성 환자의 백일몽의 내용은 간접적으로 드러나곤 한다. 이들의 유아적 환상은 연극적 행동을 통해 외부 세계로 투사된다. 환자의 생활에서 감정적으로 중요한 인물은 환상 속 등장인물이 된다. (하지만 이러한 현상은 어디에나 있는 것이어서, 강박증, 자기애성, 편집성, 피학성 환자 등에서도 관찰이 된다.)연극성 환자가 성공을 하는 경우에는, 등장인물들은 환자와 상호작용을 하여, 환자의 현실이 그의 백일몽과 일치되도록 만들어 주며, 이때 환자는 드라마 속의 주인공이 되는 것이다. 자기-연극화self-dramatization와 두드러진 백일몽은 성인 세상과 성숙한 관계를 맺게 되었을 때 초래될지도 모른다고 상상되는 위험으로부터 환자를 보호해 준다. 동시에 환자는 자신의 자기애적 욕구narcissistic need와 구순적 욕구oral need가 충족될 것이라는 확신을 얻게 된다. 백일몽에 따라 행동함으로써, 환자는 환상 세계의 외로움을 경감시킬 수 있으며, 또한 성숙한 어른의 행동과 관련된 외디푸스적 불안과 죄책감을 피할 수 있게 된다. 해리 반응dissociative reaction은 이러한 과정의 극단적인 예이다.

오해misinterpretation와 거짓말lying 또한 환상 세계로 대치함으로써 현실 세계에 개입되지 않으려는 것이다. 정교화된 거짓말에는 종종 진실이 포함되어 있는데, 이러한 진실들은 과거의 측면에서 심리적으로 중요한 의미를 갖고 있는 것들이며, 외디푸스적 소망과 방어를 모두 드러내주는 것들이다.

> 한 여성이 자신의 문화 예술 활동 경력에 대해 자주 과장을 하거나 허위로 이야기하곤 하였다. 그녀는 이런 이야기를 하는 동안에는 의기양양한 기분이 든다고 말했다. 그 이야기가 충분히 자주 이야기되어졌더라면, 그녀는 그 이야기를 실제로 믿기 시작했을 것이다. 그녀의 백일몽으로부터 다시 현실에 관한 이야기로 되돌아가려 하자, 사실과 환상이 서로 뒤섞여버렸다. 이 이야기를 분석해본 결과, 환자의 아버지는 예술 사업의 후원자였으며, 어렸을 적에 그녀가 아버지와 함께 음악과 예술에 관해 이야기를 나눌 때가 아버지와 가장 자주, 그리고 가장 밀접한 접촉을 가질 수 있는 기회였다는 사실이 밝혀졌다. 자신이 어머니가 하던 역할을 하려 하면서, 그녀는 아버지를 기쁘게 해주기 위해 자신의 지식과 이해력을 가장한 것이었다. 현 시점에서 거짓말은 아버지와의 친밀한 경험을 상징하는 것이며, 이때 억압과 부정은 색정적 감정이 인식되지 않도록 막아준 것이다. 이때의 의기양양감은 의식세계로 튀어 오른 정서의 잔여물이었으며, 과거 자신의 아버지에게 얻어내었던 마술적인 관계의 느낌을 의미하는 것이었다. 백일

> 몽에서, 그녀는 자신의 어머니보다 더 많은 관심을 아버지로부터 얻어냄으로써 자신의 어머니를 상징적으로 무찌른 것이다. 동시에 그녀는 현실에서 어머니와의 경쟁을 피할 수가 있었다.

면담가가 이러한 꾸며진 이야기에 의문을 제기하려 하면, 환자는 종종 화를 내면서 자신의 왜곡에 매달리고, 심지어는 발각되지 않으려고 이야기를 더 꾸며내기도 한다. 마침내 거짓이라는 사실이 밝혀지게 되면, 죄책감과 두려움, 분노 등의 강렬한 감정 반응이 일어난다. 감정 반응이 어떠한가를 살펴보면, 그 동안 환자가 직면에 대해 어떤 느낌을 경험해 왔는지를 알 수 있다. 위의 예에서, 환자는 처벌받을 것이라는 생각에 죄책감과 두려움이라는 반응을 보였으며, 한편 아버지와의 환상 속 관계를 포기해야만 한다는 생각에 화가 나고, 상대방이 눈치 챘다는 것에 아마도 자기애적으로 수치심이 느껴져 분노라는 반응을 일으킨 것이다.

백일몽은 발달의 외디푸스 단계에서 정신적으로 가장 중요하며, 자위행위masturbatory activity와 관련이 있다. 연극성 환자가 성적 활동에 큰 불안을 연결시키는 분위기의 가정에서 성장한 경우가 종종 있기 때문에, 어렸을 때 어머니가 자위행위를 금지시켰었다는 실제의 또는 상상의 기억을 환자들이 종종 떠올리는 것은 놀라운 일이 아니다. 자위행위의 유혹을 이겨내기 위해, 아이들은 자기-자극self-stimulation의 쾌락을 얻어내기 위한 대치수단으로서 백일몽을 사용한다. 외디푸스 단계에서, 아동의 성성sexuality은 자신의 부모에 대한 색정적 소망erotic desire에 초점이 맞춰져있다. 이러한 소망은 직접적으로 충족되어질 수 없으며, 따라서 이는 자위행위로 대치된다. 그러므로 자위행위에 동반되거나 이를 대치하는 환상은 아동의 외디푸스적 소망을 상징적으로 충족시켜주는 것이다. 다른 상황에서, 부모 스스로가 자기과시적이거나 유혹적이어서 아이들을 지나치게 자극할 수도 있다. 문화에 따라 이러한 행동은 성적 조숙(早熟)을 초래하여, 또래나 다른 권위대상으로부터 부정적인 반응을 불러일으킨다.

방어로서의 감정성 Emotionality as a Defense

연극성 환자는 무의식적인 두려운 감정에 대한 방어 수단으로서 강렬한 감정성을 사용한다. 이성(異性)에 대한 유혹과 피상적인 따스함은 보다 깊은 친밀감을 피할 수 있게 해주지만, 이는 결국에는 거절에 취약해지는 결과를 초래한다. 감정 폭발은 성적 느낌과 거절에 대한 두려움으로부터 보호해주는 역할을 한다. 이러한 극적인 감정 진열dramatic emotional display은 또한 공격적인 부모와의 동일시와 연관되어 있다. 연극을 하고, 역할연기를 하려는 것은 진짜로 생활에 참여하게 될 때 초래될 수밖에 없는 위험으로부터 벗어나기 위한 것이다. 이런 이유로 이 환자들은 빠르게 전이를 발생시킬 뿐만 아니라, 이들과의 관계는 거짓으로 강렬하며, 일시적인 것이 된다. 이러한 기제는 또한 이들에게서 쉽게 관찰되어지는, 자기극화self-dramatization와 유동적인 정서성을 초래한다. 어느 한쪽 또는 양쪽이 두드러진 연극성 성향을 가진 동성애 파트너 사이에서도 이와 유사한 기제가 관여된다.

동일시 Identification

동일시는 연극성 증상과 성격 경향의 발달에 있어 중요한 역할을 한다. 첫째로, 연극성 환자는 반대 성의 부모로부터 사랑의 쟁취하는 데 있어 경쟁이 되는 부모를 무찌르고자하는 소망에 의해, 동성(同性)의 부모나 그 상징적 표상symbolic representative을 동일시하게 된다. 동시에, 이러한 동일시는 또한 아동의 동성 부모와의 관계를 유지시켜주기도 한다. 상징적 표상과의 동일시의 한 예로, 자기 또래의 어떤 남자가 심장마비로 쓰러지는 것을 보고 난 뒤, 심장 전환 증상cardiac conversion symptom이 발생한 한 남자 환자의 사례를 들 수 있다. 그 남자는 전혀 모르는 사람이었지만, 환자는 그가 과로한 탓에 심장마비가 일어난 것이라고 상상을 했다. 환자의 아버지 또한 젊은 나이에 심장마비로 사망을 했으며, 이에 환자는 자신의 아버지를 동일시한 것이었으며, 또한 자신의 경쟁적인 외디푸스적 소망 때문에 자신은 죽음이라는 처벌을 받게 될 것이라고 두려워하고 있었던 것이다. 그의 어머니가 그에게 "너희 아버지는 너무 과로를 해서 돌아가셨단다. 너무 경쟁적이셨어"라고 설명해주었을 때 환자는 무의식적으로 이러한 등식을 만들었던 것이다.

둘째로, 연극성 환자는 보다 바람직한 반대성의 부모 혹은 그의 상징적 표상과 동일시를 할 수도 있다. 이는 외디푸스적 경쟁에서 성공할 가능성이 적다고 느껴지는 경우에 발생한다. 표면상으로는, 반대성의 부모를 포기하는 듯이 보이지만, 무의식적으로는 동일시를 통해 애착을 유지하려는 것이다. 이 두 경우 모두에서, 부모의 상징적 표상은 손위 형제일 수도 있다.

동일시의 세 번째 유형은 경쟁적 경쟁의식과 질투심에 기초한다. 여기서, 그 사람 생활의 일부 경험이 환자에게 질투심을 자극시켰기 때문에, 환자에게 그 사람은 중요한 의미를 갖게 된다. 흔한 예가 로큰롤 공연에서 나타난다. 한 젊은 여성이 열광적으로 소리를 지르게 되면, 그 즉시 다른 여성들도, 관심을 끌려는 목적 이외에도, 그녀의 행동에 의해 상징되는 성적 만족을 무의식적으로 추구하기 위해 그녀를 흉내 내게 된다.

동일시는 연극성 통증의 발생에 있어서, 전환conversion만큼이나 중요한 기제이다. 통증을 통한 동일시에는 전-외디푸스적pre-Oedipal 및 외디푸스적 성분이 모두 포함되어있다. 통증은 건강한 기능을 약화시키고, 이와 관련된 죄책감에 대한 처벌이 될 뿐만 아니라 에디

프스적 소망에 대한 상징적 충족을 제공해주는 것이기도 하다.

동일시는 모든 사람들이 사용하는 복잡한 기제이다. 많은 사람들은 어느 한쪽 부모와의 동일시가 주가 되긴 하지만, 항상 나머지 한쪽 부모나 다른 중요한 인물과도 부분적인 동일시를 한다. 성숙한 성인에서는, 이러한 부분적 동일시가 서로 융합fusion이 되지만, 연극성 환자에서는 그렇지 않다. 이러한 융합의 결여는 특히 연극성 환자를 이해하는 데에 중요하다. 성공적인 치료를 통해, 환자의 부분적 동일시는 새로운 자기상self-image으로 융합되게 된다.

신체화와 전환 Somatization and Conversion

연극성 환자들은 신체적 증상을 통해 억압된 충동과 감정을 표현한다. 전환은 단순히 정서의 신체적 표현이 아니라, 자신의 신체적 언어somatic language로부터 상징적 언어symbolic language로 다시 번역되어질 수 있는 구체적인 환상fantasy의 표현이다. 하지만 전환 증상은, 한때 생각되었던 바와 같이, 연극성 환자에서만 나타나는 것은 아니며, 경계성이나 자기애성 환자를 포함한 전체 영역의 환자들에서도 나타날 수 있다.

비록 완전히 이해되지는 않지만, 전환의 과정은 초기 인생으로부터 유래되며, 환경뿐만 아니라 기질적인 요소에 의해서도 영향을 받는 것으로 보인다. 이 기전의 기본 단계는 다음과 같이 간략하게 설명되어질 수 있다: 사고thinking란 실험적 행동trial action을 뜻하며, 나중에 결국은 무산되는 행동abortive action을 의미한다. 어린아이에게 행동과 감정, 생각하기와 말하기 등은 모두 한데 뒤얽혀있다. 점차 발달함에 따라, 이들 간의 경계는 명확해져 의사소통의 상징인 생각하기와 말하기는 느낌 및 행동과 구분되어진다. 하지만 행동을 통해 생각과 환상이 표현될 가능성은 지속이 되어, 전환증상에서 다시 불러일으켜진다. 초기에 사고는 의사소통 행위가 수반되는 정신적 말하기이다. 점차 정신적 말하기와 이와 관련된 행동 사이의 연관성은 덜 단단해진다. 이에 따라 아동은 자신의 행동과 사고 모두 구체적 의미뿐 아니라 상징적 의미도 갖고 있음을 배우게 된다. 아동의 행동이 부모에 의해 금지되거나 보상받으면서, 아동은 이를 관련된 사고와 정서에 대한 금지나 보상과 동일한 것으로 생각하게 된다. 따라서 부모의 제한으로 인한 행동의 억제는 대개 이에 수반된 사고와 정동의 억압과 연결이 된다. 유아의 정서표현에는 직접적으로 운동계, 감각계, 자율신경계 등의 방출이 동반된다. 부모의 금지는 아동의 성적, 공격적 느낌 모두에 대한 것이므로, 이러한 충동을 표현하는 것에 갈등이 생겨나며, 이는 전환 관정을 통해 다루어진다.

이후, 부분적 억압은 분리를 초래하여, 정서는 억압된 채로 남아 있는데 반해, 운동 신경계, 감각 신경계, 자율 신경계의 방출은 뚫고 나오게 된다. *전환 증상conversion symptom*

이라는 용어는 운동 신경계 혹은 감각 신경계의 선택적 기능 이상을 일컫는 말인데 반해, 자율 신경계의 지속적인 이상 방출은 *신체화somatization*라고 불린다. 장애는 억제뿐만 아니라 병적 방출의 양상이기도 하며, 각각의 증상에 따라 상대적 비율은 다르다. 예를 들어, 전환 마비conversion paralysis는 심한 정도의 억제를 반영해주는 것이며, "히스테리성 간질 hysterical seizure"은 받아들여지지 않는 충동의 엄청난 방출을 말해준다. 얼굴이 붉어지는 것은 자율 신경계를 통해 억제와 방출, 두 가지를 모두 보여주는 것이다.

문제가 되는 기관은 성기(性器)의 무의식적 대치물이다. 예를 들어, 한 여성이 혼외정사의 유혹에 맞닥뜨렸을 때, 히스테리성 시력상실이 발생하였다. 치료 과정동안 환자는 어렸을 적에, 우연히 부모의 성관계 장면을 목격한 적이 있다고 말했다. 이러한 외상적 경험 이후, 그녀는 자신의 시각적 기억과 이에 수반된 성적 흥분을 억압하게 되었다. 그녀에게 시각적 지각과 성기의 흥분은 동일한 것으로 간주되었으며, 그 결과 전환 증상은 성적 만족의 상징적 타협점과 금지된 쾌락에 대한 처벌로 작용한 것이다.

다른 예에서, 성적 흥분은 억압이 되었지만, 이에 수반된 심호흡계 방출이 의식으로 뚫고 나오거나 혹은 성기 부위에 가려움을 느끼게 되는 경우도 있다. 이러한 증상들이 오랫동안 지속되는 이유는 이러한 대리적 방출이 직접적인 표현에 비해 효과가 떨어지기 때문이다.

환자가 어떤 특정 증상을 선택하게 되는 데에는 많은 요소들이 영향을 미치는데, 여기에는 신체적 결정인자와 심리적 결정인자가 모두 해당된다. 신체적 요소에는 기질적 성향이나 특정 기관에 대한 질병이나 손상의 직접적인 영향 등이 포함된다. 어느 기관이 선택되느냐에 영향을 미치는 심리적 요소에는 과거의 사건, 문제가 되는 기관이 갖는 일반적인 상징적 의미, 그리고 어떤 외상적 삽화나 이와 관련된 신체 질환을 가진 사람과의 동일시 때문에 환자가 갖게 된 특별한 의미 등이 포함된다. 전환 증상은 환자가 갖고 있는 질병에 대한 개념을 반영해주곤 한다. 그러므로 굵직굵직한 증상은 의학적 지식이 미천한 사람들에서 더 흔하다. 환자가 의료전문가인 경우엔 전환 증상은 홍반성 루푸스lupus erythematosus와 같은 복잡한 증후군처럼 꾸며지곤 한다. 전환은 환자의 불안을 묶어놓는 데에 다양한 정도의 효과를 발휘하는데, 이 때문에 고전적인 *만족스러운 무관심la belle indifference* 또는 명백한 관심 결여에 대하여 많은 논쟁이 벌이지게 되었다. 우리의 경험으로는, 이러한 태도는 비교적 드문데, 왜냐하면 우울과 불안이 대개 이 방어를 뚫고 나오기 때문이다. 심한 전환을 보이는 환자가 예외일 수는 있겠지만, 이들조차도 곧 우울이 명백하게 드러난다. *만족스러운 무관심*은 경미한 신체증상에서 나타나는데, 이런 증상들은 연극성 환자나 또는 의존적 돌봄의 이차성 이득이 매우 중요한, 원초적 성격구조를 가진 사람들의 성격 구조의 일부를 형성하는 것이다.

퇴행 Regression

연극성환자에서는 선택적 퇴행selective regression이 일어나는데, 이때 환자는 어른으로서의 적응을 버리고 대신 자신의 억제가 일어났던 아동기로 되돌아간다. 자신의 감정 경험에 대한 갈등으로 인해, 환자는 자기 신체와 그 감각의 일부 측면들을 자아-이질적인 것ego-alien으로 취급하게 된다. 성기 성성genital sexuality에 대한 갈등 때문에 구순기 혹은 항문기 수준의 적응으로 퇴보하게 되지만, 또한 이러한 갈등이 퇴행 증상regressed symptom의 형태로 표현될 수도 있다. 연극성 환자에서 동일시가 중요하다는 점에서 알 수 있듯이, 원초적 합일화primitive incorporation의 양상 또한 흔하다. 이는 히스테리성구globus hystericus를 보이는 환자에서 직접 관찰될 수 있는데, 여기에는 구강성교fellatio를 하고픈 무의식적 소망이 관련되어 있다. 치료가 진행됨에 따라, 환자는 입을 통해 아버지의 아기를 수태하게 될 것이라는 환상과 - 그리고 궁극적으로는 어머니의 젖가슴을 남근에 연결시키고 있다는 점에서 전-성기단계의 합일화적 측면pregenital incorporative aspect이 명확하게 드러난다.

또 다른 예에서, 환자는 "어젯밤에 꿈을 꿨는데, 선생님께 말씀드릴 수가 없어요"라는 말로 세 번째 면담을 시작하였다. 이후 한참동안 침묵이 흘렀다. 환자는 계속 아무 말도 하지 않았고, 수줍은 듯 머리카락을 꼬고 앉아있는 "어린 여자아이"같은 환자의 몸짓에, 임상가는 "제가 궁금해 하도록 만드시는 것 같네요"라고 반응했다. 환자는 자세와 태도를 바꿔 어른답게 앉으면서 "제 아버지는 항상 제 애를 태우셨죠. 제가 선생님께 그렇게 하고 싶었나봐요"라고 대답하였다. 이 환자는 그녀의 어린아이 같은 몸짓과 행동을 통해 몸과 마음이 연극적이고 퇴행된 형태로 연결되는 모습을 보여준 것이다.

부정과 격리 Denial and Isolation

연극성 환자들은 타인의 행동뿐만 아니라 자기 자신의 행동이 갖는 의미까지도 자각하지 않으려 한다. 이러한 자각의 부족은 유혹적이고 조작적인 행동 그리고 증상과 관련된 이차성 이득 등의 부분에서 가장 크게 나타난다. 이들은 또한 자신의 장점과 기술도 부정을 하며, 결과적으로 무력한 겉모습을 보여주게 된다. 이 환자들은 또한 고통스러운 감정을 부정하며, 그 결과 우울증에 대한 방어로서 격리를 발생시킨다. 이것이 성공하지 못하는 경우, 이들은 자신의 불행에 직면하지 않기 위해, 왜곡과 그릇된 표상에 의지하게 된다.

외부화 Externalization

자신의 행동에 대한 책임을 회피하려는 외부화는 부정과 밀접한 관계가 있다. 환자는 자신의 행동은 문제가 되지 않으며, 자신의 성공과 고통은 모두 타인들 때문이라고 생각한다.

발달상의 정신역동 Developmental Psychodynamics

연극성 환자의 발달 양상은 강박증 환자에 비해 덜 일관적이다. 흔한 양상 중 하나는 환자들이 막내들에게서 종종 보이는, 지속적인 "아기" 역할 같은, 가족 내에서의 특별한 위치를 차지하고 있다는 것이다. 특별대우를 받게 되는 신체적 질병 또한 자주 관찰이 되며, 종종 다른 가족구성원이 신체 질병을 앓고 있어 환자는 아픈 것에 따른 특권을 바라보며 부러워하게 되기도 한다.

자고, 먹고, 안아주는 문제로 부모와 유아기적 힘겨루기를 벌일 때, 장차 연극성 환자가 될 여성들은 울어버리거나 연극적으로 행동하는 것이 자신의 방식대로 행동할 수 있게끔 해준다는 사실을 발견하게 된다. 이들의 어머니는 다소 화가 나지만, 이들에게 승복해버리고 만다. 흔히 이들의 아버지는 뒤로 물러난 채 어머니의 행동을 비난하거나 혹은 간혹 "불쌍한 아이가 얼마나 괴롭겠어"라며 더 많은 배려를 해주곤 한다. 아이는 곧 부모 사이의 갈등을 인식하게 되며, 각각의 부모에게 어떻게 대해야할지를 배우게 된다. 이러한 양상은 정상적인 양심의 발달과정과 상호작용을 하여, 미안하다고 말하거나 "몸이 아파서요"라고 말함으로써 혼나지 않을 수 있다는 것을 배우게 된다. 이때 어머니는 아이를 혼내려 하지 않거나 더 벌주지 않는 식으로 반응한다. 아이는 잘못된 행동의 결과에서 벗어나게 되고, 혼나지 않았다는 것에 대한 죄책감이 해결되지 않은 채로 남게 된다.

여성 연극성 환자의 선형적인 어머니는 경쟁적이고, 차가우며, 지나치게 논쟁적이거나 또는 미묘한 방식으로 분노를 표현하는 사람이다. 이 어머니는 무의식적으로 자신이 여성이라는 사실에 화가 나 있으며, 남성의 역할을 부러워하고 있다. 자기 딸에 대한 과잉보호나 세멋대로 내버려두는 것은 자신이 진정한 사랑을 주지 못하는 것에 대한 보상이다. 어머니가 가장 따스한 관심을 보여주는 경우는 아이가 우울해하거나, 아프거나, 괴로워할 때이며, 따라서 아이는 우울해지거나, 몸이 아프거나, 떼를 쓰는 것이 의존적인 보살핌을 받게 되는 데에 도움이 된다는 것을 알게 된다. 어머니와의 의존적인 관계를 유지하고픈 욕구 때문에 환자는 성숙해지기 힘들게 된다. 환자는 내재화된 자아 이상internalized ego ideal을 발달시키지 못하게 되며, 연극성 환자는 자신의 자존심을 유지하기 위하여 타인의 인정에 끊임없이 의지한다는 점에서 이러한 사실이 임상적으로 입증될 수 있다.

여전히 남자에게 특권과 지위가 부여되는 가정의 경우, 어린 여자아이들은 이러한 성차별에 민감해진다. 여성 연극성 환자들은 경쟁적 부러움으로 반응을 하는데, 이는 상징적인 거세 행동이나 또는 말괄량이 같은 행동 또는 자신의 여성으로서의 정체성은 그대로 간직한 채 남성과 직접적으로 경쟁하는 방법 등을 통해 표현이 된다. 말괄량이 양상은 오빠가 그 모델이 되어주는 경우에 더 잘 나타난다. 연극성 환자는 아동기에는 자신의 어머니를 흉내내지만, 초기 청소년기에는 어머니와 노골적으로 경쟁을 벌인다. 이 시기에 이들은 아버지만큼 어머니를 좋아하지도, 존경하지도 않게 되며, 결국 남성과의 동일시는 더욱 심화되어 간다.

연극성 환자는 자신의 어머니로부터 충분히 따뜻한 양육을 받지 못하기 때문에, 아버지에게로 관심을 돌려 그를 대체물로 삼는다. 이들의 아버지는 매력적이고, 민감하며, 유혹적이고, 통제적인 경우가 가장 흔하다. 경미한 알코올 중독이나 기타 사회병질적 성향도 흔하다. 세 네 살 때까지 아버지와 딸은 대개 서로에게 가까운 사이이다. 아버지 역시도 차갑고 경쟁적인 자기 부인으로부터 거절을 당하게 되면, 자신의 딸을 자신의 실패한 남자로서의 자존심을 충족시켜주는 안전하고 편리한 원천으로 생각하게 된다. 따라서 아버지는 딸아이의 경박한 행동과 감정성을 보상해주고 강조해주게 된다. 잠재기latency period 동안, 아버지는 딸의 여성성에 대해 점차 불편감을 느끼게 되고, 따라서 딸의 말괄량이 같은 기질을 더욱 부채질한다. 딸은 점점 나이가 들어감에 따라, 자신의 아버지는 기쁘게 해드리기 힘든 사람이라고 생각하게 되는데, 왜냐하면 어쩔 때에는 조종하기가 쉽다가, 또 어쩔 때에는 변덕스럽게 자신을 지배하려 든다고 느껴지기 때문이다. 사춘기가 되면, 이들 관계의 낭만적이고 색정적인 측면은, 자신들의 근친상간적 느낌에 의한 위협 때문에, 아버지와 딸, 모두에 의해 부정된다.

아버지로부터의 일시적으로라도 거절을 당하게 되면 환자는 자신에겐 아무도 없다고 느끼게 되는데, 왜냐하면 어머니로부터는 이미 소원함을 느끼고 있는 상태이기 때문이다. 환자는 감정 폭발과 요구적인 행동을 통해 자신의 분노를 표출하거나, 더욱 유혹적이 되고 상대를 조종하려 들게 된다. 자기-연극화, 과다감정성, 순응하는 척 하는 태도, 유혹하는 행동 그리고 신체 질환 등이 아버지와의 관계를 다시 통제할 수 있게 해준다. 아버지에 대한 애착을 포기하고 싶지 않기 때문에, 결국 모든 성성sexuality을 억눌러야만 하게 된다. 외디푸스적 두려움 때문에 이들은 모든 남성들에 대해 성욕을 느끼지 못하게 된다.

사춘기가 되어 딸의 성성이 펼쳐지기 시작할 때 문제가 발생한다. 아버지는 딸에게서 멀어지면서 때로는 정부(情婦)를 찾게 되지만, 동시에 딸에게 애인이 생기는 것을 질투하여 이를 막으려 하게 된다. 딸은 아빠의 사랑을 간직하고, 동시에 위협적이면서도 자극적인 충동으로부터 벗어나기 위해서는, 자신의 성성을 억압한 채 계속 어린 딸아이로 남아있어야 한다고 느끼게 된다. 보다 건강한 환자에서는, 외디푸스적 갈등에 대한 방어가 가장 중요한 요소가 된다. 아버지의 사랑을 쟁취하는 것에 대한 어머니의 보복을 두려워하고, 근친상간적 관계를 두려워한 나머지, 환자는 보다 유아적인 기능 수준으로 퇴행하게 된다. 덜 건강한 환자에서는, 구순기 수준에서의 갈등이 주가 되어, 자신의 아버지를 어머니의 대체물 이상의 것으로 간주하는 상태로 머물게 된다.

연극성 발달의 변형된 형태로, 더 소원하고 덜 유혹적인 아버지뿐만 아니라 어머니에게도 심한 정도의 의존성을 보이는 경우이다. 사춘기가 되었을 때, 어머니는 딸이 자신에게 계속 의존하도록 만드는 데에 더 많은 노력을 기울이게 되며, 그럼으로써 아버지의 사랑을 얻고자 하는 아이의 의도를 묵살하게 된다. 이러한 여아들은 자신의 기본적으로 연극성인 성격 경향을 억제하며, 이러한 성격 구조는 후기 인생이나 정신치료 과정 도중에서만 떠오르게 된다.

일부 환자에서, 친모(親母)가 없는 상태에서, 친밀감을 주지 못하는 계모(繼母)로부터 모성 박탈maternal deprivation이 발생하기도 한다. 아이는 감정성을 가장하는 방법을 배우게 된다. 이때 아버지는 비록 변덕스럽기는 해도, 종종 아이에게 더욱 발달을 할 수 있는 진정한 기회를 제공해주곤 한다.

십대 초반이 되면, 덜 통합되어있는 연극성 여성은 다른 여자아이들, 특히 매력적인 소녀들과 원만한 관계를 이루지 못하게 된다. 이들은 다른 여자아이들에 대해 너무나도 질투심이 많고 경쟁적인 나머지, 친구들은 이들을 받아들여주지 않는다. 이들은 자신의 여성성이 싹트는 것을 불편해하고, 성관계를 맺는 것을 두려워한다. 그러므로 이들은 남자아이들과 관념적인 관계platonic relationship만을 갖게 된다. 같은 학교의 친구들은 모두 그녀를 알지만, 대개 인기는 없다. 이들은 스스로를 예쁘다고 생각하며, 외모에 관심이 많다. 매력적이지 못한 소녀들은, 이러한 방식에 성공하기가 힘들므로, 연극성 양상을 발달시킬 수 있는 가능성이 떨어진다. 연극성 여성들은 매력적이지 못하면서 동시에 피학적인 여자친구를 더 선호한다 – 이 둘은 상호간에 신경증적 만족을 제공해주고 있는 것이다. 10대를 거치면서, 이들의 관심은 남자에게로 옮겨가지만, 전통적으로 남자들을 과대평가한 나머지, 어떤 면에서는 이루어질 수 없는 남자를 선택하게 된다. 실망하고 좌절하며, 환상이 깨지는 일 등이 불가피하게 되어, 이들은 우울과 불안으로 반응을 한다.

남자 연극성 환자의 경우에서는 상황이 다소 다르다. 이 경우 어머니와의 강력한 동일시가 관찰되곤 하는데, 이때 어머니는 가족 내에서 명백히 많은 힘을 가진 인물이다. 어머니는 전형적으로 많은 연극성 경향을 갖고 있는데 반해, 아버지는 보다 위축되어있고, 수동적이며, 논쟁을 꺼려하고, 어떠한 대가를 치르더라도 가정의 평화를 지키기 위해 노력하려는 경향이 있다. 아버지들은 종종 자신의 아들을 심하게 비난하거나 지나치게 통제하는 방법을 통해, 자신의 억압된 공격성을 드러내곤 한다. 때로는 상대적으로 집에 없는 경우가 많거나, 아들에게 무관심하고, 혹은 아들에게 지나치게 경쟁적일 수도 있다. 어떤 경우이든, 아들은 자신의 외디푸스적 투쟁에 대한 보복으로서의 거세를 두려워하게 된다. 청소년이 되면, 이들은 다른 남자아이들에 비해 남성으로서의 자기-신뢰감이 떨어지게 되며, 육체적 경쟁을 두려워하게 된다. 이들의 남성적인 힘의 느낌은 어머니 개인의 힘과의 동일시를 통해 획득되는 것이며, 결과적으로 육체적 보다는 지적인 추구의 형태로 표현될 가능성이 더 많다. 동일시할 만한 강력한 아버지 상이 없기 때문에, 잘못된 초자아의 발달과 부적절한 자아 이상이 초래된다. 외디푸스적 성성의 제한이 청소년기까지 지속되게 되면, 동성애로 발달할 가능성이 커진다. 동성애 대상의 선택은 연속선상의 개념으로, 결정인자의 한쪽 끝은 생물학적, 기질적 요소가 해당된다. 반면, 연속선의 다른 쪽 끝은 환경적인 요소로, 앞서 말한 바와 같이, 동성을 선호하도록 만드는 데 중요한 것으로 보인다. 그러므로 남자아이는, 부모의 사랑과 애정을 요구할 때, 자신의 어머니가 남자로부터 관심과 애정을 얻어낼 때 사용했던 방법들을 이용한다. 아버지의 나약함, 무관심, 부재 등이 심할수록, 아이는 더욱 더 지나치게 여성적이 되어간다.

감별진단 Differential Diagnosis

연극성 환자에서 두드러지는 양상은 그들의 성격, 상호작용 방식, 그리고 성적 신호를 보내기 위한 옷차림 등에 강조를 둔다는 점에 있다. 이는 성성을 통한 자기-연극화의 한 형태와 같다. 연극성 환자들은 종종 그 문화의 성적 상징이 과장된 사람처럼 보인다. 이러한 점은 남자와 여자에게 있어 완전히 다른 모습을 보이지만, 기저의 주제는 공통적인 것이다: 전형적인 성적 모습을 연극적으로 강조한다. 남성의 경우는 남자다움을 과도하게 드러내는 "카우보이" 스타일이다. 이러한 점은 여자처럼 "집안을 예쁘게 꾸미는" 타입과는 정반대이다. 여성의 경우는 여성스러움을 과도하게 드러내는 "매혹적인 여주인"으로, 이는 남자다운 "중역회의 의장" 타입과는 정반대이다.

남근기적 자기애성 환자phallic narcissist들이 연극성 환자들과 잘 혼동된다.

> 첫 면담에서 환자는 "신제품 오토바이, 당연히 할리-데이비슨이죠, 그걸 타고 120킬로로 지금 막 날아왔습니다. 얼간이들의 고물차들은 먼지 속에 파묻혔죠"라며 자랑을 했다. 이 중년의 남성은 검정색 가죽잠바로 중무장한 모습으로 진료실에 들어왔다. 그는 무시무시하게 생긴 검정색 오토바이 헬멧을 바닥에 내려놓고는 "이건 마치 내 정신과 상담의 웅장한 전주곡같이 느껴지죠, 오토바이의 힘, 세상 모든 사람을 뛰어넘는 나의 우월함"이라며 큰소리로 말했다.
>
> 처음 보기에 이 환자의 임상양상은 연극성으로 보인다 - 연극적이고, 자기과시적이고, 지나치게 남성적이다. 하지만 다른 모든 사람들을 지배하여 우월감을 느끼고 싶다는 바람과 "열등한 존재"들을 먼지 속에다 파묻어버리고 싶다는 자학적 소망을 통해,

> 이 환자의 정식 진단은 남근기적 자기애성임이 드러났다. 그는 사랑받기 보다는 두려운 대상이 되기를 원했고, 자기과시는 극단적이었다. 더욱이 이러한 행동은 특정 개인이나 집단에 개인적으로 맞춰진 것이 아니었다. 대상은 무작위적이었으며, 그의 행동은 익명적이었다.

이 예에서 보이듯이, 연극성 환자의 감별진단은 어려울 수 있다. 어떤 환자가 원래부터 연극성인지에 대해 전문가들 사이에 의견의 불일치가 있을 수 있을 뿐 아니라, 전이/역전이의 패러다임 속에서의 변화에 따라 다양한 상황마다 임상가의 진단 또한 달라질 수가 있다. 자살 시도로 입원한 젊은 여자 연극성 환자가 그 예이다. 유혹적이고, 의존적이고, 유아적인 "어린 소녀"의 행동 같은 성적 신호를 연극적으로 사용함으로써, 이러한 부류의 환자는 성별에 따라 갈리는 역전이 반응을 유발하여 치료진 사이를 분열시켰다. 남자 치료진들은 그녀를 동정적으로 대하면서 "연극성 환자"로 진단한데 반해, 여자 치료진들은 그녀를 싫어하면서 "경계성 환자"로 취급하였다.

그러므로 연극성 환자와 고기능 경계성 환자를 구분하는 것이 중요하다. 두 유형 모두 상대를 조종하려들며 요구가 많다. 진료실에서 처음 만났을 때 연극성 환자들은 유혹하고 아첨하려는 모습부터 보이는 데 반해, 경계성 환자들은 금세 상대방을 위협하려 든다. 유혹이 실패하게 되면, 연극성 환자들 역시도 분노발작을 하며, 통제하려했던 대상을 조종하기 위해 위협을 사용하기도 한다. 두 유형의 환자 모두 실제의 혹은 상상된 유기를 위협적인 것으로 느끼며, 두 환자 모두 관심의 중심이 되길 간절히 원한다.

연극성 환자들의 타인과의 상호작용에서 특징적인 모습은 종종 부적절한 성적 행동이나 자극적인 행동을 한다는 점이다. 이는 경계성 충동성borderline impulsivity과 혼동될 수 있는데, 이는 자기-파괴의 가능성이 있는 행동(예를 들어, 지나치게 돈을 쓴다거나, 문란한 성관계를 갖거나, 난폭운전을 하거나, 폭식을 하는 등)이 최소한 두 가지 이상 있어야 한다. 연극성 환자들도 과소비에 이를 정도로 충동적인 구매를 한다. 경조증에서의 과소비와 구별하기 위해서는 환자의 사고와 정서 상태를 이해해야 한다. 경조증 환자들은 고양된 기분상태에 있으면서 자신이 원하는 것은 뭐든지 가질 수 있다고 믿는다. 이들은 현실과의 접촉이 상실되어 있다. 이에 반해, 연극성 환자들은 거의 대부분 우울해있거나 배우자 때문에 화가 나 있으며, 즉시 기분이 나아지기 위해 소비를 하는 것이다. 면담가는 "그렇게 이것저것 쇼핑하는 동안 어떤 기분이셨습니까, 쇼핑하러 가기로 마음먹었을 때 무슨 일이 있었던 겁니까?"라고 물을 수 있다.

연극성 환자와 경계성 환자 모두 정서적 불안정하고 감정적 유동적이지만, 경계성 환자들은 보다 부정적이며, 사랑과 분노 사이라기보다는 두려움과 격정 사이에서 흔들리고 있는 것이다. 연극성 환자들은 중요한 타인과의 관계는 계속 유지를 하며, 경계성 환자에 특징적인 공허감은 느끼지 않는다.

대부분의 경우, 낮은 기능의 연극성 환자와 높은 기능의 경계성 환자는 동일군처럼 보인다. 가장 낮은 수준이 아니라 환자가 자신의 가장 높은 수준에서 기능할 때를 놓고 구분하는 것이 가장 좋다. 심리적 조직화의 수준이 가장 중요한 변수이다. 모든 인격장애에는 정량적으로 측정할 수 있는, 상대적으로 건강한 부분과 상대적으로 취약한 부분이 존재한다. 경계성 환자에서는, 와해되는 경우 임상적 중요성이 더욱 커지는 질적인 경계가 존재하며, 극심한 자기파괴행동과 "통제력 상실" 행동을 통해 진단이 명확해지는데, 이런 행동은 덜 심각한 평균적인 연극성 환자에서는 특징적이지 않다.

두 번째로 힘든 감별진단은 자기애성 환자이다. 자기애성 환자처럼 연극성 환자들도 과도한 칭찬을 바라며, 자신은 특별하고 유일하기 때문에 다른 유명인이나 명사들만이 자신을 이해할 수 있다고 믿는다. 연극성 환자들은 또한 특권의식을 갖고 있고, 다른 사람들을 시기하며, 스트레스를 받는 순간 거만한 행동과 태도를 보인다. 두 유형의 환자 모두 낭만적인 환상을 꿈꾸지만, 자기애성 환자들은 사랑보다는 권력과 존경에 더 관심이 많다. 자기애성 환자들은 사랑에 빠지지를 못하는데, 이는 진단에 핵심적인 요소이다. 자기애성 환자들이 갖고 있는 과대한 자기 존재감은, 종종 연극성 환자들이 그리고 있는 귀족 출신에 대한 환상과 혼동될 수 있다. 많은 연극성 환자들이 두드러진 자기애성 양상을 보이지만, 연극성 환자들은 자기애성 환자들에 비해 중요한 타인에게 강하게 애착되어 있고, 사랑에 빠질 수 있으며, 다른 사람의 감정에 신경을 쓴다. 연극성 환자들은 자신을 좋아해주는 사람을 좋아한다. 자기애성 환자들은 자신의 특별한 지위를 알아주지 않는다면 아무리 자신을 좋아해주더라도 그들을 거리낌 없이 묵살해버린다.

마지막으로 "경조증적" 성격 유형이 연극성 환자와 혼동될 수 있다. 이러한 사람들은 카리스마가 있고, 동분서주하며, 강렬한 감정의 세상 속에서 살고 있다. 실제 생활보다 생기발랄하고, 자극적이며, 상당히 매력적이고 카리스마가 있지만, 식지 않는 열정과 에너지, 끊임없는 자극 추구 때문에 지쳐있다. 경계가 불명확한 이 유형의 성격은 체질적인 소인을 가진 낮은 수준의 경조증으로 추정되며, 그 표현되는 양상은 연극성 환자의 경우처럼 역동적으로 결정되는 것이 아니다.

면담의 진행 MANAGEMENT OF THE INTERVIEW

여성 연극성 환자들은 대개 남편이나 애인으로부터 실망하거나 환상이 깨져, 성적 충동의 통제를 충동적으로 잃게 될 것이라는 환상과 두려움이 커지려 할 때, 진료실을 찾곤 한다.

안전한 대치물 및 억제해주는 힘으로서 무의식적으로 임상가를 이용하는 것이다. 우울증과 전반적인 불안감이 남녀 모두에서 주된 호소이다. 때때로, 특히 남성 연극성 환자에서, 신체적 증상이 가장 우선인 것일 수도 있으며, 그 고통을 설명해줄 수 있는 적절한 기질적 원인이 밝혀지지 않아 정신과로 의뢰되곤 한다. 신체적 증상은 종종 우울감이 드러나지 않게 만들어 버리며, 특히 통증이 두드러질 때 그러하다. 어떤 경우에서는 자살 제스처로 인해 처음으로 정신과를 방문하게 되기도 한다.

성적 증상에 대한 걱정이 치료 초반부에 나타난다. 환자는 자신에게 불감증이나 발기부전이 어느 정도 있다는 사실을 금방 알아차리지만, 이 증상이 애정관계를 위협하기 전까지는 치료를 받으러오지 않는다. 보다 건강한 환자들은 또한 사회 불안과 사회적 억제감을 호소하기도 한다. 이는 환자의 실제 사회적 수행과는 일치하지 않는다. 이와 동일한 현상이 면담 동안에도 나타나는데, 이때 환자는 겉으로는 평온하고 침착해 보이지만, 주관적으로는 편안하지 못하다고 말한다.

과거에 여러 차례 치료에 실패한 경험이 있는, 멋지게 차려입은 매력적인 전문직 여성이 "어젯밤 꾼 꿈에 대해 말씀드려야겠네요. 지루한 제 인생사에 대해 말하는 것보다 그 편이 훨씬 더 저에 대해 많은 걸 알려줄 거예요"라고 말하며 첫 면담을 시작하였다. 임상가의 반응은 기다리지도 않은 채, 곧바로 그녀는 총천연색 꿈에 대해 설명하기 시작하였다; 처음엔 볼품없는 자신의 남자친구와 함께 공연을 보러 갔다가 함께 자리한 관객들 때문에 기분이 언짢아 그들을 못 본 체 하고 있었는데, 그 순간 자신이 갑자기 베르디의 오페라 라트라비아타의 창녀 역인 비올레타로 마술처럼 변했다는 것이다. "행복한 꿈이었어요. 그저 눈에 띄지 않는 관객으로 연극만 바라보며 앉아있는 것은 싫거든요." 임상가는 "그 꿈이 당신의 삶에 대해선 어떤 의미를 말해주는 것인가요?"라고 말했다. 임상가는 무대 중앙에 서고 싶은 환자의 전이와, 그 기저에는 실제로는 다른 사람의 관심을 끌지 못할 것이라는 두려움이 있음을 알아차렸다. 처음부터 그녀는 유명한 창녀가 되어 상대를 유혹하고픈 욕구와 자기과시를 보였으나 아직 성욕에 대해선 무의식적 두려움을 가지고 있었는데(비올레타는 젊은 나이에 세상을 떠난다), 이러한 점들은 모두 연극성 환자에서 특징적인 모습으로 면담 10분 만에 마치 연극처럼 전개되어 나타난 것이다.

초심자들은 연극성 환자들이 가장 면담하기 쉬운 환자 중 하나라고 생각한다; 그러나 경험이 많은 임상가들은 이들이 가장 힘든 환자 중 하나라는 사실을 안다. 환자는 임상가로부터 좋은 반응을 불러일으키려 하기 때문이다. 초심자들은 치료에 순응하는 환자의 열정에 자신감을 갖는다; 경험이 많은 면담가들은 이들의 정서가 진짜가 아니며 단지 역할 연기를 하고 있을 뿐임을 알아차린다. 면담가는 특히 환자가 젊고, 매력적이며, 또한 이성(異性)일 때, 대개 즐거운 마음으로 환자를 맞이한다. 면담가는 새로운 낭만에 따르는 모호한 분위기를 경험하곤 한다. 면담가가 그 문제에 영향을 끼친 환자 자신의 역할에 대해 탐색하려 들면, 임상가가 자신을 수용해주고 있다는 환자의 느낌은 위협을 받게 되는데, 이는 임상가가 자신을 좋아한다는 느낌을 환자는 강렬하게 원하고 있기 때문이다. 너무 일찍 이러한 문제에 초점을 맞추어 버리면 환자는 멀리 달아나 버릴 것이고, 반면에 문제점에 있어서의 환자의 역할을 탐색하지 않으면 환자에게 도움을 줄 수 없게 될 것이다. 따라서 면담가는 환자가 자신의 문제를 드러내 보이도록 용기를 줄 뿐만 아니라 치료를 꾸준히 지속할 수 있도록 관계를 수립해야 한다.

개시기 The Opening Phase

첫 라포 Initial Rapport

연극성 환자는 면담 개시기부터 "즉석적인 관계"를 맺는다. 이들은 즉각적으로 확실한 감정적 라포를 수립하며, 면담가에게 몰두하고 있다는 강한 인상을 남기지만, 여기에 수반되는 감정은 거의 없다. 환자가 처음으로 꺼내는 말은 면담실 내부장식을 칭찬하거나, "저에게 시간을 내주셔서 정말 감사합니다" 또는 "마침내 제가 마음 놓고 이야기할 수 있는 사람을 만나게 되어서 얼마나 다행인줄 몰라요" 같은 언급으로, 이는 흔히 면담가를 기쁘게 해주거나 아부하려는 의도에 의한 것이다. 이러한 언급에 대해 반응을 보이는 것은 좋지 않으며, 대신 "무엇이 문제이십니까?"라고 물으며 면담의 초점을 옮기는 것이 좋다.

연극적인 행동 또는 유혹적인 행동 Dramatic and Seductive Behavior

연극성 환자들은 자신의 괴로움을 말할 수 있는, 그것도 연극적으로 이야기할 수 있는 기회가 주어지면 크게 안도감을 느낀다. 면담가가 주소chief complaint에 대해 질문을 하기도 전에, 이들은 "제 얘기를 할까요?"라며 먼저 시작을 한다. 이들이 생생하고, 선명한 언어로, 많은 최상급 표현을 사용하면서 자신의 어려움에 대해 기술해감에 따라, 이들의 드라마는 전개되어 나간다. 환자의 행동은 깊은 인상을 남기기 위한 것이며, 면담가는 이런 모습은 많이 연습되어진 것 같고, 어떠한 질문도 방해가 될 것 같다는 느낌을 받기 시작한다.

연극성 환자들은 이성(異性)의 치료자를 더 선호한다. 여성 히스테리 환자들은 자신의 담당 면담가가 여자라는 사실을 알게 되면 종종 실망을 한다. "오, 여자 분이실 줄은 몰랐어요"라고 말을 하지만, 실망감을 겉으로 드러내지는 않는다. 첫 면담 때에 환자의 실망감에 대해 탐색하는 것은 적절하지 못한데, 왜냐하면 탐색을 한다 하더라도 환자는 결국 부정만 할 것이기 때문이다. 이성 치료자와의 치료가 실패한 적이 이미 있는 환자라면 두 번째 치료에서는 동성의 치료자를 찾을 수도 있다.

경험이 없는 면담가조차도 여성 연극성 환자들의 가장 흔한 상투적인 모습을 금방 알아차리게 된다. 이들은 세련되고 종종 화려하게 옷을 입고, 유혹적인 태도를 보이는데, 이는 사회적인 매력 정도에서부터 지나치게 성적인 유혹에 이르기까지 다양하다. 몸짓으로 표현하는 언어body language는 이 환자를 이해하는 단서가 된다. 임상가를 만나러 올 때 옷을 잘 꾸며 입는 환자는 치료 초반부에 탐색되어질 수 있는 유형의 신체 언어를 사용하고 있는 것이다. 신체를 사용하는 가장 흔한 예는, 여자 환자가 자극적인 자세로 앉아, 유혹적인 방식으로 자신의 신체 일부를 드러내는 것이다. 이러한 행동은 성적으로 면담가의 관심을 시 주의를 흩트리려는 의도이다. 이는 면담가와의 힘의 균형을 맞추기 위한 무의식적인 기제이다.

자기연극화self-dramatization는, 첫 몇 번의 면담 동안은 아니더라도, 비교적 치료 초반부에 해석되어질 수 있다. 시기상조의 해석은 환자에게 거절당했다는 느낌을 주게 되며, 대개 임상가의 불안감 때문에 행해지게 되는 것이다. 남자 면담가가 여성 환자에게 그녀의 유혹성과 모든 관계를 성적인 것으로 맺으려는 경향에 대해 언급을 하게 되면, 환자는 자신의 행동은 성적인 것이 아니라고 항변할 것이다. 환자는 "그냥 친근하게 이야기하고 싶었을 뿐이에요. 하지만 남들이 항상 다른 식으로 생각하는 거죠"라고 말할 것이다. 면담가는 환자와 논쟁을 벌이지 않은 채 자신의 견해를 유지해야 하는데, 왜냐하면 이들은 예쁜 여자라면 처음 보는 남자와 대화를 하게 될 때 일상적인 얘기로 시작하기가 어렵다는 점을 이해하지 못하기 때문이다.

초기 해석은 환자가 면담 초반부부터 면담가의 관심을 자신의 행동에다가 맞추려고 할 때에 종종 유용하다. 예를 들어, 한 매력적인 여성이 옷을 걷어 올리며 임상가에게 자신이 한 선탠이 어떠냐고 물었다. 면담가는 "자신에 대한 이야기보다 자신의 외모에 더 자신이 있으신가 봐요?"라고 반응했다. 치료 초반에는 이러한 일반적이면서도 지지적인 해석이 침묵보다 좋은데, 왜냐하면 환자에게 거절감을 덜 줄 수 있기 때문이다.

성적으로 덜 뚜렷하게 나타나는 역할의 연극화는 알아차리기가 더 힘들다.

한 젊은 여성이 너저분한 청바지에 더러운 셔츠를 입은 모습으로 면담실에 도착하였다. 면담가가 그녀의 문제점에 대해 묻자, 그녀는 "그러니까, 전 몇 달 동안 우울해 있었어요. 그리고 1주 전 남편과 크게 싸우고는 화가 무지하게 났었죠. 그때가 바로 제

> 가 약을 먹은 시점이에요"라고 대답했다. 환자는 우울해 보이지 않았고, 연극처럼 화려하게 자신의 이야기를 하였다. 면담가가 약을 먹은 사건에 대해 질문을 하자, 그녀는 "먼저 아스피린을 먹기 시작했죠, 그런 다음 바리움을 먹으러 갔는데, 이때 남편이 저를 때려서, 제 이마에 혹이 생겼어요"라고 대답했다. 면담가가 싸움에 대해 좀 더 자세하게 질문을 하자, 환자는 "사실, 남편이 저를 때린 것은 아니에요. 남편은 저를 벽에다가 밀쳤고, 전 머리를 찧었어요"라고 말했다. 자살 삽화는 우울 발작의 결과라기보다는, 환자와 남편, 자식들이 모두 개입된 연극적인 난투극의 절정이었던 것이다.
>
> 때때로, 이러한 환자들은 무덤덤하게, 하지만 느닷없이, 감정적으로 매우 중요한 사항에 대해 이야기를 꺼내는데, 이는 전형적인 연극성 행동이다. 면담 초반에 환자는 자신에겐 5명의 자녀가 있는데, 각각 1살, 5살, 6살, 10살, 12살이라고 했다. 자신이 결혼한 지는 7년밖에 안되었다는 말을 하기 전까지, 그녀는 여기에 대해 아무런 설명도 하지를 않았다. 나중에 친척과의 관계에 대해 질문을 하자, 환자는 "글쎄요, 지금은 그다지 나쁘지 않아요. 하지만 처음엔 Bill이 두 명의 아이가 딸린 이혼녀와 결혼한다는 것을 다들 싫어하셨어요"라고 대답했다.

면담 도중에 자주 연극적인 표현을 사용한다. 예로서, 위의 환자는 스스로 자신을 가정주부라고 소개한 뒤, "굉장히 은혜로운 단어이지요"라고 덧붙였다. 위의 사례에서 면담을 통해 진단적으로 중요한 모습들이 드러났기 때문에 이 환자가 연극성이라는 사실을 쉽게 알 수 있었다. 하지만 비연극성 양상들이 뒤섞여있고, 환자가 전형적으로 예쁘고, 유혹적이며, 젊은 여자가 아닌 경우, 많은 면담가들이 이러한 행동을 잘 알아차리지 못한다.

또 다른 환자는 10분 늦게 도착을 하고서도, 시간이 어떻게 되었는지 신경도 쓰지 않은 채, 관심 없는 척 하였다. 조그마한 시간에는 신경을 쓰지 않는 이 환자는 자신의 이야기 도중에 시간에 맞춰 면담을 끝내려 하면, 임상가를 속 좁은 사람으로 느끼게 된다. 환자는 화를 내며 "지금 얘기하던 것을 끝내면 안되요?" 또는 "오늘은 할 얘기가 많은데요"라고 말한다. 이때 면담가는 "오늘은 좀 늦게 시작했는걸요"라고 답하며 그 이야기를 중단시켜야 한다. 면담가는 환자가 자신의 지각과 그 숨은 동기에 대해 책임감 있게 신경을 써주기를 바라고 있는 것이다.

일부 연극성 환자들은 면담 초반에 강박증인 듯 연기를 하여, 이 때문에 임상가들은 종종 환자를 이해하는 데에 실수를 하게 된다. 한 예로, 면담 때 수첩을 들고 와서는 면담가의 말을 적지만, 이내 그 메모를 읽지 않거나 잃어버리는 환자를 들 수 있다. 초심자들은 종종 수행과 경쟁심에 대한 환자의 이야기를 강박적 성격의 증거라고 판단하는 실수를 범하기도 한다. 연극성 환자 역시도 강박증 환자들만큼이나 경쟁적일 수 있지만, 연극성 환자들이 애쓰는 목적은 사랑과 수용받기 위한 것인데 반해, 강박증 환자들은 권력과 통제, 존경에 더 관심이 많다. 연극성 환자들은 의사의 치료비나 기타 다른 문제들에 대해 분노를 표현하곤 하지만, 감정 상태가 변하고 나면 이 주제는 잊혀진다; 강박증 환자들은 더 오랜 시간 동안 은연중에 계속 화가 나 있으며, 자신의 분노를 의식 바깥에 머물도록 하기 위해 지식화intellectualization나 전치displacement를 사용한다. 연극성 환자들은 종종 현금을 분실했다며, 치료비를 늦게 지불하기도 한다.

왜곡과 과장 Distortions and Exaggerations

첫 면담이 거의 끝나갈 때쯤, 면담가는 환자의 과거력에 대해서 알아낸 것이 거의 없으며, 발달에 대해서도 시간적 순서에 따라 이해한 것이 거의 없다는 사실을 깨닫게 된다. 대신 면담가는 현병력의 흥미롭고 생생한 세부사항과 드리미 같은 과거 사건들에 빠져들어 있었으며, 이미 중립성neutrality을 상실해버렸다고 느끼게 된다. 첫 한두 번 면담의 어떤 시점에서, 임상가는 보다 사실적인 정보들을 얻기 위한 중재를 시도해야만 한다. 미리 준비된 겉모습 안쪽으로 점점 파고 들어가게 되면, 환자는 우울감과 불안감을 드러낼 것이며, 이때 공감적으로 이들을 탐색할 수 있다.

처음에 연극성 환자들은 자신의 고통을 다른 사람들의 행동 탓으로 돌리며, 자신의 잘못에 대한 책임은 모두 부인한다. 이들은 남들이 한 말과 행동에 대해서는 이야기를 하지만, 정작 자신의 행동에 대해서는 명확하게 이야기하지 않은 채 내버려둔다. 첫 면담에서 이러한 방어를 해석해주기보다는, 각각의 상황에서, 환자 자신은 무엇이라고 말했고, 어떻게 행동했는가라는 단순한 질문만을 던지는 것이 좋다. 이러한 직면에 대해 환자는 대개 모호함과 자신의 역할에 대한 무관심으로 반응을 한다. 찾고자하는 정보를 얻으려면, 면담가는 인내심을 가져야 한다. 정보를 수집하는 것 외에도, 면담가는 환자의 역할이 중요하며, 환자는 주변 사람들에 의해 단순히 영향 받는 것이 아니라 그 자신 역시도 주변에 영향을 줄 수 있다고 생각한다는 이야기를 은연중에 말해주어야 한다. 첫 몇 번의 면담 이후엔, 환자가 자신의 행동에 대해 확실하게 말해주지 않으려 할 때마다, 면담가는 "이 상황에서 당신은 어떤 역할을 했는지에 대해서는 말씀해주시지 않으셨습니다 – 자신의 행동은 중요하지 않다고 생각하시는 것 같습니다" 또는 "각각의 상황에 대해 이야기할 때마다, 다른 사람들에 대해서는 강조를 하지만, 정작 당신 자신은 빠져있군요!"라고 말할 수 있다.

종종 환자가 자신의 이야기를 자세히 할 때 모순되는 부분이 있거나 또는 다시 이야기를 꺼냈을 때 더욱 과장해서 말하는 경우가 있다. 치료자는 이러한 모습의 출현을 유심히 살펴보고 있어야 하는데, 왜냐하면 이것이 환자의 방어적인 허위진술을 해석해줄 수 있는 아주 좋은 기회가 되기 때문이다. 대개 이러한 왜곡 저변에는 특별한 동정을 받고자하는 환자의 소망이 담겨있다. 이때 면담가는 "자신의 문제를 연극처럼 표현해야지, 그렇지 않으면 제가 당신의 고통을 이해해주지 않을 것이라고 느끼시는 것 같군요"라고 말할 수 있다. 이것이 환자로 하여금 자신의 슬픔과 외로움을 공유하도록 고무시켜주는 첫걸음이 된다.

초기 직면 Early Confrontations

문제를 탐색하기 Exploring the Problems

연극성 환자들은 도움을 청하러 오게 된 주증상에 대한 이야기도 하지 않은 채 첫 면담을 끝내곤 한다. 이들은 흔히 자신의 문제에 대해 기술할 때 일반화generalization를 사용한다. 이때 자신이 경험한 감정에 대해서는 자세히 표현하지만, 구체적인 어려움에 대해서는 정확하게 이야기하지 않는다. 강렬한 정서 때문에 그가 한 이야기의 모호함은 감추어진다. 면담가는 이들이 질문에 대해 피상적으로만 대답을 하며, 자세한 것을 물으면 다소 짜증을 낸다는 점을 발견하게 된다. 예를 들어, 한 환자가 자신의 남편에 대해 "아주 좋은 사람이죠"라고 표현하였다. 면담가는 "남편이 어떤 점에서 좋은 사람인지 말씀해주시겠습니까?"라고 물었다. 환자는 잠시 머뭇거린 뒤, "글쎄요, 아주 사려 깊은 사람이죠"라고 말했다. 면담가는 실제로 알아낸 것이 아무 것도 없다고 느꼈고, 예를 들어달라고 요청하였다. 환자가 성관계를 맺고 싶은 기분이 아닐 때, 남편이 강요한 적은 한 번도 없었다는 대답이 나왔다. 이제 면담가는 성관계를 즐기는 데에 어려움은 없는지 환자에게 물을 수 있었다. 이러한 단계가 없었더라면, 아마 환자는 자신에게 성문제가 있다는 사실을 부인했을 것이다.

종종 연극성 환자들이 우울감이나 불안감을 호소하곤 하지만 겉으로는 그렇게 보이질 않는다. 면담가는 환자에게 우울하거나 불안해 보이지 않는다고 지적해줄 수 있다. 이러한 이야기는 공감적인 어조로 요령 있게 해야 하는데, 그렇지 않으면 환자는 비난받았다고 느끼게 된다. 예를 들어 "이 이야기를 하면서 자신의 괴로움에 대해선 드러내 보이고 싶지 않으신가봐요?"라고 말할 수 있다. 이러한 직면을 통해, 환자는 단순히 슬픈 이야기로 면담가의 동정을 얻어내기보다는 자신의 진정한 감정을 공유할 수 있게끔 된다. 거절에 대한 두려움 때문에, 환자들은 자기 자신에 대한 진정한 공유 없이 동정심만을 얻으려 하게 된다.

면담에서 신체적 증상이 비교적 두드러지게 나타나는 것은, 어느 정도는 면담가의 관심에 대한 환자의 믿음이 반영되는 것이다. 피로감, 두통, 요통, 월경 증상이나 위장관 증상과 같은, 경미한 신체 증상조차 전혀 보이지 않는 연극성 환자는 거의 없다. 환자들은 이러한 증상에는 중요한 심리적 결정인자psychological determinant가 있다는 사실을 생각하지 못하고 있으며, 면담가는 치료 초반부터 이들의 이러한 생각을 반박하지 않도록 해야 한다. 면담가는 이러한 증상의 심리적 원인psychological basis을 찾고 있다는 듯 한 인상을 주지 않은 채, 환자의 생활에 대한 관심의 일부로서 환자의 신체 건강에 대해서 질문을 하는 것이 가장 좋다.

신체적 증상의 방대한 병력을 가진 환자들의 경우, 첫 몇 번의 면담 동안에는 이차성 이득secondary gain에 대해 해석해주어서는 안되는데, 이는 그것이 명백해 보이고, 심지어 환자 역시도 이를 알고 있는 듯이 보이는 경우에서조차도 그러하다. 예를 들어, 환자가 "제 가족들은 분명히 제가 자주 입원하는 것 때문에 괴로워하고 있을 기예요"라고 말했다. 이때 면담가는 "예, 저 역시도 그것 때문에 당신이 괴로우실 것이라고 생각합니다"라고 대답해 줌으로써, 환자의 이차성 이득보다는 그의 이차성 손실secondary loss에 대해 강조를 해줄 수 있다. 때때로 연극성 환자들이 치료 초반부에 자신의 신체증상은 정신신체적psychosomatic인 것이며, 모두 마음에서 일어나는 것이라고 말하기도 한다. 경험이 많은 면담가는 이것이 저항이라는 사실을 깨닫게 되는데, 이것이 실제로는 거의 의미가 없는, 단지 면담가의 생각을 짐작해 보려는 입에 발린 소리일 뿐이기 때문이다.

책임의 부정 Denial of Responsibility

환자의 감정에 대한 책임 Responsibility for the patient's feelings. 연극성 환자들은 자신의 감정 반응에 대해 책임을 지지 않으려 하며, 대신 자신의 행동에 대한 면담가의 지지와 허용을 얻어내려 한다. 여성 연극성 환자들은 남편과의 싸움에 대한 이야기를 끝마치면서, "제가 옳지요?" 또는 "남편이 그렇게 말한 건 정말 심한 것 아니에요?"라고 묻는다. 면담가가 단순히 동의해주는 것은 환자가 자신을 이해하는 데에 아무런 도움이 되질 않는다. 이런 질문은 중요한 타인과의 대립에 있어서 환자 편을 들도록 임상가를 조종하려는 직접적인 시도인 것이다. 이러한 연극에 동참하는 치료자는 부모의 역할을 맡게 되는 것이며, 이는 치료 목표를 훼손시킨다. 조종하려는 이러한 시도를 무시하는 임상가는 환자의 마음에 대해 무감각하거나 무심한 듯이 보인다. 이런 이유 때문에 탐색적인 질문을 하는 것이 필요하다. 예를 들어, "질문의 의도를 제가 제대로 이해했는지 잘 모르겠네요"; 또는 "제가 가운데에 놓인 것 같네요. 제가 당신이 옳은 게 맞다고 말한다면, 당신 편을 드는 것이고, 그것은 제가 남편을 비난하게 되는 것이죠. 제가 아니라고 말한다면, 당신의 기분을 이해하지 못하는 것으로 보이겠죠"; 또는 "이 상황에서 우리가 알아봐야 할, 스스로 의심되는 부분이 있는 건가요?"라고 말할 수 있다. 자기편을 원하는 환자의 바람은 이해가 되지만, 그 기저에는 자신은 자신이 원하는 것을 받을 만한 자격이 없다는 느낌이 깔려있는 것이다. 전이 측면에서 보면,

현재 환자의 무의식에서는 치료자와 남편이 이러한 부모 대상parental object을 표상하고 있다는 점을 제외하고는, 환자는 과거 자신의 부모와의 관계에서 존재했었던 삼각관계를 재구성하고 있는 것이다.

흔히 환자들은 자신과 가까운 사람에 대해 매우 부정적인 모습을 그리곤 한다. 면담가가 지지적인 차원에서 환자의 가족들이 잘못을 했으며, 그들이 이기적인 것 같다고 말해준다면, 환자는 그 사람을 만나서는 "제 상담선생님 말씀으로는 당신이 잘못한 거래요"라며 면담가의 말을 그대로 일러준다. "당신의 말에 따르면, 당신의 어머니는 상당히 이기적인 사람같이 들리는군요" 혹은 환자의 말이 상당히 비난적이라면 "고소(告訴)라도 해야 할 것 같은 문제처럼 들리는군요"라고 말함으로써, 이러한 문제를 줄일 수 있다.

결정에 대한 책임 Responsibility for decisions. 연극성 환자들은 틈만 나면 자신의 결정에 대해 임상가가 책임을 지도록 만들려 한다. 현명한 임상가라면 이러한 무기력한 호소를 들어주지 않을 것이다. 대신 그는 환자로 하여금 스스로 결정을 내리지 못하게 만드는 갈등에 대해 탐색해보도록 제안할 것이다. 이때 환자는 결정을 내리는 데에 어떤 요인들을 생각해야 하는지 이해하지 못하겠다는 듯한 반응을 보인한다. 연극성 환자들은 그러한 결정의 심리적 의미를 탐색하여 이미 모든 결정을 내리고 난 후에도, 임상가에게 "이제 저는 어떻게 해야 하죠?"라고 묻곤 한다. 스스로 결정하도록 하면, 결정을 내린 뒤 "이게 맞나요?"라고 묻곤 한다. 마치 지금까지 논의한 것은 실제 결정과는 무관하다는 듯한 반응이다. 다른 경우에서, 환자는 이미 마음속으로 결정을 내린 상태에서, 그 결과에 대한 책임을 임상가와 함께 짊어지려 할 수도 있다.

환자의 무력감을 보여주는 한 예로, 임상가가 약속시간을 변경했던 경우를 살펴볼 수 있다. 환자는 변경된 시간을 적어놓지 않아, 결국 엉뚱한 시간에 면담을 받으러왔다. 이때 환자는 화를 내며, "제가 그걸 기억하리라고 기대하셨어요?"라고 말했다. 임상가는 "맞습니다, 그건 어려운 일이죠. 저도 약속시간을 적어놓지 않으면 아마 기억하지 못할 겁니다"라고 대답했다. 임상가는 환자에게 약속시간을 적어주어서는 안되는데, 왜냐하면 이는 환자의 무력감을 만족시켜주어, 이러한 양상을 강화시켜줄 뿐이기 때문이다. 한 환자는 전화를 걸어 혹시 어제 약속이 있었는데, 자신이 잊어버리고 안 간 것은 아닌지를 물었다. 면담가가 그렇다고 대답하자, 환자는 당황한 목소리로 "할 말이 많았는데; 어떻게 해주실 수는 없겠어요?"라고 말했다. 환자는 치료자가 자신을 가엾이 여겨, 다른 약속 스케줄 중간에 자신을 끼워 넣어주기를 바라고 있는 것이다. 치료자가 "그것에 대한 이야기를 다음시간에 나누도록 하죠"라고 대답하자, 환자는 "선생님께서 해주실 수 있는 방법이 분명히 있을 거예요"라고 주장했다. 이에 면담가는 "아니오, 다른 방법이 없습니다"라고 대답했다. 이 시점에서 조종하려던 환자의 노력은 실패로 돌아갔음이 명확해졌으며, 이때 환자는 단념하는 어조로 "좋아요, 그럼 내일 원래 약속시간에 만나도록 하죠"라고 말했다.

연극성 환자가 무력한 태도를 보여주는 또 다른 방식은 반문(反問)조의 질문을 사용하는 것이다. 환자는 "이 문제에 대해 저는 무엇을 해야 할까요?" 또는 "저를 도와주실 수는 없나요?" 또는 "제 꿈에 어떤 의미가 있다고 생각하시죠?"라고 말한다. "당신의 생각은 어떠신데요?"라는 상투적인 답변은 아무런 도움이 되질 않는다. 종종 아무런 대답도 하지 않는 것이 필요하지만, 치료 초반부라면 면담가가 환자의 무력감에 대해 언급을 해줄 수도 있다. 또 다른 접근법은 "모르겠는데요"라는 말로 솔직함과 겸손함을 표현해 주는 것이다.

환자의 역할에 대한 해석 Interpretation of the Patient's Role

치료가 진행되어 감에 따라, 생활에서 환자가 맡고 있는 무의식적인 역할이 떠오르게 된다. 가장 흔하며, 의식 수준에 가장 가깝게 위치한 역할은 상처받은 사람 혹은 피해자라는 역할이다. 이러한 역할의 기원은 아주 먼 과거에 있지만, 환자는 이를 자신의 현재 생활 상황을 반영해주는 것이라고 생각한다. 신데렐라나 공주와 같은 역할은 전형적으로 환자의 자기애 및 과대성과 관련되어 있다. 환자는 자신의 사회적 지위를 과장하는 방법을 통해 자존심을 높이려 한다. 성공한 자신의 친척이나 친구의 성공담을 과장하여 이야기함으로써 실제보다 문화적이고, 낭만적이며, 상류층이라는 인상을 주려 한다. 이러한 태도는 자신이 임상가보다 우월하다는 느낌을 보여주거나 자신과 관계가 있는, 지적 수준이 떨어지는 사람들에 대한 이야기는 베일에 감추려는 의도가 표현되는 것일 수도 있다.

이러한 방어는 초기 면담 동안에는 해석되지 않는다. 이러한 과대적 환상의 기원을 쫓아가다보면, 이것이 외디푸스적인 문제라는 사실이 발견된다. 여성 환자의 아버지들은 환자로 하여금 그녀는 아버지의 작은 공주님이라고 믿게 만들었으며, 따라서 환자는 어른이 되기를 두려워한 것이다. 환자는 자신이 과거에 의존을 해왔던, 상징적으로 자신의 어머니를 표상하는 인물보다 자신이 더 감성적이고 민감한 사람이 되었다는 자부심을 통해, 성인 여성으로서의 심한 무력감을 보상하려 한다. 연극성 환자들은 자신은 더 미묘한 감각과 예민한 감수성을 갖고 있으며, 생활에서의 좋은 일에 대해서 감사해할 줄 안다고 느낀다. 이들은 친구들은 남편보다 자신이 더 재미있고 매력적인 사람이라고 생각한다고 느낀다. 남편에 대한 이러한 태도 역시 남편과 성관계를 갖지 않기 위한 방어이다. 즉, 이들은 남편을 원초적인 동물적 충동에만 반응을 하는, 추잡하고 둔감한 사람으로 간주해 버린다. 반면에 남자 환자들은 사실을 다소 왜곡하면서 자신을 영웅이나 광대, "마초" 역할로 그리려는 경향이 있다.

치료를 받는 동안, 환자가 연극화하는 역할에는 변동이 일어난다. 이러한 변동은 과거로부터의 부분-대상 동일시part-object identification를 재창출해내는 스타일의 변화뿐 아니라, 현재의 자기상에서의 변화 또한 반영된 것이다. 종종 면담가의 관심을 이끌어내기 위한 시도에서 역할에 변화를 주기도 한다.

환자의 반응 The Patient Responds

방어로서의 과다감정성 Hyperemotionality as a Defense

연극성 환자에서 가장 중요한 방어 중 하나인 과다감정성은 치료에 있어 매우 중요한 위치를 차지하고 있다. 이러한 감정성 때문에 면담가는 환자의 느낌에 감정이입이 된다; 그러나 면담가가 환자의 모든 요구를 충족시켜줄 수는 없으며, 대신 해석을 해주어야 하게 되는데, 이런 해석은 환자가 자신의 증상을 통해 얻고자 하는 만족을 차단시켜버리는 것이다. 결과적으로, 환자는 불가피하게 좌절을 경험하게 되며, 자신의 상처받은 마음을 감추기 위해 분노로 반응하게 된다.

> 남자 연극성 환자가, 자신이 계속해서 어린아이의 위치에 놓일 수밖에 없었던, 가정사의 "불가피한 상황"에 대해 이야기를 하면서, 동정적으로 이해받는다는 느낌을 얻으려 하였다. 환자는 흥분을 잘 하고 폭압적인 아버지의 행동에 대해 아주 자세하게 이야기를 하였다. 계속적인 질문을 통해, 환자 역시 일을 할 때 분노를 폭발하는 경향이 있다는 사실이 명확하게 드러났다. 그럴 때마다 가족들은 화가 났다는 이유로 그를 달래주려 하였다. 계속해서 상처받은 아이의 역할을 하려는 환자의 욕구는 성인 남자로서의 역할에 대한 두려움 때문이라고 해석해 주었다. 예상대로, 환자는 분노 폭발과 우울감으로 반응하였다. 다음 면담에서, 환자는 "지난 면담 이후 전 몹시 당황스러웠습니다, 더 나빠진 것 같더군요. 마음이 계속 혼란스러웠지만, 일하러 돌아가는 길에 무얼 먹고 나니, 기분이 한결 괜찮아지더군요"라고 말했다. 이때 면담가는 "무엇 때문에 그렇게 기분이 나빴던 거죠?"라고 물었다. 환자는 자신의 불행감을 이야기했고, 이에 임상가는 "음식이 일종의 안락감과 편안함을 제공해 준 것 같군요"라고 해석해 주었다. 환자는 어렸을 적에 기분이 나쁘거나 부모에게 야단을 맞았을 때마다, 음식 같은 특별대우를 받았었다는 사실을 털어놓았다. 이러한 관용은 부모에게서 사랑을 받는다는 느낌이나 잘못에 대해 용서를 받았다는 느낌과 연관되어 있었다. 그의 성인기에서, 이와 동일한 경험이 스스로 음식을 사는 행동을 통해 무의식적으로 재현되고 있었다. 환자의 애정 욕구를 만족시켜주지 않고, 대신 치료자는 해석만을 해주었는데, 이 해석은 이

러한 만족의 영역을 차단시킨 채, 환자로 하여금 상처받은 자존심을 해결할 수 있는 새로운 방법을 찾아보도록 하는 것이었다.

하지만, 이러한 방어를 다룰 때에는, 환자가 지금까지 사용해오던 해결책은 그가 지니고 있는 기저의 문제, 즉 무력감과 손상된 자존심에 대하여 영구적인 해결책이 되지 못한다는 점을 환자에게 확신시켜주어야 한다. 그런 다음 임상가는 이 사례의 경우에서 음식을 사게끔 만든 과다감정성의 반응 또한 보다 깊숙이 숨겨져 있는, 보다 혼란스러운 감정을 피하기 위한 것이라는 점을 환자에게 보여주어야 한다. 이때 환자는 흔히 화를 내며, "제가 왜 변해야 하죠?" 또는 "왜 아무도 제 방식을 받아들여주지 않는 겁니까?"라고 묻는다. 면담가는 아무런 언급도 하지 않아야 한다. 이때 연극성성 환자는 다시 한 번 어른으로서의 역할에 대한 두려움에 대한 방어로서, 과다감정적인 분노를 사용하는 것이다.

머지않아, 환자는 다른 사람들은 자신보다 약한 정도의 감정 반응을 보인다는 사실을 깨닫게 될 것이다. 이때 면담가는 과다감정적 반응에 대한 환자의 자부심을 지적해줄 수 있다. 이러한 자부심은 부모에 대한 보상적 우월감이 반영된 것이다. 또한 과다감정성은 부모가 기대했던 감정 반응에 대한 반응일 수도 있다. 즉, 부모는 미안해하거나, 감사해하거나, 혹은 무서워하는 반응 등을 기대하고 있었으며, 아이는 부모로부터 인정을 받기 위하여 이러한 감정들을 만들어낸 것이다. 후에, 자아가 내재화된 대상으로부터 인정을 받으려할 때, 이와 동일한 과정이 정신내적으로 작동하게 되는 것이다.

연극성 환자의 방어 양상에 대해 해석을 해주게 되면, 환자들은 종종 우울해진다. 적당한 범위 안에서 유지될 수 있다면, 이러한 감정은 치료적 변화를 위한 동기를 제공해줄 수 있다. 성급히 항우울제를 처방해주게 되면, 환자는 이를 슬픔이라는 감정은 억눌러져야 한다는 뜻으로 받아들일 수 있다.

퇴행적 행동 Regressive Behavior

더 심각한 자아 결함을 지닌 연극성 환자들은 임상가가 그늘의 방어 양상에 대해 해석해주기 시작할 때, 특히 퇴행적 행동을 보이곤 한다. 환자는 더욱 무력해지고, 우울해지며, 신체적 질환에 집착을 하고, 자살위협을 할 수도 있다. 이러한 증상은 심한 이차성 이득과 관련이 있다. 이러한 유아적 행동이 나타나게 되면, 해석의 주요 초점은 이런 행동에 맞춰져야 한다. 따라서 우울과 자살 위협을 보이고 있는 여자 연극성 환자에게, 외디푸스적 경쟁에 대한 두려움을 해석해주는 것은 적절치 못하다. 대신 임상가는 환자의 박탈감과 의존적 보살핌에 대한 욕구를 해석해주어야 한다. 환자가 호전이 되고, 성인 여성의 역할을 감당해 낼 자신이 생겼을 때에, 치료자는 억압의 근원으로서의 외디푸스적 두려움에 대해 탐색할 수 있는 것이다.

개입과 가성-개입 Involvement and Pseudo-Involvement

여자 연극성 환자들은 대개 치료 초반부 동안 자신의 치료자에게 만족감을 느끼곤 한다. 이들은 아주 열렬한 마음으로 면담을 기다리며, 임상가와 낭만적인 관계를 맺고 있다고 느끼곤 한다. 이들은 임상가를 자신에게 필요하다고 느껴지는 보호와 지지를 제공해줄 수 있는, 강하고 전능한 사람으로 생각한다. 비슷하게 여성 치료자에 대해서도 가정뿐 아니라 훌륭한 직업까지, 두 세계의 모든 것을 가진 사람으로 이상화한다.

치료에 대한 환자의 즐거움에는 심리학적으로 사고하는 것에 대한 열정이 수반된다. 환자는 책이나 친구, 혹은 임상가로부터 감정 문제에 대한 지식을 얻곤 한다. 가장 경험이 많은 임상가조차도 자신도 모르는 사이에 환자가 처음에 보여주는 치료에 대한 관심과 함께 작업하려는 노력에 대해 뿌듯함을 느끼게 된다. 환자의 감정성 때문에, 강박증 환자의 지식화intellectualization와는 다르게, 통찰insight에는 감정이 배어있다. 경험이 없는 면담가들은 이것이 지적 통찰intellectual insight이 아닌, 진정한 감정적 통찰true emotional insight이라고 확신을 한다. 그러나 한두 해가 지나고 나면, 면담가는 매일 매일의 성과가 장기간의 진전으로 축적되지 않았다는 사실을 발견하게 된다.

많은 경험이 쌓이고 난 후에야 비로소, 면담가는 연극성 환자들은 진정으로 자신의 인생을 변화시킨 것이 아니라, 단지 상담치료 환자로서의 역할을 수행했을 뿐이라는 사실을 깨닫게 된다. 이러한 과정을 발견해내는 데에 도움이 되는 몇 가지 단서들이 있다. 예를 들어, 분석에 대해 열의를 갖고서, 환자가 배우자나 정부(情夫), 애인, 혹은 친구에 대한 이야기를 하였다. 환자는 임상가에게 이들의 문제에 대해 조언을 구했으며, 면담가의 인정을 받기 위해 자신의 통찰력을 과시하였다. 이를 고무시켜주자, 환자는 친구가 꾼 꿈을 가지고 와서는 임상가에게 이를 해석해달라고 부탁하였다. 면담가는 이에 대해 직접적으로 대답을 해주지 않고, 대신 "저에게 친구의 꿈 얘기를 하시는 것에 대해 어떻게 생각하세요?"라고 말할 수 있다.

또 다른 한 예는, 보조 치료자의 도움에 의존을 하는 환자를 들 수 있다. 이는 심리학에 관한 책을 읽는 형태일 수도 있고, 혹은 자신의 문제에 대해 친구와 상의를 하는 것일 수도 있다. 때때로, 면담가는 친구가 상반된 의견을 말해준 것은, 환자가 치료자에게 말했던 것과 똑같은 식으로 친구에게 그 상황을 이야기해주지 않았기 때문이라고 지적해줄 수 있다. 다른 경우에서, 임상가는 치료자가 충분한 도움을 주지 못하고 있으며, 스스로 해답을 찾을 수 없을 것 같기 때문에, 책이나 친구 같은 외부의 도움이 필요하다고 느끼는 것 같다고 해석해줄 수 있다.

치료에 개입을 하는 데에 있어서의 연극성 환자의 스타일 중 또 하나는 "열심히 일하고 있는" 임상가를 바라보면서 즐거움을 느끼는 것으로, 이는 치료 과정으로부터 감정적 거리를 유지하려는 것이다. 예로서, 환자가 "지난 시간에 제 어머니에 대해 말씀하신 이야기가 무슨 의미였는지 좀 설명해주시겠어요?"라고 요청했다. 그의 어조로 보아, 자신이 이해하지 못한 것에 대해 명확히 알려달라고 요청하는 것이 아니라, 단지 임상가가 설명이라는 형식을 통해 자신에게 좋은 얘기를 해주길 원하고 있는 것임이 명백했다. 임상가가 이러한 만족을 충족시켜주게 되면, 환자는 관심을 보이며 개입을 하지만, 임상가의 설명 그 이상의 것으로 발전하지는 못한다. 환자는 심지어 "선생님은 정말 명석하고 이해력이 빠르세요"라고 말하며, 해석의 내용보다는 임상가로서의 능력에 반응을 보인다. 이럴 때, 임상가는 "당신은 제 분석을 듣는 것을 즐기고 계시는 것 같군요"라고 말할 수 있다.

불완전한 개입incomplete involvement의 보다 미묘한 단서는 현재 생활 상황에서 매우 중요한 자료들 – 예를 들어 새 애인이 생겼다든지 또는 일자리를 잃게 될지도 모른다든지 하는 이야기 – 을 자꾸 빼먹는 것이다. 이러한 생략이 나타나면, 면담가는 환자에게 아직 치료에 부분적으로밖에 개입되어 있지 않다고 해석해줄 수 있다.

환자의 고통을 알아주기 Recognizing the Patient's Distress

연극성 환자의 감정 진열emotional display이 항상 연극인 것은 아니다. 방어 양상에 대한 해석이 성공적이 되면, 환자는 진정한 외로움과 우울감, 불안감 등을 경험하게 된다. 이러한 시기에는, 면담가가 환자로 하여금 임상가가 자신을 보살펴 주고 있으며, 도와줄 수 있다는 느낌을 받도록 해주어야 하며, 어느 정도의 의존성은 충족시켜주어야 한다. 성숙한 면담가라면 전문가로서의 자신의 위치를 잃지 않은 채, 이를 달성할 수 있다. 환자가 진정으로 괴로워 할 때조차도 환자에게 조종을 당할까봐 두려워하는 면담가는 동정과 친절, 이해를 해줄 수 있는 좋은 기회를 놓치게 될 것이다. 이러한 실패는 신뢰와 통찰의 발달을 방해한다. 때때로 첫 면담이 끝나기도 전에 환자의 진정한 고통을 공유해줄 수 있는 기회가 오는 경우도 있지만, 많은 환자들에 있어서 이는 수주 혹은 수개월 이후에나 가능한 일이다.

전이와 역전이 TRANSFERENCE AND COUNTERTRANSFERENCE

전이는 첫 면담 때부터 연극성 환자의 행동에서 두드러진다. 첫 몇 번의 면담 동안에는 대개 긍정적인 전이가 나타나며, 면담가와 환자가 이성(異性) 간일 때에는 종종 색정적인 분위기를 띠곤 한다. 치료가 시작되자마자 임상가에 대해 노골적인 성적 환상이 나타나는 것은 종종 경계성 정신병리를 시사해주는 것이다.

다음은 여성 환자와 남성 면담가간에서 볼 수 있는 전이와 역전이 현상에 대한 내용이지만, 이와 비슷한 관계가 또한 여성 면담가와 남자 연극성 환자 사이에서도 발생할 수 있다. 환자는 곧 자신의 면담가를 "우리 선생님" 또는 "내 담당 정신과의사", "내 치료선생님"으로 부른다. 환자는 임상가의 옷이나 면담실 가구에 대해 아첨하는 말들을 한다. 환자는 임상가가 감기에 걸릴까봐 걱정을 해주며, 면담실의 가구, 책, 대기실의 잡지 등을 통해 임상가의 관심사에 대한 단서를 얻으려고 애쓴다. 임상가가 관심 있어 하리라고 생각되는 신문이나 잡지 기사, 책 등을 가지고 오기도 한다. 면담실에 앉아있는 다른 여자 환자들에게 특히 신경을 쓰는데, 이들에게 강한 경쟁심을 느끼곤 한다. 임상가의 사랑을 놓고 경쟁을 벌이는 이런 경쟁자들에 대한 환자의 언급을 탐색해 보면, 이들의 소유욕과 질투심이 쉽게 드러난다.

몸짓으로 표현하는 언어body language가 종종 전이를 말해주는 초기 징후이곤 하다. 예를 들어, 여자 연극성 환자는 물이나 음료수를 한 잔 달라고 하거나, 휴지를 찾느라 자신의 주머니를 뒤지거나, 면담가가 자신의 외투를 받아서 걸어줄 수 있을 만한 위치에 서곤 한다. 이러한 행동을 초기 면담에서 해석해주기는 힘들지만, 이는 환자에 대해 중요한 단서를 제공해주는 것이다. 면담가가 음료수가 없다고 말하는 경우, 환자는 다음 면담에, 마치 앞으로 맡겨두고 마시려는 듯이, 커다란 물병을 가지고 온다. 면담가는 이를 받지 말아야 하는데, 왜냐하면 이를 받아놓게 되면, 환자는 자신이 원할 때마다, 임상가가 자신의 의존 욕구를 충족시켜줄 것이라고 확신할 것이기 때문이다. 거절을 하면서, 면담가는 "오늘 마실 것을 갖고 오신 걸 보니, 다음에도 계속 그러실 수 있을 것 같네요"라고 말할 수 있다. 문을 열어준다거나, 악수를 한다거나 하는 사회적 예절은 각각의 면담가마다 자신의 개인적 배경과 성격 스타일에 따라 달라질 수 있다. 유럽 태생의 임상가에게 자연스러운 행동이 미국인에게는 부자연스러운 것일 수도 있다.

연극성 환자들은 임상가에게 별도의 시간을 요구한다. 치료가 진행되어감에 따라 임상가에 대한 침범은 커져간다. 추가 시간을 요구하거나 집으로 전화를 걸어달라고 요청한다. 환자는 금세 임상가의 직업생활과 사생활에 대해 관심을 보인다. 첫 몇 번의 면담 동안 "결혼하셨어요?"; "자녀는 있으세요?"; "어느 동네에 사세요?"등과 같은 질문을 하는 경우가 흔하다. 여기에 대답을 해주면, 더 많은 질문을 한다: "사모님은 뭐 하세요?" 또는 "휴가 때 어디로 갈 생각이세요?" 면담가가 대답을 해주지 않으면, 환자는 임상가의 무례함에 거절감을 느끼며 화가 나게 된다.

이러한 치료적 딜레마는 직접적으로 다뤄주는 것이 가장 좋다. "저에 대한 개인적인 관심은 고맙지만, 당신의 삶에 대해서, 그리고 제 바깥 생활이 아니라 지금 여기에서 우리 둘 사이에 일어나는 일에 대해서 초점을 맞추는 것이 더 도움일 될 것 같네요" 또는 "제 사생활에 대한 질문은, 당신이 그런 질문을 하신 이유에 대해 알아볼 때만이 중요할 것입니다"라고 임상가는 답변할 수 있다. 이러한 답변에 대한 연극성 환자들의 전형적인 반응은 "다시 말해, 저는 선생님에 대해선 아무 것도 물어봐선 안 된다는 거네요"이다. 치료자가 상황을 제한시킨 것에 대해 환자는 화가 난 것이다. 이에 대해선 직접 "제 답변에 불쾌하셨어요?" 또는 "공평하지 않다고 생각되세요?"라고 말해 줄 수 있다.

> 치료를 시작한 뒤 몇 개월 지난 시점에서 환자는 꿈에서 치료자의 집을 방문하여 그의 가족들과 만난 이야기를 하였다. 환자는 특히 치료자의 부인에 관심이 많았으며, 치료자가 상담실에서만큼 집에서는 무뚝뚝해 보이지 않았다는 점에 실망하였다고 말했다. 면담이 끝날 무렵에 꿈 얘기를 꺼냈기 때문에, 임상가는 자신에 대한 환자의 실감감에 대해서만 언급할 시간이 있었다. 그 주말, 환자는 흥분한 상태로 임상가의 집으로 전화를 걸었다. 다음 면담 시간에, 전화를 건 것은 꿈에서의 소망 – 즉, 임상가의 관심을 받는 것에 대한 부인과의 경쟁심 – 을 행동화acting out한 것이라고 해석해주었다. 이에 환자는 매우 당황하며, 사실 전에 흥분한 상태로 전화하기 직전에, 임상가의 부인을 알고 있는 한 친구와 우연히 공원에서 마주치게 되었고, 그때 자신의 경쟁자인 임상가의 부인에 대해 몇 가지를 물어봤었다고 털어놓았다. 머지않아 환자는 이러한 행동을 어렸을 때 집에서 경험했던 상황과 연관시킬 수 있게 되었다.

한 경계성 연극성 환자borderline histrionic patient가, 건물 현관 경비원로부터 임상가의 집 역시 병원 건물 위층에 있다는 이야기를 들은 후, 임상가의 부인이 누구인지를 알아보기 위하여 하루 종일 현관 밖에서 기다린 적이 있었다. 이러한 행동이 지속되거나 임상가에게 고민거리가 되는 경우엔, 종종 역전이 문제가 있음을 시사해주는 것인데, 왜냐하면 환자의 관심에 대해 임상가가 불안을 느끼거나 아니면 이를 즐기려는 것으로부터 환자가 미묘하게 어떤 고무를 받은 것일 수도 있기 때문이다.

연극성 환자들은 끊임없이 면담가로 하여금 관대한 부모와 박탈적이고 처벌적인 부모 중 하나를 선택하도록 만듦으로써, 면담가에게 죄책감을 유발시키곤 한다. 가장 기술이 뛰어난 면담가조차도 이런 딜레마를 항상 벗어날 수는 없다. 임상가는 동정과 해석을 잘 조합하여 사용할 줄 알아야 한다. 연극성 환자들은 이내, 직접적으로든 아니면 간접적으로든, 특별대우를 바란다. 이들은 물 한잔만 달라고 요구를 하거나, 면담실 전화기를 사용해도 되는지 묻는다. 여자 환자는 화장실에서 옷을 좀 갈아입어도 될지, 대기실에서 친구를 좀 만나도 되는지 물어보기도 한다. 한 연극성 환자는 면담실에 있던 화초가 시들어 가는 것을 발견하고는, 새 화분을 사오기도 했다. 또 다른 한 환자는 "오늘은 점심 먹을 시간도 없었어요. 샌드위치 좀 먹으면서 해도 괜찮을까요?"라고 말하며 면담을 시작했다. 이제 면담가는 환자에게 면담 동안에 무엇을 먹어도 된다고 허락할지 아니면 안 된다고 할 것인지 선택해야 하는 위치에 놓이게 된 것이다. 이때 임상가는 "상담에 지장이 있어도 상관없는지 아니면 점심을 굶도록 만들지를 제가 결정하도록 만드시는 군요"라고 말할 수 있다. 일반적으로, 면담가는 이러한 요청들을 허락해주기보다는 그 밑에 깔려있는 동기를 탐색해야 한다. 보다 심각한 자아 결함을 가진 연극성 환자들에 대해서는 치료 초반에는 보다 관용적으로 대해줄 수 있다. 불합리하고 경직된 접근법을 피하는 것이 더 성공적일 수도 있다.

때때로 환자는 친구와 치료에 대한 이야기를 나누었다고 말하곤 한다. 어떤 경우에선, 친구가 환자의 치료 방법과 치료자에 대해 어떤 특별한 언급을 했다고 말하기도 한다. 예를 들어, 환자는 "제 친구는 선생님께서 저번 시간에 하신 말씀에 대해, 자신은 그렇게 생각하지 않는다고 말하던데요"라고 말했다. 치료자는 "친구에게 제가 뭐라고 말했다고 얘기했나요?"라고 물었다. 이런 방법을 통해, 치료자는 환자가 치료자의 말을 어떻게 왜곡시켰는지를 알아볼 수 있다. 면담가는 환자의 말을 가로채며 "제가 그렇게 말했다고 생각하셨어요?"라고 물을 수 있다. 흔히 환자들은 임상가가 한 말을 정확하게 기억을 하지만, 그런 다음 덧붙이기를 "하지만, 전 선생님이 하신 말씀의 뜻이. . ." 또는 "선생님이 하신 말씀을 정확하게 말해주었어요"라고 말한다. 그 의미를 해석해주기 전에 먼저 그 왜곡을 입증해주는 것이 중요하다. 이러한 일련의 경험을 통해 전이의 양상이 곧 드러날 것이다. 다른 방법으로는 왜 환자가 자신의 치료에 대해 다른 사람과 논의하고 싶어 하는지를 탐색해볼 수 있다.

연극성 환자와 의사가 동성(同性)인 경우엔, 전이에서 경쟁적인 행동이 두드러진다. 여자 연극성 환자들은 여성 임상가의 "매력적인 전문가 생활"에 대해 부러움을 나타낸다. 동시에, 이들은 자신의 담당 임상가는 좋은 어머니는 못 될 것 같으며, 옷 입는 감각도 없고, 여성스럽지도 못하다는 증거를 찾을 기회를 엿보곤 한다. 환자는 대개 자신의 치료자가 여자라는 사실을 알게 되면 실망을 하며, 이러한 점은 치료 처음부터 해석되어질 수 있다.

연극성 환자와의 역전이 문제는 임상가의 성별, 성격유형, 임상경험의 정도에 따라 다양하다. 경험이 적은 면담가는 환자에게 조종당하게 될까봐 두려운 나머지 방어적인 태도를 취하게 되어 신뢰와 치료적 동맹을 발달시키는 데에 방해가 될 수 있다. 연극성 환자에 대한 다정함, 공감, 그리고 때로는 동정이 치료를 진행시키는 데에 꼭 필요하다. 그렇게 하기 위해서는 자신만이 옳다는 듯이 분노로 반응하기보다는 연극성 환자의 의존적 돌봄에 대한 무의식적 소망을 공감해주는 것이 매우 중요하다.

치료자는 스스로 환자의 배우자나 부모, 상사 등과 맞섬으로써, 지금까지 속이고 서로 경쟁해왔던 환자의 과거의 중요한 인물의 역할을 맡게 될 수 있다. 이러한 역전이가 확대되면서, 치료자는 환자의 무의식 속에서 부모, 보호자 또는 사랑하는 사람의 역할을 맡게 되어, 환자가 빠르게 통찰을 보이는 모습이나, 이들이 보이는 따뜻함과 감정성 또는 심지어 무력감까지도 즐기게 된다. 임상가에게 색정적 반응이 일어나는 일도 흔하며, 이는 치료자가 상당히 놀라게 되는 상황이다. 환자의 따뜻하고 유혹적인 행동 때문에 임상가는 방어적으로 무심하고, 냉담하며, 사무적으로 대하게 되며, 면담에 감정적으로 몰입할 수 없게 된다. 임상가는 단순히 상황을 통제하려는 환자의 의도에 반응하는 것이 아니라, 오히려 싸움을 시작할 기회를 찾는 듯이 행동하게 될 수도 있다.

환자의 자발성을 다루는 것이 거북스러워 치료자는 매우 어색한 기분을 느낄 수 있다. 젊은 임상가들은 종종 환자로부터 자발성을 학습하거나 미리 연습하기도 한다. 연극성 환자가 여자 전공의와 두 번째 면담을 가진 예를 들 수 있다. 환자는 "지난번에 입으셨던 옷이랑 똑같네요"라는 말로 면담을 먼저 시작하였다. 재치 있는 전공의는 웃으며 "맞아요, 잘 맞추시네요"라고 대답했다. 이내 힘의 균형이 다시 맞춰진 것이다. 경쟁적 전이에 대해 해석할 준비가 되어 있지는 않았다. 좀 더 많은 예가 있었다면 해석은 더욱 효과적이었을 것이다. 면담가가 "내가 졌다"고 생각되면, "당신이 이기셨네요"라고 말할 수 있다. 그런 후 환자의 반응을 탐색할 수 있으며, 그러면 환자의 공격성의 감춰진 이유가 드러나게 될 것이다.

치료자에게 깊은 인상을 주기 위한 환자의 지식화intellectualization를 꿰뚫어보지 못한다면, 지금 환자는 임상가를 기쁘게 해주려고 애쓰고 있다는 사실을 놓치고 마는 것이다. 역전이 문제의 또 다른 흔한 예는 자기-표현self-expression의 미묘한 억제를 놓치는 것이다. 예를 들어, 모임에서 큰 소리로 말하지 않는다거나 수업시간에 질문하기를 두려워하는 것 등은 환자로 하여금 어린아이로 남도록 내버려두는 맹점의 예가 된다.

환자의 감정 폭풍을 피하기 위해 또는 환자를 계속 치료받게끔 하기 위해 지나치게 환자를 만족시켜주는 것은 명백히 역전이이다. 너무 박탈적이거나 혹은 너무 허용적인 것에 대해 죄책감을 느끼는 것은 보편적이며, 양측의 실수는 전이 측면에서 분석되어져야 한다. 양측의 실수는 서로서로 균형 맞게 된다.

치료자에게 선물을 가져오는 연극성 환자들이 있다. 화초가 시들어 새 화분을 사올 수도 있고, 먹을 것을 가져올 수도 있다. 대기실에서 친구를 만나거나 화장실에서 화장을 고치거나 사물함에 가방을 두고 나오기도 한다. 연극성 환자의 이러한 행동에 면담가는 짜증이 나면서 이 때문에 어색해지거나 스스로 옹졸하다고 느끼게 될 수 있다. 이러한 명백한 전이 행동은 역전이의 덫이 된다. 환자가, 설령 다음 면담시간 때까지가 아니더라도, "...한 것에 대해 선생님께서는 상관없으신 거죠?"라는 말로 그런 문제를 보인 시점이 이 점에 대해 언급하기 가장 좋은 때이다. "예약이라도 해 놓으신 건가요?" 또는 "그것에 대해 제가 어떻게 느낄 것이라고 생각하셨어요?"라고 물을 때에는 요령이 필요하며 자신의 감정에 대해 편안해야 한다.

면담가의 경험이 쌓이고, 전문가로서 성숙해져 감에 따라, 연극성 환자에게 단호하면서도 동시에 친절하고 이해하는 태도를 보이는 것이 점점 쉬워지게 된다. 늘 연극성 환자들은 임상가가 이해를 해주는 것을 사랑 받는 느낌으로 받아들인다. 이런 느낌 뒤로는 비합리적인 요구가 뒤따른다. 임상가가 이러한 요구들을 충족시켜줄 수는 없으며, 결국 환자는 거절당했다는 느낌을 받게 된다. 이런 환자의 치료는 전형적으로 이러한 양극단(兩極端) 사이를 왔다 갔다 하는 것이다.

결정을 내리는 문제에 있어서 조종을 당하지 않을 수 있는 가장 손쉬운 방법 중 하나는 환자에게 면담가는 무엇이 환자에게 최상의 것인지는 알지 못한다고 솔직히 말해주는 것이다. 동시에 이러한 방법은 전지(全知)한 권위대상이라는, 임상가에 대한 환자의 이미지를 흔들어 놓을 수도 있다. 환자에게 이미 조종을 당한 상태라면, 이때 환자에게 화를 낼 것이 아니라, 이런 경험을 건설적인 방향으로 이용해야 한다. 면담가는 "이것이 제가 당신을 도와드릴 수 있는 최선의 방법이라고 생각하십니까?" 또는 "이런 식으로 저를 조종하는 것이 왜 그렇게 중요한 거죠?"라고 물을 수 있다. 환자들은 종종 임상가의 단호함과 규제를 거절과 환자의 자발적인 감정을 억제하려는 시도로 오해하곤 한다. 이러한 오해는 감정적 자유emotional freedom의 주관적인 느낌을 경험할 수 없었고, 동시에 자신의 생활을 성공적으로 조절하거나 통제할 수 없었던 자신의 무력감으로부터 유래된 것이다.

결론 CONCLUSION

연극성 환자는 치료에 가장 보람 있는 환자 중 하나이다. 환자와 임상가에게 어려운 시기가 많이 있지만, 그 경험은 결코 지루하지 않다. 치료가 진행되어감에 따라, 환자는 마침내 진정한 감정 반응을 하고, 또한 자기 자신의 인생을 꾸려나갈 수 있는 능력을 발달시키게 될 것이다. 점차 자신의 보다 깊은 감정과 억압된 성적 소망을 이해하고 받아들일 수 있게 되어감에 따라, 이들의 감정 변동의 폭은 줄어들 것이다. 임상가 역시도 환자에게 도움이 되었다는 보편적인 만족감 이외에도, 이러한 치료적 경험을 통해 개인적으로 풍요로워졌다는 느낌을 받게 될 것이다.

5장 자기애성 환자

THE NARCISSISTIC PATIENT

자기애*narcissism*는 혼동의 여지가 있는 정신과 용어이다. 원래 이 용어는 프로이드가 나르키소스에 관한 그리스 신화에서 그 이름을 따온 것이다. 신화의 내용이 자기애의 병리에 대해 놀라울 정도로 정확하기 때문에, 이것이 우연만은 아니다.

나르키소스는 강의 신 케피소스가 님프 리리오페를 겁탈하여 낳은 아름답게 생긴 청년이다. 리리오페는 한 예언자로부터 자신의 아들은 자신이 누구인지를 모르는 한 매우 오랫동안 살 수 있을 것이라는 이야기를 들었다. Robert Graves(영국의 신화학자)에 따르면, 나르키소스가 열여섯 살이 되었을 때, "그가 가는 길엔, 남자이건 여자이건, 그를 사랑했다가 비참하게 버림받은 이들로 넘쳐났다; 그는 자신의 아름다움에 대해 지독한 자부심을 가졌기 때문이었다." 그에게 버림받은 이들 중 하나인 님프 에코는 귀로 들은 마지막 음절만 되풀이할 수 있을 뿐, 더 이상 자신의 목소리를 내지 못하였다. 이것은 헤라가 내린 형벌 때문이었는데, 남편 제우스가 님프들과 바람을 피우는 동안 에코가 달콤한 이야기로 헤라를 속여 눈치 채지 못하도록 하였기 때문이었다. 나르키소스를 사랑하게 된 에코는 숲으로 그를 찾아갔으나 나르키소스가 한 발반 따라할 수밖에 없었다. "죽이비릴 것 같이, 뭐? 곁에 있어주세요?"라고 나르키소스는 소리쳤다. 에코는 "곁에 있어주세요"라고 나르키소스의 말을 되풀이하며 애원했지만, 나르키소스는 에코를 버렸다. 에코는 비통함에 여위어가 그녀의 목소리만 남게 되었다. 후에, 나르키소스를 사랑했던 한 남자가 그에게 버림을 받자, "자신 혼자만을 사랑하게 해주시되, 그 사랑을 이루지 못하게 해주십시오"라고 신께 기도한 뒤 스스로 목숨을 끊었다. 이 기도를 들은 아르테미스 여신은 나르키소스로 하여금 자신의 모습과 사랑에 빠지도록 만들었고, 샘물에 비친 자신의 모습을 본 나르키소스가 이를 껴안으려할 때마다 그 모습은 흩어져 버렸다. Graves가 말했듯이, "처음엔 자신 앞에 다가선 아름다운 청년을 껴안고 입 맞추려 했지만, 곧 자기 자신임을 알아차렸고, 넋을 잃고 샘 옆에 드러누워 몇 시간이고 바라만보고 있었다. 가지고 있으나 가질 수 없는 것을 어떻게 견딜 수 있을까? 비통함이 그를 파괴시키고 있었지만, 그는 자신의 고통을 즐겼다; 무슨 일이 일어나더라도, 적어도 자신의 또 다른 자기는 자신에게 여전히 실제임을 알기 때문이다." 에코가 그의 비통함을 함께하였고, 나르키소스가 스스로 가슴을 찔러 죽는 것을 슬퍼하였다. 그의 피에서 꽃이 피어났고, 그 꽃에 나르키소스의 이름이 붙여졌다.

병적 자기애의 많은 요소들이 신화 속에 교묘히 함축되어있다: 초기 심리적 외상과 그로 인한 특권의식의 발달(나르키소스는 신이 겁탈하여 낳은 아들이다); 자기 자신을 잘 모름(대부분의 자기애성 환자들은 자신의 전반적이고 스스로를 무력하게 만드는 질병에 대해 의식하지 못한다); 자기중심적이고, 오만하고, 타인의 감정에 대해 무감각함(에코 등 자신이 버렸던 젊은이들을 대했던 방식); 다른 사람들이 자신의 생각에 "메아리echo" 쳐주기를 바라는 자기애성 환자들의 소망과 욕구; 자신을 제외한 어느 누구에게도 공감을 갖지 않음; 손상된 대상항상성object constancy(물에 비춰진 흩어진 자신의 모습); 반사전이mirroring transference(여기서도 다시 한 번, 반사되는 샘물과 자기만을 향한 전적인 사랑); 그리고 마지막으로, 가질 수 없음에 대한 좌절과 분노, 이로 인한 자살.

초기에 프로이드는 자기애를, 나르키소스 신화에서처럼, 자기 자신의 신체를 욕망의 대상으로 삼는 일종의 성도착이라고 생각하였다. 이후에 프로이드는 기본적으로 정신생활이 자기중심적인 시기인 유아기와 어린 아동기에 특징적인 정상 발달 단계를 설명하기 위해 이 용어를 사용하였다. 점차 자기애의 개념은 확대되어, 과대적으로 자신을 중요하다고 생각하는 유형의 성인기 정신병리, 타인의 감정에 대한 무관심, 다른 누군가를 사랑하지 못하는 것, 그리고 어떠한 죄책감도 없이 타인을 착취하는 것 등이 포함되었다.

자기애는 인간심리학에 있어 광범위한 역동적인 주제로서, 정신구조에 필수적이며 전반적인 부분이라고 볼 수 있다. 이 개념은 다양한 일련의 의미들을 내포하고 있다. 자기애는 건강한 인격구조에서부터 병리적인 인격구조까지 다 만들어낼 수 있다. 건강한 자기애는 기본적인 자존감 - 자신은 가치 있는 존재라는 믿음 - 을 유지하는 데 필수적이며, 성공의 즐거움을 취하고, 타인에게 인정받은 것에 기쁨을 느끼며, 자신의 성취에 대한 칭찬과 보상을 받아들이면서 동시에 그 성공에 일조한 타인의 역할을 알아주고 함께 나누는 능력이다.

자기애성 인격장애는 비교적 최근에 나온 진단기준이다. 다른 대부분의 인격장애들과 달리, 증상성 신경증의 경우에서처럼 정신역동 가설로부터 추정되지도 않았고, 정신병의 경우에서처럼 비정신병적 양상에 대한 기술(記述)에 바탕을 두지도 않았으며, 심지어 비적응적 행동성향에 대한 인격군cluster에 기반을 두지도 않는다. 정신병적이지도 않고, 고전적으로 신경증적이지도 않으며, 전통적인 정신치료에 대개 반응하지 않는, 관찰 가능한 정신병리적 현상학보다는 추론된 정신역동 패턴에 의해 특징지어지는, 특히 어려운 일련의 환자군들을 정신분석학자들과 역동적 정신치료가들이 이해하기 위한 노력에서부터 자기애성 인격장애에 대한 연구가 시작되었다. 경계성 인격장애 역시 이와 비슷한 역사를 가졌지만, 정서적 불안정성과 혼란된 대인관계, 인생과정, 그리고 때때로 자율적 자아기능autonomous ego function의 결핍 등의 특징적인 증상군을 보인다는 점에서 경계성 인격장애는 쉽게 알아차릴 수 있는 데 반해, 자기애성 환자들은 기능이 높고 두드러진 정신병리가 없어 보인다. 이들의 문제는 내면적인 것이며, 자기 자신과 타인을 느끼는 방식에 문제가 있는 것이다. 이들은 고통 받고 있지만, 스스로는 대개 이를 부인하고, 나머지 세상 사람들도 종종 이를 알아차리지 못하며, 단지 치료자만이 그 문제의 깊이를 알아차릴 뿐이다. 자기애는 뚜렷한 진단체로서라기보다는 정신생활의 주제라는 면에서부터 시작되는 것으로 보인다. 자기애는 일부 사람들에서 두드러지긴 하지만, 필연적으로 모든 사람들에게 보편적인 것이며, 매우 다양한 범위의 정신병리와 연관되어, 상대적으로 건강한 수준에서부터 심각하게 손상된 수준에까지 이른다.

그러므로 자기애성 병리는 경미한 형태로부터 보다 심각한 형태에 이르기까지의 연속선 위에 있다. 보다 심각한 경우에서는, 과대성과 자기중심성으로 인해 타인의 감정에 무심하게 되며, 환자의 마음속에서 타인이란 단지 만족과 끊임없는 찬사를 제공해주기 위해 존재할 뿐이다. 타인에 대한 이러한 착취 때문에 깊고 애정 어린 관계가 어려워지며, 끊임없이 관심의 중심이 되어야하는 허영적이고 이기적인 사람으로 비춰진다. 다른 누군가가 유명한 사람일 때, 경쟁 상황이 실제로 얼마나 비현실적인가와는 상관없이 자기애성 환자들은 속으로 괴로워한다. 예를 들어 심한 자기애성 환자들은 갓 태어난 아기나 결혼식장의 신부, 장례식에서의 고인에 대한 추도사 등에 모아지는 관심에 대해서도 질투심을 느낀다. 병적 자기애는 두 가지 감정상태 : 과대성과 그 정반대인 공허감 사이를 왔다 갔다 한다.

보다 건강하고 잘 적응하고 있어 아직 병리적이지는 않은 자기애성자들은 사회적 기대에 잘 따를 수 있다. 이들은 자신의 성취에 대해 편안함을 느끼듯이 보이며, 겉으로는 겸손한 모습을 보인다. 하지만 자세히 살펴보면, 자신의 중요성을 과대평가하고 특별대우를 바란다는 점이 드러난다. 성공한 사람으로 평가되더라도, 이러한 강렬한 소망은 계속 지속된다. 남몰래 이들은 자신의 성취에 만족감을 결코 느끼지 못하며, 다른 사람의 성공에 질투심으로 괴로워한다.

보다 미묘한 형태의 자기애성자들은 조종하는 사람들로, 타인으로 하여금 무엇이든 이들이 원하는 것을 제공해주지 못했을 때 죄책감이 들도록 유도한다. 자기애성자들은 쉽게 상처를 받으며 앙심에 찬 보복으로 대응하는데, 이는 종종 고의적인 비열함으로 표현된다. 한 엄마가 자기 아이의 사소한 잘못으로 남들 앞에서 창피를 당한 경우를 예로 들 수 있다. 엄마는 웃으며 그 상황을 부드럽게 잘 넘기듯이 보이지만, 사실 아무에게도 보이지 않게 몰래 아이를 꼬집는다.

초자아의 병리는 자기애성자에서의 특징이다. 경미한 형태의 이 장애를 가진 사람들은 "옳은 것"을 하도록 하는 초자아를 가졌지만, 이에 대해 특별히 좋은 기분을 느끼지는 않는다. 본질적으로 정신구조의 이러한 측면 – 부모의 가치, 도덕, 윤리적 규율, 예절, 친절 등의 혼합물 – 은 다른 사람들에서와 같은 방식으로 이상화되지 않는다. 옳은 일을 하는 것이 자기애적인 사람에게는 자기 가치감을 증진시켜주지 않는다. 이들은 자신을 자랑스러워하지 않는데, 그 이유는 이들이 권력과 찬사에 훨씬 더 몰두되어있기 때문이다. 이들은 초자아가 아니라 과대적 자기이상grandiose ego ideal을 이상화하고 있다.

크게 성공한 많은 권력자들이 엄청난 부와 권력에도 불구하고 자신이 "충분히" 가졌다고 느끼지 못하는 이유는 자기애적으로 뿌리 깊은 내적 탐욕 때문이다. 성공하게 되면, 이들은 자신이 이룬 것에 대해 평화로움이나 충만감을 느끼기보다는 특권의식만 커지는 듯하다. 자기애적인 사람들은 노출과 수치심을 피하기 위해 쉽사리 거짓말을 하거나 사람들을 속이려 한다.

자기애성 인격장애에 대한 DSM-5의 진단기준(표 5-1)은 이 장애의 좀 더 심한 형태의 요소들을 적절히 채용하고 있다. 하지만 임상 실제에서는 보다 경미한 변형체들이 흔하며, 다른 많은 정신과적 장애들과 공존할 수 있다. 자기애적인 사람들은 상당히 매력적이고, 카리스마 있고, 자신감 있으며, 겉으로는 따뜻하고 유쾌해 보인다. 이들은, 임상가를 포함하여, 타인으로 하여금 그들 자신 또한 특별한 사람이라고 느끼게끔 만드는 능력이 있다. 이는 사람들이 자신을 좌절시키거나 반박하지 않는 한 자기애적인 사람들은 우월감과 특별함이라

표 5-1. 자기애성 인격장애의 DSM-5 진단기준

과대성(공상 또는 행동상), 숭배에의 요구, 감정이입의 부족이 광범위한 양상으로 있고 이는 청년기에 시작되며 여러 상황에서 나타나고, 다음 중 5가지(또는 그 이상)로 나타난다.

1. 자신의 중요성에 대한 과대한 느낌을 가짐(예, 성취와 능력에 대해서 과장한다. 적절한 성취 없이 특별대우 받기를 기대한다)
2. 무한한 성공, 권력, 명석함, 아름다움, 이상적인 사랑과 같은 공상에 몰두함
3. 자신의 문제는 특별하고 특이해서 다른 특별한 높은 지위의 사람(또는 기관)만이 그것을 이해할 수 있고 또는 관련해야 한다는 믿음
4. 과도한 숭배를 요구함
5. 특별한 자격이 있는 것 같은 느낌을 가짐(즉, 특별히 호의적인 대우를 받기를, 자신의 기대에 대해 자동적으로 순응하기를 불합리하게 기대한다)
6. 대인관계에서 착취적임(즉, 자신의 목적을 달성하기 위해서 타인을 이용한다)
7. 감정이입의 결여: 타인의 느낌이나 요구를 인식하거나 확인하려 하지 않음
8. 다른 사람을 자주 부러워하거나 다른 사람이 자신을 시기하고 있다는 믿음
9. 오만하고 건방진 행동이나 태도

발췌. 권준수 등 역, 정신질환의 진단 및 통계편람 제5판, APA, 서울: 학지사: 2015

는 자신의 정신 궤도에 타인을 심리적으로 잘 합일시키는 능력이 있음을 보여주는 것이다. 시간이 지날수록, 매력적이었던 이 사람은 타인의 삶에 대해서는 관심이 없으며, 남들이 자신에 관한 모든 것에만 관심을 가져주길 바라고 있음이 드러난다.

표 5-2. 자기애성 인격장애의 부끄러워하는 은둔형의 진단기준

부끄러워하는 은둔한 자기애성자는
(1) 억제되어있거나 부끄러워하거나 심지어 자신을 내세우지 않는다.
(2) 자신보다는 타인에게 더 관심을 두며, 자신이 관심의 중심이 되는 경우 불편해한다.
(3) 무시나 비난을 하는지 아니면 칭찬과 아첨을 하는지에 매우 민감하여 다른 사람들의 얘기를 주의 깊게 듣는다.
(4) 무시나 비난에 대해 내적 분노와/또는 강한 수치심, 모멸감, 자기비난으로 반응한다; 아첨에 대해 우월감 및 사람들을 속였다는 기분과 함께 과장된 기쁨으로 반응하면서 그들의 동기를 의심한다.
(5) 다른 사람들이 이룬 성공과 공로를 매우 부러워한다.
(6) 타인에게 무조건적인 사랑으로 임하지 못한다; 타인에게 적절히 관심어린 반응을 하지 못한다; 추종받고 싶은 바람 때문에 답장 편지를 보내거나 회답 전화를 걸지 않는다; "내가 사랑하는 소녀가 곁에 있지 않다면, 난 내 곁에 있는 소녀를 사랑하리라"라는 옛 노래 가사에서처럼 끊임없는 만족의 근원을 원한다.
(7) 타인에게 공감하는 능력이 부족하거나, 기껏해야 적당한 겉치레 반응을 가장함으로써 계산되어진 지식화된 공감만을 베푼다; 하지만 이런 반응으로는 다른 사람과 마음이 통했다는 기분을 *느끼지는* 못한다.
(8) 현실에서의 성과를 대체하는 보상적인 과대적 환상을 갖고 있다.
(9) 결핍감과 부적절감에 대한 반응으로 건강염려증을 보이는 경향이 있다; 자신에 대한 몰두는 쉽게 건강쪽으로 초점이 맞춰진다.

출처. Gabbard의 논문 내용을 참고함 1989.

DSM 5 명명법에는 포함되어 있지 않지만, *부끄러워하는 은둔한 내적 자기애성자shy or covert inner narcissist*라는 자기애성 성격장애의 흔한 유형이 확인되었다(표 5-2). 부끄러워하는 자기애성자들은 무시나 비난에 굉장히 민감하다. 비난이 옳다고 생각되어지는 경우, 이들은 강렬한 수치심과 모멸감으로 반응한다. 자신의 자기애성과 연결되어 있는 어떤 인물 – 대부분 배우자나 자녀, 또는 심지어 부모 – 이 제대로 하지 못하거나 그를 당혹스럽게 만드는 경우에서도 이들은 이와 비슷한 모멸감을 느낀다. 비난과 무시가 부당하게 보이는 경우엔, 이들은 속으로 과장된 복수의 환상과 격렬한 분노감으로 반응한다(예를 들어, 고속도로에서 끼어들기를 한 난폭 운전자를 날려버리기 위해 자기 차 앞부분에 50구경짜리 기관총을 달아놓는 상상을 한다). 부끄러워하는 자기애성자들과는 정반대의 형태인 오만한 유형

의 자기애성자들은 상대 운전자 뒤를 따라가며 총 쏘는 시늉을 하거나 옆에서 갑자기 방향을 틀어버리거나 심지어는 길 밖으로 밀어내버리려 하곤 한다. 부끄러워하는 자기애성자들은 주기적으로 우울감을 느끼는 경향이 있다. 이들은 스스로 무언가를 하였을 때에는 최상의 기분을 느낀다. 이런 방식을 통해, 이들은 다른 사람들 앞에서의 열등감이나 시기심, 수치심 등과 같은 경쟁적인 기분을 회피하려 한다.

부끄러워하는 자기애성자들은 아는 사람들이 많고 사교적으로 보일 수 있지만 따뜻하지는 않다. 인생의 여러 시기에 있어서 이들에게 친구는 거의 없다(특히 남성의 경우). 그 이유는 이들이 타인에 대해 생각해주기보다는 타인이 자신에 대해 어떻게 생각할까에 더 많이 신경을 쓰기 때문이다. 자기 아이의 친구 이름을 아는 경우가 드물며 또한 자기 "친구"의 자녀들에 대해서도 관심이 없다. 이렇듯 장기간의 관계를 유지할 수 없기 때문에 이들은 고립감과 단절감을 느낀다. 사회적 기대를 잘 알고 있고 적절한 반응법에 대해 잘 배운 까닭에, 이들에게는 진정으로 공감할 수 있는 능력이 없다는 사실이 잘 드러나지 않아, 다른 사람들은 처음엔 이들이 실제보다 훨씬 더 사려 깊은 사람이라고 믿게끔 된다. 이들의 부끄러워하는 무관심shy aloofness 밑에는 특권의식과 자기 방식대로 하려는 욕구가 숨겨져 있는 것이다. 다른 경우에서, 실제로 자신에게 어느 정도의 특권이 있는지 거의 모르는 듯이 보이기도 한다. 자기애에 상처를 받음으로써 뿌리 깊은 과대감이 위협받게 될까봐 이들은 새로운 친구관계를 포기해버린다. 이들은 너무나도 쉽게 상처받고 수치심을 느끼며 또는 심지어 상처받았음을 알아주는 것에 조차도 분노를 느껴, 이내 타인으로부터 스스로를 소외시켜 버린다.

오만한 자기애성자arrogant narcissist와 달리, 부끄러워하는 자기애성자들은 자신의 공감 부족에 대해 애석함을 느끼기도 하지만 거의 겉으로 드러내지는 않는다. 타인에 대한 관심부족에 대한 이들의 "죄책감"은 강한 수치심을 느끼게 만들어 이들은 이를 감출 수밖에 없게 된다. 이는 다른 사람에게 저지른 잘못에 대해 슬픔을 느끼고 사과하고 다시 정정하고 싶은 마음이 드는 성숙한 죄책감과는 대조되는 점이다. 게다가 부끄러워하는 자기애성자들은 자신에게 상처를 준 사람의 사과를 받아들이지도 못한다. 이들은 자신이 받은 상처를 채점표에 모아두고는 속으로 "너 지금 나한테 빚졌어"라고 생각한다. 이들과 일촌지간인 피학성자들masochist처럼, 상처받은 측의 역할에 흠뻑 빠져 전략적으로 이 입장을 사용하여 사람들로부터 호의를 얻어내거나 아니면 이들을 조종한다. 오만한 자기애성자들과는 대조적으로 부끄러워하는 자기애성자들은 보다 엄격한 양심과 높은 도덕적 규범을 갖고 있으며, 규칙과 윤리, 도덕적 가치에 대해 모순을 보이는 경향이 덜하다고 Akhtar는 말한다.

정신병리와 정신역동 PSYCHOPATHOLOGY AND PSYCHODYNAMICS

자기애적 특성 Narcissistic Characteristics

과대성 Grandiosity

자신은 유일무이하게 특별하고, 비상한 재능을 가졌으며, 남들보다 우월하다는 자기 자신에 대한 과장된 느낌은 자기애성 환자에서 보편적인 특성이다. 자신의 중요성에 대한, 심지어 천재라는 이러한 부풀려진 시각은 대개 현실과 맞지 않는다. 하지만 특히 예술, 정치, 과학, 경제 분야에서는 때때로 자기애성자들이 상당한 전문적 재능을 갖고 있으며, 비평가들로부터 칭송을 받아 이들의 과대성이 강화되기도 한다. 하지만 자기애성자들의 우월감은 내적 취약감에 대한 허술한 방어일 뿐이며, 대개 객관적인 연관성은 거의 없다. 한 30세 작가는 첫 면담에서 "저는 영문학에 있어 버지니아 울프보다도 더 뛰어나다고 생각해요"라고 큰소리쳤다. 그녀는 책을 출간해본 적도 없을 뿐 아니라 저작물 또한 소수에 단편적이었으며, 동료작가나 편집자, 비평가에게 보여 본 적도 없다는 사실이 곧 드러났는데, 이에 대해 환자는 "사람들은 제 걸작을 이해하지 못할 거예요. 더군다나 그렇게 된다면 그 사람들은 아마 엄청나게 저를 시기할 걸요"라고 설명하였다.

극단적인 형태의 오만한 또는 화려한 자기애성자는 쉽게 눈에 드러난다. 부끄러워하는 자기애성자들은 뚜렷한 방식으로 자신을 드러내지는 않지만 스스로 그럴만한 자격이 있다고 생각되는 만큼의 인정을 받지 못하게 되면 속으로는 무시당했다는 기분을 느끼곤 한다. 본질적으로, 이들은 자신의 특별한 존재감과 기운이 자동적으로 주변사람들에게 느껴져 반응을 보이게 되어야 한다고 믿는다. 다른 사람들과 똑같은 취급을 받으면 이들은 속으로 부글거린다. 부끄러워하는 자기애성자들도 화려한 자기애성자들과 똑같이 특별함에 대한 갈채를 받고 싶어 하지만, 자신의 과대적 환상이 드러났을 경우 멸시와 창피를 당하게 될까봐 마음속 깊이 두려워한다.

자신의 과대성을 강화시키는 방법에 있어 매우 성공적이곤 하는 오만한 자기애성자들과는 달리, 부끄러워하는 자기애성자들의 과대성은 대개 환상 속에서 주로 존재한다. 이들의 마음 속 깊은 야망은 가장 최고의 것들이지만, 실패에 대한 두려움으로 인한 억제 덕분에 이들은 강렬한 수치심과 모멸감을 피할 수가 있다. 그러므로 성취를 위해 열심히 하는 것에는 실패와 불인정의 위험성이 동반되기 때문에 이들은 진정으로 최선을 다하지 않는다. 자신의 모든 성과마다 만족을 하지 못하는 것에는 그 밑에 은밀히 과대성이 존재하고 있는 것이다.

자그마한 인정에 행복감과 심지어 들뜬 기분을 잠시 느낄 수는 있지만 이것만으로는 결코 충분치 못하다. 곧바로 이들은 자신보다 나은 다른 누군가와 자신을 비교한다. 이들은 자신이 이룬 성취에 대해 과대평가하면서 동시에 평가절하를 한다. 조직에서 승진할수록 스스로에 대한 자신감이 적어지기 때문에 이들의 근무일지는 누더기가 된다. 크게 성공할수록 결국 실패하여 공개적으로 창피를 당하게 될 가능성이 더 커질 것이라고 느낀다. 보다 오만한 자기애성자들은 성공을 자신에 대한 특권이나 암묵적 허용으로 받아들여, 윤리와 규칙에 대해 불일치한 언행을 보이려 한다.

자기애성자들은 때때로 다른 사람을 놀리는 재치를 보이기도 하지만, 진정한 유머감각이 없고 자신을 비웃을 없다는 점이 이 장애의 특징이다. 탁월한 매력과 아름다움, 지능을 가졌다는 환상을 흔히 갖고 있다. "내가 있는 곳 어디서나 나의 비범한 광채가 빛나죠"라며 한 자기애성 환자는 우쭐해하며 말했다. 변덕스러운 경력 탓에 프로그램에서 탈락위기에 놓여있던 분자생물학과 대학원생은 "전 분명히 노벨상을 받게 될 겁니다. 제 지도교수와 문제가 있었다는 사실은 아무런 의미가 없어요. 아인슈타인을 보세요. 그도 교수들과 잘 지낸 적이 없어요"라고 확신하였다. 이 사례는 자기애성의 조직적인 측면을 말해준다. 야망과 능력이 있는 과학자라면 누구나 노벨상을 타길 원한다. 이는 모든 과학자들의 꿈이다. 건강한 자기애를 가진 과학자들도 이러한 소망을 갖고 있지만 수상 여부는 다른 사람들이 자신의 업적을 어떻게 평가하는가에 달려있다는 점을 알며 수상에는 정치적인 요소들이 복잡하게 연결되어 있다는 사실을 이해하고 있다. 반면에 병리적인 자기애성자들은 자신은 상을 받을 자격이 있다고 확신하며, 현실적 가능성 면에서 현실성이 없는 자신의 과대성을 지지해주는 이러한 포상에 대해 필사적인 욕구를 갖고 있다.

자기애성인 사람에게는 과대성과 그와 정반대인 깊은 부적절감이 공존하고 있다. 임상양상은 이 둘 중 하나에서부터 시작한다. 이들은 직업적으로 실패한 것에 불만을 보이거나 사랑을 하는 데에 있어 미숙함을 보이지만, 그런 다음 곧바로 이들의 과대적이고 건방지며 오만한 측면이 떠오르게 된다. 아니면 처음에는 과대적이고 과장된 측면을 보이다가 치료를 받으면서 나중엔 심한 부적절감과 내적 공허감이 맨 앞으로 드러난다.

공감의 결여 Lack of Empathy

다른 사람에게 공감할 수 없음이 자기애성인 사람들의 특징이다. *공감empathy*이란 다른 사람과 동일시를 하여 일시적으로 그 사람의 감정 상태를 경험하는 능력을 포함하는 복잡한 심리 현상이다. 공감은 *동정sympathy*과 구분되어야 하는데, 동정이란 예를 들어 사랑하는 사람을 잃어버리는 것과 같은 다른 사람의 고통이나 괴로움에 대해 진정한 연민을 느끼는 것을 말한다. 공감은 듣는 이로 하여금 다른 사람의 입장이 되어보는 동시에 어느 정도의 거리는 유지하는 것을 말한다. 이 능력에는 자기 자신으로부터 한발 물러나 주의를 집중하는 것이 필요한데, 이런 점이 대부분의 자기애성 환자에게는 결여되어 있다.

> 혼외정사를 한 사실이 발각되는 바람에 이혼의 위기에 처하게 된 자기애성 환자가 "제 집사람이 왜 저를 안쓰럽게 생각하지 않는지 이해가 안돼요. 집사람은 극도로 흥분했고, 애들은 저한테 화를 냈으며, 제 삶은 엉망진창이 되었어요. 집사람은 그저 절 괴롭히려는 것 같고, 그녀가 고용한 그 살인나 변호사는 더해요! 내가 얼마나 고통스러워하는지 어떻게 모를 수가 있어요? 저도 굉장히 괴롭습니다"라며 격렬히 호소하였다. 그는 부인의 상실감, 배신감, 분노감에 대해서 공감을 느끼지 못했다. 자신의 행동의 결과로 인해 그 또한 매우 고통 받고 있기 때문에 부인이 불쌍하게 여겨야 할 사람은 바로 자신이라는 것이다.

공감하지 못하는 보다 미묘한 형태는 흔하다. 낮 동안 배우자에게 있었던 안 좋은 일 때문에 자신의 편안한 저녁시간이 방해받게 되면 자기애성자들은 짜증을 낸다. 집안 문제 때문에 배우자가 자신의 성공을 칭찬해주지 않으면 이들은 격렬히 폭발을 한다. 배우자가 "무신경"하다는 비난은 자신이 희생자라고 믿는 환자에게는 정당하게 느껴진다.

다른 사람의 느낌을 알아줄 수 있다고 해서 그 자체로 자기애성이라는 진단이 배제되는 것은 아니다. 덜 극심한 자기애적인 사람들은 때때로 다른 사람의 감정 상태를 알아차릴 수 있다. 하지만 이는 종종 내적 느낌에서가 아니라 외적 단서로부터 추론된 것이다. 다른 경우에서 이들은 다른 사람의 고통과 괴로움, 느낌에 대해 거의 감정적 관심을 보이지 않는다. 공감적으로 듣는 듯 보이지만, 자기애적인 사람들은 무의식적으로 상대방의 취약점에 대한 정보를 모았다가 나중에 그 사람이 자신을 비난한다고 느껴질 때 이 점을 그에게 맞서는 데 사용한다. 이러한 반격은 의도적인 것이며 의식적 비열함을 보여준다. 강박적인 사람들 또한 비난을 받았을 때 반격을 하지만, 이들이 그러는 이유는 자기애성자들에게 특징적인 의식적 가학성 때문이 아니라 무의식적 분노와 요령의 부족 때문이다.

특권의식 *Entitlement*

대개 자기애성 환자에서 개인적으로 특권을 가졌다는 강한 느낌이 동반된다. 한 자기애성 환자 는 "물론 제가 순서를 기다릴 필요는 없죠"라고 주장하였다. 첫 면담에서 서로가 편한 시간을 잡으려 할 때 차츰 이러한 진단이 드러난다. 환자는 "그 시간은 제 근무스케줄 때문에 좋지 않은데요"라고 말했다. "점심시간 전에만 가능해요. 11시는 안되나요?" 세상 스케줄이 자신에게 맞춰져야 한다는 확신에서 특권의식이 드러난다. 면담 후반부에 환자는 "제 부모님은 차갑고 냉정하셨어요. 그분들은 저에게 감정적으로 아무것도 주지 않으셨죠. 물론 전 최고가 되려고 노력해야 했죠; 다른 어느 누구도 그렇게 못 할 거에요"라고 털어놓았다. 자기애성자들은 자신이 겪었다고 믿는 감정적 박탈감 때문에, 중요하지 않다고 생각되는 사람을 대할 때 무관심과 경멸적 오만함을 보이게 되며, 이는 어린아이 때 무시당했던 경험을 되돌리려는 것이다.

> 매우 명석한 대학원생 한명이 논문 표절이 발각되려던 시점에서 정신과를 방문하였다. 자발적으로 진료실을 찾은 것은 아니었지만, 그는 정신건강 전문가를 만나보는 것이 이 고발건에 대응하는 데 도움이 되어 결과가 좀 나아질 것이라고 솔직히 털어놓았다. 면담이 진행되면서 점차 그는 "아마 제 컴퓨터에 있던 파일이 뒤섞여서 제가 다른 사람이 쓴 걸 제 것으로 착각했나봐요"라고 인정을 하였다. 본문 전체가 마치 그의 것인 양 자신의 논문에 들어가 버린 단순한 전산상의 오류이기 때문에 자신에 대한 고발은 취하되어야 한다고 그는 생각했다. "어쨌든 간에 학과 내에서 제일 명석한 건 접니다. 재판에서 그 사실을 감안해야 합니다." 거짓말과 실수의 차이점이 무엇이라고 생각하는지 면담가가 묻자 그는 혼란스러워했다. 그건 바로 고의성이 있느냐의 차이라는 점을 그가 인정하기까지에는 다소 시간이 걸렸다.

이 예는 자기애성 환자들이 갖고 있는 자동적인 특권의식을 말해준다. "내가 원한다면 다른 사람의 것도 내 것이 될 수 있다. 정직하게 되면 내가 원하는 것을 얻을 수 없기 때문에 정직은 좋은 것이 아니다."

수치심 Shame

수치심은 죄책감으로부터 파생되는 것으로 자기애성자들에게 흔하면서 고통스러운 감정이다. 정신생활에서 수치심은 죄책감과 똑같이 중요한 정서라고 Morrison은 말한다. 수치심은 어떤 실패나 부적절감이 드러나 결과적으로 굴욕감을 겪으면서 생겨난다. Morrison은 수치심이라는 명칭 내에 창피함, 당혹스러움, 그리고 낮아진 자존감 등을 포함시켰다. 자기애성자들은 의도했던 성취가 실패하거나 비난받게 되면, 이에 대한 반응으로 *자기self*는 부적절하고 결함이 있다고 느낀다. 여러 편의 중요한 저서로 명망을 얻은 학문적으로 성공한 한 자기애성 환자는 자신의 최신 논문이 유명 학술지로부터 거절당하자 굴욕감을 느껴 우울해졌다. 그녀는 비통함과 절망감에 "전 아무 것도 아니에요. 제가 해놓은 것들은 다 자질구레하고 보잘것없어요. 제 인생엔 아무 것도 없어요. 사람들로부터 숨고 싶을 뿐이에요"라고 외쳤다. 숨고 싶은 마음은 수치심을 겪을 때의 전형적인 반응이다. 일부 문화권에서는 수치심이 무척 괴롭고 극심한 감정으로, 이런 경우 수치심에 괴로워하는 사람은 스스로 목숨을 끊는 방법밖에 없다고 느끼며, 이는 궁극적으로 "숨어버린다"는 의미가 된다.

시기심 Envy

시기심은 자신의 우월감을 강화하고픈 바람에서 타인과 자신을 끊임없이 비교하는 자기애성자를 괴롭힌다. 잦은 열등감은 타인을 평가절하하고 싶게 만든다. 한 하위직 도서출판기는 "그녀는 승진을 했는데 저는 못했다는 것에 화가 나요"라고 불평했다. "내가 그 여자보다 더 예쁘고 섹시하고 훨씬 더 매력적이에요. 단지 그 여자가 똑똑하고 그녀랑 함께 작업했던 작가가 그녀를 좋아한다는 이유인데, 그 여자는 보잘 것 없어요. 보이는 것이 전부라는 걸 회사에서는 왜 모르는 거죠? 좋게 보이는 것이 중요한 것이지 좋아하는 게 문제는 아니죠. 이런 모욕 때문에라도 직장을 그만둘 생각이에요." 한 정신보건 전문가는 첫 면담에서 "그래요, 당신은 특출하고 존경받을 만하신 것 같네요. 당신과 이야기를 해보니 저보다도 당신이 정신과 분야에 대해 더 잘 알고 유능하시다는 점에서도 당신은 성공적이신 것 같군요"라는 말로 면담가로서의 자신의 시기심을 드러내 보여주었다.

자기애적 평가절하 Narcissistic Devaluation

평가절하는 자기애성 환자들의 대상관계에서 가장 중요한 특징이다. 자기애성 환자와 경계성 환자에서 특징적인 평가절하의 유형 비교에서의 차이점은 9장 "경계성 환자"편에서 논의될 것이다.

심한 자기애 Severe Narcissism

심하게 자기애적인 환자들은 자기애성 스펙트럼의 극단을 보여준다. 자신의 착취적이고 종종 강하게 공격적인(심지어 난폭한) 행동에 대한 죄책감이나 심지어 조금의 양심조차 없기 때문에, 이러한 환자들은 면담가에게 혐오스럽게 보일 수 있다. 수백만 명을 죽이는 것에도 개의치 않았던 히틀러나 스탈린 같은 악명 높은 독재자들은 비인간성의 상징으로, 이들은 악성 자기애성자malignant narcissist라고 불린다. 이것이 진단적으로 정확한 것이든 아니든 간에 이는 이러한 독재자에 대한 대중적 이미지와 일치한다. 심한 자기애는 반사회성 성격과 중복이 되며, 어떤 경우 심하게 자기애적인 사람들은 잔인함, 폭력, 심지어 살인과 같은 무시무시한 행동을 저지를 수 있다.

심한 자기애성 환자의 정신병리에는 두 가지 중요한 주제가 있다. 하나는 심각한 자아 결손ego deficit을 보여주는 것으로, 충동성, 좌절에 대한 낮은 내성, 그리고 만족을 지연시키지 못함 등의 형태로 나타난다. 다른 하나는 정상적인 초자아기능의 부재이다. 이러한 결손의 조합은 이러한 환자들에서 발생할 수 있는 난폭한 폭발행동의 핵심이 된다. 초자아는 억제하기 힘든 충동성을 통제하지 못한다. 따라서 폭발적 양상의 자기애적 분노가 심한 자기애성자들의 삶을 채색한다. 자기애적 분노는 전반적이며 무제한적일 수 있다. 일상생활에서 좌절과 반박을 당했을 때 이들이 겪는 상상의 혹은 실제의 모욕감에 의해 이러한 분노는 촉발이 된다. 자신의 소망이 반대에 부딪혔을 때, 이들은 자신의 요구에 굴복하지 않고 따라서 기저에 깔려있는 자신의 미약한 전능감에 도전을 하는 사람들을 없애고 싶다는 환상을 갖게 된다. 극단적인 경우 실제로 애인이나 배우자를 살해하기까지 이르는데, 이들의 극단적인 병리적 내적 세계에서 이러한 행동은 완전히 합당한 것이기 때문에 심한 자기애성자들은 이에 대해 양심의 가책을 느끼지 않는다. 심대한 초자아 병리는 충동성과 결합되어 심한 자기애성 병리의 핵심이 되며, 자신의 파괴적 행동에 대해 어떠한 죄책감도 느끼지 않는 이유를 설명해준다.

감별진단 Differential Diagnosis

중요한 감별진단에는 경계성 인격장애, 반사회성 인격장애, 그리고 일련의 양극성 장애 등이 포함된다. 비교적 순수한 형태로도 존재하지만, 자기애성 성격장애와 경계성 성격장애가 혼합되는 경우도 드물지 않게 볼 수 있다.

DSM-IV-TR에서는 강박증 환자와 자기애성 환자 사이의 구분점이 명확해 보이지만, 실제 임상 상황에서 이 둘은 종종 혼동이 된다. 이는 특히 강박적 측면과 자기애적 측면을 모두 갖고 있는 혼합된 성격장애 환자들에서 그러하다. 이러한 구분점은 두 양상을 모두 갖고 있는 환자를 치료할 때 특히 중요한데, 임상가는 특정 시점에서 자기애성 역동이 환자의 행동을 유발한 경우에는 강박성 역동에 대해서는 해석해주지 않는다.

혼동될 수 있는 첫 번째 영역은 강박증 환자에서의 감정적 격리emotional isolation로, 이는 자기애성자들의 냉정한 무관심과 혼동될 수 있다. 강박적인 사람들은 자신의 원치 않는 감정 반응을 다루기 위해 최소화minimization, 지식화intellectualization, 합리화rationalization 등의 기제들을 사용한다. 자신의 업무에 대해 비난을 받은 강박증 환자는 "난 사장한테 화나지 않았어"라고 말한다. "기분은 좋지 않았어; 약간 언짢기는 했지; 하지만 화난 것은 확실히 아니야." 자기애적인 사람들은 이와 비슷한 상황에서 화가 치민다는 것을 잘 알고 있으며, 다른 사람들을 바보 멍청이라고 이미 평가절하하기 시작한다. 강박적인 사람들은 재치가 없고 타인의 감정에 민감하지 못하며, 자신이 한 말이 다른 누군가의 기분을 상하게 만들었다는 사실을 종종 눈치 채지 못한다. 만약 이런 사실을 알아차리게 되면, 이들은 죄책감을 느끼거나 방어적이 되어서는 기분 상하게 하려던 것이 아니라고 상대방을 논리적으로 설득하려 한다. 다른 경우에서 강박적인 사람들은 자신이 다른 사람을 언짢게 하는 무언가를 했다는 것을 눈치 채지만, 진정으로 이를 마음에 두지는 않으며 혹 그러더라도 이를 무시하기로 결심한다. 나중에 이 일이 의식수준으로 돌아와 이를 두고 곰곰이 생각하거나 반추하게 된다. 하지만 이런 일은 자기애적인 사람에게는 일어나지 않으며, 이들이 타인의 감정에 냉담하게 무관심한 것은 진심이며 "모든 사람들이 다 그래; 그저 어떤 사람이 다른 사람들보다 잘난 척을 더 잘 한다 뿐이지"라는 태도로 합리화를 한다.

강박적인 사람들이 완벽을 추구하는 것은 자기애적인 사람들의 경우와는 다르지만, 이는 성격병리를 이해하기 위한 이 둘의 감별진단에 있어 가장 어려운 부분 중 하나이다. 치료자의 혼동에 대한 해결책은 잠재된 대상 관련성object connection을 찾는 데에 있는데, 이는 완벽주의적 추구의 부분이거나, 다른 말로, 어떤 무의식적 동기가 행동을 유발하였는가를 이해하는가하는 문제이다. 환자가 얻거나 또는 잃을 것이라고 예상하는 것은 무엇인가 – 완벽주의적 욕동에는 어떤 갈등이 관여되어 있는가? 강박적인 사람들은 무언가를 완벽하게 해냈을 때 숙달감과 권력감, 통제감 등을 느끼며, 자신의 부모상 인물parental figure로부터 뿐만 아니라 자신의 내재화된 대상internalized object으로부터 칭찬과 어느 정도의 긍정적 강화를 받게 될 것이라고 기대를 한다. 그러나 존경받기 위해서는 완벽하게 해내야만 한다는 기분에 화가 남에도 불구하고 이들은 칭찬받는 것을 하나의 분리된 인간으로서 존경받고 – 사랑받고 있다는 증거라고 느낀다. 분리된 정체성separate identity에 대한 확고한 개념 덕분에 강박적인 사람들은 진정한 성취감을 느낄 수가 있다. 이는 이들이 건강한 대상상object image을 내재해왔기 때문이다. 자신은 괜찮은 사람이며 부모의 완벽주의적 기준에 잘 부응해왔다고 이들은 느낀다. 이들은 존경받을 자격이 있다. 무의식 수준에서 강박적인 사람들은 존경을 사랑과 동일한 것으로 보며, 사랑은 벌어들여야 하는 것이라고 믿는다. 자기애성자들이 완벽을 추구하게 되는 것은, 자기 자신을 좋게 보이려는 부모의 과대적 소망을 이들이 충족을 시켜주는, 매우 착취적인 사건 때문이다. 아이는 부모의 명석함과 아름다움, 성공을 빛내주는 하나의 도구로서 착취를 당한다. 자기애적인 아이가 칭찬을 받게 되면, 아이는 이를 분리된 인간으로서 인정받았다고 느끼는 것이 아니라 단지 자기 부모가 집요하게 추구하고 있는 완벽함을 더 강화했을 뿐이라고 느낀다. 자신의 지상 과제는 부모를 좋게 보이도록 하거나, 또는 그의 선택에 따라 나쁘게 보이도록 만드는 것이다. 따라서 자기애적인 사람들은 완벽함을 추구하다가 실패하게 되면 굴욕감이나 수치심, 모욕감, 무가치감 등을 느낀다. 반면에 강박적인 사람들은 자신이 잘못을 한 것인지, 지시를 따르지 않았거나 충분히 노력하지 않았는지 혹은 은연중에 거역한 것은 아닌지 의구심을 갖는 경향이 크다. 이는 강박적인 사람들이 항상 반항하고 도전하는 것에 대해 모순되는 충동을 갖고 있기 때문이다. 이것이 바로 행동doing과 취소undoing의 의식행위가 생겨나는 부분이며, 강박적인 사람들이 항상 자기-의문self-doubt으로 괴로워하는 이유이다.

때때로 자기애적인 사람들은 자신을 모욕한 부모를 당황하고 수치스럽게 만들기 위해 무의식상에서 고의적으로 실패하기도 한다. 이는 피학적인 방식의 앙갚음이며, 앙심 때문에 그런 행동을 하는 것이다. 앙심에 가득 찬 복수의 달콤함은 실패로 인한 개인적 고통과 당혹감을 상쇄시켜준다. 이는 자식이 명문대에 합격하는지에만 관심이 있는 부모에게 복수하기 위해 낙제를 해버리는 자기애적이고 피학적인 청소년의 경우에서 흔하다.

자기애적 완벽주의의 또 다른 측면은 칭찬을 받기 위해 환자가 기울이는 노력의 양과 관련이 있다. 강박적인 사람들은 성공에는 기술과 노력이 모두 필요함을 알고 있으며, 이들은 기꺼이 노력하려 애쓴다. 자기애적인 사람들은 최소한만의 노력으로 최대한 많은 인정을 받으려한다.

강박적인 사람과 자기애적인 사람, 둘 모두 권력을 쥐고 타인을 통제하고픈 지나친 욕구를 갖고 있다. 하지만 강박적인 사람들은 자기-의문에 괴로워하며, 성공을 추구하다가 상처를 줬을지 모를 사람들에 대한 영향 때문에 고민스러워한다. 자기애적인 사람들은 자신의 강렬한 욕구에 대해 갈등이 없어 보인다. 두 유형의 환자 모두 업무수행에 대해 억제를 보이는데, 이는 성공에 수반되는 무의적으로 상상된 위험에 대해 서로 다른 개념을 갖는다는 점에서만 구분이 가능하다. 업무에 대해 강박적인 사람들은 순종하고 받아들여지지만 동시에 결과적으로 복종적이고 나약하다고 느끼게 되는 것과 제멋대로이고 반항적이지만 결과적으로 강하고 독립적이라고 느끼게 되는 것 둘 사이의 갈등 측면에서 바라본다. 업무에 있어서 강박적인 사람들의 꾸물거리는 문제점에서 이러한 역동이 가장 두드러지게 나타난다. 동시에 자신보다 더 큰 힘을 가졌다고 보이는 동성의 경쟁자에 대한 양가감정적인 태도에서 강박증 환자들의 외디푸스적 역동이 드러나기도 한다. 이는 승리를 눈앞에 두고도 자기주장을 굽히면서 상대방을 제압하지 못하는 형태로 나타난다. 이들은 우두머리가 되어 타인의 통제를 받지 않기를 원한다. 이들은 남들이 알아주는 지위와 권력, 통제력 등을 바란다. 전형적으로 이들은 권력에 요구되는 책임을 떠안으려하며 때때로 필요 이상으로 그러기도 한다. 이들은 종종 책임감에 대해 불평을 하지만 이에 대해 자부심을 느끼며 양심적으로 책임을 다한다. 자기애적인 사람들은 타인으로부터 존경받고 떠받들어지기 위해 권력을 바라지만, 책임은 원하지 않아 때때로 상관의 권리라는 구실을 내세워 아랫사람에게 책임을 전가하거나 피할 수 있는 방법을 찾으려 한다. 이러한 과정은 자기애성자들이 성공한 업적에 따른 영광은 남겨둔 채 책임만을 전가하려는 데에서 뚜렷하게 드러난다.

강박적으로 우유부단한 대학원생 한 명의 예를 들어보자. 그는 "어떤 주제로 논문을 쓰면 지도교수님이 가장 마음에 드셔서 좋은 점수를 받을 수 있을까? 내가 정말로 쓰고 싶어 하는 것이 있지 않을까? 내가 교수님의 생각을 따라야만 하는 것인가?"라는 생각에 몰두한다. 자기애적인 대학원생은 어느 교수님이 제일 힘 있고 명성이 있는지 궁금해 하면서 자신에게 쉽게 영광을 가져다줄 번쩍이는 주제를 원한다. 이런 원칙의 예외로 보이는 경우로, 한 자기애적인 대학원생은 학부생 때 더 높은 점수와 칭찬을 받았던 독일문학이 아니라 러시아문학 쪽으로 논문 주제를 결정하였다. 하지만 이 선택의 숨은 동기는 러시아문학부 사람들에게 자신의 명석함을 몰라준 것은 큰 실수였음을 보여줌으로써 자신을 입증하고 그들을 모욕주기 위한 것이었다. 이러한 점은 단어의 뜻을 놓고 논쟁을 벌이다가 사전을 찾아보러 가는 강박적인 사람들과는 대조된다. 이들도 자신의 정확함과 숨은 우월성을 알아주길 원하지만, 그 동기는 상대방을 모욕하려는 것이 아니다. 편집성 인격자들 또한 자신에게 피해를 줬다고 느끼는 상대방을 가학적으로 모욕주고 싶어 한다. 편집증적인 사람들은 자신이 피해를 입었다는 것을 알아주길 원하며, 오늘뿐만이 아니라 내일도 그 다음날도 계속해서 사과받기를 요구한다. 하지만 가해자 측에서 충분히 오랫동안 사죄를 하면 이들은 마침내 용서를 해준다. 반면에 자기애성 성격은 한 번에 안전히 상대방을 없에버린다. 강박적인 성격은 기본적으로 잘 마무리되기를 바라며 진정한 사과를 받아들인다.

연극성 인격은 감별진단이 어려운 또 하나의 딜레마이다. 이런 유형의 환자들 또한 시선받기를 바라며 관심의 초점이 되기 위해 상당히 현란하다. 자기애적 양상이 종종 연극성 성격 경향과 혼합된다. 알아주기를 바라는 욕구가 좌절되면 연극성 환자들도 분노를 폭발하기 상당히 쉽다. 하지만 이들은 진정한 사랑을 하고 타인과 깊은 애착을 형성할 수는 있다. 연극성 환자들은 보다 매력적이고 따뜻하며 자신의 욕구를 항상 맨 앞에 두지 않을 수도 있다. 매력과 아첨, 가성-무력감pseudo-helplessness을 보여주는 방법 등을 통해 다른 사람들을 조종한다. 반면에 자기애성 환자들은 타인의 감정은 전혀 개의치 않은 채 특권이시과 공격적인 자기주장을 이용하다. 담당 임상가가 최근에 살이 찌면서 건강이 안 좋아 보였을 때 두 환자의 걱정하는 모습에서 이러한 구분점이 잘 드러난다. 연극성 환자는 임상가의 건강에 대해 진심으로 걱정을 하며 식이요법 전문가가 되어 임상가에게 효과적인 식단을 짜주려고 한다. 환자는 임상가에 대하여 걱정하고 있는 것이다. 자기애성 환자는 치료자가 뚱뚱하다는 것을 창피해한다. "선생님같이 생긴 사람이 어떻게 제 치료자가 되겠어요? 나에게 안 좋은 이미지를 줄 거예요. 제발 제 개인 트레이너를 만나서 살 좀 빼십시오. 비용은 제가 낼게요."

이러한 감별진단점의 또 다른 한 예로, 연극성 환자는 자신의 친구를 찾는데 반해 자기애성 환자는 보여줄 수 있는 "스타"를 찾으면서 동시에 "내가 이 사람들이랑 비슷할까?"라는 생각을 한다.

자기애성 인격장애와 경계성 인격장애 간의 구분점에 대해서는 9장에서 논의될 것이다. 반사회성 인격장애와 심한 자기애성 인격장애의 감별진단은 정확히 내리기가 힘들며 이 둘이 공존하는 경우도 많다. 예를 들어 범죄자 가문은 정상에서 벗어난 반사회성 문화를 보여준다. 이런 집단의 구성원은 사회 주류에서 벗어나는 매우 뚜렷한 그들만의 도덕적 코드를 따르면서 다른 구성원들과 우정과 동맹의식을 지속할 수 있다. 이들은 충성심이 매우 강하며 특히 혈연관계에 있는 구성원에게 그러하다. TV와 영화산업은 이들 조직에 대해 대중적인 매력을 심어놓았다. 이들은 종종 무자비하고 쉽게 살인을 저지르는데, 이런 행동에서 이들은 자기애성자가 아니라 명백한 반사회성자들이다. 심하게 자기애적인 구성원은 집단의 결속과 목표에 부합하지 못하기 때문에 "집안 사업"은 이런 사람을 받아들이지 않는다.

양극성 장애 스펙트럼은 상당한 논란의 여지가 있는 진단군 중 하나이다. 과거(DSM-II)의 병명인 경조증 인격hypomanic personality은 과대적이고, 허풍이 세고, 혈기왕성하고, 지나치게 낙천적이고, 지나치게 자신 있고, 야망에 불타고, 목표가 원대하며 자신감에 넘치는 사람으로 기술되었다. 경조증 인격을 가진 사람들은 짧은 우울 삽화를 보이기도 한다. 이러한 점에도 불구하고 이들은 따뜻하고 "좋은 사람들"이며 주고받는 관계give-and-take relationship에 적극적으로 참여할 수 있다. 이들은 자기애성자들의 특징처럼 속으로 질투심에 불타거나 평가절하하거나 복수심에 가득 찬 사람이 아니다.

자기애적인 사람들이 자발적으로 치료를 찾는다면, 이는 대개 우울증 때문이다. 직업에서의 실패나 잘못된 관계에서의 심한 체면 손상 같은 자기애적 손상narcissistic injury이 흔한 유발요인이다. 기분부전증, 자기애성 인격장애(수줍어하는 유형) 그리고 피학성 인격장애 사이에는 상당히 중복되는 면들이 많다.

발달상의 정신역동 Developmental Psychodynamics

건강한 자기애는 자신의 속성과 야심을 현실적으로 평가하고, 타인에 대해 감정적 애착을 가질 수 있음과 동시에 그와 분리되어 있음을 인지하며, 사랑하고 사랑받을 수 있게끔 해준다. 타인을 분리된 존재로서 지각하고 그들의 감정을 알아주는 것은 건강한 자기애에서 가장 중요한 부분이다. 정상적인 발달이 실패하게 되면 자기애성 인격에서 특징적인 심리적 장애들이 나타나는데, 이는 제멋대로이면서 다소의 특권의식을 가진 사람으로부터 심하게는 자신의 우월감과 전능감에 대한 어떠한 외부의 도전도 참아내지 못하는 심한 자기애성자들의 극단적인 자기중심성에 이르기까지 다양하다. 자기애성 병리가 이렇듯 다양한 정도로 나타나는 것은 초기 발달기 동안 아이가 경험한 부모의 착취로 인해 결과적으로 초래된 자기감 sense of self의 결핍 정도가 다양하기 때문이며 또한 부모의 정서적 방임과 공감부족의 양이 반영된 것이기도 하다.

건강한 자기애의 발달과 타인으로부터 자기를 분화시키는 능력은 공감적인 육아 empathic parenting와 이에 발맞춰 부드러운 방식으로 가해지는 한계설정limit setting에 의해 형성되는 것으로 생각된다. 어린 유아는 외부세계를 자기가 확장된 것extension of the self으로 경험하는데, 병적 자기애란 이것이 지속되는 상태이다. 돌봐주는 사람 및 외부세계와의, 충족시켜주기도 하고 좌절시키기도 하는 상호작용을 통해 자기-대상 분화self-object differentiation의 과정은 점진적으로 발달한다. 정상적인 상황에서는 시간이 갈수록 타인과 자기가 분리되어있다는 심리적 내적 자각이 발달되어 나온다. 동시에 공감적이고 보살펴주는 돌보는 이에 대한 이미지의 심리적 내재화internalization가 발생하여 아동의 정신구조의 한 부분을 이루게 된다. 어떤 의미에서 외부세계의 이러한 측면이 아동의 일부가 되는 것이다. 사랑해주는 돌보는 이의 표상적 측면의 이러한 합일화incorporation는 아이가 점차 타인에 대한 공감능력, 건강한 자존심 그리고 곤고한 자기감 등을 획득하는 데에 기초가 된다.

공감적인 돌봄이 실패한 경우, 특히 부모의 반사mirroring가 부재한 경우에 어린아이는 미약한 자기self에게 의지할 수밖에 없게 되며, 어린 유아로서 이들은 스트레스를 받을 때마다 주기적으로 어린 아기 속에서 일종의 감정적 "붕괴"를 바라보게 되어 산산이 부서지는 것에 대한 두려움에 항상 처해있게 된다. 반사란 부모-아이 간의 복잡한 상호작용 현상으로, 부모는 어린아이로부터 의사표현을 받아들여 이를 저장하고 변형시킨 뒤 다시 아이에게로 되돌려준다. 부모는 재잘대고 옹알거리며 손으로 이자를 치는 것과 같은 아이의 소리나 행동을 따라해 주면서 좀 더 정교화 시켜준다. 이는 부모와 아이 모두에게 감정적인 경험이 된다. 부모가 따라하면 아이는 웃음을 터뜨리고 그러면 부모는 또 따라서 웃게 되는 장난치는 분위기가 가장 좋은 예이다. 이러한 상호작용은 처음에 단순한 멜로디가 나온 뒤 오케스트라 전체가 멋진 연주로 이어가는 음악회와 닮았다. 이는 아이와 부모사이에서 일어나는 자연스러운 감정의 연주이다. 아이의 경험은 심리적으로 보다 고차원적으로 조직되어 있는 부모와 상호작용을 하는데, 이때 부모는 자신의 관점에서 아이의 의사표현을 통합시켜 이를 아이에게 되돌려줌으로써 아이의 자기감이 발달되는 것을 도와준다.

자기애적인 부모나 또는 다른 문제가 있는 부모들이 아이에게 되돌려주는 메시지에는 아이의 의사표현에 대한 공감적 조율이 없다. 그 메시지는 아이의 경험과는 아무런 관련이 없기 때문에 혼란스러운 것이 된다. 건강한 반사란 아이의 원초적 경험을 적절하게 비춰 보여준다는 의미이다; 아직까지 실현되지 못한 아이의 가능성에 부모가 반응을 해주는 것이다. 예를 들어 보통의 엄마들은 말을 배우기도 전에 아이의 옹알거림 속에서 아이가 하는 단어들을 알아들을 수 있으며, 친근하게 반응함으로써 부모와 의사소통하려 애쓰는 아이에게 다가서려한다. 아이의 자기주장과 자기과시에 기뻐하는 엄마의 마음이 시적으로 표현된 "엄마 눈빛의 반짝임"이 없게 되면 아이의 자기 일체감은 위협을 받는다. 자기가 분절될 것fragmentation of the self이라는 커다란 두려움은 돌보는 이가 아이의 보여주려는 행동demonstrative behavior에 긍정적으로 반응하지 못하는 것으로부터 발생한다고 생각된다. 한 이론에 따르면 이러한 반응 실패는 또한 아동의 자기-발달self-development을 정지시켜 버려 어른이 되었을 때 자기애성자가 된다고 주장한다. 자기감의 결손이 지속되고 자기가 분절되어버릴 수도 있다는 무의식적인 두려움이 정신세계를 지배하게 되어 이에 대한 보상으로 과대성과 전능감이라는 방어적인 환상이 생겨난다: "난 전능해. 난 파괴되지 않아." 내적 공허감과 부적절감, 열등감 등의 상태 또한 이러한 부모애 결핍parental deprivation의 결과로 생각된다. "나는 사랑받지 못했어; 따라서 난 사랑받을 만하지 않아." 자기애성자들이 육체적인 아름다움이나 부, 권력 등을 과대평가하는 이유는 종종 "내가 최고이고, 제일 아름답고, 돈이 많아"라고 자신을 확신시켜줄 외부 근거를 찾아내려는, 그리고 내적으로는 정서적으로 궁핍하다는 사실을 직면하지 않으려는 필사적인 보상적 욕구 때문이다. 이는 아이가 "내가 할래, 내가 할래"라고 말할 때 부모가 "넌 못해; 내가 해줄게"라고 반응하는 것으로부터 시작된다. 위험한 행동만 아니라면, 공감적인 부모들은 "네가 해봐; 도와줄게"라고 말한다.

자기애성자들은 흔히 시기심이 많다. 발달학적 관점에서 봤을 때 시기심은 질투심과 구분되어야 한다. *질투심jealousy*이란 다른 사람을 소유하거나 경쟁자를 이기고 싶은 소망을 말한다. 여기에는 세 인물이 관여되며 발달상 외디푸스기에 전형적이다 - 아이는 이성의 부모를 소유하고 경쟁자인 동성의 부모는 제거하고픈 무의식적 소망을 갖는다. *시기심envy*은 발달의 보다 이른 시기에 발생하는 것으로 두 인물 간의 문제이다. 아이는 부모가 가진 무언가 - 힘이라든가 크기, 권력 - 를 부러워하며 자신도 그것을 갖기 원한다. 이러한 점의 보다 원초적인 표현형이 자기애성 환자에서 발견이 되는데, 열등감의 근원을 제거하려는 목적에서 시기심을 불러일으키는 인물을 파괴하고픈 적극적인 소망이 동반되기도 한다.

자기애성 환자들은 종종 어렸을 때 부모가 벌주는 대신 창피를 준 사건을 기억해내곤 한다. 한 환자는 네다섯 살 때쯤 엄마가 "이놈아, 창피한 줄 좀 알아라"라고 말한 것을 들은 기억을 떠올렸다. 이런 일은 주기적으로 있었고 깊은 수치심을 주입시켰다. 이 엄마는 자기애적인 사람이었고 아이를 자기 자신의 확장이라고 생각하였다. 아이의 불완전성은 자신의 불완전성이 드러나는 것이었으며, 이는 그녀가 끔찍하게 창피스러워하는 것이었다. 엄마는 자주 아들에게 “너 일부러 날 창피주려고 그런 거지!”라고 말하여 아이를 마음 아프게, 어쩔 줄 모르게, 그리고 엄마의 반응을 도무지 이해할 수 없게끔 만들었다. 발달학적으로 아동은 죄책감을 느낄 수 있는 능력을 갖추기에 앞서 수치심을 먼저 경험한다. 아이는 자신이 부모의 기대에 부응하지 못했을 때 수치심을 느낀다. 부모가 아이를 창피주거나 사랑해주지 않을수록 아이는 부모의 가치를 내재화하기 더욱 어려워진다. 아이는 부모로부터 사랑에 기반을 둔 비판을 경험할 필요가 있다 – 즉, 부모는 다른 사람들이 자신을 어떤 부모라고 여길지 보다 아이의 감정에 더 많은 관심을 가져야 한다. 사랑받고 있다고 느꼈을 때 아이는 부모의 가치를 내재화하게 되며, 부모의 가치에 부응하지 못했다고 생각되면 죄책감을 느끼게 된다. 이런 성숙과정이 자기애적인 사람에서는 결핍되어있는데, 이들은 자신의 실수나 불완전성이 타인에게 노출되면 수치심과 창피함을 느낀다. 걸리지 않으면 죄책감도 느끼지 않는다. 이와 같은 초자아의 결손은 이들의 낮은 자존감의 원인이 되기도 하는데, 왜냐하면 이들은 사랑하지 않는 내재화된 부모로부터 인정을 받지 못하기 때문이다. 죄책감을 느낄 수 있는 능력은 스스로를 용서할 수 있는 사람한테 만들어지는 기제이다. 여기에는 용서를 구하려는 목적에서 참회와 속죄가 수반된다. 성숙한 어른은 죄책감을 어떻게 다룰지 배워 왔으며, 안정감이 충분하여 사과하고 바로잡고 경험으로부터 무언가를 배우게 된다. 잘못한 사건으로 꾸지람을 받을 때 어린아이는 정상적인 신체 기능으로서 수치심이 일어나는 것을 느낀다. 수치심에 대한 반응은 숨어버리는 것이다. 자기애적인 성인에서는 이러한 반응이 계속 지속되어 이들은 열심히 감추려 들며 따라서 노출되는 것을 피하기 위해 자신의 잘못된 행동을 느끼지 못하게 된다. 수치심에는 이와 관련된 창피하고 당혹스럽다는 주관적인 경험이 수반되는데, 이때 아이는 자신은 작고, 대소변도 가리지 못하고, 약하고 열등하며, 노출되고 비난받는 존재라고 경험하게 된다. 수치심은 노출이 예상되는 상황에서부터 시작된다. 공공장소에서 바지에 오줌을 싸 그 상태를 남들이 보게 된 경우이다. 이 사건을 감출 수만 있다면 수치심은 없을 것이다. 수치심은 누가 보았기 때문에 일어나는 것이며 따라서 다른 사람의 목격 때문에 창피함을 느끼는 것이다. 자기애적인 사람들은 자신이 부적절감을 위장하거나 감출 수만 있다면, 수치심이라는 고통스러운 감정을 피할 수 있을 것이다. 창피를 당할 가능성이 있는 부적절감이 느껴질 때 이를 감추려는 이러한 경향 때문에 자기애성 환자와의 임상면담은 불가피하게 왜곡되게 된다. 자기애성자들은 임상면담에서 수치심의 경험이 재현될 수 있는 자신의 현병력과 과거력을 드러내는 것을 필사적으로 피하려 한다.

커서 자기애성자가 되는 사람들의 부모 중 한 명 혹은 둘 모두는 그들의 성격구조에 상당한 자기애적 양상을 가지고 있곤 한다. 한 여성은 어머니로부터 굴욕적인 방식으로 비난받아 왔음을 생생하게 떠올렸는데, 그녀의 어머니는 항상 자신이 옳다고 믿는 오만한 사람이었다. 환자는 막 어른이 되었을 때 쯤 자신이 어머니보다 더 똑똑하다고 결론지었다고 말했다. 자신의 어머니를 동일시함으로써, 환자는 자신에게 상처를 줄 수 있는 어머니의 권력을 중화시킨 것이었다. 이 과정에서 그녀는 어머니뿐만 아니라 자신보다 덜 똑똑해 보이는 모든 사람들까지도 경멸하게 되었다.

부끄러워하는 자기애성자shy narcissist로 성장하게 되는 또 다른 정신역동은 자신의 아이는 완벽하다고 생각하여 아이의 실수나 모자람을 간과하는 부모로부터 시작된다. 아이는 부모 자신의 과대성이 자기애적으로 투사된 것이다. 한 환자는 "제가 실수를 했을 때 전 그걸 덮으려고 했어요. 그렇게 할 수 없을 땐 다른 사람을 비난했죠. 그것도 안 되면 실수를 인정한 뒤 그럴듯한 구실을 댔지요. 뛰어나야 한다는 제 부모의 기대에 부응할 수 있을 것이라고 생각되지 않았어요. 그런 척 해야 한다고 늘 느꼈고, 전 사기꾼이었어요"라고 말했다. 이런 이야기를 이끌어낸 치료자의 질문은 "실수를 했다는 것을 알게 되었을 때 어떤 기분이 드세요?"였다. 이 사례에서 부모는 결코 비난적이지 않았으며, 대신 아이가 무엇을 하든 "대단해"라며 만족스러워하였다. 이 사람의 경우는 창피한 줄 알라고 말하는 부모가 없음에도 불구하고 내적 수치심이 생겨난 경우이다.

부모의 공감 실패는 발달시기 전체에 걸쳐 언제든 벌어질 수 있다. 집 화장실에서 볼일을 보던 9세 여아의 사례를 들어보자. 집에 놀러온 이모가 화장실을 쓰겠다고 하였다. 닫혀있는 화장실 문을 노크하는 대신, 이모는 아이의 엄마에게 화장실에 누구 없냐고 물었다. 엄마는 "Jane밖에 없어. 들어가; 걘 상관없을 거야"라고 대답했다. 자신은 사람도 아니라는 생각에 아이는 심한 굴욕감을 느꼈다.

자기애성은 인생주기에 따라 변화한다. 자기애적이면서 감정적으로 박탈된 아동이 성장하여 학교라는 세상으로 들어가 또래와 관계를 맺게 됨에 따라, 이미 형성되어 있던 보상적인 우월감과 특권의식은 부모에 의해 더욱 심각해질 수 있다. 자신의 아이는 특별하다는 부모의 투사된 믿음에 의해 "이건 내 권리야; 난 특별하니까 그런 대우를 받아야 해"라는 생각은 병적으로 강화된다. "내 아이는 행동하는 데 있어 관습에 구속받을 필요가 없고 대신 특별한 관심을 받아야 해." 학동기 아동의 특권의식을 부모가 이런 식으로 인정해주는 것은 자기애적인 어른에서 보이는 비대한 자기-중요성과 자기 잘난 척의 주된 원인이 된다. 아이는 부모의 자기애성을 비춰 보여주는 거울이다.

사춘기의 깜짝 놀랄 생리적 변화와 신체 변성에 맞닥뜨린 모든 청소년들은 자기애적인 적응 패턴으로 반응을 한다. 사춘기와 함께 시작된 솟구쳐 오르는 성욕과 너무나도 두드러지는 신체 변화에 대해 갈등하면서, 청소년들은 자신의 외모에 쉽게 집착되어 친구들 눈에 자신이 어떻게 보일지에 대해 갑자기 예민해진다. 이들은 종종 자신에게 몰두되고, 비난에 지나치게 민감하며, 창피함을 잘 느끼고, 이로 인해 감정적으로 취약해져 마치 심각한 자기애성 환자처럼 보인다. 신체 기능과 성sexuality에 대한 감정은 종종 수치심이 주를 이룬다. 보다 극단적인 경우에서 이러한 자기애적인 몰두는 일부 십대에게 거식증이나 대식증을 일으키는 원인이 되기도 한다. 일반적으로 자기애적인 청소년들의 신체와 사회관계에 대한 집착은 시간이 흐름에 따라 사그라지지만, 어렸을 때 감정적 박탈을 경험한 십대들의 경우는 다른 양상의 자기애적 병리를 성인기까지 가져가곤 한다.

면담의 진행 MANAGEMENT OF THE INTERVIEW

자기애성 환자들은 종종 전문적인 도움을 구하길 꺼리는데, 그렇게 하는 것이 자신의 과대성을 위협하는 것이기 때문이다. 자문을 구하는 주된 이유는 결혼생활을 지속하기 위해서는 도움이 필요하다는 배우자의 요구 때문이거나 직장에서의 어떤 위기로 인해 우울해졌기 때문이다. 또 다른 흔한 모습은 직장과 조직에서 자신의 능력과 기여한 바를 동료들이 몰라주어 합당한 칭찬을 받지 못했다고 믿는 것이다. 무의식적으로 이 환자들은 자신의 업적에 대해 다른 사람들이 알 수 있게끔 만드는 방법을 임상가가 알려줄 것이라고 기대한다. 심각한 중년기 위기는 자기애성 환자가 임상가를 찾게 되는 또 다른 유발요인 중 하나이다. 이는 자기 자신에 대한 과대한 환상과 목표가 이루어지지 못했고 또한 결코 이루어질 수도 없다는 쓰라린 자각으로부터 기인한다. 이러한 자각으로 인해 종종 자신은 타인과 단절되어 있고 자신의 삶은 전반적으로 매우 만족스럽지 못하다고 느끼게 된다.

Kohut에 따르면, 자기애성 환자와의 초기 면담에 적용할 수 있는 몇 가지 원칙들이 있다. 공감적인 태도로 과대적 자기grandiose self의 요구를 시기에 맞춰 적절히 인정해주는 것이다. 타인에 대한 환자의 요구가 비현실적이라는 점을 초기 면담 때 얘기해주는 것은 옳지 않다. 이상화 전이idealization transference가 형성되는 것을 허용하는 것이 중요한데, 때가 되면 이를 통해 환자의 자아 이상ego ideal이 치료자에게로 투사될 것이기 때문이다. 이 과정에서 환자는 치료자에 비해 자신이 보잘 것 없다고 느끼게 되어, 자기애적으로 행동하지 않는 권위상을 동일시하는 단계로 접어들게 된다. 치료자는 자신이 무심결에 환자를 무시하거나 자기애적 손상narcissistic injury을 주진 않았는지 주의해야 하며, 방어적으로 행동하지 않도록 해야 한다. 사과할 필요가 있는 경우, 이는 환자가 하지 못하는 무언가를 보여주는 예가 되어줄 수도 있다. 이러한 대화는 추상적으로 해서는 안 되며 인칭대명사를 사용하여 전이로 규정짓지 말고 실시간으로 직접 말해줘야 한다. 환자가 "선생님도 제 어머니와 똑같은 방식으로 저를 대하시네요"라고 말하는 경우에서조차도 그렇게 하는 것이 좋다.

초기 면담에서 어느 정도의 전이를 허용하는 것이 효과적일 수 있다. 환자의 행동과 기저의 감정을 연결시켜 줌으로써 이 환자들에겐 현실의 것들만이 의미를 갖는다는 사실을 깨닫게 해주는 것이 도움이 된다. 여기에는 시간을 변경해줄 수 있는지 또는 요청을 수락할지 거절할지 등이 포함된다. 환자가 임상가에 관해 질문을 하는 경우, 대답을 들음으로써 무엇을 알게 되었는지 그 의미를 환자에게 물어볼 수 있다면, 치료 초반이라도 치료자는 답변을 해줄 수가 있다. 이는 방어적인 환자의 마음을 열도록 하는 데에 도움이 된다. 만일 환자가 치료자에 대한 정보를 다른 누군가와 이야기했다면, 치료자는 이때 환자가 어떤 기분을 느꼈는지를 알아볼 수 있다. 환자에게 "저에 관한 정보를 다른 사람에게 이야기해도 된다는 뜻은 아니었습니다"라고 말해주는 것이 유용하다. 다른 사람 앞에서 자신의 지위를 높이거나 시기심을 자극하기 위해 치료자와 함께 한 시간을 이용하고 있다는 사실을 환자로 하여금 느끼게 해줄 수 있다. 과대적 자기에 대한 위협은 분노를 일으키는 데 반해 *이상화idealizing* 전이에 대한 위협은 우울증을 유발한다.

한 유능한 정형외과 의사가 근무하던 병원을 충동적으로 그만 둔 뒤 정신과 상담을 받으러 왔다. 일을 그만 두기 전에 미리 새 직장을 구해놓은 것이 아니었기에 그는 실직한 상태가 되었다. 그가 믿는 몇 안 되는 동료 중 한명이 그가 사직한 후 너무 과음을 하고 기분이 어두운 것 같다고 걱정하며 병원에 가볼 것을 종용하여 그는 마지못해 병원을 방문하게 된 것이었다. "제가 고관절 치환술과 슬관절 재건술에 있어서 우리나라 최고의 전문가 중 한 명인데도 사람들은 나를 알아주지 않았습니다. 수술 스케줄에 대해 병원 측에서 저한테 우선권을 준 적이 한 번도 없었습니다. 늘 제 수술실 간호사를 이리저리로 돌렸죠. 제가 병원에 기여한 바를 모르더란 말입니다." 문제의 그 병원은 저명한 의사들이 많이 있는 유명한 수련병원이었으며, 그 외과의사는 그들 중 한명이었다. 게다가 마지막 문제는 병원의 연간 수익이었다. "전 형편없는 결과표를 받아보게 되었고, 이사회 의장은 내가 누군지도 모르는 듯이 굴더군요."

합당한 대우를 받지 못했다는 기분은 그의 사생활에까지 뻗혀있었다. 그는 세 번의 결혼을 했었으며, 최근에 또 이혼을 했다. 지금까지의 결혼생활에 대해 묻자 그는 "아내들은 모두 절 알아주지 않았어요"라고 호소하였다. "전 정말로 굉장히 예민한데, 그 여자들은 모두 자기밖에 몰랐어요. 마지막 아내는 하루 종일 수술로 지친 저에게 안마 한번 해준 적도 없습니다. 그 매정한 년한테 내가 부탁을 했어야 했죠. 그래서 이혼을 했습니다. 솔직히 제가 어떻게 지내왔는지 선생님은 모르실 겁니다. 전 항상 저의 많은 것들을 줬지만 진심으로 절 알아주거나 관심 받은 적이 한 번도 없습니다." 면담가는 자신 또한 그동안 환자에게 무심하고 매정하게 대했던 많은 사람들의 역할을 떠맡고 있다는 사실을 알아차렸다. 이러한 자기관찰을 바탕으로 면담가는 "당신의 감정적인 바람과 성과에 대해 줄곧 사람들이 몰라준 것 같군요. 이런 문제는 언제부터 시작된 것이죠?"라고 물었다. "물론 제 부모님부터 그러셨어요. 아버지는 집에 계신 적이 없었어요. 바람둥이셨죠. 어머니도 집에 안계셨어요; 항상 친구들과 만나 밥을 먹거나 자선행사에 다니셨죠. 빌어먹을 나한테는 아무도 도와주지 않았고, 터무니없이 어린 나이에 전 기숙학교로 보내졌습니다. 그건 악몽이었어요. 전 놀림과 괴롭힘을 당했죠. 아무도 날 보살펴주지 않았고 제 기분이 어떨지 생각해주지 않았어요. 전 아무것도 아니었습니다." 다른 사람에 대한 경멸로 가득 차서는 오만하고 건방진 태도로 면담을 시작했던 환자는 어느새 불쌍하고 상처받은 아이가 되어 있었으며, 이제 면담가는 자신의 힘들고 불행한 상황에 대해 진정으로 공감을 느끼게 된 환자를 경험할 수 있게 되었다.

전이와 역전이
TRANSFERENCE AND COUNTERTRANSFERENCE

자기애성 환자의 심리상태의 주를 이루는 것은 밑바탕에 깔려있는 취약한 자기감fragile sense of self으로, 이는 임상면담을 어떻게 해야 할 지 알려주는 척도가 된다. 자기애성자들은 상당히 자기중심적이고 타인의 감정에 대해서는 안중에도 없어 보이지만 역설적으로 이들은 면담가의 관심이 조금이라도 약해지는 것에 굉장히 예민하며 자그마한 실수에도 화를 낸다. 한 자기애성 환자는 첫 면담 시간이 끝나갈 무렵 "왜 시계를 보세요? 제 얘기가 지루하세요?"라고 따져 물었다. 이러한 비난은 어느 정도는 사실이다. 자기애성자의 자기중심성에 대해 임상가가 지루함을 느끼는 것은 흔한 반응으로, 자신이 할 수 있는 것은 환자의 얘기를 감탄하며 들어주는 것 밖에 없다고 느껴진다. 우선 환자가 진료 받으러 온 문제점에 대해 어느 정도 이해하기 위한 협력 작업이 이루어진 것 같지가 않다. 집중을 유지하고, 환자가 자기에게만 몰두하는 것처럼 면담가가 자신의 생각에 빠져들지 않기 위해서는 상당한 노력이 요구된다.

면담가가 "어떤 문제 때문에 오셨나요?"라고 물었을 때 한 환자는 "선생님을 만나봐야 할 사람은 제가 아니라 제 여자 친구와 그 여자 어머니인 것 같습니다. 그 사람들이 문제에요. 그 어머니는 지나치게 간섭을 하는데 제 여자 친구는 신경도 안 써요. 여자 친구는 Yale대학에 가긴 했지만, 제 생각에 걔는 멍청해요. 그들이 문제이지 전 아닙니다. 저는 그들 기분을 맞추기 위해 온 것일 뿐입니다." 이후 환자는 5년간 동거를 해온 여자 친구가 그만 관계를 정리하자고 위협했다고 말했다. 면담가는 "그런 문제를 털어놓기란 쉽지 않은 일이죠"라고 답하며 환자를 지치게 한 모욕감을 공감적으로 알아주었다. "절대 쉬운 일이 아니죠. 특히 제가 아니라 여자 친구와 그녀의 어머니가 환자이기 때문에 더 그렇죠"라고 환자는 대답했다.

이와 같은 개입을 통해 면담은 계속 진행이 되었으며 강제로 병원에 오게 된 것에 대한 환자의 편집증적인 감정은 줄어들었다. 여자 친구를 잃을지도 모른다는 위기감에 그는 진료 예약을 잡은 것이었으며 의식적으로 공황과 모욕감을 느꼈다. 점차 면담이 진행되어감에 따라 환자는 여자 친구를 잃게 되면 우울해질지도 모른다는 두려움을 드러내었으며, 이는 앞으로의 치료에 중요한 역할을 하게 될 인간관계의 희망적인 신호였다.

이들은 특징적으로 치료자에 대해 지나치게 민감하고 꼼꼼히 살피려한다. 이는 자기애적인 사람들의 방어적인 성격의 한 부분으로, 모욕에 대한 두려움과 불신으로 인해 기인한다. 이런 행동은 종종 경쟁적 전이competitive transference로 잘못 해석되곤 한다. 치료자는 환자가 치료자를 가치 있는 하나의 독립된 인간으로 받아들이고 싶어 하지 않는 것이라고 생각하기 보다는 경쟁적 전이라는 틀에서 환자를 이해하는 것이 더 쉽다고 느낀다. 따라서 환자의 이런 태도는 경쟁하려는 것이라기보다는 평가절하하려는 것이라고 해석하는 것이 더 정확하다. 치료자가 면담을 취소하면, 이 환자들은 다음 두 번의 면담을 취소하는 식으로 응수를 한다.

타인에 대한 의식적인 우월감과 경멸감을 가진 한 환자는 치료비로 부도가 난 수표를 지불하였다. 몇 번의 면담이 지날 때 까지 부도난 수표였다는 얘기가 나오지 않았다. 결국 3주 후 임상가는 환자에게 수표가 은행으로부터 반송되었다는 사실을 알려주었다. "오, 저런" 환자는 대답했다. "은행 쪽에서 뭔가 잘못되었을 거에요; 무슨 문제로 저한테 연락이 왔었는데, 전 무슨 일인지 몰랐어요." 치료자가 "환자분께서 지불을 하지 않으셨던데요"라고 답했다. 이제 환자는 거짓말을 한 것 되었고, 이에 "그 수표가 선생님께 간 줄은 몰랐어요"라고 말했다. 치료자는 "은행을 비난하고 계시는데, 저는 당신이 어떤 기분인지가 더 궁금합니다"라고 말했다. 이에 환자는 "오, 그건 별문제가 아닙니다. 수표 하나는 선생님 것이고 나머지 하나는 전화국 것이에요"라고 말했다. 임상가는 "상당히 방어적으로 반응하시는군요. 당황하고 계시는 건가요?" 환자는 "그렇다고 할 수 있겠네요; 전 이런 실수를 하지 않거든요"라고 답했다.

이 사례는 수치심이 환자로 하여금 어떻게 숨도록 만드는가를 보여준다. 사과를 한다는 것은 이 환자에게는 굴욕감이 커지고 취약한 자기감이 드러나는 꼴이 되는 것이다. 진정한 사과는 용서와 속죄의 과정을 통해 사람들을 더 가깝게 만들어준다는 사실을 이 환자는 이해하지 못했다. 치료자는 부드러운 방식으로 이 과정을 이끌어주었다. 이 사건에 대해 더 논의함으로써 치료자는 깊은 수치심을 드러내지 않기 위해 환자는 거만하고 오만하며 방어적인 태도를 취하고 있음을 지적해줄 수 있었다. 이로서 수치심을 감출 수는 있겠지만 타인에 대한 관심의 부족은 지속되어 소외감과 외로움은 더욱 커지게 된다.

보다 방어를 잘 하고 덜 원초적인 유형의 자기애성 환자들은 정신과 상담을 창피스러워하지 않는다. 대신 이들은 면담가를 매혹시키고 유혹하려한다. 면담가가 자신의 이야기를 중간에 끊는 일 없이 그대로 잘 비춰 보여주는 *거울mirror*이라는 역할을 꾸준히 해주게 되면, 이들은 기꺼이 자신의 삶에 대한 복잡하고 어려운 이야기를 나누려 한다. 병원에 와 있다는 사실을 창피해하는 것이 아니라 이를 자신을 보여줄 또 하나의 기회라고 여긴다. 여기서의 전이는 *반사 전이mirroring transference*이다. 임상가는 단지 반사체reflector일 뿐이다. 반사를 경험하고픈 이러한 욕망은 유아기부터 시작되는데, 이 시기 동안 돌보는 이는 아이의 자기과시적인 행동에 대해 사랑과 감탄하는 행동으로 반사시켜주는 것이 필요하다.

자기애성 환자에서 흔히 발견되는 전이의 두 번째 유형은 이상화idealizing 전이이다. 자기애성자들의 이야기를 단순히 들어주는 것만으로도 임상가는 환자의 주관적인 삶에 만연해 있는 과대성에 휩싸이게 된다. 한 자기애성 환자는 두 번째 면담에서 "선생님은 굉장히 배려깊고 명석하세요"라고 말했는데, 이때 임상가는 첫 면담 동안 한마디도 끼어들지 못했을 뿐 아니라 심지어 질문에 대해 되묻기조차 못했었기에 환자의 말에 깜짝 놀랐다. 명석함과 민감함에 대한 이러한 부적절한 인정에 대해 반박하기 보다는 임상가는 조용히 듣고만 있는 것이 좋다. 초기 면담 상황에서는 이상화 전이에 대해 직면시키지 않는 것이 바람직한데, 직면은 환자의 취약한 자기감을 무너뜨릴 수 있기 때문이다. 죄책감이나 당혹감으로 인해 임상가가 이상화전이를 해석해주고 싶은 충동을 느끼게 되는 경우, 자기애성자들의 취약한 자기감이 위협받게 되어 갑자기 치료가 종결되어버릴 수도 있다. 환자의 이상화 전이를 임상가가 불편해하는 이유는 자신에게 남아있는 사랑받고 존경받고 싶은 무의식적 자기애적 욕구 때문이거나 또는 이후에 오게 될 평가절하를 피하고 싶은 까닭에서이다.

자기애성 환자에서 가장 주의해야 할 역전이 반응은 내심 속으로 환자를 비난하는 태도이다. 과대성, 자기과시, 질투, 타인의 감정에 대한 무관심, 화를 내는 경향, 특권의식 등을 갖고 있기 때문에 이들은 면담가에게 쉽게 적대적이고 경멸적인 반응을 보이며, 이로 인해 면담가는 환자를 자신과 맞지 않는 사람으로 느낀다. 이러한 반응으로는 자기중심성으로 엷게 가려진, 밑바탕에 깔려있는 자기애성 환자의 전반적인 고통을 알아주기란 힘들다. 내적 고통감은 심각하며 극단적으로는 산산이 부서질 것에 대한 극심한 불안, 즉 자기-분절self-fragmentation의 두려움이 포함된다. 경미한 상태를 포함한 모든 자기애성 환자들은 주기적으로 열등감, 공허감 그리고 끔찍한 외로움 등으로 괴로워한다. 이러한 내적 상태에 대한 반응으로서의 방어적이고 보상적인 행동은 사람들을 멀리 내쫓아 세상 속에서의 이들의 고립감은 더욱 강화되기 때문에 궁극적으로는 피학적인 행동이 된다.

면담가는 자신이 환자에게 어떤 의미 있는 방식으로 독립된 인간으로서 존재하지 않는 것 같은 느낌을 참아내어야 하며 이러한 불쾌한 경험을 이용하여 자기애성 환자의 쓸쓸하고 심하게 공허한 내적 정신세계를 이해하도록 해야 한다. 면담가 측의 이러한 자기 관찰은 이런 문제 있는 사람에게 공감적이고 동정어린 반응을 해주고 치료적 과정이 앞으로 나아갈 수 있게 해준다. 예를 들어 몇 번의 면담이 진행된 상태에서 환자가 면담가의 공감적인 말에 잠깐 동안 반응을 보인 약해진 순간을 면담가는 감지해내었다. 갑자기 얼굴이 붉어지자 환자는 양해를 구하고는 서둘러 화장실로 들어갔다. 화장실 문조차 닫지 않았기에 임상가는 물 흐르는 소리까지 들을 수 있었다. 1~2분 뒤 환자가 돌아왔다. 환자는 "이렇게 갑자기 얼굴이 화끈거릴 때가 있어요. 찬물로 얼굴을 좀 식히고 왔습니다. 자, 이제 무슨 얘기를 할까요?"라고 해명했다. 면담가는 그 뜻을 알아차리고는 훗날 환자가 좀 더 강해졌을 때 이 일을 분석해줄 수 있기를 바라면서 다른 이야기로 넘어가도록 내버려두었다.

한 자기애성 환자가 여성 임상가와의 두 번째 면담을 "제가 왜 또 여기에 왔는지 모르겠네요. 프로이드도 아니신데 말이죠. 사실 선생님은 좀 단순해보이세요. 둔하시다는 뜻은 아닙니다"라는 말로 시작하였다. "지난번에 무엇이 그렇게 불편하셨어요?"라고 면담가가 답했다. "제가 직장을 잃게 된 사연에 대해 선생님께선 계속해서 해석하려 하시더군요. 마치 제가 설명 드린 것 외의 다른 이유가 있다는 듯이요." 면담가는 난처한 입장이 되었다. 그가 해고된 정황으로 보아 업무에서의 그의 독단적인 행동과 지금 면담가를 공격하는 것과 같은 방식으로 상급자를 바보 취급한 것이 직접적으로 연관 있음이 분명하였다. 그렇다 하더라도 면담가는 첫 면담에서 환자에게 공감하지 못했음을 알 수 있었다. 환자가 자기 위주로만 설명을 하고 자신의 오만하고 고압적인 행동에 대해서는 전혀 염두에 두지 않는 것에 면담가는 짜증이 나 있었다. 주변엔 멍청이들뿐이라고 불평했으며 자신의 동료들로 하여금 그들의 심각한 어리석음을 깨닫도록 해주는 것이 자신의 임무라고 환자는 느끼고 있었다. 자신은 직장 내 어느 누구보다도 훨씬 더 현명하고 똑똑하다고 환자는 주장하였다. 이에 대한 반응으로 면담가는 해고를 초래한 사건에 대한 환자의 시각에 대해 계속 질문을 하였으며, 이는 면담가의 부정적인 역전이 반응의 직접적인 결과였다. 이 시점에서 면담가는 해고를 당했을 때 환자가 겪었을 자기애적 손상과 수치심에 대해 알아주는 쪽으로 보다 중립적인 태도를 취하였다. "그런 일들 때문에, 특히 전혀 예상치 못했던 일 같은데, 상당히 괴로우셨겠어요." 그 사건들에 대한 환자의 해석에 동의하지 않은 채, 또한 면담가에 대한 사적인 공격에 반응하지 않은 채 치료자는 환자의 부당함, 수치심, 모욕감 등을 이해해주었다. 이를 통해 면담은 계속 지속이 되어 환자는 자신의 인생에 걸쳐 고통스러웠던 타인으로부터의 몰인정과 개인적 멸시에 관한 긴 이야기를 털어놓게 되었다 – 이 모든 것은, 그의 생각으로는, 그의 뛰어남과 명민함을 주변 사람들이 시기한 결과였다.

환자에게 처음에 어떻게 해서 그 일을 하게 되었는지 그리고 어떻게 해나갔는지를 자세히 설명하도록 질문하는 것이 또 다른 접근법이 될 수 있다. 그런 다음 "해고 통보는 어떻게 받으셨나요?"라고 물은 뒤 공감적인 어조로 "그들이 어떤 식으로 유감을 표현하던가요?"라고 말할 수 있다. 이후 환자의 반응에 대한 질문으로 이어갈 수 있다. 이렇게 하면 더 자세한 내용들이 드러나게 된다. 어린아이, 사실 "불쌍한 아기"에게 더 적절하게 들리는 이야기보다는 부당한 삶에 대해 언급해주는 것이 더 낫다.

한 환자가 두 번째 면담에서 곧 있을 건배제안 연설 때문에 불안하다고 이야기하였다. "저는 많은 사람들 앞에서는 진짜 말을 못합니다. 바보짓을 하게 될까봐 두려워요. 멍청한 소리를 하게 될 거에요 – 아니면 더 나쁘게, 아무 생각도 안 나게 될 겁니다." 면담가는 "아드님의 결혼을 축하해주기 위해서가 아니라 당신이 연설을 잘하는지 보려고 사람들이 오는 것이라고 생각하세요?"라고 물었다. 환자는 눈을 아래로 내리고는 "제가 그러는 것 같네요"라고 대답했다. 면담가는 계속해서 "아드님의 결혼 선택에 만족하시나요? 아드님이 자랑스러우신가요?"라고 물었다. "그럼요"라고 환자는 답했다. "그리고 결혼식에 사람들이 오는 것도 기쁘시죠?"라고 면담가가 묻자, 환자는 "사람들이 와주는 것에 감사하죠. 하지만 제가 사람들에게 그 얘기는 하지 못할 것 같습니다. 적어놔야 할 것 같아요"라고 대답했다. 이에 면담가는 "잘했다고 느껴실 때까지 큰 소리로 미리 연습해보지 그러세요"라고 답해 주었다. 다음 주 환자는 아들 결혼식에서 매우 만족스럽게 연설을 했으며, 아들과 옛 친구들이 어떻게 그렇게 잘했냐고 물었다고 이야기하였다. 환자는 이해받은 기분을 느꼈으며 여전히 자신이 잘 한 것에 놀라워하고 있었다.

결론 CONCLUSION

자기애성 환자에 대한 이후의 정신치료법은 이 책의 범위를 벗어나는 것이므로 독자들은 치료에 관한 다른 교과서를 참조하기 바란다. 대부분의 자기애성 환자들은 잘 진행된 정신치료를 통해 많은 도움을 받을 수 있다. 이들은 정지된 발달 단계 속에 갇혀 있지만 이들의 내면의 괴로움에 대한 높은 수준의 공감에 입각한 배려심 깊은 정신치료는 굳어진 마음을 깨고 정서적 성장과정을 다시 시작할 수 있게 해준다.

6장

피학성 환자

THE MASOCHISTIC PATIENT

피학성*Masochism*은 논란의 여지가 있는 용어이다. 피학성과 피학적 행동은 정신병리적으로 실존하며 많은 환자들에서 흔하다고 우리는 믿고 있지만, 이런 이름을 붙이는 것은 "희생자를 비난"하는 행위라는 논리에서 사회정치적으로 이 진단에 반대하는 흐름이 있어왔다. 하지만 이러한 논쟁은 일상에서 접하는 임상 현실을 무시한 처사이며, 적절한 치료 개입에 방해가 될 수 있다. 인생에 걸쳐 불필요한 고통, 자기파괴적인 행동, 그리고 스스로 일으킨 반복적인 실망 등을 보이는 환자는 임상 실제에서 흔히 볼 수 있다. 의식적 및 무의식적 피학성을 임상가가 세밀하게 이해해 주는 것은 이런 환자로 하여금 외견상 역설적으로 고통을 추구하는 듯이 보이는 파괴적 역동으로부터 스스로 해방될 수 있도록 도와주는 첫 걸음이 된다.

피학성이라는 용어는 1886년 출간된 Krafft-Ebing의 논문 *Psychopathia Sexuales*에 처음 등장하였다. 여기에는 성적으로 흥분되기 위해 여성에 의해 모욕을 당해야 하는 주로 남성에서 보이는 복종적인 성행위에 대해 자세히 기술되어 있다. Krafft-Ebing은 유럽에서 흥행한 소설 *모피를 입은 비너스(Venus in Furs, 1870)*를 쓴 19세기 작가 Leopold von Sacher-Masoch의 이름으로부터 masochism이라는 용어를 따왔다. 이 이야기는 화자(話者)가 냉정한 여신 비너스와 꿈같은 대화를 나누는 것으로 시작되는데, 이때 모피를 입은 비너스는 성적으로 모욕을 당하고 싶어 하는 그의 바람대로 그에게 고통을 가했다. 화자는 자신의 친구 Severin과 이야기를 나누었는데, Severin은 어떤 젊은 여인에게 자신이 흥분할 수 있도록 모욕주고 때리고 소리질러달라고 부탁했었다는 얘기를 털어놓았다. 마침내 Severin은 그녀의 노예가 되기로 계약을 맺었고, 노예와 주인이 된 두 사람은 함께 유럽 전체를 여행하였다. 이로 인한 Severin 인생의 파멸은 지속적인 피학적 성도착 관계로 보상을 받았다.

Krafft-Ebing은 피학성을 "잔인함과 난폭함을 수동적으로 참아내는 것과 색정적 욕망 사이의 연합"으로 바라보았다. 덧붙여 그는 "피학성은 가학성sadism의 반대이다. 가학성은 고통을 가하고 힘을 사용하고픈 욕망인데 반해, 피학성은 고통을 받고 힘에 굴욕당하길 바라는 것이다"라고 말했다.

오늘날 대부분의 임상가들은 이 둘을 한데 묶어 가학-피학성sado-masochism이라고 부른다. 피학성의 경우처럼 가학성이라는 용어 역시 19세기 프랑스 귀족 Marquis de Sade의 이름에서 유래했는데, 그는 소돔 *120일The 120 Days of Sodom*같은 책에서 잔인함에 대해 끔찍할 정도로 외설적인 세부묘사와 성도착적 쾌락을 위해 다른 사람을 글자 그대로 살인적으로 학대하는 내용 등을 기술하였다. 이 책에서 de Sade는 "대부분의 사람들은 정말로 불가사의하다. 그래서인지 누군가를 이해하는 것보다는 그와 성관계를 맺는 편이 더 수월한 듯하다"라고 공언했다는 점이 중요하다. Bach가 지적했듯이 "누구와 관계를 맺는 것보다 그를 이용하는 것이 더 쉽다"라고 해석될 수 있으며, 이는 일부 가학피학성 환자와 그와 관련된 성격장애의 병리에 대해 예리한 통찰을 보여준다.

Krafft-Ebing은 피학성 환자에서 환상이 중요하다는 점을 강조하였다. 그는 성적 피학성 환자 측의 욕망을 "자신의 의지를 주인에 의해 굴욕과 학대를 당하도록 완전히 무조건적으로 복종하는 상태"라고 설명하였다. 오늘날 굴욕, 수모, 학대라는 주제는 피학성을 이해하는 데 있어 여전히 중요하다.

의존성의 한 유형이라고 설명한 성적 구속sexual bondage이라는 개념은 Krafft-Ebing에게 가장 중요한 의미를 갖는다. 이 얘기는 오늘날까지도 여전히 중요한데, 피학성은 또한 다른 사람에 대한 애착을 유지하려는 목적에서의 병리적인 행동 패턴이라고 이해될 수 있기 때문이다. Krafft-Ebing은 피학성 환자들은 "짝을 잃을까봐 두려워하며, 그가 항상 응해주고, 상냥하며, 준비되어있어 주기를 바란다"고 기술하였다.

그는 또한 피학성의 두 번째 요소인 *성적 황홀경sexual ecstasy*에 대해 설명하였다. 그는 성적 황홀경을 성적 각성이나 자극 - 심지어 그 자극이 학대나 혹사일지라도 - 에 대해 생리적으로 지나치게 민감한 상태라고 간주했다. 다른 말로, 그는 개체의 정신적 수준과 생리적 수준 모두에서 피학성 환자에게는 고통에 대해 쾌락을 느끼는 기본적인 경향이 있다고 보았다.

Krafft-Ebing의 연구는 프로이드에게 강한 영향을 끼쳤다. 프로이드는 성sex을 행동을 결정짓는 강력한 기본 생리기능이라고 생각하였다. 자신의 "쾌락원칙"과 모순되는 듯이 보이는 피학성이라는 복잡한 현상을 이해하기 위해, 프로이드는 고통 속에 일차적인 성적 쾌락이 있다는 Krafft-Ebing의 가정을 따르면서, 이를 피학적 성도착증과 피학성 인격패턴의 기본 바탕이라고 생각했다.

피학적 환상과 행동에 대한 연구는 계속해서 정신역동적 사고와 정신분석 이론의 발달에 영향을 주었다. 임상가들과 이론가들은 사람들이 고통을 추구하고 그 속에서 쾌락을 찾으려는 동기를 이해하려고 애썼다. 프로이드는 피학적 성도착과 구분하여 *도덕적 피학성moral masochism*을 정의하였는데, 이는 삶의 방식으로서의 자기희생을 위한 쾌락의 포기로, 그 결과 정서적 고통이 초래긴 하지만 동시에 도덕적 우월감이 뒤따른다는 것이다. 많은 정신분석가들은 피학성 성격을 가진 사람들의 성생활에는, 비록 두드러진 피학적 성도착증은 없더라도, 피학적 성적 환상이 늘 존재한다고 믿는다. Schafer는 성적 피학성 없이는 피학성 성격으로 진단할 수 없다고 생각했는데, 그렇지 않으면 피학성 성격의 진단은 너무 포괄적이 되기 때문이었다.

또 하나의 가설은 고통은 그 자체로서 추구되는 것이 아니라 다른 대안이 더 고통스러워 보이기 때문이라는 것이다. 따라서 이러한 상황에서 쾌락원칙은 그대로 보존이 된다. 그러나 다른 사람들이 선호하는 다른 대안을 추구하였을 때 초래될 것이라고 환자가 (대개 무의식적으로) 예상하는 더 큰 고통을 임상가가 짐작하거나 강조할 수 없는 경우 이러한 역동은 이해하기가 힘들다. 정신적 혹은 심지어 육체적 고통을 추구하는 또 다른 이유로 학대하는 부모와의 정서적 연결을 그대로 유지하고픈 아이의 필사적인 바람 때문으로 이해할 수도 있다. *자학적masochistic*이라는 용어는 종종 모든 자기-처벌적self-defeating 또는 비적응적 행동들을 일컫는 것으로 잘못 사용되기도 하는데, 이때 자기-처벌적인 측면이란 행동의 일차적 동기가 아니라 의도치 않은 부작용, 즉 "이차성 상실secondary loss"인 것이다. 이 용어가 잘못 사용되는 또 다른 경우는 면담가가 보기엔 고통스러울 것으로 생각되는 경험이 환자에게는 즐거운 것일 수도 있다는 사실을 면담가가 알아차리지 못하는 때이다. 다른 말로 하면, 회사 미팅으로 휴일을 보내는 상황을 예로 들었을 때, 그렇게 하고 싶지 않고 그렇게 하는 것이 괴롭다고 느끼지만 의식적으로는 그렇게 하는 방법 밖에 없다고 믿는 경우에서만 그 행동은 피학적인 것이다. 피학적이라고 판단하기 위해서는 의식적으로는 주관적인 불쾌감을 느끼지만 무의식 수준에서는 어떤 충족을 얻게 되는 것이어야 한다. 위 경우에서는 자신을 헌신적이고 학구적이라고 느끼는 것으로부터 무의식적 만족을 얻고 있다.

피학적인 사람은 상대적으로 쉽게 눈에 드러난다. 일에 있어서 전형적으로 이들은 업무가 지나치게 많거나 보수가 너무 적은 직업을 택하며, 여기에 장래성이 있는 것도 아니다. 도제(徒弟)나 수습사원은 향후 가능성으로부터 보상을 받을 수 있으므로 이에 해당되지 않는다. 커다란 내적 만족감을 가져다주는 직업 역시 해당하지 않는다. 더 나은 선택이 있음에도 불구하고 그 일을 하는 것이어야 하며, 스스로 착취당하고 있다고 느껴져야 한다. 충족은 무의식 수준에 있다. 사생활도 다르지 않다; 이들은 자신에게 맞지 않는 사람과 친구를 하고 연애에 빠진다. 이들의 관계는 상처와 실망, 원망으로 끝나버린다. 개인적인 성공을 이뤘을 때 이들은 불충분감과 죄책감을 느낀다. 이러한 감정은 택시에 서류가방을 두고 내리는 것과 같은 우발적인 사건을 통해 행동으로 표출된다. 이들은 자신을 희생자로 묘사하여 사람들은 짜증과 불쾌감이 들며, 이들의 불평은 실제로는 자랑하는 것인 양 보인다. 이들의 정서는 대개 침울하다. 불평하고 있지 있더라도 다른 사람들이 보기에 이들은 괴로워하고 있는 "재미없는" 사람이다. 친구로부터 인정받고 싶을 때, 피학성 환자들은 친구의 리포트 작성을 도와주다가 정작 자신의 것은 마치지 못하고, 나중에 이 사실을 친구에게 말해 친구로 하여금 미안함을 느끼게 만든다. 이는 피학적 행동의 가학적 요소로, 환자 자신은 이런 면을 인식하지 못한다.

정신병리와 정신역동 PSYCHOPATHOLOGY AND PSYCHODYNAMICS

피학성 인격장애의 진단 기준 Criteria for Masochistic Personality Disorder

우리는 피학성 인격장애에 대한 진단 기준을 아래와 같이 수립하였다.

1. 자기를 희생하고 타인에게 순응한 뒤 인정받지 못했다고 불평을 한다. 착취를 받아들이고 착취당할 상황을 선택하지만, 그런 다음 적절한 자기주장을 하는 대신 타인으로 하여금 미안함과 죄책감을 느끼게끔 만든다.
2. 타인의 노골적인 공격성에 대한 반응으로 다른 쪽 뺨을 내밀지만 대개 화가 나 있다; 상처받은 측의 역할을 맡음으로써 타인으로 하여금 죄책감을 느끼게 만든다.
3. 침울한 정서에 행복이나 활기는 거의 없다 - 함께 있기에 재미없는 사람이다.
4. 자기를 내세우지 않으며, 자신의 욕구를 만족시켜주려는 타인의 진정한 노력을 정중히 거절한다: "고맙지만 사양하겠습니다. 저 혼자 할 수 있습니다."
5. 신뢰할 수 있고 지나치게 양심적이지만 즐거운 활동을 하는 시간은 거의 없다; 책임과 의무로 대신한다.
6. 승진할 수 있는 기회를 피하고선 자신이 뽑히지 않은 것에 분개한다. 승진에 대해 실패할 것에 대한 두려움이나 경쟁자를 물리친 것에 대한 죄책감으로 반응한다.
7. 성적 환상에는 굴욕, 거절, 학대, 지배, 복종 등의 주제가 포함된다.

피학적 성향은 종종 다른 성격 장애와 연관되어 발견되는데, 피학적 양상을 가진 강박증 환자에게 효과적인 면담 전략이 히스테리성, 공포증적, 편집성, 경계성, 혹은 자기애성 성격

구조를 가진 환자에게는 적합하지 않을 수도 있다. 피학성은 자기애성과 밀접히 연관되어 있어 서로 일촌지간이라고 볼 수 있다. 반종교개혁에 대해 생생히 묘사한 수백 점의 그림들이 증명하듯이, 순교자들은 그가 받은 고통에 대해 존경과 찬사를 받는다. 피학적인 순교자들은 관심의 중심이 되어 독보적으로 "특별한" 또는 심지어 "성인(聖人)"이라는 특성을 부여받는데, 이는 과대적인 내면세계와과장된 자기 중요감을 가진 자기애성 환자의 특성과도 중복된다.

페미니스트들은 여성 성폭행 피해자들이 스스로 피해를 자처했다는 의미로 사용될 수 있다는 이유에서 이 진단이 공식 병명에 포함되는 것을 반대한다. 이 문제에 대해 논하는 것은 정신과 면담이라는 책의 범위를 벗어나는 것이지만, DSM-IV-TR에는 이 진단이 들어있지 않으며, 우리의 진단 기준은 예전에 수록되었던 목록을 참조한 것으로 공식 병명은 아니라는 점을 지적하고 싶다.

피학적 성향 Masochistic Characteristics

고통과 자기희생 Suffering and Self-Sacrifice

피학성 성격은 고통과 자기희생, 즉 다른 사람의 요구에 맞춰 자신의 명확한 이익을 끊임없이 기꺼이 종속시키는 모습에서 사람들에게 즉각적인 인상을 준다. 타인에게 이용당하는 것을 쉽게 받아들이며 자신을 착취할 누군가를 끊임없이 찾아다닌다. 이들은 자신의 자격조건에 맞지 않거나 업무에 투자한 시간에 적절한 만큼의 보수가 주어지지 않는 직업을 갖는다. 이들은 공동주택에서 후미진 방을 고르고, 친구가 원하는 식당이나 영화를 보러 가고, 미팅에서 별로인 여자를 선택한다. 착취당했다고 느끼지만, 이들은 상대방에게 불평을 하기(그리고 감히 언짢게 하기)보다는 조용히 그대로 고통 받고 있으려 한다. 누군가가 무엇을 제공해주면, 필요한 것임에도 이들은 정중히 거절을 한다. 누군가에게 짐이 되는 것을 항상 두려워하며, 자신은 남들의 도움을 받을 자격이 없다고 믿는다. 전형적으로 이들은 "아뇨, 괜찮습니다. 저 혼자 할 수 있습니다"라고 말한다. 이들의 지속적인 자기희생은 도덕적 우월감으로 이어져, 남들은 이런 성향을 잘 알지만 정작 자신은 느끼지 못한다. 이런 행동 때문에 주변 사람들은 죄책감을 느끼게 된다. 이들이 이런 점을 알아차리게 되면, 이들은 사과를 하면서 더욱 희생을 하려 든다. 타인으로부터 동정심을 받는 것이 이들에게는 가장 편안하며, 따라서 이들은 항상 가장 상처받는 입장에 서려 한다.

피학적인 사람은 결코 무작위적으로 고통을 찾는 것이 아니라는 사실을 임상가는 또한 염두에 두어야 한다. 고통이 의식적 및 무의식적 충족을 제공해주기 위해서는 특정한 방식에 따른 특정한 고통이어야 하며, 적어도 어느 정도는 환자의 통제 하에 있어야 한다. 예를 들어 한 환자는 "날 때려도, 욕해도, 꾸짖어도 좋아요; 하지만 무시하거나 거절해도 좋다는 뜻은 아닙니다."

벗어날 뚜렷한 방안이 없는 상황에서, 피할 수 없는 고통에 대해 건강하게 적응하고 있는 경우엔 이 진단을 내려서는 안 된다. 그런 상황에서는 학대나 수모에 복종하는 것이 적응하고 생존할 수 있는 유일한 방법일 수도 있다. 벗어날 방도가 있음에도 시도하지 않거나 또는 다 벗어난 뒤에 다시 자발적으로 되돌아가는 경우에는 피학성이라는 진단이 가능하다. 환자가 우울증에 빠져있거나 회복 중인 상태 또한 피학적 성향을 식별하기가 실제로 거의 불가능하기 때문에 이 진단을 내려서는 안 된다.

진단 기준으로서의 피학적 성적 환상
Masochistic Sexual Fantasies as a Diagnostic Criterion

일부 이론가들의 견해에 따르면, 피학성 환자들의 성생활은 성격 장애의 기저 원인이다. "희생자victim"가 모든 책임에서 벗어날 수 있는 모욕, 처벌, 거절, 멸시, 강요 등의 주제를 그린 환상, 그림, 이야기에 반응하여 성적으로 흥분된다. 프로이드가 *여성피학증feminine masochism*이라는 용어를 사용하긴 했지만, 흔히 남성들이 피학적인 성적 이야기에 관심을 보인다.

피학성을 진단할 때 성적 환상이 핵심적으로 중요하다는 점은 성격 장애의 진단에 있어서 독특한 점이다. 가학피학적인 주제에 흥분을 하거나 성적으로 각성될 수 있다는 것은 이 성격 유형에서 필수적인 요소이다. 이러한 환상이 보다 심한 형태로 노골적으로 행동화되는 경우는 심한 형태의 경계성 환자나 심하게 정신병적인 환자들의 경우뿐이다. 건강한 사람들도 여자가 가죽옷을 입고 남자를 주도하는 장난처럼 피학적으로 흥을 돋우는 행위에 흥분되기도 하지만, 이는 단지 보다 전형적인 형태의 만족을 얻기 위한 전희(前戲) 행위일 뿐이다. 환자가 이러한 성적 흥분에 대해 이야기하면, 피학성이 그의 환상에서 가장 중요한 것이 되어 성적 절정감에 이르도록 해주는 지를 물어보는 것이 필요하다.

피학적 성적 흥분을 진단 기준에 포함시키게 되면 진단이 내려지는 경우가 줄어들 것인데, 그 이유는 많은 환자들이 이러한 내용을 말하기 창피해하며 또는 너무 억제를 하는 탓에 의식적으로 이러한 환상을 즐기지 못하곤 하기 때문이다. 예를 들어 한 여성 환자는 피학성 인격장애의 모든 진단기준에 전형적으로 들어맞았으나 피학적 성적 관심만은 부인을 하였다. 임상가가 이런 주제를 계속 추궁하다보면, 환자들은 어떠한 종류의 성적 느낌이나 흥미, 환상도 갖고 있지 않다고 주장을 한다. 치료가 진행되어 감에 따라 환자는 덜 억제를 하게 되어, 점차 모욕, 고통, 거절, 강요 등의 주제에 대해 성적 관심을 갖게 된다.

피학적 환상이 흔하다는 점은 성인잡지에 피학적 성행위에 관한 사진을 게재하는 경우 판매부수가 늘어난다는 점에서 잘 드러난다. 하지만 이런 내용에 흥미를 보이는 대부분의 사람들이 노골적으로 변태적인 성행위를 하는 것은 결코 아니지만, 앞서 말했듯이 성관계 도중에 그런 생각을 한 번씩은 해보곤 한다.

> 한 30대 피학성 남성 환자는 상담 초반 때 전형적인 가학피학적인 장면으로는 흥분이 되지 않는다고 말했다. 하지만 정신치료를 받은 지 1년이 지났을 즈음 그는 자신의 환상에 대해 이야기를 하였다: 자신이 주도가 되어 여자에게 명령을 내리면 여자는 그가 부리는 모든 변덕에 맞춰줘야 하는 것이다. 환자의 전반적인 적응은 피학적인 성격에서 봤을 때 매우 높은 수준이었지만, 성적 환상에서 그는 가학자의 역할을 맡았는데, 이는 피학적 성격에서 드문 현상이 아니다. 그런 환상은 대개 어디서부터 시작되는 것인지 묻자, 그는 "여자가 차갑고 냉담하고 반응이 없을 때, 심지어 거부적일 때 항상 그런 환상이 떠오릅니다"라고 답했다. 그에 비해 흥분상태가 중간정도인 여자와는 어떻게 다른지를 묻자 환자는 "그럼, 차가운 편이 더 낫죠"라고 대답하였다. 이때 여자는 그 남자의 매력과 힘에 완전히 정복되어 그의 노예가 되는 지점에까지 이르게 되는 것이다.

이 사례는 여러 점들을 보여준다. 첫째로 피학성과 가학성의 현상은 동일한 주제에 대한 양화(陽畵)와 음화(陰畵)이다. 모욕이 주된 양상이면서 다소의 고통과 거절, 복종 등을 보이지만, 다정함, 사랑, 친밀감, 공유감 등은 상대적으로 부족하다. 둘째로 명확한 성적 소재를 찾기가 어렵다. 임상 장면에서 면담가의 의식적인 느낌 때문에 객관적이고 정확한 자료를 도출해내기 어려워질 수밖에 없는 경우도 있다. 또한 면담가의 무의식적 갈등 때문에 성적인 자료를 알아내는 일이 더 복잡해질 수도 있다. 환자의 성적 행동과 환상에 대한 정확한 이야기를 알아내는 것은 면담가가 직면하게 되는 가장 어려운 영역 중 하나인데, 그 이유는 당혹감, 관음증, 사생활의 침범 등의 문제가 발생할 수 있기 때문이다. 하지만 이러한 정보들을 모으는 것은 매우 중요하다. 셋째로 흥미롭게도 이 남자는 생활의 다른 부분에서도 이와 똑같은 역할을 수행하려한다는 점이다. 예를 들어 테니스 시합을 할 때 그는 상대방이 크게 앞서는 경우에만 최선을 다했다. 굴욕당하고 있다고 느껴지기 시작했을 때 그는 전세를 역전시켜 상대를 굴복시키고 싶다는 가학적 소망을 느꼈다. 직장에서도 상사가 그를 비난했을 때 그는 모욕감을 느꼈다. 이 시점에서 그는 자기애적 분노가 치밀었고, 이제 최선을 다함으로써 상사에게 수치심을 안겨주고 싶었다. 면담가가 "상사가 당신을 마음에 들어 하도록 하고 싶진 않으셨나요?"라고 물었다. 환자는 얼떨떨한 모습으로 "저는 그 사람이 저를 존경하도록, 아니 저를 두려워하도록 만들고 싶었습니다"라고 대답했다. "당신을 두려워하도록이요?"라고 임상가가 답했다. "네, 그것이 바로 궁극적으로 존경의 표시이죠"라고 환자는 말했다.

이 대화는 가학피학적, 자기애적, 그리고 강박적인 양상이 미묘하게 뒤얽혀있는 모습을 잘 보여준다. 테니스 시합에서 최선을 다하지 않음으로써 굴욕을 당하게끔 되는 것은 피학적인 요소이다; 그런 다음 그는 가학적으로 돌변해 상대방을 굴복시키고자 한다. 자기 자신에게 몰두되어 있다는 점은 자기애적인 요소이다; 그는 자신의 마음속에서만 존재하는 보이지 않는 (무의식의) 관중들을 위해 쇼를 보여주고 있는 것이다. 항상 통제권을 쥐고 있다고 느끼고 싶은 바람에서 강박적인 요소가 있다.

초자아 달래주기 Superego Relief

어떤 면에서 고통은 쾌락을 위한 필수 전제조건이 된다. 과거의 잘못에 대해 또는 앞으로의 쾌락을 위해 미리 초자아를 누그러뜨리고 죄책감을 용서받는다. 피학적인 환자들의 아동기 경험에는, 마치 금식기간이 끝난 후 축제가 열리듯이, 학대와 고통, 희생이 있은 뒤로 흔히 사랑이 뒤따른다. 네 살 때 아버지로부터 버림받았던 유능한 젊은 변호사의 예를 들어보겠다.

> 그는 어머니와 여러 명의 이모들 손에 키워졌으며 아버지와의 접촉은 전혀 없었는데, 집안에서 아버지에 대한 언급은 "금기시"되었었다. 부모의 이혼이나 죽음에 대해 대개의 아이들이 그러듯이 그 환자 또한 아버지가 없는 것은 자기 때문이라는 심한 죄책감을 무의식적으로 느끼고 있었으며, "외디푸스적 승리oedipal triumph"를 이루긴 하였으나 그 희생은 너무나도 커 그의 성격은 왜곡되고 피학적으로 변형되었다. 첫 면담에서 그는 "전 아버지를 싫어합니다. 아버지는 무책임하고, 이기적이고, 잔인한 사람이에요. 어떻게 자신을 사랑하는 어린 아들을 두고 떠날 수가 있습니까?"라고 주장했다. 분노에 찬 이 얘기 뒤에는 강한 그리움과 심한 죄책감이 깔려있었다.
>
> 더 이야기를 나누어 보자, 환자는 자신이 근무하는 법률사무소에서 상급자와 주기적으로 가학피학적인 상호작용을 하고 있음이 드러났다. 그는 급한 브리핑을 준비하는 데 늦기 일쑤였고, 이유 없이 상급자들을 기분 나쁘게 자극하곤 하였다. 그 결과 회의 때마다 그는 공격당하고 멸시받곤 하였다. 그의 업무 능력은 결코 해고당할 수준이 아니었지만 그가 만들어내는 상황은 어떤 형태로든 계속 지속되었다. 치료가 진행되면

서, 환자는 자신이 공격받는 것을 즐거워한다는 사실을 인식하게 되었다. "저는 그런 것에 개의치 않아요. 이상하게도 그런 일이 있을 때마다 기분이 더 나아져요." 그는 주변의 부정적인 시각을 즐기고 있었고 죄책감은 전혀 없으며, 이러한 언쟁에서 즐거움을 느낀다는 점을 인정했다. 여러 개의 무의식적 역동이 작용하고 있었다. 그는 아버지-대리인으로부터 "가학적인" 관심을 받고 있었고, 더 이상 버림받지도 않았으며, 자신의 무의식적 잘못에 대해 죄책감도 덜 느끼게 되었다. 그는 이러한 패배행위를 통해 자신의 초자아를 달래고 있었다.

통제권을 유지하기 Maintaining Control

친한 사람으로부터 제공받는 안정감 그리고 세상에 대한 전능한 통제권을 유지하고픈 소망은 피학성 환자들에서의 또 다른 방어기제이다. 노력하지 않는 사람은 실패할 수도 없다. 경쟁하지 않음으로써, 이들은 좌절을 피해갈 수 있으며 자신의 세상을 통제한다는 무의식적 환상을 유지하게 된다. 예를 들어, 승진하려 애쓰지 않으면 탈락되었다고 느끼지도 않는다.

가학피학성의 양자 구도에서, 피학성자들이 가학성자들을 미묘하게 통제하는 것은 종종 중요한 주제가 된다.

한 유능한 여자 대학원생이 여자 동료와 열정적인 사랑에 빠졌다고 이야기하였다. 성적으로 흥분될만한 강렬한 요소가 있긴 하였지만, 애인과의 일상적인 관계에서는 주기적으로 모멸과 언어적, 육체적 학대를 당했으며 계속해서 자존심에 상처를 입곤 하였다. 가학적인 행동을 할뿐만 아니라 여자 애인은 술꾼에 계속 바람을 핀다는 점에서 둘 사이의 관계에는 문제가 있음을 그녀도 알고 있었다. "절 그렇게 지독하게 대하는 걸 즐기는 사람을 전 왜 그토록 사랑하게 되었을까요?"라며 그녀는 애석해했다. 그녀는 아버지가 출장으로 집에 안 계실 때마다 어머니의 정신병 상태가 악화되곤 했었다는 이야기를 털어놓았다. 이때 그녀는 와해된 상태의 어머니와만 단둘이 남게 되었고, 함께 차를 타고 가다가 느닷없이 차를 들이받아 버리는 것과 같은 어머니의 행동 때문에 그녀는 생명에 위협을 받는 상황에 처하곤 했었다.

면담가가 보기엔 환자의 애인은 예측 불가능하고, 툭하면 분노를 폭발했으며, 때로는 무섭기도 하고 술에 취했을 땐 위험하기조차 했다는 점에서 그녀의 어머니를 직접 대신한 사람임이 명백하였다. 환자가 피학적으로 이런 상황에 굴복하고 고통을 당하고 있는 것은 그녀가 의식적으로 불쌍히 여겼던 자신의 어머니에 대한 무의식적 애착을 제공해주는 것이었다. 그녀는 분명히 애인에 대해 도덕적 우월감을 갖고 있었다 - 그녀는 잔인하지도 않았고 바람을 피지도 않았다; 사랑이 아닌 애인의 학대로 그녀는 고통을 받았다. 그녀는 어떤 심한 대우를 받더라도 자신의 애인을 결코 버리지 않는 용서해주는 사람이었다. 모든 것을 받아주는 그녀의 태도 탓에 애인의 분노 폭발과 잔혹함은 더해만 갔다. 첫 면담의 중반부쯤에 이르자 환자는 "이건 상당히 잘못된 관계에요. 그렇죠?"라며 통찰을 보였다. 그녀는 옳았다. 애무를 받을 때 맞는 것은 아주 중요했으며 이것은 그녀를 성적으로 매우 흥분시켰다. 두 번째 면담에서 그녀의 노골적인 피학성은 통제의 미묘한 수단이었음이 명백해졌다. 애인은 헤어지겠다며 자주 위협을 했지만 정작 그러지는 못했다; "넌 내 미친 행동을 용서해주고 이해해줘. 난 네가 필요해. 넌 내가 미치광이 짓을 하고 난 뒤에도 날 인간으로 느끼게끔 해줘"라고 말했다. 이러한 가학피학적인 상호작용은 양측 모두에게 상당한 만족을 주었고 둘을 함께 묶어놓고 있었다. 가학자 측은 자신이 피학자를 통제하고 있고 자신의 뜻에 따라 학대할 수도 있다고 생각했지만, 사실은 그 역시 똑같이 피학자 측의 복종과 고통, 용서에 의해 통제되고 있는 것이었다.

발달상의 정신역동 Developmental Psychodynamics

피학성 환자들은 부모 중 한명이 피학적이거나 우울하거나 혹은 피학적이면서 동시에 우울한 사람인 가정에서 성장한 경우가 많다. 다음은 이러한 아동기 경험이 미치는 지속적인 영향을 잘 보여준다.

한 피학성 여성 환자는 계속해서 직장에서 인정을 못 받고 합당한 승진을 하지 못해 심리적 상처를 받아 괴로워하다가 급기야 자살하고 싶다는 생각에 사로잡히게 되었다. 그럴 때마다 그녀는 자신은 "무가치"하며 죽어 없어지는 게 낫다고 느꼈다. 치료자도 자신에겐 도움이 되질 않으며, 옆에서 더 이상 괴롭히지 않는 편이 치료자에게도 좋을 것이라고 얘기했다. 타인을 위한 엄청난 노력에 대해 인정받지 못하는 순교자 같은 역할을 자처하면서 그녀는 동료와 치료자에 대한 분노와 격분은 인식하지 못하고 있었다.

환자가 어렸을 때 그녀의 어머니 역시 자신이 "인정받지 못했다"고 여겨지는 경우에 거의 똑같은 행동으로 반응하곤 했었다. 환자는 어머니가 "난 죽어버릴 테야"라고 위협하던 일을 생생히 기억하고 있었다. 이런 어머니의 행동에 놀란 가족들은 어머니를 두 차례 병원에 입원시켰었다. 그럴 때마다 환자는 심한 죄책감이 들었고 버려졌다는 느낌에 불안했었다고 떠올렸다. 환자는 어머니를 살려달라고 하니님께 기도하며 자

> 신이 대신 고통을 받겠다고 다짐하였다. 이런 점에서 그녀는 성공을 하여, 이제 그녀는 어머니의 심리적 기제를 그대로 반복하고 있었다.

이는 피학적인 부모와의 일차적인 동일시로, 후에 피학성자가 될 사람들의 발달 과정에서 흔한 병적 기제이다. 이는 두 가지의 무의식적 목적을 갖는다. 첫째로 이는 다른 한쪽 부모로부터 사랑을 받기 위한 경쟁적인 행위이다. 둘째로 동일시를 통해 이는 따뜻하게 대해주지 못한 어머니와의 강력한 심리적 연결 끈을 유지할 수 있게 해준다.

장차 피학성 환자가 될 사람들은 어렸을 때 수동성과 복종을 중요하게 생각하면서, 이런 행동이 타인들의 분노로부터 보호해줄 뿐만 아니라 타인으로부터 인정과 사랑을 받게끔 해줄 것이라고 기대한다. 복종을 해도 부모의 따뜻함과 사랑을 얻지 못하게 되면 아이들은 분노를 느끼면서 곧잘 부루퉁해져 불만을 표현한다. 흔히 부모들은 "불쌍한 아이가 불행해하면" 위로를 해주면서 관심을 보여주는데, 이러면서 고통에 의존적인 행동pain-dependent behavior은 더욱 커지게 된다. 아이는 이러한 패러다임을 외부세계와의 접촉에도 사용을 하여, 자신보다 우월해 보이는 다른 아이들에게 복종적으로 행동을 한다. 바라던 관심은 받지 못하고, 타인에 대해 분하다는 생각이 든다. 아이가 무언가를 받아서 집으로 돌아오게 되면 화난 부모는 아이를 꾸짖어, 타인에 대한 아이의 불신과 실망은 더욱 커져만 간다.

장차 피학성 환자가 될 사람은 개인적 고통을 관심과 애정을 구하는 수단으로 여기게 된다. 아이는 부모나 부모 대리인으로부터 받은 실제적인 학대를 "이것이 바로 사랑과 관심을 받을 수 있는 방법"이라고 받아들인다. 이것이 향후의 대인관계를 결정짓는 기본틀이 된다. 다소 소원하고 애정이 없는 부모로부터 관심과 사랑을 받을 수 있게 해주는 질병 또한 "고통은 쾌락"이라는 패러다임을 강화시킨다.

학대 가정에서 자란 비행 청소년에 대해 연구를 한 Fairbairn은 부모가 주기적으로 학대를 했음에도 불구하고 아이들이 자신의 부모를 "나쁜 사람"이라고 인정하길 꺼린다는 점을 발견하였다. 오히려 *자기 자신*이 나쁘다고 고백하는 경우가 더 많았다. 이런 아이들은 지식화를 통해 자기 부모의 "나쁜 점"을 스스로 떠맡고서 부모를 "좋은 사람"으로 만들려하는 것이라고 Fairbairn은 추측하였다. 역설적으로 보이는 이런 기제는 "좋은 내상으로 이루어진 환경으로부터 전형적으로 제공받을 수 있는 안정감"을 가져다주는 효과를 갖는다. Fairbairn은 이를 종교적인 방식으로 설명하였다.

> 악마에 의해 지배받는 세상에 사는 것 보다는 하나님에 의해 지배받는 세상에서 죄인으로 사는 편이 더 낫다. 신의 세상에서 죄인은 악하다: 하지만 주변 세상은 모두 선하다는 사실로부터 어떤 안정감이 항상 있다 – "하늘에 계신 하나님 아버지 – 세상 모

든 것이 옳으시고!" 그리고 어떤 경우에든 구원의 희망이 있다. 악마가 지배하는 세상에서는 죄인이 되는 것이 악이 되지 않을 수 있을지는 몰라도; 그를 둘러싼 세상이 나쁘기 때문에 그 역시 악하다.

이 난해한 은유적 분석은 어렸을 때 자주 학대를 받고선 자기 스스로를 나쁜 사람이라고 생각하는 피학성 환자의 정신역동과 잘 들어맞는다. Fairbairn은 아이는 자기 부모의 나쁜 측면을 내재화internalize한다는 사실을 발견하였는데, 그 이유는 "부모는 아이에게 자신들을 받아들이도록 강요를 하고 아이는 부모를 통제하길 원하지만 또한 무엇보다도 아이는 부모를 원하기 때문"이라는 것이다. 이러한 무의식적 역동은 어렸을 적에 비공감적이거나 학대적인 환경에서 성장한 피학성 환자들의 성인기 대인관계에 계속해서 영향을 미친다.

피학성은 종종, 이름 하여 가학피학성의 드라마 속에서 고통에 얽매어있는 타인을 통제하려는, 은밀한 목적을 띠고 있다. 피학성 환자들은 어렸을 때 부모로부터 종종 과도한 수치와 모멸을 경험했었다. 이들은 특별한 무의식적 방어로 반응한다: "내 부모는 나에게 상처를 줄 수가 없는데 그 이유는 내가 그걸 즐기기 때문이지. 난 부모보다 더 강해. 나는 나의 고통을 이용해 부모를 통제할 수 있어." 이러한 역동은 임상 상황을 지배하기 시작하여, 피학성 환자들은 "제게는 선생님이 도움이 되질 않네요"라며 안타까워하는 말로 부정적인 치료반응을 보이게 되고, 이에 대해 치료자는 화나는 반응을 보이고픈 유혹에 빠져들게 된다. 이는 고통을 통해 부모를 지배할 수 있는 힘을 갖게 되고 피학적 공격성과 앙갚음을 표현할 수 있게 되는 아동기적 상황이 재창조되고 있는 것이다.

감별진단 Differential Diagnosis

피학성의 감별진단에 있어 가장 어려운 것 중 하나가 이타주의altruism로, 이타주의는 문명화된 우리 사회에서 중요한 가치이다. 국가를 위해 생명을 희생하는 사람, 아이의 행복을 위해 자신의 즐거움을 포기하는 부모 등은 피학적인 것이 아니다. 이타적인 사람들은 의식적, 무의식적으로 자부심을 느끼며 이러한 희생을 통해 자존심이 높아지는 데 반해, 피학적인 사람들은 도덕적 우월감을 느끼기는 하나 세상에 대한 긍정적인 영향만이 아니라 고통 또한 필요로 한다. 피학적인 사람들은 자신의 희생으로부터 자존감이 높아지는 것을 느끼지 못하는데, 그 이유는 이러한 행동이 사랑에서부터 시작되는 것이 아니기 때문이다. 피학성 환자들은 타인으로부터 인정받지 못하고 착취당하고 있다고 느낀다. 자신의 행동에 만족을 느끼게 되는 이유의 대부분은 무의식적으로 죄책감이 경감되기 때문이다. 이들의 희생은 사랑받지 못할 것이라는 두려움, 사람들이 자신의 이기심과 탐욕을 알아차릴 것이라는 두려움 등으로부터 유래한 것이다. 이러한 방식을 통해, 이들은 자신이 무의식적으로는 분개해하고 있는 타인으로부터 사랑을 구하려고 애쓴다. 이들의 행동은 타인에게 죄책감을 유발하여 사람들은 그에게 화가 나고 피하고 싶은 반응을 보이게 되는데, 이런 점에서 이러한 기제는 자기-파괴적이다. 피학성 환자들은 이러한 반응이 느껴지는 순간, 곧바로 사과를 하며 더 큰 희생을 치르려 든다.

또 다른 주요 감별진단은 경계성 환자의 자기-파괴적인 패턴으로, 이들은 충동조절이 잘 안 될 뿐 아니라 더 적대적이고 편집증적인 경향을 보인다. 예를 들어, 경계성 환자는 타인을 자극하는 경향이 더 크며, 그런 다음 남들이 자신을 고의적으로 괴롭혔다고 확신하며 역습을 감행한다. 피학적 성적 환상은 경계성 환자에서 행동으로 표출될 가능성이 더 많다.

피학성 환자와 유사한 임상양상을 보이는 일련의 기분부진장애 환자들이 있다. 이러한 부류의 우울증 환자들은 병적으로 "즐기는" 정도로 부적절감, 실패, 부정적인 사건들에 몰두를 한다. 이들은 수동적이고; 자기-경멸적이며 걱정이 많고; 지나치게 비판적이며 불평이 많고, 양심적이고, 자신에게 엄격하며; 부적절감, 실패, 부정적인 사건에 몰두되어 있고; 비관적이고; 즐길 줄을 모른다. 이렇게 중복되는 점들이 많은 탓에 일부 정신과의사들은 피학성 환자를 성격장애보다는 정서장애 스펙트럼으로 보아야 한다고 생각한다. 하지만 기본적인 기분 상태 측면에서 피학성 환자들과는 구별이 되는데, 기분부전장애 환자들은 경도로 우울해 있다. 피학성 환자들은 종종 침울하고 미래에 대해 비관적이긴 해도 대개 우울해있지는 않다. 피학적 성적 환상 또한 피학성 성격장애와 정서장애를 구별하는 데 특히 유용하다. 피학성 환자들의 성적 환상은 대개 청소년기의 중후반부에 확고하게 형성된다.

의존성 환자들은 기능이 더 낮고 더 유아적이며, 피학적인 사람들에서 보이는 병적인 양심은 갖고 있지 않으며, 다른 사람이 대신 결정을 내려주는 것에 만족을 느낀다. 수동-공격성 환자들은 보다 화를 잘 내고 반항적이며, 따라서 피학성 환자에 비해 직장에서 어려움을 겪는 경우가 더 많다. 이들은 약속시간에 늦기 일쑤이며 사과를 하는 법이 없어 임상가를 화나게 만든다.

얼마나 "열심히 일했는지" 항변하는 강박증 환자는 불평을 하고 있는 것이 아니라 실제로는 자랑을 하고 있는 것이다. 쾌락을 연기시킬 수 있을 때 이들의 자존감은 높아진다. 이들은 훨씬 더 자기주장이 강하며, 자신의 성취에 대한 사람들의 인정을 받아들일 수 있다. 이들은 자신이 가장 잘 알기 때문에 "자신의 방식대로 그 일을 하도록" 다른 사람들을 직접 통제하려 하며, 그것이 역효과를 낳지 않는 한 이에 대해 부끄러워하지 않는다. 피학성 환자에 비해 회피성 환자들은 두려움과 불안이 더 많으며, 자신이 두려워하는 것을 피할 수 있도록 도와달라며 사람들에게 도움을 요청한다. 또한 이들은 불안을 유발하는 상황을 회피하려 하며, 그렇기 때문에 다른 사람에 의해 착취를 당하는 일은 거의 없다.

면담의 진행 MANAGEMENT OF THE INTERVIEW

피학성에 대한 내부와 외부의 시각
Inner and Outer Views of Masochism

피학성 환자들이 자신을 바라보는 시각과 다른 사람들이 이들을 바라보는 시각 사이에는 커다란 차이가 있다. 이들은 자신을 겸손하고, 잘난 체하지 않고, 남을 위할 줄 알고, 경쟁적이지 않고, 순응적이고, 관대하고, 소심하고, 공격적이지 않은 사람 – 다른 사람을 용서해주고, 쾌락보다는 책임감을 우선으로 하고, 자신보다 타인의 욕구를 먼저 생각해주는 사람이라고 생각하고 싶어 한다. 하지만 이러한 특징들 각각은 더 이상 사람들의 사랑과 칭찬을 받지 못하게 되었을 때 더 이상 적응적이지 못하게 된다. 대신 그러한 성향이 너무 지나쳐 버리거나 또는 타인을 통제하고 죄책감을 유발하려는 강한 무의식적 동기가 눈에 두드러지게 되어, 사람들은 이들로부터 멀어지게 된다.

예를 들어, 치료자가 피학성 환자와의 면담 시간 도중에 급한 전화를 받게 되었다. 환자는 자리를 피해주려 하였다. 환자는 "선생님을 필요로 하는 사람들이 그렇게 많다는 걸 볼 때마다 제 자신이 초라하게 느껴져요"라고 말했다. 이때 치료자가 이는 치료자로부터 각별한 관심을 받고 싶어 하는 행동이라고 해석해주거나 혹은 이는 감춰진 분노감을 덮어버리기 위한 행동일 수 있다고 말해주게 되면 환자는 이해받지 못했다고 느끼면서 상처를 받는다. 환자가 하려는 행동을 있는 그대로 받아들여주거나 또는 스스로를 무가치하다고 느끼고 있다는 한 예라고 해석해주는 편이 더 낫다.

지나친 겸손과 독선
Excessive Modesty and Self-Righteousness

지나치게 겸손하면서 자신이 옳다고 고집하는 경향 때문에 종종 치료자는 환자 자신에게 문제는 있음을 보여주고 싶어지거나 때로는 짜증이 나 지루해지면서 아무 말도 하고 싶어지지 않게 된다. 이러한 역동을 해석해주게 되면 환자는 순전히 오해를 받았다고 느끼게 된다. 이 환자들은 대놓고 언쟁을 벌이지 못하기 때문에 말 한마디 못하고 져버리게 되어 결국 자존감은 더욱 떨어진다. 치료자는 환자에게 자신의 주장을 피면서 좀 더 경쟁적이 되라고 용기를 주고 싶어진다. 이는 환자의 기분을 더욱 상하게 할 뿐인데, 왜냐하면 이들은 자신이 그렇게 하면 사람들을 멀어지게 하거나 분노를 사게 될 것이라고 믿기 때문이다. 순응적이면서 협조적인 경향 때문이 이들은 다른 사람들로부터 받는 학대를 받아들이며 그런 다음 자신이 받은 부당한 대우에 대해 불평을 한다. 또다시 치료자는 맞서 싸워서 자신의 권리를 찾으라고 환자를 종용하고 싶어진다. 이러한 방법은 좋지 못한 결과를 낳는다. 사람들을 묵인해주는 것이 자신이 받아들여지는 방법이라고 믿는 이런 환자를 치료자는 이해하기 어려워한다.

이 환자들은 다른 사람의 바람을 그대로 따른다. 이런 지속적인 자기-희생 때문에 이들은 남들이 자신의 바람에 대해서는 신경써주지 않는다고 느낀다. 임상가는 자신의 바람을 알리도록 환자를 북돋울 수 있지만 이 과정에서 다른 사람들이 그랬듯이 환자를 미묘하게 괴롭히는 꼴이 될 수도 있다. 이들은 다른 사람을 위해 제일 먼저 자신의 면담시간을 변경해줄 사람으로, 싫긴 하지만 자신의 불만을 억누른 채 치료자를 실망시키지 않으려고 그대로 묵인을 해준다. 자세히 살펴보면 다음과 같은 점들이 드러난다: 이 환자들은 행동에 대해 두 가지 기준을 갖고 있는데, 그 중 하나는 타인들에 대해선 허용적이면서 실수의 여지를 주는 것이며, 또 하나는 자신에 대한 기준으로 스스로 가늠조차도 할 수 없다. 하지만 자신을 판단하는 데에 높은 기준을 갖고 있기 때문에 이들은 타인들에 대해 보상적인 도덕적 우월감을 갖게 된다. 치료자를 비롯한 다른 사람들은 이런 태도가 공격적이라고 느껴져 환자에게 거부감이 들게 된다. 이런 점을 바꿔주려 하면, 환자들은 치료자가 자신의 몇 안 되는 장점마저 없애버리려 한다고 느낀다.

부끄러워하며 눈에 띠지 않으려는 모습 때문에 이들은 종종 무관심하고, 주고받는 현실적인 관계를 맺기 꺼러히는 듯이 보인다. 다른 사람이 보기에 이들은 짐울하고, 고집스러우며, 죄책감을 유발시키고, 자신을 내세우지 않고, 무관심한 사람이며, 사랑을 받거나 주지도 못하고 자신의 불행에 대해 불평을 하는 도덕적으로 우월한 순교자들이다.

치료 행동 Treatment Behavior

해석을 해주게 되면 피학성 환자들은 더 나빠지는 기분을 느낀다. 이들은 어떻게 치료자가 자신을 도와주지 않느냐며 치료에 대해 불만을 표시한다. 이런 반응을 보이는 것에는 몇 가지 이유가 있다. 이 환자들은 무의식적으로는 매우 경쟁적이어서, 임상가가 더 우월하다고 생각되면 화가 나 치료자를 공격하는 방식으로 적개심을 드러낸다. 해석은 환자의 자존감에 치명타가 되어, 자신은 불완전하고 무가치하다는 주관적인 생각은 더욱 견고해진다.

피학성 환자들은 종종 부정적인 치료 반응을 보인다. “자신이 나쁘다는 증거를 찾으려는 듯이 보이네요. 그 반대에 대해선 간과하거나 축소시키려는 것 같습니다”라고 해석해줄 수 있다. 환자의 치료 경과 중에서도 이와 동일한 반응이 나타난다. 이들은 실패만 계산하지 성공은 세지 않는다. 피학적인 치료자들은 이와 동일한 패턴에 사로잡혀 아무런 건설적인 결과를 보지 못하고 있다는 환자의 믿음에 동조하게 된다.

해석은 직접 대놓고 거절당한 것이라고 느껴진다. 이 환자들은 "선생님은 절 좋아하지 않으세요" 또는 "전 선생님께 진짜 골칫거리일 뿐이죠"라고 말한다. 사랑을 갈구하고 있으면서도 이 환자들은 거절당하는 느낌이 드는 순간을 절대 놓치지 않는다. 변화나 호전의 가능성을 뜻하는 짧은 안도감이 느껴지는 순간 이 환자들은 신경증적인 두려움을 갖게 되는데, 이때 경쟁자에 의해 짓밟히거나 남들의 시기를 살 것이라는 두려움 같은 성공에 따르는 위협감이 함께 동반된다. 이는 대부분 무의식적인 과정으로, 의식적으로 이러한 생각을 하는 자기애성 환자의 역동과는 대조된다.

이 환자들은 불안한 모습으로 남들에게 조언을 구하는데, 예를 들어 임상가에게 "결정을 못 내리겠어요; 선생님이 저 대신 결정해주세요"라고 말한다. 이제 무대는 마련되었다. 면담가가 "글쎄요, 좋은 기회 같은데요"라고 대답하면 환자는 "오, 선생님께서 그렇게 생각하신다니 너무 기뻐요. 임금 삭감을 받아들였어야 했거든요"라고 말한다. 면담가는 아까 한 조언을 철회하면서 환자에게 그런 중요한 정보를 왜 얘기하지 않았는지 물어봐야할지 아니면 그냥 그대로 있어야 할지 난감한 입장에 처하게 되었다. 첫째로 자기 자신에 대한 믿음과 임상가에 대한 신뢰감이 떨어질 수 있다. 둘째로 비난으로 느껴질 수 있다. 셋째로 환자가 행동으로 폭발하여 임상가를 비난할 위험성이 커진다. 치료자가 위에서처럼 질문에 대답해주지 않으면, 환자는 "여쭤봐서 죄송해요. 이 문제는 저 스스로 해결해야 되는 거죠"라고 말한다. 조언을 얻지 못한 것에 환자가 화가 났음을 해석해주려 하면, 환자는 "제가 얼마나 어린애 같은지를 보여주는 또 하나의 예죠"라고 말하면서 스스로를 더욱 질책한다.

피학성 환자들에게 자유 연상을 해보도록 시키면 이들은 전형적으로 "아무것도 안 떠올라요" 또는 "지난번에 뵌 후로 아무 일도 없었어요", "이야기할 거리를 생각해내려고 애쓰고 있어요"라고 말한다. 이 환자들의 주관적인 삶은 매우 협소하다. 이들의 환상은 구체적인 것들로, 자신의 실패, 부적절감에 대한 죄책감, 현실 문제에 관한 것들이다. 이들은 행동에 대해 비역동적으로 설명하기를 좋아하여, 생물학적 설명이나 유전적 해석에 관한 논문을 가져오기도 한다. 동시에 해석에 대한 이들의 보편적인 반응은 "선생님이 맞아요; 다 제 잘못이죠"이다.

공감 Empathy

피학적 성격 경향은 대개 단지 환자가 의식적으로 느끼는 행동 측면에서만 긍정적인 적응적 가치를 갖는다. 치료자가 이러한 긍정적인 적응적 측면에 대해 언급해주지 않으면, 치료동맹은 위태로워지며 면담은 성공적이지 못하게 된다. 환자는 자신의 순교자적인 태도를 존경받을 만한 경향인 이타주의라고 생각한다. 자신을 내세우지 않는 태도는 자신이 경쟁적이지 않다는 의미로, 바람직한 경향이라고 생각한다. 이 환자들은 학대를 받아들이는 것과 협조적이고 순응적인 것을 혼동하며, 이러한 행동에는 무의식적으로 고통을 추구하려는 동기가 있다는 것을 알지 못한다. 치료자가 초반부터 마주치게 되는 이들의 전반적인 도덕적 우월성에 대해 이들은 자신이 다른 사람들을 용서해주고 있는 것이라고 느낀다. 이렇듯 표면적으로 관대한 것 이면에는 다른 사람들의 문제점들을 기록해두면서 무의식적으로 즐거워하고 있는 것임을 이들은 의식하지 못하고 있다. 이 환자들은 자신을 관대한 사람이라고 생각하며, 타인을 조종하기 위해 무언가를 준 뒤 이에 대한 보답으로 그 사람이 무언가를 되돌려주려 할 때 그럴 기회를 빼앗아버리는 행동을 한다는 사실을 이들은 깨닫지 못하고 있다. 자신은 부끄럼 많고 강요적이지 않은 사람이라고 생각하는데 왜 사람들은 자신을 무관심한 사람이라고 생각하는지 이들은 이해하지 못한다.

> 한 성공한 사업가가 첫 면담에서 "제 아이들은 고마워할 줄 몰라요. 걔네들을 위해 전 연금부터 해서 다 준비해줬어요. 하지만 걔들은 제 생일을 축하해주기는커녕 기억조차 못하더군요. 제 생일을 제가 직접 챙겼습니다"라고 호소하였다. 2차 세계대전 기간 동안 유럽에서 성장한 그는 어렸을 때 많은 박탈을 경험했었다. 부모를 위해 헌신했으며 아버지의 사업이 파산되는 것을 막아주었다. 이를 기반으로 그는 막대한 재산을 모을 수 있었다. 부모는 그의 성공과 헌신에 대해 진혀 인정해주시 않았으며 돌아가실 때까지 그를 비난했었다. 그는 자신의 자녀와의 관계에서 이런 상황을 그대로 반복하고 있었다. 그는 아이들의 잘못에 대해서는 너그러우면서도 동시에 독립을 하고 경제적으로 자립하려 할 때엔 심하게 반대를 하였다. 그는 아이들을 조종하기 위해 돈을 주었고 아이들이 무심해지거나 "생일을 몰라줄 때"면 상처를 받곤 하였다. 그가 느끼기에 자신은 "옳았고", 아이들은 "나빴다." 그는 화가 나 있음을 인정하지 않았고, 자녀들의 "무심한" 행동에 당혹스러워했다. 그는 "괴로움에 진저리가 나요"라고 호소하였다. 치료가 진행되면서 점차 그는 자신이 고통을 원하고 있으며, 관대함 뒤에는 피학적인 측면이 감춰져 있음을 – 다시 말해 통제를 하고 있지만 인정 못 받고 거부당하고 있다고 느끼고 있음을 이해하기 시작하였다.

매달리고 무력하고 의존적인 아이 역할을 하려는 환자의 행동에 대해 섣불리 해석해주어서는 안 된다. 치료 초반에는 어떻게 할지 알려달라는 환자의 질문과 요청에 대답해주면서 상호작용을 해주는 것이 필요하지만 현실 생활에서의 결정을 대신 내려주어서는 안 된다. 환자가 "제 어머니에 대해 더 듣고 싶으세요?" 혹은 "선생님이 제 이야기에 지루해하지 않으셨으면 해요"라고 말한다면, 초반부터 이런 언급에 대해 직접적이고 구체적으로, 그러나 해석은 해주지 않는 방식으로 다뤄줘야 한다. 환자에게 "왜 제가 결정을 내려주길 원하시는 거죠?"라고 물어서는 안 된다. 대신 어떤 결정에든 위험성이 있음이 두려워 환자가 결정을 내리고 있지 못하다는 점을 초반부터 해석해줄 수 있다. 환자가 동의한다면, 임상가는 각 결정들의 부정적인 결과에 대해 검토해본 뒤 어느 쪽 고통이 견뎌내기 더 나을지 환자에게 물어볼 수 있다. 그런 다음 임상가는 "지금까지 우리는 결정을 내리는 것에 있어 부정적인 요소에 대해 주로 생각해봤습니다. 그럼 긍정적인 측면에 대해서도 생각해보도록 합시다"라고 짚어줄 수 있다. 사랑과 따스함의 감정이 생겨나 환자의 무의식적 적개심이 어느 정도 중화되고 난 뒤에서야 비로소 피학적 성향은 억압된 분노가 드러나게 되는 것을 견뎌낼 수 있게 된다.

우선 임상가는 걱정해주고, 따뜻하게 안아주고, 지지해주는 환경을 제공해주어야 한다. 치료 초반부에 이런 환자에게는 전이를 상당히 많이 충족시켜주는 것transference gratification이 필요하다. 피학성 환자들은 박탈을 견뎌내기 힘들어 하므로 임상가는 침묵을 피하는 것이 바람직하다. 치료 초반에는 과거력 청취에 더 많은 시간을 할애해야 한다. 이를 통해 환자의 장점과 건강한 기능 영역에 대해 알아줄 수 있는 기회가 생긴다. "그동안 충분히 힘드셨던 것 아닌가요?" 혹은 "충분히 스스로를 벌주시지 않았나요"라는 언급 같은, 환자의 무의식적 죄책감을 덜어줄 수 있는 개입이 도움이 된다. 표현적 정신치료expressive psychotherapy를 하고픈 환자의 동기를 강화시켜주는 것이 때로는 필요하다. 피학성 환자들은 자신에 대해 더 많이 알게 되는 것을 원치 않는데, 왜냐하면 이들은 새로운 점을 발견할 때마다 자신의 부적절감과 무가치감이 더 확고해질 것이라고 생각하기 때문이다. 이러한 양상에 대해 치료 초반부에 탐색해볼 수 있다.

환자가 면담가의 언급을 비난으로 받아들이지는 않는지 주의 깊게 들어봐야 한다; 공감적인 태도로 환자의 관심을 유도해야지 그렇지 않으면 환자는 "제가 그 말씀을 비난으로 느꼈다니 죄송해요; 전 제대로 알아듣는 것이 하나도 없어요"라며 이를 또 다른 비난으로 바꿔 듣는다. 피학적인 면담가는 "오, 아닙니다, 그건 제 실수입니다"라고 말하게 된다. 이러한 태도는 환자의 피학성을 강화시킬 뿐이다.

자기 파괴적인 행동이 표출될 것으로 예상될 때에는 미리 중재를 해주는 것이 필요하며, 그런 다음 개입에 대한 환자의 반응을 분석해주어야 한다. 이는 종종 직접적인 조언보다는 질문의 형식으로 하는 것이 좋다. 한 재무담당자는 작년에 자신이 채결한 계약이 회사에 손해를 입힌 것 같다며 "회사를 그만 두려구요"라고 말했다. 실제로 그의 업무수행은 보통 수준이었으며 이를 보상하려고 열심히 하고 있었다. 면담가는 "다른 직책을 제안 받지 않으셨던가요? 일이 잘 풀렸던 해가 아니라고 말씀하셨었는데요"라고 물었다. 사직하겠다는 위협은 그의 피학성이 행동으로 표출된 것으로, 그에게 상당한 고통을 주고 있던 것이었으며, 이에 환자는 회사를 그만두겠다는 위협을 철회하였다. 더 이야기를 나눠본 결과, 환자는 면담가의 말을 자신이 제대로 하지 못하고 있다는 뜻으로 받아들이고 있었으며 비난받았다고 느꼈음이 드러났다. 면담가는 자신의 말이 그런 뜻인 것만은 아니라는 점을 지적해주었다.

타인에 대해 분노감을 갖고 있음을 환자가 어느 정도 인식하게 된 다음에는 임상가는 어떻게 해서 자기-처벌적인 행동이 환자 자신뿐 아니라 실제로는 타인들까지 벌주게 되는 것인지를 지적해줄 수 있다. 환자가 우울해하지 않으면서 그 해석을 받아들인다면, 이후 치료자는 다른 사람들한테 화가 나 있는 자기 자신을 벌주려하는 것임을 해석해줄 수 있다. 환자가 우울해하는 반응을 보인다면, 사람들의 사랑을 잃어버릴 것을 두려워할 뿐만 아니라 자신이 좀 더 참지 못 했다는 점에서 스스로에게 실망하고 있는 것이라고 해석해줄 필요가 있다. 그런 다음 우울을 통해 환자는 자신의 죄를 속죄하고 있으며 고통을 받음으로써 자신을 공격했던 타인으로부터 다시 인정받고 싶어 하고 있음을 보여줄 수 있다. 자신이 얼마나 괴로워하고 있는지, 그에게 미안해하고 있는지를 다른 사람들이 알아주길 기대하고 있으며, 이는 환자가 사랑과 혼동하고 있는 기본적인 감정구조임을 임상가는 설명해주게 된다. 어떤 경우에는 환자가 이러한 과정들을 거쳐 나갔음에도 행동 패턴이 전혀 변하지 않기도 한다. 이런 경우에 임상가는 "좋습니다. 당신의 어머니를 충분히 벌주신 것 아닌가요?"라고 말할 수 있다. 이것은 초기의 개입이 *아니다*. 피학성 환자에게는 유머를 사용하지 않는 것이 중요하다. 이 환자들은 어김없이 조롱받았다고 느끼며 부정적으로 반응하게 된다.

피학성 환자들은 분노감을 인식하고 인정하는 것을 굉장히 어려워한다는 사실을 알게 되면서, 임상가는 분노와 가장 근접한 받아들일 수 있는 감정은 이들이 "실망disappointment"이라 부르는 것임을 알게 된다. 임상가는 환자로 하여금 중요한 타인에게 분노를 표출하고 이로 인해 상대방이 분노로 대항하여 죄책감이 들게 되더라도 이에 적응될 때까지 계속하도록 끊임없이 용기를 주어야 한다. 치료 도중 피학성 환자들은 종종 자신의 치료자에게 "실망"했다는 얘기를 반복하곤 한다. 한 환자는 "전 선생님께 인정받고 사랑받고 싶었지만 전 환자로서 선생님을 실망시킬 뿐이네요. 전 인정받을 자격이 없어요"라고 말했다. 이는 환자에게 "실망"은 두 갈래 길로 나뉜다는 점을 보여줄 기회가 된다. 치료자가 자신에게 실망했을 것이라고 믿는다면, 자신을 "실망"시켰기 때문에 자신 또한 속으로는 치료자에게 실망하고 있는 것이다. 치료자는 "제가 당신의 노력에 대해 경의와 인정을 보여주지 못했고 당신에 대해서도 애정을 표하지 못했으므로 사실 당신은 저에게 실망을 하셨을 겁니다. 따라서 자신에게 책임이 있다고 느끼지 마십시오"라고 말해주었다. 이 과정에서는 그는 자신의 아버지가 사랑을 표현하지 않아 속으로 실망했었다는 아버지에 대한 실망감을 기억해내었고, 이는 그와 다른 사람과의 관계를 지배하는 방식이었다. 피학성 환자들은 자신은 사랑

받을 자격이 없다고 확신하는 경향이 있다. 이들은 다른 사람에게 “당신을 사랑합니다”라고 말하는 데에 매우 어려워하며, 따라서 역으로 사람들도 자신을 사랑하지 않는다는, 이들이 속으로 확신하고 있던 이야기를 직접 듣게 될 지도 모를 상황을 피하려 든다.

이후의 치료에서 임상가는 자신의 행동에 대한 심리적 설명을 환자가 반박하고 있음을 지적해주면서, 행동의 유전적 내분비적 이론에 대해 환자가 질문하고 언급하는 것은 비난받을 것에 대해, 즉 자신의 행동에 대한 책임성 부분에서 환자가 구별해내지 못하고 있는 무언가에 대해 두려워하고 있기 때문임을 해석해줄 수 있다. 또한 환자는 정신치료가 느리게 진행되는 것을 불만스러워하며 치료가 아무 소용없을지도 모를까봐 걱정하고 있다는 점을 임상가는 알고 있어야 한다.

피학성 환자들은 무의식적 죄책감과 두려움, 부적절감 등을 자기-파괴적인 행동의 형태로 표출을 한다.

> 피학적 성향을 가진 한 중년 여성이 눈보라가 치는 날 신발 대신 부츠를 신고 면담에 왔다. 부츠를 벗은 뒤 그녀는 평소와 다르게 자신의 발을 치마 속으로 감추며 자리에 앉았다. 임상가가 이에 대해 묻자 환자는 자신의 발은 조금 이상하게 생겨서 샌들을 신거나 해변에 가는 것을 꺼린다고 털어놓았다. 이 이야기를 따라가면서 임상가는 예전 면담 때 거세castration에 대한 그녀의 전치된 감정displaced feeling에 대해 이야기했던 것과 연결시켜주었다. 그녀는 해석을 이해하는 듯이 보였고 이를 직업에서의 억압과 연결시킬 수 있었다. 하지만 사무실로 돌아가는 길에 그녀는 택시에 서류가방을 두고 내렸고, 그날 밤 깜깜한 방에서 문에 부딪혀 머리가 찢어졌다. 행동과 해석 자체를 연결시켜보기에 앞서 해석에 대한 환자의 감정반응에 대해 먼저 해석해줄 필요가 있었다. 수치심과 부적절감이 방어적으로 자기-처벌적인 행동으로 전치되었던 것이었다.

가학피학적 관계가 한 커플의 이야기에서 잘 드러난다:

> 부인이 남편에게 “오늘 밤 극장 파티에 레인코트랑 우산을 가져가야 될까요?”라고 물었다. 남편은 “아니, 그럴 필요는 없을 것 같은데. 난 안 가져갈 거야”라고 대답했다. 그날 저녁 극장에서 나올 때 폭우가 쏟아졌다. 친구들은 우산을 가져왔었고 택시는 잡히지 않았다. 집에 도착했을 때 둘은 완전히 젖어 있었고 부인은 화가 났다. 부인은 남편이 자신에게 신경을 써주지 않는다며, 왜 자신이 이런 남편과 계속 살고 있는지 모르겠다며 엄청나게 쏘아붙였다. 남편은 면담가에게 완전히 무능하다는 부인의 말에 비참

함을 느꼈다고 말했다; 부인이 했던 엄청난 비난에 대해 계속 얘기하면서 그는 “저한테 무슨 문제가 있는지 모르겠어요; 아무 것도 제대로 하는 게 없어 보여요”라고 말했다.

면담가는 두 사람은 각자 자신이 피해를 보는 쪽이고 상대방이 가해자 측이라고 생각한다는 점만 다를 뿐 이것은 전형적인 가학피학적인 관계라고 지적해주었다. “맞는 것 같아요”라고 환자는 대답했다. 면담가는 부인이 날씨에 대해 물었을 때 “당신도 알다시피 난 날씨를 잘 예상하지 못해. TV를 틀어서 뭐라고 하는지 보자구. 난 비에 좀 젖는 건 상관없는데, 비가 온다고 한다면 우산을 가져가도록 하지”라는 식으로 가볍게 응할 수는 없었는지 물었다. “죽어도 저는 그렇게 못 할 거에요”라고 환자는 답했다. 이때 환자는 풀이 죽으며 당황한 듯이 보였다. 환자의 무의식적 가학성에 대해 공감적으로 알아줄 적절한 시기였다. 그의 눈빛이 살짝 빛나며 목소리에 미소가 머금어졌을 때 면담가는 “비에 젖은 부인을 봤을 때 어땠어요? 물에 빠진 생쥐 같던가요?”라고 물었다. 환자는 웃음을 터뜨린 뒤 “그녀가 괴로워하는 걸 전 몰래 즐기고 있었나봐요, 지금까지 몰랐는데 말이에요”라고 말했다.

이 사례는 25년간의 이들의 결혼사를 요약해서 보여준다. 부인은 남편이 자신을 보호해주고 돌봐주길 원했으며 자신이 그렇게 가난하고, 의존적이고, 무력하다는 것에 화가 나 있었다. 부인의 가난은 남편에게는 부담이었다. 남편은 자신이 돈을 많이 벌지 못해 신탁자금에 의지해서 생활해야 한다는 사실 때문에 자신에게 화가 나 있었다. 돈 때문에 부인이 자신을 사랑하는 것이라고 생각해 상당한 돈을 부인의 명의로 넣어두었다. 15년 동안 둘은 성관계를 없었다. 이러한 방식을 통해 이들 각각은 박탈의 고통을 받으면서 동시에 서로에게 벌을 주고 있었다.

다음 사례는 피학성 환자의 무의식적 자기애성 과대적 소망과 환상이 어떻게 해서 죄책감을 강화시키게 되는지를 보여준다.

한 남자 환자가 자신이 기르던 늙은 강아지가 서서히 고통스럽게 죽어가고 있다며 깊은 슬픔과 죄책감에 괴로워하며 상담시간에 도착하였다. 수의사는 그가 더 이상 해줄 것은 없다고 말했다는 것이다. 강아지를 마취시키면 죄책감이 들 것이고, 그러지 않더라도 계속 죄책감이 느껴질 것 같다며 어떻게 해야겠냐며 물었다. 책임을 지는 것에 대한 환자의 두려움을 해석해주면, 옳긴 하지만, 환자는 더욱 괴로워할 것이며 더욱이 환자의 슬픔을 무시하는 꼴이 될 것이다. 치료자는 먼저 그 상황의 안타까움을 공감해주면서 “문제는 강아지에게 무엇이 최선인지보다, 어떻게 하든 당신이 느끼게 될 죄책감을 어떻게 해결하느냐가 더 중요한 것 같습니다. 당신이 할 수 있는 다른 무언가가 *분명히* 있을 것이라는 생각 때문에 죄책감이 드는 것 아니겠습니까"라고 말해주었다. "예, 그런 기분이 들어요"라고 환자는 답했다. 임상가는 "모든 사람들이 그런 일을 옳게 처리할 수 있기를 바랍니다. 슬픔도 마찬가지이지만, 우리에게는 한계가 있습니다"라고 대답하였다.

면담이 끝날 무렵 환자는 치료자에게 고마움을 전하며 악수를 나눈 뒤 곧바로 집으로 가서 강아지를 수의사에게 데리고 갔다. 그는 강아지의 머리를 무릎에 올려놓았고, 수의사는 강아지를 마취시켰다. 이후 그는 그 일에 대해 죄책감이나 의구심이 아닌 사랑과 연민, 친밀감의 경험이었다고 보고하였다. 나중에 이 이야기를 어머니께 말씀 드렸을 때 어머니는 "사실, 6개월 전에 안락사를 시켰어야 했다"고 말했다.

이윽고 임상가는 환자의 성격 경향의 부적응적인 측면에 대해 탐색을 하게 된다. 이때에는 적응적인 요소 또한 있음을 알아주도록 주의해야 한다.

한 여대생의 어머니가 "네 졸업식에 우리가 가지 못해도 이해해줬으면 한다, 알겠지? 가는 데에만 3시간이나 걸려"라고 말했다. 환자는 "그럼요, 괜찮아요"라고 대답했다. 이후 그녀는 치료자에게 속이 상했었다고 털어놓았고, 치료자는 "어머니께 다시 전화를 걸어 '곰곰이 생각해보니 솔직히 어머니가 와주셨으면 좋겠다. 그러면 매우 기쁠 것 같다'고 말하는 것을 생각해 보셨나요?"라고 물었다. 그런 생각이 스쳐지나가긴 했지만 어머니를 성가시게 하고 싶진 않았다고 환자는 말했다. 환자는 당황스러운 듯 보였다. 이때 임상가는 "어머니도 당신과 같은 문제를 갖고 계신 것 같습니다. 어머니도 자신이 참석하는 것이 당신에겐 중요하지 않다고 느끼시는 것 같네요. 자신이 참석하지 않아도 정말 괜찮은지 당신에게 확인하고 싶으신 것 같군요. 오셔 달라고 끝까지 부탁하지 않은 것에 어머니도 마음이 상하셨을 텐데요"라고 말했다. 환자는 "그건 전혀 생각 못 했네요. 나가서 어머니께 전화를 해야겠어요"라고 대답했다. 환자는 자신의 어머니도 똑같은 문제를 갖고 있으며 누군가가 자신을 원하는 것에 기뻐한다는 사실을 알게 되었고, 이는 두 사람 모두에게 중요한 전환점이 되었다.

이는 환자에게 도움이 되는 기회로, 졸업식에 어머니가 와주지 않는 것에 상처받은 채 화를 억누르게 되면 아직까지 자기 자신과 어머니를 용서하지 못했던 수년간 쌓여온 분노감만 더 키울 뿐이었다. 이후 임상가는 이로 인해 환자가 치료자에게 부담감을 느끼거나 스스로 그런 생각을 해내지 못했다는 것에 자신에게 화가 나는 것 등에 대해 분석을 해줄 수 있다.

이와 같은 치료 예는 앞으로 환자가 하게 될 "전 어떻게 해야 되죠?"라는 물음에 대한 인지적/정서적 본보기가 된다.

전이와 역전이
TRANSFERENCE AND COUNTERTRANSFERENCE

피학성 환자들의 초기 전이는 매달리고, 의존하고, 확실하게 협조를 하는 것이지만, 나중에 이는 분노와 불합리한 요구로 바뀌게 된다. 이 환자들은 임상가가 좌절을 주었던 대상, 즉 감정적으로 다가갈 수 없었던 부모를 대신하고, 결국 대치물substitute이 되어줄 것을 원한다. 그렇게 되지 않을까봐 두려워하며, 실제로 전이가 좌절되게 되면 이러한 두려움은 확고해진다. 환자의 소망이 충족되게 되면, 이들은 자신을 의존적이고, 의무적이라고 느끼며 자신의 어린아이 같은 모습에 창피해하면서 무능감은 더욱 굳어지게 된다. 이들은 자기 가족들과 그랬던 것처럼 자신이 임상가의 일부가 되어간다는 기분에 화가 나게 된다. 충족을 시켜주게 되면 환자는 자신의 분노가 부적절한 것이었다고 느끼면서 더욱 더 죄책감을 느끼게 된다. 임상가가 조언이나 지지를 해주지 않으면, 환자들은 좌절감과 사랑받지 못했다는 기분, 무력감, 절망감, 구속감 등을 느낀다. 전이에서 이러한 패러다임이 벌어질 수 있으며, 이에 대해 해석해주기도 전에 임상가는 이미 양쪽 모두에 관여되어버린다는 점이 중요하다. 치료자는 자신의 이러지도 저러지도 못하는 상황에 화를 낼 것이 아니라 환자의 어쩔 수 없는 상황에 대해 공감을 갖고 해결해나가야 한다. 피학적인 임상가는 환자가 호전이 없는 것에 잘 대처하지 못하면서 이를 자신이 치료자로서 적합하지 않다는 증거로 받아들인다. 전이에서 환자의 시기심이 의식 위로 떠오르는 것은 치료가 잘 진행되어가고 있음을 뜻한다. "선생님처럼 될 수 있었으면 좋겠어요" 또는 "선생님은 저보다 훨씬 더 좋은 삶을 살고 계세요"와 같은 말이 그러한 예이다.

피학성 환자의 경우에는 역전이의 위험성이 아주 많다. 이 환자들은 자주 부정적인 치료반응을 보이기 때문에 임상가는 안 좋은 영향을 받아 환자처럼 절망감을 느끼면서, 임상가로 하여금 부족하고 무능하다고 느끼게 만들고 싶어 하는 환자의 적대적이고 가학적인 소망을 알아차리지 못하게 된다. 자기 연민에 잘 빠지는 피학성 환자들의 경향 때문에 치료자는 환자에게 경멸감이 들면서 환자의 진정한 괴로움에 대해 알아주지 못하게 되기 쉽다. 피학성 환자들의 병리는 타인으로부터 가학적 반응을 불러일으키기 위한 것이며, 이는 임상 상황에서 두드러지게 나타난다. 미묘하고 은밀한 환자의 자극행동에 대해 적개심이 느껴지는 것은 아닌지 임상가는 계속해서 면밀히 살펴보아야 한다. 그러한 자극행동의 전형적인 예는 제

시간에 치료비를 지불하지 않아 치료자가 수금업자 역할을 하게끔 만들어 돈만 아는 사람처럼 느껴지게 되는 경우이다: 환자는 강한 어조로 “선생님은 제 돈에만 관심이 있으신 것 같네요, 제가 아니라요”라고 쏘아붙였다. 임상가가 화가 치미는 것만 잘 다스린다면, 이런 상황은 심리에 대해 탐색할 풍부한 기회를 제공해준다. 피학성 환자들은 부당했던 일들을 모아두는 게 일이다; 임상가는 자신이 환자에게 화가 나지는 않는지 끊임없이 살펴보아야하는데, 예를 들어 빈정대는 말을 하는 것처럼, 적개심을 행동으로 표출하게 되면 환자는 치료자를 포함한 모든 사람들로부터 자신은 부당한 취급을 받는 희생자라는 믿음을 더욱 굳히게 되기 때문이다.

다른 흔한 역전이 반응으로 환자에게 결정을 내려주거나 그의 잘못을 용서해주는 것과 같은 전능한 부모의 역할을 하려는 반응이 있다. 이러한 점이 전형적으로 드러난 한 예로, 예수회 사제이기도 한 정신과 전공의가 교실 앞에서 한 피학성 환자와 면담을 하고 있었다. 면담을 하면서 그는 가톨릭 신자이던 환자에게 자신은 사제라고 말한 뒤 스스로를 비난하는 환자의 힘든 이야기를 듣고선 그의 죄를 사해주었다. 환자는 곧 기분이 나아졌다. 이를 본 다른 전공의들이 그의 행동에 화를 내었다. 해당 교사는 그 사제 전공의의 마술적 힘에 대해 동료 전공의들이 시기를 하는 것이며 사제 전공의의 이런 조종 행위는 초보 정신과의사로서의 자신에 대한 부적절감을 감추기 위한 것이었다고 공감적으로 해석해주었다.

역전이가 표현되는 다른 형태로 임상적으로 필요가 없음에도 임상가가 약을 처방하는 경우가 있다. 이는 환자의 부정적 반응에 대해 무력감이 느껴져 이를 극복하고자 하는 것이다. 초보 임상가는 환자에게 착하게 대해주고픈 유혹을 이겨내야 한다. 이에 대해 환자들은 자신은 그런 대우를 받을 자격이 없으며 그에 보답할 수도 없다고 믿기 때문에 더 기분이 나빠진다. 지나친 지지나 격려 또한 이러한 반응을 불러일으킨다.

방어적 양상에 대해 해석도 해주지 않은 채, 환자에게 스스로를 좀 더 주장하도록 또는 좀 더 적극적으로 경쟁하도록 부추기는 것 또한 환자의 무의식적 분노감을 지나치게 동일시하는 것일 수 있으며 이는 해가 될 수도 있다. 임상가가 환자에게 너무 열심히 대하는 것 또한 환자가 불러일으킨 무력감과 수동적 부적절감을 해결하려는 시도일 수 있다. 환자로 인해 느껴지는 부적절감을 잘 이용하면, 임상가가 환자의 부적절감을 공유해볼 수 있는 좋은 기회가 될 수도 있다. “한참 멀었어요”라는 환자의 불평에 굴하지 않은 채, 지금까지 환자의 어려움에 대해 이해하는 동안 얼마나 많은 진전이 있었는지를 공감적으로 얘기해주는 것은 상당히 치료적일 수 있다.

결론 CONCLUSION

피학성 환자에 대한 공식적 질병분류가 결국 변경되긴 하였지만, 이런 환자들은 명백히 존재하며, 이들은 종종 면담가에게 상당한 도전이 된다. 면담가는 공감과 역전이에 대한 자기 분석 뿐만 아니라 피학성 성격 구조에 대한 지식들을 사용해야 한다. 환자 성격의 내면을 이해하고 알게 됨으로써, 임상가는 환자가 자신을 바라보는 시각에는 자아-동질적인 측면이 있음을 이해하여 환자와 라포를 형성할 수 있게 된다. 특정 성격 경향의 부정적인 측면에 대해 탐색할 때마다, 임상가는 그 성격 경향의 긍정적인 요소를 유지하려는 환자의 욕구 또한 지지해주어야 한다. 이렇게 환자의 자존감을 보호해줌으로써, 환자는 자기 스스로에게로 향하기 쉬운 자신의 내적 분노를 잘 받아들일 수 있게 된다.

치료 상황을 또 다른 가학피학적인 관계로 바꿔놓으려 하기 때문에, 피학적 성격은 성공적으로 치료하기 가장 힘든 환자 중 하나이다. 그럼에도 불구하고 한결같은 공감적 태도로 환자에게 현실감을 심어주고 역전이를 가학적이 아닌 건설적인 방식으로 이용하게 되면 치료적 변화가 일어나 환자는 마침내 자기-파괴적인 행동의 끝없는 악순환으로부터 벗어날 수 있게 될 것이다.

7장 우울증 환자

THE DEPRESSED PATIENT

우울증*depression*이라는 단어는 일반 대중에게는 슬픔*sadness*과 동의어이다. 하지만 정신보건 전문가에게는 그렇지를 않아, 슬픔은 상실에 대한 정상적인 정서반응인데 반해 우울증은 증상이나 부적응적인 증후군으로 간주되며, 이때 우울증에는 슬픔이라는 주관적인 경험이 구성요소 중 하나로 흔히 포함이 된다. 히포크라테스도 우울증후군에 대해 기술하였으며 가장 일관적이고 안정적이며 확실히 확인될 수 있는 의학적 상태 중 하나이다.

정신과 환자들에서 가장 흔한 호소는 불안이나 우울과 관련된 고통스러운 정서에 관한 것이다. 몇몇 환자들은 이러한 정서가 핵심이 되는 증후군이나 장애를 보인다. 우울장애는 정신과에서 가장 흔한 장애 중 하나이다. 평생 유병률은 약 8% 정도이다. 일부 환자들은 수주에서 수개월 가량 지속되는 단일 삽화만을 보이지만, 대부분은 만성적이고 반복적인 우울삽화를 겪는다. 소수군은 양극성의 질환 – 우울증과 조증이 번갈아 나타나는 것이 특징인 장애 – 을 갖는다. 자살은 우울증의 합병증으로, 정신과환자의 사망에 주된 원인이다. 또한 우울증은 많은 의학적 질병들과 동반이 되며, 완전히 이해되진 않지만 그 원인으로 작용하기도 한다. 우울장애는 종종 불안장애, 물질남용, 인격장애 등과도 동반된다.

DSM-5에는 대부분의 우울장애의 핵심 요소인 주요우울삽화(표 7-1)와, 덜 심하지만 더 오래 지속되는, 우울신경증depressive neurosis이라는 종선의 진단을 대체하며 DSM-IV에서 규정된 만성 주요우울장애와 기분부전장애를 통합한 지속성 우울장애(기분저하증)에 대한 진단 기준(표 7-2)이 기술되어 있다.

항우울제 처방이 발전되면서 우울증 환자의 치료 초점은 증상학과 현상학을 심리적으로 이해하는 것으로부터 멀어지게 되었다. 임상가들은 가장 효율적인 약을 처방하기 위해 신속하게 우울증의 유형을 분류하려 든다. 경도 및 중등도 우울증의 치료에는 약물치료와 정신치료가 거의 비슷한 효과를 보이는 것으로 나타났으며, 약과 정신치료를 병행했을 때 치료 반응이 가장 뛰어남에도 불구하고 이렇게 되고 있다.

우울증*depression*은 종종 우울증상을 보이면서 공통적으로 어떤 다른 양상들을 갖는 질병군을 뜻할 뿐 아니라 또한 그 증상 자체를 일컫는 용어이기도 하다. 증상으로서의 우울증은 무력감과 개인적 빈곤감을 동반하는 전반적인 슬픈 느낌을 말한다. 우울한 사람들은 자신의 안전이 위협받고 있고, 스스로 자신의 문제를 해결할 수 없으며, 다른 사람들조차 자신을 도와줄 수 없다고 느낀다. 전형적으로 생활의 모든 측면들 – 정서적, 인지적, 생리적, 행동적, 그리고 사회적 면들 – 이 다 영향을 받는다.

표 7-1. 주요우울장애의 DSM-5 진단기준

A. 다음의 증상 가운데 5가지(또는 그 이상)의 증상이 2주 연속으로 지속되며 이전의 기능 상태와 비교할 때 변화를 보이는 경우, 증상 가운데 적어도 하나는 (1) 우울기분이거나 (2) 흥미나 즐거움의 상실이어야 한다.

주의점: 명백한 다른 의학적 상태로 인한 증상은 포함되지 않아야 한다.

1. 하루 중 대부분 그리고 거의 매일 지속되는 우울기분에 대해 주관적으로 보고(예, 슬픔, 공허감 또는 절망감)하거나 객관적으로 관찰됨(예, 눈물 흘림) (**주의점**: 아동 · 청소년의 경우는 과민한 기분으로 나타나기도 함)
2. 거의 매일, 하루 중 대부분, 거의 또는 모든 일상 활동에 대해 흥미나 즐거움이 뚜렷하게 저하됨
3. 체중 조절을 하고 있지 않은 상태에서 의미 있는 체중의 감소(예, 1개월 동안 5% 이상의 체중 변화)나 체중의 증가, 거의 매일 나타나는 식욕의 감소나 증가가 있음(**주의점**: 아동에서는 체중 증가가 기대치에 미달되는 경우)
4. 거의 매일 나타나는 불면이나 과다수면
5. 거의 매일 나타나는 정신운동 초조나 지연(객관적으로 관찰 가능함. 단지 주관적인 좌불안석 또는 처지는 느낌뿐만이 아님)
6. 거의 매일 나타나는 피로나 활력의 상실
7. 거의 매일 무가치감 또는 과도하거나 부적절한 죄책감(망상적일 수도 있는)을 느낌(단순히 병이 있다는 데 대한 자책이나 죄책감이 아님)
8. 거의 매일 나타나는 사고력이나 집중력의 감소 또는 우유부단함(주관적인 호소나 객관적인 관찰 가능함)
9. 반복적인 죽음에 대한 생각(단지 죽음에 대한 두려움이 아닌), 구체적인 계획 없이 반복되는 자살 사고, 또는 자살 시도나 자살 수행에 대한 구체적인 계획

B. 증상이 사회적, 직업적, 또는 다른 중요한 기능 영역에서 임상적으로 현저한 고통이나 손상을 초래한다.
C. 삽화가 물질의 생리적 효과나 다른 의학적 상태로 인한 것이 아니다.

발췌. 권준수 등 역, 정신질환의 진단 및 통계편람 제5판, APA, 서울: 학지사: 2015

표 7-2. 지속성 우울장애(기분저하증)의 DSM-5 진단기준

이 장애는 DSM-IV에서 정의된 만성 주요우울장애와 기분부전장애를 통합한 것이다.

A. 적어도 2년 동안, 하루의 대부분 우울 기분이 있고, 우울 기분이 없는 날보다 있는 날이 더 많으며, 이는 주관적으로 보고하거나 객관적으로 관찰된다.

주의점: 아동·청소년에서는 기분이 과민한 상태로 나타나기도 하며, 기간은 적어도 1년이 되어야 한다.

B. 우울 기간 동안 다음 2가지(또는 그 이상)의 증상이 나타난다.
1. 식욕부진 또는 과식
2. 불면 또는 과다수면
3. 기력의 저하 또는 피로감
4. 자존감 저하
5. 집중력 감소 또는 우유부단
6. 절망감

C. 장애가 있는 2년 동안(아동·청소년에서는 1년) 연속적으로 2개월 이상, 진단기준 A와 B의 증상이 존재하지 않았던 경우가 없었다.

D. 주요우울장애의 진단기준을 만족하는 증상이 2년간 지속적으로 나타날 수 있다.

E. 조증 삽화, 경조증 삽화가 없어야 하고, 순환성장애의 진단기준을 충족하지 않아야 한다.

F. 장애가 지속적인 조현정동장애, 조현병, 망상장애, 달리 명시된, 또는 명시되지 않는 조현병 스펙트럼 및 기타 정신병적 장애와 겹쳐져서 나타나는 것이 아니다.

G. 증상이 물질(예, 남용약물, 치료약물)의 생리적 효과나 다른 의학적 상태(예, 갑상선기능저하증)로 인한 것이 아니다.

H. 증상이 사회적, 직업적, 또는 다른 중요한 기능 영역에서 임상적으로 현저한 고통이나 손상을 초래한다.

주의점: 주요우울 삽화의 진단기준은 지속성 우울장애(기분저하증)에는 없는 4가지 증상이 포함되어 있기 때문에, 극소수가 2년 이상 지속되는 우울 증상들을 가지게 되며, 지속성 우울장애의 진단기준을 만족하지 못한다. 만약 질환의 현 삽화 기간 동안 어느 시점에서든 주요우울장애의 진단기준을 모두 만족한다면 주요우울장애로 진단해야 한다. 그러나 만약 그렇지 않다면 달리 명시된 우울장애 또는 명시되지 않는 우울장애를 진단할 수 있는 근거가 된다.

주의점: 명시자는 DSM-5(178쪽)를 참조하라.

발췌. 권준수 등 역, 정신질환의 진단 및 통계편람 제5판, APA, 서울: 학지사: 2015

정신병리와 정신역동
PSYCHOPATHOLOGY AND PSYCHODYNAMICS

초기나 경도의 우울 증후군 환자들은 적극적으로 자신의 고통을 완화시키려 노력한다. 이

들은 타인에게 도움을 간청하거나, 상실한 애정 대상을 마술적으로 되찾거나 혹은 자신의 장점을 강화시킴으로써 자신의 문제를 해결하려 한다. 우울증이 점차 만성화되거나 심각해지게 되면, 환자들은 점차 희망을 포기하게 된다. 이들은 다른 사람들은 자신을 도울 수 없으며, 또 도우려하지도 않을 것이라고 생각하며, 자신의 상황은 나아지지 않을 것이라고 느끼게 된다. 우울증의 임상 증후군은 경미한 신경증적 반응 및 적응 반응에서부터 심한 정신병에 이르기까지 다양하다.

우울한 사람들은 나쁜 기분을 느낄 뿐만 아니라, 특징적으로 자기 자신이 최대의 적(敵)이 되기도 하며, 또한 자신에 대해 이야기를 할 때 바로 그 적이라는 단어를 사용하기도 한다. 자기-파괴적 혹은 피학적 경향과 우울증 경향이 종종 한 사람에서 동시에 존재한다. 심한 우울증의 가장 극단적인 합병증인 자살은 우울한 사람의 심리상태를 이해하는 데에 매우 중요한 현상이다.

환자들은 주관적으로 슬픔이 느껴지지 않는 경우엔, 스스로를 우울하다고 생각하지 않는다. 하지만 정신과의사들은 일부 환자들을 보고 "가면성 우울증masked depression" 혹은 "우울상당depressive equivalents" 환자라고 말하곤 한다. 이러한 환자들은 우울증의 다른 전형적인 증상 및 징후들은 다 갖고 있지만, 정서적인 면만은 빠져있거나, 또는 이를 부정한다. 그러나 환자의 의식적인 정서 이외의 다른 증상들을 고려해 봤을 때, 그리고 종종 환자의 심리적 방어가 깨지고 난 뒤에는 우울증이 드러난다는 사실에 비춰봤을 때, 이 진단들은 합당한 것이다. 흔한 증상 중 하나는 정서적 어려움에 대해서는 부정을 한 채, 주로 신체적 증상이 두드러지는 것으로, 이런 환자들은 종종 정신과의사가 아닌 다른 의사들을 찾곤 한다.

다국적 연구 결과 주관적인 정서적 스트레스는 서구 유럽국가에서 특히 흔한데 반해, 신체증상 호소, 피로감, 감정적 탈진감 등은 다른 많은 문화들에서 두드러지는 것으로 나타났다.

이 장에서는 우울증의 임상적 및 정신역동적 측면, 피학적 행동과 자살고의 관련성, 그리고 우울증적 적응 양상depressive patterns of adaptation의 발달적 근원 등에 대해 살펴볼 것이다.

임상 양상 Clinical Features

우울 증후군에는 특징적인 정동 장애, 사고과정의 지연과 협소화, 느려지고 감소된 행동의 자발성, 사회적 관계에서의 철수, 그리고 건강염려증적 집착으로 인해 극대화된 생리적 변화 등이 포함된다.

정동 Affect

우울한 사람들은 기분이 저하되는 느낌을 받는다. 이들은 이런 느낌을 슬픔, 침울함, 또는 절망감 등으로 표현하며, 그밖에도 다른 여러 가지 단어들을 사용한다. 일반인들이 우울증이라는 단어를 사용할 때에는, 우울 증후군의 다른 임상 양상의 존재 유무와는 상관없이, 그저 이런 기분을 가리키고 있는 것이다. 환자는 또한 고민, 긴장, 두려움, 죄책감, 공허함, 그리고 그리움 등을 이야기하며, 우울 감정의 특정한 측면들을 강조하기도 한다.

우울증 환자들은 생활에서의 흥미를 상실한다. 즐거워하던 활동에 대한 열정이 줄어들며, 경미한 우울증에서는 밥을 먹고, 성관계를 가지며, 놀기도 하지만, 이때 즐거움은 거의 없다. 우울증이 악화되어감에 따라, 전에는 즐거움의 원천이었던 것들에 대해서도 점점 무관심해지게 된다. 다른 사람의 우스갯소리에 살짝, 슬픈 듯한 웃음을 띠기도 하지만, 자기-비하감을 감추고 있는 냉소적이거나 조롱적인 가면이 아닌 이상, 스스로 우스갯소리를 하는 일은 거의 없다.

일부 우울 증후군 환자에서 흔한 양상 중 하나인 불안은 위험에 대한 심리적 반응으로, 종종 자신의 안녕에 대한 위협이 존재한다고 무의식적으로 믿어질 때 나타난다. 때때로 소위 "갱년기 우울증involutional depression"이라고 불리는 상태에서는 불안과 이와 밀접히 관련되어있는 초조 양상이 만성화되기도 한다. 심한 우울증이나 만성 우울증에서는 불안이 사라지고, 대신 무감동apathy과 철수withdrawal가 나타나게 된다. 이는 이미 포기를 한 채, 절망감을 느끼고 있는 환자에서 흔한 양상이다. 무감동적인 환자들은 스스로 어쩌지를 못하며, 남들로부터 동정이나 도움도 거의 불러일으키지 못한다. 그러나 만성적인 절망적 포기가 급성 절망감의 괴로움을 대신해주기 때문에, 이들의 철수는 자신의 내적 느낌으로 인한 고통으로부터 자신을 보호해주는 역할을 한다.

급성 우울 상황에서는 이인증depersonalization이 이와 비슷한 방어기능을 한다. 자신의 개인적 정체성 중 가장 친숙한 측면들이 낯설게 느껴지게 된다. 환자는 더 이상 자신의 몸이나 감정 반응을 자기의 일부로 경험하지 않게 되며, 이리하여 우울증이라는 고통스러운 느낌으로부터 자신을 보호할 수 있게 된다. 그러나 공허감과 타인과의 분리감이 또한 고통으로 느껴질 수도 있다. 이인증은 복잡한 증상으로 이는 다른 상황에서도 관찰이 되며, 또한 항상 방어적인 의미만을 갖는 것은 아니다.

분노 역시 우울증 환자의 정동에서 두드러진다. 환자는 자신은 사랑 받지 못하고 있으며, 부당한 대우를 받고 있다고 불평하면서, 이러한 분노를 직접 드러내기도 한다. 다른 경우에서는 분노가 보다 미묘한 형태로 표현되기도 하는데, 이때 환자의 고통 때문에 주변 사람들의 인생은 비참해진다. 예를 들어, 한 여성이 남편에게 끊임없이 자신은 굉장히 끔찍한 사람이며, 남편은 자신의 이런 모습을 참아내기 힘들 것이라고 이야기하였다. 그녀의 자기-학대는 자기 자신을 꾸짖고 있는 것이 아니라 남편을 괴롭히고 있는 것이었다. 더욱이, 남편이 환자의 자책감은 잘못된 것이라고 안심시켜주지 않게 되면, 환자는 남편 또한 자신을 끔찍한 사람이라고 생각하고 있는 게 분명하다고 생각하곤 하였다.

사고 *Thought*

우울한 사람들은 자신의 불행과 그 불행이 생활에 미치는 영향 등에 대해 걱정하면서, 자기 자신과 자신의 처지에 몰두되어 있다. 이들은 지난 과거를 반추하며 자책감에 가득 차있는데, 어떤 전능한 힘이 자신의 현재 문제를 마술적으로 해결해주는 것을 상상하면서도, 그렇게 해결될 것이라는 희망은 거의 갖고 있지를 못하다. 이들은 생각을 반복하고 반추하는 경향이 있기 때문에 이들의 대화내용은 단조로운 색조를 띠게 된다. 경한 정도로 우울한 사람들은 의식적으로 자신의 생각을 다른 곳으로 돌림으로써 이런 우울증에 맞서 싸우려 하는데, 이는 특히 강박증 환자들에서 흔하다. 그러나 지금까지의 생각이 새로운 반추로 바뀜으로써, 이러한 방법은 대개 또 다른 자기-집착을 초래하게 된다: "어떻게 하면 내 문제를 신경 쓰지 않게 될 수 있을까?" 대신에, "왜 그런 일이 나에게 일어나야만 하는 거지?" 또는 "이를 위해 난 무엇을 해야 하지?"라는 생각이 들게 된다.

정신병적으로 우울한 환자들은 젊은 시절의 사소한 사건에 대해 곰곰이 생각을 하는데, 이런 회상에는 대개 죄책감이나 처벌과 보복에 대한 두려움이 동반된다. 한 중년 남자는 자신이 사춘기 때 동성애를 맺은 적이 있다는 사실이 지역신문에 폭로가 되어, 자신과 자신의 가족 전체가 수모를 당하게 될 것이라는 생각을 갖고 있었다. 정신병적 우울증의 마지막 단계에서는, 환자는 자신의 감정에 대해 설명을 할 때, 그 감정 뒤에 숨어있는 어떤 의미를 찾아내려 한다. 여기에는 투사projection가 사용되는데, 이때 환자는 이런 곤경에 빠지게 된 것은 자신을 시기하는 먼 친척이 자신에게 내린 처벌 때문이라고 받아들인다. 다른 환자들의 경우, 환자가 설명하고 있는 망상 체계는 세상이 멸망할 것이라는 환상이나'전 인류가 멸종할 것이라는 허무 망상nihilistic delusion과 같은, 과대적 전치grandiose displacement의 형태로 나타날 수 있다. 또 다른 환자들은 구체적인 상징화concrete symbolization를 사용하여, 자신의 신체는 병들었고, 곧 썩어 없어질 것이라고 확신을 하지만, 이때 감정적인 어려움에 대해서는 부정을 한다. 이러한 방어 양상은 편집증적 환자에서 보이는 것과 관련이 되며, 이에 대해서는 제 13장 "편집증 환자"에서 자세히 논의될 것이다.

환자가 생각하지 못하고 있는 주제 역시 환자가 몰두되어 있는 생각 만큼이나 중요하다. 이들은 즐거웠던 과거를 떠올리지 못한다;, 자신의 인생을 중간 중간에 암흑기가 찾아오는 회색조의 삶이라고 생각한다. 환자가 자신의 인생에 대해 이야기를 할 때에는 상당히 많은 회상성 조작retrospective falsification이 있다는 점을 꼭 염두에 두어야 한다. 환자는 자신의 기분은 서서히 시작된 오래된 것이라고 기억하지만 가족들에 따르면 증상은 비교적 최근에 갑작스럽게 생긴 것이라고 전하는 경우가 드물지 않다. 어떤 의미에서는 환자가 옳은 것일 수도 있다; 단지 자신의 우울증을 남들, 그리고 아마도 자기 자신에게까지도 감추고 있던 것뿐일 수 있다. 환자가 호전되어감에 따라, 이러한 과정은 역으로 진행된다; 회복의 초기 단계에서는 우울증 환자들은 실제로 느끼는 것 보다 더 많이 좋아진 듯이 이야기를 한다. 이 때문에 치료자는 때 이른 낙관을 하게 되며, 바로 이점이 호전되기 시작할 무렵에 자살률이 증가하는 이유 중 하나이다.

우울증 환자에서는 사고 내용thought content이 혼란되어 있을 뿐 아니라, 인지 과정cognitive process 역시도 왜곡되어있다. 이들의 사고는 양적으로 감소되어있으며, 반응을 보일 수는 있지만, 주도성이나 자발성은 거의 없다. 이들은 질문에 대해 대답을 하긴 하지만, 새로운 자료나 주제를 꺼내 놓지는 않으며, 이들의 정신생활에는 다양함이 거의 없다. 이들은 질문의 뜻을 이해하고 적절하게 대답한다; 그럼에도 불구하고 생각은 느려져있고, 말투는 멈칫거리거나 불확실하다. 심한 우울증에서 인지기능 장애가 너무 심해지면 "가성치매pseudodementia"라고 불리는 임상 양상을 보일 수도 있다. 이는 진짜 치매와 구별되어야 하는데, 대개 가역적이긴 하지만 그 원인은 대뇌의 이상인 것으로 생각되고 있다.

행동 *Behavior*

우울증 환자는 특징적으로 사고 과정뿐만 아니라 그의 생활 전체까지도 느려짐을 보인다. 이들의 동기와 반응에는 시간이 많이 걸리며, 초조하고 과다활동적으로 보이는 경우에서조차도, 목적지향적이거나 의도적인 행동은 감소된다. 따라서 손을 계속 반지작거리며 서성이고 있는 환자라 하더라도, 혼자 옷을 입거나 단순한 과세를 수행하는 데에 많은 시간이 걸리곤 한다. 행동적으로 지연된 환자에서 속도가 변한 다는 것은 이들에게는 거의 기이한 일이며, 극단적인 경우 마치 슬로우 비디오를 보고 있는 듯이 보인다.

환자들은 억지로 시키면 생활에 참여를 하지만, 다시 혼자 하도록 내버려두면, 칩수되어버리곤 한다. 이들이 선택한 활동이란 수동적이고, 종종 사회적으로 고립된 것들이다. 초기 우울 증후군 환자가 처음에는 친구와 만남을 가지려고 애를 썼다. 고통을 경감시키는 데에 이런 노력이 아무런 효과가 없게 되자, 그는 혼자 앉아서 책을 읽는 일로 후퇴를 하였고, 얼마 후 이런 일조차도 자신이 감당해낼 수 없을 만큼의 에너지와 주의를 요구하는 것이 되어버려, 마침내 그는 TV가 꺼져있는지조차 모르는 채, 화면만 멍하니 쳐다보며 앉아있게 되었다.

신체적 증상 Physical Symptoms

우울한 사람들의 자기 자신에 대한 몰두는 종종 자신의 몸이나 신체적 건강에 대한 걱정이라는 구체적인 형태로 표현된다. 건강염려증hypochondriasis이나 심한 신체망상somatic delusion은 이와 같은 과정이 보다 심하게 표현된 형태이다. 이런 증상들은 편집증 증후군에서 보이는 증상들과 관련이 있으며, 이에 대해서는 제 13장에서 논의될 것이다. 우울증은 또한 생리적 기능의 실제 변화와도 연관된다. 대사율이 저하되며, 위장관 기능이 비정상적이 되고, 입이 마르며, 신경-내분비적 조절을 받는 거의 모든 신체 기능들에서 변화가 일어난다. 우울증에서는 신체 질환의 유병률과 이로 인한 치사율이 유의하게 증가된다.

가장 흔한 호소에는 잠들기 어렵거나 새벽에 일찍 깨는 것과 같은 불면증, 피로, 식욕 상실, 변비 (때로는, 초기 우울증에서 설사가 두드러질 수도 있다), 성욕 상실, 두통, 뒷목이 아픔, 요통, 그 밖의 통증들, 그리고 입이 마르고 타서 마치 모래를 씹는 것 같은 증상 등이 포함된다. 특정 신체 증상들은 환자에게 상징적인 의미를 갖는다. 입과 소화기에 관련된 증상들이 흔한 이유는 구순적 동기와 관심이 우울한 사람에서 중요한 문제이기 때문이다. 다른 증상들은 개인적인 의미가 더 많을 수도 있다. 대학 교수에서의 두통이라든지, 폐경기 여성에서의 골반통 같은 것들은 모두 환자의 자기-개념과 밀접한 관계가 있는 것들이다. 한 남자가 "공복시 장(臟)이 긁히는 느낌"이 든다고 호소하였다; 이에 대해 더 이야기를 나누어보자, 환자는 종양이 몸 안에서부터 갉아 먹어오고 있다고 느껴진다고 하였다. 원인과 무관한 신체증상 또한 건강염려증적 걱정의 초점이 되기도 된다.

사회적 관계 Social Relations

우울한 사람들은 타인의 사랑을 갈망하고 있지만, 상대방에게 보답을 하거나, 관계를 돈독히 다지는, 서로 주고받는 관계는 형성하지 못한다. 이들은 다른 누군가를 찾아낼 수 없다고 느끼면서 고립이 되거나, 또는 적극적으로 친구와 동료를 찾지만, 매달리는 식의 자기-집착적인 태도를 보임으로써, 결국 이들을 멀어지게 만든다.

거절에 대한 두려움 때문에, 환자는 아는 사람들에게 호감을 사기 위하여 과도한 노력을 기울인다. 친구를 만날 때마다 항상 선물을 주기도 하며, 얼굴만 아는 정도인 사람들의 생일까지도 기억하고 있다. 불행히도, 이들이 전달하는 메시지는 자발적인 따뜻함과 호의라기보다는 자기희생과 자포자기이다. 이와 유사한 행동이 강박작인 사람에서도 관찰이 되는데, 강박적인 사람과 우울한 사람 모두 자신의 공격성을 감추고, 타인의 호의를 사는 것에 신경을 쓰기 때문이다. 그러나 타인으로부터 관심을 사려는 바로 그 행동 때문에 이들은 타인을 멀어지게끔 만든다.

초기나 경도의 우울증 상태에서, 환자는 자신의 고통을 덜어줄 사람을 찾기 위해 사회적 활동을 증가시키기도 한다. 받아들여지고 사랑 받고자 하는 열망 때문에, 경미한 우울증 환자들은 신뢰 있고, 믿을 수 있는 사람이 되지만, 자신의 관심과 바람을 타인들의 것에 비해 경시하게 된다. 시기심과 분노감을 느끼고 있지만, 이들은 이런 감정을 숨기기 위해 최선을 다하며, 대개 이를 내부로 돌림으로써, 절망감만 깊어가게 만든다.

우울증이 악화되어감에 따라, 환자는 더 이상의 에너지와 욕구를 잃어버리게 된다. 친구를 만날 수도 없게 되며, 결국에는 스스로에게로 철수된다. 자신은 남들에게 짐이 될 뿐이라는 생각에, 이들은 비통한 침묵과 자책적인 자기책망으로 고통받게 된다. 기분을 달래주려는 다른 사람들의 노력에 반응할 수 없기 때문에 이들은 무력감과 거절감을 느끼게 된다. 그 결과 사람들은 그를 피하게 되며, 아무도 자신을 좋아하지도 원하지도 않는다는 믿음은 더욱 굳어지게 된다.

멜랑콜리아와 비전형적 우울증 Melancholia and Atypical Depression

즐거움을 느낄 수 있는 능력이 거의 완전히 상실되고 생장증상의 변화vegetative change가 두드러지는 것이 특징인 매우 심한 우울증후군을 *멜랑콜리*아라고 부르는데, 이 용어는 "검은 담즙black bile"이라는 뜻으로 고대 그리스 시대까지 거슬러 올라간다. 이는 특별한 생물학적 치료를 필요로 하는 뚜렷한 임상양상을 가진 특수한 증후군이다. 불행히도, 우리의 견해로는, DSM-5는 멜랑콜리아를 별도의 기분장애로 명료화하지 않았다. 2010년도

표 7-3. 멜랑콜리아의 임상양상 (Parker 등의 기술에 따름)

1. 끝없는 근심과 죽음에 대한 언급, 둔마된 정서 반응, 무반응성 기분 그리고 전반적인 무쾌감증 등을 뚜렷하게 보이는, 스트레스요인과 무관한 정동의 장애로서 이러한 양상은 상황이 아무리 나아지더라도 그 자체로 지속된다. 재발률과 자살률이 높다.
2. 정신운동속도가 지연(예, 생각과 움직임, 말 등이 느리고 무기력함)되거나 이유 없이 초조(예, 안절부절못하며 상동적인 움직임과 말)해져 보인다.
3. 집중력과 작업기억의 저하와 같은 인지 기능의 어려움
4. 자다가 깨고, 식욕을 잃고, 체중과 성욕이 감소하며 일주기 기분변동 – 대개 아침에 기분과 에너지가 악화됨 – 을 보이는 등의 생장증상들이 나타난다.
5. 정신병적 증상이 반드시 동반되는 것은 아니지만 종종 나타난다. 절망감과 죄책감, 죄악과 몰락, 질병 등에 대한 허무적 신념 등이 흔히 나타나는 정신병적 주제들이다.

출처. Parker G, Fink M, Shorter E, et al.: "Issues for DSM-5: Whither Melancholia? The Case for Its Classification as a Distinct Mood Disorder." American Journal of Psychiatry 167(7):745--747, 2010. Copyright 2010, American Psychiatric Association.

*American Journal of Psychiatry*의 사설에서 Parker 등은 이를 명료화할 것을 강하게 주장하였다. 표 7-3은 이 사설에서 열거한 임상양상들이다.

비전형적 우울증 환자들에서는 생장증상이 반대로 나타난다. 이들은 종종 대인관계에서의 거절에 대한 민감성이 오랜 기간 있어왔으며 심한 정도의 감정 반응성(예를 들어, 환경자극에 대한 민감성)을 보인다. 불면증 대신에 밤낮으로 잠을 잔다; 식욕은 증가되어 체중이 는다. 이러한 양상은 종종 인격 장애와 연관되는데, 이러한 인격의 문제는 환자가 우울하지 않게 되어도 지속이 된다; 여성에서 더 흔하며 약물 치료에 대한 반응은 매우 다양한 것으로 얘기된다. 비전형적 증상과 이와 관련된 인격적 특성 때문에 종종 이 환자들은 정신치료를 받게 되며 진단에 혼란이 있기도 한다. DSM-5의 비전형적 양상에 대한 명시자가 표 7-4에 수록되어 있다.

표 7-4. DSM-5의 "비전형적 양상" 명시자

비전형적 양상 동반; 이 명시자는 현재 또는 가장 최근의 주요우울 삽화 또는 지속성 우울장애 대부분의 시간 동안 다음의 양상이 두드러질 때 적용할 수 있다.

A. 기분의 반응성(즉, 실제 또는 잠재적인 긍정적 사건에 반응하여 기분이 좋아진다).

B. 다음 양상 중 2가지(또는 그 이상):

1. 뚜렷한 체중 증가 또는 식욕의 증가
2. 과다수면
3. 연마비(즉, 팔 또는 다리가 납같이 무거운 느낌)
4. 인간관계에 있어서 오랫동안 지속되는 거절민감성(기분 장애의 삽화에만 국한되지 않은)이심각한 사회적 또는 직업적 손상을 초래한다.

C. 동일한 삽화 동안에 "멜랑콜리아 양상 동반" 또는 "긴장증 동반"의 진단기준을 충족하지 않는다.

주의점: "비전형적 우울증"은 역사적 의미가 있으며(우울증이 외래 환자에서 드물고 청소년이나 초기 성인에서 진단되는 일이 거의 없었던 시대에 일반적으로 나타났던 전형적인 초조함을 보이는 "내인성" 우울증에 대비하여 비전형적이라고 명명함) 오늘날에는 용어의 의미처럼 드물거나 특이한 임상 양상을 뜻하지는 않는다.

기분의 반응성은 긍정적인 사건들(예, 자녀들의 방문, 다른 사람으로부터의 칭찬)이 있을 때 기분이 좋아질 수 있다는 것이다. 환경적 상태가 양호할 때 기분은 보다 긴 시간 동안 보통 상태(슬프지 않은)가 되기도 한다. 식욕 증가가 음식 섭취의 현저한 증가나 체중 증가로 드러나기도 한다. 과다수면은 적어도 하루에 10시간(또는 우울하지 않을 때보다 적어도 2시간 이상 많다)이나 되는 긴 밤잠이나 낮잠의 시간을 포함한다. 연마비는 흔히 팔이나 다리가 무겁고 둔하며 밑으로 꺼질 것 같은 느낌으로 정의된다. 이는 일반적으로 적어도 하루 1시간 이상 존재하지만 가끔은 1회에 수시간 동안 지속되기도 한다. 다른 비전형적 양상과는 달리 대인관계에서 병적 수준으로 느끼는 거절민감성은 생애 초기에 발생하며, 대부분의 성인기 동안 지속되는 특성이 있다. 거절에 대한 민감성은 우울할 때와 그렇지 않을 때 모두 발생하지만 우울 기간 동안 악화될 수 있다.

발췌. 권준수 등 역, 정신질환의 진단 및 통계편람 제5판, APA, 서울: 학지사: 2015

정신병적 및 신경증적 우울증, 그리고 정상 애도
Psychotic and Neurotic Depression and Normal Grief

정신병적으로 우울한 사람에서는 현실 세계와의 관계가 손상되어있다. 이들의 사회적 철수는 심하게 부적절해 보인다; 정신적 몰입은 외부 세계를 받아들이고 정상적으로 인지기능을 사용하는 데에 방해가 된다. 망상적 대치물delusional substitute 덕분에 고통스러운 현실을 피할 수 있다면 어느 정도의 편안함을 얻을 수도 있겠지만, 우울증 환자들은 망상이 생기더라도 자기 비난과 자기 처벌이라는 내용을 띠어 더욱 고통을 받으려 한다.

신경증적 우울증와 정신병적 우울증 간의 구분은 종종 양(量)적인 문제로 보인다. 진단을 내리는 데에 있어 외부 유발인자, 증상의 기간, 그리고 심각도 등이 고려되어야 한다. 정신병적 우울증 환자에게는 소원한 느낌이 훨씬 더 많이 느껴진다. 면담가는 환자의 고통에 공감적인 태도로 접근하는 것이 아니라 감정적 거리감을 느끼면서 증상을 관찰하고 있는 자신을 발견하게 된다.

정신병적 우울 증후군은 흔히 "초조성agitated"과 "지연성retarded"으로 세분된다. 이는 흔히 보이는 임상 양상을 일컫는 용어이다. 초조성 환자들은 손을 계속 만지작거리고, 자신의 운명을 한탄하면서 복도를 서성거린다. 그는 아무에게나 다가가서는, 정형적이고 때로는 짜증나게 만드는 방식으로 간절히 도움을 요청한다. 식사를 하기 위해 자리에 앉지만, 곧바로 자신의 접시를 밀어버리고는 자리에서 일어나 버린다. 이들의 전반적인 진단적 인상은 강렬한 불안이지만, 얼굴의 주름과 사고의 내용을 살펴보면 우울증이라는 것이 곧 드러난다.

반면에, 지연된 정신병적 우울증후군 환자들은 운동의 억제를 보이는데, 이것이 혼미 상태로까지 진행되기도 한다. 이들은 머리를 숙이고, 몸은 구부린 채, 눈은 허공을 응시하고, 주변 소리에 무관심한 상태로 의자에 앉아있거나 침대에 누워있다. 말을 하거나 움직일 때에도, 그 행동은 매우 느리고, 힘들어 보이며, 곧바로 끝이 난다.

신경증적으로 우울한 환자들은 현실 세계 내에서 계속 기능하고 있으며, 이들의 우울 감정은 경미하거나 적어도 외부 유발인자에 대한 적절한 반응인 것처럼 보인다. 우울증이 심하다면, 유발 외상이 극심했던 것이며, 따라서 면담가는 환자의 고통을 공감해줄 수 있다. 환자는 주변 세상의 현실을 인지하고 있으며, 종종 수주 혹은 수개월에 걸쳐 호전이 된다. 예를 들어, 최근에 남편을 잃은 신경증적으로 우울한 젊은 과부가 혼자서는 결코 인생이 즐거울 수 없으며, 재혼은 상상할 수도 없다고 느꼈다. 그러나 자식들과의 관계와 일에 있어서는 위안을 얻을 수가 있었다. 1년 후, 그녀는 남편의 죽음을 뒤돌아볼 때 슬픔을 느꼈지만, 그래도 새로운 남자를 만나기 시작했고, 인생을 즐겼으며, 재혼도 고려할 수 있게 되었다. 다른 한 여성은 이와 비슷한 스트레스 이후에 정신병적 우울증이 발생하였는데, 그녀는 자식들을 돌볼 수 없었고, 침대 안으로 철수된 채, 끔찍한 신체적 질병이 발생했다고 믿고 있었다. 자신의 과부신세에 심각하게 몰두하게 되었고, 1년이 지나 고통이 다소 약해지긴 했지만, 여전히 집에만 머무른 채 여러 신체 질병에 대해 치료를 받으러 다닐 뿐이었다.

정상 애도 반응과 신경증적 우울증, 그리고 정신병적 우울증은 연속선상에 있다. 애도 반응 중에 있는 사람은 중요한 실제 상실에 대해 슬픔과 인생의 다른 부분에 대한 관심의 일시적인 철수로 반응하고 있는 것이다. 이들의 생각은 상실에 초점이 맞추어져 있고, 수주 혹은 수개월 후 세상에 대한 관심은 이전 수준으로 회복되며, 다른 사람과의 관계를 재정비할 수가 있다. 이런 정상 증후군과 병리적 우울증을 구분해주는 몇 가지 특징들이 있다. 애도 중에 있는 사람들은 자존심의 저하를 경험하지는 않는다. 이들은 비합리적인 죄책감을 갖지 않으며, 면담가는 쉽게 이들의 감정에 공감해줄 수가 있다. 어느 정도의 불면증이 있을 수도 있지만, 신체적 증상은 경미하고 일시적이다. 이들은 세상이 끝났다는 느낌을 가질 수도 있지만, 곧 회복이 되어 이 문제에 대처해나가게 될 것이라는 것을 알고 있다. 이들은 가족이나 좋은 친구들이 안심시켜주려는 노력에 반응을 보일 수 있다. 마지막으로, 애도는 자연회복이 되는 상태로, 6-9개월 이상 지속되는 경우는 거의 없으며, 대개 그 보다 짧다. 심각도나 기간 면에서 그 반응이 상실에 비해 지나치거나, 또는 자기비난이나 죄책감, 개인적 부적절감을 느끼는 경우에서는 우울 증후군을 생각해보아야 한다.

유발 인자 Precipitating Factors

생물학적 이론과 심리학적 이론 Biological and Psychological Theories

우울증은 종종 환자의 생활에서 외상적 촉발 경험에 대한 반응이곤 하지만, 때로는 유전적으로 또는 기질적으로 결정된 취약성을 반영하기도 한다.

우울증 환자로 하여금 자신의 증상을 심리적 측면에서 이해하도록 하는 것이 종종 도움이 된다. 삽화의 유발요인에 대해 논의하는 것이 이것이 가장 중요한 원인적 요소라는 의미는 아니지만, 환자로 하여금 자기 자신을 좀 더 이해할 수 있는 기회를 제공해준다. 대부분의 우울삽화는, 특히 경과의 초반부에는, 외부 유발 원인과 연관이 있다.

우울증에 대한 유전적 또는 기질적 모델은 오랫동안 정신역동적 개념과 서로 긴장관계에 있는 것으로 간주되었지만, 이 두 가지 개념 틀이 서로 모순되는 것은 아니다. 오늘날 대부분의 우울삽화는 기질적 취약성을 가진 사람이 생활 속 촉발 스트레스에 영향을 받으면서 발생한다는 사실에는 의문의 여지가 없다. 우울 증후군이 상대방에게 무력한 의존성helpless dependency을 전달함으로써, 따뜻한 보살핌을 유도해낼 수 있다는 점에서 봤을 때, 우울

기제는 적응적인 가치를 지니고 있으며, 또한 이런 기제를 사용할 수 있는 능력 덕택에 진화 과정에서 살아남게 된 것일 수도 있다. 이는 조현병의 진화론적 모델과는 정반대의 것인데, 조현병 이론에서는 질병의 비적응적인 측면이 강조된다. 우울증에서, 생물학적 설명과 정신역동적 설명은 양립 가능한 것일 뿐만 아니라 상호보완적인 개념이다.

구체적인 심리적 스트레스들 Specific Psychological Stressors

상실 Loss 애정 대상의 상실이 우울증의 가장 흔한 촉발요인이다. 전형적인 상실은 사랑하는 사람의 죽음이나 그와의 이별이다. 가족이나 친구로부터 거절을 당할 것이라는 예상으로부터 초래된 내적 심리적 상실internal psychological loss이 촉발요인이 되기도 한다. 상실은 실제로 이미 발생한 것일 수도 있고, 아니면 부모나 배우자의 죽음이 예상될 때 나타나는 우울 반응에서와 같이, 곧 임박한 상실일 수도 있다. 물론 모든 상실이 우울증을 일으키는 것은 아니다. 그 상실에는 환자에게 중요한 누군가가 포함되어야 하며, 환자의 심리적 기능과 나중에 논의될 상실한 대상과의 관계에 어떤 취약한 특성이 있기 마련이다.

때때로 실제 상실과 우울 반응 사이에는 수일, 수주, 심지어는 수년간의 간격이 있기도 한다. 이러한 경우 환자는 상실, 혹은 상실이 자신에게 미친 영향 등을 부정함으로써, 자신의 감정 반응을 회피해 버릴 수도 있다. 무엇인가 – 종종, 초기 외상을 상징화하거나 노출시키는 사건 – 에 의해 이러한 부정denial이 효과적이지 못하게 되어버리면, 우울증이 뒤따르게 된다. 남편의 죽음에 대해서는 거의 반응을 보이지 않았던 한 여성이 2년 후 고양이가 사고로 죽자 심하게 우울해졌다. 그녀는 "내가 정말로 혼자라는 사실을 문득 깨닫게 되었어요"라고 설명하였다. 애도가 정상 심리 발달과정의 일부로서 지연이 될 수도 있는데, 아버지의 죽음에 비교적 영향을 받지 않은 듯이 보였던 사춘기 소년의 예에서 이러한 점이 나타난다. 5년 후 대학졸업식 전날 밤, 환자의 어머니는 그가 혼자 방에서 울고 있는 모습을 보았다. 어머니가 무슨 일이냐고 묻자, 환자는 "아버지가 계셨다면 얼마나 기뻐하셨을까 생각했어요"라고 말했다. 나중에 환자가 이 일에 대해 이야기했을 때, 치료자는 "어머니께서는 뭐라고 하시던가요?"라고 물었다. 환자는 눈물을 흘리며 "어머니는 저를 껴안으시며 아버지는 우리 마음속에 계신단다라고 말씀하셨어요"라고 대답했다. "가슴 뭉클한 이야기군요; 앞으로 늘 소중한 기억이 될 것입니다"라는 치료자의 말에 환자는 깊은 감동을 받았다.

소위 기념일 우울증anniversary depression이라는 것은 이와 같은 기전에 의해 발생하는 것이다. 특정한 계절이나 날짜는 무의식적으로 환자의 초기인생에서의 상실감과 연결이 된다. 부모님의 기일(忌日)이 흔한 예이다. 성탄절 연휴 동안의 우울증은 다른 사람들은 모두 행복할 때, 자신은 홀로 남겨진 채 궁핍하다는 흔한 감정과 관련이 있다. 친구들이 가장 행복했을 때 정서적 박탈감이 심해지곤 했던 한 소년은 휴가철만 되면 아무 이유 없이 우울해진다는 사실을 몇 년 후 스스로 깨달았다.

어떤 면에서 보면, 성인의 모든 우울 반응은 지연된 반응으로, 성인기 현재의 촉발인자가 초기 아동기로부터 유래된 감정을 노출시킨 것이다. 모든 아이들은 상실과 부적절감, 무력감 등을 경험하기 때문에, 모든 성인들은 앞으로 상실을 겪게 되었을 때 우울해지지 않기 위해서는 사랑하는 관계를 포함한 적절한 심리적 자원을 갖추고 있을 필요가 있다.

자신감과 자존심에 대한 위협 Threats to Self-confidence and Self-esteem. 모든 사람들은 자기 자신을 포함한, 인생에서 중요한 사람들에 대한 내적 정신적 표상internal mental representation을 가지고 있다. 타인에 대한 표상처럼, 자기-표상self-representation 역시도 매우 정확할 수도, 혹은 심하게 왜곡되어 있을 수도 있다. 이런 자기-표상의 한 측면인 자신의 적응 능력에 대한 이미지를 기술할 때, *자신감self-confidence*이라는 용어를 사용한다. 다시 말해 자신감이 있는 사람은 스스로를 자신의 욕구를 충족시킬 수 있으며, 자신의 생존을 보장할 수 있는 사람으로 지각하는 사람이다.

자기표상이나 실제로 자신은 어떤 사람인가 하는 정신적인 이미지 외에도, 모든 사람들은 자신이 되고 싶은 사람 혹은 어떤 사람이 되어야한다고 생각하는지에 관한 이미지 즉, 자아 이상ego ideal을 가지고 있다. 자기상self-image이 어느 정도로 자아 이상에 가깝게 살아가고 있는가 하는 것이 자신감의 척도가 된다. 즉, 되고 싶은 것에 가깝게 살아가고 있다고 느껴지면, 자존심self-esteem은 높아질 것이다; 역으로, 자신의 목표와 포부에 미치지 못하게 되면, 자존심은 낮아질 것이다.

자신감과 자존심의 저하가 우울증의 주요 증상이다. 우울증에 취약한 사람들의 대부분에서, 이들은 그 동안 인생에서 중요한 타인들이 계속해서 베풀어준 사랑과 존경, 인정에 의존하여 자존심을 키워왔다. 이런 타인은 환자의 과거로부터 오랫동안 내재되어온 인물이거나 또는 현시점에서 중요한, 현실적인 외부 인물일 수 있다. 어떤 경우이든, 그런 인물과의 관계가 파괴된다는 것은 지금까지 환자가 자기애적 공급narcissistic supply과 애정, 그리고 의존적 만족dependent gratification 등을 얻어왔던 원천에 위협이 가해진다는 의미가 된다. 이것은 환자의 자존심을 위태롭게 만들며, 따라서 우울증을 촉발시키게 된다. 또한 환자의 자기상의 상징적 확장symbolic extension이 되어왔던 인물들 – 비록 이들이 이러한 자기애적 보상narcissistic reward의 원천은 아니지만 – 과의 관계가 파괴된 후에도 우울증이 발생할 수 있다. 이런 경우, 대상 상실object loss은 자아의 일부분이 잘려나가는 것과 같은 것이다. 자식을 잃는다는 것은 흔히 부모에게 이런 의미를 갖는다.

대상 관계의 파괴 이외의 다른 충격에 의해서도 자기상과 자존심이 흔들릴 수 있다. 많은 사람들에서, 자존심은 자신감에 기초한다; 즉, 독립적으로 자신의 문제에 대처해나갈 수 있다고 느껴지는 한, 이들은 자신에 대해 좋은 평가를 할 것이다. 심한 상해나 질병 같은, 이러한 적응 능력에 대한 직접적인 위협이 그를 무력하게 만들고, 그의 자신감과 결과적으로 자존심까지 파괴시킬 수 있다. 사람을 무력하게 만들 정도로 심각한 외상적 상해나 만성 질병이 일부 우울증과 연관되어 보이는 것은 이러한 이유에서이다.

적응 능력에 대한 직접적인 위협과 중요한 사람들로부터의 애정과 존경을 상실하는 것은 서로 임상적으로 밀접하게 관련되어 있다. 예를 들어, 시험에 떨어진 학생은 자신의 지능에 대한 이미지를 급격하게 낮추게 되며, 또한 바로 이 이유에서 이들은 부모가 자신에게 애정과 관심을 덜 가지게 될 것이라고 느끼게 된다.

성공 Success. 어떤 사람들은 명백한 성공에 대해 역설적으로 우울해지는 반응을 보인다. 승진이나 또는 더 많은 책임과 높은 지위를 가져다주는 모든 갑작스런 보상들이 우울증을 일으킬 수 있다. 이러한 역설적인 우울증paradoxical depression을 살펴보면, 두 가지 흔한 기저 역동 중 하나가 흔히 발견된다. 첫째로 환자가, 그와 반대되는 객관적인 증거들에도 불구하고, 자신은 이런 성공을 받을 만한 사람이 못된다고 느끼는 것이다. 늘어난 책임들 때문에 자신의 모자람이 드러날 것이라고 믿으며, 결국에는 이런 보상을 주었던 사람들로부터 거절을 당하게 될 것이라고 예상한다. 예를 들어, 우수한 경력을 가진 의사가 임상 프로그램을 지휘해달라는 요청을 받았다. 처음에는 이 제안을 거절했지만, 결국 받아들이게 되었고, 점차 자신의 임상적 판단과 관리 능력을 믿지 못하게 되었다. 이것에 대해 상급자에게 이야기를 했을 때 그들은 그를 안심시켜주었지만, 이는 오히려 그가 상급자들은 자신을 진정으로 이해하지 못하고 있다고 확신하도록 만들뿐이었다. 마침내 그의 상상된 무능력fantasied incompetence으로 인해 환자들이 다치는 것을 피하기 위하여, 그는 심각한 자살 시도를 감행하였다. 성공의 기회가 주어졌을 때, 그는 자신이 적절하게 기능하지 못하여, 더 이상 의존적인 보살핌을 받지 못하게 될 것을 두려워한 것이다.

성공에 대한 우울 반응의 원인이 되는 두 번째 정신역동적 주제는 환자가 무의식 속에서 자신의 성공을 자기주장과 적개심에 연결을 시켜 이 때문에 보복을 당하게 될까봐 두려워하는 것이다. 이런 환자들은 종종 최고에 오르기 위하여 애를 쓰지만, 성공적인 자기주장은 적대적 공격성과 동일한 것이 되며, 따라서 이들은 더 많은 성공을 가져다주는 모든 행동들에 대해 죄책감을 느끼게 된다. 이들은 경쟁을 외디푸스적 갈등이나 동기간 갈등의 측면에서 바라보며, 성공은 처벌이 뒤따르게 될 범죄 행위라고 생각한다. 이들은 보복의 위험을 감수하기보다는 의존적인 적응 수준으로 퇴행함으로서 도망치려 한다.

정신역동적 양상 Psychodynamic Patterns

우울증 환자는 자존심에 대한 상처로 고통을 받아온 상태이다. 이는 외부 대상 혹은 내재화된 대상과의 관계가 파괴된 결과이거나, 또는 자신의 적응 능력에 대한 직접적인 손상의 결과일 수 있다. 어떤 경우이든 환자는 자기상self-image이 위축되는 것을 느끼면서, 손상을 회복하고 향후의 외상으로부터 자신을 방어하려는 시도들을 한다. 이번 단락에서는 이러한 과정과 관련된 몇몇 정신역동적 기제들 – 동일시, 분노와 우울증과의 관계, 격리와 부정의 역할, 조증 증후군, 우울증과 투사적 방어projective defense 간의 관계 그리고 자살 등 – 에 대해 논의할 것이다.

동일시와 함입 Identification and Introjection

죽음이나 이별로 인해 사랑하는 사람을 상실하게 되면, 감정이 부여되어있는 상실한 대상에 대한 정신적 표상은 자신의 내적 세상의 일부분으로 영원히 남게 된다. 이런 기제를 *함입 introjection*이라고 부르는데, 이에 반해 *동일시identification*는 덜 전반적이고 더 미묘한 과정으로, 개인은 상실한 중요 인물의 이미지에 따라 자기상을 수정하지만, 이는 단지 선택된 특정 영역에서만 이루어진다. 이 두 가지 과정들은, 적어도 환자의 심리적 생활 측면에서는, 상실한 대상을 되찾거나 간직하려는 것이다. 이들은 또한 정상 발달에서도 중요하다. 어렸을 적, 부모나 부모 대리자와의 동일시를 통해 아동의 성격이 형성되며, 외디푸스 콤플렉스는 부모를 함입함으로써 해소되는데, 이때 이러한 함입은 성인기 초자아의 기본 핵심을 형성한다.

애도grief에 대한 방어로서, 동일시가 임상적으로 표현되는 경우가 흔하다. 미국에서 태어나 자라온 한 젊은 남자가 유럽 이민자였던 아버지의 사망 이후, 아버지와 유사한 말투와 버릇을 보이기 시작하였다. 한 여성은 신앙심이 깊었던 계모가 사망하자, 난생 처음으로 종교에 관심을 갖기 시작했다. 또 다른 한 여성은 남편이 군에 입대를 한 후, 남편이 가장 좋아했던 게임인 야구를 하기 시작했는데, 원래 그녀는 야구에는 전혀 관심이 없었던 사람이었다. 두 여성 모두 이런 활동을 하는 동안, 헤어지게 된 사랑하는 이와 가까워져있는 기분을 느끼게 된다고 말했다.

상실한 애정 대상에 대한 우울증 환자의 분노가 대상이 함입된 후에도 지속이 될 때, 함입은 명확하게 드러난다. 환자가 자신의 잘못과는 아무런 관련이 없으며, 대신 상실한 사람의 잘못인 것이 명백해 보이는 것에 대해 스스로를 비난할 때, "자아 함입물ego introjects"이라는 용어를 사용한다. 환자의 자아는 함입물과 공범이 되며, 따라서 자신의 처벌적인 초자아의 공격을 받게 된다. 자신을 비난하는 환자의 방식과 목소리가 원래는 상실한 애정 대상이 했었던 표현방식과 유사한 것으로 보이는 경우, 이는 "초자아 함입superego introjection"을 보여주는 것으로, 현재 그 비난은 환자 자신의 초자아로부터 나오고 있는 것이다.

우울증과 분노 Depression and Anger

우울증은 복잡한 감정으로, 흔히 분노가 뒤섞여있다. 이에 대한 아마도 가장 간단한 정신역동적 설명은 자신을 버린, 상실한 애정 대상을 향한 분노일 것이다. 이는 특히 어린아이들에서 극적으로 나타나는데, 부모와의 이별을 경험하고 난 후, 아이는 흔히 부모를 공격하거나 부모와 이야기를 나누지 않으려는 모습을 보이곤 한다. 이는 또한 어머니가 죽은 뒤 어머니를 잃었다는 고통스러운 생각이 떠오르는 것을 피하기 위해서라고 합리화하면서 어머니의 사진과 편지를 모두 없애버린 남자의 경우에서도 잘 드러난다.

우울증 환자들은 자신의 상실을 보완해주고, 자신의 욕구를 계속해서 만족시켜주기를 바라지만 실제로는 그렇게 해줄 수 없는 어떤 대리인에게 자신의 분노를 전치시키기도 한다. 치료자에게 이런 강압적인 적대감을 표현하는 경우가 흔하다. 환자는 치료자가 단순히 빨리 치료되도록 해주는 것이 아니라, 자신의 상실을 직접 보충해주기를 무의식적으로 바란다. 결국에 임상가가 이러한 요구를 충족시켜주지 못하게 되면, 환자는 실망하며 괴로워하게 된다.

환자는 타인을 향한 자신의 적개심에 대해 죄책감을 느끼며, 자신의 분노를 직접 표현하는 것을 두려워한다. 이들은 부적절감을 느끼며, 타인의 애정과 보살핌 없이는 살아갈 수 없다고 확신하다. 그러므로 적개심을 겉으로 표현하는 것은 모두 위험한 것이 된다 즉, 자신이 가장 원하고 있는 것을 자기 자신이 파괴할 수도 있다고 생각하는 것이다. 따라서 환자는 이를 자기-비난과 책망이라는 형태로 자신에게로 돌리며, 이것이 바로 우울증의 핵심 양상이 된다. 정상인들의 경우에는 자기-사랑과 자기-존중이 파괴적인 자기-비판으로부터 스스로를 보호해준다. 이러한 지지적인 요소가 우울증 환자에서 심각하게 결여되어있으며, 이들은 수치심과 죄책감으로 고통 받으면서, 자기 스스로를 잔인하게 괴롭히고 있는 것이다.

격리와 부정 Isolation and Denial

우울한 사람들은 종종 자신의 감정을 인식하지 않은 채 그 감정의 원인이 되는 세상 사건과 사람들에 대해 무시해버리려고 애를 쓴다. 이러한 방어책 덕에 그는 심리적으로 고통을 받지 않게 된다. 이것이 성공하는 경우, 환자는 우울증 없이 우울증을 바라보게 된다- 즉,

임상 증후군은 있되, 주관적으로 느껴지는 감정은 없다. 대개 감정 복합체의 어떤 측면들이 남곤 한다. 종종 신체적 증상이 가장 두드러지며, 따라서 어떤 정신과의사들은 우울증을 "신체적 상당somatic equivalent"이라고 부르기도 한다. 이런 환자들은 우울한 듯 한 외모와 행동을 보인다. 이들은 신체적 증상과 건강염려증적 호소를 이유로 의사에게 오는데, 이런 증상들은 대개 치료를 해도 좋아지지 않는 것들이다. 환자에게 우울한지를 물으면, 이들은 "아니오"라고 대답을 하고, 그러면서도 자신은 쇠약해졌고, 피곤하며, 신체 건강 때문에 걱정이 된다는 말을 덧붙인다. 그 외의 다른 정신과의사들은 주관적인 임상적 정서가 존재하는 경우에만 우울증이라는 용어를 사용하며, 이러한 "상당성" 증상equivalent symptom은 그 전구 상태premorbid condition라고 생각한다.

격리와 부정은 강박성 인격에서 특징적인 방어이며, 정신치료를 통해 강박증 환자의 방어를 분석하다 보면, 흔히 기저의 우울증이 드러난다. 이 환자들은 자신에 대해 높은 기대를 갖고 있으며, 종종 자신은 그것에 맞춰 살아갈 수 없다고 느낀다. 이들은 자신의 신경증적 경향을 고귀한 미덕이라고 생각함으로써 자존심을 유지시킨다. 이것이 해석되어지고, 그의 기저 감정이 공개되게 되면; 자신은 허풍장이에 실패자일 뿐이라고 느끼면서 환자는 우울해지게 된다.

조증 증후군 Manic Syndromes

심각한 조증 환자와의 면담은 제 14장 "정신병 환자" 편에서 논의될 것이다. 하지만 조증 증후군을 이해하는 것은 우울한 환자를 면담하는 데에 있어 중요하다. 양극성 장애, 즉 조울증은 유전적 및 기질적 요인이 원인이라는 증거들이 많이 있으며, 약물치료가 필수적이다. 그럼에도 불구하고 조증 상태에 있어 중요한 정신역동적 주제들이 있다.

조증 환자는 임상적으로는 우울증 환자와는 정반대처럼 보인다. 겉으로 보이는 이들의 정서는 들떠 있거나 다행감euphoria에 젖어 있으며, 한 주제에서 다른 주제로 빠르게 이동하면서, 신체적으로나 정신적으로 모두 지나치게 활동적이어서, 자신의 생각을 하나의 지속적인 사고 흐름에 모아둘 수가 없다. 표면적으로는 이렇게 들떠있음에도 불구하고, 조증은 우울증에 대한 방어, 즉 정서가 부정denial되고 역전reversal되어 나타나는 것이라고 이해했던 적이 있다. 오늘날에는 이것으로 조증의 원인을 설명하지는 못하게 되었지만, 그 심리적 의미를 이해하는 데에는 여전히 도움이 된다.

환자의 기저 감정이 처음 보이던 것만큼 즐거운 것은 아니라는 사실이 종종 임상적으로 확인된다. 조증 환자들이 하는 우스갯소리는, 자폐적인 조현병 환자들과는 다르게, 상대방을 웃길 수 있지만, 종종 거기에는 가시가 돋아있으며 적대적이다. 여러 사람들과 함께 있을 때, 이들은 다른 사람들을 별명을 붙여 부른다거나 그의 신체적 결함에 초점을 맞추는 식으로, 상대방을 당황스럽게 만들거나 자극시키는 발언을 한다. 이때 함께 있던 사람들은 처음엔 환자의 이야기에 웃음을 터뜨리지만, 이내 그 피해자가 받는 불쾌감에 동정을 하게 된다. 이때 환자는 또 다른 사람에게로 표적을 옮기지만, 피해자를 불쌍하게 여기는 것 같지는 않아 보인다. 이런 행동은 그의 방어적 투사defensive projection를 보여주는 것이다; 이들은 자신의 약점을 생각하지 않기 위하여 타인의 약점에 초점을 맞추는 것이다. 때때로 기저에 깔려있는 우울증이 공개적으로 떠오르기도 하며, 따뜻함과 동정에 반응하여 통제력을 잃고는 눈물을 흘리기도 한다.

우울증은 자기애적 손상과 상실의 느낌에 대한 반응으로, 이때 자아는 처벌적이고 불찬성적인 초자아를 두려워하고 있는 상태라고 생각할 수 있다면, 이에 반해 조증은 손상은 회복이 되었고, 초자아는 정복되었으며, 자신에게 필요한 모든 자기애적 공급narcissistic supply들이 이미 합일화incorporate되었고 상처와 상실에 면역이 되었다고 자아가 주장하고 있는 상태라고 볼 수 있다. 여기에는 승리했다는 전능감이 있는 것이다; 자아가 초자아를 무찌른 상태이므로, 더 이상 충동을 통제하거나 억제할 필요가 없는 것이다. 조증 환자들은 자신에겐 어떠한 구속도 없으며, 자신이 바로 자기가 되길 바랐던 그런 사람이라고 주장을 한다. 이들은 극도로 자신감에 넘쳐있어, 정상적으로는 이룰 수 없는 것처럼 보이는 계획에 착수를 하고, 그런 물건을 소유하려한다. 이렇듯 겉으로 보기엔 승리감에 젖어있는 듯이 보이지만, 밑바탕엔 어떤 불편감이 깔려있음이 곧 명백하게 드러난다. 초자아에 대한 두려움은 조증 삽화에서도 지속이 되며, 어떤 면에서 극도로 흥분한 상태로 쫓기는 듯 한 증상을 보인다는 점은 처벌로부터 도망치려는 것임을 의미한다.

울어도 아무도 젖을 주지 않을 때 아이는 스스로를 달래기 위해 환각을 통해 소망을 충족시키려 하는데, 앞서 말한 조증의 정신역동적 설명은 이러한 배고픈 아이의 행동과 관련이 있다. 조증과 우울증이 주기적으로 순환한다는 점은 유아에서 배고픔과 배부름이 번갈아 오는 것에 비유되어왔다. 조증 환자들은 현실을 무시하고 자신이 바로 자기가 진정으로 원하는 사람이라고 주장함으로써 자신의 배고픔을 달래려 하는 것이다. 그러나 이러한 착각 속의 만족은 일시적인 것일 뿐이며, 구순적 만족의 환상이 아이의 배고픔을 가라앉히지 못하는 것처럼, 곧 우울감이 되돌아온다.

투사와 편집증적 반응 Projection and Paranoid Responses

환자들은 빈번하게 편집증적 상태와 우울 상태 사이를 왔다 갔다 한다. 우울증 환자들은 자신은 무가치한 사람이라고 느끼며, 자신의 어려움에 대해 자기 자신을 책망하는 경향이 있다. 이들은 도움을 얻기 위해 타인을 찾지만, 그렇게 되지 못하는 경우엔 화를 내고 분개를 한다. 이들이 자신의 고통스러운 자기-책망으로부터 스스로를 보호하기 위해 투사라는 방어를 사용하게 되면, 이들은 다른 사람들은 자신을 돕지 못한다고 느낄 뿐만 아니라 다른 사람들이 자신의 어려움의 원인이라고 느끼게 된다. 이는 환자가 스스로에게 "내가 나쁜 게 아냐; 단지 그들이 내가 나쁘다고 말했을 뿐이야" 또는 "내 불행은 내 잘못이 아냐;그들이 나에게 그렇게 한 것이야"라고 이야기하는 것과 같다. 투사에는 슬픔에서 분노로, 그리고 도움을 청하는 것에서 박해가 예상되는 것으로의 이동이 동반된다. "나 혼자 그런 학대를 당하는 것을 보니, 내가 중요한 사람인 것이 분명해"라고 생각하면서, 환자의 저하된 자존심은 과대성으로 바뀌게 된다.

그러나 환자는 편집증적 방어 때문에 비싼 대가를 치르게 된다. 외부 세계를 현실적으로 판단할 수 있는 능력이 손상되며, 사회적 관계는 무너지게 된다. 그의 자기상은 확장되지만, 실제 적응 능력은 우울했을 때보다 더 심각하게 손상이 된다. 이러한 변화는 새로운 우울 반응을 유발시키며, 따라서 악순환이 계속되게 된다.

이런 환자들과의 면담에서는, 치료자의 치료적 개입에 반응하여 환자의 증상이 한 극(極)에서 다른 극으로 갑자기 바뀌는 것이 특징이다. 편집증적 증후군과 우울 증후군간의 관련성이 편집증적 환자에서 자살 위험이 높은 이유를 설명해준다 갑작스럽게 사이에 우울증이 발생할 수 있다. 이는 또한 조증 상태에서 편집증적 양상이 두드러지는 것과도 관련이 있다.

자살 Suicide

자살 사고와 그 기분을 탐색하는 것은 우울한 사람을 실제로 치료하는 데에 매우 중요할 뿐만 아니라 그 사람을 이해하는 데에 가장 가치 있는 수단이기도 하다. 모든 복잡한 행동들에서와 같이, 자살에 대한 논의는 동기나 충동에 대한 고찰과 이러한 동기들과 상호작용을 하는 조절 및 통제 요소에 대한 고찰로 세분될 수 있다.

겉으로 보기엔 불합리해 보이는 스스로의 목숨을 끊으려는 행동의 동기는 복잡하고도 다양하다. 일부 환자들에서는 자살하려는 의도가 진짜로 있는 것은 아니며, 그 행동이 자기-파괴적 행동self-destructive act이라기보다는 극적인 의사소통 수단dramatic communication으로서 의식적으로 의도된 것인 경우에는 자살 "제스처"suicidal "gesture"라고 부른다. 그러나 이것은 오산이며, 죽음으로 이끌 수도 있다. 또한 이러한 의사소통의 목적이 성공하지 못하는 경우에는 보다 심각한 자살 행동이 뒤따를 수도 있다. 자살 제스처와 자살 시도 간의 구분은 다소 임의적인 것이며, 대부분의 자살 행동들은 자기-파괴적인 목적과 의사소통적인 목적을 둘 다 가지고 있다. 우울증 환자와의 면담은 다른 의사소통 창구를 제공해주기 위한 목적에서 이루어져야 하며, 면담 그 자체가 자살 행동의 압력을 경감시켜줄 수 있다.

자살 동기의 자기-파괴적인 측면은 복잡하다. 일부 우울증 환자에서 자살은 자신의 운명에 대한 통제감을 되찾는 기회를 제공해주는 것이다. 어떤 철학파는 개인이 진정으로 자유를 경험할 수 있는 것은 스스로 목숨을 끊는 순간뿐이라고 주장한다. 우울한 사람들 중 일부는 어떤 식으로도 자신의 인생을 통제할 수 없다고 느낀다. 이들은 살지 죽을지의 결정은 자신에게 달려있다고 생각되는 순간에만 자율감과 자존심을 되찾을 수가 있다. 종종 '자살을 결심하고 나자 기분이 나아졌다'는 이야기를 듣곤 하는데, 이런 임상 현상은 이러한 기전과 관련된 것이다.

자살을 감행하게 되는 충동은 다른 누군가를 살해하고픈 충동과 관련될 수도 있다. 자살은 자신의 공격성을 통제하는 수단일 수도, 공격성이 자기에게로 돌아선 결과일 수도, 또는 심리적으로 자신과 합일화incorporated된 어떤 인물을 죽이기 위한 수단일 수도 있다. 이들 기전들은 서로 상이하지만, 그 결과는 서로 비슷하다. 즉, 무의식적으로 다른 누군가를 죽이고 싶어 하는 사람이 자신의 목숨을 끊으려 할 수 있다는 것이다.

어떤 상황에서는 인생이 참을 수 없는 것으로 보일 수 있으며, 이때 자살은 고통스럽고 수치스러운 상황으로부터 벗어날 수 있는 방법이 된다. 이는 문화적으로 또는 사회적으로 허용된 자살 사례에서 흔하다. 이는 환자의 가족이나 친구, 심지어는 담당 의사 등이 가장 쉽게 받아들일 수 있는 자살 동기이다. 하지만 우리 사회에서는 고통스러운 말기 질환으로 진단되어 그 예후에 대해 잘 알게 된 환자들에서 조차도 사회적으로 허용된 자살 행동은 비교적 드물다. 이들이 자살을 한다면, 여기에는 대부분 정신과적 장애, 가장 흔히는 우울증이 동반되어 있는 것이다. 임상가는 의식적으로든 무의식적으로든 환자의 문제를 생각해봤을 때 자살이 합리적인 행동일 것 같다는 의미로 전달되지 않도록 주의해야 하는데, 이런 메시지는 환자의 분노나 절망감에 대한 역전이적 불편감이 반영된 것이다.

아무도 자신의 죽음을 경험해보지는 못했다; 따라서 죽는다는 것의 심리적 의미는 사람마다 다르며, 그 의미는 '이와 상징적으로 연관된 다른 경험들'과도 관련되어 있다. 죽음은 이별과 고립, 외로움을 의미할 수도; 평화롭고 영원한 삶을 의미할 수도; 또는 이미 죽은 사람과의 마술적 재결합을 의미할 수도 있다. 사후세계에 대한 종교적 믿음과 영적 믿음에 의해 보다 정교화된 생각이 만들어질 수도 있다. 특정 상황 하에서는 이런 의미들 중 어느 하나가 더 매력적일 수 있으며, 자살 동기는 죽음 그 자체보다 오히려 죽음과 동일한 의미의 이러한 상징들과 더 관련이 있을 수도 있다. 동시에, 대부분의 환자들은 죽음에 대한 무의식적인 상징적 의미와 더불어 자살의 의미에 대한 어느 정도 현실적인 인식 또한 갖고 있다. 이러한 양분법은 내세(來世)의 평화로운 측면을 강조하면서도, 동시에 자살만은 죄악으로 엄격히 금지하는 종교들에 의해 문화적으로 강화된 것이다.

환자가 고려중이거나 시도를 한 구체적인 자살 방법이 종종 이런 행동의 무의식적 의미를 잘 보여주기도 한다. 예를 들어, 수면제를 과량 복용한 사람은 죽음을 긴 잠과 같은 것으로 간주하며, 총을 사용한 사람은 종종 폭력적 분노를 시사하고 있는 것이다. 분신자살과 같은 극적인 방법은 대개 자신의 극적인 감정을 세상에 알리고자 하는 의도와 관련이 있다. 약을 먹고는 물에 뛰어드는 경우와 같이, 동시에 여러 가지 방법을 사용하는 환자는 종종 살고픈 바람의 갈등과 싸우고 있는 것이며, 최후의 순간에 마음을 바꿀 수는 없다고 확신하고픈 것이다.

자살 충동의 강도와 양상은 자살을 감행할 지 여부를 결정하는 요소들 중 하나일 뿐이다. 대부분의 사람들은 살인에 대해 강한 내재화된 금기를 갖고 있으며, 더욱이 자기애적 자기-존중narcissistic self-regard은 자살을 감행하는 데에 대한 구체적인 억제물로 작용한다. 그러나 환자가 자살을 한 부모나 중요 인물을 동일시한 경우라면, 상황은 달라진다. 자살한 사람의 자녀들에서 자살율이 일반인들에 비해 몇 배나 높게 나타났다. 여기에는 어떤 유전적인 요인이 포함되긴 하지만, 이런 사람들에겐 보편적인 내적 구속력usual inner restraint을 발달시키지 못한 점 또한 있으며, 이들은 자살 행동을 부정적인 것으로 판정하지를 못하는데 왜냐하면 그렇게 하는 것은 자신의 부모를 거절하는 것이 되기 때문이다.

어떤 사람이 정말로 그리고 흔들림 없이 자살하기를 원하고 있다면, 아마도 자리에 앉아서 임상가에게 그 이야기를 하고 있지는 않을 것이다. 어떤 환자들은 위험성은 있지만 살아남을 수 있는 가능성이 있는 방식으로 행동함으로써, 자신의 생명을 운명에 맡기려 하기는 것처럼 보인다. 이러한 감정과 관련된 행동은 러시안 룰렛에서부터 발견되기 쉬운 장소에서 약을 먹는다든지, 악천후 속에서 위험하게 운전을 하거나, 또는 임상가가 똑바로 해석할 수 있을지 애매한 메시지를 전달하는 등에 이르기까지 다양하다. 어떤 면에서 이러한 행동은 위에서 언급한 자율감과 통제감의 소망과는 대조되는 것이다. 이를 통해 개인은 아남은 것에 대한 모든 책임을 부정할 수 있게 되며, 따라서 모든 무거운 짐으로부터 벗어날 수가 있는 것이다. 살아남는다면, 그는 이런 결과를 자신은 용서를 받았으며, 보살핌을 받을 것이라는 마술적인 징조로 해석하게 되며, 따라서 자살 충동의 강도는 감소할 것이다. 심각한 자살 시도에서 목숨을 건진 환자가 "하나님께서는 내가 계속 살기를 바라시는 가봐"라고 말하는 것이 전형적인 예이다.

일반적으로 충동적인 행동을 하는 경향이 있는 사람, 특히 충동적 공격성을 보이는 사람들에서 또한 자살 충동이 행동으로 옮겨질 가능성이 높다. 알코올 환자와 급성 뇌 증후군 환자에서 자살율이 높은 이유는 이때 우울증과 충동성이 병존하기 때문이다. 환자의 자살 가능성을 평가하는 데에 있어서, 우울증뿐만 아니라 그의 일반적인 충동성 역시도 중요한 요소가 된다.

우울한 환자에게 자살 사고에 대해 묻는 질문에는 "당신이 죽는다면 어떤 영향을 끼치게 될까요?"; "누가 영향을 받을까요?"; "당신이 결심한 바에 대해 그 사람들과 얘기해보셨나요?"; 그리고 "그 사람들의 반응은 어떨 것이라고 생각하시나요?"등이 포함된다. 이러한 질문들은 자살의 위험성을 평가하는 데에 도움이 될 뿐만 아니라; 대인 관계와 인간관계라는 맥락에서 자살 사고에 대해 생각해보도록 해주며 흔히 자살 충동을 막아주고 있는 고려해야 할 점들에 주의를 집중시키도록 해준다.

자살 사고와 자살 충동을 가진 환자들은 종종 자신이 그것들을 행동에 옮길 가능성에 대해 스스로 평가를 해보며, 대개 자신의 결론에 대해 면담가와 상의하려 한다. 이런 이야기는 중요한 정보원이 될 수 있으며, 이를 단순히 액면 그대로 받아들여서는 안 된다. 환자가 마음을 바꿀 수도 있으며, 안심되어 보이는 심리적 특성에 대해서도 그것이 안정적인지, 변할 가능성은 없는지 평가해보아야 한다. 자살 계획을 얼마나 구체적으로 정교하게 세웠는가, 그리고 그 계획에 따라 행동할 준비는 어느 정도 해두었는가 등을 통해 충동과 행동 간의 분리를 유지하려는 환자의 의도 또한 평가되어질 수 있다.

발달상의 역동 Developmental Dynamics

우울증 환자들은 종종 우울증의 병력이 있는 가족에서 나오며, 이들의 높은 염원과 낮은 자기상self-image은 종종 다음 세대로 전달이 된다. 초기 인생에서 부모의 죽음이나 부모와의 이별이 환자의 과거력 상에서 흔한 특징이다. 환자는 이별과 상실을 겪을 뿐만 아니라, 애도와 절망의 기간 동안 과부나 홀아비로 남게 된 한 쪽 부모와 함께 살아가게 된다. 환자는 종종 보통의 경우보다 훨씬 큰, 부모의 희망과 환상이라는 짐을 짊어지게 된다. 전형적으로 부모는 스스로를 성공하지 못한 사람이라고 느끼며, 자신의 아이들이 자신이 실패한 부분에서 성공을 거두기를 바란다. 아이는 이들의 희망을 위한 수단이 되며, 아이는 자신이 계속해서 성공을 해야만 부모로부터 사랑을 받을 수 있다고 느낀다. 예를 들어, 이런 증후군은 상류사회로 상승한 이민자 부모의 장남이나 장녀에서 흔하다. 겉으로 보기에 가족 분위기는 대개 보호적이고 애정적인 관심이 충만해 보인다. 따라서 환자는 모든 적대적인 감정을 억제하고 부정해야만 하게 된다. 환자는 자신감의 기반 없이, 또 어떠한 불평도 허용되지 않는 분위기 속에서 혹독한 강요를 당하게 된다. "잘"한 것에는 지나치게 칭찬을 받지만, 불복종이나 반항 심지어 자율을 갈구하려는 의지의 사소한 징조조차도 모조리 "나쁜" 것으로 간주되어 질책과 비난을 받는 아이에서도 이와 유사한 결과가 발생한다.

우울의 정신역동의 근원은 생애 첫 1년 동안으로 거슬러 올라간다. 어린 유아에게는 자신이 바로 자신의 심리적 세상의 중심이다. 아이는 자신이 환경을 통제하고 있다고 생각한다. 그럼에도 불구하고 부모가 제아무리 아이의 모든 욕구를 재빨리 충족시켜줌으로써 아이의 자기애적 상태를 유지시키려 노력하더라도, 좌절은 피할 수가 없다. 현실은 아이로 하여금 세상에 대한 첫 그림을 수정하고, 실제로 자신은 무력하고 타인에게 의존적이라는 사실을 받아들이도록 강요한다. 이는 정상적인 발달의 과정이지만, 이 또한 미래의 우울증에 밑바탕이 되기도 한다. 어른이 되었을 때 환자의 자존심에 대한 손상은, 자신에겐 어머니가 필요하지만 어머니가 항상 도와주는 것은 아니라는 사실을 깨달으면서 느끼게 되는 어렸을 때의 감정을 다시 끄집어냄으로써, 우울 반응을 불러일으키게 되는 것이다.

태초의 유아기 정신 상태에는 아직 자기self에 대한 인식이 포함되어 있지 않다. 유아의 경험은 엄마의 생체리듬, 목소리, 움직임 등에 의해 조절되며 이는 *자궁 안in utero*에서부터 시작이 된다. 태어나서 처음 얼굴을 보기 전부터 이미 엄마-유아 사이의 결속bond은 시작된 것이다. 유아의 자기감sense of self이 발달하기 시작하면서, 자신은 무력하지만 어머니를 이용할 수 있는 한 자신의 욕구는 충족될 것이며 따라서 생은 안전할 것이라는 것을 머지않아 조금씩 깨닫게 된다. 어머니와의 이별은 가장 무서운 위협이다. 임상 연구 결과, 생후 6개월에서 1년 사이에 어머니와 이별을 하게 되면 아이는 우울증과 비슷한 양상을 보이는 것으로 나타났다. 이런 유아기 우울증infantile depression은 애정 대상과의 이별로 인해 발생하는 것이며, 이런 이별은 아이 스스로는 대처해나갈 수 없는 안전에 위협을 초래하는 것이다. 대상 항상성object constancy과 시간time에 대한 개념이 아직 원초적이기 때문에, 아이는 이런 위협이 곧 끝날 것이라고 확신하지를 못한다. 어머니가 나타나지 않으면 아이는 처음엔 불안해진다; 그래도 누가 돌봐주지 않게 되면 아이는 곧 무력하고 무감각해지며 살아가지 못하게 된다.

이러한 태초의 우울 상태는 이후의 발달 경험들을 겪어나가면서 더욱 복잡해진다. 아이의 구순적 환상oral fantasy에는 합일적 요소incorporative component와 파괴적 요소destructive component가 포함되어 있다. 어머니를 자신의 일부로 만드는 과정에는 분리된 개인으로서의 어머니의 존재가 지속되는 것을 위협하는 식인적인cannibalistic 또는 공생적인symbiotic 충동이 관여된다. 아이는 어머니를 원하는 자신의 욕구가 결국엔 어머니를 파괴시킬 것이라는 두려움에 휩싸이게 된다. 이러한 의존적 사랑dependent love과 적대적 공격성hostile aggression의 혼합은 우울한 사람에서 특징적인 대상과의 양가감정적 관계ambivalent relation to objects의 출발점이 된다.

아이는 발달 과정 동안 처음에는 신경근육계에 대해 그리고 나중에는 감정에 대해 숙달하고 독립하라는 압력을 받게 된다. 또한 가족의 압력도 의존하고픈 소망을 부정하고 능력과 독립을 쟁취하라는 쪽으로 밀어붙인다. 하지만 부모상 인물로부터 안정감과 따뜻함을 갈구하는 마음은 계속 지속된다. 아이는 자신의 부모와 사랑하는 사람들에게 밀접한 심리적 끈을 만들지만, 이는 실제로 이들을 자신의 일부분으로 만드는 것이다. 이들은 내재화된 사랑의 원천이 되지만, 내적 비판자와 검열자가 되기도 하며, 이렇게 함입된 대상들과의 관계에서 환자의 양가감정은 지속이 된다. 이러한 양상이 굳어진 뒤에는 상실이 있을 때마다 슬픔과 애도, 그리고 상실한 대상의 내재화가 뒤따른다. 우울증에 관한 초기 정신역동 모델 중 하나는 상실한 대상이 특히 강렬하게 양가적인 감정을 가진 것으로 간주되는 경우, 애도는 더욱 쉽게 우울증으로 변한다는 주장이다.

부모 함입물parental introject이 가혹하고 비난적인 경우, 환자는 삶에서 즐거움이 거의 없으며 우울증으로 쉽게 빠지게 된다. 환자의 초자아는 처벌적이고 가학적이며, 이런 초자아는 요구적이고 완벽주의적인 부모와의 합일화와 자기 자신의 공격적인 환상 두 가지 모두로부터 유래된 것이다. 이들은 자신에게 어떠한 즐거움도 허락하지 않으며, 자신의 행동을 과연 자신의 내적 규범에 맞게 살아가고 있는지 판단하는 잣대로 사용하는데, 그 결과는 자신이 부족하다는 결론에 도달하곤 한다. 인생은 시험(試驗)이며, 즐길 시간이 생기면 이들은 죄책감을 느끼면서 실패할 것이라고 생각한다. 자존심은 외부 대상의 지지, 자신의 적응 능력의 유지, 그리고 타인의 과도한 요구나 기대로부터의 보호 등의 조합에 의해 좌우된다. 이들 간의 균형이 위태롭다면 반복적인 붕괴는 불가피하며, 삶은 우울증의 연속이 되어버린다.

면담의 진행 MANAGEMENT OF THE INTERVIEW

우울증 환자와의 면담에서는 면담가의 적극적인 참여가 요구된다. 환자는 돌봄을 받길 원하고 있으며, 면담가가 면담을 주도해줌으로써 그렇게 해주는 것뿐만 아니라 그 밖의 다른 방식으로라도 환자의 의존 욕구를 충족시켜주는 것 또한 종종 도움이 된다. 이런 환자에게 스스로 문제를 해결하도록 하는 것은 충분치 못하다; 환자는 더 많은 것을 원하고 있으며, 은연중에 또는 노골적으로 이를 면담가에게 전달한다. 이 병의 속성 자체가 환자를 치료결과에 비관적이 되도록 만들며, 환자는 의지를 보이는 동참사보나는 수동적인 관찰자가 되기 쉽다. 게다가 이런 환자에서 특징적인 의사표현 방식 때문에 면담에는 기술적인 문제점들이 야기된다. 임상가는 다른 대부분의 환자들의 경우에서보다 더 빠르게 치료 방식에 대한 확실한 전략적 결단을 내려야하며, 실수는 반(反)치료적일 뿐만 아니라 끔찍한 결과를 가져올 수도 있다는 느낌을 받기도 한다.

이 부분에서는 시간에 따른 면담의 전개, 환자의 첫 이야기, 의사소통상의 문제들, 그리고 자살 사고를 포함한 여러 증상들의 탐색 등에 대해 살펴볼 것이다. 정신치료의 몇몇 원칙에 대해서는 치료가 환자에게 미치는 초기 영향에 특히 강조를 두어 설명할 것이다. 우울증 환자의 가족과의 면담 그리고 우울증 환자와의 면담에서 나타나는 특징적인 전이 및 역전이 문제들에 대해서도 논의가 될 것이다.

첫 이야기 Initial Presentation

심하게 우울한 환자들은 대개 혼자서 진료 받으러 오지 않는다. 환자는 병원에 올 힘과 자발성이 없으며, 친구나 가족들은 그가 스스로를 돌볼 의지도 능력도 없는 상태라며 안타까워 한다. 임상가가 대기실로 들어왔을 때, 먼저 쳐다보고 인사를 건네며 환자를 소개하는 사람은 바로 친구나 가족들이며, 환자는 당시 벌어지고 있는 일들을 바라보고는 있지만, 말을 건네지 않는 이상 대화에 참여하지 않는다. 종종 보호자들은 마치 환자는 말을 못한다는 듯이 임상가에게 이야기를 한다. 한 노인 우울증 환자의 딸이 "제가 이야기를 하는 게 낫겠어요. 제 어머니는 귀가 잘 안 들리세요. 그리고 아무 말도 하고 싶지 않으신가 봐요"라며 먼저 말을 꺼냈다. 환자의 보호자들은 임상가가 무엇이 문제인지를 찾아내 주기를 간절히 원한다고 말한다. 이런 식으로 시작하는 것은 현재 환자가 취하고 있는 무력한 사람의 역할을 강조하는 것이며, 따라서 임상가는 이런 태도를 강화시켜주지 않도록 해야 한다. 첫 면담 동안 임상가는 보호자와 함께 그리고 보호자 없이 환자와 이야기해보도록 조절해보아야 한다. 문제점의 유발인자, 자살하고 싶다는 의사 표현, 그리고 우울증의 심각도 등에 관한 중요한 자료 등이 종종 제3자로부터 얻어지곤 한다.

덜 심하게 우울한 환자들은 혼자 오기도 하지만, 환자의 첫 이야기가 끝나기도 전에 먼저 그의 자세, 차림새, 표정, 움직임, 목소리의 특색 등을 통해 그의 문제가 드러나곤 한다. 처음에는 환자의 슬픔과 침울함이 가장 명확하게 나타나지만, 면담이 진행되는 동안 분노 또한 나타날 수 있다. 어느 의자에 앉아야 할지 물어보는 행동에서 이들의 의존적인 태도가 드러난다. 이러한 요구에 대해 임상가는 현실적으로 반응해 주어야 하며, 이런 행동의 깊은 의미를 해석해주지 않도록 해야 하는데, 왜냐하면 환자는 이러한 해석을 거부와 거절로 받아들일 것이기 때문이다.

어떤 환자들은 자신의 우울증을 숨기기도 하는데, 이때 환자의 상태를 시사해주는 첫 단서는 면담가의 감정이입적 반응으로부터 나오게 된다. 이러한 유형의 반응에 대해서는 나중에 "전이와 역전이" 부분에서 논의될 것이다.

면담이 진행됨에 따라, 심하게 우울한 환자들은 임상가가 먼저 이야기를 꺼내기를 기다리게 된다. 이들에겐 자발성이 없으며, 이들은 허공이나 마룻바닥을 멍하니 응시하곤 한다. 이러한 환자들에게는 도움을 찾으러 온 이유에 대한 일상적인 질문보다는 이들이 느려져있고 기분이 저하되어있어 보인다는 말로 면담을 시작하는 것이 좋다. 환자는 이러한 비언어적인 행동을 통해 자신의 문제에 대해 이미 이야기를 한 상태인 것이다. 면담가는 이 행동을 말로 옮겨 "상당히 우울해 보이시는군요"라고 말할 수 있다.

환자가 대답하는 데에는 시간이 많이 걸리며, 그 대답은 짧고 반복적이어서, 사고과정이 협소해 보인다. 다가 이들의 이야기는 호소를 하는 것이거나 아니면 자책하는 내용들이며, 종종 반문(反問)조의 표현이 사용되기도 하는데; 예를 들어 환자는 "더 이상 참을 수가 없어요, 전 아무에게도 도움이 안 되요, 제가 왜 이런 고통을 받아야만 하죠?"라고 말하기도 한다. 임상가는 "당신이 얼마나 괴로우신지 알 것 같군요. 하지만 제가 그것에 대해 더 많이 알 수 있다면 도움이 되어드릴 수 있을 것 같은데요"라고 답한다. 이 환자들은 "그게 무슨 소용이죠? 저에겐 어떤 것도 도움이 되지 못해요"라고 대답한다. 이제 환자는 자신의 느낌에 대해서 이야기를 하였고, 임상가는 관심을 보여주면서 면담을 계속하게 된다. 임상가는 "그 일이 어떻게 시작된 거죠?"라고 물을 수 있다.

임상가의 일반적인 태도는 진지하고 관심 있는 모습이어야 하며, 환자의 기분에 반박하기보다는 그런 기분을 지지해주어야 한다. 명랑한 말투나 우스갯소리, 또는 너무 빠르거나 힘이 넘쳐나는 말속도, 심지어는 미소조차도 이런 환자에게는 임상가는 자신의 침울함을 이해하지 못할 것이라는 느낌을 주게 된다. 전체 면담 과정은 천천히 진행되어야 하며, 임상가는 환자가 대답을 할 수 있도록 충분한 시간을 주어야 한다.

경한 우울증 환자나 가면성 우울증masked depression 환자들은 자발적으로 이야기를 하거나 임상가의 첫 질문에 반응을 보인다. 이들은 종종 자신의 감정적 고통에 대한 이야기나, 지금과 다른, 더 좋았던 시기에 대한 이야기로 말문을 연다. 이들은 "예전의 제가 느꼈던 기분을 더 이상 느낄 수가 없어요" 또는 "모든 것에서 흥미를 잃어버렸어요"라고 말한다. 때때로 첫 언급부터 자기 비하적인 경향이 드러나기도 하는데, 이는 "너무나도 늙고 추해진 기분이에요"라고 말하는 여성에서 잘 나타난다. "예전의 저 같은 느낌이 아니에요"라고 말하는 환자는 아직 자신의 감정에 대해서는 이야기하지 않은 상태이라는 점을 알아야한다. 우울한 환자들은 자신의 불행에 대해서 이야기하기를 원하며, 따라서 임상가는 환자의 건강했던 상태에 대해 조사하기 전에 먼저 환자에게 이런 불행에 대해 이야기할 기회를 주어야 한다. 우울 상태에 대한 이야기를 충분히 이끌어낸 다음, 임상가는 "우울해지기 전에는 어떠셨습니까?" 또는 "예전의 당신은 어떠셨죠?"라고 물을 수 있다.

철수되어있는 우울증 환자들은 감정적으로 면담가와 관계를 맺지 못하게 된다. 바깥세상에로의 참여는 마음속의 생각과 느낌 다음에 놓여있는 문제인 듯 하며, 이들은 마치 반사반응 같은 목소리로 짧게 질문에 대답하면서 마룻바닥을 응시하며 앉아있다. 이런 장벽을 극복하기에는 너무 힘이 들며, 환자의 증상과 생활 상황에 대해 계속해서 일상적인 질문만을 하는 것은 이런 장벽을 오히려 높아지게 만들뿐이다. 임상가는 "말씀하기가 굉장히 힘드신가봐요?"라고 이야기함으로써 환자의 주의를 끌기 시작할 수 있다. 대답을 하려는 노력 그 자체를 통해 이미 협력하고 동참하려는 환자의 의식적 소망은 충분히 표명된 것이며, 임상가의 동정적 관심이 느껴진다면, 환자는 보다 충분하게 면담에 참여할 수 있게 될 것이다. 드문 경우에서 환자와 함께 침묵을 지키는 것이 도움이 되기도 하지만, 우울한 사람들은 대개 면담가의 침묵을 일종의 무관심이나 불만, 또는 좌절로 받아들이곤 한다.

우울 증상의 탐색 The Exploration of Depressive Symptoms

임상가는 우울증 환자와의 첫 면담에서 절반 이상의 성과를 거둘 수 있다. 면담가가 주도해 줄 때 환자는 더욱 편안함을 느끼며, 따라서 임상가가 면담을 조직화해 주고 환자의 참여에 대해 지속적인 지지와 인정을 해주는 것이 매우 중요하다.

환자로 하여금 보다 적극적인 역할을 하도록 고무시키려는 목적에서 임상가가 소극적인 자세를 취하하게 되면, 환자는 방황하고 버려졌다는 느낌에 좌절하여 결국에는 더욱 우울해지게 된다. 반면에 임상가가 환자의 질문에 잘 대답해주면서 잘하고 있다는 느낌을 전달해주게 되면, 그 면담은 처음부터 치료적이 될 수 있다.

임상가는 면담을 진행하는 데 있어 환자의 느려진 시간 감각을 수용해주어야 한다. 말과 말 사이의 간격은 보통의 경우보다 더 길며, 보통의 경우에선 첫 몇 분 동안에 이루어지는 주제들에 대해서도 몇 시간이 지난 후에 논의가 이루어지게 된다. 환자가 말을 잇지 못하거나 이야기의 실마리를 잃어버린 경우, 면담가는 동정적인 태도로 지금까지의 이야기를 정리해준 뒤, 좀 더 느린 속도로 면담을 이어가도록 해야 한다.

우울한 사람들은 종종 눈물을 흘린다. 이는 특히 질병 초기에 있는 중등도의 우울증 환자에서 흔하다. 보다 심한 우울증 환자나 만성화된 우울증 환자들은 눈물을 흘리는 경우가 덜하다. 환자가 상대방이 알아차릴 수 있을 정도로 울기 시작하면, 임상가는 동정적인 자세로 기다려주어야 하며, 이때 티슈를 건네줄 수도 있다. 하지만, 환자가 자신의 눈물을 애써 무시하려 하는 경우엔, 면담가는 이런 점에 대해 언급하면서 환자로 하여금 자신의 감정을 받아들이도록 격려해주어야 한다. 조용히 "울고 계시는 군요" 또는 "무엇 때문에 괴로워하시는 거죠?"라고 묻는 것만으로도 대개 충분하다. 때때로 환자는 자신이 울고 있다는 사실을 감추려하기도 한다. 이때 임상가는 이런 모습에 대해 반박하거나 해석해주지 않은 채, "울지 않으려 애쓰시고 있는 겁니까?"라고 물으며 이에 대해 언급해줄 수 있다. 면담가는 감정의 표현을 허락해주어야 하며, 이를 감정을 표현하는 적절한 방식인 것으로 다뤄주어야 한다. 환자가 면담을 계속할 수 있게 되었을 때, 면담가는 부드럽게 면담을 다시 진행해야 한다; 너무 오래 기다려주게 되면, 이해 받는다는 느낌 없이 환자는 계속 눈물을 흘리게 될 것이고, 너무 빨리 면담을 재개하려하면, 임상가는 관심도, 인내심도 없다고 느껴지게 될 것이다. 환자가 면담가를 바라보거나, 코를 풀기 위해 손수건을 꺼내드는 순간이 대개 면담을 다시 진행시키기에 적당한 시점이다.

환자는 이미 다른 사람들과 의존적인 관계를 이루고 있는 상태이며, 따라서 면담 초기에 이에 대해서 탐색하는 것이 유용하다. 이러한 관계의 붕괴는 우울증상의 흔한 유발인자이며, 이들이 보여 왔던 대인관계 패턴은 이 환자에서 예상되는 전이를 예측할 수 있게 해준다. 예를 들어, 면담가가 한 우울증 여성에게 "당신의 생활에서 가장 중요한 사람은 누구입니까?" 라고 물었다. 환자는 "전 지금 완전히 혼자예요. 작년에 전 사장님을 사랑하게 되었죠. 하지만 어떤 것도 이룰 수 없다는 사실을 깨닫게 되었고, 그 후 혼자 이곳으로 이사를 왔죠. 사장님은 이미 결혼을 해서 가정이 있는 분이셨거든요"라고 대답했다. 임상가는 가능성 있는 유발 인자에 대해 알게 되었으며, 또한 이와 유사한 감정이 치료적 관계에서도 발생할 것이라는 점을 예상할 수 있었다.

우울증 환자들은 자신이 얼마나 불행한지에 대한 이야기나 불행의 원인에 대한 나름대로의 생각에 대한 논의로 면담을 시작한다. 예를 들어, 한 환자가 "더 이상 견딜 수가 없어요 – 애써본들 무슨 소용이 있겠어요? 아무도 신경 써 주지 않는데"라고 말했다. 다른 한 환자는 눈물을 흘리면서 남편이 바람을 핀다는 사실을 어떻게 알게 되었는지에 대해 이야기를 하였다. 임상가는 환자가 처음에 강조를 하는 내용을 받아들여주지만, 면담의 후반부에선 문제의 다른 측면들에 대해서도 탐색해보는 것이 필요하다. 한 중년 여성이 "제 삶은 끝났어요. 제가 다른 사람을 만난다는 것을 남편이 알았거든요. 남편은 화가 나서는 저를 내쫓았어요. 애들도 저랑은 말도 안하려고 해요. 전 오갈 곳도 없어졌어요." 면담가는 어떻게 된 상황인지 물었다. 그녀는 "그 남자는 고등학교 때 남자친구였죠. 각자 대학을 가면서 더 이상 보지 못하고 있었는데, 작년 가을에 고교동창을 찾으려다가 우연히 그 남자의 전화번호를 알게 되었고, 전화를 해보기로 마음먹었죠." 전반적으로 잃어버렸던 과거의 대상을 찾는다는 주제였으며 – 동시에 현재의 생활, 특히 결혼에 있어서 감정적 공허감에 절망하고 있었다. 면담가는 "지금의 갑작스런 위기는 빙산의 일각인 것 같군요. 이번 주에 있었던 사건보다는 수년간 회피해왔던 우울증이 보다 근본적인 문제인 듯합니다"라고 언급해주었다. 환자는 동의를 하였고 몇 차례의 면담 후 그녀는 "여러 면에서 전화위복이 된 것 같아요. 전 이 문제를 어떻게 해결해야할지 몰랐지만, 제가 그렇게 오랫동안 피해오던 것에 대해 적어도 남편과 이야기를 나눌 수 있게 되었죠. 저는 힘들긴 하지만 몇 년 만에 처음으로 내가 살아있다는 기분을 느껴요"라고 말했다.

신체적 증상 Physical Symptoms

우울한 사람들은 자신의 신체적 증상을 심리적인 문제와 연결시키지 못하지만, 대개 신체적 증상에 대해 상당히 많은 걱정을 하면서 이에 대해 논의하기를 원하며, 임상가가 제시해주는 모든 조언과 도움에 대해 고마움을 느낀다. 환자들은 임상가가 신체적 증상에는 관심이 없을 것이라고 생각하기 때문에, 흔히 임상가는 적극적으로 이에 대한 질문을 하여야 한다. 예를 들어, 한 남자가 이혼 후 우울해졌다며 정신과적 도움을 구하러 왔지만, 자신의 불면증과 체중 감소에 대해서는 어떠한 언급도 하지를 않았다. 임상가가 수면, 식욕, 성욕 등에 대해 질문을 하자, 환자는 이러한 모든 것들이 임상가가 이미 전에도 보아왔던 일종의 복잡한 질병이라는 사실을 깨닫게 되었다. 이를 통해 환자의 희망과 임상가에 대한 신뢰감이 높아지게 되었다. 때때로 환자는 임상가가 직접 이에 대해 질문하기 전까지 신체 기능의 변화가 있다는 사실조차도 깨닫지 못하곤 하며, 상세한 자료가 얻어지지 않는 경우엔 신체적 증상이 미치는 영향의 정도를 부인하기도 한다. 예를 들어, 중등도 이상의 우울증을 가진 50세 남성은 성관계에서의 어려움에 대해 자발적으로는 이야기하지 않았다. 이에 대한 질문을 받자, 그는 "예전같이 성에 대해 관심이 없어요. 나이가 들어서 그런 줄 알았죠"라고 대답했다. 면담가는 계속해서 "마지막으로 성관계를 가진 게 언제였나요?"라고 물었다. 환자는 다소 꺼리듯이 "1년이 거의 다 되어가요"라고 털어놓았다. 임상가는 더 자세히 물어보았고 환자는 "제 집사람은 폐경기 증세로 고생하고 있었고 호르몬 치료를 받는 것을 두려워했어요. 집사람은 제가 성관계를 원하는 것은 자신에 대한 배려도 없이 저만 좋자고 그런다고 생각해요. 그 말이 맞을지도 몰라요. 어쨌거나 그 문제는 지금 해결됐어요"라고 대답했다. 거절당하고 버림받은 기분을 부인이 몰라준다는 사실에 화가 나있다는 것을 받아들이는 데에는 시간이 걸렸다. 그를 보호해주고 있던 부부갈등을 직면하지 않기 위해 그는 성욕을 잃은 것을 늙었다는 신호로 생각했다.

신체적 증상에 대한 논의는 문제에 대처해나가는 환자의 스타일과 문제가 환자 자신이나 가족에게 미치는 영향 등에 대해 탐색할 수 있는 기회를 제공해준다. 임상가가 단순히 신체적 호소의 목록만을 얻으려 한다면, 이런 기회를 상실하게 될 것이며, 환자는 자신을 이해하기보다는 진단을 내리는 데에 초점이 맞추어져 있다고 느끼게 될 것이다. 예를 들어 한 중년의 우울증 남성은 "몇 주째 도무지 잠을 잘 수가 없어요"라고 말했다. 면담가는 "잠들기가 어려운 것인가요, 자다가 깨는 것인가요?"라고 물었다. 환자는 "잠들기가 어려운 것 같아요. 게다가 매일 새벽 4:40이면 깨요. 그래서 침대에 계속 누워있어 보지만 다시 잠들지는 못해요"라고 대답했다. 계속해서 면담가는 "침대에 누워 잠이 오지 않을 때 어떤 생각이 드세요?"라고 질문했다. 환자는 "일에 대해 걱정을 해요. 상황이 얼마나 안 좋은지. 그리고 제가 가족들을 힘들게 하는 건 아닌지. 집사람은 제가 아이들을 도와주지 않는다고 비난해요"라고 답했다. 면담가는 "다시 잠들기 위해 노력하는 것은 없으세요?"라고 계속했다. 환자는 조금 주저하며 "일어나서 위스키에 우유를 섞어 한잔 마셔요. 그렇게 하면 긴장이 좀 풀려요. 하지만 술을 너무 마시는 건 아닌지, 더 조심해야 되는 건 아닌지 걱정하게 되죠. 이 사실을 집사람이 알면 절 죽일 거예요"라고 말했다. 면담가는 환자의 수면 패턴에 대해 살펴봤을 뿐만 아니라 더 많은 것들을 했다. 그에 대해 더 많은 것을 알게 되었다; 결혼생활, 가족, 일, 물질 남용 등의 문제에 대해 알게 되었고; 자신의 얘기를 들어주고 이해받고 있다고 환자가 느끼도록 해주었다.

우울증 환자들은 신체적 증상을 심각한 신체 질병의 표현일수도 있다고 걱정하면서 이런 증상들에 집착을 한다. 임상가가 이런 증상들에 대해 질문을 하고서는 더 이상 이에 대한 언급을 해주지 않게 되면, 환자는 더욱 놀라게 된다. 간단하게 "그런 증상들은 사람이 우울해졌을 때 흔히 나타나는 것들입니다" 또는 "예전의 자신과 같은 느낌이 들기 시작하면 그런 증상들도 곧 좋아지게 될 것입니다"라고 말하는 것만으로도 종종 환자를 충분히 안심시켜줄 수 있다.

면담가가 환자의 증상 및 그 증상이 환자의 생활에 미친 영향에 대한 이야기만을 이끌어내는 것은 아니다; 면담가는 또한 환자에게 그의 심리적 문제에 대해 이해하고자 하는 관심이 있다는 언급을 해주기도 한다. 환자가 심하게 우울한 경우에는 이런 언급을 나중의 면담으로 연기할 수도 있지만, 이런 경우에서조차도 증상에 대한 초기 질문을 통해 임상가는 치료의 기반을 다질 수가 있는 것이다. 예를 들어, 성적 관심을 상실한 우울증 환자와 이야기를 나누면서, 면담가가 "그런 기간 동안 부인에게는 어떤 마음이 들던가요?"라고 물었다. 이는 성적 관심의 상실은 우울증의 생리적 증상일 뿐만 아니라, 생활에서 중요한 인물과의 관계 측면에서 중요한 문제이기도 하다는 사실을 암시해주는 간단명료한 질문이 된다.

다른 모든 부분에서 그렇듯이, 우울한 사람들은 자신의 건강염려증적 느낌에 대해서도 절망적이고 자기-비하적인 태도로 이야기하는 경향이 있다. 한 여성이 한숨을 내쉬며 "제 인생의 모든 것이 변한 것 같아요. 전 늙고 쭈글쭈글해졌어요"라고 말했다. 한 남사는 "세 대장(大腸)이 더 이상 기능을 하지 않는 것 같아요. 이 때문에 전 늘 기운이 없고, 머리도 몹시 아프곤 하죠. 제 몸 전체가 영향을 받고 있어요"라고 말했다. 더 자세히 탐색을 하자, 환자는 직장암에 걸렸다고 믿고 있다는 사실이 밝혀졌으며, 이는 나중에 그가 어렸을 적에 그의 아버지는 반복적으로 치질 때문에 고생을 했었다는 아동기 경험이 드러났다. 면담가는 "대장에 대한 걱정 그리고 장의 문제가 무엇을 의미하지에 대한 걱정 때문에 당신은 어렸을 적으로 되돌아간 것 같습니다. 대장에 문제가 있다는 것을 알게 되었을 때, 아버지의 죽음이 생각나고 암이 아닐까 걱정되는 것은 당연한 것으로 보입니다"라고 말해 주었다.

적극적인 질문의 필요성 The Need for Active Inquiry

우울증 환자들은 자신의 행동의 어떤 측면에 대해 임상가에게 적극적으로 감추려 한다. 이런 점에서 가장 두드러지는 것은 공격성이다. 위에서 언급한, 이혼 후 우울해진 남자 환자의 사례에서, 환자는 자신의 기분과 신체적 증상에 대해서는 상당히 자세하게 이야기할 수 있었다. 하지만 그는 몇 번의 면담 후에서야 자신의 난폭한 분노폭발에 대해 털어놓았는데, 이것이 부인이 이혼을 결심하게 된 가장 큰 이유였다. 마침내 그는 이런 문제에 대해 이야기하게 되었고, 이때 그는 이내 눈물을 흘리면서 부인을 떠나게 만든 자기 자신에 대해 책망하기 시작했다.

환자가 우울한 상태인지를 명확히 하고, 우울증의 깊이를 평가하며, 생활에서의 유발 사건을 통해 임상 증상에서부터 기저 병전 인격으로까지 추적해나가는 것은 경험이 많은 임상가들에게는 대개 쉬운 일이다. 일반적으로 환자의 인생을 탐색해나가는 데에 있어 가장 도움이 되는 것 중 하나는 자기 자신에 대해 알아보려는 환자의 관심과 호기심이다. 하지만, 우울증 환자에게는 이러한 방법을 어렵게 만드는 특징이 있는데, 이들에게서 자기 자신에 대한 몰두는 주로 죄책감과 자책감에 집중되어있기 때문이다. 이들은 자신에 대해 더 많이 알아가는 것에 거의 관심이 없는데, 왜냐하면 자기 자신에 대해 무언가를 발견해낼 때마다 자신은 부적절하고 무가치하다는 느낌만 더욱 굳어질 뿐이기 때문이다. 게다가 이들은 자기-발견의 과제를 수행할 만한 힘도 없다. 즉, 이런 점은 환자의 동기를 이끌어내는 데에 있어 면담가가 평상시보다 더 많은 책임을 짊어져야 한다는 것을 의미한다. 자신의 문제를 이해하고자 하는 데에 관심을 보이지 않는 방어적인 태도에 대해 해석해주는 것은 대개 효과가 없으며, 이는 단지 비난이나 거절로밖에 들리지 않을 것이다.

소위 병렬식parallel 과거력 청취가 흔히 유용하다. 질병의 시간대별 변화chronology에 대해 알아낸 다음, 면담가는 환자의 생활에서의 다른 영역들에 대해 질문하면서 질병이 발생한 시기 동안의 환자의 경험에 대해 종적인 그림longitudinal picture을 그려보게 된다. 환자가 직접 언급한 것은 아니지만 중요한 것임이 분명해 보이는 연결고리가 흔히 발견되곤 한다. 예를 들어, 경미하게 우울한 중년 여성이 "저에겐 우울할 이유가 하나도 없어요. 현실적인 문제가 전혀 없거든요"라고 말했다. 나중에 최근의 생활에 대해 이야기하면서, 그녀는 막내딸이 대학에 입학해서 집을 떠났으며, 우울해지기 직전에 새 집으로 이사를 왔었다는 사실을 드러내었다. 후에 면담가는 "딸이 떠나버린 후 외로워지신 것 같군요"라고 말했다. 이러한 언급은 해석의 효과가 있으면서도, 동시에 "이사를 오고 딸이 혼자 떠나버린 것이 생각했던 것 보다 훨씬 더 괴로웠나보군요"와 같은 직접적인 직면보다 훨씬 부드럽고 덜 고통스럽다.

임상가는 곧 심한 외로움의 반응은 남편이나 친구와의 관계에서의 문제 때문이라는 사실을 알아차리게 되지만, 면담 초기에 이에 대해서 언급해주는 것은 특히 피해야 한다. 되돌아봤을 때, 임상가는 또한 그녀가 처음에 보였던 – "현실적인 문제가 전혀 없다" – 라는 부정이 사실은 그녀가 자신의 문제에 대해 어느 정도 통찰을 가지기 시작했지만, 그녀는 자신의 생각대로 반응해서는 안 된다고 느꼈던 것이라는 의미임을 알게 되었다. 우울한 사람들은 종종 처음에는 자신의 우울증의 유발 인자를 애써 인식하지 않으려 하며, 그 문제에 질문을 받았을 때 그것은 심각한 반응을 일으키기에는 너무나도 작고 사소한 문제라고 주장하곤 한다. 환자들은 자신이 느끼기에 약점이라고 생각되는 것들에 대해 수치심을 느끼며, 이를 감추려고 애쓴다.

다른 예로 경미한 우울증이 몇 달간 지속되고 있다는 호소를 하는 사업가가 있었는데, 그는 유발 인자에 대해서는 알지 못하고 있었다. 나중에 직업력에 대해 논의하는 동안, 그는 바로 위 상사가 얼마 전에 곧 일을 그만 둘 것이니, 자신에게 일을 대신 맡아달라고 말했다는 이야기를 하였다. 이에 대해 더 자세히 탐색해본 결과, 환자는 승진 사실을 알게 된 직후부터 우울해지기 시작했다는 사실이 밝혀졌다. 이러한 역설적인 반응은 자신이 제대로 못할 것에 대한 두려움 그리고 승진이 결국엔 실패로 이어질 것이라는 두려움 때문일 뿐만 아니라 경쟁자를 이기고 자신이 선택된 것에 대한 죄책 반응의 결과이기도 했다.

면담에서 자살에 대한 논의 Discussion of Suicide in the Interview

자살에 대한 논의는 환자의 우울증의 심각성과 위험성을 평가함에 있어 매우 중요하며, 치료 계획을 수립하는 것에 있어 환자의 참여를 독려하는 데 필수적이다. 이는 또한 환자의 인격의 기본 구조를 이해하는 데에 유일하면서도 종종 간과되곤 하는 기회이기도 하다.

경험이 있는 면담가들은 환자에 대한 이해를 증진시키려는 목적에서 자살사고에 관해 논의하는 것이 종종 자살 충동을 억제하는 데에 있어 가장 효과적인 치료 수단이 될 수 있다는 점을 알고 있다. 임상가는 환자로 하여금 자살하고픈 비람의 의미에 대해 통찰을 갖도록, 그리고 자살행동으로 표현될 수도 있는 그런 감정을 면담시간에 표현하도록 노력해야 한다. 이를 통해 환자의 통제력은 보다 효율적으로 작용할 수 있게 될 것이며, 생을 마감하도록 몰고 간 압력은 줄어들 수 있다. 종종 상황의 긴박함에 대한 임상가의 걱정과 반응 그 자체가 치료적일 수 있다. 이런 결과가 잘 드러나는 예로, 한 젊은 여성이 다리 위에서 뛰어내리고 싶은 충동이 든다며 병원 응급실로 찾아온 경우를 들 수 있다. 경험이 없던 전공의 1년차는 그녀와 이야기를 나누어보고는 즉각적인 입원이 필요하다고 느꼈다. 환자는 입원을 거부했지만, 전공의는 위험성이 너무 높으며, 따라서 입원을 받아들여야 한다고 주장했다. 그런 다음 전공의는 보다 경험이 많은 상급 전공의를 불렀는데, 상급 전공의가 도착했을 때 환자는 이미 차분하고 편안해진 상태였던지라, 그 상급 전공의는 지금의 자살 사고 정도로는, 실제 행동에 옮길 가능성은 떨어진다고 판단하게 되었다. 두 의사에게 환자의 주장은 설득력이 있었으며, 이에 그녀는 다음날 외래로 방문하기로 약속하고는 집으로 돌아가게 되었다. 1년차 전공의는 너무나도 혼란스러웠으며, 이 환자의 경우에서, 자신이 뭔가 기본적인 것을 보지 못하고 지나쳤다는 생각이 들기도 하였다. 사실, 두 전공의의 첫 진단적 인상은 둘 다 정확한 것이었다. 1년차 전공의 반응이 매우 치료적이었던 것이며, 그의 관심과 걱정 덕분에 환자는 급성 위기 상황에서 벗어날 수 있게 되었던 것이다.

자살 행위는 많은 종류의 사고와 환상, 충동들로부터 생겨 나오는, 최종 공통 경로이다. 임상가는 두 가지 관점에서 자살에 대해 질문해야 한다. 첫째로 임상가는 환자가 얼마나 심각하게 자살을 고려하고 있는가, 환자가 생각하고 있는 계획은 무엇인가, 자살에 이르는 데에 환자는 어느 단계의 행동까지 취했는가, 그리고 이런 느낌에 대한 환자의 태도는 어떠한가 등에 대해 알아보아야 한다. 이러한 질문들은 자살이라는 생각을 다루는 환자의 방식에 관한 것들이다. 동시에 임상가는 이 특정 개인에게 갖는 자살의 의미에 대해서도 질문을 해야 한다. 자살 행동의 무의식적 의미는 무엇인가? 자살 행동의 표현적 또는 의사소통적 기능은 무엇인가? 예를 들어, 50대 여성이 여러 신체적 증상을 호소하며 정신과의사를 찾아왔는데, 지금까지 많은 의사들이 그 증상은 심리적인 원인 때문이라 했다고 말하였다. 첫 면담 동안 그녀는 눈물을 흘리면서 "왜 이런 모든 것들이 저에게 일어나야 하는 거죠? 며칠간 한숨도 못 잤어요; 전 울기만 했어요. 왜 아무도 신경 써주질 않죠? 왜 제게 무언가를 해주는 사람은 아무도 없는 거죠?"라고 말했다. 그녀는 우울하다고 말했지만, 신체적 문제 때문에 우울한 것이지, 우울해서 몸이 아픈 것은 아니라고 주장했다. 임상가가 그녀에게 "자살에 대해서 생각해보신 적이 있습니까?"라고 물었다. 그녀는 "예, 가끔씩 여기서 벗어나는 길은 그 방법밖에 없다는 생각이 들어요. 하지만 진짜로 그렇게 할 수 있을 것 같지는 않아요"라고 대답했다. 그녀는 자발적으로 자신에게 갖는, 자살의 기본적인 의미("벗어나는 길")와 자살에 대한 현재의 태도(자살하고 싶은 생각은 있으나, 실지로 행동에 옮기지는 않을 것이다)에 대해 단서를 제시해준 것이다. 그러나 면담 중에 나온 다른 이야기로부터 임상가는 그녀에게는 충동적으로 행동하는 경향이 있음을 알고 있었고, 따라서 임상가는 "그와 비슷한 어떤 일을 할 것이라 느꼈던 적은 있습니까?"라며 더 질문을 하였다. 그녀는 잠시 망설인 후, "글쎄요, 예, 한번 있었어요. 허리가 몹시 아팠을 때 통증이 너무 심해서 전 분명히 암일 것이라고 생각했어요. 그리고 의사에게 가기 전에 혼자 마음속으로 최악의 상태로 판명된다면 차라리 내 자신과 내 가족의 고통을 줄여주는 것이 좋겠다고 다짐했었어요"라고 대답했다. 여기서 환자는 또 한 번 자살은 어떤 문제로부터 벗어나기 위한 도피수단임을 시사해주었으며, 또한 자신이 가진 문제의 유형에 대해 암시를 해준 것이었다. 동시에, 심한 통증과 아픔이 닥쳐올 것 같은 경우엔, 지금 이 순간에는 효과적인 듯이 보이는 통제력이 붕괴될 수도 있다는 사실이 명확해졌다. 또한 나중에 필요한 경우, 이런 부분에 대한 치료적 중재법에 관한 중요한 단서를 제공해주는 것이기도 하다; 그녀는 가족에게 어떠한 고통도 주고 싶지 않아 했다. 임상가는 "자살을 하게 되면 가족들은 어떤 영향을 받을까요?"라고 물었고, 환자는 다시 울기 시작했다. 환자는 울면서 "저희 부부는 친정엄마와 함께 살아요. 오빠는 전쟁에서 돌아가셨고, 엄마에게 남은 건 저 하나에요. 엄마에겐 제가 필요해요"라고 설명하였다. 이 사례에서, 임상가는 자살에 대한 환자의 태도와 자살이 갖는 의미에 대해 알아낼 수가 있었으며, 한 사람의 인간으로서 그녀에 대한 관점을 넓힐 수가 있었다. 즉각적인 자살 위험이 없는 것은 분명해졌지만, 어떤 상황(예를 들어 그녀의 몸 상태가 악화된다거나 친정엄마가 돌아가시는 경우)이 되면 그런 위험이 다시 나타날 수 있는지 그리고 그렇게 되지 않게 하기 위해서는 어떤 단계가 필요한지에 대해 어느 정도 알게 되었다.

경험이 많은 임상가들은 우울증 환자와 면담을 할 때에 항상 자살에 대한 이야기를 꺼낸다. 그러나 초심자들은 자신이 환자에게 자살이라는 생각을 심어 줄까봐 또는 그런 질문에 환자가 화를 낼까봐 두려워한다. "스스로 목숨을 끊고 싶다는 생각해보신 적이 있습니까?" 또는 "자살하고 싶다고 느낀 적이 있 습니까?"와 같은, 조심스러우면서도 직접적인 질문은, 그 대답이 "아니오"일 때조차도, 매우 큰 가치가 있다. 이는 경한 우울증 환자에게 임상가는 자신의 문제에 대해 진지하게 받아들이고 있다는 것을 보여주며, 생활에서의 긍정적인 면들, 미래에 대한 희망, 그리고 건강한 기능 영역 등에 대해 논의할 수 있도록 해준다.

모든 우울증 환자들은, 비록 결국엔 그 생각을 물리친다 하더라도, 자살에 대해 곰곰이 생각해본 상태이다. 사실, 인생의 어느 순간에서 자살을 생각해보지 않은 사람은 거의 없을 정도이지만, 대부분의 사람들은 이를 직접 실행에 옮기지는 않는다. 환자들은 낯선 느낌이라고 생각되는 것들을 수치스러워하면서 감추려한다. 자살에 대한, 간단하면서도 직접적인 질문이 이런 불안을 경감시켜줄 수 있다. 임상가가 자살을 심각하긴 해도 이상한 것은 아닌 주제로 다루어줄 때, 환자는 덜 수치스러워하게 된다. 이는 또한 환자로 하여금 시간에 따른 자살 사고의 발달에 대해 생각해보도록 해주며, 그럼으로써 환자는 자신의 과거 경험에 대한 연속성의 느낌을 보다 많이 가질 수 있게 된다. 예를 들어, 환자가 자살을 생각 중에 있나고 말하는 경우, 임상가는 어느 시점에서 "과거에도 자살에 대해서 생각해보신 적이 있습니까?"라고 물을 수 있다. 환자가 "아니오"라고 대답하는 경우, 의사는 "자살 생각에 대해서는 어떤 느낌이 드십니까?"라고 물으며 이에 대해 더 자세히 알아볼 수 있다. "자살"에서 "자살 생각"이라는 말로 바꾸는 것은 환자의 마음이 충동에 대해 말하는 것으로부터 추상적인 생각을 심사숙고하는 쪽으로 바뀌도록 해준다. 환자는 "그것은 행동에 옮기기엔 겁나는 일들처럼, 저에게는 늘 끔찍한 것으로 보였어요"라고 대답하기도 한다. 이를 통해, 임상가는 환자가 언제 처음으로 그런 생각을 가졌는지, 자살에 대한 마음속의 이미지는 어떤 것인지, 그리고 그런 이미지는 어떻게 생겨난 것인지에 대해서 알아볼 수 있게 된다. 자살에 대한 느낌은 성인기에 새로de novo 만들어지는 것이 아니며 그 근원은 어렸을 적으로 거슬러 올라간다: 스스로 목숨을 끊겠다거나 죽는 것이 좋겠다는 이야기를 하곤 했던 중요 인물, 그리고 어렸을 때 환자가 경험했던 가족의 태도 등이 그 근원이다. 예를 들어, 한 여성이 자신의 어머니가 자주 죽음을 고대하며 "언젠가 모든 것이 끝날 거야"라고 말하곤 했었다는 사실을 이야기하였다. 또 다른 환자의 어머니는 "언젠가는 난 떠날 것이고, 그러면 네가 나에게 했던 것에 대해 안타까워하게 될 거다"라고 말하곤 했었다. 자살에 대한 논의는 환자의 문제의 초기 인생에서의 근원을 알아내는 데에도 도움이 된다.

자살 사고를 갖고서 임상가에게 오는 사람들은 대개 매우 양가감정적이며, 자신의 행동을 통제하려고 무척이나 애를 쓰고 있는 것이다. 임상가는 환자 자아의 건강한 부분과 동맹을 맺음으로써, 갈등이 환자와 임상가 사이가 아니라 환자의 마음속에서 자리를 잡도록 한다. 임상가는 관심을 갖고 환자의 문제에 개입하기 시작하지만, 이때 그런 특정한 방식으로 행동을 하는 환자를 그 즉시 납득시키려하기 보다는 중립적이고 이해해주는 인물이라는 역할을 유지하는 것이 좋다. 불안하고 불안정한 상태에 있는 사람은 권위적으로 어떻게 행동하라고 강요하게 되면 반발하는 반응을 보인다. 예를 들어, 한 환자가 자살을 고려하고 있다고 말하는 경우, 이때 임상가가 "자살은 문제 해결에 아무런 도움이 되질 않습니다"라고 답하게 되면, 환자는 화를 낼 가능성이 많다. 그러나 자살 기분에 대해 논의를 한 뒤, 임상가가 "아직까지 자살을 하지 않고 계신 이유는 어떤 것이죠?"라고 물어주면, 환자는 자신의 충동을 억제하고 있는 이유에 대해 설명을 할 것이다. 적절할 때 면담가는 "사랑하는 사람들에게 당신이 어떤 문제를 만들게 될 지 생각해보셨나요?"라고 질문할 수 있다. 이를 통해 더 알아보고 이해할 수 있는 부분이 열리게 된다.

어떤 사람들에게 죽음은 인생의 끝이 아니라, 이승보다 더 좋을 수 있는 또 다른 상황의 시작일 수 있다. 환자는 의존 욕구의 만족과 사랑하던 사람과의 재결합을 상상할 수도 있다. 이런 유형의 부정과 마술적 사고는 일반적인 미신과 종교적 믿음에 의해 강화된다. 어떤 환자들은 이런 믿음으로 자살을 합리화시킨다. 이런 환자들을 치료할 때, 임상가는 사후세계에 대한 환자의 믿음을 반박해서는 안 된다. 그보다는 일반적으로 이러한 믿음과 관련되어 있는 자살에 대한 금기 그리고 환자 자신의 의구심과 양가감정에 대해 탐색해보아야 한다. 환자의 계획에 관한 현재의 이유에 대해 질문을 하고, 그의 철학적인 관점은 오랫동안 지녀온 것이므로 지금 자살을 결정하게 된 이유에는 뭔가 보다 구체적인 사건이 관련되어 있는 것이 분명하다는 사실을 지적해주는 것이 유용하다. 예를 들어, 중년의 한 여성이 남편이 자동차

사고로 사망한 후 심하게 우울해졌다. 그녀는 자살에 대해 이야기면서 "그이와 함께 있을 수만 있다면 하고 생각할 때 전 살아있는 기분을 느껴요."라고 말했다. 그녀는 교회 원리주의자 모임에 적극적으로 참여하면서 사후세계에 대해서 확고히 믿고 있었으며, 그녀의 자살 감정에는 남편의 영혼과 대화를 나눈다는 거의 망상적인 삽화가 동반되어 있었다. 임상가는 그녀의 종교적 믿음과 죽은 사람과 대화를 나눈다는 이야기에 대해 반박을 하지 않고, 대신 남편은 당신이 어떻게 행동하길 원할 것 같은가, 그리고 당신의 종교는 이런 경우 어떤 행동을 취하도록 권고하고 있는가를 물어보았다. 이에 그녀는 남편의 바람을 존중해주어야겠다는 생각에 자살 사고를 포기하게 되었다.

치료의 원칙 PRINCIPLES OF TREATMENT

우울증 환자의 치료는 두 가지를 기본 목표로 하고 있다. 첫 번째는 죄책감을 포함한 괴로운 감정과 불안 등의 고통을 경감시켜주고; 희망을 북돋아주며; 자해로부터 보호해주는 것이다. 두 번째는 생물학적 그리고 심리사회적 측면 모두를 통해 현재의 유발요인을 해소하고 재발을 방지하는 것이 목표이다. 이러한 목표를 달성하는 데에 지지정신치료, 약물치료와 그 밖의 생물학적 치료들, 그리고 탐색적 정신치료 등이 도움이 될 수 있다.

지지정신치료 Supportive Psychotherapy

우울증의 치료에 있어 첫 번째 기본적인 목표는 환자의 고통과 괴로움을 완화시켜주는 것이다. 이는 정신치료 그리고/또는 약물치료를 통해 가능하다. 정신치료자는 환자의 방어기능을 향상시키고 대리만족을 제공해줌으로써 부정과 투사, 억압과 반동형성 그리고 그 밖에 환자를 고통으로부터 보호해주고 있는 모든 방어들을 강화시켜주려 한다. 치료자의 인내심 있고 격정해주는 태도는 환자로 하여금 상실한 애정 대상을 대신하여 김징직으로 치료자에게 의지하도록 해주며, 현실의 좌절을 일시적으로 대치해주는 전이 만족transference gratification을 제공해준다.

우울한 환자들은 희망이 없다고 느끼기 때문에, 치료에 대한 동기가 거의 없다. 처음에는 환자의 희망을 자극하고 강화하여 도무지 아무것도 보이지 않던 잠재된 동기의식을 찾아내도록 하는 것이 필요할 수도 있다. 환자가 우울하지 않은 미래를 바라다볼 수 있을 때, 임상가는 치료적 동맹을 촉진시키기 시작할 수 있는 것이다. 면담가는 첫 면담부터 희망을 전달해주려 한다. 예를 들어, 한 우울증 대학생이 요즘은 수업도 못들을 정도이라고 말했지만,

임상가는 환자가 회복되어 다시 수업을 받을 수 있게 되었을 때를 예상하여 미리 면담시간을 조정해주었다. 이는 곧 예전의 생활로 돌아갈 수 있을 것이라는 임상가의 생각이 포함된 배려였던 것이다. 다른 상황에서, 임상가는 환자에게 "기분이 좀 더 좋아질 때까지" 중요한 결정을 연기하라고 충고하기도 한다. 이는 "당신은 지금 그것을 할 수 없기 때문에"라고 말하는 것보다 더 좋은 표현이다. 즉, 환자는 당신은 아프다는 말뿐만 아니라 곧 좋아질 것이라는 말까지 듣게 된 것이다.

이와 관련된 또 하나의 치료 원칙은 자해로부터 환자를 보호하는 것이다. 이 원칙의 가장 극적인 형태는 물론 자살의 방지이지만, 우울증 환자에서는 보다 미묘한 형태의 자기-파괴적인 행동 역시도 흔하다. 법대를 중퇴해 버린 뒤, 이보다 낮은 지위의 직업인 법정서기로 취직한 대학생, 그리고 우울증 때문에 승진의 기회를 포기해버리려는 직장인 등이 이런 예이다. 우선 임상가의 역할은 이런 행동을 확인한 뒤, 자신의 권위authority를 이용하여 환자로 하여금 스스로에게 심각하거나 돌이킬 수 없는 해를 입히지 않도록 방지해주는 것이다. 그런 다음 나중에 임상가는 이러한 행동의 의미에 대해 통찰을 심어주고 정신역동적 근원을 해석해주게 된다. 예를 들어, 이혼하자는 남편의 말을 들은 후 우울해지기 시작한 한 여성이 임상가를 찾아와서는 "무슨 소용이 있겠어요, 어쨌든 아무도 절 위해주지 않는 걸요. 다른 사람들을 위해 일하는 데에 이젠 지쳐버렸어요. 직장을 그만둘 생각이에요. 그리고 남은 돈을 다 써버리고 나면, 아마 생활보호 대상자가 되어버리겠죠"라고 말했다. 그녀의 우울증에는 의식적인 분노가 뒤섞여있었는데, 이는 우울 증상의 예후가 비교적 좋을 것임을 시사해주는 소견이다. 임상가는 이러한 점을 눈치 채었고, 또한 지금 그녀가 직장을 그만두면, 다시는 지금과 같은 일자리를 구할 수 없을 것이라고 생각되었다. 이에 임상가는 "세상에 대해 화가 나신 모양이군요. 하지만 지금은 당신 자신에게도 화가 나 있는 것 같네요. 직장을 그만두게 되면 어떠한 경우보다도 더 힘들어지게 될 것 같아 걱정이 됩니다. 일단 우리는 그 문제에 대해 좀 더 많은 이야기를 나누어야겠고, 그런 다음에야 어떻게 하는 것이 가장 최선일지를 정확하게 판단할 수 있을 것 같네요"라고 말했다.

이런 형태의 치료적 중재에는 문제점이 야기될 수 있는데, 왜냐하면 이때 임상가는 환자 자아의 수행기능executive ego function에 대한 책임을 대신 짊어져 줌으로 인해, 환자의 자신감과 자존심이 떨어지고, 우울증이 악화되는 결과가 초래되는 것을 바라지 않기 때문이다. 이런 위험성을 최소화시키기 위해, 임상가는 지금 해주고 있는 직접적인 조언은 단지 일시적인 효과밖에 없다는 점을 명확히 해주어야 한다. 예를 들어, 또 다른 한 여성이 남편과 이혼한 후 정신과를 찾았다. 정신과의사가 이혼에 뒤따르는 실제적인 법적인 문제에 대해 물어보았다. 그녀는 "남편에게 그대로 서명해줄 테니, 하고 싶은 데로 하라고 했어요. 전 어느 누구에게도 좋은 사람이 못 되요; 차라리 남편에게 도움이 되는 방법이 나아요"라고 말했다.

임상가가 당신은 자신의 재산과 법적 권리들을 제대로 보호하고 있지 못하는 것 같다고 말해주었지만, 그녀는 상관하지 않는다고 대답하였다. 임상가는 아무런 자격도 없다는 그녀의 느낌에 대해 탐색한 후, 마침내 "우울한 상태가 아니라면 다르게 행동하실 것 같네요. 아직 현실적인 문제를 다룰 준비가 되어있지 않으신 것 같군요"라고 말해주었다. 만일 환자가 덜 심하게 우울한 경우였더라면, 임상가는 자신에게 최선인 방식으로 행동하지 않는 환자의 행동에 대해 탐색함으로써, 방어적으로 자기주장을 억제하고 있는 환자의 태도를 지적해주었을 것이다.

환자의 희망을 자극하고 자해로부터 보호를 해줄 뿐 아니라 임상가는 환자의 행동의 보상적인 측면에 대해 언급해줌으로써 환자의 죄책감을 줄여주도록 해야 한다. 우울증의 괴로움에는 응시가 뒤따를 것이라는 무의식적 소망이 관련되어 있다. 면담가가 "당신은 이미 충분히 고통받고 있습니다" 또는 "당신은 좀 더 나은 삶을 누릴 권리가 있어요"라고 말해주게 되면, 환자의 죄책감은 다소 줄어들게 된다.

의식적인 죄책감은 흔히 우울증의 이차적인 영향과 관련이 된다. 환자는 "전 사람들에게 골칫거리밖에 되질 않아요. 차라리 제가 없는 것이 그들에게 도움이 될 거예요"라고 말한다. 환자는 자신이 할 일을 하지 못하고 있다는 점 혹은 사랑하는 사람들에게 아무 것도 해주는 것이 없다는 점 때문에 죄책감을 느끼고 있는 것이다. 임상가는 "당신은 지금 아픈 상태입니다. 지금까지 당신은 그들을 위해 많은 것들을 해오셨습니다. 이젠 그들이 당신을 돌봐줄 차례예요"라고 말해줄 수 있다. 때로는 무의식적으로 증상을 통해 방출하고 있는 분노에 대한 환자의 죄책감을 자극시킬 필요가 있다. 이러한 방법은 공격적 충동을 표현하는 것에 대한 죄책감을 이용하여 우울증적 철수depressive withdrawal를 억제하도록 해주며, 또한 환자로 하여금 보다 적절히 기능하도록 해주는 것이다. 예를 들어, 임상가는 "지금 상태로 당신은 자신에게 일어나고 있는 일들에 대해 정말로 신경 쓸 수가 없어 보입니다. 그런데 가족들은 여전히 걱정하고 있기 때문에 당신이 고통스러워하는 모습을 보면서 가족들도 힘들어 할 것입니다. 자신을 위해 필요한 노력을 할 수 없다 하더라도 자녀들을 위해서라도 한 번 생각해 보십시오"라고 말할 수 있다. 사랑하는 사람이 죽거나 떠나버린 경우에서도 면담가는 환자의 과거 인생으로 되돌아가 과거에 중요했던 인물 중에 지금까지 함께 하고 있는 사람은 누가 없는지 알아보도록 할 수 있다.

우울증 환자들에겐 많은 지지가 필요하지만, 면담가가 지나치게 따뜻하고 친절한 경우, 이들은 오히려 불편함을 느끼게 된다. 이들은 자신은 그래줄 만한 가치가 없는 사람이며, 또한 자신에겐 그런 친절에 보답해줄 능력도 없다고 생각한다. 정신치료 초심자들은 종종 자신의 긍정적인 감정을 표현하는 데에 지나치게 열정적이다. 우울증 환자가 철수를 보일 때, 이런 치료자들은 더 친절한 태도를 보이게 되지만, 이는 환자를 편안하게 해주는 것이 아니라 오히려 더 불안해지게 만드는 결과만 초래하게 된다. 이런 환자들은 치료자의 긍정적인 감정을 자신이 정말로 나쁜 사람이기 때문에 자신을 안심시켜주려는 뜻으로 받아들이다.

유머의 사용은 우울증 환자와의 면담에서 문제가 된다. 환자에게 다소나마 유머 감각이 남아있는 것으로 보이는 경우, 임상가가 먼저 유머스러운 대화를 시작하는 것보다는 환자의 유머 감각에 반응을 보이면서 이를 고무시켜주는 것이 더 좋다. 임상가가 먼저 유머를 사용하게 되면 우울한 사람들은 이해 받지 못하고 있으며, 심지어는 조롱당하고 있다는 증거라고 받아들인다.

임상가는 종종 문제에 관한 환자의 이야기를 요약해주거나 자신이 정리한 바를 설명해줄 때, “몇 달 동안 당신은 상당히 우울하셨던 것 같군요”와 같이, 우울depressed이라는 단어를 사용하곤 한다. 이는 보통의 경우에 진단명을 피하는 것과는 대조되는 모습이다. 이 임상가들이 “당신은 히스테리성 증상으로 고통 받고 계시는 군요”라고 말하지는 않을 것이다. 이러한 차이에는 몇 가지 이유가 있다. 그 이유 중 하나는, 앞에서 언급한 바와 같이, 우울이라는 용어에는 두 가지 의미, 즉 임상 증후군을 일컫는 경우와 이와 관련된 감정 상태를 일컫는 경우가 모두 있기 때문이다. 면담 도중에 진단명을 붙이는 경우는 흔하지 않지만, 종종 임상가는 환자의 감정 상태를 확인한 후, “우울하신 것 같군요”라는 말을 하곤 하는데, 이는 결국엔 “화가 나신 것 같군요”와 같은 종류의 표현인 것이다. 그러나 임상가가 “우울증으로 고통 받고 계시는 군요”와 같이, 진단명을 정확하게 말해주는 경우 역시도 흔하므로, 이것만으로 그 이유를 다 설명할 수는 없다. 이 이유는 일반적으로 진단명을 피하는 원칙에 대해 생각해 볼 때 이해될 수 있다. 환자들은 종종 자신의 투사적 방어projective defense를 옹호하기 위해 이런 진단명을 사용한다. 이때 환자들은 마치 자신의 병이 바이러스와 같은, 병을 일으키는 외부 인자 때문이라는 듯이, “제가 어떻게 할 수 있는 방법은 없어요; 그건 제 신경증 때문이에요”라고 주장한다. 치료에서 중요한 사항은 신경증적 행동을 변화시키는 방법을 찾아내기 위한 준비단계로서, 환자는 먼저 그런 행동이 자신의 통제 하에 있는 것임을 알아야 한다는 것이다. 환자가 질병을 가졌다는 것을 암시해주는 모든 표현들은 이러한 목표에 역행하는 것이며, 따라서 반치료적이 된다.

우울증 환자들, 그리고 때로는 다른 환자들에서 이런 문제점은 정반대가 된다. 이 환자들은 자신의 어려움에 대한 모든 책임들을 짊어지려 할뿐만 아니라, 심지어는 자신의 역할을 과장하면서, 죄책감과 자기-책망으로 스스로를 괴롭히고 있다. 이들의 자책감은 또한 타인을 괴롭히거나 기저의 부정denial을 감추기 위한 것이긴 하지만, 그럼에도 불구하고 치료의 첫 번째 문제는 종종 비난받아 마땅하다는 환자의 믿음을 희석시켜주는 것이다. 이를 위해서는 당신은 질병으로 고통 받고 있다고 암시해주는 표현이 도움이 된다. 동시에 나는 지금 아프다는 생각은 난 좋아질 것이라는 의미가 되며, 또한 지금의 상황은 희망도 없으며, 영원한 것이라는 환자의 생각을 흔들어놓게 된다.

생물학적 치료 Somatic Therapies

약물학적 치료와 생물학적 치료는 중요한 치료법이다. 여기서는 이런 치료법들이 면담에 미치는 영향에 대해서만 살펴볼 것이다. 그 신경생물학적 작용이 무엇이든 간에, 이 치료법들은 환자에게 심리적인 의미를 가진다. 임상가는 이를 강화시켜주거나 해석해주고 싶은 마음이 들게 되지만, 이는 마음속으로만 간직해두고 있어야 한다. 임상가가 이 약물치료는 매우 강력하며, 환자의 증상을 줄여줄 것이라고 암시해 주게 되면, 약물의 위약 효과placebo effect는 커지게 된다. 환자로 하여금 특정 약물보다는'치료 자체에 위약반응을 일으키도록 만드는 것이 더 좋은데, 왜냐하면 치료과정 동안 약물을 변경해야 할 필요가 있을 수도 있기 때문이다. 임상가는 "우리에겐 효과적인 약이 몇 가지 있습니다. 그리고 도중에 다른 것으로 바꾸게 될 수도 있습니다"라고 말할 수 있다. "일단 이 약이 효과가 있는지 살펴본 다음, 효과가 없으면 다른 약으로 바꿀 것입니다"라는 표현은 위약 효과를 희석시킨다. 약물이 치료 효과를 발휘하기까지 시간이 다소 걸리는 경우엔, 이를 미리 환자에게 알려주는 것이 좋은데, 그렇게 하지 않으면 환자가 치료 효과가 없다고 느끼게 될 수 있기 때문이다. 위약반응은 정신생물학적인 반응이며, 이런 효과는 그 약의 일부 부작용들을 포함하여 환자에게는 "진짜"인 것이다.

환자가 "제게 도움이 될 수 있는 약이 있나요?"라고 물으면서 생물학적 치료에 대한 이야기를 먼저 꺼내기도 한다. 이러한 질문은 환자가 마술적인 도움이나 처벌의 형태로서의, 어떤 전능한 외부의 힘이 개입되기를 기대하고 있음이 반영된 것이다. 임상가가 잠시 대답을 뒤로 미뤄둔 채, 대신 "어떻게 생각하시는데요?"라고 물음으로써 더 많은 것들을 알아낼 수 있다. 어떤 환자는 "이 모든 것들을 없앨 수 있는 신약이 있다고 들었는데요"라고 말하였다. 또 다른 환자는 "도움이 되기만 한다면, 선생님께서 원하시는 대로 하셔도 되요. 부작용이 있더라도 전 상관하지 않아요"라고 대답하였다. 첫 번째 환자는 좋은 부모의 개입을 바라고 있는 것인데 반해, 두 번째 환자는 좋아지기 전에 먼저 자신의 죄를 보상해야 한다고 느끼고 있는 것이다. 치료 초반에 임상가가 이를 해석해주는 일은 거의 없지만, 그럼에도 불구하고 이는 매우 중요한 사항이다. 첫 번째 환자는 치료는 강력하며 효과가 좋을 것이라는 심리적 암시에 좋은 반응을 보일 것이다. 반면에 두 번째 환자는 자신의 우울증을 어떤 처벌이라고 생각하는 것이며, 치료의 안전성에 대해 지나치게 안심시켜주려는 것은 실제로 부정적인 효과를 낳을 수도 있다.

전기경련요법(ECT)은 약이나 정신치료에 반응하지 않는 경우에 가장 흔히 사용되는 우울증에 효과적인 치료법이다. 때때로 우울한 환자와의 면담에서 이에 대해 논의가 되는데, 임상가나 혹은 환자가 치료반응이 없다고 느끼게 되었을 때 그러하다. 다른 형태의 치료법들처럼 ECT 역시도 설명과 논의가 이루어지게 되지만, 임상가는 "전기충격"이라는 단어에는 마술적인 힘과 위험성이 내포되어 있음을 알아야 한다. 환자들은 종종 이 치료법이 자신에게 미칠 영향에 대해 두려움을 가지며, 또한 무의식적으로 충격요법을 초기 외상적 경험 및 신체적 처벌과 같은 것으로 간주하곤 한다. 이와 반대로, 환자들은 약물에 대해서는 이미 경험이 있는데, 이는 신뢰감과 안정감을 가져다준다. 환자의 두려움에 대해 질문을 할 수도 있다. 고통, 통제력 상실, 죽음, 인격의 변화, 그리고 유아적 퇴행 등 모두가 흔한 두려움으로, 안심시켜 줄 때에는 가능한 한 구체적이어야 한다. 전처치 주사와 같은 앞으로 겪게 될 일에 대해 사전 준비를 시켜주는 것이 환자를 보다 편안하게 만들어 준다. 환자가 직접 느끼지 못할 상세한 치료 과정에 대해서는 이야기해주는 것이 도움이 되질 못한다. 치료에 뒤따르는 기질적 정신 증후군organic mental syndrome에 대해 어느 정도 준비시켜주어야 하는데, 이에 대해 사실대로 이야기해줄수록 환자는 이를 더 쉽게 받아들이게 된다.

모든 생물학적 치료법에 대해 설명을 해줄 때에는, 가능한 한 명확하고 구체적으로 언급해주어야 한다. 치료법의 실제적인 측면practical aspect뿐만 아니라, 예상되는 치료 효과에 대해서도 이야기를 해주어야 한다. 예를 들어, "이 약이 문제를 해결하는 데에 도움이 될 것입니다"라고 말하는 것보다는 "이 약이 당신의 마음을 한결 편안해지게 도와줄 겁니다"라고 말하는 것이 낫다. 약으로는 도와줄 수 없는 부분들이 있는데, 이에 대해 상세하게 설명해주는 것이 도움이 된다. 임상가는 "물론, 이 약이 당신의 남편을 돌아오게 만들 수는 없습니다" 또는 "약이 기분을 나아지게 해줄 것이며, 그렇게 되면 당신은 재정적인 문제들을 보다 효과적으로 처리할 수 있게 될 것입니다"라고 말해줄 수 있다. 자신의 문제를 해결하는 데 있어 임상가에게 의지해야 한다기보다는 치료가 환자 스스로 문제를 풀어나갈 수 있도록 도와줄 것이라고 생각되면, 환자들은 자신감과 자존심이 향상되는 느낌을 받게 될 것이다.

탐색적 정신치료: 정신역동적 양상에 대한 해석
Explorative Psychotherapy: Interpretation of Psychodynamic Patterns

환자가 심하게 우울한 경우나, 또는 면담가와 대화를 나누지 못하거나, 일상 생활을 영위할 수 없을 정도로 의기소침한 경우엔 지지적인 치료가 유일한 방법이 된다. 면담에서 임상가는 환자의 걱정거리에 관해 이야기를 들으며, 두려움에 대해 환자를 안심시켜주려 노력한다. 임상가는 비교적 온전하게 남아있는 환자의 적응기능들을 찾아냄으로써, 환자가 먼저 몰두를 하지 않는 이상, 환자 성격의 발달적 근원에 대해서는 관심을 보이지 않은 채, 이런 적응기능 영역에 대해서만 초점을 맞추게 된다. 많은 환자들에서 이런 유형의 치료가 종종 우울증상을 없애는 데에 적합하며, 더 깊은 치료는 필요하지도, 또 적응이 되지도 않는다.

탐색적 정신치료가 필요할 것으로 보이는 환자들에 대해서, 임상가는 일단 즉각적인 위기를 조절한 후에는, 비록 일시적으로 증상이 악화될 위험성이 있음을 항상 염두에 둔 상태에서, 기본적인 임상 전략을 변경시키게 된다. 우울증 환자의 치료에 있어서의 이러한 접근에는 환자 측의 보다 적극적인 참여가 요구된다. 증상 완화를 목표로 하는 첫 번째 치료법과 달리, 이는 환자의 인생 전반에 걸쳐 영향을 줄 수 있고, 우울증의 재발 가능성을 줄여줄 수 있으며, 환자의 우울증적 성격 병리를 교정해줄 수 있다. 증상을 지속시키고 있는 무의식적 정신역동적 요소들을 찾아내기 위하여 명료화clarification와 해석interpretation을 사용하게 된다. 환자가 회피하려는 사고와 감정을 알아내기 위해 임상가는 방어에 대해 해석을 해준다.

우울증 환자와의 첫 면담에서, 면담가는 통찰insight을 다루는 환자의 능력을 검사해보기 위하여 해석적인 언급interpretive comment을 던져보기도 한다. 예를 들어, 한 중년 남성이 다른 도시로 이사를 온 후 우울해졌다. 집사람은 새 동네에 온 것을 행복해하지 않고 있고, 자녀들도 새 학교에 적응하는 데에 어려움을 겪고 있으며, 환자 자신의 직업적 야망을 위해 고향을 떠나기 전까지는 모든 것이 순조로웠다는 생각에 환자 역시 끊임없이 후회하고 있다고 말했다. 환자의 아내는 집안을 정리하지도 꾸미지도 않으려 하였다. 환자는 마침내 울음을 터뜨리며, "이 모든 것에서 벗어날 수 있는, 도망칠 수 있는 방법이 있었으면 좋겠어요. 전 더 이상 어쩔 수가 없어요"라고 말했다. 임상가는 그 이야기를 주의 깊게 들은 후, "부인에게 화가 나신 것 같군요"라고 말했다. 그 즉시 환자는 오히려 자신을 꾸짖기 시작하며, "전 형편없는 남편이에요. 제 가족 전체가 엉망이 됐어요. 모든 게 제 잘못이에요"라고 말했다. 임상가의 해석은 정확한 것이었지만, 환자의 반응으로 보아, 이 시점에서는 환자가 이런 점을 인식하게 되면 오히려 우울증이 악화되는 반응을 일으키게 될 것으로 보였다. 임상가는 환자의 억압된 분노에 대한 이런 잠정적인 탐색조차도 치료 후반부로 미뤄두는 편이 좋을 것이라고 판단하였다.

때때로 임상가의 생각으로는 노출적이고 탐색적인 치료를 한 것이라고 여겨지는 것들이 환자에게는 지지적인 것으로 느껴질 수 있다. 우울증 환자와의 면담에서 흔히 보이는 양상 중 하나는 환자는 천천히 시작을 하고, 말하기 어려워하며, 다소 지연된 듯이 보인'는 점이다. 임상가가 먼저 다가가, 증상에 대해 질문을 하고, 어려움의 근원을 조사하려 하면, 환자는 면담 때에 더 생기 있고 활동적이 되어, 잘 참여를 하며, 적극적으로 자기 행동의 의미를 찾아내어 이를 탐색하려는 듯 한 모습을 보이게 된다. 이에 임상가는 만족감에 젖어 안심한 상태로, 환자에게 면담시간이 끝나간다고 말하게 된다. 하지만, 이때 환자는 또다시 희망 없는 슬픔 속으로 빠져든다; 마치 바로 직전의 통찰이 전혀 무용지물이 된 듯 하다. 환자는 면담 과정 속에 숨어있던 지지적인 관계에 반응을 보였던 것이며, 탐색된 주제의 내용은 치료 효과가 거의 없었던 것이다.

우울증의 정신역동적 측면은 흔히 환자가 이를 인식하여 받아들일 수 있게 되기 전에, 면담가의 눈에 먼저 명확하게 관찰된다. 초심자들은 종종 해석해주고 싶은 마음이 강하여, 무언가 명확하게 드러나게 되면, 이를 환자와 나누고 싶어지게 된다. 또한 우울한 사람들은 면담가의 이야기를 열심히 경청한다. 이들은 듣기를 좋아하며, 이들이 임상가의 말을 반박하는 경우는 거의 없다. 그러나 치료자는 통찰은 수단이지, 최종 치료 목표가 아니라는 점을 기억해야 한다. 환자가 임상가의 말을 사용하여 자신은 무가치한 사람이라는 생각을 확증하려 한다면, 그 관찰이 얼마나 정확하고 통찰적인가와는 상관없이, 임상가가 너무 이르게 해석을 해준 것이다. 부정denial은 우울감정에 대한 중요한 방어이며, 이런 부정을 해석해주는 것은 지지적인 정신치료에 역작용이 될 수 있다.

임상가의 해석을 인용하여 이를 자신을 공격하는 수단으로 삼는, 우울증 환자와 피학성 환자들의 이런 경향을 "부정적 치료 반응negative therapeutic reaction"이라고 부른다. 이런 경향이 면담에서 문제가 될 때, 임상가는 자신의 해석적 접근법을 변경하거나, 환자의 반응을 일종의 저항으로서 다루어주도록 해야 한다. 임상가는 "당신은 지금 자신은 나쁜 사람이라는 증거를 찾으시려는 것 같군요"라고 말해줄 수 있다.

환자의 분노에 대한 직접적인 해석은 지지적이기보다는 오히려 혼란을 가져다주는 것이 되기 쉽다. 하지만 "그 사람에게 실망하셨나보군요"와 같은 완곡한 표현은 받아들이기가 쉽다. 임상가는 자신의 방식대로 느낄 환자의 권리에 반박하지 않도록 주의해야 한다. 대개 이러한 중립성은 환자의 느낌에 대한 적극적인 지지로 받아들여진다. 몇몇 치료자들은 우울증이란 자기 자신에 대한 분노 때문에 발생하는 것이라고 배워왔으며 따라서 환자로 하여금 자신의 분노를 다른 중요인물에게로 돌리도록 고무시킨다. 이런 방법이 경우에 따라 효과적일 수도 있지만, 환자가 자신이 통제력을 상실하여, 분노의 표현으로 인해 초래될 수 있는 모든 무서운 위험들이 발생할 지도 모른다는 생각에 놀라게 되면, 그 결과는 종종 끔찍해질 수 있다. 그 결과, 특히 배우자가 "당신이 우울해 있을 때가 더 나았어"라고 말하는 상황이 되면, 흔히 환자들은 임상가에 대한 신뢰감을 상실하여 치료를 중단해버리게 된다.

환자가 우울증의 화학적 또는 내분비적 원인에 대해 질문을 한다면, 이는 대개 심리적 요인에 관한 임상가의 논의에 대해 저항을 하며 이를 부인하려는 것이다. 환자는 나쁜 것은 우울증이며, 거기에 자신의 잘못이 어느 정도 있기는 하지만, 신체적 원인이 밝혀진다면 자신의 책임은 다소 줄어들 것이라고 생각하고 있는 것이다. 환자가 이 문제에 대해 비난받아야 하는 것은 바로 나 자신이라는 느낌으로부터 스스로를 방어하려 하는 경우, 이는 긍정적인 징후이므로, 임상가가 이에 대해 반박을 해서는 안 된다. 환자가 심리적으로 부인denial을 하기 위해 생물학적인 설명을 사용하는 것이라면, 이에 대해 해석해줄 지 아니면 지지해줄 지에 따라 전반적인 치료 전략은 달라져야 한다. 대개 이를 방어로서 해석해주기 보다는 우울증의 심리적 의미와 있음직한 신체적 원인이 서로 모순되는 것은 아니라는 점을 간단히 지적해주는 것이 더 좋다. 이러한 설명은 환자의 지적(知的) 수준에 맞추어서 해주어야 한다. 예를 들어, 학력이 낮은 환자가 그럼 자신이 단지 신체적으로 쇠약해진 것일 뿐인지 묻는 경우엔, "쇠약해졌다고 느껴지는 것은 당연합니다. 그리고 그게 당신의 문제점 중 하나이기도 하죠. 또한 제 생각으로는 지금까지 일어난 것들에 대해 당신이 상당히 걱정을 하고 당황하고 계시며, 자기 자신에게 실망하고 계신 것 같습니다. 이 모든 것들이 문제를 더욱 어렵게 만든 것으로 보이는군요"라고 말해줄 수 있다. 환자에게 그동안 스트레스를 받아왔으며 스트레스에는 신체적인 부분과 정신적인 부분이 모두 있어 신체와 감정 둘 다에 영향을 줄 수 있다고 설명해주는 것이 효과적이다.

정신치료에 관한 지금까지의 논의는, 다소 피상적인 것이긴 하지만, 위에서 언급했듯이, 초심자가 우울증 환자를 치료할 때 너무 빨리, 너무 깊게 들어가지 않도록 해주기 위한 것이다. 단순한 지지적 접근만으로도 많은 임상적 호전과 광범위한 진단적 정보들을 얻을 수가 있는 것이다.

가족과의 면담 Interviewing the Family

첫 면담 때에 가족이 동행하는 경우이든, 혹은 치료 도중에 오는 경우이든, 종종 임상가는 우울증 환자의 가족들을 만나게 된다. 가족들은 환자에 대해 동정심을 느끼면서 걱정을 해주고 있을 수 있고 아니면 환자에게 화가 나 있을 수도 혹은 둘 다일 수도 있으나, 대개 이중 하나는 감추어지곤 한다. 임상가는 가족으로부터 정보를 얻고, 환자 치료의 한 부분으로서 이들의 행동을 수정시키며, 환자와 가족 사이의 상호작용에 대해 탐색을 한다.

몇몇 임상 사례들이 몇 가지 문제들을 잘 보여준다.

> 한 사춘기 소녀가 남자친구와 헤어진 뒤 의기소침해져서는 자살하고 싶은 생각이 든다며 병원을 찾아왔다. 이에 정신과의사가 치료를 권고하였지만, 그녀는 멀리 다른 지방에 떨어져 살고 계시는 부모님들이 정신과 치료를 찬성하지 않을 것이라고 말했다. 정신과의사는 부모님들을 직접 만나보겠다고 하였고, 며칠 후 환자는 전화를 걸어 어머니가 오시는 중이니 약속시간을 잡아달라고 하였다. 병원에 왔을 때, 어머니는 환자와 정신과의사, 모두에게 화가 나 있어 보였다. 어머니는 처음부터 요즘 아이들은 제

멋대로이며, 이들에게는 감정적 어려움에 대한 의지력과 자기-수양이 필요하다고 말하였다. 임상가는 "따님으로부터 우리가 나눈 대화에 대해 어떻게 이야기를 들으셨습니까?"라고 물었다. 어머니는 "딸이 남자친구와 헤어졌고, 그 일로 정신과의사를 만나게 되었으며, 만나서는 자살에 대해 자세하게 이야기를 나누었다고 하더군요"라고 대답했다. 그리고 덧붙이기를 "게다가, 제 생각으로는 선생님이 우리 아이한테 자살에 대한 이야기를 너무 많이 해주신 것 같더군요. 선생님께서 오히려 아이한테 그 생각을 주입시켜준 것 같네요"라고 하였다. 임상가는 환자를 향해 몸을 반쯤 돌리고는 어머니에게 "왜 우리가 자살에 대해 그렇게 많은 이야기를 나누게 되었는지에 대해서도 따님이 말씀드리던가요?"라고 물었다.

이때 환자가 끼어들며 크게 울음을 터뜨리고는, 어머니에게 처음으로 몇 달 전 자살을 시도한 적이 있다는 사실을 털어놓았다. 그 효과는 극적이었다; 어머니는 즉각적인 치료가 필요하다는 임상가의 의견에 동의하면서, 아이가 계속 학교에 나가는 것이 좋을지 물었다. 이러한 딸에 대한 걱정은 지금까지 자신의 딸에게 문제가 있다는 사실을 부정하고 싶은 어머니의 욕구에 의해 감추어져 있었던 것이며, 이때 임상가는 환자의 도움을 통해 어머니의 부정을 깨뜨리는 직면을 해주게 된 것이었다. 동시에, 임상가는 자신이 어떻게 되던지 부모님들은 전혀 관심이 없으시다는, 부모의 태도에 대한 환자의 왜곡된 이미지에 대해 조사를 하였고, 나중에 부모의 무관심한 모습에 영향을 미친 환자의 역할을 해석해줄 수 있는 기반을 마련해 놓게 된 것이다.

중년의 우울증 여성이 성공한 변호사인 남편과 함께 첫 면담을 받으러 왔다. 남편은 아내의 상태 때문에 걱정이 되며, 어떻게 해주어야 할지 당혹스럽다고 말하였다. 남편은 아내가 너무나도 걱정되어, 자신의 생각으로는 그녀에게 휴식과 여행이 필요할 것 같으며, 임상가가 그 이야기를 해주었으면 좋겠다고 하였다. 남편은 아내의 건강을 위해서는 돈이 문제가 되지 않는다고 확실히 말하였다. 동시에 남편은 자신은 일 때문에 환자와 함께 떠나지는 못할 것 같다고 말했다. 이런 대화를 나누는 동안, 환자는 조용히 앉아서 마룻바닥만 멍하니 쳐다보고 있었다. 이에 임상가는 환자에게로 몸을 돌려 "남편이 당신을 멀리 보내버리려 한다고 느껴지십니까?"라고 물었다. 남편은 격렬하게 항의했다; 환자는 남편의 이런 모습을 다소 관심 있게 바라보았다. 나중에, 남편 혼자와만 이야기를 나누게 되었을 때, 임상가는 남편은 환자에게 의식적으로 짜증과 불만족을 갖고 있었으며, 이 때문에 환자의 증상이 나빠지는 일이 없도록 하기 위해 남편은 이런 감정을 감추려했던 것임을 알아낼 수 있었다. 또한 치료적 제안을 했을 때 남편이 보였던 적개심에 대해서도 지적을 해주자, 남편은 상당히 난감해 하였다. 잠시 후 남편은 얼마 전 자신이 다른 여자와 바람이 난 적이 있으며, 이 때문에 부인이 병이 난 것 이라는 생각에 죄책감이 들어, 이런 죄책감을 감추기 위해 부인에게 많이 화를 내게 된 것이라고 털어놓았다. 이런 논의가 이루어진 후, 남편의 태도는 환자의 질병을 보다 현실적으로 받아들이는 모습으로 바뀌었다. 남편은 여전히 부인에게 만족하지 못하고 화가 나 있었지만, 더 이상 아프다는 이유로 그녀에게 화를 내지는 않았다.

환자가 초기 면담 때에 드러내지 않았던, 생활에서의 유발인자나 스트레스 요인에 관한 중요한 정보들이 가족에 의해 제공되는 경우도 드물지 않다. 한 중년 남자가 가정에서는 아무런 문제가 없다고 말하였지만, 나중에 그의 부인이 함께 와서 말하기로는 아들이 학교에서 낙제를 받은 일이 있었다고 하였다. 환자가 중간에 끼어들며, 아내는 그 문제를 너무 과장시키는 것 같다고 말했지만, 나중에 이에 대해 더 자세히 이야기를 나누어보자, 환자는 이를 받아들이질 못했던 것이라는 사실이 명확하게 드러나게 되었다.

이런 각각의 삽화들에서, 가족과의 면담은 치료 과정을 촉진시켜 주었다. 환자의 가족 성원들은 환자의 문제에 영향을 미치는 고정된 태도들을 발달시켜왔으며, 환자는 이에 대해 이의를 제기하거나 맞설 능력이 없기 때문에, 이런 태도들은 환자의 문제의 한 부분으로 영원히 남게 된다. 임상가는 환자의 건강한 자아가 담당했던 역할을 떠맡아주게 되며, 그럼으로써 환자가 우울해짐에 의해 가족 간의 갈등이 더욱 굳어지고 환자는 또 다시 우울해지게 되는 악순환을 원상태로 회복시켜주게 된다.

우울한 사람들의 가족들은 환자가 계속 우울한 상태로 남아있기를 바라기도 한다. 이런 태도는 종종 환자가 가지고 있는 공격심의 억제 및 가족의 착취를 기꺼이 참아내려는 피학적 경향 등과 관련된다. 이런 경우, 가족들은 변화를 가져다줄 것으로 보이는 모든 치료에 반대를 하며, 불량한 예후와 가망 없이 안정되어 있는 상태를 더 잘 인정하는 모습을 보이곤 한다. 이는 가족 치료의 적응증이 된다. 드물지 않게 이런 가족들은 환자가 호전되는 징후를 보이게 되면 치료를 중단시키려하기도 한다.

우울한 사람들은, 현실적인 원인 없이도, 박탈감과 거절감을 느낀다. 대개 우울한 사람을 치료하고 있는 임상가가 그 환자의 다른 가족 성원을 치료하는 것은 잘못인데, 왜냐하면 이렇게 하게 되면 환자는 거절감과 박탈감을 더 느끼게 되기 때문이다. 물론 이는 환자가 포함된 가족 면담에는 해당되질 않으며, 이때에는 오히려 치료에 도움이 되곤 한다.

전이와 역전이
TRANSFERENCE AND COUNTERTRANSFERENCE

무력감에 대한 반응으로, 우울증 환자들은 매달리는 식의 의존적인 관계를 발전시키며, 자신의 치료자는 치유해줄 수 있는 마술적인 전능한 힘을 갖고 있을 것이라고 기대한다. 이들은 자신의 괴로움을 통해 임상가를 꼬드기거나 압력을 가함으로써, 양육적인 보살핌을 이끌어내려 한다. 그러나 이러한 시도가 실패로 돌아가는 경우, 이들은 노골적으로 화를 내거나 더 우울해지게 된다. 이러한 의존성과 분노의 혼합이 전이를 특징짓는다. 겉으로는 절망적이어 보이지만, 이들이 임상가에게는 자신을 도울 능력이 있다고 느끼는 것을 보면, 무의식적으로는 이들 역시도 희망을 갖고 있는 것이다.

자신에겐 단순한 결정조차도 내릴 능력이 없다는 말에서 환자의 의존감이 드러난다. 대개 이들이 직접적으로 임상가의 도움을 요청하는 경우는 드물지만, 눈에 드러나는 이들의 무력감은 임상가로부터 동정과 걱정을 불러일으킨다. 자신도 모르는 사이, 임상가는 자신이 면담뿐만 아니라 환자의 생활까지도 지도해주고 있으며, 은연중에나 혹은 노골적으로 환자의 실제적인 문제들, 가족 관계, 그리고 그 밖의 다른 것들에 대해 충고를 해주고 있다는 사실을 발견하게 된다. 은연중에 임상가의 도움을 요청하는 행동에는 종종 임상가의 현명함과 경험에 대한 찬사가 동반된다. 예를 들어, 한 젊은 여성은 "지난 토요일에 함께 커피를 마셨던 그 남자에게 전화를 걸어야할지 모르겠어요. 저도 선생님처럼 결정을 잘 내릴 수 있었으면 좋겠어요"라고 말했다. 이제 치료자는 어떻게 행동해야 할지 알려줄 것인지 아니면 중요한 조언이나 지도를 해주지 말아야 할 것인지를 결정해야할 입장에 놓이게 되었다. 만일 조언을 해주지 않기로 결정하고서 "그 문제에 대해 의논은 할 수는 있지만, 결정을 내리시는 것은 당신 스스로 하셔야 할 것 같습니다" 또는 "어떻게 하시는 것이 좋을지 저도 알지 못합니다. 대신 당신의 생각은 어떠신 지에 대해 이야기를 나눠보도록 합시다"라고 말하는 경우, 환자는 마치 박탈과 거절을 당했다는 듯이 반응할 것이다. 치료자는 직접적인 도움을 줄 능력이 있음에도, 무슨 연유에선가, 도움을 주지 않기로 결심을 한 것 같다고 환자는 느끼게 된다. 이에 반해 임상가가 제안을 해주는 경우엔, 종종 후에 그 조언이 틀렸음을 보여주는 새로운 정보들이 밝혀지곤 한다. 예를 들어, 치료자가 "글쎄요, 토요일에 만났던 분이 마음에 드시나봐요"라고 말하자, 환자는 "맞아요. 선생님께서 그렇게 말씀해주시니 기뻐요. 사실 전 확신이 안 섰어요. 제 룸메이트 말로는 그 남자는 소문난 바람둥이라더라 구요."라고 대답했다. 이제 치료자는 난처한 입장이 되었다; 자신이 했던 말을 철회해야 하는가, 환자가 그런 중요한 얘기를 하지 않고 있었던 이유를 탐색해야 하는가, 아니면 그냥 가만히 있어야 하는가? 위 세 가지 방식 중 어느 것도 완전히 만족스럽지는 못하다; 첫 번째 경우에 치료자는 부적절감을 느낄 것이고, 두 번째 경우엔 환자가 공격받는다고 느낄 것이며, 세 번째 경우엔 임상가의 제안을 따른 결과 문제가 더 악화될 위험성이 더 크기 때문이다.

이러한 양상은 환자의 의존감과 분노 사이의 밀접한 관계를 보여준다. 이들은 무언가를 원하지만, 그것이 이루어질 수 없을 것이라 미리 예상하고 있으며, 그런 다음 그런 결과가 초래된 것에 화를 내게 된다. 즉, 좌절이 실제로 일어나게 되면, 이는 그의 이런 느낌들을 확인해주는 것이 될 뿐이다. 반면에 그의 소망이 이루어진다 하더라도, 문제는 여전히 남아있다. 환자는 더 많은 의존감을 느끼게 되고, 자신의 나약함을 수치스러워 하게 된다. 자신이 갈망하던 바를 얻어낸다는 것은 독립적이고 능력 있는 사람이라는, 자신에 대한 모든 관점들을 포기하는 것이 된다. 더욱이, 환자는 어떤 면에서 자신은 치료자의 연장일 뿐이라는 생각에 화가 나게 되며, 이런 치료자와의 관계는 자신의 가족에게서 느꼈던 것과 유사한 관계가 되어버리는 것이다.

환자들은 종종 만족보다는 좌절과 거절에 더 편안함을 느끼는데, 왜냐하면 자신의 소망이 충족되는 경우, 자신의 분노는 부적절한 것으로 드러나며, 이후 죄책감이 뒤따르게 되기 때문이다. 한 우울증 여성이 일요일 오후에 임상가의 집으로 전화를 걸어, 지금 몹시 혼란스러우니 지금 당장 만나줄 수 없겠느냐고 물었다. 임상가가 부탁을 받아들이자 그녀는 매우 놀랐다. 막상 임상가와 만났을 때, 그녀는 자신이 혹시 진짜로 응급이 아닌 상황을 갖고 임상가를 불러낸 것은 아닌지 하는 두려움에 후회하며 사과를 하였다. 임상가가 자신을 도와주지 않을지도 모른다는 죄책감이 원래의 걱정거리보다 더 심한 문제가 되어버린 것이다. 또한 그녀의 반응은 의무감에 대한 두려움으로부터 기인한 것이기도 하다: 누군가로부터 도움을 받게 되면, 그 사람에게 영혼을 저당 잡히는 것이다!

때때로, 환자에게 의존성 만족을 제공해주는 사람과의 관계에 있어서 환자가 취하는 방식으로는 좌절과 실망이 초래될 위험이 있을 뿐 아니라 그 결과 공격적인 관계에 반속해야 할 위험성이 있음을 지적해 줌으로써, 이런 전반적인 양식에 대해 해석해주어야 할 때가 있다. 그러나 대개 임상가는 이런 과정들을 여러 차례 겪어나가면서 딜레마의 양면에서 모두 실수를 범하고 난 뒤, 비로소 이런 해석을 해줄 수 있게 된다. 우울증 환자를 치료하는 데에 있어서 가장 중요한 측면 중 하나는 아마도 이런 경험을 하게 될 때, 짜증을 내기보다는 이해하는 마음으로 반응을 보이는 것일 것이다. 이에 대해서는 뒷부분에서 더 자세히 논의할 것이다.

자살에 대한 이야기는 종종 환자가 전이 감정을 표현하는 수단이 된다. 넌지시 자살을 내비치는 언급은 분명 임상가의 관심을 불러일으키게 되며, 때로는 주로 이런 목적 하에서 언급되기도 한다. 환자가 치료에 몰입되어감에 따라, 자살은 또한 분노나 경쟁적 전이 감정을 표현하는 수단이 되기도 한다. 환자들은 임상가의 자존심을 상하게 만드는 데에 가장 효과적인 방법은 환자의 자기-파괴적 행동을 중지시키는 데에 자신이 얼마나 무능한가를 보여주는 것이라는 사실을 배우게 된다. 자살 시도로 병원에 입원한 한 여자 환자는 치료자가 남자 친구와의 면회를 허락해주지 않자 화가 났다. 환자는 면담 때마다 면도칼이나 수면제를 몰래 숨겨 갖고 들어옴으로써, 병원은 자신을 적절히 보호해주지 못한다는 점을 보여주려 하였다. 치료자에게 "만일을 위해" 집에다가 수면제를 모아두고 있다고 말하는 환자 역시도 이와 유사한 감정을 드러내는 것이다. 경험이 없는 치료자는 자존심이 상하게 되어, 환자에게 모아둔 약을 버리거나 아니면 먹지 않기로 다짐받으려 하게 된다. 환자들은 임상가의 이런 행동을 자신을 무장 해제시키고, 무력하게 만들려는 시도로 받아들인다. 자살하고 싶어 하는 모든 환자들, 그리고 이러한 상황에서 환자의 힘을 인정해주는 치료자는 기저의 전이 감정에 대한 분석을 향해 한걸음 나아가고 있는 것이다.

전이 감정 때문에 유발된 자살 행동에 관한 논의는 중요한 저항이 될 수도 있다. 그러나 자살 감정에 대해 이야기하는 것은 직접 행동으로 표현하는 것보다는 훨씬 바람직한 형태이며, 따라서 시기상조의 해석은 환자로 하여금 그 뜻을 정말로 입증해 보이도록 몰아붙이는 결과를 낳을 수도 있다. 자살하려는 환자들은 대개 다른 방식으로도 행동화act out를 하며, 따라서 자살에 대해 해석해주기에 앞서 덜 위험스러운 행동 부분에 대한 해석을 먼저 시도해 보아야 한다.

의존, 분노, 죄책감 등의 전이 감정에 더해, 환자들은 종종 면담가로부터도 분노나 죄책감을 유발시킨다. 이들의 괴로움, 그 자체에는 타인에게 죄책감을 느끼도록 만드는 경향이 있으며, 이는 "즐거운 주말 보내셨으면 해요; 누군가라도 인생을 즐길 수 있다는 것은 참 좋은 일이에요"라는 말로 강조된다. 치료 초기에는 이런 언급 속에 숨어있는 적개심은 해석해주지 않는 것이 좋다. 나중에 시기심과 분노가 표면에 가까워졌을 때, 이것에 대해 언급해줄 수 있다. 치료자의 휴가는 우울증 환자의 전이 감정을 다루는 데에 있어서 매우 중요한 문제이다. 이때 의존 욕구와 이를 충족시켜주지 못하는 임상가에 대한 분노감이 두드러지게 되며, 임상가의 행동을 조절할 수는 없다는 환자의 무력감이 확연히 나타나게 된다. 임상가를 붙잡아 두거나, 아니면 가버리는 임상가를 벌주기 위한 수단으로 자살 행동이 나타날 수도 있다. 종종 환자들은 의사가 막상 떠나기 전까지는 이런 점들을 모두 부인한다. 정신치료자가 휴가를 떠나버린 뒤 자살행동이 벌어지는 상황은 응급실 당직 정신과의사에게는 익숙한 일이다. 강력하고 반복적인 해석이 휴가 몇 주 전부터 필요하게 된다. 심한 우울증 환자의 경우엔, 휴가를 떠나는 장소, 그 동안 연락할 수 있는 방법, 그리고 응급 상황이 발생했을 때 대신 돌봐줄 수 있는 다른 치료진 등에 대해 알려주는 것이 좋다.

환자의 피학적 경향은 때때로 임상가로 하여금 빈정대거나 노골적으로 적대적인 언급을 하게끔 만들려는 것으로 보인다. 이런 언급은 거의 도움이 되지 않지만, 임상가를 자극시키려는 환자의 의도를 해석해주는 것은 유용할 수 있다.

우울한 사람은 그와 밀접한 관계에 있는 사람들에게 강한 감정을 불러일으킨다. 가장 두드러지는 것은 공감적 우울증empathic depression으로, 이는 자신의 우울감정을 부정하는 환자들과의 면담에서 매우 중요한 진단적 도구가 될 수 있다. 면담 동안 자신의 기분도 저하되는 느낌이 드는 경우, 임상가는 항상 자신이 환자의 우울증에 반응하고 있는 것은 아닌가를 생각해보아야 한다. 이러한 반응은 능숙한 면담가가 환자와 있을 때 항상 경험하게 되는 동일시identification의 반응이다.

이러한 공감적 반응 외에도, 임상가는 덜 유용한 방식으로 반응을 보이기도 한다. 예를 들어, 위에서 논의한 의존적 전이dependent transference는 이에 부합되는 전능적 역전이complementary omnipotent countertransference를 야기한다. 환자는 "신생님께서는 해답을 알고 계실 거예요"라고 말하는 듯이 행동을 하며, 치료자는 이에 동의하는 반응을 보인다. 온정주의적paternalistic 또는 과보호적overprotective 스타일이 이런 문제의 가장 흔한 형태이다. 한 임상가가 중년의 우울증 남자에게 어떤 책을 읽어보거나 여가시간에 테니스를 배워보라고 제안하였다. 처음에 환자는 긍정적인 반응을 보였지만, 차츰 자신에겐 그런 활동을 할 만한 기력이 없다고 호소하게 되었고, 결국엔 임상가가 자신에게 실망했을 것이라고 느끼게 되었다. 우울증 환자들은 처음엔 적극적인 관심과 격려에 기쁨을 느끼지만, 이들의 의존적 갈망dependent craving은 항상 치료자가 만족시켜줄 수 있는 수준을 넘어서는 것이므로, 결국 환자는 좌절과 거절을 당했다고 느끼게 된다. 실제로 전능한 부모의 역할을 담당해온 치료자들은 이러한 감정의 전이적 근원을 해석해주기가 어렵다고 생각하게 된다. 이러한 흔한 역전이 양상은, 타인의 눈앞에서 만이라도 전능 하고픈, 보편적인 소망과 관련된다. 많은 정신치료자들은 타인의 생명을 통제할 수 있는, 비범한 힘을 소유하고픈 소망을 갖고 있다.

전능적 역전이의 가장 극적인 형태 중 하나는 자살을 하려는 환자에게 "걱정하지 마세요, 당신이 자살하도록 내버려두진 않을 테니까요"라고 안심시켜주는 경우이다. 이런 언급은 당연히 절대적인 확실성이 없는 것이며, 따라서 환자는 임상가가 실제로 해줄 수 있는 것 이상으로 약속하고 있다는 것을 알아차리게 된다. 동시에, 환자가 자신의 생명에 대해 느끼고 있던 책임감마저도 줄어들게 만든다. 한 환자는 임상가가 이런 식으로 안심시켜주려 했을 때, 솔직히 속마음으로는 "어디 한 번 봅시다"라는 생각이 들었었다고 털어놓기도 하였다.

우울증 환자에 대한 또 다른 양상의 역전이는 임상가의 죄책감과 분노감이다. 환자들은 자신의 분노감을 감추며, 종종 자신의 괴로움을 통해, 타인에게 죄책감이 들도록 만듦으로써 이런 분노감을 표현한다. 이런 과정을 이해하지 못한 임상가들은 역시 이런 반응을 보이게 된다. 한 우울증 남자가 눈이 몹시 오던 날 면담 약속 시간에 나타나질 않았고, 취소 연락도 하지를 않았다. 임상가가 전화를 걸자 환자는 "오, 당연히 제가 못 갈 거라고 생각하실 줄 알았어요. 하지만 걱정 마세요. 치료비는 오늘 우편으로 보내드릴게요"라고 말했다. 그 말에는 치료자가 전화를 건 것은 자신이 걱정되어서가 아니라 치료비 때문이라는 뜻이 내포된 것이었다. 임상가는 자신을 방어하며, "아니에요, 그게 아니라"라고 항변했고, 이때 환자는 말을 끊으며, "제가 괜한 말을 했나 봐요. 여하튼 다음 주에 뵐게요"라고 말했다. 임상가는 자신이 오해를 받았다고 느꼈으며, 처음엔 전화를 걸지 말았어야 했다고 후회를 하였다. 환자의 은밀한 공격성에 대한 이런 유형의 죄책 반응은 흔하다. 이런 양상이 몇 차례 반복되게 되면, 임상가는 더욱 화가 나기 쉬워진다. 때때로 임상가는 우울증 환자에게 노골적으로 화를 내면서, 이때 이러한 자신의 반응을 환자의 마음을 움직이고, 환자로 하여금 자신의 감정을 표현하도록 만들기 위한 시도였을 뿐이라고 합리화시키곤 한다. 임상가의 죄책감이나 분노감은 또한 환자의 과도한 요구에 맞닥뜨렸을 때 직면하게 되는 무력감에 대한 반응일 수도 있다. 희망을 잃은 채 울고 있는 환자에게 면담시간이 다 되었다고 말하는 것은 힘든 일이며, 면담시간이 지나서까지 면담이 길어지는 것은 짜증스러운 부담이 된다.

역전이의 또 다른 형태는 우울증 환자를 치료할 때 흔히 느껴지는 지루함과 조바심이다. 이는 임상가의 감추어진 우울감, 죄책감, 또는 분노감 등에 대한 방어로서 작용할 수도 있다. 이런 반응들은 대개 몇 번의 면담이 지난 다음에 발생을 한다; 우울증 환자와의 첫 면담은 특징적으로 다른 경우에 비해 임상가에게 불안을 덜 일으킨다. 환자는 자기 자신에게 몰두되어 있기 때문에, 정상적인 불안은 감소하게 되며, 이 때문에 환자는 임상가에게 적극적인 관심을 쏟지 못한다. 그러나 환자의 좁아진 관심 영역과 고통스러운 감정이 보다 명확해짐에 따라, 처음 임상가가 느꼈던 편안함은 빠른 속도로 지루함으로 변해간다. 자신의 환자를 통해 즐거움을 얻고자 하는 임상가들은 우울증 환자를 치료하는 데에 있어서 거의 성공하지를 못한다. 무관심과 냉담함은 분노나 죄책감과 같은 명백한 부정적인 감정보다도 훨씬 더 치료에 파괴적인데, 왜냐하면 후자의 경우는 그래도 감정적으로 연결된 관계이기 때문이다. 분노와 죄책감은 대개 의식 수준에 보다 가까이 있어서 오히려 훈습work through하기가 쉽다. 우울한 환자를 대할 때 지루함을 느끼는 임상가는 자신도 모르는 사이에 미묘하게 환자로 하여금 치료를 그만두도록 몰아가며, 이로 인해 거절당했다는 환자의 느낌은 우울증을 강화시켜, 심지어 자살 위기까지 유발될 수 있다.

우울한 사람을 착취하는 것은 쉽다. 이들은 피학적으로 복종하며, 또한 느린 반응과 공격성의 억제 때문에 이들은 이미 준비된 희생자인 것이다. 누군가 면담시간이 쉽게 침범 당하거나, 혹은 자주 변경되는 사람이 있다면, 그는 대개 우울증 환자이거나 피학성 환자이다. 이 문제에 대한 보다 자세한 논의는 제 6장 "피학성 환자"편을 참조하기 바란다.

약물은 우울증 환자를 치료하는 데에 중요하며, 이는 또한 역전이이라는 주제를 야기한다. 임상가는 임상적 적응 때문이 아니라 환자의 증상에 싫증이 난 까닭에, 약물 치료를 시작하거나 혹은 새로운 다른 약물로의 변경을 시도하게 될 수 있다. 환자는 의사의 조바심을 정확하게 감지해내며, 이에 거절감을 느끼면서 결국엔 더 우울해지는 반응을 보이게 된다. 실패한 것은 치료가 아니라 환자라는 생각이 들게 되면 임상가는 마음이 편해진다.

우울한 사람들은 보살핌을 바라지만, 이들의 병리의 핵심적인 측면은 이들은 자신이 갈망하는 바로 그것을 쫓아버린다는 점이다. 이러한 양상이 불가피하다는 점을 인식하게 되면, 임상가가 환자의 이런 양상에 과잉반응 하게 되는 일은 줄어들 것이며, 또한 그런 이유로 환자를 거절하는 일 또한 적어질 것이다. 중간적인 위치를 취함으로써 임상가는 적절히 반응하고, 효과적으로 해석해주며, 진정한 치료적 역할을 수행할 수 있게 된다.

결론 CONCLUSION

우울증 환자와의 면담에는 민감성과 심각한 심리적 고통에 대한 공감적 이해력이 요구된다. 임상가가 우울증 환자에서 만큼이나 자신의 전문가적 기술뿐 아니라 기본적인 인간성까지도 시험해보게 되는 경우는 거의 없다. 그러나 그 보람은 엄청나다. 우울증은 종종 생산적이고 잠재적으로 건강한 사람들에게도 발생하여, 이 경우 예후는 매우 좋아 회복이 가능하다. 치료는 그 결과에 막대한 영향을 미치며, 여기서 임상가는 어디에도 비길 수 없는 치유자와 생명의 구원자라는 전통적인 의학적 역할을 담당하게 된다.

8장

불안장애 환자

THE ANXIETY DISORDER PATIENT

불안은 일상적인 근심과 걱정으로부터 촉발되는 보편적인 감정 경험이다. 병적 불안은 정신과에서 가장 흔한 임상증상으로, 일차적인 증상일 수도 있으며 또는 신경증에서부터 정신병에 이르기까지 다양한 수많은 심리적 장애에 수반되는 중요한 동반 증상이기도 하다. DSM-5에서는 현상학적으로 현실적인 이유가 거의 없어 보임에도 불구하고 주관적으로는 엄청나고 무력화시키는 불안을 경험하는 상태를 말하는 불안장애를 몇 가지 독립적인 진단체로 분류하고 있다. 하지만 이러한 분류체계는 현실적이라기보다는 다소 인위적인 것인데, 왜냐하면 이러한 장애들의 "순수한" 형태는 흔치 않으며, 공존질환에 대한 연구 결과 각각의 유형들은 흔히 서로 중복되어 나타나는 것으로 밝혀졌기 때문이다. 우울한 기분이 주가 되는 질병들과는 다르게, 불안장애의 분류는 불안이라는 바다 위에 불안정하게 둥둥 떠다니는 섬들의 도표처럼 보인다.

의식적인 실제 위험에 대한 진화론적 적응반응인 *공포fear* (계통발생학적으로 *공포-도피 반응fear-flight* response이라고 불리는)와 *무의식적인* 위험에 대한 반응인 *신경증적 불안 neurotic anxiety*을 구분하는 사람들도 있다. 프로이드는 신경증적 불안에 대해 이야기할 때 불안 신경증*anxiety neurosis*이라는 용어를 사용하였는데, 여기에는 급성 불안 발작(현재의 공황장애)과 만성 예기불안, 공포증 등이 모두 포함된다. 프로이드는 이 세 가지 상태가 모두 광장공포증agoraphobia으로 이어질 수 있음을 관찰하였는데, 이때 엄청난 불안을 초래할 수 있는 상황에 노출되는 것을 피하기 위해 일상생활은 심각하게 위축되어 버린다. 100년이나 된 프로이드의 이러한 분류법은 불안장애에 대한 현대의 분류체계를 잘 예측하였다. 신경증적 불안에 대한 프로이드의 초기 이론의 핵심은 생리적 모델physiological model로, 방출되지 못한 리비도가 차오른 결과로 인해 불안이 발생하는 것(그가 말한 *진짜actual* 신경증으로, 말하자면 이는 신체적 과정somatic process에 기초한다고 생각하였기 때문이다)이라고 프로이드는 가정하였다. 나중에 그는 불안에 대한 심리적 이론을 발전시켰는데,

불안이란 금지된 본능적 소망이 표출되고 행동으로 옮겨질 위험에 처해있을 때 무의식적 갈등이 보내는 *신호signal*라는 것이다. 이러한 구조에서 *신호불안signal anxiety*이란 성적 또는 공격적 소망과 이에 대항하는 자아와 초자아의 힘 사이의 무의식적 갈등을 뜻한다. 자아는 외부 현실의 제한을 중재하는 데 반해 초자아는 금지된 충동이 행동으로 옮겨졌을 때 뒤따르게 되는 보복과 처벌에 대한 두려움을 불러일으킨다. 신경증적 불안을 가진 환자들은 종종 이러한 정신역동적 기제를 의식하지 못한다.

불안의 근원에 대한 프로이드의 모델은 자아-심리학적ego-psychological 모델이다. 최근엔 기질적인 요인과 아동기 발달의 대상관계에 관한 개념까지 포함시키고 있다. 일상생활에서의 불안을 조절하는 타고난 능력은 생물학적으로 결정된 유아의 기질적 성향에 따라 크게 결정이 된다. 어떤 신생아들은 다른 아기들에 비해 내부 자극과 외부 자극 모두에 대해 크게 반응을 보이고 쉽게 초조해진다. 반응도가 높은high-reactive 아이들은 타인불안stranger anxiety을 더 크게 보이고 분리불안separation anxiety은 더 오래 지속되게 된

표 8-1. 분리불안장애의 DSM-5 진단기준

A. 애착 대상과의 분리에 대한 공포나 불안이 발달 수준에 비추어 볼 때 부적절하고 지나친 정도로 발생한다. 다음 중 3가지 이상이 나타나야 한다.
   1. 집 또는 주 애착 대상과 떨어져야 할 때 과도한 고통을 반복적으로 겪음
   2. 주 애착 대상을 잃거나 질병이나 부상, 재앙 혹은 죽음 같은 해로운 일들이 그에게 일어날 것이라고 지속적으로 과도하게 걱정함
   3. 곤란한 일(예, 길을 잃거나, 납치당하거나, 사고를 당하거나, 아프게 되는 것)이 발생하여 주 애착 대상과 떨어지게 될 것이라고 지속적으로 과도하게 걱정함
   4. 분리에 대한 공포 때문에 집을 떠나 학교, 직장 혹은 다른 장소로 외출하는 것을 지속적으로 거부하거나 거절함
   5. 집이나 다른 장소에서 주 애착 대상 없이 있거나 혼자 있는 것에 대해 지속적으로 과도하게 두려워하거나 거절함
   6. 집에서 떠나 잠을 자는 것이나 주 애착 대상 곁이 아닌 곳에서 자는 것을 지속적으로 과도하게 거부하거나 거절함
   7. 분리 주제와 연관된 반복적인 악몽을 꿈
   8. 주 애착 대상과 떨어져야 할 때 신체 증상을 반복적으로 호소함(예, 두통, 복통, 오심, 구토)

B. 공포, 불안, 회피 반응이 아동 · 청소년에서는 최소한 4주 이상, 성인에서는 전형적으로 6개월 이상 지속되어야 한다.

C. 장애가 사회적, 직업적, 또는 다른 중요한 기능 영역에서 임상적으로 현저한 고통이나 손상을 초래한다.

D. 장애가 다른 정신질환으로 더 잘 설명되지 않는다. 예를 들어, 자폐증에서 변화에 대한 저항으로 인해 집 밖에 나가는 것을 회피하는 것, 정신병적 장애에서 분리에 대한 망상이나 환각이 있는 경우, 광장공포증으로 인해 믿을 만한 동반자 없이는 밖에 나가기를 거부하는 경우, 범불안장애에서 건강 문제나 다른 해로운 일이 중요한 대상에게 생길까 봐 걱정하는 것, 질병불안장애에서 질병이 발생할까 봐 걱정하는 것

발췌. 권준수 등 역, 정신질환의 진단 및 통계편람 제5판, APA, 서울: 학지사: 2015

다. *분리불안* – 아이가 의존하고 있는 돌보는 이를 잃어버리는 것에 대한 두려움 – 은 발달에 있어서 보편적인 현상으로, 기질적으로 취약한 아이의 경우엔 아동기 넘어서까지 지속이 된다. DSM-5에서부터 이제 분리불안장애는 하나의 독립된 진단체로 기술된다(표 8-1). 성인기까지 계속된 분리불안과 더불어 신경심리학적 흥분성neuropsychological irritability이 공황장애의 핵심인 것으로 생각되기도 한다.

범불안장애와 공황장애, 공포증 등은 모두 아마도 생물학적 기초에 있어서 이름 하여 불안을 견뎌내는 역치가 낮다는 공통적인 주제를 갖고 있다. 따라서 이들은 임상적으로 서로 연관되고 중복되어 있다. 공포증과 공황장애는 특히 밀접하게 관련되어 있으며 종종 동일

표 8-2. 광장공포증의 DSM-5 진단기준

A. 다음 5가지 상황 중 2가지 이상의 경우에서 극심한 공포와 불안을 느낀다.
  1. 대중교통을 이용하는 것(예, 자동차, 버스, 기차, 배, 비행기)
  2. 열린 공간에 있는 것(예, 주차장, 시장, 다리)
  3. 밀폐된 공간에 있는 것(예, 상점, 공연장, 영화관)
  4. 줄을 서 있거나 군중 속에 있는 것
  5. 집 밖에 혼자 있는 것

B. 공황 유사 증상이나 무능력하거나 당혹스럽게 만드는 다른 증상(예, 노인에서 낙상에 대한 공포, 실금에 대한 공포)이 발생했을 때 도움을 받기 어렵거나 그 상황에서 벗어나기 어려운 것이라는 생각 때문에 그런 상황을 두려워하고 피한다.

C. 광장공포증 상황은 거의 대부분 공포와 불안을 야기한다.

D. 광장공포증 상황을 피하거나, 동반자를 필요로 하거나, 극도의 공포와 불안 속에서 견딘다.

E. 광장공포증 상황과 그것의 사회문화적 배경을 고려할 때 실제로 주어지는 위험에 비해 공포와 불안의 정도가 극심하다.

F. 공포, 불안, 회피 반응은 전형적으로 6개월 이상 지속된다.

G. 공포, 불안, 회피가 사회적, 직업적, 또는 다른 중요한 기능 영역에서 임상적으로 현저한 고통이나 손상을 초래한다.

H. 만약 다른 의학적 상태(예, 염증성 장 질환, 파킨슨병)가 동반된다면 공포, 불안, 회피 반응이 명백히 과도해야만 한다.

I. 공포, 불안, 회피가 다른 정신질환으로 더 잘 설명되지 않는다. 예를 들어, 증상이 특정공포증의 상황 유형에 국한되어서는 안 된다. (사회불안장애에서처럼) 사회적 상황에서만 나타나서는 안 된다. (강박장애에서처럼) 강박 사고에만 연관되거나, (신체이형장애에서처럼) 신체 외형의 손상이나 훼손에만 연관되거나, (외상후스트레스장애에서처럼) 외상 사건을 기억하게 할 만한 사건에만 국한되거나, (분리불안장애에서처럼) 분리에 대한 공포에만 국한되어서는 안 된다.

주의점: 광장공포증은 공황장애 유무와 관계없이 진단된다. 만약 공황장애와 광장공포증의 진단기준을 모두 만족한다면 2가지 진단이 모두 내려져야 한다.

발췌. 권준수 등 역, 정신질환의 진단 및 통계편람 제5판, APA, 서울: 학지사: 2015

한 임상 증후군으로 나타난다. 끔찍한 공황발작을 경험하게 되면 생활은 위축되면서 특정 상황을 회피 - 광장공포증 - 하게 되고, 이는 다시 똑같은 발작을 촉발시킬 수 있게 된다. DSM-5에서부터 이제 광장공포증은 하나의 독립된 진단체로 기술된다(표 8-2). 광장공포증과 특정 공포증은 어떤 점에 있어서 환자 측의 방어반응이라고도 볼 수 있다. 무엇에 대한 공포증일지의 선택과 그의 상징적 의미는 중요한 정신역동적 요소들을 갖고 있다.

정신병리와 정신역동
PSYCHOPATHOLOGY AND PSYCHODYNAMICS

공포증 환자 The Phobic Patient

공포증적 행동은 매우 다양한 신경증적, 성격적, 정신병적 증후군들에서 발견이 된다(표 8-3). 공포증과 공황발작은 범불안장애나 외상후 스트레스 장애 등과 구별될 수 있지만, 이들은 서로 많은 공통점들을 갖고 있다. 그 구별점에 대해서는 "감별진단" 부분에서 살펴볼 것이다. 공포증 환자들은 자신의 혼란스러운 사고와 충동을 억압repress함으로써, 자신의 내적인 감정적 갈등과 불안에 대처해 나간다. 이러한 억압이 실패하는 경우, 환자는 자신의 갈등을 외부 세계의 장소나 상황에다가 전치displace를 시키며, 자신의 불안을 그 상황에 국한시키려 하게 된다. 이제 외부 상황은 그의 내적 심리적 갈등을 상징적으로 표현해주는 것이 된다; 환자가 이러한 상황을 회피avoid할 수 있다면, 불안은 감소되고 공황발작의 가능성은 제거될 것이다. 공포증의 핵심이 바로 이러한 회피이다. 특정 증상은 금지된 소망이나 충동 그리고 이것의 직접적인 만족을 가로막는 무의식적 두려움, 이 두 가지 측면 모두를 포함하는 상징적 농축물symbolic condensation이다. 그 밖의 다른 무의식적 결정인자에는 애착에 대한 위협과 만성적으로 손상된 안정감 등이 포함된다. 공포증적 방어phobic defenses에 의해, 환자는 갈등과 불안을 회피하려는 목적에서 자유롭고 즐거운 활동을 포기하게 되고, 따라서 환자의 인격은 전반적으로 협소해지게 된다.

"공포증"이라는 용어는 종종 잘못 사용되곤 한다. 예로서, "암 공포증cancer phobia"은 강박적인 두려움이나 건강염려증적 사고를 가지긴 하지지만, 이것이 진정한 회피는 아니다. 다른 예로 "성공 공포증success phobia"이 있는데, 이는 성공에 대한 무의식적 두려움을 설명하기 위한 정신역동적 구조화psychodynamic formulation를 말하는 것이다. 무의식적 두려움 때문에 "암 공포증" 환자가 병원에 가는 것을 회피하고 "성공 공포증" 환자가 승진기회를 회피할 수도 있지만, 고전적인 의미에서 이것이 진정한 공포증은 아니다.

표 8-3. 특정공포증의 DSM-5 진단기준

A. 특정 대상이나 상황에 대해서 극심한 공포나 불안이 유발된다(예, 비행기 타기, 고공, 동물, 주사 맞기, 피를 봄).

주의점: 아이들의 경우 공포나 불안은 울기, 발작, 얼어붙거나 매달리는 것으로 표현될 수 있다.

B. 공포 대상이나 상황은 대부분의 경우 즉각적인 공포나 불안을 유발한다.

C. 공포 대상이나 상황을 회피하거나 아주 극심한 공포나 불안을 지닌 채 참아낸다.

D. 공포나 불안이 특정 대상이나 상황이 줄 수 있는 실제 위험에 대한 것보다 극심하며 사회문화적 맥락에서 통상적으로 받아들여지는 것보다 심하다.

E. 공포, 불안, 회피 반응은 전형적으로 6개월 이상 지속된다.

F. 공포, 불안, 회피는 사회적, 직업적, 또는 다른 중요한 기능 영역에서 임상적으로 현저한 고통이나 손상을 초래한다.

G. 장애가 다른 정신질환으로 더 잘 설명되지 않는다. 공포, 불안, 회피가 광장공포증에서 공황 유사 증상이나 다른 당황스러운 증상들과 관련된 상황, 강박장애에서 강박 사고와 연관된 대상이나 상황, 외상후 스트레스 장애에서 외상 사건을 상기시키는 것, 분리불안장애에서 집이나 애착 대상으로부터 분리되는 것, 사회불안장애에서의 사회 상황과 연관된 경우가 아니어야 한다.

다음의 경우 명시할 것:

공포 자극을 기준으로 한 부호화

300.29(F40.218) **동물형** (예, 거미, 곤충, 개)

300.29(F40.228) **자연환경형** (예, 고공, 폭풍, 물)

300.29(F40.23x) **혈액-주사-손상형** (예, 바늘, 침투적인 의학적 시술)

부호화 시 주의점: ICD-10-CM 부호에서는 다음과 같다. **F40.230:** 혈액에 대한 공포, **F40.231:** 주사, 수혈에 대한 공포, **F40.232:** 기타 의학적 도움에 대한 공포, **F40.233:** 부상에 대한 공포

300.29(F40.248) **상황형** (예, 비행기, 엘리베이터, 밀폐된 장소)

300.29(F40.298) **기타형** (예, 질식, 구토를 유발하는 상황; 아이들의 경우, 예를 들면 큰 소리나 가장 인물들[가장 캐릭터])

부호화 시 주의점: 만약 하나 이상의 공포 자극이 있다면 모든 적용 가능한 ICD-10-CM 부호를 적어야 한다(예, 뱀과 비행기를 무서워한다면 F40.218 동물형과 F40.248 상황형을 모두 적는다).

발췌. 권준수 등 역, 정신질환의 진단 및 통계편람 제5판, APA, 서울: 학지사: 2015

공포증 증상 *Phobic Symptoms*

공포증 환자들의 특징은 문제를 해결하는 일차적인 수단으로서 회피를 사용한다는 점이다. 고전적인 공포증 반응에서는 신경증적 증상들이 환자의 존재를 지배하고 있다. 그의 정신생활은 비현실적이고 고통스러운 두려움(개방된 공간, 높은 곳, 지하철, 엘리베이터, 교통마비 등등)을 중심으로 이루어지고 있다. 공포증은 대개 환자가 자주 마주칠 수 있는, 그리

고 또 자주 마주치곤 하는 상황과 관련되어 있다. 환자들은 자신의 두려움에 대해 합리적으로 설명하곤 하지만, 대개 이는 자신의 두려움을 부분적으로밖에 설명해주지 못하는 것이라는 사실을 깨닫곤 한다. 하지만 종종 자신의 두려움이 부적절한 것이라고 생각함에도 불구하고, 이들은 두려움이 너무나도 강렬하다는 점에서 볼 때, 공포 상황의 회피만이 유일한 합리적인 선택이라고 느낀다. 환자는 지하철을 무서워하는 것은 비합리적이라는 사실에는 동의를 하지만, 무섭기 때문에 지하철을 안타는 것 외에는 다른 방법이 없다고 확신을 하는 것이다! 억지로 공포증 상황에 직면하게 되면 어떤 결과가 초래될 것으로 예상되는지 공감적인 태도로 면담가가 물어보게 되면 종종 그 숨은 의미가 드러난다.

> 엘리베이터처럼 갇힌 공간에 대해 엄청난 공포를 갖고 있던 한 환자는 어렸을 때 언니랑 놀다가 베개에 질식할 뻔 했었던 무서운 경험을 기억해 내었다. 그때 그녀는 죽는 줄 알았고 그대로 오줌을 싸버렸었다. 언니는 베개를 치우더니 오줌을 싼 환자를 놀려대었다. 환자는 수치심을 느꼈다. 이 사건에 담겨있는 죽이고 싶은 적개심, 경악, 그로 인한 수치심 등이 공포증이라는 증상으로 상징화되고 요약되었던 것이다.

공포증 증상은 흔히 진행성으로 한 가지 상황에서 다른 상황으로 퍼져나간다. 처음에는 버스를 무서워하던 여자가 길을 건너는 것을 두려워하게 되었고, 마침내는 문 밖으로 나가지도 못하게 되어 버렸다. 대중식당에서 식사하는 것을 두려워하던 남자가 마침내 이 두려움을 극복하였지만, 다음엔 지하철을 못 타는 증상이 발생하였다. 환자들은 첫 증상에 대해 자발적으로 자세히 이야기하지를 않으며, 여러 차례의 면담 이후에야 비로소 첫 삽화를 유발시킨 두려움이 드러나게 된다. 자세한 이야기를 쉽게 드러내지 않으려는, 이러한 환자의 고집은 매우 중요한 것인데, 왜냐하면 이런 고집이 주된 정신역동이 드러나게 될 근본적인 맥락에 속해있는 것이기 때문이다. 물론 이런 고집은 치료 작업을 방해하려는 환자의 경향을 설명해주는 것이기도 하다.

전형적인 공포증 환자들은 자신의 두려움을 극복하려고 애쓴다. 그가 그렇게 할수록, 상징화와 전치는 이동이 되어, 새로운 공포증으로 대치된다. 새로운 증상은 환자에게 덜 고통스러운 것일 수도 있으며, 또는 보다 많은 이차성 이득과 연관된 것일 수도 있지만, 이들이 동일한 기본적 갈등을 회피하려는 목적을 갖고 있는 것에는 변함이 없다.

공포증적 성격 경향 Phobic Character Traits

공포증이라는 증상에서보다 훨씬 더 많은 경우에서, 회피와 억제는 성격적인 방어로서 사용되어 진다. 성격적 방어로서 회피와 억제를 사용하는 것은 공포증 증상을 가진 환자들 모두에서 존재하는 것이지만, 또한 다른 사람들에게도 널리 분포되어 있다. 공포증적 성격 경향의 정신역동은 공포증 증상의 경우와 비슷하다. 두 경우 모두에서 환자들은 불안의 근원이 되는 상황을 회피하지만, 공포증적 성격에서 두려움은 대개 무의식적이며, 회피는 취향이나 선호라는 문제로 설명되어진다. 종종 두려움에는 관심이나 음모가 뒤섞여 있어, 이것이 금지된 소망의 출현을 상징하는 것이곤 하며, 따라서 환자들은 공포증 영역에 편안하게 들어갈 수 있는 사람들을 부러워한다. 예를 들어, 군중 앞에서 이야기하기를 두려워하는 젊은 여성은 그렇게 할 수 있는 남편의 능력을 부러워하며, 이를 남편은 불안해하는 것이 전혀 없다는 의미로 받아들인다. 어떤 환자들은 자신이 회피의 신경증적 근원을 인식하지 못하기도 하지만, 이에 동반된 불안 증상을 통해 기저의 감정적 갈등이 드러나곤 한다. 모든 운동 활동을 회피하는 한 변호사는 스포츠 중계와 스포츠 신문만은 열심히 보곤 하였다. 때때로 그는 미식축구 경기의 격렬한 장면을 보는 순간, 심장이 뛰고 정신이 아찔한 느낌이 들곤 하였다. 아동기 때 그로 하여금 이러한 운동 경기에 참가하지 못하게 만들었던 불안이 어른이 되어서 경기를 지켜보는 동안 직접적으로 떠오른 것이었다. 부정denial이 보다 광범위한 경우에는 모든 영역에서 관심이 결여되게 된다. 환자의 생활 상황을 통해 그의 억제가 부적응적인 것이라는 사실이 드러나고 나서야 비로소, 이러한 광범위한 관심 결여가 방어적인 회피 defensive avoidance였다는 것이 밝혀지게 된다. 예를 들어, 도심에 사는 한 여성은 자동차를 운전하지 못하는 것에 대해 그럴듯한 이유를 대었지만, 교외로 이사를 간 후에도 그녀는 여전히 운전하기를 꺼려하였으며, 이를 통해 그녀의 이런 성향의 신경증적 근원이 드러나게 되었다.

공포증적 경향은 성격 구조의 기초가 될 수 있다. 이런 사람은 자신의 안전에 집착을 하고, 이에 대한 모든 가능한 위협들을 두려워한 나머지, 최대의 안전을 추구함에도 불구하고 자신이 위험에 처하게 되어 버리는 상황을 끊임없이 상상하곤 한다. 그는 집에서 휴가를 보내는 것에 익숙하며, 관심사도 늘 똑같고, 같은 저자의 책만 읽으며, 헤미디 똑같은 일만 반복한다. 친구의 숫자도 제한되어 있으며, 새로운 경험을 회피한다.

공포증적 성격 경향의 흔한 예 중 하나는 나이 많은 남자와 결혼을 하는 젊은 여자의 경우이다. 그녀는 친정 집 근처에 살면서, 매일 몇 시간씩 어머니와 전화통화를 한다. 그녀의 아이들 역시도 공포증 증상이 발생하여, 조금만 아파도 학교 체육시간에 빠지곤 한다. 가정의(家庭醫)를 찾는 일도 잦다. 그녀는 나이보다 젊어 보여 남자들에게 인기가 좋지만, 여자 친구들에게는 그렇지를 못하다. 때때로 그녀는 충동적으로 노출적인 모습을 보였는데, 보호받을 수 있는 사회적 상황에서 유혹적인 태도를 드러내곤 하였다. 이와 비슷한 방어 양상을 가진 남성들은 성보다는 주로 자기주장에 더 관심이 많다. 그의 남자다움에는 종종 허세가 많이 끼어있어, 겁먹기는커녕 무모해 보이기까지 한다. 이러한 방어적인 자기주장 때문에 그는 또래 수준이 아니라 그보다 더 힘 있는 높은 수준을 목표로 삼으며, 그냥 어른이 아니라 자기 신뢰감이 넘치는 유망한 젊은이로 보이고 싶어 한다.

대개 공포증 환자들은 성적 행동을 주로 따뜻함과 안전함이 동반되는 느낌으로 간주한다. 이들은 종종 성관계를 시작하기를 꺼려하며, 그렇게 함으로써 금지된 충동을 행동으로 옮기는 것에 따르는 모든 책임들을 회피할 수 있기를 바란다.

감별진단 Differential Diagnosis

공포증적 방어phobic defense는 성격 유형이 주로 강박적이거나 연극성인 환자들에서도 자주 관찰된다. 그 결과, 공포증적 회피phobic avoidance와 보다 기본적인 성격 구조 모두의 임상 양상이 나타난다. 이러한 환자들의 공포증적 방어를 탐색해보면, 이들의 갈등이 드러난다. 이들은 종종 갈등의 내용을 자각하고 있지 못하지만, 그 내용은 기본적으로 의존성dependency과 관련되며 여기에 성sexuality이나 공격성aggression이 함께 뒤섞여 있다..

강박적-공포증obsessive-phobic 사람들은 공격성의 회피에 신경을 쓰는 경우가 가장 흔하다. 이들은 칼을 사용하거나 운전을 하는 것 등을 두려워한다. 이러한 두려움은 통제와 힘의 상징으로 확장되기도 한다. 강한 강박적 성격을 가진 성공한 사업가가 사회적 권력의 상징인 돈을 만지지 못하였다. 강박증 환자들은 자신의 공포증에 대해 자꾸 생각을 하느라 많은 시간을 소비하게 되며, 이러한 지속적인 집착이 종종 실제 증상 자체보다도 더 그를 무력하게 만들곤 한다. 모든 강박증 환자들은, 공포증 증상이 없는 경우에서조차도, 방어적 회피를 포함한 일련의 성격적 억제characterological inhibition를 보이곤 한다. 예를 들어, 칼이나 날카로운 물체를 만지는 것을 두려워하는 증상보다 운동 경기를 혐오하는 것이 더 심할 수도 있다. 이런 경우, 공격적 충동은 공격성의 상징과 연관된 신경증적 증상이 아니라 활동의 억제를 통해 회피되는 것이다.

공포증적 방어를 보이는 연극성 환자들의 갈등은 주로 성이나 의존성과 관련된다. 증상은 종종 정교화되고 연극화된다. 공포증의 내용이 확인되기까지에는 많은 면담이 소요된다. 예로서, 한 여성이 첫 면담에서 혼자 길을 걸어가는 것이 두렵다고 말하였다. 그녀는 자신이 무엇을 두려워하고 있는 것인지를 자각하지 못하고 있었으며, 단지 "무서워진다"라고 말할 뿐이었다. 몇 차례의 면담 후, 그녀는 누군가가 성적으로 접근해 올까봐 두려웠었다고 덧붙였다. 몇 년간의 치료 이후에야 비로소 누군가가 그런 접근을 해 올 때, 자신이 이를 거절하지 못하게 될까봐 두려워했던 것이라는 사실이 밝혀졌다. 연극성-공포증histrionic-phobic 환자들은 자기 자신의 감정성을 두려워하며, 이러한 엄청난 감정을 야기할 수 있는 경험을 회피하려 한다. 이들에서는 성적 반응이 억제되거나 또는 성적 행동이 거의 존재하지 않는다. 바람에 따라 흔들거리는 요트를 타는 것 같은, 성적으로 흥분한 상태와 비슷한 신체적인 느낌에 대해 두려움을 느낄 수도 있다.

몇 개의 갈등들이 상징적으로 단 하나의 공포증으로 표현되는 경우도 흔하다. 한 광장공포증 여성은 바깥에 나갈 때마다 남편과 함께 가기를 원했는데, 그 이유는 길에서 남자들이 접근해오지 못하도록 할 뿐만 아니라 남편이 곁에 있다는 사실에 남편이 다치지 않았고 자신을 돌봐줄 수 있다고 안심이 되었기 때문이었다. 다른 남자에 대한 관심, 그리고 남편의 안전에 대한 두려움 모두는 남편에 대한 억압된 분노와 의존성과 관련된 것이었으며, 또한 이 분노는 늘 동행해줄 것을 바라는 과도한 요구를 통해 남편의 생활을 제한시킴으로써, 보다 직접적으로 표현되고 있는 것이기도 하였다. 그녀의 공포증 증상은 그녀의 유아적 의존 소망infantile dependent wish을 충족시켜주었으며, 자신의 성적 느낌과 공격적 느낌을 직접 표현하지 않을 수 있게 해주는 것이었다. 이러한 충동의 부정과 회피는, 어렸을 적에 이러한 충동을 감지한 후 이를 만족시키려 할 때 초래될 지도 모를 부모의 불인정을 두려워한 데에서 유래된 것이었다.

공포증적 방어는 단지 부분적으로만 효과가 있으며, 따라서 공포증 환자들은 계속해서 불안을 경험한다. 그러므로 공포증 환자들은 전형적으로 불안의 감정적 및 신체적 증상들, 예를 들어 빈맥, 호흡곤란, 현기증, 실신, 발한, 위장관계 불편감 등을 경험하며, 이는 환자의 자율신경계의 체질이 어떠한지에 따라 좌우된다. 이런 증상들은 보다 심한 공포증 환자들에서 건강염려증적 집착이나 공황발작의 근원이 된다.

이러한 생리적 증상의 심리적 원인에 대해 임상가가 안심시켜 주거나 간단히 설명을 해주면, 공포증 환자들은 이를 쉽게 받아들이는 듯이 보인다. 하지만 이들은 이내 신체적 질병에 대해서 계속 걱정하기 시작하며, 종종 임상가에게 비밀로 한 채 다른 내과적 치료를 받으러 가곤 한다. 기질적인 질병이라는 증거가 발견되거나, 또는 내과적인 치료로 증상이 호전되는 경우, 이들은 자신의 문제는 정말로 신체적인 것이며, 감정적 갈등은 별로 중요한 것이 아니라는 믿음을 더욱 굳히게 된다.

범불안장애는 대부분의 시간동안 지속되는 통제하기 힘든 어떤 형태의 과도한 걱정을 특징으로 하며, 이로 인해 정상적인 일상생활에 지장을 초래하게 된다. 이러한 걱정의 형태는 - 건강, 직업, 사회적 능력 그리고 자신 혹은 사랑하는 누군가에게 벌어질 지도 모를 위해의 가능성 등에 대한 걱정 등 - 매우 다양하다. 이는 공황장애의 급성 발작이나 특정공포증과는 다르게 전반적이고 만성적인 성질을 띠며, 모든 것들에 침투되어 환자와 임상가를 포함한 주변사람들의 생활을 끔찍하게 만든다. 이 환자들의 2/3에서 주요우울증이 공존하는 것으로 보아 공통되는 생물학적 원인이 있는 것으로 보인다. 임상가는 이 환자들에게 공감적인 태도로 접근하여야 하며 이들의 불합리한 걱정으로 인해 야기될 수 있는 짜증스러운 역전이 감정을 극복해내야 한다. 모든 것을 걱정하는 이 환자들의 정신역동은 그 기저에 자신은 부적절하고 짜증스러운 사람으로 보일 것이라는 끊임없는 예상을 중심으로 펼쳐지며, 이러한 자기-실현적인 예언은 전이 과정에서 유용하게 언급되어질 수 있다.

방어 기제 Mechanisms of Defense

전치와 상징화 Displacement and Symbolization. 회피가 성공적이기 위해서는 환자 마음속의 갈등은 반드시 외부 세계로 전치displace되어야 한다. 환자의 관심은 감정적 갈등으로부터 그 갈등이 발생한 환경으로 옮겨지게 된다. 예를 들어, 친구와의 경쟁적인 관계를 두려워하는 아동은 체육관에 가는 것을 회피한다. 보다 정교화된 전치는 상징적 표상symbolic representation에 바탕을 두고서 이루어진다. 상징적 표상의 모든 기제들이 다 관여될 수 있으며, 따라서 공포증을 해석하는 것은 꿈을 해석하는 것만큼이나 복잡하다. 전치는 또한 감정적 갈등과 특정 장소나 상황 간의 우연한 연결에 기초하여 발생할 수도 있다. 대부분의 임상적 공포증에서 이러한 기제들 모두가 관여된다. 예를 들어 한 여성의 지하철에 대한 두려움은 종종 지하철의 상징적인 성적 의미로 연결이 되는데, 지하철은 어둠 속에서 진동을 하며 터널을 통과하는 강력한 교통수단이기 때문이다.

투사 Projection. 공포증적 회피phobic avoidance는 종종 전치와 상징화뿐만 아니라 투사와도 관련이 된다. 지하철 공포증을 분석해보면, 맨 먼저 공격당하는 것에 대한 두려움이 드러나고, 그 다음 성적 공격에 대한 두려움이 나오며, 마지막으로 성적 충동에 대한 통제력을 잃는 것에 대한 무의식적인 두려움이 밝혀지게 된다. 환자의 충동은 지하철 안의 다른 탑승객에게로 투사되는 것이며, 이런 투사를 통해 환자는 자신의 두려움을 합리화할 수 있게 된다.

공포증적 방어와 투사 간의 연결은 공포증적 성향과 편집증적 성향 간의 연결과 관련된다. 편집증 환자들과 비슷하게, 공포증 환자들도 상대적으로 원초적인 방어기제를 사용하는데, 이때 부정denial이 주된 역할을 한다. 이들은 구체적으로 생각을 하고, 자신의 내적 느낌보다는 외부 환경에 초점을 맞추며, 면담가에게 비밀이 많다. 그러나 편집증 환자와는 대조적으로, 공포증 환자들에서는 현실 검증력이 유지되어 있다. 이들은 지각되는 외부 세계보다는 내적 감정 세계를 부정한다. 공포증 환자들은 자신의 불안을 환경에다가 전치를 시키며, 자신의 충동을 타인에게 투사하지만, 자신에게 감정적으로 중요한 사람에게 투사를 하는 경우는 거의 없다. 이들은 자신의 의존적 욕구의 지속적인 만족을 보장받으려는 목적에서 인간관계를 견고히 유지시킨다. 그러므로 첫 면담은 좋은 분위기에서 이루어진다. 환자들은 자신의 적대적 감정이나 부정적인 감정을 억압하며, 전형적으로 자신의 내적 정신상태에 대해 탐색하는 데에는 관심이 없다. 이들은 종종 자신의 고통을 없애줄 임상가의 마술적인 능력에 대한 유아적인 믿음을 드러내곤 한다.

회피 Avoidance. 방어로서 회피를 사용한다는 점이 공포증 환자의 핵심적인 특징이다. 상징화, 전치, 합리화 등과 같은 부수적인 방어들은 회피를 가능하게 만들어주는 역할을 한다. 불안이 특정 상황에만 국한이 되어 회피를 통해 심리적 갈등으로 더 이상 고통받지 않을 수 있게 되는 경우에만 공포증적 방어는 효과적일 수 있다. 이렇듯 불안을 외부상황으로부터 격리시키는 것이 완전히 효과적인 경우는 거의 없으며, 따라서 공포증 환자는 자신의 내적 갈등에 대한 생각까지도 회피를 해야만 한다. 공포증 환자와 면담을 해보면, 이들이 어떤 주제에 대해 이야기하지 않거나, 이야기할 수 없거나, 또는 무조건 이야기하지 않으려 한다는 점이 곧 확연하게 드러나곤 한다. 공포증 환자를 면담하고 치료하는 데에 있어서 핵심적인 문제는 환자로 하여금 일상생활에서의 행동에 대해 이야기를 할 수 있도록 이끌어주는, 때로는 강요하는 일이다. 하고 싶지 않은 것을 하도록 환자를 고무시켜야 하지만, 환자가 면담 자체를 두려워하게 만들어서는 안 된다. 즉, 이 의미는 환자로 하여금 의존적인 관계를 수립하게 만든 뒤, 이런 관계를 두려운 상황으로 들어가는 것에 대한 보상으로 사용해 주는 것이다.

공포증 환자들은 불안을 전혀 인내해내지 못하며, 이들이 도움을 찾게 되는 이유도 대개 이러한 불안에 대한 두려움 때문이다. 환자는 공포증의 대상을 회피할 수도 있고, 심지어는 자신의 갈등에 대한 생각까지도 회피할 수 있지만, 공포증 상황에 들어갈 때 발생할 지도 모르는 예기 불안anticipatory anxiety만은 회피하지를 못한다. 이들이 갖는 치료 목표는 불안에 면역이 생기는 것이며, 모든 사람들이 두려움을 느끼는 상황에까지도 그렇게 되길 원한다. 치료 동안, 임상가는 공포증 상황이나 금지된 충동이 왜 그렇게 두려운 것인지에 관한 것뿐만 아니라 불안을 견뎌내지 못하는 환자의 민감성에 대해서도 조사를 해야 한다.

공포증 파트너 Phobic Partner. 불안에 대한 환자의 두려움은 매우 전염성이 있어서, 특히 무의식적으로 공포증적 성향을 가진 사람들에게 전염이 잘된다. 공포증 환자의 파트너들은 환자가 집밖을 나가거나 길을 건널 때 항상 환자와 동행을 하며, 어떠한 대가를 치러서라도 불안을 회피해야 한다는 환자의 믿음을 그대로 받아들인다. 치료를 하여 환자가 호전되게 되면, 환자의 파트너가 치료의 주요 장애물이 되는데, 이때 그 동안 잠재되어있던 파트너의 공포증이 떠오르기 때문이다. 과보호적인 엄마와 불안한 아이 사이의 상호작용에서 이러한 역할의 원형이 잘 드러난다. "그 아이가 혼자 힘으로 그것을 해낼 수 있다고 생각하세요?"라고 질문하는 경우가 흔하다. 종종 환자가 면담가에게 이와 같은 파트너 역할을 부여하려 하기도 한다. 이때 환자는 자신의 불안을 연극화시키며, 면담가의 도움만이 문제를 극복할 수 있게 해주는 전부라고 말한다. 치료에 대한 이러한 유아적인 마술적 태도는 면담가로 하여금 전능 환상omnipotent fantasy에 빠지게 만들며, 이는 결국 공포증을 만들어낸 관계양상이 재구성되는 것일 뿐이다.

역공포증적 행동 Counterphobic Behavior. 역공포증적 양상이란 환자가 자신의 공포증을 부정하는 것으로, 이는 흥미로운 발달상의 변형체이다. 이들은 현실적인 두려움까지도 무시할 수 있다는 것을 극화하는 행동을 보이며, 끔찍한 결과가 초래될 수 있는 위험한 상황을 더 좋아한다. 이런 환자들 역시도 자신의 불안을 이러한 외부 상황으로 전치displace시키고 있는 것이며, 실제의 외부 위험을 지배함으로써 자신의 무의식적 두려움을 상징화symbolize하고 있는 것이다. 하지만 이때 공포증 환자들은 외부 상황을 회피하려 하는데 반해, 역공포증적인 사람들은 현실적인 위험을 하나의 도전으로 받아들이고, 그런 다음 자신의 무의식적 두려움을 정복하려 한다. 이 두 가지 방어적인 양상에는 마술적인 사고가 관여된다. 공포증 환자들은 대개 다소의, 하지만 경미한 정도의 현실적인 위험이 있는 상황을 선택하곤 하며, 그런 후 마술적인 방식으로 그것이 자신에게 일어날 것이 확실하다고 믿는다. 역공포증적인 사람들은 위험성이 있는, 심지어는 매우 가능성이 높긴 하지만, 100% 위험하지는 않은 상황을 선택한다. 이들의 마술적인 느낌은 "이 상황에서 난 완전히 통제를 하고 있어. 그러니까 무서워할 이유가 전혀 없어." 같은 것이다. 흔한 예로, 여자 앞에서 자신을 내세우길 두려워하는 남자가 매우 위험한 스포츠에는 열심히 참여하는 경우를 들 수 있다. 이들은 용감하고 모험심 있고 겁이 없다며 칭찬받는 것을 즐긴다.

공포증적 방어와 역공포증적 방어가 혼합되어 있는 경우가 흔하며, 역공포증적인 사람들을 자세히 조사해보면, 종종 인생의 여러 영역이 전반적으로 억제되어 있는 모습이 발견되곤 한다. 예를 들어, 목숨을 걸고 자동차 경주를 즐기는 사람이 대중 앞에서 이야기하는 것은 어려워할 수 있다. 역공포증적 방어는 더 많은 이차성 이득과 사회적 유용성을 제공해주며, 다른 증상들과 마찬가지로, 이런 방어의 적응적 가치는 그 신경증적 근원과 분리시켜야 할 필요가 있다. 역공포증적 방어는 또한 금지된 충동을 비교적 직접적으로 만족시켜주는 것이지만, 이런 행동에는 유연성이나 자발성이 거의 없다. 역공포증적인 사람들이 이러한 양상에 대해 도움을 청하는 경우는 거의 없지만, 이들 행동의 위험스러운 측면은 다른 사람들을 깜짝 놀라게 만든다.

예를 들어 전투기 조종사가 높은 곳을 무서워한다면 정말로 어울리지 않아 보일 것이다. 이런 모순점을 지적했을 때 그는 "그건 통제에 관한 문제입니다. 야간에 항공모함에 착륙하는 것은 제가 통제를 하고 있는 것이죠. 제가 무엇을 해야 하고 어떻게 해야 할지를 전 정확히 알고 있습니다. 그렇게 하도록 훈련받았으니까요."라고 대답했다. 면담가는 "엠파이어스테이트 빌딩 꼭대기에 있는 것은 어때요? 지평선을 똑바로 쳐다볼 수 있나요?"라고 물었다. 대답은 긍정이었다. "아래를 내려다보는 것은요?" 대답은 "별거 아닙니다."였다. 면담가는 계속해서 "벽을 무릎 높이로까지 내려 보면요?"라고 물었다. 환자는 말을 끊으며 "그 얘기는 꺼내지도 마세요."라고 말했다. 면담가는 계속해서 "뛰어 내리고 싶어질까 봐 두려우세요?"라고 물었다. 그 전직 조종사는 "그래요; 선생님이 이기셨어요."라고 대답했다. 이보다 더 좋은 예를 찾기란 힘들 것이다. 항공모함 야간 착륙을 시도하는 전투기 조종사에게 경탄하지 않을 사람이 누가 있겠는가? 하지만 그 사람은 현장에서 철저히 훈련을 받아 그 상황에서의 *자기-통제self-control*에 대한 확신을 가질 수 있었다. 그는 전문가적 정체성의 일부로서 자신의 교관을 내재화하였다. 하지만 빌딩 옥상이나 높은 절벽은 다른 얘기이다. 여기서 새처럼 자연스럽게 하늘을 날고 싶다는 그의 가장 원초적인 소망이 자극되었다. 이런 과대적 소망을 통제하는 능력에 대해서는 자신감이 확실하지 않았다. 이는 젊은 사람들이 슈퍼맨같이 마술처럼 하늘을 나는 꿈을 꾸는 것과 같다. 세월이 흐를수록 현실이 이런 과대감을 산산이 부숴버리기 때문에 나이가 들어서도 그런 꿈을 꾸는 사람은 별로 없다. 우리 정신과 전공의들을 대상으로 설문조사를 해본 결과 젊은 여성들도 그런 꿈을 꾸긴 하지만 남자들이 말하는 흥분감보다는 추락하는 두려움이 더 큰 것으로 보고되었다.

공황장애 환자 The Panic Disorder Patient

공황장애(표 8-4)에서 전형적인 발작은, 종종 짧긴 하지만(지속시간은 대개 1시간 이내로, 종종 5-10분 정도) 매우 사람을 무력화시킨다. 느닷없이 발작이 발생하면, 숨참, 땀 흘림, 빠른 심박, 떨림, 메스꺼움, 어지럼증, 질식감, 오한 그리고 죽음이 임박한 듯한 끔찍한 느낌 등과 같은 무서운 신체적 증상이 동반된 갑작스런 급성 불안에 압도당하게 된다. 공황발작은 반복되는 경향이 있으며, 발작이 일어났을 때 쉽게 그 자리를 피할 수 없는 상황에 처하게 될 것이 두려운 나머지 종종 집밖을 나가는 것이 무서워지는 이차적인 공포감(광장공포증)이 뒤따른다; 따라서 공황발작이 발생한 장소나 그 일이 생각나는 장소를 두려워하게끔 조건화conditioned된다.

표 8-4. 공황장애의 DSM-5 진단기준

A. 반복적으로 예상화지 못한 공황발작이 있다. 공황발작은 극심한 공포와 고통이 갑작스럽게 발생하여 수 분 이내에 최고조에 이르러야 하며, 그 시간 동안 다음 중 4가지 이상의 증상이 나타난다.

주의점: 갑작스러운 증상의 발생은 차분한 상태나 불안한 상태에서 모두 나타날 수 있다.

1. 심계항진, 가슴 두근거림 또는 심장 박동 수의 증가
2. 발한
3. 몸이 떨리거나 후들거림
4. 숨이 가쁘거나 답답한 느낌
5. 질식할 것 같은 느낌
6. 흉통 또는 가슴 불편감
7. 메스꺼움 또는 복부 불편감
8. 어지럽거나 불안정하거나 멍한 느낌이 들거나 쓰러질 것 같음
9. 춥거나 화끈거리는 느낌
10. 감각 이상(감각이 둔해지거나 따끔거리는 느낌)
11. 비현실감(현실이 아닌 것 같은 느낌) 혹은 이인증(나에게서 분리된 느낌)
12. 스스로 통제할 수 없거나 미칠 것 같은 두려움
13. 죽을 것 같은 공포

주의점: 문화 특이적 증상(예, 이명, 목의 따끔거림, 두통, 통제할 수 없는 소리 지름이나 울음)도 보일 수 있다. 이러한 증상들은 위에서 진단에 필요한 4가지 증상에는 포함되지 않는다.

B. 적어도 1회 이상의 발작 이후에 1개월 이상 다음 중 한 가지 이상의 조건을 만족해야 한다.

1. 추가적인 공황발작이나 그에 대한 결과(예, 통제를 잃음, 심장발작을 일으킴, 미치는 것)에 대한 지속적인 걱정
2. 발작과 관련된 행동으로 현저하게 부적응적인 변화가 일어난다(예, 공황발작을 회피하기 위한 행동으로 운동이나 익숙하지 않은 환경을 피하는 것 등).

C. 장애는 물질(예, 남용약물, 치료약물)의 생리적 효과나 다른 의학적 상태(예, 갑상선기능항진증, 심폐 질환)로 인한 것이 아니다.

D. 장애가 다른 정신질환으로 더 잘 설명되지 않는다(예, 사회불안장애에서처럼 공포스러운 사회적 상황에서만 발작이 일어나서는 안 된다. 특정공포증에서처럼 공포 대상이나 상황에서만 나타나서는 안 된다. 강박장애에서처럼 강박 사고에 의해 나타나서는 안 된다. 외상후 스트레스장애에서처럼 외상성 사건에 대한 기억에만 관련되어서는 안 된다. 분리불안장애에서처럼 애착 대상과의 분리에 의한 것이어서는 안 된다).

발췌. 권준수 등 역, 정신질환의 진단 및 통계편람 제5판, APA, 서울: 학지사: 2015

이후에 공황장애로 불리게 될 증상에 대한 첫 번째 기술(記述) 중 하나는 프로이드의 *히스테리 연구Studies on Hysteria*에서 발견된다. 1890년 프로이드는 "Katharina 증례"에서 심하게 숨이 차는 증세가 동반되는 반복적인 급성 불안 삽화를 보이는 18세 청소년에 대해 기술하였다. Katharina는 "그 상태는 저에게 갑자기 찾아와요. 맨 먼저 무언가가 눈을

짓누르는 것 같아요. 머리가 무거워지면서 윙윙거리는 소리에 무서움이 들죠. 아찔해지면서 거의 넘어질 뻔해요. 그런 다음 무언가에 가슴이 짓눌려 숨을 쉴 수가 없게 되죠."라고 설명하였다. 덧붙여 그녀는 "질식할 듯이 목구멍이 한꺼번에 조여 오죠. 그때마다 죽는구나 하는 생각이 들어요 - 어디도 갈 엄두가 안 나게 되요; 누군가가 제 뒤에 서 있다가 갑자기 절 낚아챌 것 같다는 생각을 늘 하게 되요."라고 설명하였다. 예리한(현재의 기준으로 봤을 때 지나치게 "예리한") 면담을 통해 프로이드는 그녀의 병은 14세 때 아버지가 그녀에게 성적으로 치근댔을 때부터 시작되었음을 금방 알아낼 수 있었다. 목구멍이 짓눌리는 등의 증상들은 그녀 위에 올라탄 아버지의 흥분된 몸을 상징하였다. 이러한 근친상간적인 사건은 외상 trauma의 성질을 띠기 때문에 Katharina의 반복적인 불안 삽화는 단순히 외상후 스트레스 장애의 한 예로 분류될 수 있었으며, 이는 불안장애의 유동적이고 상호변형적인 속성의 상징이 된다.

1960년대 약물치료에 관한 Donald Klein의 연구를 통해 공황장애는 범불안장애와 구분되는 별도의 진단체라는 최신의 개념이 수립되었다. Klein은 공황장애와 광장공포증을 치료하는 데 있어서 삼환계 항우울제를 사용하여 눈에 띄는 효과를 보았다. 두근거림, 땀 흘림, 떨림, 호흡곤란, 곧 죽을 것 같은 두려움 등의 급성 공황 증상들과 이차적인 억제성 광장공포증 등이 종종 약물치료를 통해 효과적으로 차단되거나 예방이 되었다. 이와 같은 치료적 발견을 토대로 불안장애의 생물학적 속성 및 우울장애와의 유전적 연관성(공황장애 환자의 2/3가 평생에 한번 이상은 주요우울삽화를 겪는다)에 대한 수많은 중요한 임상 연구들이 진행되었다. Klein은 지나친 분리불안이 공황장애 심리의 핵심이라는 이론을 제시하였다.

공포증과 공황장애의 발달상의 정신역동
Developmental Psychodynamics of Phobia and Panic Disorder

아동들에게 공포증 증상은 매우 흔하다. 사실 거의 대부분의 신경증 환자들은 어렸을 적에 공포증이 있었다는 사실을 처음에는 흔히 부인을 하지만, 병력을 조사하다보면 미침내 그 사실이 밝혀지곤 한다. 아동에서 흔한 공포증 증상들은 원초적이고 마술적인 사고를 하는, 발달 중에 있는 아동이 정상적인 경향이 반영된 것이다.

매우 어린아이들은 위험 감수risk taking와 위험 회피harm avoidance에 대해 분명한 경향을 보인다. 아이들에서의 이러한 두 집단을 구별하기 위해 발달심리학자들은 *낯선 것에 대해 억제되어있는inhibited to the unfamiliar* 혹은 *억제되어 있지 않은uninhibited*이라는 용어를 사용해왔다. 이러한 행동 양상은 4개월짜리 유아에서 보이는 *높은-반응성high-reactive*과 *낮은-반응성low-reactive*이라는 기질적 소인과도 연관이 된다. 높은-반응성의 유아들은 수줍고 소심한 아이로 자랄 가능성이 높다. 낮은-반응성의 유아들은 위험을 잘 감수하고 사회성이 좋으며 낯선 것에 덜 혼란스러워한다. 이러한 연구들은 불안, 위험, 위협 등의 문제와 안전이란 무엇인가에 관한 개인적인 시각은 유전적인 요인에 의해 결정됨을 보여준다.

적절한 상황에서의 불안은 외부 위험에 대한 보편적인 신호이다. 인생에서의 첫 번째 외부 위험은 "돌봐주는mothering" 사람이 아닌 다른 누군가가 앞에 있는 것이다. 유아들은 이러한 타인불안stranger anxiety의 정도에 있어서 매우 큰 차이를 보인다. 다음으로 돌봐주는 사람과의 건강한 결속bond이 수립된 후에는 분리불안separation anxiety이라는 단계로 접어든다. 이는 또한 어린아이로 하여금 엄마가 안 보이고 엄마의 소리가 안 들리는 곳으로까지 멀리 떨어지지 않도록 보호해주는 중요한 적응적인 작용을 하기도 한다. 이러한 기제는 연못에 있는 오리 가족에서도 관찰된다. 새끼 오리는 알에서 깨어나자마자 줄지어 어미를 뒤따르며 그 줄을 그대로 유지한다. 줄의 맨 뒤에 있는 새끼가 잡아먹힐 가능성이 제일 높다. 이는 사람의 경우에서도 은유적으로 적용될 수 있다.

아동기의 초기 자기감sense of self이 발달되면서 상황은 더욱 복잡해진다. 돌보는 이, 사랑하는 부모 인물과의 상호작용을 통해, 발달 중에 있는 자기self는 어떤 행동은 돌보는 이를 기쁘게 해주는 데 반해 어떤 행동은 그들을 화나게 만든다는 사실을 배우게 된다. 아이는 돌보는 이가 있는 동안에는 화나게 만드는 행동을 하지 않음으로써 이를 감추는 방법을 배운다. 돌보는 이는 이러한 사실을 찾아내고는 화를 낸다. 이것이 바로 부모의 가치관을 내재화하기 시작하는 핵심적인 기전이다. 복종하고 사랑을 쟁취하려는 소망이 반항하고픈 소망보다 더 강하여 아이가 반항하고픈 소망을 의식적으로 인식하지 못할 정도가 될 때 우리는 억압repression이라고 말한다. 아이는 이제 자신의 금지된 충동과 소망에 대해 불안을 느낄 수 있는 적절한 준비가 갖춰졌으며, 그 충동과 소망은 계속해서 무의식 수준에 머물게 된다.

공포증적인 사람들은 아동기 때에 세상은 무서우며 예측하기 어려운 곳이라고 배운다. 이들의 부모는 소심한 태도나 격정적이고 강렬한 분노 폭발을 통해 이러한 시각을 강화시킨다. 어떤 가정에서는 어머니는 다소 공포증적이고 아버지는 예측 불가능하고 잘 흥분하며 화를 잘 내는 사람이다. 이는 나중에 실제 생활에서의 외상에 대한 반응으로 외상후 스트레스 장애가 발생하게 되는 환자의 과거력에서 드물지 않은 이야기이다. 가족 전체가 아버지의 이러한 행동을 두려워하며 이를 피하려한다. 다른 양상들도 흔하다; 예를 들어, 아버지는 어머니의 두려움을 공유하며, 공격의 위협은 가정 외부인 바깥세상으로부터 오는 것이다. 전형적인 아동기 경험에 있어서 편집증 환자와 공포증 환자 사이에는 중요한 차이점이 있다. 두 경우 모두 격정과 폭력에 대한 두려움이 관여되지만, 공포증 환자의 가족들은 안전에 대한 어느 정도의 희망을 제공해주어, 아동은 불안을 느끼고 자기 신뢰감이 저하되는 한이 있어도 결국 안전을 보장받을 가능성은 있다는 느낌만은 간직하게 된다. 반면에 편집증 환자들은 자신의 가족이 제공해줄 수 있는 외부 위험에 대한 안전은 자기 자신의 정체감을 완전히 상실한 다음에야 가능한 것이며, 독립성과 안전 모두를 얻을 수 있는 유일한 기회는 지속적으로 외롭게 경계를 늦추지 않고 있을 때라고 배운다.

공포증 환자들은 외부 세계의 위험과 그리고 불안이라는 내적인 감정적 위험 두 가지 모두를 과대평가한다. 외부 위험에 대한 두려움은 종종 자신의 부모로부터 직접 학습된 것이다. 때때로 이는 실제적인 위험성의 증가에 의해 강화될 수도 있는데, 아동이 만성적인 질병을 갖고 있어 이에 취약하기 때문일 수도 있으며, 또는 가족이 현실적인 위험 요소가 있는 환경에서 살고 있기 때문일 수도 있다. 불안에 대한 지나친 두려움은 아이의 감정 상태를 알아차리지 못하고, 아이의 감정에 대해 방어적인 과잉보호를 취하는 어머니의 태도와도 관련이 있다. 유아에게는 외부 자극에 대한 적절한 노출 그리고 과잉 자극으로부터의 보호 두 가지 모두가 필요하다. 고통스럽다는 아이의 신호에 대한 어머니의 민감성을 통해, 이들 사이에는 적절한 균형이 맞추어지게 된다. 모든 신호들이 위험함을 의미한다는 듯이 어머니가 무차별적으로 반응하게 되면, 아이는 불안에 대한 정상수준의 내성을 발달시킬 수 있는 기회를 얻지 못하게 된다. 다시 말해, 어머니의 불안과 이에 따른 아이에게 반응하는 것의 어려움 때문에, 그 아동은 이후 불안을 참아내지 못하게 된다.

아동의 불안에 대한 어머니의 무감각이나 과대평가는 다음 발달 단계에까지 계속 이어진다. 아이의 정상적인 분리불안에 대해 어머니는 아이에게서 잠시도 눈을 떼지 않으려 하고, 타인 불안에 대해서는 낯선 사람과 만나지 못하게 하며, 부모 또는 발달 중에 있는 초자아와 갈등을 일으킬 수 있는 성적, 공격적 충동을 부정하도록 가르치는 식의 반응을 보인다. 각 발달 단계에서, 아동은 자신의 불안을 극복하지 못하게 되며, 불안을 다루는 다른 방식을 학습해야만 하게 된다. 아동은 세상에 대한 자기 부모의 두려움뿐만 아니라, 두려움에 대한 부모의 비정상적인 과민성 및 대처방식 또한 동일시한다. 아이가 학교 공포증을 보이는 상황에서 어머니의 분리불안이 적어도 아이의 불안만큼이나 큰 경우, 이러한 점이 가장 명확하게 드러난다.

공포증 환자의 발달력을 살펴보면, 전형적으로 그들이 어둠, 밤에 침실에 혼자 있는 것, 악몽, 그리고 귀신 등을 무서워했었다는 사실이 드러난다. 이들은 어렸을 적에 항상 방문을 열어 놓거나 불을 켜두고 있었다. 이들은 가족이 가까이 있다는 사실에 안심을 하곤 하였다. 이들의 부모는 도로를 달리는 차량, 놀이터의 불량배, 공원에 숨어있는 나쁜 사람들, 무서운 병에 걸리는 운명 등의 위험을 강조하곤 하였다. 이들은 혼자 길을 건너서는 안 되고, 어두워진 후에 자전거를 타서는 안 된다는 경고를 받았지만, 그의 또래들은 이미 오래 전부터 이런 것들을 해오고 있었다. 아이의 소심한 태도 때문에 학교 친구들은 그에게 불량스러운 행동을 하게 되었고, 따라서 불량배에 대한 부모의 예상은 적중한 것이다. 아이가 캠프에 가길 싫어하거나 학교를 무서워하는 경우, 가족은 이러한 두려움에 대해 그 상황을 피해도 된다고 허락하는 반응을 보인다.

공포증 환자들은 흔히 아동기 동안 부모 중 한 사람을 파트너로 사용한다. 아이와 함께 가주고 보호해줌으로써 아이의 분리불안을 덜어주겠다고 약속함으로써, 부모는 공포증적 방어의 발달을 촉진시킬 뿐만 아니라 자신의 기저의 공포증적 성격을 드러내기도 한다. 아이는 자신의 적응기술은 부족하며, 부모에게 마술적으로 의존하는 것이 이를 보상하는 데에 어느 정도는 도움이 될 것이라고 느끼게 된다. 이제 아이는 무기력해지며, 부모는 그를 보호해줄 수 있게 된다.

공황장애 환자들은 종종 과거력 상 아동기에 외상을 경험한 적이 있는데, 이때 이들의 기질적 취약성과 가족 환경 두 가지 모두가 원인으로 작용을 한다. 정상적인 분리불안을 잘 견뎌내지 못했었다. 이는 낯선 것에 대한 본능적인 두려움 반응의 역치가 낮으며 또한 자율신경계 각성도는 높다는 생물학적인 원인을 반영해준다. 동시에 부모나 돌보는 이들이 보인 실제로 두려움에 떠는 행동 때문에 불안정한 애착과 만성적으로 손상된 안정감이 초래된다. 이러한 두 가지 기질적 및 환경적 요인들의 조합에 의해 익숙하지 않은 상황을 회피하게 되며 이는 특히 안정감 있고 차분하며 안심시켜주는 부모가 함께 있는 상황에서 경험을 통해 숙달되어질 수 있다. 공황발작에 대한 한 정신역동 이론에서는 성인기 애착에 대한 위협이 아동기 경험으로의 퇴행을 촉발시키며 이는 공황발작에서의 자율적 공포반응을 통해 생리적으로 표현되는 것이라고 가정한다.

자기-신뢰감의 결여, 불안에 대한 낮은 내성, 의존적인 적응 양식, 마술적으로 생각하는 경향, 어려서부터 공포증적 방어를 사용하는 사람을 보며 자란 점, 권위인물을 다루는 수단으로써 증상과 고통을 사용하는 것 등의 조합에 의해 공포증적 성격이 발달하게 된다.

면담의 진행 MANAGEMENT OF THE INTERVIEW

공포증 환자와 공황장애 환자들은 면담 초반에는 이야기를 잘한다. 고통을 경감 받기위해 찾아오는 것이므로 이들은 공손하고 열성적인 태도로 자신의 문제에 대해 이야기를 한다. 면담 후반부에 침묵과 저항이 일어나지만, 개시기에는 좋은 분위기가 두드러진다. 면담이 진행되어감에 따라, 환자는 면담가가 자신의 방어에 협조해줄 때에만 - 즉, 특정 주제를 계속 추궁하지 않고 마술적인 보호를 제공해줌으로써 환자로 하여금 불안을 회피할 수 있도록 도와줄 때에만 계속 우호적인 태도를 보인다는 점이 명백하게 드러난다. 이러한 금지된 영역에

다가 논의의 초점을 맞추면서 동시에 환자의 심리적 문제에 대해 고통스러운 탐색을 하는 동안, 관계를 지탱해내기 위해 필요한 라포를 유지시키는 것이 바로 면담가의 역할이다.

초기 협조 Early Cooperation

공포증 환자들은 흔히 첫 면담에 올 때 누군가와 동행을 한다. 이들은 가족이나 친구와 함께 오곤 한다. 환자가 혼자 온 경우라도, 면담이 끝날 때 누군가가 자신을 데리러 오기로 되어있거나, 아니면 같이 온 사람이 지금 차에서 기다리고 있는 경우가 흔하다. 환자가 공포증인 것으로 의심되는 경우, 환자 혼자와만 만나보는 것이 좋으며, 보호자가 있다 하더라도 보호자와는 나중에 이야기를 나누는 것이 좋다. 환자와 보호자, 두 사람 모두 면담실에 있는 동안 진단이 확실히 내려지지 않는 경우엔, 환자 혼자와만 이야기를 나누기 위해 적당한 방법으로 보호자를 면담실 밖으로 나가게 하는 것이 좋다. 보호자가 곁에 있다는 사실이 환자로 하여금 혼란스러운 사고와 감정을 억제함으로써 불안을 느끼지 않게 보호해줄 수 있다. 이러한 사고와 감정을 탐색하여야 하며, 따라서 보호자가 곁에 있지 않은 경우에 이러한 탐색은 더욱 성공적일 수 있다. 이 시점에서 그러한 방어를 해석해줄 이유는 없으며, 단순히 "제가 동생분과 이야기를 나누는 동안 밖에서 기다려주시겠습니까?" 또는 "남편 분께서 바깥에서 기다리시는 동안, 저와 단 둘이서 이야기를 나누실 수 있겠습니까?"라고 말하는 것만으로도 충분하다. 면담가가 느끼기에 반대할 것 같지 않아 보이는 환자들에게 이러한 요청을 해야 한다.

일부 공포증 환자들은 자신의 괴로움과 이런 불합리한 두려움을 극복할 수 없는 자신의 처지에 대해 이야기하는 데에 거의 전시적인 열의를 보이기까지 한다. 다른 환자들은 자신의 증상을 창피스러워하며 증상을 숨기려 한다. 면담가는 생활 및 면담 상황에서의 눈에 드러나는 불안과 광범위한 회피의 사용을 통해 후자의 경우를 발견해내게 된다. 자신의 증상을 스스로 호소하는 경우이든, 아니면 증상을 마지못해 이야기하는 경우이든, 두 경우 모두에서 환자는 감정생활에 대한 탐색보다는 임상가가 안심시켜주기를 더 바라고 있다. 그러나 면담가는 환자의 문제와 증상에 대해 논의하고, 그럼으로써 환자의 심리적 갈등을 다소 이해할 수 있게 되기를 원한다. 이렇듯 서로간의 목표에 차이가 있다는 점에서 볼 때, 증상에 대한 논의가 면담의 자연스러운 출발점이 된다.

면담 초반에 환자는 "저를 도와주실 수 있으세요?"라고 묻는다. 이런 질문을 한 시점을 생각해볼 때, 이는 마술적인 안심주기magical reassurance를 바라고 있다는 의미가 된다. 이때 면담가는 "당신이 자기 자신에 대해 보다 많은 것들을 이야기해주기 전까지는, 제가 무슨 대답을 해드리기는 어렵겠네요"라고 대답함으로써, 이런 질문을 역이용하여 문제점에 대한 보다 철저한 조사를 시작할 수 있는 지렛대로 사용할 수 있다. 즉, 이때 면담가는 환자에게 현재의 불안을 참아내는 데에 대한 보상 차원에서 미래에 도움을 줄 것이라는 보장을 제공해 주고 있는 것이다. 많은 환자들이 단순히 자신의 문제점에 대해 이야기하는 것만으로도 위안을 느끼지만, 이런 과정은 결국 공포증 환자를 더욱 불안하게 만들게 된다. 환자는 치료 과정에 참여하기 전에 먼저 직접적인 약속을 받고 싶어 하는 것이다.

증상의 탐색 Exploration of the Symptoms

공포증 환자 및 공황장애 환자와 면담하는 동안 종종 공포증 증상에 대한 탐색 부분에서 문제점에 부딪히게 된다. (강박증 환자와 연극성 환자들 또한 각자의 증상을 갖고 있지만, 강박증 환자들이 종종 자신의 증상을 감추기는 하여도, 증상에 대한 논의 자체가 저항의 핵심이 되는 경우는 거의 없다.) 공포증 환자들은 다르게 반응한다. 자신의 증상에 대해 논의를 하는 동안, 증상이 형성되던 때와 같이, 종종 그의 특징적인 방어 기제들이 떠오른다. 환자의 행동에 대해 이야기를 나누려 하면, 환자는 이내 중립적인 화제로 주제를 옮기거나, 임상가에게 도움을 요청하며 자신의 문제점이 노출되는 것을 피해 나간다. 자신의 내적 느낌보다는 외부 세계에 더 집중하는 모습에서 이들이 내적 갈등을 외부세계로 전치displacement시키고 있음이 드러난다.

공포증 환자들의 증상은 심한 불안과 연관되어 있으며, 일부 공포증 환자들은 이런 불안이 주된 문제라고 말하거나 혹은 면담 초반부터 이에 대해 언급을 한다. 임상가는 증상에 관한 자세한 내용들, 즉 증상을 일으킨 상황, 증상이 발생하기까지의 과정, 그리고 면담에 오기까지 나름대로의 생각에 의해 시도해보았던 치료 방법들 등에 대하여 질문을 하여야 한다.

> 첫 면담에서 30세의 전문직 미혼 여성이 자신의 공황발작이 시작된 시점에 대해 설명을 하였다: "굉장히 기이했어요. 처음 그 일이 있었던 것은 열흘 전 점심시간 때였죠. 샌드위치를 사러 식료품점에 들렀어요. 가게엔 사람이 많았고 전 긴 줄에서 기다려야 했어요. 갑자기 극도의 불안감이 들었고 차갑고 축축해지는 느낌이 들었죠." 면담가는 줄을 기다리는 동안 무엇을 했는지 물었다.
>
> > 이제 기억나요: 신문에서 어떤 여자가 남자친구에 의해 칼에 찔렸다는 기사를 읽고 있었어요. 제 심장이 빨라지기 시작했죠. 전 속으로 "심장발작이 일어나는 거다. 여기서 빠져나가야 해."라고 생각했어요. 전 바깥으로 뛰어나와 사무실로 전화를 걸어 아파서 집에 가야겠다고 얘기했어요. 제 아파트로 달려가

서는 커튼을 친 뒤 바륨Valium을 입에 털어 넣고는 침대에 누워버렸죠. 도움이 되긴 했지만 금방 죽을 것 같은 이런 기분은 계속되었어요. 일하러 다시 나가봐야 했지만 쉽지 않았어요. 제 사무실은 35층에 있는데 이제 엘리베이터는 너무 무서워서 오줌을 지릴 정도가 됐어요. 엘리베이터에 사람이 많으면 도저히 못 타겠어요. 내가 미쳐가는구나 생각될 때도 있어요. 주치의를 찾아갔었는데, 그 선생님은 제 건강상태는 완전히 정상이래요. 전 아닌데 말이죠; 신경이 무너져 버리기 직전이에요.

면담가는 그녀가 경험했던 것에 대해 명료화시켜주었다: 심리적 장애는 무서움이 느껴지는 신체적 증상의 형태로도 나타날 수 있다고 설명해주었다. 그녀가 경험했던 현상의 이름은 공황장애이며 그것은 치료가 가능하다고 알려주자 진정되는 효과가 있었다.

이렇듯 질병에 대해 설명해주는 것이 여러 임상 면담상황에서 중요한 부분이 된다. 임상적으로 그런 증후군이 있고 많은 사람들이 그 병을 앓고 있으며 치료가 가능하다는 점을 환자에게 얘기해주는 것은 불안을 줄여주는 치료 효과를 보인다. 자신이 겪었던 경험은 인간의 지식 범위를 벗어나는 이해 불가능한 것이라고 생각될 때 환자의 불안은 더욱 악화된다.

그녀는 금융계에서 성공한 사람으로 야망이 크고 열심히 일하는 사람이었다. 증상이 나타나기 2주 전 그녀는 남자친구가 약혼하기를 꺼리자 그와 헤어져 버렸다. 면담가는 두 사람 간의 관계에 대해 질문하였다. “그는 어떤 사람이었나요? 둘의 관계는 어떠했나요? 둘 사이의 닮은 점과 서로 다른 점은 어떤 것들이 있었나요?” 이런 질문을 통해 그녀는 어디로 휴가를 갈지 혹은 주말에 무얼 할지 등을 결정하는 데 있어 남자친구에게 이상할 정도로 많이 의존했었음이 드러났다. 직장생활에 있어서 그녀는 직선적이고 독립적이었다는 점으로 보아, 끊임없이 남자친구에게 기대는 그녀의 태도는 역설적이어 보였다.

이러한 이야기는 공황장애 환자에서 드물지 않으며 이런 환자들의 다수가 친밀한 관계에 있어서 자신의 주장을 펴는 것에 대해 속으로는 불편해하고 있음을 말해준다.

그녀가 말한 자신의 아버지는 어렸을 적에 무서운 사람이었다. 그는 성미가 급했으며 자주 화를 냈었다. 어머니에 대해서는 “어린애 같은 사람”이라고 표현하였다: “어머니는 늘 돌봐 주고 응석을 받아주길 바라는 어린아이처럼 행동했죠. 저를 돌보는 데 있어서도 그다지 훌륭하진 못 했어요. 엄마가 맞는지 의문이 갈 정도였죠." 어렸을 때 환자는 부끄럼과 겁이 많고 끊임없이 걱정을 하는 아이였다. 그녀는 초기 발달기 동안 분리에 있어서 문제가 있었다. 어머니가 그녀를 학교에 두고 나오려 할 때 힘들어했으며, 여름 캠프에 갔을 때 너무나도 집에 가고 싶어서 일찍 되돌아온 적도 있었다.

면담가는 남자친구가 계속 사귈 것을 거절하여 결국 헤어지게 된 것에 대해 환자는 어떻게 느끼는지 물었다. "화가 나요. 죽이고 싶어요. 화를 참을 수가 없어요. 그래서 겁이 나요. 죄책감이 들어요. 동시에 굉장히 외롭다고 느껴져요. 저에겐 그가 필요해요. 내가 그렇게 약하다는 사실에 더 화가 나요. 이건 악순환이에요. 우울해졌고, 죄책감이 들었고, 화가 났어요." 이러한 생산적인 대화를 통해 환자는 자신의 분노를 두려워하고 있으며 이는 어렸을 적 아버지가 분노를 폭발했을 때 느꼈던 불안감과 연관된다는 사실을 알아낼 수 있었다. 환자는 계속해서 "전 혼자일 때, 아무도 사귀고 있지 않을 때면 불안해져요. 심지어 실제 그 사람이 그렇게 중요한지도 잘 모르겠어요. 전 단지 절 편안하게 해줄 누군가를 필요로 하는 것 같아요. 애처롭지 않으세요?" 이러한 고백을 통해 면담가는 어머니에 대한 그녀의 불안정한 애착에 대해 탐색할 수 있었는데, 그녀의 어머니는 보호해주고 안심시켜주는 부모라기보다는 요구가 많은 형제처럼 느껴졌었으며 어렸을 적부터 그녀는 안정감을 주고 불안과 근심을 덜어줄 누군가가 있어주길 바랐었다. 적절한 약물을 사용하면서 동시에 이러한 주제에 대해 더 알아보고 논의함으로써 성공적인 치료로 이어지게 되었다.

자세한 이야기를 풀어나가기 Unravelling the Details

증상의 심리적인 의미를 이해하기 위하여, 면담가는 증상에 대해 환자가 설명하는 모든 측면들에 대해 들어보아야 한다. 예를 들어 한 환자는 "자신과 부딪히며 지나가는" 행인들이 신경 쓰여 사람이 붐비는 곳을 두려워하는데 반해, 다른 환자의 경우는 "낯선 사람들 한 가운데 홀로" 서있는 기분에 대해 이야기를 한다. 첫 번째 환자는 성적 느낌에 대해 걱정하고 있음을 의미하는 것이며; 두 번째 경우는 의존성을 충족시켜주는 근원으로부터 분리되는 것을 불안해함을 뜻한다. 물론, 면담가는 치료 후반부까지 이를 환자에게 해석해주지 않는다.

공포 상황에 들어갈 때 환자가 두려워하는 결과에는 억압된 소망의 투사 또는 그런 소망이 표현되는 것에 대한 두려움 그리고'이에 따르는 보복 등이 포함된다. 환자가 자신이 지금 무의식적 소망에 대해 이야기하고 있다는 사실은 인식하지 못한 채, 두려워하는 것에 대한 환상에 관해 자세히 이야기하는 경우도 있다. 이는 임상가에게는 매우 가치 있는 정보이지만, 이 역시도 치료 초반에는 환자와 함께 논의하지 않는 것이 좋다. 예를 들어, 길을 나서는 것을 두려워하는 한 여성이 자신이 두려워하고 있는 성폭행 장면을 생생하게 그려낼 수 있었다. 하지만 몇 개월이 지나고 나서야, 그녀는 자신의 성적 욕망을 인식할 수 있게 되었다. 공포증 증상은 금지된 소망보다는 무의식적 두려움을 훨씬 더 명확하게 반영해준다.

> 한 여성이 대중식당에 대한 두려움을 이야기하였고, 임상가는 "식당에 가면 무슨 일이 일어날 것 같습니까?"라고 물었다. 환자는 이에 "저는 아마도 당황하게 되겠죠."라고 대답했고, 이는 이제 면담가가 그 이야기를 중단해주길 바라는 것이었다. 여기서 중단하지 않고 면담가는 "당신이 당황하게 되면 무슨 일이 일어나게 되죠?"라고 물었다. 환자는 깜짝 놀라면서 짜증스러운 말투로 "전 아마 기절을 하고, 들것에 실려 나가게 될 거예요"라고 대답했다. 면담가는 계속해서 "그런 다음에는요?"라고 물었다. 이제 환자는 화를 내며, "선생님은 들것에 실려 나가면 어떤 기분이시겠어요?"라고 대답했다. 면담가는 "자, 이제 당신은 지금 다른 사람들도 무서워할 만한, 그런 곤경과는 다소 다른 상황을 두려워하고 있다는 사실이 확실해진 것 같군요. 전 그것에 대해 당신을 돕고 싶습니다."라고 대답했다. 이에 환자는 화를 가라앉히며 "그래요, 들것에 실리면, 제 치마가 올라가겠죠. 사람들이 아마 제 다리에 난 반점을 보게 될 거예요. 그러면 그들은 '저것 좀 봐, 저 여자는 지금 정신병원에 끌려가는 걸 거야'라고 말할 거예요"라고 말했다.
>
> 그녀는 지금 자신의 외모에 대해 창피스러워하고 있을 뿐 아니라 미쳐버릴지도 모른다는 것을 두려워하고 있다는 사실이 드러났다. 더 깊은 탐색을 한 결과, 여기에는 전시적이며 공격적인 충동exhibitionistic and aggressive impulse과 이에 대한 보복으로서 동세 빋고 모욕당하고픈 사기-처빌적인 욕구self-punitive need가 한데 뒤섞여 있음이 밝혀졌다.

첫 삽화 The Initial Episode

증상이 처음 발생했을 때의 삽화를 통해 특히 많은 것들을 알아낼 수가 있다. 고기를 먹는 것을 두려워하는 한 중년 여성은 이 행동에 대해 설명을 할 수는 없었지만, 그 증상이 처음 발생한 것은 남편과 딸이 저녁 식사 도중에 말다툼을 벌일 때였다는 사실을 기억해 내었다. 나중에 환자는 어렸을 적에 금요일 저녁에는 고기를 먹어서는 안 된다는 종교적 금기 때문에 늘 가족 간에 다툼이 있었다고 털어놓았다. 증상은 그녀의 현재 생활과 어렸을 적 모두에서, 반항적인 적개심을 공개적으로 드러내는 것에 대한 두려움과 관련된 것이었다.

생리적 증상 Physiological Symptoms

공포증 환자와 공황장애 환자들이 증상을 설명하는 데에 있어, 어떤 환자들은 주관적인 불안감에 대해 이야기하는 데에 반해, 다른 환자들은 보다 광범위한 부정을 사용하면서 떨린다거나 심장이 뛴다거나 가슴이 조여 온다는 등의 불안의 생리적 부수 증상들을 더 강조한다. 면담가는 이러한 신체적 반응을 이와 관련된 주관적인 상태에 연결시킴으로써, 나중에 해석을 해주게 될 기반을 마련할 수 있다. 면담가는 "현기증이 나고 기절할 것 같아질 때에는, 당신을 위협하는 무엇인가가 있었던 것 같군요" 또는 "가슴이 조여 온다는 당신의 증상은 사람들이 불안해질 때 느끼는 증상과 비슷한 것 같군요"라고 말할 수 있다. 어떤 환자들은 불안을 이인증depersonalization에 가까운, 모호한 신체적 느낌으로 경험하기도 한다. 과다호흡hyperventilation이 증상의 발생에 중요한 역할을 한 경우에는, 환자는 옷깃을 느슨하게 하거나, 방안이 답답하다고 하거나, 창문을 열어달라고 요청한다. 이제 면담가는 어려운 선택을 하게 된다. 면담가가 그냥 가만히 있으면 환자는 면담가가 자신의 불편함에 대해 둔감하다고 느끼게 될 것이다. 반면에 면담가가 환자에게 맞춰주면, 환자는 더 많은 배려를 바랄 것이다. 방안이 정말로 답답하다면 창문을 열어줘서 문제가 될 것은 없다. 그 순간은 환자가 이야기하고 있던 주제에 대해 어떤 반응을 보이고 있는 것이다. 창문을 열어 준 뒤 불편했던 그 주제에 대해 계속해서 이야기 나누면서 면담가는 "이제 좀 나으세요?"라고 물을 수 있다 – 하지만 이는 환자가 계속해서 그 얘기를 나누는 경우에서만이다. 공포증 환자가 "다른 얘기를 하면 안 되나요?" 같은 질문을 할 수도 있다. 이제 면담가는 "방안이 답답하다고 느껴지게끔 만든, 당신 내부의 무언가, 즉 그 주제가 유발시킨 무엇인가가 있을 것 같은데요."라고 언급할 수 있다. 이러한 대화는 임상가와 공포증 환자의 두려움 사이에 존재하는 지속적인 줄다리기의 전형적인 예이다.

불안의 흔한 생리적 증상 중 하나는 배에서 나는 꾸르륵하는 소리로, 공포증 환자들은 이를 무시하려 애쓴다. 면담 도중 이런 소리가 나서 환자가 다소 불편해하는 경우, 면담가는 "배에서 나는 소리 때문에 당황하신 모양이군요."라고 말할 수 있다. 이러한 언급은 면담가는 그러한 것에 대해서도 편안히 이야기를 나눌 수 있는 사람이며, 자신의 몸에 대한 느낌 역시도 면담의 주제가 될 수 있다는 의미를 전달해 주는 것이다.

동일시 Identification

환자가 아는 사람 중에 그와 비슷한 증상을 가진 사람이 있는 경우, 이런 관계에 대한 탐색을 통해 더 많은 것들을 알아낼 수가 있다. 공포증 환자들은 흔히 비교적 원초적인 방식의 동일시를 사용하며, 공포증 증상은 종종 특정 모델에 기초하여 형성되곤 한다. 드물지 않게, 부모나 조부모가 공포증을 갖고 있었다거나, 또는 환자가 동일시 할 수 있었던 공포증 양상을 가진 어떤 사람이 있었다는 사실이 밝혀지곤 한다. 더욱이, 환자들은 대개 공포증을 가진 다른 사람들에 대해 강하게 감정이입이 되며, 다른 사람들의 증상의 역동적 의미에 대해서 놀라운 정도의 통찰을 보이기도 하지만, 정작 자기 행동의 동일한 기전에 대해서는 전혀 알아차리지를 못한다.

증상의 변화 Changes in the Symptoms

증상의 발달사와 변화shift에 대해 자세히 알아보면 많은 것들이 밝혀지게 된다. 특정 증상의 시간대별 양상을 전체적으로 살펴보게 되면, 그 증상만으로는 확인할 수 없었던 특정 갈등이 명확하게 드러나곤 한다. 예를 들어, 한 남자에게 대중식당에서 식사하는 것을 두려워하는 증상이 있었다. 보다 자세하게 물어보자, 환자는 그 증상은 최근에 생긴 것이며, 예전에는 비행기를 타는 것을 무서워했었다고 말하였다. 언뜻 보기엔 서로 연관이 없는 공포증 증상들 같았지만, 증상의 발달사를 조사해본 결과, 두 증상은 모두 어머니와 연락할 수 없는 상황에서 발생하는 것이라는 긴 연결고리가 확인되었다. 그는 "어머니는 참견이 심하시다"는 이유로, 역공포증적으로 어머니에게 자신의 핸드폰번호를 가르쳐주지 않고 있었다. 그는 자신의 어머니에 대한 엄청난 무의식적 분노감을 감추고 있었으며, 이런 어머니에 대한 공격적 충동은 어머니가 아파서 그를 만나지 못하게 될 것이라는 환상으로 표현이 되었다. 이로 인한 그의 죄책감과 불안은 공포증 증상을 통해 통제되고 있는 것이었다.

회피 Avoidance

위험의 감지 The Patient's Sensing of Danger

어느 시점에 이르면, 면담가는 환자의 생활에 대한 보다 일반적인 논의를 시작하게 된다. 면담가는 "다른 걱정 꺼리는 없습니까?"라고 묻거나, 혹은 생활에서의 문제를 다루는 환자의 방식에 대해 질문을 한다. 이 환자들은 대화의 주제를 보다 편안한 쪽으로 전환시키는 데에 능숙하며, 따라서 면담가의 과제는 질문을 구조화하여 환자가 현실적인 문제를 다루는 것으로부터 달아나지 못하도록 하는 것이다. 이것이 성공하는 경우, 회피 기제가 노골적인 형태로 드러나며, 이때 환자는 "다른 것에 대해서 이야기를 하는 게 더 좋겠어요."; "그 이야기는 너무 당혹스러운데요."; 또는 "다른 주제에 대해 얘기해도 되나요?"라고 말한다. 이는 면담에서 매우 중요한 시점인데, 이때 면담가는 불안 때문에 회피를 하려는 것은 타당하지 않다는 점을 명확히 해줄 수 있기 때문이다. 면담가는 "저 역시도 당신에게 힘든 주제라고 생각합니다. 하지만 제가 알기로는 당신은 도움을 바라고 있으므로, 따라서 이야기를 계속하면서 우리가 과연 무엇을 할 수 있는지 알아보도록 합시다." 또는 "하실 수 있는 데까지 해보도록 하죠. 제가 도와드리도록 하겠습니다."라고 대답할 수 있다. 이런 방식을 통해 면담가는 공포증의 영역, 즉 최소한 그의 생각 안으로 들어가기 전까지는 도움을 줄 수 있다는 약속을 해주지 않음으로써, 환자와 협상을 맺을 수 있다.

환자가 원하는 대로 안심을 시켜주면서 동시에 환자로 하여금 어린애 취급당하는 듯한 암시를 받거나 비하감이 들지 않도록 하는 것은 쉽지 않은 일이다. 그러나 상태가 심하거나 의존적인 환자에게는 불안으로부터 보호해줄 것이라고 면담가가 직접적으로 보장해주는 것이 필요할 수도 있다: "저는 이런 증상을 가진 환자들을 많이 치료해봤습니다. 그리고 치료 때문에 당신이 오히려 더 나빠지는 일은 없을 것입니다." 이는 마술적인 방법으로, 환자의 의존적 적응dependency adaptation을 강화시켜주는 것이다. 이는 긍정적 전이가 형성되도록 함으로써 치료를 촉진시켜준다. 이러한 접근법의 문제점에 대해서는 나중에 다시 다루어줘야 하겠지만, 심한 상태의 공포증 환자들에게 있어서 마술적 의존성magical dependency을 회피avoidance와 맞바꾸는 것은 커다란 호전을 가져다줄 수 있다.

치료를 찾음 The Patient's Search for Treatment

공포증 환자들은 적극적으로 치료를 구한다. 이들은 치료를 일종의 보험으로 간주하며, 사람들이 보험 증서를 모아두듯이, 이들은 치료법들을 수집한다. 이들은 내게도 치료자가 생겼다는 사실로부터 안전감feeling of security을 느끼는 것이며, 치료를 구하러 오게 되는 동기 역시도 치료 효과 때문이라기보다는 이러한 안전감 때문이다.

환자들은 종종 자신이 치료받고 있다는 사실을 다른 사람들에게는 비밀로 하며, 따라서 공포증 환자에게 정신건강전문가를 만나고 있다는 사실은 누가 알고 있는지를 묻는 것이 유용하다. 이들은 치료자가 자신을 돌봐주고 있다는 사실을 모르고 있어야, 남들이 자신에게 더 많은 지지와 안심을 줄 것이라고 생각한다. 이들은 임상가가 자신에게 충분한 도움을 줄 것이라는 믿음을 갖지 못하며, 따라서 다른 돌파구가 열려있어야 안전하다고 느끼곤 한다. 때때로 이들은 동시에 두 명의 임상가를 만나면서, 서로에게는 비밀로 하기도 한다. 따라서 환자가 지금 혹은 예전에 정신과적인 도움을 구하려한 적이 있는지 조심스럽게 알아보는 것이 중요하다. 환자는 이미 다른 임상가로부터 약을 처방받아 복용하고 있는 중일 수도 있으며, 면담가가 약물치료에 대해 이야기하려 할 때가 돼서야 비로소 그 이야기를 꺼낸다. 환자들은 이렇게 이중으로 치료를 받고 있는 것에 대해 죄책감을 느낀다. 이때 임상가는 "다른 의사의 처방이 더 낫다고 하면 제가 기분 상해할까봐 걱정되세요?"라고 물을 수 있다.

공포증 환자들은 스스로를 자가 치료(自家治療)하려 한다. 이들은 자신의 어려움을 어느 정도는 경감시켜줄 수 있는 마술적인 의식을 개발해 내며, 종종 임상가의 "마술"이 적절한 대안책이 될 수 있는지 여부가 확인되기 전까지는 이러한 사실을 비밀로 한다. 치료받으러 오기까지 환자가 사용해 왔던 치료 기법에 대해 체계적이면서도 동정적인 태도로 탐색해보는 것이 필요하다. "불안해질 때마다 어떻게 하셨습니까?" 등과 같은 질문이 효과적이다.

자가 치료로 환자들은 자신의 공포증을 다른 공포증으로 대치시키고, 이차성 이득 secondary gain을 극대화시키며, 현실적인 불편과 이차성 고통을 최소화시키곤 하지만, 여전히 불안으로부터는 자신을 보호하려 한다. 이들은 짧은 시간 동안의 비행이라면 억지로라도 비행기를 탈 수 있다거나 또는 밤만 아니면, 사람들 많은 곳에 나갈 수도 있다고 자랑스럽게 이야기한다. 이런 방식을 통해 스스로와 협상을 맺음으로써, 이들은 자신의 심리적 근원은 계속해서 피하면서, 자신의 문제를 해결하기 위해 계속 노력하고 있다는 주관적인 느낌을 얻을 수 있게 된다.

임상가의 휴가라는 문제는 종종 공포증 환자에게 딜레마가 되는데, 이때 환자는 분리 separation가 임박했을 때 아직 약을 받은 적이 없는 상태라면 약을 처방해달라고 요구하기도 한다. 최근 정신과의사들은 공포증 환자와 공황장애 환자의 경우 치료가 잠시 중단될 것 같을 때 일반적으로 미리 환자에게 약을 처방하곤 한다. 이러한 결정은 환자가 불안해하는 것을 본 뒤 판단할 것이 아니라 가급적 치료 초반부에 결정내리는 것이 바람직한데, 임상가와 떨어져있는 동안에는 약의 치료 효과와 부작용에 대해 모니터를 할 수 없기 때문이다.

이차성 이득 Secondary Gain

예를 들어, 한 여성이 집근처 가게마저도 남편이 함께 가주어야만 한다는 이야기를 하면서 불편감을 드러내었고, 이에 면담가는 "남편에게 함께 가자고 부탁하는 것이 편치 않으신가 보군요."라고 말했다. 환자는 죄책감을 더욱 드러낼 수도 있고, 혹은 남편에게 의존하는 것을 빌미로 남편이 얼마나 자신을 핍박했는지 남편을 비난함으로써 자신의 행동을 정당화하는 반응을 보일 수도 있다. 어떤 경우이든, 면담가의 이런 언급을 통해 논의의 주제는 겉으로 드러나는 행동으로부터 증상의 감정적 의미 쪽으로 옮겨지게 된 것이다. 증상이 남편에 대한 적개심이 반영된 것임이 사실일 수도 있지만, 이는 너무나도 강하게 억압되어 있는 것이기 때문에 첫 면담 때부터 이를 해석해줄 수는 없다. 그보다는 증상의 이차적 효과로 인한 환자의 의식적인 불행감을 강조해주는 것이 더 유용하다. 또한 이렇게 하는 것은 이전에 친구 혹은 가족과 다투곤 했듯이 되풀이되어 임상가와도 다투게 되는 일을 피할 수 있도록 해주며, 환자 자아의 건강한 부분과 치료자 사이의 동맹이 단단해지도록 만들어준다.

이차성 이득은 중요한 사항인데, 이는 환자의 정신역동을 이해하는 데에 도움이 되며, 또한 변화에 대한 가장 강력한 저항 중 하나로 작용하기 때문이다. 면담가는 "증상 때문에 하지 못하게 된 것은 무엇이 있나요?"라고 물을 수 있다. 이는 환자의 심리적 기능에 대한 다소 모호한 질문처럼 보일 수도 있지만, 이때 환자의 답변이 감정적 갈등을 드러내는 것이라는 사실을 환자는 인식하지 못하고 있다는 점을 보여주기에 충분한 부정denial이 드러나곤 한다. 다른 효과적인 질문으로는 "당신이 집밖으로 나가지 못하게 되면, 당신의 가족들에겐 어떤 영향이 미치게 되죠?" 또는 "지하철을 못 타면, 해야 할 일이 있을 땐 어떻게 하세요?" 등이 있다. 환자들은 종종 자신 때문에 가족이나 친구들이 짊어지게 된 부담에 대해 밝히는 것을 꺼려한다. 면담가는 이를 당황하고 있는 환자의 자아의 성숙한 부분에 대해 동정해줄 수 있는 기회로 사용할 수 있다.

환자의 어려움의 심리적 원인을 알아차린 주변 사람들은 대개 환자에게 기본적으로 그런 이차성 이득 때문에 그러는 것 아니냐고 해석해주곤 한다. 이들의 눈에는 환자가 어떤 이득을 얻기 위해 환경을 조종하려는 것처럼 보인다. 이에 대해 환자는 상처받은 분개심으로 반응하며, 자신도 어찌할 수 없는 고통스러운 증상을 일부러 즐기고 있다는 누명을 쓴 것이라고 느낀다. 면담가는 환자의 행동을 재판judge하려는 것이 아니라 이해understand하려 한다는 중립적인 질문자로서의 위치를 유지함으로써, 이런 불행한 싸움에 휘말리지 않게 될 수 있다. 예를 들어, 환자의 가족들이 환자는 자신의 책임을 회피하기 위하여, 밖으로 나가는 것이 무서운 척 하고 있는 것이라고 생각하는 경우, 면담가는 "가족들이 그렇게 말할 때에는 어떤 기분이 드세요?"라고 물을 수 있다. 환자가 분노를 드러낸다면, 면담가는 이를 지지해줄 수 있으며, 분노감을 부정하는 경우엔, "스스로도 어찌할 수 없는 것에 대해 비난을 받게 되면 화가 나실 것도 같은데요."라고 말함으로써 솔직한 감정을 표현해도 된다는 허락을 암시해줄 수도 있다.

면담에서의 회피 Avoidance in the Interview

공포증 증상을 특징짓는 방어적 회피는 또한 면담에서의 중요한 저항으로도 작용한다. 이는 우연찮은 생략omission, 특정 주제에 대해서는 대화를 나누지 않으려 함, 불편한 주제에 대해서는 이야기하지 않았으면 한다는 요청, 또는 말하기를 노골적으로 거부하는 것 등으로 나타난다. 이런 환자들은 종종 생활에서 중요한 영역에 대한 핵심적인 자료들을 빠뜨리곤 하며, 이후 그런 실수에 대한 책임은 부정을 해버린다. 자신의 결혼 계획에 대해 장황하게 이야기를 했던 한 공포증 여성이, 나중에서야 우연찮게 약혼자가 외국인이라는 사실을 말하게 되었다. 그녀는 "선생님께서 물어보시질 않으셨잖아요."라고 설명하면서, 전형적인 공포증적 반응을 드러내었다. 이때 면담가는 "왜, 제가 뭐라고 할 것 같았어요?"라고 대답하였다. 이렇게 함으로써 면담가는 환자의 부정denial 뒤에 숨어있는 회피를 지적해주었다. 또 다른 한 환자는 공포증적 성격 경향을 가진 젊은 심리학자로서, 치료 몇 개월이 지난 상태에서 치료자가 상처에 대해 묻자, 환자는 어렸을 적에 선천성 심장질환이 있었다는 사실을 처음으로 밝혔다. 그 상처는 어렸을 때 심장 수술을 받은 흉터라고 설명하였다. 치료자는 놀라며 "왜 지금까지 그 얘기를 안 하셨어요?"라고 물었다. 환자는 "그것이 심리적으로 중요한 의미가 있을 거라고는 생각되지 않았기 때문에서요."라고 설명했다. 면담가는 "그런 아동기 경험이 중요하지 않다고 생각하다니, 당신의 전공을 생각해볼 때 쉽게 이해기 안 되는 이야기군요." 라며, 직접적으로 직면을 시켜주었다.

치료의 원칙 PRINCIPLES OF TREATMENT

안심 받기를 바라는 욕구 The Need for Reassurance

자신의 어려움에 대해 이야기를 하고 난 후, 공포증 환자들은 안심을 받고 싶어 한다. 환자는 "선생님께서 저에게 도움이 되어주실 수 있으시겠어요?" 또는 "가망은 있나요?"라고 묻는다. 어떤 환자들은 보다 간접적으로 "저와 비슷한 경우를 치료해 보신 적이 있으세요?" 라고 물으면서 위와 똑같은 안심을 받고자 한다. 면담가는 "제가 도움이 될지 걱정스러우신가 보군요"라고 대답함으로써, 그 의미를 풀이해줄 수 있다. 환자가 질문을 하는 말투를 통해 예후를 짐작할 수 있다; 낙관적인 태도를 보이는 환자와 치료에 있어서 적극적인 역할을 할 것으로 보이는 환자들은 예후가 좋다.

임상가는 이러한 질문에 내해 "우리가 당신의 문제에 대해 더 많은 것을 함께 이야기할수록, 당신이 그 문제를 해결하는 데에 제가 더 많은 도움이 되어줄 수 있을 겁니다."라는 말로 환자를 안심시켜줄 수 있다. 이러한 대답은 임상가는 도움을 주는 사람이라는 뜻을 전달해주고 환자가 취해야 할 첫 번째 단계가 무엇인지를 설명해줌으로써, 치료에 대한 책임을 어느 정도 환자에게 부과시키는 것이다.

또한 공포증 환자와 공황장애 환자들은 특징적으로 "제가 미쳐가고 있는 건가요?"라고 묻는다. 불안에 대한 두려움 때문에, 이들은 자신의 증상을 완전히 감정적으로 붕괴되고 있으며, 결국 자신의 충동에 대한 모든 통제력을 상실하게 될 것이라는 증거로 받아들인다. 이들은 임상가가 자신을 돌봐주면서 미쳐가는 것이 아니라고 말해주며, 자신의 감정 통제를 대신 맡아줄 것을 바란다. 한편 자신이 미쳐가는 것은 아닌지에 대한 질문을 통해 환자가 두려워하고 있는 내용에 대해 탐색해볼 수 있는 기회를 잡을 수 있다. 임상가는 "미친다는 것은 무슨 뜻이죠?" 또는 "어떤 이유에서 미쳐가고 있다고 생각하시는 거죠?"라고 물을 수 있다. 또한 임상가는 미친 사람을 알고 있는지, 그렇다면 그 사람이 어떻게 행동을 했는지에 대해 더 질문할 수 있다. 그리고 난 후, 마지막으로 임상가는 환자의 내적 갈등을 처음으로 해석해주면서 안심을 시켜줄 수 있다: "당신은 지금 마음속에 억누르고 있는 감정 때문에 두려워하고 있는 것 같군요. 전에는 통제력을 잃은 적이 없었는데, 그럼 지금 왜 이런 일이 벌어진 거죠?"

종종 환자는 임상가가 말한 내용으로는 안심이 되질 않으며, 대신 임상가로부터 차분하고 불안해하지 않는 모습을 찾아내려 한다. 공포증 환자들은 흔히 타인(他人), 특히 정신건강전문가와 같은 부모 대리자parental surrogate에게 불안을 야기하려 한다. 임상가가 자신의 불안과 환자에 대한 태도를 다루는 방식이 환자에게는 좋은 모델로 작용하며, 특히 초기 면담에서는, 환자의 행동에 대한 어떠한 해석보다도 더 중요한 영향을 미친다.

환자를 교육시키기 Educating the Patient

공포증 환자들은 자신이 인식하고 있는 것 이상으로 회피를 하며, 초기 면담의 목표 중 하나가 바로 회피의 정도를 확인한 후, 이를 환자에게 교육시키는 것이다. 첫 중재의 목표는 환자에게 증상에 대한 통찰을 심어주는 것이 아니라, 신경증적 억제neurotic inhibition에 대한 인식을 넓혀주는 것이다. 치료자는 "결혼에 대해 이야기를 하시면서, 성생활에 관해서는 말씀을 하지 않으셨다는 점이 흥미롭네요." 또는 "누군가에게 화가 나신 적이 있으십니까?"라고 물을 수 있다. 환자는 아마도 성생활에서는 아무런 문제가 없다, 그것에 대해서는 특별히 말할 것이 없다, 또는 그 부분은 자신의 증상과 아무런 관계가 없다고 대답할 것이지만, 이런 대화를 통해 미래에 해석을 해줄 수 있는 기반이 마련된 것이다.

치료 목표 중 하나는 불안에 관한 이해를 촉진시켜주는 것이다. 공포증 환자들은 종종 다른 사람들은 전혀 불안을 경험하지 않는다고 생각하며, 이들의 목표는 불안에 면역이 되는 것이다. 이를 해석해주려는 때 이른 시도는 피상적이고 효과가 없을 수밖에 없다. 이때 면담가는 불안은 정상적인 감정이며, 환자의 불안 역시 적절한 것이지만, 단지 불안을 유발시킨 자극에 비해 지나친 것일 뿐이라고 말해 줄 수 있다. 흔히 이는 미래의 불안에 대한 두려움(소위 예기불안anticipatory anxiety)으로, 심각한 문제가 된다.

다른 사람들의 반응을 환자는 어떻게 받아들이고 있는지를 질문하는 것이 불안에 관한 환자의 이해를 증진시켜주는 데에 유용하다.

> 한 환자가 친구가 운전하던 자동차가 "거의 접촉사고가 날 뻔"했을 때 공황 발작이 일어났다고 말했고, 이에 면담가는 "그때 친구는 어땧든 가요?"라고 물었다. 환자는 "친구도 좀 놀라긴 했지만, 저만큼 당황하지는 않았어요."라고 대답했다. 이는 환자는 지금 자신의 불안을 과대평가하고 있다는 점 그리고 환자의 반응은 질적으로는 다른 사람들의 반응과 동일한 것이라는 사실을 탐색할 수 있는 기회가 된다. 면담가는 "자기 자신의 느낌이 다른 사람의 느낌보다 더 생생하게 느껴지기 때문에, 그리고 자신이 운전을 하고 있던 것이 아니기 때문에 그렇게 생각되었던 것은 아닌가요?"라고 되물었다. 환자는 "아니오! 친구는 저처럼 느끼진 않았어요. 친구는 기절하거나 심장이 멎거나 돌아버릴 것 같다는 느낌 때문에 두려움에 떨진 않았어요."라고 대답했다. 이때 면담가는 "당신 얘기를 듣고 보니, 마치 당신과 당신 친구는 서로 다른 것을 두려워한 것 같군요. 친구는 위험성이나 사고 가능성 등과 관련된 것들에 대해서만 불안을 느꼈던 것 같군요"라고 말했다. 이는 환자의 두려움의 무의식적 결정인자를 탐색할 수 있는 길을 닦아놓은 것이다. 문제는 통제권으로 누구에게 통제력이 거의 없는가이다. 환자가 운전을 하고 있었다면 그는 비난받는 느낌을 받았을 것이다. 환자가 운전을 하고 있지 않았기 때문에, 그는 다른 누군가가 자신의 목숨을 좌지우지하고 있다고 느꼈다. 환자는 이와 유사한 경험으로, 어렸을 때 자신의 안전을 위해 필요하다고 생각했던 어머니 역시도 때로는 부주의하다는 사실에 무서움이 들었었다고 하였다.

공포증 환자들은 종종 자신의 감정을 깨닫는 데에 있어 누군가의 도움을 필요로 한다. 이러한 점은 불안과 관련하여 이미 논의하였지만, 다른 감정일 때에도 마찬가지이다. 감정은 증상으로 대치되며 임상가는 곧 이렇게 되는 패턴에 대해 알게 된다. 즉, 환자가 머리가 아프다고 말할 때, 임상가는 "지난번에 보니, 누군가에게 화가 나 계실 때마다, 머리가 아프다는 말씀을 하곤 하시더군요. 지금 화가 나 있으신가요?"라고 지적할 수 있다.

약물 Medication

공포증 환자와 공황장애 환자를 치료하는 데 있어서 적절한 약물 사용은 중요한 요소이다. 우울증 환자의 경우에서처럼, 정신약물학적 치료와 정신치료를 병행하는 것은 불안장애 환자에서도 치료적으로 상승효과를 갖는다.

모든 환자에 있어서 약에 관한 심리적 의미는 절대 무시되어서는 안 된다. 이는 불안-공포증 환자에서 특히 그러하다. 환자는 단지 약만을 원하는 것이 아니다; 환자는 임상가에게는 불안으로부터 보호해주고, 안전과 안정감을 제공해줄 수 있는 강력한 마술적인 힘이 있다는 보장을 받고 싶어 하는 것이다. 역설적으로 일부 환자들은 분명히 약물치료가 필요해 보이는 상황에서조차도 약을 복용하는 것을 꺼리기도 한다. 치료에 있어서 약물은 중요한 부분이라고 임상가가 말할 때 공포증 환자들은 "그것은 일종의 제가 약하다는 증거이죠. 전 약을 복용하고 싶진 않습니다."라고 주장한다. 이러한 주제에 대해 자세히 알아보면 환자의 아동기 경험의 어떤 측면들이 발견되곤 한다: "제 어머니는 기분이 엉망일 때 마다 늘 알약을 털어 넣거나 술을 마시곤 했어요. 어머니처럼 되긴 싫어요." 임상가는 환자의 상태에 맞도록 적절히 약을 사용하는 것이 어머니와 같은 상태로 돌변하게 만든다거나 약에 의존하게 된다는 의미는 아님을 지적해줄 수 있었다. 약은 불안을 줄여주고 공포증적 두려움을 극복할 수 있는 힘을 키워줄 것이라고 명확히 이야기해주었다. 임상가는 "증상의 심리적 의미에 대해 함께 알아볼 것이며, 약을 사용하는 것은 그렇게 할 수 있도록 도와줄 것입니다. 극심한 불안은 통증과 같아서 당신의 정신세계를 무력화시켜 지배해버릴 수 있습니다. 그 강도를 줄여주어 병의 심리적 원인에 대해 알아볼 수 있도록 해야 합니다."라고 덧붙였다. 이러한 방법으로 환자가 약 복용을 받아들도록 하게 되면, 정신치료 작업 이후 환자는 아직 조제 받지 않은 처방전 종이를 마치 안심하기 위한 일종의 부적(符籍)처럼 가지고만 다녀도 되게 된다.

해석의 역할 The Role of Interpretation

면담가의 초반 작업은 환자로 하여금 자신의 과거력에 대해 이야기를 하고, 증상에 대해 자세하게 기술하며, 개인 생활에 대해 논의하도록 격려시키는 데에 목적이 있다. 환자는 자신의 성적, 공격적, 혹은 경쟁적 감정들에 대해 이야기하기를 원하지 않지만, 이런 이야기들을 하도록 만드는 것은 매우 중요하다. 면담가는 자신은 생활에서의 그러한 영역들을 두려워하지 않으며, 환자가 자신의 인도를 따라와 주길 바란다는 뜻을 전달해주어야 한다.

이런 초반부에, 외부 세계에서의 환자의 회피에 대해서 반박을 하는 것은 거의 도움이 되질 않지만, 면담 상황에서 나타나는 회피, 즉 중요한 주제를 빠뜨리거나 또는 어떤 부분에 대해서는 이야기를 하지 않으려 하는 것과 같은 회피에 대해서는 즉각적으로 해석해주어야 한다. 공포증 증상의 심리적 의미에 관한, 시기상조의 직접적인 암시나 해석은 환자의 방어를 증가시키며, 면담에 방해가 될 뿐이다. 면담가란 공포증 환자에게 해석해준 것 보다 많은 것을 이해하고 있는 사람이어야 한다.

공포증 증상과 공황발작에 대해 분석을 할 때에는, 상징화symbolization나 전치displacement보다는 불안과 회피에 대한 논의를 먼저 하여야 한다. 즉, 기저의 갈등에 대한 탐색을 시작하기에 앞서, 환자는 자신은 불안해하고 있으며, 이런 불안의 근원을 회피하려 하고 있다는 사실을 먼저 깨달아야 한다. 투사projection는 대개 다른 방어 기제들이 완전히 분석되고 난 뒤에 해석되어진다.

증상과 관련된 구체적인 이차성 이득을 알아봄으로써, 환자로 하여금 공포증을 포기하도록 만드는 데에 가장 효과적인 협상법이 무엇인지를 알아낼 수 있다. 때때로 임상가는 이러한 이차성 이득을 대치할 수 있는 무엇인가를 제공해주면서, 이에 대한 전제 조건으로, 공포 상황에 들어갈 것을 요구하곤 한다. 약물, 마술적인 안심주기, 지지적인 관심과 걱정 등이 그 동안 환자가 증상으로부터 얻어왔던 이차성 만족secondary gratification을 대신해주는 대치물로 사용될 수 있다. 예를 들어, 이차성 이득이 의존적 욕구의 만족과 관련된 것이라면, 임상가는 전이를 통해 환자가 이러한 만족을 얻을 수 있는 식의 관계를 발전시킬 수 있다. 임상가는 또한 공격심의 직접적인 표현을 지지해줄 수도 있는데, 이는 특히 이것이 증상을 통한 합리화 없이 표현될 때 그러하다. 예를 들어, 환자가 화를 내고는 이내 미안하다고 사과를 하자, 치료자는 "화를 내면 안 된다고 느끼시는 것 같군요." 또는 "왜, 화나지 않으세요?"라고 말하였다.

치료자가 명확하게 지지와 만족을 제공해주는 것과 환자가 자신의 증상을 포기하는 것을 서로 연결시켜줄 필요가 있을 때, 이러한 협상적인 측면이 요구된다. 말할 나위 없이, 이는 많은 치료 과정을 거친 후에야 가능한 기법이다. 한 예로, 공포증 환자가 면담에 와서는, "오늘은 아무 것도 말할 수가 없겠어요; 지금 너무 불안해요"라고 말했다. 이전 경험을 통해 환자의 이야기가 무슨 의미인지를 알아차린 치료자는 미소를 지으며 "그럼, 오늘은 그만할까요?"라고 대답했다. 환자는 상당히 기분이 나빴지만, 면담실을 떠나고 싶지는 않았으며, 결국 환자는 자신의 감정에 대해 이야기할 수밖에 없었다.

공포증 환자들은 누군가로부터 도움을 청할 때, 공공 불안에 대한 보호막이 되어줄 수 있는 어떤 생활 속 규칙들을 찾아내려 한다. 정신과 면담에서 이러한 모습은 생활의 세부사항은 관련시키지 않은 채, 단순히 어떻게 하면 되는지 만을 안내해주는 일반적인 공식에 대해서만 관심을 갖는 형태로 나타난다. 공포증 환자들은 좀 쉬는 게 나을지 묻거나, 또는 자신의 문제는 단지 지나치게 걱정을 많이 하는 것이라는 식으로 이야기를 한다. 이들은 그냥 마음을 편하게 가지면 되는지 궁금해 하며, 이런 부분에 대해 임상가가 어떤 제안을 해주길 바란다. 이러한 질문에 대해 임상가는 환자의 회피를 해석해줄 수 있다. 임상가는 "증상이 자신의 생각이나 감정과 연관되어있다는 사실을 받아들이고 싶지 않으신가 보군요."라고 말할 수 있다. 또 다른 경우에서, 환자는 "제가 꼭 지하철을 타야만 한다고 생각하세요?"라고 물을 수도 있다. 이때 치료자는 "준비도 되기 전에 제가 강요를 할까봐 걱정되세요?"라고 대답할 수 있다.

공포증 증상과 공황발작의 의미에 대해 상세하게 탐색하고 난 후라도, 여전히 임상가는 환자로 하여금 두려워하고 있는 상황에 들어가도록 적극적으로 격려시킬 필요가 있다. 하지만 이런 임상적인 문제는 자신의 새로운 통찰에 따라 행동을 하는 데에 있어 책임을 지는 것으로 인해 환자에게 두려움을 불러일으킨다 – 즉, 어떤 의미에서 환자는 공포증을 포기하는 것을 공포스러워 하게 되는 것이다. 그는 아직 모르는 새로운 어떤 느낌을 두려워하며, 자신의 행동을 크게 변화시키기로 결심한, 성숙한 성인으로서의 역할 또한 두려워한다. 종종 환자들은 자신의 자기비하감self-contempt을 치료자에게 투사함으로써, 임상가가 참을성 없게 반응하면서 환자에게 짜증을 내게 되면, 이것을 갖고 임상가를 비난한다. 이제 임상가는 특정 증상의 역동에 대한 분석으로부터 전이 관계에 대한 논의, 그리고 호전에 대한 개인적인 책임을 임상가의 능력 덕분으로 돌림으로써 환자는 그 책임을 회피하려 한다는 논의 쪽으로 옮겨가게 된다. 성공적으로 논의의 초점이 옮겨지고 난 후에는, 더 이상 임상가의 적극적인 개입은 필요하지 않게 된다.

우울증 Depression

공포증 환자들은 종종 치료 도중에 우울해진다. 이들은 자신의 증상을 포기하게 되면 어쩔 수 없이 유아적인 의존성의 만족까지도 포기해야만 하게 될 것이라는 생각에 두려워한다. 우울증은 치료가 잘 진행되고 있다는 증거일 수 있으며, 치료자는 이 시점에서 환자가 필요로 하는 지지와 격려를 제공해줄 수 있다. 이때가 종종 치료에 있어서 가장 중요한 시점이 되는데, 왜냐하면 지금 환자는 임상가에게 상상의 위험으로부터 보호해달라는 것이 아니라, 현실 세계에 직면했을 때 맞닥뜨리게 되는 문제에 대해 도와달라고 요청하고 있는 것이기 때문이다.

우리 저자 중 한명이 근무하는 병원에서 이사직을 맡게 된 한 중년 여성이 있었다. 그녀의 걱정거리는 자신의 건강과(참고로 그녀는 매우 건강했다) 자신이 사랑하는 사람들의 건강에 대해 집중되어 있었다. 그녀는 각 분야의 여러 전문가들을 찾았으며, "특별한 환자"로 대우받는 것을 기분 좋게 받아들였다. 그녀는 자신의 친구에 대한 이야기로 면담을 시작하였는데 그 친구는 독실한 신앙심을 가졌기 때문에 그녀는 그를 "운이 좋은 사람"이라고 설명하였고, 신앙심 덕에 갖게 된 친구의 안정감에 대해 부러움을 표현하였다. "불안한 순간에 저를 안심시켜줄 무언가를 저도 갖고 있었으면 좋겠어요." 정신과의사는 "당신을 편안하게 해줄 이와 비슷한 믿을 만한 것을 갖고 계십니다; 그건 바로 약입니다. 그리고 당신 주위에는 매우 훌륭한 의사들이 있어 당신에게 믿음과 신뢰를 주고 있습니다. 당신은 그들이 매우 뛰어나다고 믿고 있으며 그들을 전능한 의사라고 생각하고 계십니다. 종교를 가진 대부분의 사람들처럼, 당신도 때로는 그들이 당신을 도와줄 수 있는지 의문이 들 수도 있습니다."라고 대답하였다.

환자는 골똘히 이야기를 듣고서는 마음을 놓으며 어이가 없다는 듯이 고개를 저었다. 그녀는 "맞아요; 지난 몇 년간 바로 제게는 정말로 그러했었죠. 그런 점을 왜 저 혼자서는 깨닫지 못했을까요?"라고 말했다. 정신과의사는 장난스러운 말투로 "그래서 진료비를 내고 계신 게 아니겠습니까?"라고 말했고, 둘은 함께 웃었다.

역전이 COUNTERTRANSFERENCE

공포증 환자들은 세 가지 중요한 역전이 문제를 불러일으킨다 : 전지전능한 이상화(자애로운 전지함, 전지전능한 부모); 거들먹거리며 환자를 어린애 취급함; 그리고 좌절된 분노감 등이다. 환자는 무력한 어린아이로 취급받기를 원하는 것처럼 보인다. 치료자가 이런 환자의 태도에 말려들게 되면, 종종 더 오만한 태도를 취하게 되는데, 이는 어린애 취급받기를 원하는 어른에 대한 치료자의 느낌이 반영된 것이다. 이러한 역전이 반응이 나타난다는 점은 치료자 역시 자신의 의존감feeling of dependency 때문에 어려움을 겪고 있음을 반영해주는 것이지만, 또한 한편으로는 치료자가 환자의 요구에 대해 과잉반응을 보이고 있다는 것을 시사해주는 것이기도 하다.

처음에 치료자가 전능적 이상화omnipotent idealization를 전이 때문이 아니라 실제로 그러하기 때문이라고 받아들이면서 환자의 요구에 응해주게 되면, 결국에 치료자는 짜증스럽고 화가 나게 될 수도 있다. 이때 임상가가 이러한 분노를 드러내게 되면, 환자는 자신의 전이적 두려움transference fear이 옳았다고 확신하게 되며, 치료 역시도 강력하고 억압적인 부모와 맞닥뜨렸을 때 무기력해졌었던 것과 같은, 또 하나의 낯설고 두려운 상황이라고 느끼게 된다.

불안장애 환자들은 다른 신경증 환자들에 비해 더 심하게 불안을 드러내며, 면담자까지도 불안해지게 만드는 반응을 불러일으킨다. 종종 이러한 불안 때문에 단기적 목표와 장기적 목표는 서로 상반되게 된다 – 즉각적으로 환자를 달래주고 차분히 가라앉혀 주는, 안심주기와 지지의 효과는 장기적인 측면에서 보면 치료에 반하는 행위이다. 그 단계에서 환자가 인내할 수 있는 불안의 수준을 가늠하고 적절히 중재를 가해줄 시기를 포착하는 것이 치료자가 펼쳐야할 예술art 중 하나다.

결론 CONCLUSION

불안장애 환자들은 여러 치료법들에 반응을 보인다. 이는 모든 불안장애 환자들에서 사실이다. 인지행동치료, 정신역동적 정신치료 그리고 조심스러운 약물의 사용 등은 모두 불안장애 환자를 효과적으로 치료하는 데에 중요한 역할을 담당한다. 환자의 개인적인 정신역동에 대해 이해하는 것은 치료 효과를 증진시키는 데에 있어 이러한 다양한 치료법들을 어떻게 적용할 것인지를 알려준다.

9장
경계성 환자
THE BORDERLINE PATIENT

"경계성borderline"이란 흥분을 잘하고 충동적이며 쉽게 마음상하고 불안정한 환자를 임상가가 만나게 되었을 때 느끼는 혼란감을 반영해주는 오래된 개념이다. 이들은 정신병은 아니지만 때때로 정신병적인 양상을 보일 수 있으며 아주 짧은 시간 동안 확연하게 정신병적이 될 수도 있다. 대부분의 시간 동안은 신경증 수준이라고 판단될 만큼 매우 잘 지내는 듯이 보이기 때문에 이러한 모습은 "경계성"이라는 양상을 띠게 되는 것이다.

이들의 정신병리에서는 대부분의 정신과적 증후군들이 거의 다 나타난다. 역동지향적 정신치료를 하면서 경계성 증후군이라는 것을 발견하게 된 것이다 보니 이 증후군은 눈에 띌 정도로 특징적이다. 이 개념은 실제 임상상황으로부터 유래되었다; 이 환자들은 집중정신치료를 받으면서 더 나빠지는 듯이 보이고 초기 평가 때 생각되었던 것 보다 훨씬 더 심각한 정신병리를 드러낸다는 점에서 처음으로 이런 환자들에 대해 인식되기 시작하였다. 평가 기간에는 잘 통합되어있는 신경증 환자처럼 보이지만, 정작 역동적 정신치료가 시작된 뒤에는 충동적이고 자기-파괴적이며 요구적인 행동들을 드러낸다. 전이는 빠른 속도로 강렬해져, 분노나 부적절한 애정 표현 혹은 강한 색정적 감정 등으로 가득하게 된다. 종종 극단적인 이상화idealization와 엄청난 평가절하devaluation가 번갈아 나타난다. 동시에 이들은 자신에 대한 어떠한 시각도 받아들이기를 거부하며 끊임없이 외부화externalization하고 부정denial을 한다.

이런 환자들로 인해 임상가가 느끼는 혼란감을 반영해주듯이, 이러한 상태를 설명하려는 수많은 용어들이 과거에 사용되었었다; 가성-신경증적 조현병pseudo-neurotic schizophrenia, 외래성 조현병ambulatory schizophrenia, 전조현병적 인격구조preschizophrenic personality structure, "가장" 인격as-if personality, 정신병적 성격psychotic character, 그리고 히스테리양 불쾌감hysteroid dysphoria 등이다. 이러한 분류 시도들은 모두 경계성 환자의 일부 측면들을 설명하기 위한 것이었지만, 보다 종합적이고 포괄적으로 기술하게 된 것은 20세기 후반부에 이르러서였다.

1890년대 프랑스에서 Falret는 경계성 환자에 대해 생생하게 기록한 임상자료를 출간하였다. 그는 *folie hysterique*라는 용어를 사용하였다. 이 환자들은 사고와 감정의 극단적인 변화를 보이고, 흥분해있다가는 갑작스럽게 우울하게 변하며, 누군가를 향한 강렬했던 사랑이 빠르게 증오로 돌변한다는 점 등을 관찰하였다. 20세기 초에 출간된 프로이드의 사례 연구들 중 일부, 특히 늑대-인간The Wolf-man 사례가 오늘날의 경계성 환자였던 것으로 추정되고 있지만, 1930년대가 돼서야 비로소 Adolph Stern에 의해 정신병 기준과 신경증 기준 어디에도 들어맞지 않는 환자들이 다수 존재한다는 주장이 제기되었다. 그는 이 환자들은 어떠한 정신치료법으로도 치료하기가 무척 힘들다는 점을 발견하였다. 이 환자들은 역동지향적 치료 과정 동안 벌어지는 상황, 이름 하여 거의 정신병적인 전이near-psychotic transference를 통해 자기 자신을 표현한다는 사실을 알아내었다. 1940년대 Helene Deutsch는 외부 세계와의 감정적 관계와 그들 자신의 자아가 매우 빈약하거나 아예 없는 일련의 환자들에 대해 기술하였다. 겉으로는 "정상"으로 보이지만 진정성이 전혀 없어 경험이 없는 사람이 보더라도 이들에게 뭔가가 빠져있다고 느끼게 되는 이런 환자들의 인격을 기술하기 위해 Deutsch는 가장(假裝)as-if이라는 용어를 사용하였다. Deutsch는 경계성 환자들의 특징인 정체성 혼란identity disturbance과 내적 공허감inner emptiness에 대해 정확하게 묘사하였다. 그 무렵 즈음 Hoch와 Polatin은 일련의 입원 환자들에 대해 설명하였는데, 그 환자들은 처음엔 조현병으로 생각되었지만 실제로 그 진단에 들어맞지는 않았으며, 그 이유는 때때로 분명하게 정신병적이 되긴 하지만 그 삽화가 짧고 금방 사라졌기 때문이었다. Hoch와 Polatin은 이들의 필수 임상 양상으로 범신경증pan-neurosis, 범불안증pan-anxiety, 혼란된 성chaotic sexuality 등을 들었으며, *가성-신경증적 조현병pseudo-neurotic schizophrenia*이라는 용어로 분류하였다. John Frosch는 *정신병적 성격psychotic character*이라는 용어를 제안하였다. 이는 증상이 명확한 신경증적 성격neurotic character과는 뚜렷이 대비되는 상태로, 정신분석 치료를 받는 동안 서서히 드러나게 된다고 Frosch는 생각했다. 이 환자들에서 정신병적 증상이 쉽게 나타날 수 있지만, 그 증상은 일시적이며 가역적이다. 증상의 이러한 측면은 이들의 성격 구조에 핵심적인 부분으로, 정신병으로 진행하는 것도 아니고 정신병으로 인해 이런 상태를 보이는 것 또한 아니라고 Frosch는 말했다.

1950년대에 들어 Robert Knight는 더 이상 조현병 같은 정신병과 연결시키지 않은 채 독립된 진단체로서 *경계성borderline*이라는 용어를 사용하였다. 그는 경계성 환자를 정상 자아 기능이 심각하게 약화된 사람이라고 생각하였다. 1960년대 후반에 이르러 Otto Kernberg는 핵심 양상으로 생각되는 모습들 – 특징적이고 지속적이지만 심각하게 병적인 인격 구조personality organization – 을 기술하기 위해 경계성 인격장애라는 용어를 사용하였다. 그는 정신역동적 구조화를 바탕으로 하여 설명을 하였다. Knight와 같이, Kernberg 역시 자아가 약하다는 점, 특히 충동조절을 못하고 좌절을 인내하지 못한다는 점을 강조하였다. 또한 Kernberg는 원초적인 방어기제를 사용한다는 점, 병적으로 내재화되어 있는 자기와 대상 간의 관계, 그리고 강렬하고 노골적인 적개심 등에 대해 기술하였다. 얼마 후 Michael Stone은 정신역동 모델만으로 설명하려는 것은 이 병의 원인에 대해 오해를 일으킬 수 있다고 비판하면서, 이 장애에는 유전적으로 결정된 강력한 생물학적 요인이 있으며 특히 양극성 장애와 연관이 있다고 주장하였다.

초기 연구자들의 정신역동 모델에 관한 Grinker와 Gunderson의 현상학적 통합 연구를 통해 경계성 인격장애에 대한 DSM-III와 DSM-IV 진단 기준이 마련되었다.

경계성 인격장애에 대한 DSM-5 진단기준(표 9-1)은 진단의 신뢰도를 높임으로써 이 장애에 대해 많은 임상가들이 설명했던 것보다 좀 더 명확한 개념을 세우려 하였다.

표 9-1. 경계성 인격장애의 DSM-5진단기준

대인관계, 자아상 및 정동의 불안정성과 현저한 충동성의 광범위한 형태로 성인기 초기에 시작되며 여러 상황에서 나타나고, 다음 중 5가지(또는 그 이상)를 충족한다.

1. 실제 혹은 상상 속에서 버림받지 않기 위해 미친 듯이 노력함(**주의점**: 5번 진단기준에 있는 자살 행동이나 자해 행동은 포함하지 않음)
2. 과대이상화와 과소평가의 극단 사이를 반복하는 것을 특징으로 하는 불안정하고 격렬한 대인관계의 양상
3. 정체성 장애: 자기 이미지 또는 자신에 대한 느낌의 현저하고 지속적인 불안정성
4. 자신을 손상할 가능성이 있는 최소한 2가지 이상의 경우에서의 충동성(예, 소비, 물질 남용, 좀도둑질, 부주의한 운전, 과식 등) (**주의점**: 5번 진단기준에 있는 자살 행동이나 자해 행동은 포함하지 않음)
5. 반복적 자살 행동, 제스처, 위협 혹은 자해 행동
6. 현저한 기분의 반응성으로 인한 정동의 불안정(예, 강렬한 삽화적 불쾌감, 과민성 또는 불안이 보통 수시간 동안 지속되며 아주 드물게 수일간 지속됨)
7. 만성적인 공허감
8. 부적절하고 심하게 화를 내거나 화를 조절하지 못함(예, 자주 울화통을 터뜨리거나 늘 화를 내거나, 자주 신체적 싸움을 함)
9. 일시적이고 스트레스와 연관된 피해적 사고 혹은 심한 해리 증상

발췌. 권준수 등 역, 정신질환의 진단 및 통계편람 제5판, APA, 서울: 학지사: 2015

보다 넓은 의미에서 연극성, 자기애성, 강박성, 편집성 등과 같은 여러 다양한 인격장애를 가진 환자들도 가장 극심한 경우에는 경계성으로 간주될 수 있다. 또한 경계성 현상은 보편적이며, 경계성으로 진단되지 않는 많은 환자들에서도 발견이 될 수 있다.

경계성 범주 내에는 임상적 심각성에 있어서 또한 다양한 연속체들이 존재한다. 보다 극심한 환자들은 흔히 정신과 응급실에서 만나게 되거나 입원이 될 수 있으며, 가정폭력이나 마약 중독, 난폭운전 그리고 다른 충동적인 행동을 하는 경향이 있기 때문에 험악한 분위기에서 법무 담당자나 사회복지 담당자들과 여러 차례 마주치게 된다. 외래로 내원하는 덜 심각한 많은 경계성 환자들은 처음에는 상당히 매력적이고, 동정이 가며, 기본적으로 신경증적인 상태인 듯이 보일 수 있다. 자세히 과거력을 살펴보면 경계성 병리가 있다는 힌트가 눈에 띌 수도 있지만, 한동안 치료를 계속한 후에서야 비로소 밑바탕에 깔려있는 문제들이 드러나게 된다.

경계성 정신병리의 여러 다양한 요소들이 단 하나의 주제만을 갖는 것은 아니지만, 한 가지 예외인 것은 감정, 타인과의 관계, 자아 기능, 정체성 등에 있어서의 *일관된 불안정성 stable unstability*이라는 용어이다. 이렇듯 심리적 구조와 기능의 수많은 측면들이 유동적이고 급변하기 때문에 놀라우리만치 급격하게 인격의 모습이 바뀌게 된다. 경계성 환자로 진단되는 환자들 중 다수가 20세에서 50세 사이의 여성들이다. 나이가 많은 사람들에선 상대적으로 경계성의 진단이 드물다는 점에서, 이 상태는 시간이 가면서 진정되는 것으로 보인다. 이는 나이가 들면서 욕동의 강도와 감정적 에너지가 감소된다는 것을 말해준다. 일부에선 이는 또한 임상가의 편견과 진단적 선입견이 반영된 것일 수도 있다고 말한다.

정신병리와 정신역동
PSYCHOPATHOLOGY AND PSYCHODYNAMICS

경계성 특징 Borderline Characteristics

정서적 불안정성 Affective Instability

보다 심한 경우에서, 거칠고 통제되지 않는 잦은 감정의 폭발이 경계성 환자들의 특징이다. 이런 상태가 가장 심한 순간에는 타인의 눈에 경계성 환자들은 무섭고, 악마 같고, 혐오스럽게 보일 수 있다. 이들은 "뭔가에 홀린 듯이" 보일 수도 있다. 경계성 환자들은 감정의 발화점이 낮으면서 동시에 지니고 있는 정서가 "과도"하며, 이 때문에 이런 상태가 초래된다. 다른 사람에 대한 비교적 악의 없는 사소한 오해가 분노의 발산을 촉발시킬 수도 있다. 분노에 사로잡히게 되면, 경계성 환자들의 의식 상태는 돌변하여 논리와 현실 검증력, 그리고 타인의 감정에 대한 인식은 더 이상 존재하지 않게 된다. 이런 상태는 막 자라나던 자아가 엄청나게 화나는 좌절에 압도당할 때 일어나는 어린아이들의 분노발작temper tantrum

과 닮았다. 경계성 환자들의 정서적 불안정성은 분노로 폭발될 뿐만 아니라 또한 종종 일방적인 강렬한 사랑의 감정과 성욕의 형태로 나타날 수도 있다. 상대방에 대해 거의 아는 것이 없는 관계에서도 이런 현상은 초기부터 발생할 수 있다. 타인에 대한 이러한 강렬하고 지나친 애정 갈망은 경계성 환자들이 겪고 있는 일종의 감정적 "배고픔hunger"이 표현된 것이다. 주는 만큼 사랑을 받지 못한다는 사실은 처음에는 이들의 감정에 거의 영향을 주지 않는다. 하지만 점차 환자는 요구가 많아지고 참을성이 없어지면서 자신이 준 사랑에 보답하는 무언가를 보여줘야 하는 것 아니냐고 주장을 하게 된다. 흔히 경계성 환자의 요구로 갖게 되는 깊은 사이가 아닌 상태에서 맺는 성관계는 종종 이러한 엄청난 애정감을 촉진시켜, 이는 둘이 서로 사랑하고 있다는 "증거"이며 당연히 상대방에게 무언가를 요구할 수 있다고 해석하게 된다.

덜 심한 경계성 환자들은 거친 감정에 휘말리지 않은 상태에서는 면담가로부터 상당한 동정을 받을 수도 있다. 하지만 실제로 경멸을 당하거나 그럴 것으로 예상되는 경우 혹은 색성적 고착erotic fixation이 발생하는 경우, 비교적 안정적이던 시기는 끝이 나고 강렬한 감정이 펼쳐지는 시기가 뒤따른다. 보다 건강한 경계성 환자들은, 비록 종종 감정의 소용돌이와 위기가 찾아오긴 하지만, 장기간의 관계나 결혼을 유지하기도 한다. 이들은 또한 비교적 생산적인 직장 생활을 할 수도 있지만 분노폭발이나 충동성 때문에 꾸준한 경력을 쌓지는 못한다.

경계성 환자들은 분노하거나 친밀함을 원하는 시기와 같이 심한 감정 반응을 보이는 것 외에도 기본적인 기분 상태에 있어 보다 전반적인 문제점 또한 갖고 있다. 대개 짧은 기간 동안(수 주가 아니라 수 일이나 수 시간 정도) 지속되는 우울감과 불쾌감의 삽화 또한 흔하며, 사소한 실망이나 거절만으로도 종종 이런 상태가 되는데, 예를 들어 친구가 약속에 늦는다거나 친구나 애인, 치료자가 했던 일상적인 이야기가 자신에게 둔감하거나 무심한 것으로 생각되는 경우 등이다. 경계성 환자들은 자신의 건강에 관해 급격히 불안해지기도 하며, 감기나 생리통 같은 사소한 이상을 치명적인 질병의 초기 증세라고 추측하기도 한다. 이렇게 되면 이들은 담당 주치의나 산부인과 의사에게 전화세례를 퍼부으며 즉시 진료 예약을 잡아주거나 자신을 안심시켜주기를 요구한다. 의사가 안심시켜주려 해도 소용이 없으며, 자신에 대해 좀 더 관심을 가져줄 누군가를 끊임없이 찾아다닐 뿐이다. 안심시켜 주고 더 자세히 진찰해줄 것을 한없이 요구하는 탓에 담당 의사가 화가 나고 지쳐버리게 되고 난 뒤에서야 마침내 이런 불안은 서서히 없어진다.

경계성 환자들은 대개 첫 면담 때는 자신의 감정을 훨씬 더 잘 조절하다가, 이후의 치료 기간에서는 *정서의 폭풍affective storm*이라 불리는 상태를 보이곤 한다. 이러한 감정 폭발은 치료자를 향한 강렬한 적개심과 요구가 특징적이며, 이에 치료자는 심리적으로 심하게 공격받은 기분을 느끼게 된다. 치료를 시작할 부터 명확한 경계를 설정해주는 것이 이런 현상에 대한 치료법이다. 경계성 환자의 치료에 있어서 정서의 폭풍을 계속해서 어떻게 다뤄야하는 지에 대해서는 Kernberg의 논문을 참고하길 바란다.

불안정한 대인관계 Unstable Interpersonal Relationship

격동적인 대인관계는 경계성 환자의 삶에서 전형적이다. 지나치게 극적이고, 타인과 관계를 맺는 방식은 연극조이며, 그의 세상 속의 모든 사람들에 대해 긍정적인 감정과 부정적인 감정이 극단적으로 교차되어 나타난다. 종종 애원하는 식의 감정성이 관심을 사려는 것인 연극성 환자들과는 대조적으로, 경계성 환자들의 감정 폭발은 종종 상대방을 자극하는 통제되지 않는 정서의 표현이다.

경계성 환자들은 다른 사람을 처음에는 이상화하지만 이내 평가절하와 폄하가 뒤따른다. 다른 사람과 비교적 피상적인 사이로 지내다가 강렬한 관계로 접어드는 것이 특징이다.

> 한 경계성 환자는 바로 전날 처음 알게 된 대학 친구와 커피를 함께 마신 뒤 "지금까지 알던 친구 중에 최고에요"라고 말했다. "놀라우리만치 서로를 이해했고, 금방 뜻이 통했죠. 우린 소울메이트에요." 두 주일 뒤 그 친구는 천박하고 저속한 사람으로 취급되었다. 어떻게 해서 그렇게 마음이 변했냐고 면담가가 묻자, 환자는 "그 애는 하루 종일 저한테 답전화도 안 했어요. 제 핸드폰 번호도 알고 있는데 말이죠. 완전히 믿을 수 없고 무심해요"라고 답했다. 면담가는 "감정에 상당한 변화가 있네요 – 최고의 친구에서 쓸모없는 녀석으로"라고 말했다. 어렸을 적 "절친한 친구"와도 이런 일이 흔히 있었다는 사실을 알게 되었고, 면담가는 그를 실망시키곤 했던 친구에 대한 환자의 어렸을 적 이야기와 그의 부모는 이런 일을 어떻게 정리해주었는지에 대해 계속해서 탐색하였다.

경계성 환자들은 감정의 배고픔emotional hunger 때문에 만나자마자 상대방을 금세 이상화한다. 새 친구나 새 애인은 "완벽"하고 연민이 느껴져 완전히 빠져버린다. 이러한 이상화는 사람들로부터 사랑과 흠모를 받고 싶어 하는 바람이 표현된 것으로, 경계성 환자의 어렸을 적 기억에는 그랬던 경험이 없으며, 무시당하는 느낌이나 노골적인 감정적, 신체적 학대가 있었음이 종종 드러난다. 이상화는 또한 그 보답으로 자신도 이상적으로 보이길 바라는 마음이 표현된 것이라고도 볼 수 있다. 모든 관계에는 예측할 수 없는 면들이 있을 수밖에 없기에, 이렇듯 투사된 완벽성에 어쩔 수 없이 결함이 드러나 보이게 되면, 이상화는 정반대로 돌변해 친구와 애인은 무심하고 비열하며 거부적인 사람으로 간주된다. 관계는 격정적인 종말로 치달으며, 경계성 환자는 분노에 차 비난을 한다. 그런 결과가 오게 된 것은 그의 행동과 불가능한 요구, 비현실적인 기대 때문이라는 사실을 경계성 환자들은 거의 깨닫지 못한다. 항상 상대방의 잘못 때문이다. 경계성 환자들은 종종 애정 관계에 관한 이야기를 털어놓는데, 지금까지의 관계들은 모두 그의 생각으로는 애인의 형편없이 부족하고, 무심하며, 실망스러운 행동 때문에 관계가 깨진 것이라는 내용이다. 이런 경험은 환자에겐 유기나 거절로 느껴진다.

보다 심한 경계성 환자에서는 분노가 물리적 폭력으로 빠르게 진행되기도 한다. 배우자와의 치열한 싸움 또는 사소한 잘못을 이유로 아이들을 무자비하게 체벌하는 등의 이유로 사법 관계자나 사회복지 관계자가 개입되거나 정신과 응급실을 방문하게 되기도 한다. 심한 경계성 환자에서는 만족을 지연시키고 충동적 분노를 억제하는 능력이 심하게 손상되어 있으며, 이런 점이 이들의 대인관계 문제의 핵심이 된다. 때때로 심한 경계성 환자들의 이러한 분노에 찬 공격은 살인으로까지 이어지기도 한다.

성 Sexuality

경계성 환자들은 종종 성적으로 매력적일 수 있으며 상대방을 쉽게 매혹시킨다. 연극성 환자들의 경우에서처럼 성은 억제되지 않으며, 경계성 환자들은 매우 싱직으로 적극적이고 절정을 잘 느낀다. 경계성 환자들은 흔히 유혹하는 데 있어 주도적이다. 긴 눈맞춤이나 노골적인 추파만으로도 쉽게 이런 과정이 시작된다. 열정적인 육체의 강렬함이 관계의 다른 측면들의 특징인 감정의 격랑을 보상해주기 때문에, 때론 과장된 성적 행동을 통해 상대방을 묶어두기도 한다. 한 청년은 경계성 환자인 자신의 여자친구에 대해 다음과 같이 말했다: "제 친구들은 제가 그녀와 사귄다고 화를 내요. 미친 여자 같다고 친구들은 말해요. 친구들 말이 맞아요. 하지만 침대에서 그녀는 끝내줘요. 그걸 못 버리겠어요." 변남가는 "당신을 참지 못하게 만드는 그녀의 능력이 행복하고 사랑하는 관계보다 더 중요해 보이는 군요"라고 말했다. 결국 그녀의 분노가 통제되지 않을 정도로 심해져 남자친구의 서류를 찢어버리고 물건을 부수는 정도에 이르게 되자 그 청년은 그녀를 포기하게 되었다. 경계성 환자의 성은, 이들이 맺고 있는 관계의 다른 측면들처럼, 대상과 연결되어object-connected 있으며, 비록 원초적이긴 해도, 이상화와 평가절하가 번갈아 나타나는 것이 특징이다. 치료 초기부터 치료자에 대해 강렬한 색정적 느낌을 드러내는 것은 경계성 병리를 갖고 있다는 단서이다. 자기애성 환자에서도 이상화와 평가절하가 나타날 수 있지만, 자기애성 환자들은 개인적인 관계를 맺는 경우가 덜 하고, 훨씬 쉽게 관계를 끝낼 수 있으며, 이때 분노보다는 경멸감을 더 잘 느낀다. 사람은 소모품일 뿐이다. 자기애성 애착은 보다 피상적이며 따라서 새로운 사람에게로 보다 쉽게 옮겨간다.

정체성 장애 Identity Disturbances

불안정한 정체성은 경계성 환자들의 특징이다. 대부분의 사람들은 자기에 대해 안정적인 내적 느낌을 갖고 있어, 기분의 변동이나 감정적 스트레스, 개인적인 상실이나 그 밖의 일상적인 일들이 있더라도 그대로 지속이 된다. 아동기에 형성되기 시작하여 청소년기를 거치면서 곤고해지는 이러한 일관된 개인적 정체성이 경계성 환자에서는 불안정하다. 한 환자가 "하루하루 도무지 내가 어떤 사람인지 저도 모르겠어요"라고 말한 것처럼, 경계성 환자는 타인뿐 아니라 자기 자신에게도 하루하루 다른 사람처럼 느껴진다. 예를 들어 첫 면담 때 공격적이고, 요구가 많고, 화를 잘 내고, 자기주장이 강하던 한 경계성 환자는 두 번째 면담에서 자신은 희망이 없는 것 같다고 말하며 애처롭고, 수동적이며, 어린애 같은 모습을 보였다. 이렇듯 상처를 잘 받는 "아이"는 첫 시간에 보았던 무시무시한 사람과는 정반대의 모습이었다.

경계성 환자들은 종종 다른 사람들의 반응을 바탕으로 하여 정체성을 찾으려 한다. 이는 마치 그 순간 그가 어떤 사람인지 알려주는 일시적인 표상적 구조representational structure를 다른 사람들의 반응으로부터 얻는 것과 같다. 외부 세상으로부터 정신적 구조를 제공받길 원하는 이러한 욕구는 경계성 환자들이 타인으로부터 감정적 반응을 끊임없이 갈망하는 근원이 된다. 따라서 경계성 환자들은 구조화된 면담 상황에서 더 건강해보이며, 구조화되지 않은 면담에서 이들은 더 와해되고 혼란스러워 보인다.

이러한 불안정한 자기감은 종종 성적 및 성정체성적 문제로까지 확대된다. "내가 동성애자인지 이성애자인지 모르겠어요. 남자와도 여자와도 섹스를 할 수 있고 그걸 즐긴다는 점은 알겠는데, 어느 쪽을 더 선호하는지는 모르겠어요. 아주 혼란스러워 미치겠어요"라고 한 경계성 환자가 애통해했다. 다른 한 환자는 어떤 결과를 수반할지 알아보지도 이해하지도 않은 채 성전환수술을 심각하게 고려하였다. 거의 기분에 따라 갑자기 충동적으로 직장을 바꾸는 일이 경계성 환자의 과거력에서 드러나기도 하는데, 이 역시 불안정한 자기감이 반영된 것이다. 경계성 성격을 가졌던 의사 한명은 전공을 세 번이나 바꿨는데, 그 전공에 흥미를 잃을 때마다 전공의 과정을 그만두었기 때문이었다. 마지막으로 그는 자신의 직업적 정체성을 둘러싼 혼란에 대한 대답을 찾기 위해 정신과를 전공하기를 원하고 있었다. 이러한 소망 뒤에는 "난 진짜로 누구인가?"라는 딜레마에 대한 해법을 찾으려는 무의식적 바람이 숨겨져 있는 것이다.

임상에서 정체성 장애가 드러나는 한 가지 예로, 두 번째 면담 때 환자가 완전히 다른 사람으로 보여 면담가가 정말로 그를 알아보지 못하는 경우도 있다. 정체성에 있어서의 이러한 혼란, 그리고 한 사람에서 의식과 행동이 시시각각 다르게 나타나는 현상 등에 대한 보다 자세한 내용은 제 11장, "해리성정체성장애 환자"를 참조하기 바란다. 경계성 환자와 해리성정체성장애 환자 사이에는 중복되는 점이 많으며, 두 장애 모두 아동기 때 반복적으로 외상을 경험했던 과거를 갖고 있다.

거절에 대한 민감성 Rejection Sensitivity

경계성 환자들은 거절을 두려워하며 면담가의 집중이 조금이라도 흐트러지는 것에 굉장히 민감하다. 면담가가 피곤함에 하품을 참고 있거나 또는 시간이 얼마나 남았는지 확인하기 위해 슬쩍 시계를 보는 경우, 경계성 환자는 화를 내며 반응한다. 이렇듯 면담가의 완전한 관심을 잃는 것은 버림받은 것으로 느껴져 어쩔 수 없는 거절에 대한 기저의 두려움을 더욱 확고해지게 만든다. 이렇듯 예민하게 거절을 두려워하는 것은 종종 자기실현적 예언self-fulfilling prophecy이 된다. 경계성 환자들의 변덕스럽고 까다로운 행동은 흔히 사람들을 멀리 내쫓아 버려, 그들이 가장 두려워하던 것이 확실해지면서 이들은 우울증에 빠져든다.

경계성 환자들은 혼자 있는 것을 두려워하며 혼란스러워 한다. 그러므로 다른 사람이 있어주기를 필사적으로 원하며, 그 사람은 내적 혼돈감을 이겨낼 수 있는 외적 방어벽이 된다. 임상가의 경우, 면담시간을 끝내거나 휴가를 계획하는 데 있어 특히 힘들 수 있다. 정상적으로 면담시간이 끝나는 것조차도 경계성 환자에게는 종종 거절과 유기로 느껴진다. 면담시간이 끝나갈 때 즈음, 한 환자는 "조금만 더요. 지금 중단할 수는 없어요. 이 얘기만 마칠 수 있다면 저에겐 큰 의미가 될 거에요"라고 말했다. 치료자가 휴가를 준비하면, 경계성 환자들은 종종 증상이 눈에 띄게 심해지면서 은연중에 혹은 노골적으로 자살하겠다고 위협하기도 하며, 떨어져있는 동안 임상가와 연락할 방법을 요구하기도 한다. "어디에 계실 건데요? 어떻게 선생님과 연락을 하죠? 전화번호를 알려주시면 안돼요?"와 같은 말은 치료자가 여름휴가를 막 떠나려할 때 경계성 환자들이 보이는 전형적인 반응이다.

충동성 Impulsivity

종종 자기 파괴적이거나 심지어 치명적일 수 있는 충동적인 행동은 경계성 환자에서 전형적이다. 거의 모르는 사람과 무분별한 성관계를 갖는 것도 한 예이다. 그렇게 하면 성병에 걸리거나 임신이 될 수도 있다는 점을 안다 하더라도, 이런 사실이 위험하고 충동적인 성행위를 막지는 못한다. 위험한 상황에서 무절제하고 과도하게 술이나 마약을 복용하는 것 또한 경계성 환자들의 충동적인 행동의 한 예이다. 마약이나 술을 사용하는 이유는 종종 이런 물질들이 가져다주는 보다 "살아있는" 또는 "생생한" 강렬한 경험을 느끼고 싶기 때문이다. 보다 "생생하게" 느끼고 싶어 하는 이러한 욕구는 경계성 환자를 괴롭히는 심각한 내적 공허감으로부터 벗어나고픈 소망 때문이다. 경계성 충동성은 자연스럽게 그들의 대인관계와 직장생활로까지 확대된다. 이유 없이 친구와 절교를 한다: "그 애한테 더 이상 신경 쓰지 않아요. 이유는 저도 몰라요." 다른 대안도 없이 직장을 그만 둔다: "그냥 저한테 맞지 않아요. 견딜 수 없어요. 당장은 달리 할 일은 없어요. 어떻게 살아갈지 모르겠지만 방법이 있을 거예요." 흔히 경계성 환자들은 이러한 언행이 상대방으로 하여금 죄책감이 느껴지게 되길 기대한다. 이에 반해 자기애적인 사람들에게 타인은 아무런 의미가 없다. 이들의 애착은 조종적manipulative이라기보다는 착취적exploitative이다. 상대방이 이런 심통스러운 언행에 호의적이고 동정적으로 반응해주지 않을 때 이런 점은 두드러진다. 반응이 없을 때 경계성 환자들은 상처를 받는다; 자기애성자들은 보다 효과적인 책략을 찾아 나선다. 그 결과에 대한 합리적인 생각 없이 조절되지 않는 무모한 행동을 하는 것이 경계성 환자의 특징이다.

자해와 자살 Self-Mutilation and Suicidality

경계성 환자의 과거력에서 종종 자살 제스처와 자살 행동이 두드러지며, 이는 상당한 위험성을 품고 있다. 애인으로부터 버림받거나 가족이나 치료자에게 분노가 불타오를 때, 심한 경계성 환자들은 과량의 약을 먹거나 난폭하게 운전하는 것 같은 치명적인 행동을 할 가능성이 높다. 대개 청소년기부터 시작되는 이러한 행동은 이 병이 심각한 상태임을 알려주는 신호이며, 이러한 충동을 행동에 옮기기 전에 이에 대해 토의할 수 있는 임상가와 치료적 동맹을 맺는 것이 절실히 필요하다.

칼이나 면도날로 살을 긋거나 뜨거운 것으로 지지거나 상처를 내는 것과 같은 자해행동이 있었던 경우가 흔하다. 이런 행동들은 또한 예후가 매우 불량한데, 왜냐하면 경계성 환자의 과거력에서 이러한 자해행동이 있었던 경우엔 결국 자살로 끝날 위험성이 배가되기 때문이다. 살을 긋고 이로써 통증을 느끼고 피를 흘리는 것 등은 정신적 무감각을 극복하려는 시도일 뿐만 아니라 환자의 내적 정신적 고통이 구체적으로 표현된 것이라고 생각되어 왔다. 이런 사건은 종종 해리 상태dissociative state에서 벌어지곤 하는데, 이때 경계성 환자들은 살을 베고 있는 자신을 바라보고 있지만 자신의 몸속에 있는 것 같지 않은 기분을 느낀다.

역설적으로, 긋거나 지지는 등의 자해행동에는 종종 신체적 통증이 거의 없다. 이런 일은 경계성 환자가 달리 경험하지 못했던 강렬한 느낌을 경험하게 해준다. 이렇게 스스로 만들어낸 강렬한 경험은 속으로 이미 죽은 듯한 기분을 상쇄시켜준다. 이는 또한 자기와 외부 세계 사이의 경계boundary를 경험하도록 해줌으로써, 이러한 경계에 대해 확고한 개념을 지니지 못한 이들을 안심시켜준다. 정신과 병원에서는 경계성 환자들이 자해행동을 해 놓고선 치료진에게 감추고 있다가 갑자기 이 사실을 털어놓아 치료진들을 놀라고 당황하게 만들면서 노골적으로 만족해하는 경우가 흔하다. 종종 조종하려는 의도에서 이런 행동을 하는 것이라고 잘못 이해되기도 하는데, 그보다는 자신의 신체에 대한 통제권을 가지고 있다는 사실을 확인하고 싶은 의도와 연관되어 있는 것이다; 치료진에게 알리기로 결정하기 전까지 그녀가 한 일에 대해서 다른 사람은 아무도 모르고 있는 것이다.

편집증적 사고와 해리 Paranoid Ideation and Dissociation

편집증적인 생각은 경계성 환자에서 흔하다. 한 경계성 인격장애 여자 환자는 대학에서 정년을 보장해주지 않자 “이건 나에 대한 적대적이고 조직적인 커다란 음모의 일부에요. 내가 레즈비언인데다가 바른말을 해대는 직원이라는 이유에서죠.”라며 불만을 표시했다. 그녀가 정년을 받기에는 취약한 문제점이 있음을 이전 면담시간에 들어서 알고 있던 면담가는 “다른 이유가 있다고 생각해보진 않으셨나요?”라고 물었다. 외부 세상이 알아주지 않는 것은 경계성 환자들의 취약한 자존감에 커다란 상처가 되며 쉽게 거의 망상적인 사고quasi-delusional thinking로 이어질 수 있다. 자신은 잔혹하게 부당한 대우를 받고 있다는 경계성 환자들의 믿음은 보다 고통스러운 내적 부적절감에 대한 방어이다. 단서들을 오지각하고 타인들의 의도를 오해하는 일이 흔하다. 만원 버스 속에서 우연히 부딪히는 것과 같은 사람들의 일상적인 행동이 편집증적 폭발을 불러일으킬 수도 있다: “왜 밀어요?” 실제의 외부 스트레스는 편집증적 확신을 초래할 수 있다. 편집 마감시간이 임박했을 때 한 유명 잡지사의 기자는 “편집장은 저한테 이런 불가능한 일을 맡겨놓고는 내가 실패하기를 기다렸다가 절 해고해버리려는 거예요.”라고 확신하였다.

경계성 환자에서는 이인증이나 비현실감 같은 해리삽화dissociative episode가 흔하다. *이인증depersonalization*은 자기 자신에 대한 현실감을 상실하는 것인데 반해, *비현실감 derealization*은 외부 세상이 이상하고 다르게 느껴지는 것이다. 이인증에는 자신의 신체 일부가 낯설거나 달라져 보인다거나 또는 예전보다 몸이 더 뚱뚱해졌거나 말랐거나 작게 느껴지는 것 등이 포함된다. 이러한 경험들은 대개 일시적인 것으로 스트레스에 대한 반응으로 발생하며, 임상가가 환자에게 이런 상태는 일시적인 것이라고 안심시켜주고, 가능한 경우 확인 가능한 유발 사건과 연결시켜주게 되면 흔히 호전되는 반응을 보인다. 이인증 삽화는 환자로 하여금 그러한 연결선을 의식하지 않도록 해준다. 한 경계성 환자가 아들이 숙제를 끝마치지 못한 일을 두고 남편과 심하게 말다툼을 하였다. 그녀는 곧바로 해리상태에 빠져서는 담당 치료자에게 전화를 걸어 "제 정신이 다 부서져 버렸어요; 저의 조각들이 온 세상에 흩어졌어요. 진짜 '저'는 이제 없어요. 저는 아무런 존재도 아니에요."라고 소리쳤다. 치료자는 어떻게 된 일인지 살펴본 뒤 공감적인 태도로 "화를 참기가 굉장히 고통스러우셨겠어요."라고 덧붙였다. 그러자 환자는 부서진 상태로부터 되돌아올 수 있었다.

감별진단 Differential Diagnosis

경계성 인격장애와 다른 인격장애의 심한 상태를 구별하는 경계는 종종 명확하지 않으며, 그 범위가 서로 겹치기도 한다. 원초적인 형태의 연극성, 자기애성, 편집성 인격장애 등은 때때로 경계성 인격장애와 혼합이 되어 중복진단이 되기도 한다. 하지만 일반적으로 자기파괴성과 충동성, 유기에 대한 강렬한 민감성 등이 상대적으로 적다는 점에서 자기애성, 편집성, 연극성 환자들은 경계성 환자들과 구분된다. 경계성 환자와 자기애성 환자 둘 모두는 타인을 이상화한 후 다시 평가절하를 한다. 이런 행동을 취하는 방식에서의 차이점이 두 인격장애를 구별하는 데에 중요하며 나중에 더 자세히 논할 것이다. 반사회성 환자 또한 경계성 환자와 종종 중복이 된다. 대부분의 경계성 인격장애 환자들은 여성인데 반해 대부분의 반사회성 인격장애 환자들은 남성으로, 경계성 진단을 받은 환자들의 상당수가 반사회성 기준에 부합되고 그 반대로도 그러하며, 이때 극단적인 공격성과 충동성이 서로에게 공통된 특징이다. Gunderson은 이들 두 진단은 매우 연관성이 높은 정신병리를 보이며 그 구별은 성별에 따른다고 제안하였다. 양극성 스펙트럼 장애가 경계성 인격장애와 흔히 혼동될 수 있는데 이 둘 모두 정서의 불안정성과 충동성을 보이기 때문이다. 하지만 주의 깊게 과거력을 살펴보면 구분이 가능한데, 양극성 환자의 경우 과거력 상 어린 나이에 우울증이 발생했으며 경조증의 삽화가 있었고 가족력에 있어서 유전적 경향이 발견되곤 한다.

공존질환 Comorbidities

경계성 인격장애와 우울증이 공존하는 경우가 매우 많다. 우울증은 종종 공허감, 일방적인 의존 욕구, 우울감에 동반되는 분노감 등과 연관된다. 다른 우울증 환자들에 비해 죄책감, 전반적인 개인적 실패감에 대한 집착, 생장증상vegetative symptom 등이 덜 흔하다. 우울증이 동반된 경계성 환자에서 반복적이며 치명적일 수 있는 자살제스처가 종종 나타난다. 알코올중독과 기타 물질 남용 등 또한 흔한 공존질환이다. 양극성 장애와 공존하는 경우가 흔하다는 점에서 경계성 상태를 양극성 II형 장애의 가벼운 형태로 보는 견해도 있다. 양극성 II형 장애의 경조증 삽화에서 흥분성, 충동성, 무모한 행동, 높아진 성욕, 그리고 사소한 오해에 대해 감정폭발이 일어나는 경향 등과 같은 경계성 장애의 특징들이 나타나곤 한다.

경계성 평가절하와 자기애성 평가절하
Borderline Versus Narcissistic Devaluation

경계성 환자와 자기애성 환자는 모두 타인을 이상화하고 평가절하한다. 하지만 그렇게 하는 방식에 있어서 중요한 차이점이 있다. 경계성 환자들은 이상화와 평가절하 사이를 왔다갔다 하는데, 이는 가상 친하다고 생각하는 친구를 자주 바꾸고 좌절을 인내하고 만족을 지연시키는 능력이 아직 성숙되지 않은 어린아이들의 경우와 유사하다. 그러나 자꾸 바뀌는 태도 때문에 관계가 서서히 파탄되어감에도 불구하고 경계성 환자들은 상대방에 대해 무척 신경을 쓴다. 자기애성 환자들은 보다 착취적이다; 이상화는 전능한 자기omnipotent self의 이상화된 투사idealized projection와 관련된다. 상대방이 이렇게 위임된 전능함을 환자를 위해 표현해주지 않으면, 자기애성 환자들은 그를 더 이상 쓸모없다는 듯이 제거해 버린 뒤 환자의 과대적 환상을 높여줄 것으로 기대되는 새로운 인물에게로 이전시켜버린다. 타인을 조종하거나 착취하는 것이 더 이상 불가능해지는 경우 자기애성 환자들의 분노는 더욱 경멸적인 양상을 띤다. 환자의 과대성에 대한 위협보다는 대개 의존성 욕구에 대한 위협이 경계성 환자에게 자극이 되는 요인이다. 자기애성 환자들의 이상화는 권력, 영향력, 매력, 지위 등과 관련되며, 이는 자기-과대화self-aggrandizement를 더욱 심화시키고 인간적인 관심의 증거는 거의 없다. 자기애성 환자들은 특권의식에 가득 차 허락도 없이 친구의 차를 "빌려" 가는 데 반해, 경계성 환자들은 경계선boundary 문제 - 즉, "내 것"과 "내 것이 아닌 것"을 구분하지 못하는 문제 - 로 인해 그런 식으로 행동을 한다.

발달상의 정신역동 Developmental Psychodynamics

경계성 환자들의 감정의 불안정성과 강렬함, 현실 검증력의 변동, 그리고 불안정한 대인관계 등의 발달적 근원은 복잡하며 논란의 여지가 있다. 아마 유전적 성향과 초기 경험 둘 모두가 관여될 것이다. 흥분성과 불안에 있어서 아기들은 태어날 때부터 서로 차이를 보인다. 쉽게 분노가 일고 좌절에 대한 내성이 낮은 경향은 경계성 환자들의 맹렬한 대인관계의 핵심에 위치하며, 이는 아마도 유전적으로 결정된 것으로 보인다. 혼란된 대인관계 또한 유전적으로 타고난 것으로 보이지만, 현 시점에서 우리의 지식으로는 이에 대한 결정적인 증거는 없다.

부모가 아이의 행동을 모양 잡아주듯이 아이도 부모의 반응을 촉발시키고 그 모양을 잡아준다. 그 결과는 둘 사이의 상호작용에 달려있다. 예민하고 잘 우는 아이는 부모에게 스트레스를 겪게 만든다. 인내심이 강한 공감적인 부모는 달래주고 편안한 환경을 제공해주는 반응을 보인다. 이를 통해 감정적이고 건강한 자아가 서서히 발달되어 간다. 안정된 자기감과 돌보는 이에 대한 통합된 내적 이미지는 돌봐주는 사람으로부터 일관된 공감적 반응consistent empathic response을 받았는지 여부에 달려있다. 부모는 아이의 감정적 욕구를 알아차려야만 한다. "너 배고프구나," "너 화났구나," "너 슬프구나"와 같이 아이의 감정 상태를 정확히 반영해주는, 공감적으로 느껴지는 돌보는 이의 부드러운 목소리는 내적 상태와 소망에 대한 정신적 표상mental representation을 형성하도록 도와준다. 돌보는 이가 아이의 상태를 거울반사mirroring 시켜주는 것은 아이가 현실감을 발달시키고 자신의 내적 자기inner self를 정신적으로 자각하게 되는 데에 매우 중요하다. 이는 또한 돌보는 이에 대한 통합된 내적 이미지를 발달시키는 데에도 핵심적이다. 돌보는 이가 음식, 안락함, 신체적 친밀감 등에 대한 아이의 기본적인 욕구basic needs를 충족시켜주게 되면, 그는 "좋은good"사람으로 경험된다. 이러한 기본적 욕구가 충족되지 않으면 - 아이가 배고프고, 불편하고, 화나고, 놀라면 - 그리고 외부로부터 즉각적인 안정과 공감적인 반응이 오지 않으면, 돌보는 이는 "나쁜bad" 사람으로 경험된다. 시간이 지남에 따라 충분한 충족과 "충분히 좋은good-enough" 돌봄을 받으면서, 아이는 충족시켜주는 "좋은" 엄마에 대한 표상과 좌절시키는 "나쁜" 엄마의 표상 둘 모두를 하나의 통합된 내적 이미지an integrated internal image로 통합시켜 나간다.

이러한 발달과정이 경계성 환자에서는 왜곡되어 있는 것으로 보인다. 아이는 아주 예민하여 진정시키기가 매우 힘들고, 부모는 자신에게만 몰두되어서는 자기애적으로 문제가 있어 아이를 돌보는 데에 감정적인 여유가 없이 당연히 엄마로서 가져야 할 공감능력을 갖고 있지 못하는 이 두 가지 문제가 그 원인이 된다. 흥분을 잘하는 아이와 공감적이지 못한 부모 간에 상호작용을 거치면서, 아이의 자기감은 조각이 나며 타인에 대한 내적 이미지는 왜곡되고 "분열split"되어 버린다. 성인이 된 경계성 환자의 세상에서 중요한 인물들은 모두-좋은all-good 혹은 모두-나쁜all-bad 사람이 되며, 이런 점은 누군가에 대해 처음에는 "훌륭하다"고 했다가는 잠시 후 "끔찍하다"고 말하는 당혹스러울 정도로 급변하는 이 환자들의 태도에서 잘 나타난다(이는 경계성 환자들이 자신을 치료하는 임상가에 대해 흔히 느끼는 경험이다). 경계성 환자들의 자기감은 유동적이고 불안정하여, 그의 내적 상태가 아이 같다는 점을 외부에서 아무리 공감적으로 알아주더라도 내적으로는 절대로 기억되지 못한다. 필연적으로 경계성 환자들은 자신이 진정으로 누구인지에 대해 결코 확신을 갖지 못한다. 잘 조직된 자기감organized sense of self은 부모로부터 공감적인 거울반사를 받았는지 여부에 달려있다. (부모의 거울반사에 대한 보다 자세한 내용은 제 5장, "자기애성 환자"편을 참고하기 바란다.)

경계성 환자들은 종종 과거력 상 어렸을 적에 방임이 되었거나 혹은 부모가 감정적으로 결핍된 사람이었다고 보고할 뿐만 아니라 또한 성(性)적으로 그리고 신체적으로 명백한 학대를 받았었다고 이야기한다. 경계성 환자들은 자신의 아동기와 청소년기에 대해 설명할 때 구타와 성추행이 있었다고 말하는 경우가 흔한데, 이를 통해 이들이 왜 이미 취약해져있는 자기감마저 산산조각이 나는 기분을 느끼는지를 이해할 수 있게 된다. 학대가정의 수감자처럼, 희생자가 된다는 주제는 어른이 된 경계성 환자의 세상 속으로 이어져 흔히 치료 상황까지도 채색해 버린다. 치료자 역시 경계성 환자들에겐 지금까지 감정적으로 학대를 해왔던 사람들 중 한명일 뿐이라고 지각되는 경우가 흔하다.

부모에 대한 정상적인 애착 과정을 통해 아동에게는 자기와 타인의 정신 상태를 지각하는 능력이 생겨난다. 어렸을 때 반복적으로 학대를 당해왔던 경계성 환자들은 이러한 능력이 부족하게 된다. 일관성이 없고 학대를 해대는 경계성 환자들의 부모는 아이에게서 자기와 타인의 정신 상태를 이해하는 이러한 능력이 발달되는 것을 자신들의 행동을 통해 심각하게 방해한다. 자라나는 아이들에게는 그렇게 어처구니없는 식으로 자신을 대하는 부모의 정신 상태에 대해 올바로 판단할 능력이 아직 없다. 아이가 돌보는 이로부터 충분한 사랑과 민감함을 경험했을 경우에만 타인의 감정을 배려하는 능력이 생겨나며, 돌보는 이를 동일시할 수 있게 되어 그들의 좋은 점을 자라나는 자기감의 일부분으로 합일화incorporate시키게 된다. 안정적이고 예측 가능한 유대감의 부재는 대인관계에 문제가 생기는 데에 중요한 요인이 된다.

청소년기의 경계성 환자들은 사춘기의 시작과 함께 악화되는 통제 불능의 감정에 희생이 되고 또한 여전히 방임적이고 학대적인 가정에 붙들린 채로 자신의 정신 상태를 다른 사람들의 정신 상태와 연결시켜 되돌아볼 수 없게 되어 결국 광범위한 자기-파괴적 행동을 일삼게 되는 경우가 흔하다. 이들은 십대 시절을 약물 남용, 문란한 성행위, 식사 장애, 무단결석, 경범죄, 싸움, 그리고 자해 등으로 수놓는다. 전형적으로 이들의 부모는, 학대적인 경우에서조차도, 완전히 나쁜 것만은 아니어서 비록 일관되진 못하더라도 어느 정도의 따뜻함과 사랑, 보호를 제공해 주기도 한다. 이는 학대자가 학대를 한 후 죄책감이 들어 그 다음엔 따뜻하고 부드럽고 온화하게 행동하게 되는 것이다. 이런 방식을 통해 학대와 사랑 사이에 연관성이 맺어지는 일종의 패턴이 생겨나게 된다. 이러한 자기-파괴적인 방식으로 정서적 배고픔을 채워줄 수 있는 누군가를 찾으려는 필사적인 그리고 불가능한 노력이 경계성 환자들의 대인관계에서 일관되게 관찰되는 특성이며, 이는 치료자와의 관계에서도 마찬가지이다.

경계성 환자에서는 초자아의 형성 또한 왜곡되어 있다. 어렸을 적의 반복적인 학대와 혹사는 학대자와의 동일시를 초래하여 학대자를 "강한" 사람으로 지각하게끔 만든다: 많은 경계성 행동들의 이면에는 "세상은 나를 학대했어; 그러므로 세상은 나에게 빚을 진 셈이지 – 난 부당한 대우를 받았기 때문에 내 행동은 정당화될 수 있어."라는 속뜻이 내포되어 있다. 경계성 환자의 부모들은 종종 정신적 및 신체적 경계선boundary을 침범한다. 이렇듯 침범하고 학대하며 비일관적으로 대하는 행동들은 초자아의 정상적인 발달과정을 방해한다.

이에 반해 자기애성 환자의 발달에 있어 양육상의 문제점은 부모 자신들의 자기애적 욕구를 위해 아이들을 착취하는 것과 더 연관되어 있다. "우리 아이는 최고이고 제일 똑똑하고 모든 걸 잘한다." 여기에는 부모 자신이 완벽하기 때문이라는 생각이 내포되어 있다(혹은 그것에 대한 결핍감을 무의식적으로 보상하려는 것일 수도 있다). "물론 너는 순서를 기다릴 필요도, 번갈가가며 할 필요도 없어. 넌 특별하니까." 아이가 다른 사람들로부터 이런 인정을 받지 못하게 되면 그 부모들은 "그 사람들은 네가 뛰어나니까 질투를 하는 거야."라고 말한다. 아이는 반복해서 퇴짜를 당한다. 부모는 선생님을 찾아가 A반으로 상향조정해달라고 싸운다. 아이는 왜 다른 사람들은 자신의 부모처럼 자신의 위대함을 알아주지 않는지 이해하지 못한다. 이러한 점이 경계성 환자들이 겪었던 학대와는 다른 것이긴 하지만, 이 역시도 따뜻하고 아껴주는 식의 대인관계를 맺는 능력에 손상을 입힌다.

자기애성 환자들과는 달리, 경계성 환자들은 죄책감을 느끼지만 그것이 이들의 행동에 큰 영향을 미치지는 못한다. 경계성 환자들은 어렸을 때 경계를 침범 당했던 경험이 있기 때문에 이들은 종종 이후의 생활 상황, 특히 치료 장면에서 이를 다시 경험하고픈 바람을 갖게 되고, 이로 인해 경계성 환자들은 종종 임상가를 유혹하려 든다. 근친상간적인 외상 경험을 다시 체험하고픈 이러한 무의식적 소망은 죄의식을 동반한 즐거움guilty pleasure에 의해 촉발되는데, 이는 원래 근친상간의 경험이 불러일으킨 것으로 그 소망을 지배하고, 수동적인 입장에서 능동적인 입장으로 바뀌어, 잔혹하면서도 흥분이 되는 학대 앞에서 더 이상 무력하지 않으려는 바람이다. 이러한 발달상의 역동은 치료 상황에서도 드러나, 환자는 자신의 외상적이고 괴로운 과거를 치료자와의 상호작용 장면에서 무의식적으로 되풀이하려 한다.

면담의 진행 MANAGEMENT OF THE INTERVIEW

경계성 환자는 종종 정신건강전문가에게 가장 힘들고 어려운 환자이곤 하다. 그러는 이유는 이 질병이 복잡하면서도 심각하고 또한 경계성 환자들이 강렬하면서도 종종 부정적이고 혼란스러운 역전이 반응을 유발하기 때문이다. 이 환자들은 가장 전형적인 신경증적 성격보다도 상태가 더 심각하지만 치료자가 "확실히 다르다"고 느끼거나 쉽게 "구체화할 수" 있을 만큼 심하지는 않다.

덜 심한 경계성 환자들은 종종 연극성 환자의 경우처럼 면담하기에 쉬워 보인다. 경험이 없는 임상가에겐 언뜻 보기에 정신치료를 하기에 "매우 좋은" 환자처럼 느껴진다. 무의식으로 다가가기가 쉬우며; 갈등과 환상에 대한 이야기가 술술 나온다. 경계성 환자는 정신분석의 초창기에 기술되었던 연극조의 환자dramatic patient들과 닮았다 – 예민하고 복잡하며 강렬하면서도 심리적으로 깊이 인식하고 있어 보인다. 면담 상황에서 자신의 생활에 대해 다채롭고 매혹적으로 설명을 하며 정상적인 성적 환상뿐만 아니라 성도착증적인 내용에 대해서도 이야기를 한다. 무의식에 대해 누구나 갖고 있는 장벽마저도 구멍이 나 보인다. 끌릴만한 임상 소재들이 많기 때문에 이들은 심층 정신치료를 하기에 매우 특별하고 준비되어 있고 종종 열성적으로 보이며, 따라서 특히 초심자에겐 치료에 최적인 환자라고 느껴진다. 환자는 어렵긴 하지만 해결할 수 있는 문제점에 대해 통찰-지향적 정신치료가 치료적 해법을 제시해줄 것이라는 암시를 준다. 면담가는 구원자라는 역할을 떠맡게 된다.

하지만 경험이 많은 임상가라면 겉으로는 심리적으로 "깊게" 들어갈 수 있어 보이는 만만한 모습 속에 사실 매우 심각한 병리가 있음을 알아차리게 된다. 건강한 방어에 문제가 있어 보인다; 임상상황에서 치료적 동맹이 수립되기도 전에, 감정적으로 중요하면서도 심한 갈등이 얽혀있는 내용들이 너무 많이 드러난다. 너무나도 쉽게 무의식에 다가갈 수 있다면 이는 여과기능을 가진 정상적인 장벽이 없음을 시사하는 것이며 경계성 환자의 불안정한 정신 기능unstable psychic function을 반영해주는 것이다. 후자의 특성은 경계성 환자들이 왜 비구소화된 상황보다는 구소화된 상황에서 훨씬 더 선상해 보이는지를 설명해주는데, 이들은 비구조화된 상황에서는 심지어 분열fragmented되어 보이기까지 한다. 경계성 환자들은 성인용 웩슬러 지능검사와 같은 구조화된 심리검사에서는 정상으로 보이지만 로샤검사와 같은 투사법에서는 정신병처럼 보인다.

현문제에 대한 탐색 Exploration of the Presenting Issues

한 경계성 환자가 첫 면담에서 "제 남자친구는 질투심에 가득 찬 미치광이에요. 제가 누구를 쳐다보기라도 하면 제가 그 남자를 꾀려고 한다고 몰아붙여요. 늘 있는 일이죠. 남자들은 절 유혹하려 하고 때로는 저도 응해요. 사실 남자친구랑 사귄 후로 다른 남자들과 잔 적도 있기는 해요 – 꽤 끌리는 남자들이었거든요 – 하지만 남자친구의 질투심 때문에 큰 싸움이 벌어지게 되요. 남자친구는 편집증이에요. 제가 왜 그 애랑 계속 사귀는지 저도 모르겠어요."라고 호소하였다.

이 상황에서 면담가는 미묘한 입장에 처하게 되었다. 환자가 자신의 유발 행동에 대해 외부화externalize시키고 책임을 부인하는 것에 대해서는 조심스럽게 탐색해볼 필요가 있다.

위험한 점은 면담가가 도덕적으로 환자를 비난하는 사람의 역할을 맡게 되기가 쉽다는 것으로, 그렇게 되면 치료적 동맹을 수립할 가능성은 약화된다. 면담가는 "최근의 예를 자세히 말씀해 주세요."라고 말할 수 있다. 환자는 그 "장면"에서부터 시작하는 것이 아니라 대신 남자친구의 분노 폭발에 대해 이야기를 시작한다. 면담가는 잠자코 들은 다음 계속해서 더 자세히 탐색해본다. "그 일이 어떻게 시작된 거죠? 어디에 계셨던 것이고 무슨 일이 벌어졌던 건가요?" 그러자 환자는 당시 자신은 남자친구가 있는 앞에서 다른 사람과 잡담을 나누고 있었다거나 아니면 그 장면을 남자친구에 이야기해주고 있었다고 털어놓을 것이다. 면담가는 "남자친구가 어떤 반응을 보일 것이라고 예상하셨나요?" 환자는 난처한 듯 생각에 잠겨 보였다. 그런 다음 "남자친구는 절 예쁘다고 생각하기 때문에 나와 사귀고 있다는 걸 기뻐하고 있고, 그래서 다른 남자들도 그렇게 생각할 거라는 사실에 남자친구도 뿌듯해할 것이라고 생각해요."라고 말했다. 이제 면담가에게는 전술적인 선택이 남았다; 면담가는 눈썹을 살짝 치켜들고는 아무 말 없이 잠자코 기다릴 수도 있고, 아니면 다소 조심스럽게 "남자친구가 보는 앞에서 다른 사람과 이야기를 나누는 것이 가장 좋은 방법이었다고 생각하세요?"라고 물을 수도 있다. 환자의 반응을 좀 더 기다려보면서 환자는 지금 남자친구가 더 큰 반응을 보이기를 기대하고 있음을 지적해 줄 수도 있고, 아니면 남자친구는 자신의 방식대로 상당히 강한 반응을 보이고 있는 것으로 남자친구가 질투심을 보이는 것을 보면 환자가 의식적으로는 괴로워하고 있지만 동시에 무의식적으로는 만족해하고 있다는 증거라고 이야기해줄 수도 있다.

경계성 환자가 남자친구 때문에 속상해 할 때 면담가가 보일 수 있는 또 다른 반응 중 하나는 "당신이 매력적이라는 점을 남자들은 알 거에요."라고 말해주는 것이다. 이는 매력적으로 느껴지면서도 얄밉게 보이지는 않고 싶어 하는 환자들의 필사적인 바람을 인정해주는 것이다. "제가 매력적으로 보이세요?"라고 환자는 반응할 것이다. 면담가는 다음과 같이 말할 수 있다: "매력적으로 보인다는 것이 당신에게는 중요한 것 같군요." 이는 환자의 바람은 인정해주지만 임상가가 환자의 의견에 공모하지는 않는 것이다. 자신이 매력적임을 확인 받고 싶어 하는 끊임없는 소망, 비극적인 개인사, 세상으로부터 받은 끊임없는 부당취급, 그리고 매우 심각한 개인적 상태 등으로 인해 경계성 환자와의 초기 면담은 면담가에게 어려운 부담을 가중시킨다. 면담가는 공감적인 입장을 유지하고 싶어 하는 마음에, 외부화와 자가당착, 책임의 부인 등으로 점철되곤 하는 경계성 환자들의 세상에 대한 시각에 대해 반박하지를 못한다. 환자가 말하는 생활 사건들이 점점 터무니없게 들릴수록, 즉 자신의 공격적이고 자극적이고 요구적인 행동에 대해서는 부인하면서 자신은 결백하다고 주장하는 모습에서 면담가에게 분노감이 일지는 않는지 주의 깊게 살펴보아야 한다. 편집증 환자와의 면담에서처럼, 환자의 상처받은 마음과 고통을 공감적으로 알아주되 환자의 생각에는 동의해주지 않는 방법이 가장 적절하고 치료적인 대처법이다. "전 지금까지 학대를 받아왔고 제대로 이해받지 못했어요."라고 환자가 말했다. 면담가는 "말씀을 들어보니 굉장히 괴로우셨을 것 같네요. 삶이 당신을 실망시켜왔다는 뜻으로 들리는 군요."라고 대답했다. 이러한 중재는 공감적 동맹을 유지함으로써 계속해서 탐색과 조사를 해 볼 수 있도록 해준다.

매력적으로 보이는 젊은 전문직 여성이 첫 면담에서 자신의 어머니로부터 당했던 신체적, 감정적 학대에 대해 긴 이야기를 털어놓았는데, 이러한 외상적 성장배경에 대해 설명하는 동안 비교적 침착한 태도를 유지하였다. 하지만 면담가가 그녀의 연애 생활에 대해 질문을 하자 그녀는 험악한 말투로 돌변하였다. 대학 때 첫 번째 약혼이 파혼된 적이 있었다고 하면서 그녀는 "그 약혼자는 저의 모든 것이었죠. 꿈이었어요. 하지만 그 사람의 가족이 절 받아들이지 않으려했다고 말씀드릴 수 있겠네요. 차이기 전에 제가 먼저 파혼을 해버렸죠 – 전 굉장히 상처받았어요."라고 설명하였다. 그런 얼마 후 그녀는 다시 약혼을 하였다. 두 번째 약혼자는 그녀가 다니던 학교에서 100마일이나 떨어진 곳으로 직장을 옮기게 되었고, 그녀는 "전 그 먼 거리를, 외로움을 견딜 수가 없었어요; 그래서 같은 학교에 다니던 다른 사람과 새로 사귀기 시작했어요."라고 말했다. 그녀는 약혼자가 자신을 버린 것이라고 생각했고, 그래서 새 남자친구가 생겼다는 이야기를 약혼자에게 전했다. "약혼자는 절 용서해주면서 해결방법을 찾고 싶다고 했어요. 하지만 그가 얼마나 화가 났는지 전 알 수 있었고 그래서 헤어지게 되었어요." 면담가는 "거절당했다고 느껴지는 것에 굉장히 민감해 보이시는 군요."라고 말했다. 그러자 환자는 그 이후 더 짧았던 다른 관계에 대해 설명하였다. 그녀는 수많았던 남자친구들에 대해 설명하는 동안 울었다가 흥분했다가 하면서 불안정한 감정상태를 보였다. 그녀는 "그 남자들은 늘 저를 실망시켰어요. 절 성적으로 이용했을 뿐 나를 배신자에요."라고 호소하였다.

감정적으로 더욱 가까워질수록 모든 연애 관계가 비참하게 끝나버리곤 하는 일관된 패턴이 드러났다. 매우 똑똑한 사람이었지만, 그녀는 지지리 복도 없는 자신의 연애사의 문제점은 자신에게 있는 것이 아니라고 생각하면서 세상 남자들에 대해 불신감을 나타내었다. 비통한 말투로 그녀는 "남자들은 다 아빠랑 똑같아요: 이기적이고, 우습고, 섹스에만 관심이 있어요."라고 말했다. 면담가는 "아버지에 대해 말씀해 보시겠어요?"라고 질문했다. 그녀는 격한 어조로 "제가 태어난 지 6개월밖에 안되었을 때 아빠는 저랑 엄마를 버렸어요. 그때 이후로 아빠를 본 적이 없어요. 믿어지세요?"라고 대답했다. 면담가는 "아버지가 당신을 보고 싶어 하지 않는다는 생각에 괴로우셨을 거라 이해됩니다. 당신의 인생에서 모든 남자들이 아버지와 같은 경향을 보이는 것 같네요

> – 이기적이고 배려심 없는."이라고 답했다. 환자는 "맞아요. 선생님은 이해를 하시네요. 선생님은 매우 명석하세요."라고 대답했다.

이제 면담가는 환자와의 임상적 관계에 있어서 모험스러운 단계로 접어들게 되었다. 면담가는 지금까지 그녀의 인생에서 없었던, 모든 것을 이해해주고 좋은 점만 있는 사람이라는 역할을 맡게 되었다. 면담가는 차분함을 유지하며 이러한 아첨에 넘어가지 않도록 해야 하는데, 치료 작업이 진행되어감에 따라 불가피하게 상황은 정반대로 돌변하여 치료자가 공감해주지 않거나 치료적 경계를 침범하는 것을 허락해주지 않게 되었을 경우 경계성 환자들은 치료자를 평가절하해 버리게 될 것이기 때문이다: "선생님은 아무것도 몰라요; 절 이해하지 못하세요. 무능하고 매정해요."

> 한 젊은 경계성 여자환자는 세 번째 면담시간을 다음과 같은 말로 시작하였다: "선생님이 싫어요. 전 하나도 좋아지지 않았어요; 선생님과 만난 후 전 오히려 더 나빠졌어요. 전 아주 우울하고 불행해요. 살도 쪘어요; 이젠 옷도 맞지 않아요." 이때 그녀는 눈물을 흘리고선 흥분하며 소리쳤다. "뭐라도 부수고 싶어요. 진료실을 박살내고 선생님을 때려주고 싶어요." 그녀는 의자를 걷어차기 시작하더니 몸부림치며 악을 썼다. "모르시겠어요? 선생님은 제게 도움이 되지 않는다고요. 죽고 싶어요; 끔찍해요." 환자에게서 뿜어 나오는 분노는 엄청난 것이어서 면담가는 불안해졌으며 그녀가 진짜로 난폭한 행동을 하게 될까봐 걱정이 되었다. 아니면 역설적으로 면담가는 그녀의 고통에 대해 전혀 동요되지 않으면서 속으로 "단지 두 번밖에 면담을 하지 않았으며, 환자는 지금 내가 자신을 완치해주었어야 한다고 생각하는 것이다."라고 생각할 수도 있다. 이것이 환자의 비난에 대한 빈정거리는 투의 복수심이거나 가학적인 반응임을 깨닫게 되면서, 이제 면담가는 환자의 의식적인 정서상태에 대해 처음으로 이해하게 되면서 그녀의 깊은 두려움에 대해 탐색하기 시작하였다: "아무도 당신을 도와줄 수 없을까봐 두려우신가 보군요. 실망하고 매우 화가 나 보입니다. 다른 치료자에게 실망하셨던 적이 있으신가요?" 이제 면담가는 반복적으로 실망하고 버림받았었던 이야기를 이끌어낼 수 있었으며, 여기에는 이전의 치료자도 포함되며 이는 그녀가 누군가와 가까워질 때마다 벌어지는 일이었다. 이러한 언급은 환자를 진정시켜 주었다. 폭풍우는 처음 나타났을 때와 같이 금세 사라져버렸다. 치료가 한참 진행된 후 그녀는 흥분을 잘하고 분노를 폭발하는 자신의 행동이 사람들을 멀어지게 만들었다는 사실을 인식하게 되었다. 이렇듯 어렵사리 통찰을 얻게 되기 전까지, 그녀는 일련의 연애들이 비참하게 끝나버려 절망감과 죽고 싶다는 생각에 빠지게 되는 데에는 자신에겐 아무런 잘못도

없다고 생각하고 있었다.

초기 직면 Early Confrontations

경계성 환자들은 충동적이고 종종 자기-파괴적인 행동을 하는 경향이 있기 때문에 면담가는 개인적 안전을 위협하는 경계성 환자들의 생활에서의 이러한 측면에 대해 탐색하는 것이 꼭 필요하다. 조심성 없이 스스로를 보호하지 않는 성관계; 알코올 및 물질남용; 위험스러운 사회적 상황에 들어가는 것 등이 예이다. 면담가는 비난조가 되지 않도록 하면서 이러한 과거력에 대해 알아보아야 하며, 그것이 가져다주는 의미의 맥락에서 놓고 보도록 해야 한다. 경계성 환자는 "화가 나가 흥분할 때에는 무언가 안심시켜줄 것이 필요해요. 섹스가 바로 그런 거예요. 누구랑 하던 상관없어요."라고 말한다. 면담가는 "그 섹스가 안전할지, 혹시 임신은 되지 않을지 자기 자신에 대해 별로 신경 쓰지 않는 듯이 보이는 군요. 어떤 위험을 감수하려는 것 처럼요."라고 답한다. 이런 식의 개입은 충동에 의한, 분노에 가득 찬 자기-처벌적인 주제에 섣불리 초점을 맞추기 보다는 경계성 환자의 건강한 자아 부분과 동맹을 맺도록 해준다.

경계성 환자와 면담을 할 때 약물 사용에 대해 주의 깊게 살펴보는 것이 필요하다. 불법약물을 사용하면 불쾌해지거나 심지어 정신병적인 상태가 될 수 있다는 점을 알고 있기에 많은 경계성 환자들은 이런 약물을 사용하지 않지만, 환자들 중 일부는 불법약물이 가져다주는 고양감을 느끼기 위해 약을 찾기도 한다. 약에 중독된 상태에서 이들은 살아있다는 기분을 훨씬 더 강렬하게 느끼는데, 이는 이들의 기본 상태를 이루는 공허감 및 내적 죽음inner deadness과는 대조되는 기분이다. 약물남용과 관련된 문제는 별도의 치료가 필요할 수도 있다. 이렇듯 경계성 환자에게는 종종 다방면에서의 치료적 접근이 필요하다. 이러한 노력이 성공하기 위해서는 약물을 남용하는 경계성 환자로 하여금 자신의 질병에 대한 여러 가지 치료적 접근에 대해 협력자가 되도록 만드는 것이 핵심이다. 면담가는 "내적 분노감을 가라앉히기 위한 한 가지 방법으로 주기적으로 헤로인을 사용한다는 사실을 솔직히 이야기해주셨습니다. 헤로인 중독에 대한 치료를 함께 할 필요가 있는데, 헤로인 중독은 그 자체로서 중요한 것으로 당신이 회복될 가능성을 위협할 수도 있기 때문입니다."라고 말해줄 수 있다.

경계성 환자들은 자살을 감행한다! 이러한 위험성은 면담 상황에서도 따라다녀 면담가는 불안해지게 된다. 경계성 환자들은 "단지 너무 화가 나서 모두 끝내버리고 싶었을 뿐이에요. 뒤져서 나온 약들을 다 삼켜버렸죠. 마침 룸메이트가 들어와서 응급실로 데리고 가지 않았다면 전 지금 이렇게 얘기하고 있는 것이 아니라 아마 죽었을 거예요."라고 설명한다. 면담가는 이러한 상황을 정면으로 맞서야한다. 면담가는 "정말로 흥분했을 때는 자신을 없애버리는 것이 해결책이라고 느끼시는 군요. 당신과 저는 이 문제에 대해 함께 노력하여, 자신을 파괴하는 방법 이외에 화가 났을 때의 대처법에 대해 알아보아야 하겠습니다."라고 말할 수 있다.

심한 경계성 환자에서 자해행동이 흔하다. 칼이나 면도날로 긋는다거나 담뱃불로 살을 지지는 것 등이 전형적인 예이다. 이는 미세정신병적 삽화micropsychotic episode에서 발생하기도 한다. 종종 치료 초반부에 이 환자들은 자기가 낸 상처를 임상가에게 감추기 위해 옷 속에 붕대로 감은 채 "오늘 살을 지졌어요."라며 조심스럽게 이 사실을 알린다. 면담가는 "상처를 보고 싶은 데요; 저에게 보여주실 수 있으세요?"라고 반응할 수 있다. 이렇게 하면 피학적이고 색정적인 동기의 이러한 숨은 행동은 드디어 진료실의 밝은 불빛 속으로 드러나게 된다. 이제 은밀하게 감추어지지 않은, 자신에 대한 이러한 증상적 가해symptomatic assault에 대해 객관적으로 바라보고 그 의미에 대해 탐색해볼 수 있게 되었다. 면담가는 "이렇게 할 때 무슨 생각이 스쳐지나가던가요?" 또는 "어떤 기분에서 이런 행동을 하게 되었나요?"라고 질문한다. 이제 경계성 환자의 관찰적 자아observing ego는 활동을 시작하여, 치료자와 환자는 이 행동에 대해 이해하도록 노력할 수 있게 되었다. "지난 면담 때 선생님께서 하신 말씀 때문에 전 매우 화가 나 있었어요. 선생님은 너무나도 차갑고 무심해 보였죠. 선생님이 정말로 저에 대해 걱정하고 계시는지 믿을 수가 없었어요. 그것이 제가 할 수 있는 유일한 행동으로 보였어요." 면담가는 "그런 뜻을 저에게 전달하기 위해 살을 지지는 것 외에 다른 방법은 없다고 생각하셨나요? 저 때문에 실망하셨다는 것을 보여주기 위해 살을 지질 것이 아니라 당신의 기분에 대해 저에게 이야기하실 수도 있습니다." 충동적이고 자기-파괴적인 방식으로 자신의 감정을 행동으로 옮길 것이 아니라 임상 상황에서 생각과 언어로 표현하도록 만드는 것이 치료의 목적이다.

이는 경계성 환자와의 면담에 있어서 한계설정limit setting이라는 문제를 낳는다. 임상가의 경계를 침범하는 것은 환자이다. 이들은 진료실 책상위에 놓인 편지를 집어 들고는; 책상에 기대어 뭐라고 쓰여 있는지를 읽어보고; 책장에서 책을 꺼내 넘겨보고; 옆에 전화기가 있는 방석이 놓인 의자에 앉으며; 자리에 앉으라는 얘기에도 아랑곳 않고 창문가에 서서는; 전화기를 집어 들며 "선생님 전화기 좀 사용해도 될까요?"라고 묻는다. 수년 전 저자 중 한 명이 신환을 맞으러 대기실로 나왔다. 누군가가 대기실로 들어오는 소리를 들었던 것인데, 아무도 보이질 않았다. 그 순간 욕실에서 누군가가 샤워를 하는 소리가 들렸다. "A씨?"하고 부르자 샤워실에서 "지금 나갑니다, 선생님. 이제 막 샤워를 끝냈습니다."라는 대답이 들렸다. 환자는 서로 만나기도 전부터 면담가를 화나게 하는 상황을 만들었던 것이다. 환자는 진료실로 들어오면서 "언짢아하지 않으셨으면 해요."라고 말했다. 면담가는 "제가 언짢아할지도 모른다는 걸 아시면서도 그렇게 하신 거네요. 누군가와의 관계를 이런 식으로 시작하시나요?"라고 대답했다. 그 환자는 다음 시간에 오지 않았고, 면담가는 안도감이 들었다. 면담가의 안도감을 포함한 이러한 바람직하지 못한 결과는 경계성 환자들이 면담가에게 불러일으키는 강력한 무의식적 역전이 반응에 대해 말해주는 것이다. 면담가의 진료실에서 샤워를 한 환자의 행동은 상대를 자극하는 것으로 임상가로 하여금 격한 반응을 유발하였으며, 그 결과 면담가는 화가 난 상태로 환자에게 직접적인 직면을 시키는 행동act out을 하게 된 것이다. 면담가가 자신의 역전이에 대해 스스로 살펴보았더라면, 그때의 상황은 환자를 이해할 수 있는 열쇠가 될 수도 있었음을 깨달았을 것이다. 면담가가 부드럽게 관심을 가져주며 공감적으로 반응해 주었다면 그 환자는 다음 면담 시간에 왔을 가능성이 높다.

남자 경계성 환자들은 성적이지 않은 수단nonsexual means, 예를 들어 면담가에게 돈을 빌려준다거나 주식시장에 대해 귀띔을 해준다거나 다른 식의 유혹적인 방법을 통해 상대방과 경계를 짓지 못하는 특성을 드러내는 경우가 가장 흔하다. 한 예로 면담이 끝난 뒤 환자가 상담비를 현찰로 지불하려 하였다. 면담가가 "저에겐 수표가 낫습니다."라고 대답했다. 환자는 애처로운 목소리로 "하지만 전 현금만 있는데요; 뒤통수를 얻어맞아 얼얼한 기분이네요."라고 고집했다. 면담가는 "아, 그럼 *제가* 뒤통수를 맞는 기분이 드는 편이 더 나으시겠어요?"라고 말했다. 둘은 함께 미소를 지었고 그렇게 면담 시간은 끝났다. 다음번 면담 때 환자는 면담가가 현찰을 받지 않음으로써 환자와 결탁하여 공모하지 않은 것에 안심이 되었었다고 털어놓았다. 당시의 관계는 너무 초기단계라, 소득세를 탈루하려는 음모에 치료자가 동의할 것이라는 환자의 은밀한 암시에 대해 탐색해볼 수는 없었다.

또 다른 흔한 각본은 환자가 자신의 투자에 대한 무용담을 늘어놓으며 자신이 어떻게 해서 그렇게 짧은 시간 안에 돈을 두 배로 불렸는지 이야기하는 것이다. 어떻게 그렇게 하였는지 물어보는 것이 임상적으로 필요하다고 정당화할 수도 있지만, 학자금 융자나 부양가족 등이 있는 젊은 임상가에게 이것은 덫이 될 수도 있다. 면담가가 "그 주식 이름이 뭐라고 하셨죠?"라고 묻는 순간, 덫은 튀어 올라 환자는 임상가가 자신의 문제보다는 쉽게 돈을 버는 것에 더 관심이 많다고 결론내릴 것이다. 면담가가 그 정보를 이용한다면, 이는 직업윤리를 침범하는 것이다. 대신 면담가는 "당신의 문제를 해결하는 데 있어 사업상의 정보는 정말로 필요하지 않습니다. 그런데 저에게 그걸 알려주고 싶어 하시는 것 같네요. 어떻게 생각하세요?"라고 말할 수 있다. 이런 방법을 통해 치료자는 충동에 따라 행동하기보다는 그 밑에 깔려있는 동기에 대해 탐색함으로써, 한계를 설정하면서도 동시에 치료의 주제를 강조할 수 있게까지 된다.

이와 동일한 원칙이 성(性)적으로 적극적인 경계성 환자에서도 적용이 된다. 면담상황에서 강력한 유혹이 종종 두드러진다. 한 매력적인 경계성 여성은 첫 면담에서 남자 임상가에게 이름을 부르며 "선생님과 대화를 나누는 것은 정말 즐거워요. 여기서 답답하게 이러고 있을 것이 아니라 밖에 나가서 커피라도 한 잔 하는 게 좋겠어요."라고 말했다. 이 시점에서 앞으로 면담은 환자에 의해 통제될 것이며 그 내용과 과정은 마치 도색소설처럼 되어버릴 것이라는 것을 면담가는 충분히 예상할 수 있었다. 이런 상황이 길어질수록 환자와 면담가 둘 모두 점점 더 불편해질 것이다. 이 예에서 환자는 이미 선을 넘어선 것이다. 면담가는 "즐겁지 않게 끝나게 될 상황이 어떻게 해서 시작되게 되는지를 지금 막 보여주고 계시는 군요. 더 설명해드릴까요?"라고 대답할 수 있었다. 환자가 얼굴을 붉히며 똑바로 앉아 이야기를 계속한다면 진행이 수월해져 면담가는 "이제 당신의 생활에 관한 기본적인 내용에 대해 살펴봅시다."라고 말하게 된다. 대신 면담가가 환자의 유혹에 넘어가 으쓱해지는 기분이 든다면, 곧 드라마가 펼쳐지게 된다. 그녀는 미니스커트 속에 속옷을 입고 있지 않다는 것을 알리며 자신의 성 경험담에 대해 생생하게 설명하기 시작할 것이다: "전 섹스를 끝내주게 해요. 전 제 몸을 믿어요. 흥분을 위해서라면 어떤 체위도 다 하죠." 그녀는 지금까지 수많은 애인과 가졌던 성적 쾌락에 대해 설명하면서 면담가를 거의 환상적이고 도색적이며 흥분되는 세상 속으로 이끈다. 성적 환상, 색정적 상황, 다양한 형태의 도착적 행동, 그리고 동성애와 이성애가 뒤섞인 관계 등은 면담가의 숨을 막히게 만든다. 속으로 면담가는 자신을 성적으로 흥분시키려는 환자의 바람이 성공하고 있으며, 그런 바람은 속옷을 입고 있지 않은 채 현란한 말솜씨를 보이고 있는 현재의 모습에서 충분히 예상할 수 있음을 알 수 있었다. 성(性)에 관한 생생한 이야기는 흥미를 끄는 것이지만, 그 이면에는 환자의 삶을 채우고 있으며 면담 상황에서 그대로 살아 숨 쉬고 있는 애정에 대한 필사적인 배고픔이 감춰져있다. 환자가 "나가서 술 한 잔 해요"라고 말한다면 면담가는 "혼자인 것에 대한 두려움보다 당신의 성생활에 대해 제가 더 관심 있어 한다고 느끼시는 것 같군요. 자신이 가진 모든 것을 기꺼이 주었음에도 불구하고 당신은 애인들에게 실망해왔던 것 같네요. 어쨌든 저는 당신을 만족시켜드리진 못할 것 같습니다. 하지만 당신의 바람과 제가 당신을 만족시켜드리지 않는 이유에 대해 이해하도록 노력함으로써 당신이 변화할 수 있는 기회가 생겨날 것입니다." 지금의 상황은 다르며, 면담가는 유혹당하지 않을 것이고, 진심으로 환자에게 관심이 있으며, 겉으로 드러나는 모든 것들을 이해하도록 노력하겠다는 등의 면담가의 이 모든 부드러운 확신은 치료적 변화의 희망을 품고 있다.

경계성 환자들의 매우 불안정한 대인관계는 매우 빠르게 면담상황 속으로 스며들어와, 진단을 내리는 데에 도움이 되기도 한다. 초반부터 환자가 "어젯밤 선생님과 섹스를 하는 꿈을 꿨어요; 아주 만족스러웠죠."와 같은 전이에 바탕을 둔 꿈에 대해 이야기하고 싶어 한다면 지금 임상가는 경계성 환자를 치료하고 있는 중임을 뜻한다. 치료 초반부터 곧바로 색정적 환상이나 전이반응에 대해 이야기하기로 마음먹는다는 점에서 경계성 환자에겐 정상적인 경계선이 없음을 의미한다. 당혹스러운 소재들이 너무나도 쉽게 드러나는 것이 단서가 된다. 이는 치료자를 유혹하고 싶은 소망일 뿐 만 아니라 자기와 타인에 대한 감각이 매우 유동적이기 때문에 나타나는 모습이기도 하다. 이러한 상황에서 바람직한 면담가의 역할은 일정하고 공감적이며 지지적인 자세를 유지하는 것이다. 언뜻 보기에 "통찰력이 있어 보이는 insightful", 경계성 환사들이 말해주는 초기 소재들에 대해 깊이 있게 해석해주는 것은 파괴적일 수 있는데, 이들은 그러한 해석을 통합할 만한 자아강도ego strength를 갖고 있지 못하며 따라서 이에 대해 편집적이고 분노에 찬 반응을 보일 수도 있다. 한 경계성 환자가 첫 면담에서 4살 때 아버지가 교통사고로 죽은 이후 엄마와의 관계에 대해 설명하였다: "엄마는 아버지가 죽은 것이 제 책임이라며 저를 주기적으로 때렸어요. 사고가 났을 당시 아버지는 저에게 오렌지 주스와 우유를 사다주러 다녀오던 길이었거든요. 아버지가 보고 싶다고 말할 때마다 엄마는 계속해서 절 때렸어요." 환자는 신체적으로 학대를 했던 남사들과 사귀었던 이야기를 자세하게 하면서 그 남자들 또한 그녀를 때렸었다고 말했다. 두 번째 면담에서 면담가는 그녀의 과거력의 이러한 측면에 대해 연결시켜주면서 "남자들과의 관계에 있어서 어머니와의 생활이 그대로 재연되는 듯이 보이는 군요."라고 말했다. 환자는 "제가 뭐 바보인줄 아세요? 엄마는 최선을 다하셨어요; 엄마는 아버지의 죽음을 기억하고 싶지 않았을 뿐이에요. 그건 제 잘못이었어요. 여러 면에 있어서 엄마는 인자하신 분이셨어요. 제가 만났던 남자들은 다들 돼지같은 놈들이었어요. 선생님도 마찬가지인 것 같네요."라고 말하며 화를 내었다. 면담가의 재구성은 타당했지만, 환자는 안정감을 주는 좋은 엄마라는 내적 이미지, 즉 "인자하신 분"에 필사적으로 매달릴 수밖에 없었으며 학대하는 악마같은 엄마라는 현실에 직면할 수가 없었다. 자신의 파괴성에 대한 원초적인 죄책감과 결부되어, 이렇듯 안정감을 주는 "좋은" 엄마라는 이미지를 잃을 수도 있다는 생각에 그녀는 혼란스러워졌던 것이다. 치료자는 악마같은 매정한 부모가 되어버린 것이다.

경계성 환자와의 면담 초반부에는 공감적이고 지지적이되 여러 면에 있어서 비해석적인 자세를 취하는 것이 필요하다. 환자에게 일관되고 공감적인 반응을 해주면, 시간이 지날수록 환자는 면담가를 동일시하게 되고 그럼으로써 자신을 더욱 이해할 수 있는 호기심을 키워나가게 된다. 경계성 환자와의 초반 면담 상황에서 환자의 행동을 유발한 무의식적 역동이 명백하게 드러나 보일수도 있지만, 멋들어지게 깊은 해석을 해주는 것보다는 그대로 표면상에 놔두는 편이 더 현명하다. 물론 위험하거나 자기-파괴적인 행동에 대해서는 맨 처음부터라도 직접적으로 직면시켜주어야 한다. 이렇게 하는 것이 경계성 환자에게는 공감적인 보살핌으로 느껴지기 때문이다. 하지만 무의식적 동기에 대해 역동적으로 깊이 있게 해석해주는 것은 그 정반대로 – 침습적이고, 비난조이며, 매정한 태도로 느껴진다.

경계성 환자들은 종종 정신약물학적 치료를 여러 번 받아본 "베테랑"들이다. 이는 이 장애가 기본적으로 매우 다양한 모습을 띤다는 의미로, 단기정신병적 삽화나 우울증, 불안증, 충동성 등이 나타날 수 있다. 정신약물학적 개입이 치료과정을 덜 힘들게 만들어줄 수 있지만, 약에 대한 논의는 이 책의 범위를 벗어나는 내용이다. 독자는 정신과 치료법에 대한 교과서들을 참고하길 바란다. 하지만 중요한 점은 다른 어떤 환자의 경우보다 이 환자들에서 약을 처방하고 모니터하는 일은 매우 중요하며, 이 환자들의 핵심 결손에 부가되어질 수밖에 없는 복잡한 성격구조 자체를 치료할 수 있는 약은 없다는 사실이다.

전이와 역전이
TRANSFERENCE AND COUNTERTRANSFERENCE

경계성 환자들은 첫 면담에 도착한 순간부터 강렬한 전이를 드러낸다: "선생님, 귀엽게 생기셨어요"; "진료실이 훌륭한데요, 멋져요"; "유명한 분이신가 봐요"; "절 진정으로 도와줄 수 있다고 생각되는 분 앞에 이렇게 앉아있으니 얼마나 안심이 되는지 몰라요." 이렇듯 경계성 환자들이 처음부터 강렬한 전이에 바탕을 둔 이야기를 쏟아내는 것은 진단적으로 중요하다. 이들의 부모는 이들의 내적 생활에는 거의 관심을 보이지 않았던 사람들로 기억되며, 이로 인해 환자는 감정적 배고픔을 키워왔다. 경계성 환자들은 어렸을 적 기억 속에 지속되고 있는 공허감과 모멸감을 달래줄 즉각적인 감정적 연결선을 강력히 원한다. 임상가에 대한 낭만적이고 때론 노골적으로 성적인 환상들이 치료 상황 초반부터 나타난다. 임상가에 대한 급속한 이상화idealization가 흔하며, 이를 액면 그대로 받아들인다면 유혹적인 것이 될 수도 있다. "선생님은 이해심이 깊으세요. 정말 대단한 치료자세요. 선생님의 담당 환자들은 정말 행운인 거예요."와 같이, 치료자에 대한 사전 지식도 거의 없는 상태에서 이렇듯 강렬한 바람을 확언하는 것은 특별대우와 배려를 받고 싶은, 인정받고 보호받고 싶은 소망을 말해주는 것이다. 면담가는 "저에 대해 잘 모르시잖아요."와 같은 경멸조의 말로 이러한 환상을 깨뜨려서는 안 된다. 대신 "정말로 이해받고 싶으신가 봐요. 당신을 이해하도록 노력하고 그렇게 함으로써 많은 고통을 가져다주는 것으로 보이는 생활 속 문제들을 바꿔볼 수 있도록 하는 것이 우리가 함께 해야 할 숙제입니다."라고 말할 수 있다.

경계성 환자들의 전이는 매우 혼란스러워질 수밖에 없다; 초반의 이상화는 대개 정반대로 돌변하여 임상가는 종종 당혹스럽다. 한 경계성 환자가 느닷없이 "선생님은 저에 대해 전혀 이해하고 있지 못하시네요. 이해하실 것 같지가 않군요."라고 말했다. 임상가는 "제가 한 어떤 말 때문에 그렇게 느끼신 건데요?"라고 물었다. "제가 드린 크리스마스 선물에 엄마가 별로 기뻐하지 않았을 때 제 마음이 얼마나 아팠는지 선생님은 이해 못하셨어요. 엄마는 제가 드린 것은 늘 거들떠도 안 봐요. 선생님은 '그건 엄마의 방식이다'라는 식으로 엄마 편만 들었어요. 그 여자는 매정하고 잔인한 년이에요. 어떻게 '그건 엄마의 방식이다'라고 말하실 수 있으세요? 제가 그 여자한테 아무리 잘하려고 해도 계속해서 상처만 줬는데 어떻게 선생님은 그 여자 편을 드세요?" 임상가는 자신이 매정하고 잔인한 부모라는 역할을 떠맡게 되었다는 사실을 깨달았다. 분노로 인해 치료 상황은 혼란에 빠졌다. 갑자기 환자는 치료자를 무심하고 멍청하고 매정했던 많은 사람들 중 한명으로 간주한 것이다. 이렇듯 칭송했다가 경멸했다가를 왔다 갔다 하는 것은 경계성 환자들이 다른 사람의 장단점을 하나의 이미지로 통합하지 못한다는 점을 보여준다. 치료자에 대해 이상화와 평가절하를 이렇게 번갈아 보이는 것은 전이 관계 속에서 분열splitting이라는 방어에 대해 탐색할 수 있는 기회를 제공해준다. 지속적이고 공감적이며 지지적인 태도를 보여주게 되면 시간이 지나감에 따라 경계성 환자들은 감정적으로 중요한 한 인물, 즉 치료자에게 장점과 단점이 모두 있음을 깨닫게 된다. 이를 통해 지금까지 멈추지 않고 계속되어왔던, 모두 좋은all-good 사람이 모두 나쁜all-bad 사람으로 돌변해버리던 끊임없는 반복이 줄어들게 된다.

경계성 환자들이 임상가에게 유발시키는 강력한 감정적 각성emotional arousal은 치료적 경험의 중심부에 놓여있다. 이러한 감정은 환자가 다음에는 무슨 행동을 할지, 무엇을 요구할지 두려우면서도 화가 나는 것으로부터 환자에 대해 자꾸 생각하게 되면서 색정적인 기분이나 불안감을 느끼게 되는 것 – 이는 임상가의 일상생활을 금세 가득 채우며 환자의 꿈속에서 떠오르곤 한다 – 에 이르기까지 다양한 형태를 띤다. 첫 만남에서부터 곧바로 경계성 환자에 대한 자신의 역전이 반응에 대해 스스로 모니터하는 것은 임상 상황의 기준선을 유지시켜나가는 데에 있어 매우 중요하며, 이 환자들에서 흔히 일어나는 경계선 침범이라는 문제를 제거시켜준다. 역전이는 경계성 환자들의 정신세계를 이해하는 데 있어 유용한 수단이 될 수 있다. 경계성 환자들이 촉발시키는 강렬한 감정에는 많은 위험이 도사리고 있는데, 여기에는 미묘하게 혹은 노골적으로 경계를 침범하거나 심지어 비윤리적인 행동을 저지르도록 유혹하는 것 등이 포함된다. 경계성 환자들은 종종 임상가의 취약점을 파고들 수 있는 고도로 예민한 레이더를 갖고 있어 보인다. 이들의 말도 안 되는 행동과 특별대우를 해달라는 끈질긴 요구로 인해 임상가가 짜증을 내며 가학적인 행동을 하고 싶어질 때 이 환자들은 이를 잘 감지해낸다. "제가 새벽 2시에 집으로 전화를 걸었으니 선생님께선 절 싫어하실 거란 걸 알아요. 하지만 전 그때 절박했어요. 선생님과 꼭 이야기를 나눴어야 했어요." 때론 옳곤 하는 이러한 유형의 사과는 면담가에게 죄책감을 유발하며, 이에 대한 반응으로 면담가는 면담시간을 연장해주거나, 별도의 면담시간을 잡아주거나, 환자에게 맞춰주기 위해 애를 쓰는 것과 같은 부적절하게 열성적인 행동을 하게 된다. 경계성 환자들은 종종 어렸을 적에 부모의 정서적 방임과 함께 성적 학대와 신체적 학대를 받았던 경험이 있다. 따라서 이들은 스스로를 무력한 희생자로 그려내며, 이로 인해 면담가는 구원 환상rescue fantasy을 갖게 된다. 치료자는 경계성 환자가 어렸을 때 받지 못했던 것을 메워줌으로써 학대를 취소undo시켜줄 수 있을 것이라는 환상을 갖게 된다. 많은 경계성 환자들이 매우 유혹적이고 성적으로 흥분을 시키기 때문에 이러한 구원환상은 "진정한 친밀감"을 바라는 환자의 끊임없는 요구와 맞물려 극단적인 경우 경계선이 침범되는 최악의 상황, 즉 환자와 성관계를 갖게 되는 상황에까지 이를 수 있다. 비교적 드물긴 하지만 이러한 극단적인 형태의 경계선 침범은 면담상황이 완전히 붕괴되었음을 의미하며 당연히 윤리적으로나 심리적으로 그리고 종종 법적으로 임상가와 환자 둘 모두에게 재앙이 된다. 면담가는 경계성 환자들이 자극하는 치명적이고 색정적인 느낌에 대해 스스로에게 솔직히 인정하는 것이 중요하다. 이렇듯 의식적으로 인지함으로써 면담가는 정신없이 빠져버리는 것이 아니라 한 걸음 물러나 생각할 수 있게 된다. 역전이 감정이 극도에 다다르게 되었을 때에는 경험이 많은 동료에게 지도감독을 받는 것이 종종 유용하다.

결론 CONCLUSION

경계성 인격장애 환자는 치료하기에 가장 어렵고 힘든 환자이다. 임상 상황에서 이들이 만들어내는 감정의 롤러코스터 때문에 면담가에게는 상당한 정도의 객관성, 동정심, 인내심 등이 필요하다. 임상가는 경계성 환자들을 괴롭히고 혼돈되고 불행하도록 만들고 있는 폭풍우와 같은 대혼란, 자아 경계선ego boundary의 흐려짐, 필사적인 정서적 배고픔, 색정적 자극 그리고 불안정한 자기-상태self-state 등을 직접적으로 경험하게 된다. 속으로 임상가가 느끼게 되는 이러한 회오리바람은 경계성 환자들의 세계로 들어가는 값진 출입문이 될 수 있다. 이러한 식으로 이해를 하여 노골적인 분노나 미묘한 복수로 반응하지 않음으로써, 치료자의 주관적이고 때론 고통스러운 경험은 임상적 이해를 돕는 도구가 될 수 있으며 치료적 동맹의 치유력을 유지할 수 있게 된다. 경계성 환자를 치료하는 초반부에 일관되고 공감적이며 지지적인 태도를 유지해주는 것은 환자의 자기감을 보다 안정적이게 해주고 타인에 대한 내적 시각을 더욱 잘 통합할 수 있게 해주며 자기-파괴적인 행동을 줄여줌으로써 보다 직접적으로 해석해줄 수 있는 길을 열어주게 된다. 가장 중요한 것은 이로써 환자의 삶은 더 나아지고 덜 분열되어 진다는 것이다. 반드시 임상가는 경계성 환자들이 경험해왔던 감정적 학대를 잘 이겨낼 수 있어야만 하며 환자의 몫이었던 절망감과 분노, 근친상간적 유혹에 압도되지 않아야 한다. 경계성 환자들이 임상가의 정신에 가중시키는 막대한 부담감에도 불구하고 이렇게 심한 사람들에게도 성공적인 정신치료적, 정신과적 치료가 분명히 가능하며, 이러한 효과적인 치료는 치료자에게도 매우 보람된 일이다.

10장

외상 환자

THE TRAUMATIZED PATIENT

ALESSANDRA SCALMATI, M.D., PH.D.

외상은 일상생활에서 흔하다. 외상은 많은 형태를 띠어, 사랑하는 사람의 예기치 않은 상실로부터 심각한 자동차사고, 위독한 질병의 진단, 폭행의 피해자가 되는 것까지 다양하다. 민간 재난, 사업장 폭발 사고, 자연 재해, 테러 공격, 생명에 위협이 되는 전쟁 상황, 강간, 아동기 성폭력 등의 후유증이 일반적인 관심의 초점이 된다.

많은 사람들은 외상 사건을 당하면 짧은 기간 동안 급성 스트레스 반응이나 불안의 증가를 보이지만 시간이 지나면 저절로 나아지기 때문에 치료까지는 필요하지 않다. 하지만 일부 사람들에게선 반성적인 외상 스트레스 반응이 발생하여 곤란과 지장을 초래한다.

외상 사건을 당하거나 목격한다고 해서 반드시 병적인 반응이나 지속적인 심리적 외상이 발생하는 것은 아니다. 일반 인구집단에서의 정신과적 장애의 유병률에 대해 조사된 2000년대 초 연구결과에 따르면 실제로 90%에 가까운 사람들이 일생 동안 일종의 외상 사건을 겪지만 외상후스트레스장애(PTSD)의 평생 유병률은 불과 6.8%에 지나지 않는다.

외상에 대해 심각한 반응을 보이는 사람들과 이와 유사한 참사에 대해 보다 유연하게 대처하는 사람들 사이에 어떤 차이점이 있는가에 대한 의문점은 외상에 관한 연구가 시작된 처음부터 제기되어 왔다.

외상 사건과 그것이 인간의 정신에 미치는 영향이라는 주제는 현대정신의학에서야 중심적인 위치를 차지하고 있지만, 1980년대까지만 해도 PTSD는 잘 알려져 있지 않은 병명이었다는 사실은 쉽게 간과된다. 외상과 전쟁, 불행, 상실, 죽음, 질병, 고통 등은 항상 흔히 존재해왔음에도 수 천년동안 비애와 실의, 영혼의 병듦과 광기, 삶의 비극과 운명의 장난, 그리고 인간의 잔인함에 관한 이야기들은 의학이나 과학이 아닌 시와 예술의 영역이었다.

과학이 외상의 심리적 영향에 대해 관심을 갖기 시작한 것은 서구 사회에서 수명의 기대치가 점차 늘어나 육신의 생존만이 아닌 그 이상의 것에 대해서도 관심이 쏠리기 시작한 것과 관련있다고 이야기되어 왔다. 산업혁명이 가져다 준 보다 안락한 생활스타일, 합리성에 중점을 둔 계몽주의, 그리고 여러 인생사들이 더 이상 운명이나 신의 뜻이라 믿지 않게 된 것 등이 또한 중요한 영향을 끼쳤을 수 있다. 그러다가 19세기 중엽에 이르러 정신의학자와 신경과학자들은 일련의 증상들이 환자의 인생에 있었던 과거의 외상 사건으로부터 기인하는 것으로 보인다는 사실에 관심을 갖고 이에 대해 기술하기 시작하였다.

외상의 심리적 영향에 관한 연구가 다른 정신질환에 관한 연구들과 달랐던 점은 질병이 존재하기 위해서는 인간 정신의 외부로 부터 어떤 사건이 발생해야만 한다는 점이다. PTSD는 진단내리기 위해 "외상 사건"에 대한 노출이 있었는지 여부를 임상가가 반드시 확인해야 하는 유일한 질환이다.

미국 남북전쟁 때부터 의사들은 전투가 치뤄지는 동안과 그 후에 급성적인 스트레스를 호소하는 병사들의 사례에 대해 체계적으로 보고하기 시작하였다. 하지만 군 수뇌부와 대부분의 사람들은 이내 이를 그 병사들의 소심함 탓으로 돌렸을 뿐 의학적으로 설명해내려 하지 않았다. 문화적 도덕기준에 따르면 남자라면 기꺼이 자신의 나라를 위하여 싸울 의지와 능력이 있어야하므로 그렇게 된 이유는 그사람에게 있다고 믿었기 때문이다. 전투를 피하거나 전장에서 도망친 병사들은 탈영죄로 기소되어 군법재판에 회부되었다. 1900년대 초 유럽 국가들이 자국의 명예에 집착한 나머지 말할 수 없이 비참한 참호 속 살육행위가 초래되었다는 사실에 우리는 쉽사리 경멸의 눈초리를 보낼지 몰라도, 남자다움과 강인함 그리고 영웅심 등과 같은 이상이 근대 군대문화에서 중요하게 작용했으며 이것이 오늘날에도 참전군인들로 하여금 적절한 치료를 받게 하는 데 커다란 장애가 되고 있다는 사실 또한 중요하다. 이 시기 동안 열차사고 희생자들과 남부이탈리아 대지진의 생존자들에서의 외상의 영향에 관한 몇몇 연구들을 제외하고는, 외상 신경증에 관하여 주로 조사된 분야는, 군병원이 아닌 히스테리에 대한 연구였다. 히스테리 환자는 대부분 여성들로서 이들은 다수의 혼합증상들과 많은 신체적 호소들을 보인다. 전쟁과는 대조적으로, 성폭행이나 아동학대 그 자체가 연구의 초점이 되진 않았다. 하지만 어떠한 문화권의 전래동화나 전설, 신화들을 살짝만 훑어보더라도 어린 시절의 상실과 버려짐, 방임과 학대에 대해 정확하게 이야기되고 있다는 사실은 쉽게 확인될 수 있다. 물론 이것이 어린이의 내적 환상이 표상되고 우리의 불길한 두려움이 투사된 것인지, 아니면 우리가 알고 있는 바가 너무나도 당연하다는 것을 확인하려는 것인지에 대해선 논란의 여지가 있다. 이 두 가지 설명이 반드시 서로 배타적인 것은 아니다; 환상은 투사될 수 있을 뿐만 아니라 비극적 결말로 끝맺어질 수도 있다. 19세기 초 찰스 디킨스와 브론테 자매들은 그들의 작품에서 아동학대와 방임에 대해 관심 있게 그렸는데 이는 그 당시, 특히 자녀는 당연히 부모의 소유물이며 남성의 특권과 종교의 권위는 의심의 여지가 없다고 여겨지던 사회에서는 상당히 놀라운 일이었다. 그러나 당시 충격적인 소식들이 보도되고, 폭력과 학대가 문학작품을 통해 더욱 생생히 묘사되었음에도 불구하고, 성폭력과 아동학대가 흔히 벌어지는 일이라는 현실을 우리 사회는 좀처럼 받아들이려 하지 않았다.

외상 사건, 특히 과거의 성적 외상이 히스테리의 원인이라고 주장한 Jean-Martin Charcot의 연구를 둘러싸고 논쟁이 벌어졌다. Charcot가 죽은 뒤 파리 살페트리에르 병원의 이사직을 밑은 Joseph Babinski는 히스테리의 원인을 그 환자가 이미 갖고 있던 피암시성 때문으로 보고 히스테리 여성들은 결국엔 증상을 포기하게 될 것이라고 장담하였다. 프랑스와 독일의 의사들이 이러한 원리를 받아들여 1차 세계대전 동안 전쟁신경증을 앓게 된 자국의 병사들을 극도로 잔인한 방식으로 "치료"하였다. 이때 사용된 "치료법"에는 전기쇼크를 주는 방법도 포함되었으며, 이것이 너무나도 고통스럽고 잔인했던 탓에 병사들은 차라리 전장으로 되돌아가길 바랄 정도였다.

Pierre Janet 또한 Charcot의 제자였지만 초기 연구의 방향을 그대로 따라가 히스테리는 과거의 외상 사건으로 인해 발생한다는 믿음을 유지하였는데, 그 사건은 "격정vehement emotion"을 유발하여 이에 대한 기억이 개인의 자각 속으로 통합되지 못한 채 해리 상태로 분리되어 버린다. 자발적인 통제력으로는 이러한 상태에 접근할 수 없기 때문에 그는 "그 사건에 대해 이야기"하지 못하게 된다. 이러한 일련의 상태는 "기억에 대한 공포심phobia of the memory"을 유발하게 되어 통합되지 못한 채 흔적이나 강박관념*idée fixe*("고정관념 fixed idea")으로 남겨진다. 이러한 고정관념은 강박이나 재현reenactment, 악몽, 신체증상, 불안반응 등으로 끊임없이 재발된다. Janet는 또한 유발요인에 대한 이들의 과각성과 반응성, 외상 사건에 대한 회상 등에 대해서도 기술하였다. 외상 기억을 의식 안으로 통합한 후에서야 이 환자들은 호전이 되었다.

프로이드는 살페트리에르 병원에서 Charcot와 함께 연구를 했는데, 초기 저작을 보면 아동기 유혹이나 성적 외상이 히스테리 증상의 원인이라는 해서에 프로이드도 처음에는 동의를 했었다. 하지만 유아성욕에 초점을 맞추기 시작하면서 프로이드는 관점을 바꿔 히스테리 증상은 유혹 환상에 대한 반응이며 따라서 무의식적 소망과 금지 사이의 갈등에 대한 방어적인 반응이지, 외상에 대한 신체적 반응은 아니라고 재해석하였다. 전쟁 신경증에 대해서도 프로이드는 1차 세계대전 참전군인과 히스테리 환자 사이에는 증상이 서로 비슷하다는 점을 발견하였다. 전쟁 신경증의 핵심은 살고 싶은 마음과 명예롭게 행동하고픈 소망 사이의 갈등 때문이라고 가정하였다. 전쟁이 끝나 죽을 위험이 사라지고 갈등이 해결되어 증상이 쓸모없게 되어 버리면 병사들의 증상은 호전될 것이라고 생각했다.

Charles Myers와 William Rivers는 영국에서 1차 세계대전의 병사에 대한 연구로 가장 잘 알려진 두 정신과의사이다. Myers는 *포탄쇼크shell shock*라는 용어를 처음으로 사용하였다. 두 사람은 병사들을 보다 인도적으로 치료해야 하며 그들의 고통은 진짜이지 결코 비겁함이나 그가 갖고 있던 도덕적 나약함 때문이 아니라고 옹호하였다.

미국 정신과의사인 Abram Kardiner는 1차 세계대전 참전군인에 관해 1923에서부터 1940년까지 연구를 하였다. 그는 환자의 증상에 대해 자세히 기술하면서 이들 참전군인들 중 다수가 그들의 증상과 외상 사건 사이의 연관성은 생각지도 못한 채 병원이나 정신병원에 입원되어 (꾀병을 포함한) 여러 병들을 복합적으로 가진 것으로 진단받곤 했다고 보고하였다. 처음에 Kardiner는 외상 반응과 관련된 생리적 과활동성에 초점을 맞췄다. 그런 다음 환자들은 과각성, 흥분성, 폭발적 분노 그리고 반복적인 악몽 등의 만성적인 상태를 보인다고 설명하였다. 또한 참전군인들은 엄청난 공허감을 호소하며, 대부분이 사회적으로 철수되어 외상을 떠오르게 할 가능성이 있는 것은 무엇이든 피하려 한다고 Kardiner는 기술하였다.

2차 세계대전 참전군인들을 연구한 미국과 영국의 정신과의사 연구진들은 Kardiner의 연구결과를 받아들여 확장시켜 나아갔다. John Spiegel, William Menninger, Roy Grinker 등은 과각성 상태에 관한 Kardiner의 관찰들과 서사 기억narrative memory의 결손에 관한 Janet의 관찰들을 확인하면서 한편으로 환자들은 외상에 대해 매우 정확한 체감각 기억somatosensory memory을 유지하고 있으며 이 기억은 쉽게 끌어내질 수 있다고 하였다. 환자로 하여금 외상 기억을 해제할 수 있도록 최면과 마취요법이 사용되었다. 하지만 통합되지 못한 해제반응abreaction은 결국엔 증상을 해결해주지 못하였다.

홀로코스트 생존자들의 심리적 증상에 대한 연구는 2차 세계대전이 끝나고 거의 10년이 지나서야 발표되기 시작하여 1960년대와 1970년대에 이르러서는 봇물처럼 터져 나왔다. 생존자들은 여러 다양한 증상들: 신체적 증상, 악몽, 과각성, 흥분성, 사회적 철수 그리고 극도의 애도 반응(때론 죽은 가족의 환상을 보기도 했다)으로 고통 받고 있었다. 특히 마지막 증상은 최근 베트남전의 경우에 정신병 증상과 혼동되곤 했는데, 이는 대재앙의 희생자들 사이에서 비교적 흔히, 특히 사랑하는 이를 사고로 잃은 경우에는 더욱 그러하다는 점은 중요하다. 홀로코스트 생존자들과 작전 중에 전우를 잃은 참전군인들이 이런 환영이나 귀신을 봤다고 주장했지만, 이들에겐 정신병적 장애를 의심할만한 다른 증상들은 없었다. William Niederland는 생존자들이 스트레스로 인한 질병으로 심리적으로뿐만 아니라 신체적으로도 고통을 받아 제 기능을 하지 못하게 된다고 지적하면서 *생존자 증후군survivor syndrome*이라는 용어를 처음으로 도입하였다. 그 자신이 생존자이기도 했던 Henry Krystal은 강제수용소와 대규모 참사의 경험에 대해 설명하면서 "포기giving up"라는 표현을 썼다: 도망칠 수 없는 공포의 상황에서는 투쟁-도피 반응을 가동하려던 어떠한 시도도 의미가 없어지게 되고 그러면 마음은 이에 대한 반응으로 "피할 수 없는 위험에 굴복해버림과 동시에 스스로를 되돌아보는 기능이 멈춘 뒤 모든 인지적 기능과 자신을 보호하려는 정신기능들이 마비되어 버린다." Krystal은 또한 감정표현불능증alexythymia은 외상이 오래 지속된 결과라고 설명하였다.

같은 기간 동안 Robert Lifton은 일본의 원폭 피해자들을 면담한 연구를 시행하여, 이들에게서 매우 유사하게 죽음이라는 주제에 몰입되어 있으면서 즐기고 친해지는 능력은 마비가 된다는 점을 발견하였다. Lifton은 일본인 생존자들의 반응을 홀로코스트 생존자들의 반응과 비교해 보았다.

그러는 동안 미국에서 Burgess와 Holstrom은 강간 피해자들이 악몽과 플래시백, 과각성 등의 증상들을 호소한다고 설명하면서 *강간 외상 증후군rape trauma syndrome*이라고 이름 붙였다; 이러한 증상들은 앞서 말한 다른 많은 증후군 환자들에서와 비슷했다. Andreasen 등은 화상 피해자들의 스트레스 반응에 대해 기술하였다. Herman과 Hirschman은 근친상간과 가정폭력의 희생자들에 대해 연구하였다. Kempe와 Kempe는 아동 학대의 전반적인 문제점에 대해 처음으로 자세히 기록하였다. Shatan과 Lifton은 악몽과 플래시백, 분노와 소외감의 증가 등으로 고통 받는 베트남 참전군인들과 함께 "토론회"를 개최하였다. Horowitz는 외상 생존자에서 흔히 재경험과 멍한 상태가 교대로 나타난다고 기술하였다.

미국정신의학회의 DSM-III 위원회가 이 장애를 포함시킬 것인지에 대해 논의할 때 "홀로코스트 생존자 증후군", "전쟁 신경증", "강간 외상 증후군", "아동 학대 증후군" 등을 포함시켜야한다고 주장한 위원들도 있었다. 1947년 Kardiner는 다소 실망한 태도로 다음과 같이 썼다.

> "[외상 신경증은] 대중의 관심에 따라 매우 변덕스럽게 좌우되어왔다. 대중은 꾸준한 관심을 가져주질 않았고 정신과의사들 또한 그러했다. 따라서 이 상태에 대해서 지속적인 연구가 이루어지지 못한 채 단지 일과성의 관심에만 그쳐 꾸준히 조사되지 못했다. 정신의학이 전부 그런 것은 아니지만 이 문제를 연구한 각 연구자들은 자신이 처음부터 시작해야 한다는 성스러운 의무감에 젖어 마치 이전에 어느 누구도 이것에 관해 아무런 연구도 하지 않았다는 듯이 문제를 다루려했다는 점은 개탄스러운 사실이다."

사실 이러한 분열은 서로 통합되지 못하여 결국 DSM 체계에 PTSD를 공식진단으로 포함시키는 결과에는 이르지 못하였다. 연구 결과 이 장애는 해리 증상이 중요하다고 주장되었지만 결국 PTSD는 (불안이 높고 과각성된 상태라는 이유로) 불안장애로 분류되었다. 어디에 포함시켜야 할지에 대한 논쟁은 수십 년간 계속되었다; 현장 연구와 여러 근거들을 통해 매뉴얼에는 다른 진단기준들이 포함되어야 한다고 제안되면서 진단을 둘러싼 논란은 지속되었다. 심한 외상사건의 생존자들에서 보이는 의미 체계와 인격 구조의 광범위한 붕괴를 설명하기 위하여 두 번째 진단명, 즉 "복합 외상후 스트레스장애 Complex PTSD"를 포함시킬 것이 제안되기도 하였다. PTSD를 해리장애 범주로 이동시키는 것이 제안되기도 하였다. DSM-5에서는 외상-관련 장애가 독립된 분류로 자리 잡아 불안장애와 해리장애 사이에 위치하게 되었다. 새로운 진단기준이 추가되어 "인지와 감정의 부정적 변화"라는 구체적인 언급이 포함되었으며, 해리 증상이 동반되는지 여부에 따라 명시화할 수 있도록 하였다.

사회 전체든 정신의학분야든 폭력의 결과에 대한 책임(원인제공/비난)이라는 문제에 대해 있는 그대로 다 말하는 것이 완전히 편할 수는 없기 때문에 외상에 관한 연구를 둘러싼 논란은 항상 있을 것이다. 하지만 진단기준이 수립되면 현장연구가 제대로 수행이 될 것이며, 연구를 표준화하고 그 결과를 비교하는 데 필요한 공통 언어가 세워질 것이다.

정신병리와 정신역동
PSYCHOPATHOLOGY AND PSYCHODYNAMICS

진단 Diagnosis

PTSD의 DSM-5 진단기준이 표 10-1에 나와 있다. 표 10-2는 PTSD 진단기준에 있어서 DSM-IV-TR과 DSM-5 사이의 차이점을 요약한 것이다.

표 10-1. 외상후 스트레스장애의 DSM-5 진단기준

외상후 스트레스장애

주의점: 이 기준은 성인, 청소년 그리고 7세 이상의 아동에게 적용한다. 6세 또는 더 어린 아동을 위해서는 다음의 해당 기준을 보기 바란다.

A. 실제적이거나 위협적인 죽음, 심각한 부상, 또는 성폭력에의 노출이 다음과 같은 방식 가운데 한 가지(또는 그 이상)에서 나타난다.

1. 외상성 사건(들)에 대한 직접적인 경험
2. 그 사건(들)이 다른 사람들에게 일어난 것을 생생하게 목격함
3. 외상성 사건(들)이 가족, 가까운 친척 또는 친한 친구에게 일어난 것을 알게 됨

   주의점: 가족, 친척 또는 친구에게 생긴 실제적이거나 위협적인 죽음은 그 사건(들)이 폭력적이거나 돌발적으로 발생한 것이어야만 한다.
4. 외상성 사건(들)의 혐오스러운 세부 사항에 대한 반복적이거나 지나친 노출의 경험(예, 변사체 처리의

최초 대처자, 아동 학대의 세부 사항에 반복적으로 노출된 경찰관)

주의점: 진단기준 A4는 노출이 일과 관계된 것이 아닌 한 전자미디어, 텔레비전, 영화 또는 사진을 통해 노출된 경우는 적용되지 않는다.

B. 외상성 사건(들)이 일어난 후에 시작된, 외상성 사건(들)과 관련이 있는 침습 증상의 존재가 다음 중 한 가지(또는 그 이상)에서 나타난다.

1. 외상성 사건(들)의 반복적, 불수의적이고, 침습적인 고통스러운 기억

   주의점: 7세 이상의 아동에서는 외상성 사건(들)의 주제 또는 양상이 표현되는 반복적인 놀이로 나타날 수 있다.

2. 꿈의 내용과 정동이 외상성 사건(들)과 관련되는 반복적으로 나타나는 고통스러운 꿈

   주의점: 아동에서는 내용을 알 수 없는 악몽으로 나타나기도 한다.

3. 외상성 사건(들)이 재생되는 것처럼 그 개인이 느끼고 행동하게 되는 해리성 반응(예, 플래시백)(그러한 반응은 연속선상에서 나타나며, 가장 극한 표현은 현재 주변 상황에 대한 인식의 완전한 소실일 수 있음)

   주의점: 아동에서는 외상의 특정한 재현이 놀이로 나타날 수 있다.

4. 외상성 사건(들)을 상징하거나 닮은 내부 또는 외부의 단서에 노출되었을 때 나타나는 극심하거나 장기적인 심리적 고통
5. 외상성 사건(들)을 상징하거나 닮은 내부 또는 외부 단서에 대한 뚜렷한 생리적 반응

C. 외상성 사건(들)이 일어난 후에 시작된, 외상성 사건(들)과 관련이 있는 자극에 대한 지속적인 회피가 다음 중 한 가지 또는 2가지 모두에서 명백하다.

1. 외상성 사건(들)에 대한 또는 밀접한 관련이 있는 고통스러운 기억, 생각 또는 감정을 회피 또는 회피하려는 노력
2. 외상성 사건(들)에 대한 또는 밀접한 관련이 있는 고통스러운 기억, 생각 또는 감정을 불러일으키는 외부적 암시(사람, 장소, 대화, 행동, 사물, 상황)를 회피 또는 회피하려는 노력

D. 외상성 사건(들)이 일어난 후에 시작되거나 악화된, 외상성 사건(들)과 관련이 있는 인지와 감정의 부정적 변화가 다음 중 2가지(또는 그 이상)에서 나타난다.

1. 외상성 사건(들)의 중요한 부분을 기억할 수 없는 무능력(두부 외상, 알코올 또는 약물 등의 이유가 아니며 전형적으로 해리성 기억상실에 기인)
2. 자신, 다른 사람 또는 세계에 대한 지속적이고 과장된 부정적인 믿음 또는 예상(예, "나는 나쁘다.", "누구도 믿을 수 없다.", "이 세계는 전적으로 위험하다.", "나의 전체 신경계는 영구적으로 파괴되었다.")
3. 외상성 사건(들)의 원인 또는 결과에 대하여 지속적으로 왜곡된 인지를 하여 자신 또는 다른 사람을 비난함
4. 지속적으로 부정적인 감정 상태(예, 공포, 경악, 화, 죄책감 또는 수치심)
5. 주요 활동에 대해 현저하게 저하된 흥미 또는 참여
6. 다른 사람과의 사이가 멀어지거나 소원해지는 느낌
7. 긍정적 감정을 경험할 수 없는 지속적인 무능력(예, 행복, 만족 또는 사랑의 느낌을 경험할 수 없는 무능력)

E. 외상성 사건(들)이 일어난 후에 시작되거나 악화된, 외상성 사건(들)과 관련이 있는 각성과 반응성의 뚜렷한 변화가 다음 중 2가지(또는 그 이상)에서 현저하다.

1. (자극이 거의 없거나 아예 없이) 전형적으로 사람 또는 사물에 대한 언어적 또는 신체적 공격성으로 표현되는 민감한 행동과 분노폭발
2. 무모하거나 자기 파괴적 행동
3. 과각성
4. 과장된 놀람 반응
5. 집중력의 문제
6. 수면 교란(예, 수면을 취하거나 유지하는 데 어려움 또는 불안정한 수면)

F. 장애(진단기준 B, C, D 그리고 E)의 기간이 1개월 이상이어야 한다.
G. 장애가 사회적, 직업적, 또는 다른 중요한 기능 영역에서 임상적으로 현저한 고통이나 손상을 초래한다.
H. 장애가 물질(예, 치료 약물이나 알코올)의 생리적 효과나 다른 의학적 상태로 인한 것이 아니다.

다음 중 하나를 명시할 것 :

해리 증상 동반: 개인의 증상이 외상후 스트레스장애의 기준에 해당하고, 또한 스트레스에 반응하여 그 개인이 다음에 해당하는 증상을 지속적이거나 반복적으로 경험한다.

1. **이인증:** 스스로 정신 과정 또는 신체로부터 떨어져서 마치 외부 관찰자가 된 것 같은 지속적 또는 반복적 경험(예, 꿈속에 있는 느낌, 자신 또는 신체의 비현실감 또는 시간이 느리게 가는 감각을 느낌)
2. **비현실감:** 주위 환경의 비현실성에 대한 지속적 또는 반복적 경험(예, 개인을 둘러싼 세계를 비현실적, 꿈속에 있는 듯한, 멀리 떨어져 있는, 또는 왜곡된 것처럼 경험)

주의점: 이 아형을 쓰려면 해리 증상은 물질의 생리적 효과(예, 알코올 중독 상태에서의 일시적 기억상실, 행동)나 다른 의학적 상태(예, 복합 부분 발작)로 인한 것이 아니어야 한다.

다음의 경우 명시할 것:

지연되어 표현되는 경우: (어떤 증상의 시작과 표현은 사건 직후 나타날 수 있더라도) 사건 이후 최소 6개월이 지난 후에 모든 진단기준을 만족할 때

6세 이하 아동의 외상후 스트레스장애 포함

A. 6세 또는 그보다 더 어린 아동에서는 실제적이거나 위협적인 죽음, 심각한 부상 또는 성폭력에의 노출이 다음과 같은 방식 가운데 한 가지(또는 그 이상)에서 나타난다.
1. 외상성 사건(들)에 대한 직접적인 경험
2. 그 사건(들)이 다른 사람들, 특히 주 보호자에게 일어난 것을 생생하게 목격함

주의점: 목격이 전자미디어, 텔레비전, 영화 또는 사진을 통한 경우는 포함되지 않는다.

3. 외상성 사건(들)이 부모 또는 보호자에게 일어난 것을 알게 됨

B. 외상성 사건(들)이 일어난 후에 시작된 외상성 사건(들)과 관련이 있는 침습 증상의 존재가 다음 중 한 가지(또는 그 이상)에서 나타난다.
1. 외상성 사건(들)의 반복적, 불수의적이고, 침습적인 고통스러운 기억

주의점: 자연발생적이고 침습적인 기억이 고통스럽게 나타나야만 하는 것은 아니며 놀이를 통한 재현으로 나타날 수도 있다.

2. 꿈의 내용과 정동이 외상성 사건(들)과 관련되는 반복적으로 나타나는 고통스러운 꿈

주의점: 꿈의 무서운 내용이 외상성 사건과 연관이 있는지 아닌지 확신하는 것이 가능하지 않을 수 있다.

3. 외상성 사건(들)이 재생되는 것처럼 그 아동이 느끼고 행동하게 되는 해리성 반응(예, 플래시백)(그러한 반응은 연속선상에서 나타나며, 가장 극한 표현은 현재 주변 상황에 대한 인식의 완전한 소실일 수

있음) 그러한 외상의 특정한 재현은 놀이로 나타날 수 있다.

4. 외상성 사건(들)을 상징하거나 닮은 내부 또는 외부의 단서에 노출되었을 때 나타나는 극심하거나 장기적인 심리적 고통
5. 외상성 사건(들)을 상기하는 것에 대한 현저한 생리적 반응

C. 외상성 사건(들)이 일어난 후에 시작되거나 악화된, 외상성 사건(들)과 관련이 있는 자극의 지속적인 회피 또는 외상성 사건(들)과 관련이 있는 인지와 감정의 부정적인 변화를 대변하는 다음 중 한 가지(또는 그 이상)의 증상이 있다.

자극의 지속적 회피

1. 외상성 사건(들)을 상기시키는 활동, 장소 또는 물리적 암시 등을 회피 또는 회피하려는 노력
2. 외상성 사건(들)을 상기시키는 사람, 대화 또는 대인관계 상황 등을 회피 또는 회피하려는 노력

인지의 부정적 변화

3. 부정적 감정 상태의 뚜렷한 빈도 증가(예, 공포, 죄책감, 슬픔, 수치심, 혼란)
4. 놀이의 축소를 포함하는, 주요 활동에 대해 현저하게 저하된 흥미 또는 참여
5. 사회적으로 위축된 행동
6. 긍정적인 감정 표현의 지속적인 감소

D. 외상성 사건(들)이 일어난 후에 시작되거나 악화된, 외상성 사건(들)과 관련이 있는 각성과 반응성의 뚜렷한 변화가 다음 중 2가지(또는 그 이상)에서 현저하다.

1. 전형적으로 사람 또는 사물에 대한 언어적 또는 신체적 공격성으로(극도의 분노발작 포함) 표현되는 민감한 행동과 분노폭발(자극이 거의 없거나 아예 없이)
2. 과각성
3. 과장된 놀람 반응
4. 집중력의 문제
5. 수면 교란(예, 수면을 취하거나 유지하는 데 어려움 또는 불안정한 수면)

E. 장애의 기간이 1개월 이상이어야 한다.

F. 장애가 부모, 형제, 또래 또는 다른 보호자와의 관계 또는 학교생활에서 임상적으로 현저한 고통이나 손상을 초래한다.

G. 장애가 물질(예, 치료 약물이나 알코올)의 생리적 효과나 다른 의학적 상태로 인한 것이 아니다.

다음 중 하나를 명시할 것 :

해리 증상 동반: 개인의 증상이 외상후 스트레스장애의 기준에 해당하고 그 개인이 다음에 해당하는 증상을 지속적이거나 반복적으로 경험한다.

1. 이인증: 스스로 정신 과정 또는 신체로부터 떨어져서 마치 외부 관찰자가 된 것 같은 지속적 또는 반복적 경험(예, 꿈속에 있는 느낌, 자신 또는 신체의 비현실감 또는 시간이 느리게 가는 감각을 느낌)
2. 비현실감: 주위 환경의 비현실성에 대한 지속적 또는 반복적 경험(예, 개인을 둘러싼 세계를 비현실적, 꿈속에 있는 듯한, 멀리 떨어져 있는, 또는 왜곡된 것처럼 경험)

주의점: 이 아형을 쓰려면 해리 증상은 물질의 생리적 효과(예, 일시적 기억상실)나 다른 의학적 상태(예, 복합 부분 발작)로 인한 것이 아니어야 한다.

다음의 경우 명시할 것:

지연되어 표현되는 경우: 사건 이후 최소 6개월이 지난 후에 모든 진단기준을 만족할 때(어떤 증상의 시작과 표현은 사건 직후 나타날 수 있더라도)

발췌, 권준수 등 역, 정신질환의 진단 및 통계편람 제5판, APA, 서울: 학지사: 2015

표 10-2. 외상후 스트레스장애의 DSM-IV-TR과 5의 진단기준 비교

PTSD	DSM-IV-TR	DSM-5
	불안장애에 포함	외상 및 스트레스 관련장애에 포함
진단기준 A	두려움, 무력감 그리고 공포 등의 반응을 포함	직업적으로 노출되는 사람들을 포함: 두려움 등의 반응이 반드시 필요하진 않음
진단기준 B	재경험	재경험
진단기준 C	회피	회피
진단기준 D	과각성	인지와 감정의 부정적 변화
진단기준 E	최소 1달 이상의 기간	과각성
진단기준 F		최소 1달 이상의 기간
명시자:		해리 증상 동반
명시자:	지연성	지연되어 표현되는 경우

PTSD와 급성스트레스장애(ASD)는 이제 분리된 진단분류 - 외상 및 스트레스 관련 장애 -로서 더 이상 불안장애에 속하지 않는다. DSM-IV-TR은 PTSD의 진단기준 A에 다음과 같이 수록하고 있다: "극심한 두려움, 무력감 또는 공포를 포함한 개인의 반응". DSM-5에서는 이 기준이 더 이상 필요하지 않다; 대신 고위험 직업을 가진 사람들이 겪는 대리 외상과 직업적 노출을 일종의 외상으로 구체적으로 포함시켜 진단기준 A에 따라 이 장애로 진단되어질 수 있도록 하였다. 진단기준 B와 C는 근본적으로 변한 사항은 없으며, DSM-IV-TR의 진단기준 D는 DSM-5에서는 진단기준 E가 되었다. DSM-5의 진단기준 D에서는 일련의 새로운 증상들 - 인지와 감정의 부정적 변화 - 이 포함되어 있는데, 이는 보다 전반적인 기능의 황폐화를 의미한다. "해리 증상 동반" 명시자가 추가되었고 급성 및 만성 명시자는 빠졌다.

표 10-3에는 급성 스트레스장애(ASD)의 DSM-5 진단기준이 수록되어 있다.

표 10-3. 급성 스트레스장애의 DSM-5 진단기준

A. 실제적이거나 위협적인 죽음, 심각한 부상, 또는 성폭력에의 노출이 다음과 같은 방식 가운데 한 가지(또는 그 이상)에서 나타난다.
  1. 외상성 사건(들)에 대한 직접적인 경험
  2. 그 사건(들)이 다른 사람들에게 일어난 것을 생생하게 목격함
  3. 외상성 사건(들)이 가족, 가까운 친척 또는 친한 친구에게 일어난 것을 알게 됨

주의점: 가족, 친척 또는 친구에게 생긴 실제적이거나 위협적인 죽음은 그 사건(들)이 폭력적이거나 돌발적으로 발생한 것이어야만 한다.

4. 외상성 사건(들)의 혐오스러운 세부 사항에 대한 반복적이거나 지나친 노출의 경험(예, 변사체 처리의 최초 대처자, 아동 학대의 세부 사항에 반복적으로 노출된 경찰관)

주의점: 진단기준 A4는 노출이 일과 관계된 것이 아닌 한 전자미디어, 텔레비전, 영화 또는 사진을 통해 노출된 경우는 적용되지 않는다.

B. 외상성 사건이 일어난 후에 시작되거나 악화된 침습, 부정적 기분, 해리, 회피와 각성의 5개의 범주 중에서 어디서라도 다음 증상 중 9가지(또는 그 이상)에서 존재한다.

침습증상

1. 외상성 사건(들)의 반복적, 불수의적이고, 침습적인 고통스러운 기억

주의점: 아동에서는 외상성 사건(들)의 주제 또는 양상이 표현되는 반복적인 놀이로 나타날 수 있다.

2. 꿈의 내용과 정동이 외상성 사건(들)과 관련되는 반복적으로 나타나는 고통스러운 꿈

주의점: 아동에서는 내용을 알 수 없는 악몽으로 나타나기도 한다.

3. 외상성 사건(들)이 재생되는 것처럼 그 개인이 느끼고 행동하게 되는 해리성 반응(예, 플래시백)(그러한 반응은 연속선상에서 나타나며, 가장 극한 표현은 현재 주변 상황에 대한 인식의 완전한 소실일 수 있음)

주의점: 아동에서는 외상의 특정한 재현이 놀이로 나타날 수 있다.

4. 외상성 사건(들)을 상징하거나 닮은 내부 또는 외부의 단서에 노출되었을 때 나타나는 극심하거나 장기적인 심리적 고통

부정적 기분

5. 긍정적 감정을 경험할 수 없는 지속적인 무능력(예, 행복, 만족 또는 사랑의 느낌을 경험할 수 없는 무능력)

해리증상

6. 주위 환경 또는 자기 자신에의 현실에 대한 변화된 감각(예, 스스로를 다른 사람의 시각에서 관찰, 혼란스러운 상태에 있는 것, 시간이 느리게 가는 것)
7. 외상성 사건(들)의 중요한 부분을 기억하는 데의 장애(두부 외상, 알코올 또는 약물 등의 이유가 아니며 전형적으로 해리성 기억상실에 기인)

회피증상

8. 외상성 사건(들)에 대한 또는 밀접한 관련이 있는 고통스러운 기억, 생각 또는 감정을 회피 또는 회피하려는 노력
9. 외상성 사건(들)에 대한 또는 밀접한 관련이 있는 고통스러운 기억, 생각 또는 감정을 불러일으키는 외부적 암시(사람, 장소, 대화, 행동, 사물, 상황)를 회피 또는 회피하려는 노력

각성증상

10. 수면 교란(예, 수면을 취하거나 유지하는 데 어려움 또는 불안정한 수면)
11. 전형적으로 사람 또는 사물에 대한 언어적 또는 신체적 공격성으로 표현되는 민감한 행동과 분노폭발 (자극이 거의 없거나 아예 없이)
12. 과각성
13. 집중력의 문제
14. 과장된 놀람 반응

C. 장애(진단기준 B의 증상)의 기간은 외상 노출 후 3일에서 1개월까지다.
주의점: 증상은 전형적으로 외상 후 즉시 시작하지만, 장애 기준을 만족하려면 최소 3일에서 1개월까지 증상이 지속되어야 한다.

D. 장애가 사회적, 직업적, 또는 다른 중요한 기능 영역에서 임상적으로 현저한 고통이나 손상을 초래한다.

E. 장애가 물질(예, 치료 약물이나 알코올)의 생리적 효과나 다른 의학적 상태(예, 경도 외상성 뇌손상)로 인한 것이 아니며 단기 정신병적 장애로 더 잘 설명되지 않는다.

발췌. 권준수 등 역, 정신질환의 진단 및 통계편람 제5판, APA, 서울: 학지사: 2015

DSM-5에서 ASD와 PTSD 사이에는 두 가지 큰 차이점이 있다. 하나는 기간이다: ASD 증상은 외상 사건 직후에 나타나 최소 3일 이상 지속되다가 1달 이내에 해소된다; PTSD는 1달 이상 지속되며 지연되어 발생하거나 표현될 수 있으며 만성적인 경과를 밟는다. 또한 ASD와 PTSD 사이에는 증상의 조합들이 대부분 중복되지만, PTSD에서는 진단기준에 부합하기 위해서는 각 군마다 얼마나 많은 증상들이 있는지에 대해 엄격한 기준이 있다. ASD에서는 5가지 증상군 어디서라도 총 아홉 개 이상의 증상만 있으면 된다. 해리증상은 ASD의 진단기준에는 포함이 되지만 PTSD에서는 세부사항이 아니며, ASD에서는 부정적 기분 범주에 하나의 증상만 포함되어 있지만 PTSD 진단기준에서는 4개가 포함되어 있다.

역학 Epidemiology

미국병존증조사National Comorbidity Survey 결과, PTSD의 평생유병율과 (지난 12개월 동안의) 현유병율은 각각 6.8%와 3.6%인 것으로 추산되었다. 외상 사건의 발생은 흔하다는 점을 감안하면 이런 결과는 외상에 노출되었을 때 어떤 반응을 보일 것인가에 대해 보호요인이나 위험요인이 있을 수 있다는 증거가 된다. PTSD가 발생할 위험은 자연재해보다는 인간의 폭력에 노출되었을 경우에 더 높은 것으로 나타났다. 평생 동안 외상 사건에 노출되는 경우는 남성에서 많지만 외상에 노출된 후 PTSD가 발생하는 비율은 여성에서 더 높다. 성별이 위험요인인지 혹은 어떤 종류의 외상이 위험요인인지는 명확하지 않다. 여성들은 성폭력과 인간에 의한 폭력에 더 많이 노출되는데, 이 때 피해여성들은 매우 심한 정도의 무력감을 느낀다. Rivers는 1차 세계대전 참전군인에서 무력감의 여부와 증상의 심각성 사이에는 강한 연관성이 있음을 처음으로 기술하였다. 이것이 PTSD 유병율의 남녀차를 설명해주는 요인이 되는 지는 확실치 않다. 남성들도 성적 학대나 성폭행을 당하면 매우 높은 비율로 PTSD가 발생한다; 하지만 비교를 어렵게 만드는 다른 혼란요인들이 있다. 이성애자가 아니라고 밝히는 경우 남녀 모두에서 외상에 노출될 위험성이 증가되며 PTSD가 발생할 위험성 또한 높아진다. 미국에서 백인보단 남미계나 흑인, 원주민계에서 PTSD 발생이 더 높은데 반해 아시아계는 낮은 것으로 나타났다. 쌍생아 연구와 가족연구를 통해 유전적 취약성은 확실히 있는 것으로 보인다. 낮은 사회경제적 지위도 위험요인이다. 앞서 말한 대로 몇몇 종류의 외상(성적 외상, 집단 학살, 장기수용, 전투)에 대해서는 PTSD가 발생할 가능성이 더 높다. 잔혹행위에 참가한 것(협박에 의해 자행된 경우는 제외) 또한 위험요인이다. 흥미롭게도 정신질환의 가족력과 외상 전 병력 등도 위험요인으로 거론되어 왔다; 특히 충동적으로 행동을 표출하는 기질을 가진 경우 외상에 노출될 위험성이 높기 때문에 PTSD가 발생할 위험도 높아진다. 어떤 직업들은 외상에 노출되어 PTSD가 발생할 위험이 특히 높다: 군인, 경찰, 소방관, 응급 의료인 등이 그러하다.

몇몇 저자들은 보호요인과 회복탄력성에 초점을 맞췄다. 일관되게 보고되는 요인으로는 좋은 사회적 지지와 필요시 이런 지지를 끌어올 수 있는 능력, 적응적인 대처 기술, 인지적 및 정서적 유연성, 낙관주의 그리고 자신의 삶을 중요하다고 인식하는 것 등이 있다.

정신병리 Psychopathology

외상에 관한 생물학적, 신경생리학적 연구 분야에 대해 심도 있게 검토해보는 것은 이 장의 범위를 벗어난다. 지난 십여 년 동안 동물모델과 신경영상학, 신경내분비학 연구들을 통해 PTSD 증상이 어떤 식으로 발생하여 지속이 되는지 이해되기 시작하였다. PTSD의 증상들 중 많은 것들이 스트레스에 대한 신경생리학적 반응으로, 급성적인 위협 하에서는 적응적인 것일 수 있지만 그것이 비위협적인 상황에서도 계속 지속되면 부적응적인 반응이 되어버린다. 특히 영향 받는 두 영역은 기억과 각성이다.

외상에 대한 기억은 조각이 나 통합되지 못한 상태 그대로 부호화된다. 환자들은 기억이 생생하게 떠오르면서 종종 체감각적인 느낌이 함께 느껴져 마치 자신의 몸 전체와 모든 감각들이 그것을 기억하고 있는 듯하다고 말한다; 많은 환자들인 "되돌아갔다"거나 "거기에 있다"고 표현한다. 또한 이러한 회상에는 강렬한 각성과 대개 부정적인 정서(예, 불안, 공포, 분노)들이 동반된다. 이러한 기억들은 자기 의지로 불러낼 수 있는 것이 아니며, 다음의 예에서 보듯이 종종 적절한 상황과 연결되지도 않는다는 사실이 중요하다:

> 10대 때 강간을 당했던 한 여성은 그 사건에 대해 단편적인 기억들만 떠올릴 수 있었는데, 첫 면담 때 당시에 무슨 일이 있었는지를 설명하려 애썼다. 그녀는 내가 자신의 이야기를 믿지 않을까봐 걱정했으며 실제로 그녀가 해준 이야기는 자세하지 못하고 너무 모호했던 탓에 나는 그녀가 이야기를 지어내고 있다고 느껴질 정도였다. 하지만 내가 질문을 하자 그녀는 갑자기 몸을 뒤로 당겨 젖히면서 더 자세히 기억을 떠올리며

> 자신을 "미쳐 제정신이 아니게" 만든 그 날의 사건 때문에 너무나도 고통스럽다고 말했다. 그녀는 스스로도 통제할 수 없는 자신의 기억이 또 다시 자신을 해치고 상처 준다고 했다. 그녀 자신도 무슨 일이 있었던 것인지 기억해내 이야기할 수 있게 되기를, 그 내용을 알고 싶기를 바랐다. 그러는 대신 그 사건에 대한 회상은 느닷없이 떠올라버려 자신이 제정신인지 의심스러울 지경이었다. 진정된 후 그녀는 다시 너무나도 무서운 나머지 그 기억의 내용을 떠올릴 수 없게 되어버렸으며 결국 기억은 여전히 조각난 채로 남겨졌다.

이 여성과 같이 플래시백과 강렬한 외상의 기억으로 고통 받는 대부분의 환자들에서 회상은 대개 외부요인에 의해 촉발된다. 환자는 무엇이 회상을 촉발시켰는지 알지 못하기 때문에, 작은 감각 자극마저도 두려워져 어떠한 활동과 교류조차도 하지 않으려 회피하게 된다. 악몽 때문에 밤중에 그 일이 또 생각나 잠이 방해를 받는데. 이러한 수면장애는 PTSD 발생에 중요한 요인인 것으로 밝혀졌다. 한 참전군인은 치료를 받으러 처음 왔을 당시, 악몽이 너무 두려운 나머지 한 번에 90분 이상 잠들지 않는 식으로 자신만의 잠자는 방식을 체득했었다.

재경험이 일어나는 동안만 과각성되는 것은 아니다; 환자는 끊임없이 각성되어 있는 상태로 살아간다. "항상 보초를 서고 있는 셈이죠."라고 한 베트남 참전군인은 설명했다. 남아프리카 여행 도중에 잔혹하게 납치를 당했다가 살아 돌아온 한 유명 변호사는 "전 쉽게 폭발해요; 모든 걸 기분 나쁘게 받아들이죠."라고 말했다. 성직자에 의해 성적 학대를 당했던 한 피해자는 "아무도 믿지 않아요; 그들이 무슨 속셈인지 알 수가 없잖아요."라며 되뇌었다. 어느 홀로코스트 생존자에게 그가 아팠을 때 이웃이 수프를 끓여다주는 모습을 봤던 일이 생각나 그에게 이웃이 좋은 분들인 것 같다고 말을 건넸다. 그는 "폴란드에서도 좋은 이웃을 뒀었죠."라며 답했다. 그 폴란드인 이웃은 그와 그의 가족을 게슈타포에 신고했다. 이런 환자들은 긴장을 풀지 못한다. 매일 매일 모든 순간마다 불가피한 위험에 대비하고 있는 것이다; 모퉁이를 돌면 또 다른 위협이 숨어 기다리고 있으며; 모든 사람들은 언제든지 적이 될 수 있다. 재경험에 대한 두려움이 회피를 유발하듯이, 과각성이 지속되게 되면 생활은 얼룩져 부정적인 기분과 인지상태가 유발된다.

정신역동 Psychodynamics

Breuer와 프로이드의 작업은 외상에 대한 연구에서부터 시작되어 프로이드는 "히스테리 환자들은 주로 회상 때문에 고통을 받는다"라는 유명한 말을 남겼지만, 나중에 프로이드는 정신내적 현상과 갈등에 대해 특별한 관심을 기울였다. 하지만 전쟁신경증 문제는 프로이드도 쉽게 풀지 못했는데 그의 저서 "쾌락원칙을 넘어서"는 자신의 이론에 들어맞지 않는 몇 가지 증상들을 이해하기 위한 시도였다. 그는 "살아있는 모든 것들의 가장 보편적인 몸부림, 말하자면 무기질 세계의 고요함 속으로 되돌아가려는" 죽음 본능 때문에 병사들은 악몽의 공포에 사로잡혀 끊임없는 반복 강박에 시달리게 되는 것이라고 생각했다.

욕동 이론과 자아심리학에서 외상은 기존에 존재하던 병리와 대부분 연관된 것으로 간주되었다; 외부의 사건은 내적 갈등 및 환상과 공명이 일어날 때에만 의미가 있다. 안나 프로이드는 정신내적 갈등 없이 그 자체만으로 외상 반응을 일으킬 수 있는 사건이 있을 수 있을까 의문스러워했다.

많은 저명한 정신분석가들이 외상 희생자들에 대해 연구하였다. Bergmann은 홀로코스트 생존자와 그 가족들을 연구하면서 초자아 병리와 공격자와의 동일시identification with the aggressor라는 개념을 사용하였다. 자신이 홀로코스트 생존자이기도 한 Krystal 또한 대규모 외상의 희생자들에 대해 연구하는 동안 공격자와의 동일시, 생존자의 죄책감 그리고 정서내성affect tolerance 등의 개념들이 이들을 이해하는 데 도움이 된다고 말했다. 하지만 1990년 *홀로코스트 세대Generations of the Holocaust*라는 제목의 세미나에서 Bergmann과 Jucovy는 정신분석학이라는 연구방법으로는 "생존자들이 보이는 곤혹스러운 일련의 증상들을 개념화하고 설명하는 데에 충분치 못한 것 같다."라고 서문을 썼다. 이 분야의 많은 유능한 전문가들이 말한 바와 같이, 외상 희생자들에 대해 가장 창의적인 임상 연구를 하기 위해서는 정신역동의 개념을 사용함에 있어서 이론의 틀에 너무 얽매이지 말고 생각을 유연하게 적용할 필요가 있다는 점이다. 각각의 환자들은 서로 달라, 그의 인격과 기질, 과거력 등으로부터 영향을 받은, 매우 개인적이고 유일한 방식으로 외상 사건을 경험한다. 정신역동적으로 접근함에 있어 환자의 감정적 삶의 자세한 부분에까지 관심을 기울여준다면 외상으로 인해 비인간적인 경험을 했던 환자는 다시금 하나의 인격체로서 자신의 가치를 느끼게 될 것이다. 어떤 사람이 인생의 어떤 사건에 대해 어떻게 반응할지에 대해서 정신내적 환상intrapsychic fantasy은 중요한 역할을 한다; 하지만 PTSD 환자의 정신적 삶에 어떤 병리가 기저에 존재했었는지 찾아보는 것은 자칫 그 환자에게 비난과 멸시로 느껴질 수 있다. 지난 십여 년간 아동학대 분야와 그들이 성인이 되었을 때의 치료법에 대해 많은 관심이 모아졌으며 많은 이론적 임상적 작업들을 통해 이들의 병리에 대한 개념이 잡혀져왔다. 종종 어린 시절 외상의 결과로 인격장애가 발생하기 쉬워진다(이 책의 9장을 보라). 애착이론 또한 그 자체로서 초기 외상과 가장 관련이 깊다. 애착이 잘 형성되지 않았던 사람들(예를 들어, 사회적 지지가 부족했거나 필요시 지지체계를 동원할 수 없었던 사람들)에서 외상에 노출된 뒤 PTSD가 발생할 가능성이 일반적으로 높기 때문에, 애착 외상attachment trauma으로 인한 결과에 대해서는 꼭 염두에 두는 것이 중요하다.

외상과 인생 주기 Trauma and the Life Cycle

환자들의 다수에서 PTSD 증상은 3개월이 지나면 관해가 되어 6개월 이후엔 더 이상 진단 기준에 부합하는 증상들을 보이지 않게 되며, 심지어 만성적인 경과를 보이는 환자들조차도 기능이 호전되는 시기가 찾아오곤 한다. 하지만 심한 증상으로 무력화된 PTSD 환자와 엄청난 외상 사건(예를 들어, 대량학살, 오랜 시간 지속되어 온 성적 학대나 은밀히 자행된 배우자 폭행, 장기수감, 전투 등)에 노출된 경우 등에서는 특히 인생 주기의 취약한 시점에서 삶의 규범적 사건normative event이나 스트레스 상황이 촉발요인으로 작용하여 병이 재발할 수도 있다는 문헌들이 점점 더 많이 보고되고 있다. 예를 들어, 홀로코스트 생존자들에서 급성 질환을 앓거나 가족이 죽은 후 또는 이별(예를 들어, 이혼이나 자녀의 독립과 결혼 등)을 경험하고 난 후 증상이 재발했다는 보고들이 많다. 또한 나이가 들수록 상실을 겪고 기능을 잃으며 의존적이 될 가능성이 높기 때문에 이런 것들이 모두 PTSD를 재발하게 만드는 유발요인이 될 수 있다. 죽음을 맞이할 무렵에 이르러 외상의 생존자들은 해소되지 못했던 문제들이 다시 불거져 증상이 심하게 나빠지기도 한다. 중요한 점은 나이가 점점 드는 동안 사망률은 급속히 증가하고 눈에 드러나지 않는 PTSD 증상으로 인해 삶의 질 또한 급격히 악화된다는 것이다.

공존질환 Comorbidities

종종 PTSD 환자들은 외상의 과거력과는 무관한, 전혀 엉뚱한 병명으로 진단된 상태에서 치료를 받으러 오곤 한다. 또한 많은 종류의 약들을 적절한 지시사항도 없이 처방받고 있는데, 약들 중 다수는 중독성이 있는 규제 약물들이다. 철저한 임상 면담을 통해 외상을 경험한 적이 있는지, 민감한 사항인 만큼 주의 깊게 살펴보는 것이 매우 중요하며 PTSD 만으로도 충분히 증상을 설명할 수 있다면 다른 진단명이 내려져서는 안 된다.

PTSD에는 종종 물질남용이 동반된다; 환자들은 자신의 과각성된 상태를 진정시키고 잠을 자기 위하여, 외상으로 인해 멍하고 흐릿해진 해리상태로부터 벗어나 다시 살아있음을 느끼고 싶어, 그리고 절망감을 줄이기 위하여 술이나 물질들을 사용한다. 물질을 남용하는 환자들은 무모하고 자기-파괴적인 행동들을 할 가능성이 높기 때문에 자살가능성에 대해서도 자세하게 살펴봐야 한다.

만성PTSD의 경우엔 우울증이 종종 동반된다; 하지만 물질사용장애도 같이 있다면, 기분의 문제가 단순히 물질 사용 때문만은 아니라는 점이 명확해질 때까지는 다른 진단이 내려져서는 안 된다.

불안장애나 해리장애가 PTSD에 동반되어 있다고 진단내릴 때에는 각별한 주의가 필요하다. 동반진단을 내리는 것이 불가능한 것은 아니지만, 이 환자들이 보이는 불안증상과 해리증상은 대부분의 경우 PTSD 증상의 일부일 가능성이 높기 때문이다.

충동적으로 행동을 표출하는 사람들의 경우 외상에 노출될 가능성이 높아 PTSD가 발생할 위험성이 높아지므로, 인격장애는 PTSD와 공존될 수 있다.

심한 PTSD 환자들은 불안이 너무 극심한 나머지 해리되어 버리거나 플래시백으로 고통받기 때문에 마치 정신병처럼 보일 수도 있다. 심각한 외상에 노출되면 정신병 삽화가 유발될 수도 있으므로 그것이 적절한지 잘 확인해야 한다. 만성정신질환 환자들 또한 착취에 취약하여 열악한 환경 속에서 생활하는 경우가 많은데 이런 상황에서는 외상이 더 잘 발생한다; 그러므로 두 질환이 공존하고 있는 것은 아닌지 잘 살펴보아야 한다.

중요한 점은 과거에 외상을 겪은 적이 있는 주요 신경인지장애 노인들은 요양원에 입소되거나 환경이 갑자기 바뀌는 경우 종종 정신병 비슷한 증상이나 초조를 보일 수 있다는 점이다. 다음에 나오는 예에 따르면 이것이 PTSD의 증상일 수도 있다:

> 요양원에 입소 중이던 한 홀로코스트 생존자가 아무런 이유 없이 심한 초조감을 보였는데 알고 보니 식당에서 그의 자리가 바뀐 것이었다. 환자 자신도 무엇이 문제인지 설명해내지 못했고 그것에 무슨 연관성이 있는지도 알지 못했다. 의사가 식당의 배열을 꼼꼼히 살펴보니 그 환자가 전에 앉았었던 자리는 벽을 등지고 앉아 누가 들어오고 나가는지 식당 전체가 다 보이는 위치였는데 반해 새로운 자리에서는 등 뒤에 출입문이 있었던 것이다. 환자를 예전의 자리로 되돌려 앉히자 초조는 사라졌다.

면담의 진행 MANAGEMENT OF THE INTERVIEW

외상 환자와의 면담에는 특별한 어려움이 따른다. 외상 사건으로 인해 통제력의 상실을 느꼈던 외상 희생자들의 대부분은 매우 취약해져 있어 치료 과정에 겁을 먹게 된다. 더군다나 대규모 참사의 생존자들은 특히 누군가와 신뢰하고 친해질 수 있는 능력에 손상을 입기 때문에 이들과 치료적 동맹을 맺기엔 긴 노력이 필요하다. 이러한 상황에서는, 면담자가 공감적인 태도를 유지하는 것이 필수적임에도 불구하고, 치료자가 관심과 지지를 지나치고 과장되게 표현하면 환자는 자신이 진정으로 이해받지 못했거나 혹은 침범을 받았다고 느낄 수도 있다. 아무리 순수한 의도에서라도, 어느 정도 불쾌해 할지와 상관없이, 절대로 환자를 직접 만져서는 안 된다는 점을 다음 사례가 잘 보여준다:

> A씨는 열 살 때 성직자가 자신을 성적으로 학대했었다는 사실을 15세 때에 처음으로 젊은 상담가에게 털어놓았다. 면담이 진행되는 동안 A는 매우 힘들어했다. 상담가는 안심시켜주려는 뜻에서 A의 어깨에 손을 얹었다. 면담이 끝난 후 A는 상담가가 무슨 의도로 그런 행동을 한 것인지 혼란스러웠고 이후 30년 간 더 이상 치료를 받으려 하지 않았다. 이 환자가 그토록 오랫동안 치료를 받지 않은 것에는 여러 가지 이유가 있을 것이다. 하지만 나중에 치료에서 밝히기를 그가 의사나 치료자를 믿지 않게 된 가장 큰 이유 중 하나가 바로 이 사건 때문이라는 것이었다.

이미 착취와 폭력을 당했다고 느낀 환자에게는 경계를 명확히 설정해주고 치료의 목표를 확실히 세워주되 앞으로 진행될 치료 과정에 있어서는 환자 스스로가 가능한 한 많은 부분을 통제할 수 있도록 존중해주어야 한다. 심한 외상을 겪은 환자들의 다수는 초기 면담 동안(몇 회기에 걸쳐 서서히 진행되더라도) 자신의 이야기를 털어놓지 않을 수도 있다는 점을 꼭 명심해 두어야 한다; 이들은 증상이 외상 사건 때문이라는 생각에까지 이르지 못하거나 아니면 너무나도 수치스러운 나머지 치료적 동맹이 견고해지기 전까지는 그 이야기를 꺼내지 못하는 것일 수도 있다. 환자의 과거력에 대해 자세히 살펴보는 동안 개인적인 판단이 들어가지 않은, 실제 사실 그대로에 관한 질문을 통해 외상 사건이 있었는지에 대한 정보들이 드러나게 되지만, 여전히 일부 환자들에게는 좀 더 많은 시간이 필요하기도 하다.

임상가인 우리는 환자로 하여금 개인적이고 고통스럽고 수치스러운 비밀과 환상에 대해 이야기할 수 있도록 격려해준다. 우리는 당신의 이야기를 기꺼이 들어줄 것이고 당신이 무슨 이야기를 하던 간에 감정에 동요되지 않고 참아낼 수 있음을 환자에게 알려줌으로써 말하기 어려운 주제를 이끌어낸다. 외상에 관해 물어볼 때에도 이와 비슷한 수용성acceptance이 요구된다. 다음의 예에서 나오듯이 환자가 말하기 꺼려하는 경우에는 자세한 내용까지 추궁하지 않지만, 환자가 말하고 싶어 할 때에는 아무리 듣기 힘든 얘기라 할지라도 참고 들어주어야 한다:

> 홀로코스트 생존자인 76세 B씨는 자신이 관리인으로 일하고 있는 병원에서 사회복지사를 통해 치료에 의뢰되었다. B씨는 전에 치료를 받은 적이 한 번도 없었다. 진료가 의뢰된 그 다음날로 그는 약속을 잡고자 했다: 전화상 목소리는 밝았고 기꺼이 시간을 맞추겠다고 하였다. 그는 시간에 맞춰 도착했는데 옷을 잘 차려입은 나이보다 젊어 보

이는 모습이었다. 유쾌한 몸짓에 열심이었고 말솜씨도 좋았지만 조금은 불안해하는 모습이었다.

초기 면담은 두 회기에 걸쳐 진행되었다. B씨의 주된 호소는 분노를 조절하지 못하겠다는 것이었다. 이건 평생 동안을 괴롭혀오던 문제인데 어떻게 설명할 수가 없다고 말했다: “제 생각엔 성미가 급한 것 같아요. 누가 발을 밟으면 이성을 잃고는 어떻게 행동해야할지 모르게 되죠. 갑자기 화가 치밀어요. 그러기 싫은데. 우리 애들을 키울 때에도 난 항상 그랬어요. 어떻게 해야 할 줄 몰랐기에 전 결국 집을 나와야 했었죠. 제가 이렇게 화를 내는 것이 너무 무섭다는 집사람의 말에 전 할 말이 없었어요. 엉망인 기분입니다.” 구체적으로 물어보자 그는 이성을 잃어 아내나 아들을 때린 적은 없으며 어느 누구와도 신체적인 충돌을 일으킨 적은 없다고 했다. 하지만 그는 그런 일이 벌어질까봐 항상 두려웠다고 했다. 또 다른 불편사항은 잠을 잘 자지 못한다는 것이었다: “저는 잠을 잘 못자요. 그래본 적이 없죠. 하지만 익숙해졌어요. 불편하진 않아요. 제 담당의사가 뭔가 조치를 취해줬지만 그다지 도움이 되진 않았어요. 밤새 침대 주위를 서성이죠. 깰 때 보면 침대에 거꾸로 누워있기도 하죠.” 악몽을 꾼 적이 있는지 아니면 기억나는 꿈이 있는지 묻자 그는 곧바로 “기억이 안나요. 무엇 때문에 내가 악몽을 꾸죠? 제 생활은 아주 정상적이에요. 아내와 두 아이, 그리고 직업도 있죠.” 자신의 삶은 “정상”이라는 환자의 의견에 반박하지 않은 채, 나는 어린 시절에 관해 질문을 하였다:

나 : 제가 제대로 기억하는 건지 모르겠지만 S양으로부터 B씨께서 폴란드에서 태어났다는 이야기를 들었습니다.

B씨 : 맞아요, 하지만 전쟁 기간은 제가 아주 어렸을 때라서 아무런 기억도 안 나요.

나 : 무슨 일이 있었는지 말씀해주실 수 있나요? 아니면 그 얘기를 하기가 좀 어려우신 가요?

B씨 : 아니오, 전 아무렇지 않아요. 그 때에 대해 생각해본 적도 없어요. 진짜 지에겐 아무런 영향도 없었어요. 내 말은 내 기억에 그들이 우리 부모님을 데리고 갔지만 진짜로 그것 때문에 괴롭지는 않았다는 겁니다. 그 일이 무슨 의미인지 이해하기엔 저는 너무 어렸거든요.“

B씨는 한동안 침묵하였고 나는 가만히 기다렸다. 그는 이 이야기 때문에 스트레스를 받은 것 같지는 않았지만 내가 그것에 관심을 보이는 것에 다소 의아한 듯 했다.

나 : 부모님이 끌려가신 게 몇 살 때였죠?

B씨 : 여섯, 제가 여섯 살 때였죠.

나 : 그 나이에 부모 없이 살아남으셨다는 게 믿기질 않군요. 어린아이란 너무나도 나약해서, 특히 부모 없이는 더 그렇죠.

B씨 : 제 고모 말로 저는 다른 친척들과 함께 숨었데요. 아주 조금 기억이 나요. 외삼촌이요. 외삼촌이 절 구해줬어요. 더 늦기 전에 외삼촌이 저를 게토(유대인 거주지역 – 역자 주)에서 꺼내왔죠. 외삼촌은 좋은 분이셨어요. 엄마의 오빠죠. 외삼촌은 잘 되진 못했어요. 전쟁이 끝나고 몇 년이 지났을 때 전 외삼촌의 아들을 만났어요. 그 형은 이스라엘에 살고 있었어요. 저보다 두세 살 위죠. 저는 그 형이 살아있다는 걸 몰랐어요. 그 형이 절 찾아낸 거죠. 그 형도 그 때까지 벌어졌던 일에 대해 얘기하고 싶어 하지 않았어요. 그냥 그런 거죠. 무슨 소용이 있었겠어요? 전쟁이 끝난 뒤 저는 고모랑 살다가 폴란드를 떠나 미국으로 와서는 아내를 만났죠. 아내도 유럽에서 왔어요. 아내는 수용소에서 가족들을 잃었어요. 아내는 작년에 죽었습니다.

끔찍했던 일들에 대해 그는 거의 감정 없이 담담하게 이야기하였다. 아내의 죽음에 대해 유감을 표하자 그는 자기 아내는 몸이 약했었다며 마치 아내의 죽음에 아무런 느낌도 없다는 듯이 말하며 나의 관심에 무심해했다. B씨는 자식과 손주에 대해 이야기할 때에만 감정을 드러내었다. 아들 하나와 딸 하나, 그리고 네 명의 손주들을 두었다. 그들에 대해 얘기할 때 그의 태도는 더 온화하고 열심이었다. 아이들이 자라는 동안 더 많이 신경써주지 못했던 것에 많이 안타까워했다; 자식들과 소원해진 것은 일과 자신의 불같은 성격 때문이라고 했다. 지금 그는 손주들과는 더 가까워졌다. 하지만 특히 아들과는 불편했는데 그가 느끼기에 아들은 "아버지가 늘 없었던" 것에 불만스러웠을 것이라고 했다. 외국에 살고 있는 딸네 근처로 이사를 가면 더 가까워질 수도 있었지만 일하지 않는 자신의 삶은 상상할 수 없었다. 두 번째 면담에서 B씨는 그의 부모가 "붙잡혀 가던" 일에 대해 자세히 설명했다: 골목에서 아이들과 놀고 있을 때 독일 군인들이 부모를 후송해가는 것을 봤는데 그때 군인들이 아이들을 가리키면서 아버지한테 "네 애가 누구지?"라고 묻자 아버지는 자기를 바라보지 않은 채 "저희는 아이가 없습니다."라고 대답했던 일을 떠올렸다. B씨는 부모를 좇아가지 않았고 이후 다시는 부모를 볼 수 없었다. 그는 이 기억을 생생하고 자세하게 설명했지만 이때 아무런 감정도 들지 않는다고 말했다. 이 기억이 진짜 있었던 일인지 다른 사건들과 겹쳐진 기억인지는 알 수 없다. 하지만 B씨는 그의 부모가 체포되는 것을 목격했던 게 맞을 것이며, 부모는 자신의 아이를 보호하려 애썼을 것으로 생각된다. 두 번째 면담이 끝날 무렵 나는 면담 소견들을 요약하며, 증상의 많은 것들이 만성PTSD의 비임상적 양상일 수도 있다는 사실을 B씨에게 설명해주었다. 덧붙여 "하지만 선생님께서는 전쟁으로부터 아무런 영향도 받지 않았다고 말씀하셨습니다. 선생님께서 어떤 느낌이셨을지 저보다 더 잘 아실 것 같은데요. 그러므로 선생님의 경우 증상에 관해 다른 설명이 가능할 것 같으니 함께 찾아보도록 하죠."라고 말하였다. B씨는 처음엔 머뭇거리더니 내게 앞으로 계속해서 전쟁에 대한 이야기만 물어볼 거냐고 물었다. 이야기하기 편하다고 느껴지는 것에 대해선 무엇이든 대화를 나눌 수 있음을 알려주자, B씨는 부모를 잃는다는 경험이 그가 생각했던 것보다 더 중요할 수도 있음을 훨씬 더 열린 태도로 받아들였다.

아동기 외상 사건으로부터 영향 받은 행동들 때문에 재외상retraumatization이 유발되는 경우도 있다. 희생자들의 문제가 그들 탓으로 비난되어질 소지가 있다는 점, 특히 배우자 폭력이나 성적 학대의 피해자들에서 문제가 된다는 점은 앞서 언급하였다. 하지만 현실은 불행히도 폭력가정에서 성장한 여성들이 학대하는 남자와 결혼하곤 하며, 근친상간을 당했던 피해자는 자기 자녀들을 이런 식의 학대로부터 보호하지 못하곤 한다. 이러한 행동을 초래하는 역동적 힘들은 너무나도 복잡하여 여기서 자세히 다룰 수는 없다; 하지만 다음 예에서 보듯이 면담가는 이러한 가능성을 염두에 두고 면담 동안에 어느 한쪽의 입장을 취하게 되는 실수를 범하지 않도록 조심해야 한다:

40세 법률비서인 C부인이 열다섯 살 난 자신의 딸이 아이를 낳았는데 아이 아빠가 45살 된 C부인의 애인이라는 사실에 충격을 받아 나랑의 약을 먹고는 병동에 입원하게 되었다. 첫 면담 동안 C부인은 계속 눈물을 흘렸으며 자신의 애인과 딸이 일종의 원조교제를 한 것이라는 생각에 매우 화가 나 있었다. C부인은 예전에 딸이 "성관계"에 관해 털어놨었던 일에 대해 계속해서 생각했다. C부인은 1년이 넘도록 그 일이 계속되고 있었던걸 자신은 몰랐으며, 딸이 왜 자신에게 화가 나 있는지, "아저씨가 강제로 요구했다."고 주장하는 딸은 왜 그때 그런 사실을 알리지 않았는지 이해할 수 없다고 말했다. 환자의 분노 섞인 한탄을 한 동안 들으면서 면담가는 갈수록 점점 C부인의 얘기에 공감되질 않는 것이 느껴졌고, 자신의 딸이 희생되는 동안 그녀는 무엇을 했는지 되묻고 싶은 마음이 들었다. 화가 치미는 것을 느낀 면담가는 한창 얘기 중이던 이번 사건으로부터 초점을 옮겨 C부인을 좀 더 이해하는 쪽으로 화제를 바꿨다. 면담가는 "그런 일에 대해 이야기하시려니 많이 힘드시겠어요. 이제 그것에 대해서는 잠시 내려놓고, 우리에게 필요한 다른 정보들이 있는지 알아봅시다. 그런 다음 좀 진정이 되시면 다시 그 얘기로 돌아가 보죠."라고 말했다. C부인이 13살 때 계부로부터 여러 차례 강간을 당한 적이 있다는 사실이 들어났을 때 면담가는 다소 놀랐다. C부인이 임신하자 그녀의 엄마는 그녀를 집에서 쫓아내 이모집에 보내고선 자기는 계부와 계속해서 함께 살았다. 태어난 아이는 입양을 보냈고 C부인은 다시 학교로 되돌려 보내졌다. 이후 결혼을 하여 지금의 딸을 낳았으나 남편의 학대가 있었고, 이혼 후 3년 전부터는 지금의 애인과 함께 살기 시작했다. 전남편과 지금의 애인 두 사람 모두 직장도 없는 술주정꾼이었다. C부인은 직장 생활에서 상당한 성공을 거두었으며 자기 힘으로 가족을 먹여 살리고 있다는 사실에 큰 자부심을 느꼈다. C부인은 "사랑해주고 응원해주는 엄마"를 둔 덕에 딸의 미래는 밝을 것이라고 꿈꿔 왔다. C부인은 딸이 자신을 배신한 것이라고 느꼈지만, 상처로 얼룩졌던 자신의 청소년기와 지금 막 벌어진 딸 인생의 비극 사이에 어떤 평행점이 있음을 알아차리진 못했다. *[이러한 곤란한 상황에서 C부인과 면담가 두 사람 모두 직면하게 된 문제점은 이런 비극적인 재현에 있어서 C부인이 피해자(딸)와 공격자(아이를 보호해주지 못한 엄마) 둘 모두와 강하게 동일시되어 있다는 점이다. 치료동맹이 가능해지기 위해서 면담가는 양 측 모두에게 어느 정도의 연민과 공감을 유지해주는 게 중요하다.]* 면담가는 "끔찍한 상황으로 들리는 군요. 딸이 다른 삶을 살길 바라셨을 텐데; 다시 원점으로 되돌아간 기분이시겠어요."라고 말했다. C부인은 울기 시작하더니 처음으로 자기 애인을 향해 확실한 분노를 드러냈다. "그 사람이 어떻게 그럴 수가 있어요? 걔는 15살 밖에 안 되고, 그 사람은 어른이잖아요, 더 잘 알 텐데."라고 C부인은 말했다. "맞습니다. 딸아이는 아직 어리죠. 그 남자는 성인이구요. 당신이 어렸을 때 계부가 어른이었던 것처럼요?"라고 면담가는 말했다.

다음에 나오는 사례는 외상과 관련된 초기 갈등에다가 지나치게 많은 의미를 부여하지 않도록 해야 함을 보여주는데, 비록 그것이 정확하고 환자 또한 기능이 높아 통찰을 가질 수 있을 경우에서조차 그러하다. 정신내적 갈등과 환상은 마음속에서 벌어지는 일이며 치료자인 우리들의 역할은 환자로 하여금 그들 마음속에서 일어나는 과정에 대해 보다 편안해지도록 만들어주는 것이지만, 외상, 특히 사람에 의한 외상에서는 피해자와 목격자, 가해자 등에 대해 감정이나 생각이 항상 부여되지 않을 수도 있다. 우리 치료자들은 사람들은 스스로를 통제할 수 있으며 감정이 반드시 행동으로 드러나는 것은 아니라는 사실을 외상 피해자에게 설득할 때에는 훨씬 더 주의를 해야 하는데, 그들은 그렇지 않은 경우 어떤 일이 벌어졌었는지를 이미 보았기 때문이다.

67세인 미혼의 성공한 회계사인 D씨가 담당 주치의로부터 지난 2년간 benzodiazepine계 약물에 점점 더 중독되면서 음주도 더욱 심해지고 있다는 이유로 의뢰되었다. D씨는 수년 간 비교적 가깝게 지내온 자신의 주치의가 정신과 상담을 받지 않으면 더 이상 benzodiazepine을 처방해줄 수 없나고 한 것에 다소 화가 나 있었다. 의뢰 당시 그는 매일 alprazolam 6mg, temazepam 30mg을 복용하고 있었고 경우에 따라 추가로 diazepam 10mg을 두 번씩 처방받고 있었다. 사회적인 지위 때문에 그렇다고 여기 저기 다른 의사를 찾는 것도 편치는 않았으며 지금까지 써 본 다른 방법들도 다소 불편했었다. 그러므로 마지못해 정신과를 방문한 그는 나에게 치료에는 아무 관심이 없다고 딱 잘라 말했다. 그는 "매일 밤 술을 몇 잔 씩 마시고 주말에는 좀 더 마신다."고 말했다. 얼마나 마시는 지에 대해서는 더 이상 자세하게 말하시 않은 채 그는 대개 맥주나 와인을 마시고, 음주운전 같은 법적인 문제에 걸린 적도 없으며, 필름이 끊기거나 경련을 한 적도 없고, 해장술도 마시지 않고, 금단증상이 있었넌 적도 없으며 AA 같은 금주단체에 참석해본 적도 없다고 말했다. 자신의 음주는 문제가 되지 않는다고 했다: "전 매일 출근 합니다. 스트레스가 많은 직업이죠. 난 게으름뱅이가 아닙니다. 이래봬도 성공한 사람입니다. 문제를 일으킨 적은 한 번도 없습니다." 그는 또한 자신의 benzodiazepine 남용에 대해서도 문제가 되지 않는다고 생각했다. 그는 지금 뿐만 아니라 과거에도 기분이 좋아지게 하려는 목적에서 다른 약을 처방받아본 적이 한 번도 없다고 주장했다. D씨는 처음엔 모호하게 이야기하면서 대화에 그다지 열중하지 않은 채 다소 경멸조의 방어적인 태도를 보였다. 그는 세련되고 우아한 남성으로 옷도 잘 차려입고 말솜씨도 좋았지만 다만 자신의 어린 시절에 대해 이야기하는 것은 꺼리는 듯이 보였다. "상담가들은 모두 악의 근원을 어린 시절에서 찾느라 시간을 낭비하죠."라는 식으로 빈정대는 말을 많이 했다. 두 번째 면담 시간이 끝날 무렵 불우했던 아동기의 모습이 그려지기 시작했는데, 그의 아버지는 학대를 일삼는 알코올 중독자였고 어머니는 의존성이 강한 분이셨다.

D씨는 늘 매우 똑똑한 학생이었다. 가톨릭 학교에 진학했고 가난하고 결손된 환경 속에서도 나름 성공하기를 바랐지만 가정 형편 상 더 많은 교육을 받을 수가 없었고 또 그렇게 해주지도 않았다. 절망적인 상황을 타개하기 위해 D씨는 베트남 전쟁 때 해병대에 입대하여 세 차례 복무를 하였다. 그는 심하지 않은 부상을 두 번 입은 후 명예 퇴역을 하였다. 해병대는 그에게 교육 받을 기회를 제공해 주었다. 그는 어려운 과정을 선택하여 능숙하게 과정을 마친 뒤 우등으로 졸업하여 좋은 직장에 취직하였다. 그는 지금 유명 회계법인의 사장이다.

D씨는 자신이 언제부터 술을 마시기 시작했고 점점 주량이 늘기 시작한 것은 언제

쯤인지에 대해 좀처럼 자세히 말해주지 않았다. 다만 불면과 악몽 때문에 수십 년 간에 걸쳐 점점 benzodiazepine에 의존하게 되었다. 그는 전쟁 때 겪은 PTSD에 대해서는 대수롭지 않은 듯 이야기하며 그렇게 생각하는 것은 "과잉반응"이라고 일축했다. 원래 그는 자신의 가족들과 자주 연락하며 지냈었다. 필요한 금전적 지원도 충분히 해주었고 또한 감정적으로도 어머니와 여동생을 지지해주었지만 어느 날 집에 들렀을 때 술 취한 아버지와 몸싸움을 벌인 뒤 자신이 분노에 못 이겨 아버지를 죽일 수도 있겠다는 생각에 그는 크게 놀랐다. 그 후로 그는 가족들과 더 이상 만나지 않았고 부모님의 장례식조차 참석하지 않았다. 다만 고향에 남아 근근이 살아가고 있는 여동생에게만은 꾸준히 돈을 보내주었다. 하지만 여동생과도 연락을 안 한지는 십년이 지났다.

직장에서 동료들과의 관계는 좋았다; 클래식 음악을 좋아했으며 대학 때부터 알던 두 명의 친구들과 정기적으로 콘서트를 들으러 다녔다. 여행을 좋아했고 종종 혼자서 여행을 다녀오기도 했다. 그는 연애를 해도 대개 형편이 넉넉지 않은 여성들과 사귀면서 금전적으로나 사회적으로 도와주긴 했지만 "심각한 관계"로까지 가진 않았다. 너무 가까워질 때마다 그가 먼저 관계를 정리했다. "관계를 정리하는 이유가 뭔지 말씀해주시겠습니까?"라고 내가 물었다. "나는 내가 누군가를 필요로 한다고 느껴지는 게 싫습니다."라고 D씨는 대답했다. "누군가가 나를 필요로 하는 건 좋습니다. 하지만 난 그냥 혼자로 지내는 것이 더 나아요." 지난 2년 동안 그는 한 젊은 여성과 다소 불안정한 성적 관계를 가졌었는데 그 여성은 D씨보다 더 술을 많이 마셨다. 그녀는 상당히 문제가 많은 여성으로 직업도 없었다. D씨는 그녀를 도와 "그녀의 인생을 잘 정리해주려고" 노력했다. "제 얘기가 틀리면 말씀해 주십시오."라며 내가 말을 꺼냈다. "제가 시간순서를 제대로 파악한 거라면, 그 여성과의 관계가 시작된 이후로 선생님의 음주가 심해진 것 같습니다. 둘 사이에 연관성이 있습니까?" 처음에 D씨는 연관성을 부인하고는 한동안 잠자코 있더니 "아마도, 아마도 그녀와 함께 있을 때 거의 술을 마셨던 것 같군요. 전 그녀가 술을 그만 먹게끔 하고 싶었던 거죠..."라고 말했다. 나는 "누군가에게 도움이 되어준다고 느껴지는 게 선생님께는 중요하군요."라고 말했다. "할 수 있다면 돕고 싶어요."라고 D씨는 말했다. "칭찬받을 만한 일이죠." 나는 말했다. "하지만 선생님께서 그렇게 하려고 애쓰실수록 어느 누구에게도 큰 도움이 되지 못했던 겁니다. 이 점에 대해 생각해보고 싶으실 것 같은데요." "핵심을 짚으신 것 같네요."라며 D씨는 말했다. 남용하고 있던 benzodiazepine의 용량을 줄이는 목적으로만 본격적으로 치료를 시작하는 것에 그는 동의하였고 매달 진료 받으러 오기로 약속했다.

이 사례는 여러 층위의 복잡성을 보여준다. D씨는 학대가 있었던 결손 가정 출신으로 학대하는 아버지로부터 어머니를 보호해주고 싶었다. 구원이 필요한 여성들과 반복적으로 사귀다가 결혼까지 하지는 않으려 했던 그의 행동에는 해결되지 못한 그리고 상당히 큰 감정이 결부되어 있는 외디푸스 갈등이 중요하게 작용했을 것이다. 그에게는 이런 연결이 만들어질 가능성이 매우 높았다. 하지만 D씨는 또한 베트남에 갔고 거기서 전투 상황이라는 극심한 외상에 노출되었다; 많은 전우들이 죽는 것을 목격했고, 여러 차례 죽을 고비도 넘기며 두 차례 부상을 당하기도 했으며, 그 또한 여러 사람을 죽였다. 이러한 사건들이 정신에 끼치는 영향은 과소평가될 수 없다. 어린 소년 시절 D씨는 자기 자신에게 어느 정도 희망을 갖고 있었다. 자기 아버지처럼 되지 않을 것이라고 믿었다; 자신의 인생에서 다른 무언가를 할 수 있을 것이라고 믿었고 탈출을 꿈꿨다. 베트남은 그에게서 그런 희망을 앗아갔다. 물론 전쟁이 없었더라도 그의 일부는 자신의 아버지와 동일시되어 있었고 그 자신도 자신이 난폭하게 행동할 수도 있다는 것에 두려움을 느꼈을 것이라 짐작할 수 있다. 하지만 전쟁이 끝난 후로 그는 자신의 아버지가 할 수 있었던 것과 씨름해야 했었을 뿐만 아니라 자기 자신이 할 수 있을 것이라고 알고 있던 것과도 씨름해왔던 것이다.

2001년 9월 11일 테러가 벌어지던 당시, 31세 증권분석가 E씨는 뉴욕 세계무역센터 꼭대기 층에 위치한 컨설팅회사에서 근무하고 있었다. 그는 결혼을 하여 5세와 6세인 두 딸을 두고 있었다. 10년이 지난 어느 날 경찰이 다리 난간에서 뛰어내리려는 E씨를 발견하고선 응급실로 데리고 왔다. 면담 동안 E씨는 매우 무덤덤한 태도로 주변 상황과 검사 과정에 아무런 관심도 보이지 않았다. E씨는 슬픔이나 불안감은 느껴지지 않는다고 하면서 "더 이상 무슨 의미죠?"라고 말했다. 그는 잠시 애를 쓰면서 절망감이라기보다는 커다란 공허감 때문에 고통스럽다고 설명하였다. 9월 11일 아침에 큰딸 학교에 특별공연이 있어서 늦게 출근하게 되었다. 그 덕분에 그는 살았지만 같은 사무실에서 근무하던 동료들은 거의 다 죽었다. 그는 운이 좋다고 느끼지 않았다; 감사함도 느껴지지 않았다; 그저 무감각했다. 그 후로 그는 어떠한 것도 느낄 수 없게 되어버렸다.

첫 일 년 동안 E씨는 "그런대로 살아가며" 새 직장도 구하고선 잘 극복하는 듯이 보였다. 치료를 받은 적도 전혀 없었는데 그럴 이유가 없었기 때문이었다: "저에겐 아무런 일도 벌어지지 않았죠; 심지어 저는 현장에 있지도 않았어요. 근처에도 가지 않았죠." 하지만 그는 자신의 아내와 아이들을 볼 수조차 없었다; 늘 그들에게 화를 냈다. 그때 그는 "미쳐가고" 있었다. 그게 정확히 무슨 뜻이냐고 면담가가 E씨에게 묻자 그는 그동안 자신이 얼마나 많이 스스로를 망치는 짓들을 저질러왔었는지 설명했다. 술을 마시고 마약을 하기 시작했으며, 아내를 속이고 직장을 잃고 음주운전 사고를 내기도 했다. 느닷없이 가족들을 버리고는 잘 알지도 못하는 젊은 여성에게 가버린 적도 있었다. 그의 아내는 이혼 소송을 제기했다. 지난 5년 간 그는 딸들조차 그를 못 알아볼 정도의 모습으로 부랑자 생활을 하며 직장도 없이 지내고 있었다. 그는 미래도 없었고 노력하는 점도 없었다. 그는 자신에게 무슨 일이 일어났던 것인지 설명하지 못했다.

9.11 이전 그는 아내에게 매력적인 남자였고; 꿈에 그리던 직장을 다니고 있었으며, 멋진 결혼 생활을 하며 두 명의 예쁜 아이들을 두고 있었다. 더 이상 바랄 것이 없었다. 저주의 그 날도 그는 운이 좋았다; 모두가 그렇게 말했고, 모두가 믿을 수 없이 다행이라며 축하해주었다. 그는 설명할 수 없었다. 사건이 있기 전까지 그는 마약을 한 적도 없었고 정신질환을 앓은 적도, 다른 심각한 문제가 있었던 적도 없었다. 되풀이해 "행복했었는데"라고 말하면서 그는 "제가 왜 아직까지 살아있는지 그 이유를 모르겠어요."라며 어리둥절해했다.

면담가 : 자신이 살아서는 안 되었다고 생각하듯 말씀하시는 군요.

E씨 : 그럼요 전 살아서는 안 되었죠. 다른 사람들이 다 죽었으니까 저 역시 죽었어야 했죠.

면담가 : 하지만 죽지 않으셨죠.

E씨 : 왜 안 죽었죠? 저보고 어떻게 하라는 거죠? 전 뭐라도 해야 할 것 같아요. 우리 회사에서 얼마나 많은 사람들이 근무하고 있었는지 아세요?

면담가 : 얼마나요?

E씨 : 200명이 넘어요.

면담가 : 많군요.

E씨 : 192명이 죽었어요: 나머지는 아파서 결근을 했거나 휴가 중이거나 뭐 젠장 그런 거였죠.

면담가 : 그래서 당신은 살아남았고 그러니 이제 자신에게 192명의 목숨에 대한 책임이 있다. 이런 식으로 생각하시는 건가요?

E씨 : 저한테 책임은 없어요. 하지만 전 살아남았고 그들은 그렇지 않죠. 전 뭐라도 해야 해요; 그래야만 하죠. 근데 꼭 제가 죽은 느낌이에요. 제기랄 저도 이미 죽은 것 같은 느낌이라고요. 그래야 한다면 저 또한 없어져버리는 거죠.

면담가 : 더 좋은 방법은 없을까요?

E씨 : 너무 늦었어요.

면담가 : 무슨 뜻인지 말씀해주시겠어요?

E씨 : 전 정말로 우리 아이들이 제 마음을 알아주었으면 좋겠어요. 제가 그저 엉망진창이 된 패배자가 아니라는 걸 아이들이 알았으면 해요. 하지만 지금 애들은 절 미워해요.

면담가 : 아이들을 위해선 자신이 없어져버리는 편이 낫다고 생각하세요? 부모가 자살을 하는 건 아이들에겐 끔찍한 상처로 남습니다. 정말로 그런 식으로 기억되고 싶으세요?

위 사례는 "운이 좋았던 거다."라는 말을 이미 여러 차례 들은 환자와 면담을 할 때 특히 소심해야 함을 보여준다. 면담가 또한 같은 생각일 수도 있으며 환자가 왜 절망하면서 자기-파괴적인 추락을 거듭하는지 그 이유를 알아내기 힘들 수도 있다. 하지만 "생존자의 죄책감survivor's guilt"은 매우 부담스러운 짐으로 작용하며, 홀로코스트 생존자, 퇴역군인, 그리고 심한 학대가정에서 빠져나와 형제들보다 나은 환경에서 성장하게 된 아동들의 사례 등에서 자주 기술되어왔다. 그 파괴적인 파급효과를 가볍게 넘겨서는 안 된다. 그 의미에 대해 논란이 있을 수 있다. 어떤 이들에겐 죽은 사람들에 대한 기억을 유지하고픈 소망과 연결된다. 이것은 분노로 가득 찬 끊임없는 애도의 상태이다. 다른 이들에겐, 감당할 수 없을 정도의 짐으로 느껴지는 자신의 생존에 대해 어떤 숨겨진 의미를 찾으려는 필사적인 노력이기도 하다. 어떤 환자들은 신덕되었다 – 한 번 더 기회를 받았다 – 는 생각에 행복감과 해방감을 느끼기도 한다. 하지만 그 경험에 대해 이런 식으로 희망 섞인 의미를 부여할지 여부는 면담가가 판단할 일이 아니다.

전이와 역전이
TRANSFERENCE AND COUNTERTRANSFERENCE

앞 장의 마지막 사례가 보여주듯이, 의미meaning가 외상의 경험으로부터 멀리 떨어져나가는 일은 결코 없다. 의미는 개인적인 것일 수도 있고, 사회적, 정치적, 인종적, 성별적, 종교적 그리고 역사적인 것일 수도 있다. 정신의학의 다른 영역에서는 현실감을 떨어뜨리는 환상을 치료할 수 있겠지만 외상을 다룰 때에는 그러하지 못하다. 해소되지 못한 – 우리와 우리 환자들의 – 정신내적 갈등이 외상의 재현traumatic reenactment으로 인해 만들어진 역동과 공명할 수 있을 뿐만 아니라 우리와 우리 환자들이 사회 안에서 동일시한 역할들이 재현에 중요한 영향을 끼침으로써 면담과 치료과정 동안 벌어지는 치료적 상호과정의 의미를 변질시킬 수도 있다.

모든 외상 희생자들은, 특히 인간에 의한 폭력을 당하는 동안, 드라마 속 주인공과의 동일시를 내재화하게 된다. 위협 상황 하에서 우리의 뇌가 습득한 학습내용은 쉽게 잊히지 않는다는 사실을 기억하는 것이 중요하다; 이것은 핵심적인 생존 법칙이다. 외상에 노출된 나이가 어릴수록 인격의 발달에 미치는 영향은 더욱 파괴적이 되며 대부분의 대인관계 상호작용 속에서 외상이 재현되게끔 만드는 데 더욱 더 전반적인 영향을 끼치게 된다. 하지만 어른이 되어 외상을 겪은 상황이라 할지라도 사건이 재현되는 충동은 거의 거스를 수 없는 듯하다. 물질 남용과 여러 종류의 자기-파괴적인 행동들(예를 들어, 음주운전이나 매우 위험한 스포츠, 학대적인 관계, 자살 행동)이 재현의 예이다. 매우 위험한 직업을 선택하는 것 또한 이 범주에 해당할 수 있다.

도식적으로 말하자면, 재현이 어떤 역할을 하는가에 대해서는 거의 밝혀져 있다고 말할 수 있다. 대부분의 외상 상황에서는 다음과 같은 등장인물들이 있기 마련이다: 희생자와 가해자(인간에 의한 폭력의 경우), 경우에 따라 목격자(대개 무심코 지나가던 행인), 그리고 바라건대 구원자 등이다. 실제 상황에서는 이 인물들 중 없는 사람도 있을 수 있지만, 환자의 마음속에서는 의식적으로든 무의식적으로든 사건이 발생한 그 시점 혹은 사건을 떠올리는 시점에서 환상이라는 형태로 이 모든 역할들이 배정된다. 그러므로 대부분의 경우 환자는 스스로 이 역할들을 떠맡아 재연replay하는 상태에서 치료를 받으러 온다. 대부분의 환자들은 각 역할들에 대해 적어도 부분적으로는 동일시되어 있으며, 따라서 면담가가 이 드라마 속에서 특정인의 편을 들어주는 것은 현명하지 못한 행동이라 할 수 있다. 또한 면담이 진행되는 여러 다양한 시점에서 환자가 면담가를 가해자나 목격자, 무심한 행인 또는 구원자로 느끼는 경우도 흔하다. 물론 의료 전문가인 우리는 구원자라는 역할이 훨씬 편하게 느껴지겠지만 환자를 구원해주고픈 우리의 욕망은 아마도 가장 위험천만한 역전이적 재현일 수 있으므로 다음에 나오는 사례에서와 같이 이를 잘 인식하여야 한다:

> 앞서 언급했던 A씨는 엄마가 죽은 후 고아원에 맡겨졌고 그곳에서 성직자로부터 성적 학대를 당한 것은 그가 열 살 때였다. 그의 아버지는 학대를 일삼는 알코올중독자였기 때문에 그를 돌봐줄 수 없었다. A씨는 여덟 형제 중 막내로 위의 형 누나들과는 나이 차이가 많았다; 하지만 그들 중 누구도 그를 돌봐줄 형편이 되지 못했다. A씨는 여러 해 동안 학대와 방임, 폭력을 당했음에도 불구하고 10대 말 즈음에 멘토의 도움을 받아 학교로 돌아갈 수 있었으며 마침내 소방관이 되었다. A씨는 결혼을 하지 않았고 자녀도 없었다. 그는 학교를 다니는 동안 자신을 도와줬던 몇 명의 조카들과만 가끔 연락을 하며 지냈다. 그의 형과 누나들은 모두 사망했다. 그는 10대 때부터 술을 많이 마시기 시작했고 이런 술 문제는 평생 동안 문제가 되었다. 동료 소방관 몇몇과 어울렸고

몇 명의 술친구도 있었다.

A씨가 면담을 받기 시작한 것은 근무 중 크게 다쳐 퇴직을 한 직후였다. 그는 25년 넘게 소방관으로 일해 온 자신의 경력에 대해 큰 자부심을 갖고 있었다. 집에서 놀고 있는 자신의 모습은 상상할 수 조차 없다고 느끼면서 그는 점점 더 술을 많이 마셨다. 첫 면담 시간 동안 십대 때에 겪었던 성적 외상과 그 밖의 여러 사건들에 대해 그가 아무런 언급도 하지 않았다는 점은 중요하다. A씨는 겉으로는 협조적이고 유쾌하며 공손해보였지만 점점 더 깊은 대화로 들어가는 것은 꺼려하는 듯이 보였다. 그의 절망감은 쉽게 감지되었지만 공감을 표하는 내 말이 A씨에게는 불편하게 느껴지는 듯 했다. 오히려 좀 더 친근해지려 할수록 그는 침범당하는 느낌을 받는 듯 보였다. 그는 단지 "잠 좀 잘 수 있게 되기"만을 바라며 "별로 할 이야기도 없다."고 말했다. 나는 A씨에게 회피하려는 태도를 포함한 그의 증상들은 모두 PTSD와 관련되어 있다고 설명해주면서 그의 삶이 더 나아지도록, 그리고 더 많은 사회적 지지를 통해 좀 더 편안해질 수 있도록 해법을 찾아보자고 제안하였다. 나는 A씨에게 연민을 느꼈다; 그의 표정이 밝아지고 온화해지면서 회복되어 좋아지는 듯 보였다. 그는 이미 사회적으로 공고한 관계들을 어느 정도 갖고 있었으며 안정된 직장도 유지해왔었다; 분명히 가능성이 있었다. 그 순간 나는 내가 구원 환상rescue fantasy에 빠져있음을 직감했고 잠시 뒤로 물러나 우리 둘 사이의 상호작용에 대해 다시 되짚어보았다. 지금의 재현reenactment에서 나 자신의 역할이 명확하게 드러났고, 현재 이 상황이 얼마나 위험스러운지 확실히 알 수 있었다: A씨는 심한 술고래에다가 사회적 지지체계도 거의 없으며 매우 심각한 증상들을 보이고 있는데 그나마 자신의 문제에 대해 가장 적응적이었던 대책(그의 직장)마저 지금 막 잃어버린 상태이다. 나는 "A씨께서 참 힘든 세월을 살아오면서도 결코 절망하지 않으셨어요. 하지만 이번 경우는 좀 다르다고 생각되는군요. 직업에서 느꼈던 자부심은 선생님께 큰 의미가 있었죠. 수면제를 처방받는 것만으로 문제가 해결될 것 같지는 않아 보입니다. 지금은 이전보다 좀 더 심각한 상황이라고 생각됩니다."라고 말했다. 의지를 고쳐 앉는 그의 모습에서 불편함이 두드러져 보였다. 이미 전에 자살생각에 대한 질문에 그는 부인을 했었지만 나는 다시 한 번 "스스로 목숨을 끊는 것에 대해 생각해보신 적이 있으십니까?"라고 물었다. 그는 처음으로 나를 똑바로 바라보면서 "솔직히 그런 생각이 마음속에서 맴돌고 있다고 말씀드려야겠군요. 하지만 그건 비겁한 짓이라고 생각합니다. 친구들이 실망할 거예요. 결코 제 인생을 그런 식으로 끝내고 싶지는 않습니다. 하지만 상황이 바뀐다면 제 마음이 바뀔 지도 모르죠."라고 주저 없이 대답했다.

A씨의 사례는 우리 자신의 구조화formulation에 너무 사로잡혀버리는 바람에 실제로 무

엇이 중요한지를 놓쳐버리게 되는 위험상황을 매우 분명하게 보여준다. 우리가 구원환상에 빠져버리면 환자에게 도움을 주지 못하게 되기 십상임을 기억해야 한다. 환자를 도우려면 우리는 환상의 근원에 대해 늘 주시하고 있어야 한다. 이 사례에서 A씨는 자신을 보살펴주는 엄마에 대한 소망을 면담가에게로 투사를 하였고 한편으로 결국에는 자신을 버렸던 자신의 엄마에 대한 분노의 감정도 품고 있었다. 구원자의 역할을 떠맡는 것이 위험한 까닭은 A씨의 인생에 진정한 구원은 이루어질 수 없으며 결국 모든 구원환상들은 실패로 돌아갈 수밖에 없기 때문이다: 그의 어머니는 죽었고 아버지와 형제들은 그를 버렸으며 성직자는 그를 학대했다. 이 이야기 속에는 해피엔딩이라곤 없다. 그 당시에는 나는 이런 사연들을 알지 못했으므로 나는 나도 모르는 사이에 각본에 따라 움직이게 되어 결국엔 치료가 실패할 가능성은 무척 높았다. 외상 환자들을 치료할 때마다 느끼곤 했던, 절망감과 무력감에 마주했을 때 그에게 힘이 되어주고 싶었던 나의 자기애적 소망narcissistic need이 이 환상에 일조를 한 것이다. 현실적이고 동정어린 도움을 줄 수 있기 위해 나는 나의 자기애적 소망과 약점에 대해 잘 인지하고 있을 필요가 있었다.

F 부인이 가족과 함께 아우슈비츠 수용소로 끌려간 것은 10대 때였다. F 부인은 폴란드의 작은 마을에서 태어나 거기서 자랐다; 마을 주민의 대부분은 유대인이었다. F 부인은 율법을 중시하는 대가족 속에서 성장했다. 그녀는 둘째였고 유일한 생존자였다. 그녀의 어머니와 언니, 조카, 그리고 다섯 명의 동생은 즉시 가스실로 보내졌다. 그녀는 도착하자마자 아버지, 형부와 분리되었다; 그 둘은 1945년 1월에 있었던 죽음의 행진 동안에 사망했다는 사실을 나중에 알게 되었다. 전쟁이 끝난 후 F 부인은 난민캠프에서 지금의 남편을 알게 되었다; 둘은 결혼하여 이스라엘로 갔다. 아들이 태어난 뒤 1950년대에 미국으로 이민을 왔고 자녀는 그 아들 하나만을 두었다. 82세 되던 해에 남편이 죽자 F부인은 몇 개월 간 우울증에 빠졌고 그 이유로 치료에 의뢰되었다.

면담 동안 F 부인은 자신이 겪었던 외상과 관련된 과거의 일들에 대해 자세하게 열심히 말해주었다; 이상향의 목가적인 어휘들을 사용하여 자신의 어린 시절과 원가족에 대해 설명하면서 자신은 엄청난 시련을 겪어낸 무고한 여자이지만 아직도 자신의 종교적 신념은 버리지 않고 있다고 말했다. 종교적인 방식의 가정교육을 받았다는 사실을 매우 자랑스러워하면서 도덕적인 부모의 가르침 덕분에 그런 경험 속에서도 자신은 살아남을 수 있었던 것이라고 강하게 믿었다. 이 시점에서 면담가는 F 부인은 외상으로 인해 감정이 둔마된mind-numbing 상태라는 사실에 연민을 느꼈지만 그녀와 교감이 이루어지고 있다고 느껴지지는 않았다. 마치 진료실 안에 진짜 F 부인은 없는 것 같았다. 면담가는 조심스럽게 "부인께서 잃어버리고 고통 받았던 일들을 생각해보면 그 어느 것도 부인을 편케 해드리지 못할 것 같았습니다. 하지만 자신의 신념 덕분에 감당할 힘을 얻으셨다는 말씀은 감동적이군요."라고 말했다. "부모님께서 훌륭하게 키워주신 덕분이지요. 선생님께선 제가 봤던 일들을 이해하지 못하실 거에요; 일어났던 일들이요."라고 F 부인은 말했다. "무슨 의미의 말씀이신가요?"라고 면담가가 물었다. "먹을 것을 구하기 위해 다른 여자애들이 했던 그런 일들이요... 아시다시피 여자애들은 무슨 일이든 하죠... 간수들이랑도, 심지어 독일사람이랑도 아시다시피.... 걔네들은 무슨 일이든 하려 했어요. 우리는 늘 배가 고팠죠." F 부인은 마치 동의를 구하려는 듯 면담가를 한 번씩 힐끗 쳐다보며 이 모든 것들에 대해 경멸조로 이야기했다. "전 절대로 그런 짓은 안 했어요. 전 다르게 교육받았어요. 제 부모님은 더 훌륭하게 교육시켰죠."라며 F 부인은 강한 자부심을 갖고 확신했다. 면담가는 F 부인의 높은 도덕규준에 동의하며 경의를 표하려던 차에 문득 뭔가가 잘못 되었다는 느낌을 받았다. "부인, 저는 누군가가 살아남기 위해 어떤 행동을 했다는 이유로 그 사람을 제가 비난해도 된다고 생각하지는 않습니다."라고 면담가는 말했다. "선생님은 그 여자애들이 나쁘다고 생각하지 않는다는 말씀이세요? 걔네들은... 전 알아요, 선생님도 아시잖아요. 걔네들은 빵 몇 조각 얻으려고 그 짓을 했단 말입니다."라고 F 부인은 말했다. "저에게는 그걸 심판할 권리가 없다고 생각합니다."라며 면담가가 되풀이하자 부인은 불편해하는 기색이 역력했다. F 부인은 도전적인 태도로 "그러니까 확실히 모르시겠다는 말씀은 선생님이라도 그런 짓을 하셨을 거라는 뜻인가요?"라고 몰아붙였다. 면담가는 다소 위축되는 기분을 느꼈다; 그녀는 자신의 도덕심moral strength에 의구심을 제기하는 대화 자체를 시작하고 싶지 않아 했으며, 이 시점에서 그녀는 충분한 심사숙고 끝에 이번 대화는 도덕심과 아무런 관련이 없다고 결론 내린 것이었다. 환자 자신은 수치스러운 상황에 처한 피해 여성들에게 모멸감을 안겨주는 처벌적이고 냉혹한 가해자라는 역할을 맡으면서, 면담가로 하여금 선과 악의 차이점에 대해 이야기할 수 없는 피해자의 역할을 부여하는 재현 상황reenactment이 벌어지고 있음을 면담가는 문득 깨달았다. 지나치게 경직된 양육방식, 내재화된 처벌적인 부모, 그리고 해결되지 않은 갈등 등이 어떤 영향을 끼쳤을지도 추정해볼 수 있다. 하지만 한창 자라나는 10대의 마음속에서, 홀로코스트의 공포로 인해 만들어지고 이러한 만성적이고 피할 길 없는 죽음의 위협하에서 내재화되어버린 가학적인 권위인물에게 가장 사랑하는 부모상마저도 과연 그 자리를 내주게 되고 말 것인가에 대해서는 의문의 여지가 있을 수 있다. F 부인이 진정을 되찾자 면담가는 "계속되는 배고픔이 어떤 것인지 저는 모릅니다. 느닷없이 죽임을 당할 수도 있다는 두려움이 어떤 것인지도 모릅니다. 모든 것을 잃는다는 것이 어떤 것인지도 저는 알지 못합니다. 제가 어떻게 해야 할지도 모르겠습니다. 통상적인 규칙들이 아우슈비츠에서도 통했는지 전 잘 모르겠습니다."라고 답했다. F 부인은 울음을 터뜨리기 시작했고 몇 분간 조용히 눈물을 흘렸다. 그녀는 주제를 다른 것으로 옮겨 이야기하기 시작했고 다시는 그 문제에 대해 언급하지 않았다. 그녀가 혼자 속으로는 계속해서 그 생각을 하고 있었을지, 빵 조각을 얻기 위해 성매매를 한 소녀가 바로 그녀 자신이었을지, 그리고 자책감이 드는 다른 어떤 행동들을 그녀가 했었는지는 알 길이 없다. 하지만 이후의 면담에서 그녀는 다시는 도덕률에 대한 일장연설을 하지는 않았으며 더 솔직하고 가까워진 기분을 느낄 수 있었다.

위의 면담에서 살펴볼 필요가 있는 몇 가지 다른 측면들이 있다. 첫 번째 측면으로, F 부인이 이야기의 주제를 바꿨을 때 면담가가 성적 착취의 문제에 대해 더 이상 알아보지 않았다는 점이다; 이 일에 대해 얼마나 자세하게 이야기할 것인지는 순전히 환자가 결정할 사항이다. 면담가인 우리는 나름 논리적이고 의미가 잘 파악되도록 이야기를 이끌어가길 원한다; 자백을 받아내려는 것이 아니다. 면담이 심문(審問)이 되어서는 안 된다. 또 다른 측면으로, 면담가는 F 부인에게 동조하여 피해 여성들의 행실에 대해 판단을 내리고는 그녀의 시각에 따라 함께 그들을 비난하게 되기 쉽다는 점이다. 이렇게 되는 이유를 이해하는 것이 중요하다. 한 측면은 그렇게 함으로써 우리 스스로를 속여 고통스러운 소재들을 피해가는 것이다(이것이 환자를 보호해주거나 방어를 유지해줄 수 있긴 하다.); 그러나 이것은 바람직하지 않은 태도인데, 단기적으로는 무언가가 폭로되는 것을 막아주는 작용을 하겠지만 길게 봐서는 우리 스스로가 "내재화된 가해자"와 동조하는 꼴이 되어 언제라도 피해자에게는 위험하고 믿을 수 없는 존재로 인식될 수 있기 때문이다. 이 상호작용 속에서 작동하고 있는 또 다른 기전에 대해 파악하는 것 또한 중요하다: 그 기전은 바로 "무고한 희생자"라는 착각 속에 그대로 머물려는 것으로, 이런 환상은 피해자와 구원자가 흔히 함께 공유하곤 한다. 살아남기 위해, 또는 가해자의 강압에 의해, 아니면 자신이 비인간적인 상황에 처해있음을 깨닫는 것 자체만으로도 외상 희생자들의 많은 수가 자신이 더렵혀졌다고 느낀다. 문명화된 사회로 다시 되돌아가게 되면 이들은 이전과 달라진 자신은 이제 더 이상 쓸모없는 사람이 되어버렸고 느낀다. 공격자와의 동일시identification with the aggressor로 인해, 이들은 자신의 행동을 외상적인 상황이나 공격자 탓이 아니라 바로 자기 자신의 잘못 때문이라며 자책을 한다. 대중들은 정상적인 사회적 상황에서라면 도저히 용납되거나 받아들여지지 못할 행동이라 할지라도 극단적인 상황에서는 흔히 벌어질 수 있으며 그렇기에 어느 정도는 이해해줄 여지가 있다고 생각하곤 하는데 많은 생존자들은 바로 이런 대중의 생각에 맞춰 자신의 사연을 지어내기도 한다. 하지만 희생자 자신은 정말로 무슨 일이 벌어졌던 것인지 그 사연의 진실을 알고 있기에 고뇌에 시달린다. 이것은 어느 누구와도 공유할 수 없는 것으로, 공포심이 촉발된다면 이와 똑같은 공포심과 수치심이 바로 자기 자신으로부터 터져 나온다. 안타깝게도 이는 홀로코스트 생존자나 참전군인과 같은 몇몇 희생자 집단들에 대해 지어내진 일종의 영웅담과는 거리가 멀다; 이들은 현대의 순교자이자 영웅으로 추앙되며 결코 비난받지 않는다. 세상은 이들의 사연들 중 입맛에 맞는 것만 믿기 때문에 사연은 두 가지 버전이 존재하게 된다. 그러나 솔제니친Solzhenitsyn이 말했듯이 "그 모든 것들이 그렇게 단순한 것이었더라면. 어딘가의 사악한 인간들이 남모르게 악행을 저질렀던 것이어서 우리들로부터 그들을 떼어놓아 없애버리기만 해도 되는 것이었더라면. 하지만 선과 악을 나누는 구분선은 모든 인간의 심장을 가로질러 있기에 사람들은 바로 자기 자신의 심장을 파괴하려 든다." 치료를 위해선 사연의 깊이와 복잡성을 재구성해봐야 한다; 그러므로 면담가는 희생자가 당연히 "순수"할 것이라고 가정하는 덫에 빠지지 않도록 하는 것이 매우 중요하다. 또한 (우리 자신을 포함한) 모든 인간이라는 존재들은 그저 자신의 삶을 살아가기 위하여 자신은 결코 죽지 않는 전지전능한 인간이라는 자기애적 환상narcissistic fantasy을 고수한다는 사실을 치료자인 우리들은 늘 염두에 두고 있어야 한다. 외상 희생자와의 모든 면담은 이러한 환상에 대한 도전이다. 각 환자에 대한 역전이 속에서 이러한 도전이 드러나는 특유의 방식을 잘 인지해내는 것이 중요하다. F 부인의 경우, 굴욕적인 상황에 맞닥뜨렸던 때에도 자신은 도덕적 우월감을 유지할 수 있었다는 환자의 자기애적 환상에 대해 우리는 도전해보았어야 했다. 다른 사례에서는 자신은 결코 죽지 않을 것이라는 환상에 대해 좀 더 초점을 맞춰볼 수도 있다. 그리도 또 다른 사례에서 한 여인이 어린 아들의 갑작스러운 죽음에 흐느껴 울 때 면담가는 자신이 면담에 집중하지 못하고 있었다는 사실을 깨달았는데, 나중에 지도감독자와 논의하며 연상을 떠올려보자 당시 면담가 또한 6개월 난 아이를 두고 있었기 때문이었다.

90세의 영국인인 G씨는 10년간 알츠하이머병을 앓던 부인이 60세로 사망한 뒤 치료를 받으러 오게 되었다. 첫 면담 동안 G씨는 자신의 젊은 시절에 대해 이야기하였다: 그는 1915년 영국에서 태어났다. 2차 세계대전 동안에는 영국왕립공군부대에서 복무하였나, 유럽 여러 지역에서 많은 임무들을 수행하던 중 격추를 당했고, 부상을 입은 상태에서 프랑스인 농부에 의해 구조되었다. 농부집 딸과 잠시 사귀기도 했지만 이내 옛 애인이 기다리는 영국으로 귀환하였다. 둘은 1945년에 결혼을 하여 1960년에는 직장을 구해 미국으로 건너와 엔지니어로 일하면서 슬하에 세 명의 자녀를 두었다. 그 이후 아내가 병에 걸리기 전까지 그의 삶은 대부분 평탄했다. 면담가는 G씨의 젊은 시절 얘기에 매료되어 로맨틱하게 들리기도 했지만 한편으론 G씨가 PTSD 증상을 전혀 보이고 있지 않다는 점을 간파했다. 그는 자신의 전쟁경험에 대해 매우 무덤덤하게 이야기했으며 그 일에 대해 길게 얘기하고 싶어 하지 않았다. 그는 그저 아내의 죽음에 대해서만 이야기하길 바랐다: 이는 그다지 흥미가 당기는 주제는 아니었지만, 그가 면담과 계속적인 치료를 받으려는 이유는 바로 그 주제에 관한 것이었다.

이 사례는 외상에 관한 사연을 듣는 것이 면담가에게 일종의 허가받은 관음증priviliged voyeurism을 유발시킬 수도 있음을 환기시켜준다. 환자의 인생 중 외상에 노출되었던 과거력에 대해 물어본다고 해서, 환자가 바라는 것도 아니고 또한 뚜렷한 임상적 필요성이 있는 것도 아니라면, 이것이 꼭 치료의 초점이 되어야하는 것은 아니다. 더욱이 어떤 외상 스토리들은 소설이나 영화 내용처럼 들릴 수도 있지만 그렇다고 해서 우리 환자들이 겪었던 공포와 고통, 괴로움, 모멸감 등을 결코 잊어서는 안 된다. 외상 환자를 흥미로운 기분으로 바라보기 시작하면서 관심과 호기심이 자극되는 것을 느낀다면 우리는 면담 상황에서 무언가가 재현reenact되고 있는 것은 아닌지 스스로에게 질문해봐야 한다. 면담가의 호기심을 채우려는 마음에서 외상에 대해 세세하게 물어보는 것은 희생자가 마치 물건처럼 취급을 당했었던 과거의 외상적 상황을 재현시키는 셈이 된다. 면담가라면 끔찍한 이야기라도 세세히 들어줄 수 있고 또 그렇게 해야 할 필요성 또한 있음을 명심해야 한다. 어떤 환자들은 자신이 겪은 고통에 대해 불필요하게 생생히 묘사함으로써, 이것이 자신의 가학성sadism임을 의식하지 못한 채, 듣는 이를 괴롭게 만드는 재현상황에 실질적으로 빠져들기도 한다. 환자의 가학성에 대해 직접 직면까지 시킬 필요야 없지만 그렇다고 해서 이를 그대로 참아 넘겨서도 안 된다. 하지만 이들의 행동의 방어적인 동기는, 잘 탐색되어진다면, 치료 작업에 큰 도움이 된다.

결론 CONCLUSION

외상 희생자와 함께 작업하는 일은 고된 일이며 인내심과 기술, 유연함 등이 요구된다. 시인 콜리지Coleridge가 “노수부의 노래Rime of the Ancient Mariner”에서 읊었듯이, 환자가 해준 이야기의 끔찍함은 임상가의 관심을 사로잡아 환자의 이야기가 끝날 즈음엔 이런 느낌을 받게 된다.

> … 멍하니 갔다,
> 절망적인 생각을 하며:

위험스러운 외상의 재현traumatic reenactment을 치료하고 대리 외상화vicarious traumatization를 찾아내어 탈진되는 것을 막기 위해서라도 임상가는 환자가 겪는 스트레스와 감정 뿐 아니라 그가 보이는 반응과 대응에 깊은 주의를 기울여야 한다. 하지만 신뢰관계가 일단 수립되고 나면 정신치료는 효과를 나타낼 수 있으며 환자와 임상가 둘 모두에게 보람이 된다.

11장

해리성정체성장애 환자

THE DISSOCIATIVE IDENTITY DISORDER PATIENT

BRAD FOOTE, M.D.

해리성정체성장애(DID: 과거의 다중인격장애multiple personality disorder)는 정신과학에서 긴 역사를 갖고 있다. 이 진단은 종종 회의론에 맞닥뜨리곤 했는데, 임상가가 최면이나 암시suggestion를 통해 유도할 수 있기 때문에 이는 단지 의인성iatrogenic 현상일 뿐, "진짜" 질병이 아닌 "히스테리"의 증상일 뿐이라고 주장되기도 하였다. 하지만 빙의possession나 무아지경trance 같은 해리상태들은 이질적인 여러 문화권에서 오랜 세월 동안 인류학자들에 의해 자주 목격되어왔다. 빙의 상태는 문화역사학자인 Ronald Knox가 말한 종교적 "열광enthusiastic"의 필수 요소이기도 하다. 하나 혹은 여러 신에 의한 신들림으로 경험되는 이러한 의식상태의 변화는 집단 상황에서 벌어져 함께 춤추고 리듬에 맞춰 노래부르며 종종 최음제를 복용하기도 하지만, 때로는 각 개인에게서 자발적으로 발생하기도 한다. 신앙심이 매우 깊었던 18세기 영국 예술가 William Blake는 자기 스스로를 "종교적 열성이 키워낸 선각자"라고 표현하면서 자신의 그림과 판화들은 여러 차례의 해리 경험으로부터 나온 것이라고 말했다. 집단적으로 유발된 것이든 자발적으로 발생한 것이든 해리 상태가 여러 문화에 보편적으로 존재한다는 사실과 지난 35년간 이루어진 광범위한 연구결과들 덕분에 지금은 DSM-5에 공식 수록된 진짜 증후군이라고 말할 수 있게 되었다.

서술적 기질 신경과학descriptive organic neurology에 많은 기여를 한 19세기 프랑스 신경과학자 Jean-Martin Charcot는 37세 때 파리 살페트리에르 병원에서 근무를 시작하였다. 그곳에서 그는 그가 "히스테리간질hysteroepilepsy"이라고 기술한, 히스테리성 경련 삽화를 보이는 신경증 환자 사례에 관심을 갖기 시작했다. 그는 과거의 정신적 외상이 "히스테리성" 발작에 중요한 역할을 한다는 사실을 깨달은 최초의 의사 중 한 명이었다. 임상사례 회의에서 그는 환자에게 최면을 걸어 히스테리성 간질을 유발시킬 수 있음을 보여주었으며, 이는 유명세를 타 전 유럽의 모든 의사들이 이를 참관하였고 그 안에는 젊은 의사이던 프로이드도 포함되어 있었다. Charcot는 최면술을 사용하여 환자에게서 극적인 해리 현상을 유발시켜 시연해보았다. 프로이드의 동료인 Josef Breuer는 이후에 정신치료 상황에서 해리 현상을 해석하였고 이는 Anna O 사례에서 극명하게 드러난다. 이 사례에서 두 개의 완전히 구분되는 의식상태가 존재하며 이 둘이 번갈아 나타난다고 Breuer는 설명했다: 한 상태에서 환자는 우울하고 불안해 있다가 다른 상태에서는 "다소 무례하고" 생기 넘치며 공격적이 되었다. 사랑하던 아버지의 갑작스런 죽음으로 인한 정신적 외상에 의해 이런 상태가 촉발된 것으로 보였다. 하지만 프로이드는 신경증 증상의 원인을 설명하기 위해 리비도 이론을 창안하기 시작하면서 해리현상에 대한 그의 관심은 금세 시들해졌다. 그럼에도 불구하고 매우 명석한 현상학자였던 그는 1910년에 다음과 같이 밝혔다: "한 사람의 동일인 내에 몇 개의 정신 그룹들이 있을 수 있으며 이들은 어느 정도 서로에 대해 독립적으로 존재할 수 있다는, 처음에는 다소 당혹스럽기도 했던 깨달음을 최면 현상에 관한 연구를 통해 우리는 알 수 있게 되었다." 이 말은 정상적으로는 서로 통합되어 기능해야 할 의식과 기억, 정체성, 지각 그리고 행동 등에 문제가 생긴 것이 바로 해리장애라는 최신의 견해를 예견한 것이었다.

1932년 정신분석학자인 Sándor Ferenczi는 "내가 매일 쓰는 상담 기록에는 외상의 경험이 거의 환각 수준으로 반복되고 있다는 얘기가 계속해서 쌓여갔다."고 말했다. 그는 자신의 많은 환자들에서 아동기 외상, 특히 성적 외상이 실제로 있었던 사건이었음을 계속 강조하면서, 임상상황에서 외상에 관한 환자들의 기억 대부분은 환상에 근원을 두고 있다는 프로이드의 견해에 반론을 제기했다. 또한 Ferenczi는 외상이 인격의 분열splitting of personality을 초래할 수도 있음을 관찰하였다.

지금의 질병분류학적 시각에서 봤을 때 고전적 히스테리는 DSM-5의 수많은 진단 목록들 속으로 쪼개져 들어갈 수 있다. 하지만 히스테리의 가장 특징적인 양상을 보이는 현상은 해리증상과 신체형(전환) 증상이다. 정신의학의 질병분류에 있어서 히스테리가 "이중 의식double consciousness"과 연결되어 있다는 생각은 20세기 내내 지속되었다. 예를 들어 1968년의 DSM-II에서는 "히스테리성 신경증hystericcal neurosis"을 전환형conversion type과 해리형dissociative type, 두 가지로 나누면서 과거에는 히스테리성 대발작grand hysteria으로 함께 묶였던 이 두 상태가 실은 서로 밀접한 관계라는 점을 고수하였다. 하지만 DSM-III에 이르러 "히스테리"는 더 이상 정신의학적으로 적절한 용어로 여겨지지 않았다; 해리장애와 신체형 장애 사이의 연관성은 찢겨졌으며 해리성정체성장애의 진단기준이 지금과 거의 똑같은 형태로 수록되기 시작했다. DSM-5에 이르러 해리성 병리의 원인이 외상 때문임이 밝혀지게 되어 해리장애는 외상-관련 장애trauma-related disorder 속에 포함되어야한다고 제안되었다; 하지만 결국 이들 사이의 연관성은 각 내용들이 연이어 배열되어 있다는 점(외상 및 스트레스 관련 장애 바로 다음에 해리장애가 나오고, 그 다음에 신체

증상 및 관련 장애가 수록되어 있다.) 그리고 외상후스트레스장애(PTSD)의 명시자 중 하나로 *해리형dissociative subtype*이 포함된다는 점에서만 드러날 뿐이다.

오늘날 DID는 다른 정신병리적 상황들과 명확히 구분되는 별도의 진단체로서, 아동기적 외상으로부터 기인하는 것으로 본다. 외래 상황에서 DID를 놀라우리만치 흔히 볼 수 있다는 보고가 계속되고 있으며 이런 심각한 장애를 정확하게 진단하고 치료할 필요가 있다고 얘기된다.

정신병리와 정신역동 PSYCHOPATHOLOGY AND PSYCHODYNAMICS

DID에 대한 DSM의 진단기준은 단순하다(표 11-1): DID란 한 사람 내에서 둘 또는 그 이상의 별개의 인격 상태가 때때로 출현하여 그의 행동을 조절하는 상태를 말하며, 이때 기억의 공백(기억상실)이 동반된다. 임상양상에 대해 좀 더 자세하게 살펴보기 전에 먼저 우리는 *만성적이고 심각한 외상을 받은 아동기chronically and severely traumatic childhood*로부터 이 증상이 유래한다는 점을 강조하고 싶다. 해리란 외상에 대한 당연한 반응reaction이면서 동시에 물리적으로 벗어날 수 없는 외상 상황에 심리적으로 압도당하지 않으려는 방어defense이기도 하다. 여기에는 두개의 중요한 기본 원칙이 따른다: 첫째로 다중인격의 선반적인 시스템은 외상 기억과 정서에 대한 회피avoidance를 둘러싸고 형성된 것이므로 환자와의 모든 대화에서는 이 사실을 알려주어야 한다; 둘째로 DID 환자는 고립isolation을 사용하기 때문에 DID 증상으로 괴로워하는 일은 없으며 외상과 관련된 다양한 다른 증상들 – 적어도, 부정적인 믿음이나 *도식schema*으로 가득 찬, 자기 자신과 세상에 대한 왜곡된 시각이 동반되어 있는 PTSD – 을 보이곤 한다. 이러한 증상 복합체는 종종 *복합 외상후스트레스장애complex PTSD*라 불리기도 하는데, 이런 상태는 이렇듯 다양한 증상을 보이는 환자를 치료함에 있어 개념을 통합할 수 있는 기반을 제공해주기 때문에 DID 환자를 치료하는 임상가라면 이에 대해 잘 알고 있어야 한다. DID 환자를 치료하는 동안에는 당연히 매우 다양한 정신병리들, 특히 PTSD나 경계성인격장애(BPD), 우울증 등이 동반되는 상황에 맞닥뜨리게 될 것이라 예견해야 하는데, 이 모든 것들은 절망감과 착취당할 것이라는 예상, 그리고 자기-혐오와 같은 극심한 부정적 도식망negative schema 속에 깊이 자리 잡고 있다.

표 11-1. 해리성 정체성장애의 DSM-5 진단기준

A. 둘 또는 그 이상의 별개의 인격 상태로 특징되는 정체성의 붕괴로, 어떤 문화권에서는 빙의 경험으로 설명된다. 정체성의 붕괴는 자기감각과 행위 주체감에 현저한 비연속성을 포함하는데, 관련된 변화가 정동, 행동, 의식, 기억, 지각, 인지, 그리고/또는 감각-운동 기능에 동반된다. 이러한 징후와 증상들은 다른 사람들의 관찰이나 개인의 보고에 의해 알 수 있다.

B. 매일의 사건이나 중요한 개인적 정보, 그리고/또는 외상적 사건의 회상에 반복적인 공백으로 통상적인 망각과는 일치하지 않는다.

C. 증상은 사회적, 직업적, 또는 다른 중요한 기능 영역에서 임상적으로 현저한 고통이나 손상을 초래한다.

D. 장애는 널리 받아들여지는 문화나 종교적 관례의 정상적인 요소가 아니다.

주의점: 아동에서 증상은 상상의 놀이 친구, 또는 다른 환상극으로 더 잘 설명되지 않는다.

E. 증상은 물질의 생리적 효과(예. 알코올 중독 상태에서의 일시적 기억상실 또는 혼돈된 행동)나 다른 의학적 상태(예. 복합 부분 발작)로 인한 것이 아니다.

발췌. 권준수 등 역, 정신질환의 진단 및 통계편람 제5판, APA, 서울: 학지사: 2015

다양한 증상들이 동반된다는 사실을 차치하더라도, DID 증후군 그 자체 또한 다양한 인격 상태들personality states이 하나의 시스템을 이루는 형태로 구성이 되는데 이때 각각의 인격상태들 사이에는 기억상실이라는 장벽이 놓여있다. 인격 상태들은 전형적으로 다양한 나이, 서로 다른 성별, 다른 기억(특히 외상 기억) 그리고 서로 다른 정서와 태도 등을 보인다. 각 인격 상태가 환자의 행동에 대한 통제권을 장악하게 되면 어느 정도의 기억상실이 뒤따른다 – 즉, 각 인격 상태는 그 상태가 통제력을 수행했었을 때 벌어졌던 일들은 대개 기억을 하지만 다른 인격 상태(흔히 *부분parts* 또는 *분신alters*이라고 불린다.)가 했던 것에 대해서는 종종 기억해내지 못한다. 이것에 대한 환자의 느낌은 다양하다 – 다른 인격 상태가 존재한다는 사실을 자각하고선 그 인물에 대해 설명할 수 있는 사람("그 애는 루스에요; 걔는 신경질적인 애예요. 아빠가 근처에 있을 때 나타나곤 하죠.")으로부터 잠시 "머릿속이 텅 비는" 이상한 경험을 했다는 점을 제외하고는 자신의 상태가 어떠했는지 아무것도 모른 채 나중에 기억나지도 않는 행동을 했었다는 이야기를 듣게 되는 사람들까지 있다. 기억상실의 정도 또한 매우 다양하지만 심한 경우 기억 못하는 행동 때문에 극심하게 스트레스를 받는 환자들도 있다 – 기억나지 않는 몸의 상처 때문에 통증을 느끼거나, 기억도 안 나는 남자로부터 다시 만나 또 섹스를 즐기자는 전화를 받는 경우 등이 그 예이다.

비록 DID는 어른이 된 후에 진단이 내려지곤 하지만, 극심하고 만성적인 신체적/성적/정서적 학대와 같은 심한 외상이라는 맥락에서 봤을 때 실제로는 아동기 때부터 시작된 것이다. 19세기에 Pierre Janet와 프로이드는 외상을 당한 경험이 자각awareness으로부터 분열되어 떨어져나가는split off 현상(해리성 기억상실)을 관찰하였다; 이후 1, 2차 세계대전에 참전한 병사들의 많은 이들이 거듭해서 급성 외상후 기억상실acute posttraumatic amnesia을 호소하였다. DID가 발병하기 시작할 때 아동은 외상으로부터 자신을 멀리 떨어뜨려놓는 듯한, 즉 마치 그 일이 다른 누군가에게 벌어진 일인 양 그리고 그것을 자각으로부터 격리시키는 듯한 일련의 비슷한 과정들을 보인다. 하지만 외상이 만성적으로 반복되어 내적 해리 장벽internal dissociative barrier이 만들어지는 과정이 반복해서 일어나게 되면 이 장벽은 견고해지기 시작하여 심리적 구조물이 되어버리고 환자의 자기-지각self-awareness은 만성적으로 분열split된다. 이런 방어는 처음엔 견딜 수 없는 외상 경험으로부터 보호를 해주는 기능을 하지만, 결국에는 분노나 성욕에 관한 갈등과 같은 다른 심리적인 문제들마저도 해리로 풀려하게 되어 환자의 인격은 만성적으로 "다중multiple"이 되어버려, 일부 인격 상태는 어떤 외상을 기억하고, 다른 인격 상태는 어떤 정서를 함유하며, 또 다른 인격 상태는 직장생활이나 가사와 같은 어떤 기능들을 수행하게 된다. 환자는 내적 응집internal cohesion과 지속적인 자기감sense of self을 잃어버리는 대가로 어린 시절을 살려내게 되는 것이다; 나중에 어른이 되어 분리된 정체성은 문제의 결과를 낳게 되고 단절된 기억이 드러나게 된다. DID 환자의 인격 시스템이 다양하기는 한이 없지만, 우리는 흔히 접하는 특정 양상들에 대해 기술해볼 것이다.

DID "시스템" 내 분신의 숫자는 8명 정도가 중간값median number이지만, 그 수는 확실한 최소값인 둘에서부터 여러 개의 분신을 보유한 "다편화된polyfragmented DID"에 이르기까지 다양하다. 거의 모든 DID 환자들에서 나타나곤 하는 가장 흔한 형태의 분신은 화나고/공격적인 분신, "피해의식적persecutory" 분신, 자살 충동을 느끼는 분신 그리고 어린이이 분신 등이다. (종종 반항하며 분노에 찬) 십대의 분신; 매우 성적으로 흥분되어있거나 문란하게 행동하는 분신; 마약을 복용하거나 감정적 괴로움을 부인하기를 선호하는, 쾌락을 추구하는 분신; 인격 시스템에 대해 상당히 많이 알고 있는 (때때로 *속에서 나를 도와주는 사람internal self-helper*이라고 지칭하기도 하는) 차분하고 건설적인 분신 ; 꼭 필요한 일상의 일과들을 수행해내는(일을 하고 아이를 돌보고 아내 역할을 하는) 분신; 학대했던 부모의 모습을 그대로 본 딴 학대하는 부모 분신; 자신을 사랑해주는 이상형의 부모 모습을 보여주는 따스한 분신; 그리고 반대 성(性)의 분신 등도 흔히 접할 수 있다. DID 환자의 인격 시스템을 이해하기 위해서는 인격 상태들의 명단에 대해 아는 것뿐만 아니라 치료 시간 동안 환자의 어느 부분parts이 전형적으로 드러나는지 그리고 어느 부분이 치료에 저항을 하는지; 어느 부분들끼리 서로 협조를 하는지 혹은 반대로 서로 대항을 하는지; 어떤 상황에서 어느 부분이 "퇴장"하곤 하는지: 그리고 마지막으로 각각의 분신들이 자신의 상태에 대해 어느 수준으로까지 인식하고 있는지 - 특히 하나의 신체적 육신을 함께 공유하고 있는 한 사람의 일부분이라는 사실을 분신들이 인식하고 있는지 등을 확실히 알아낼 필요가 있다.

또한 환자의 정신세계는 분리되어 있기도 하지만 또 한편으로는 전형적으로 (자기-혐오 같은) 비적응적인 태도를 갖고 (자살성향 같은) 비적응적인 행동을 하는 안주인host이 자리 잡고 있기도 하다. 환자의 내적 현실은 고통 속에서 혼돈되어 있어, 각 부분들parts이 완전히 180도 다른 태도를 보이기도 하고 (예, 누가 만지는 것을 두려워 함 vs 무분별한 성생활), 과거와 현재 사이의 외상후 혼돈을 겪고 있기도 하며, 어떤 부분은 학대당한 기억이 무한정 반복되는 플래시백의 얼어붙은 시간 속에 갇혀있는 듯 생활한다. *피해의식적 분신*은 안주인 자기host self를 가리켜 "개는 겁쟁이에요; 그런 식으로 학대당하도록 자신을 내버려뒀기 때문에 그 년은 그렇게 당해도 싸요!"라는 식으로 말하며 손목을 긋는 것 같은 행동을 정당화하곤 하는데, 피해의식적 분신은 마치 자기 자신이 아니라 다른 누군가의 몸에다가 칼을 그은 것처럼 생각한다. 이러한 보다 "부정적인" 분신들은 대개 치료자에 대해 적대적이면서 경멸하는 식으로 말한다. 물질 남용, 문란한 성행위, 강렬한 분노를 보이는 분신들도 있으며 부당함에 대해 수동적으로 복종하는 성향을 보일 수도 있다. 환자들은 가까이서 관찰하는 사람들에게조차도 자신의 DID를 감추면서 어느 정도 적당한 기능을 하듯이 보임으로써 자신의 파편화fragmentation와 기억의 공백에 그럭저럭 맞춰가기 때문에 이들의 인격 상태는 꽤나 안정적인 시스템을 형성하고 있다.

마지막에 언급한 점은 왜 이 환자들이 수년 동안 정신건강기관들을 다니면서도 DID로 제대로 진단받지 못하는 경우가 많다는 연구 결과들이 이토록 점점 더 증가하고 있는지 그 이유를 설명해준다. DID의 진단은 앞서 말한 바와 같이 정체성의 파편화와 기억상실로 정의되지만, 그리고 때론 환자 스스로가 처음부터 이 증상에 대해 호소하기도 하지만, 대개의 DID 환자들은 증상을 바깥세상에 감출 줄 알며 자신 스스로도 이에 대해 희미하게만 느낄 뿐이기 때문에 DID 환자들이 호소하는 바는 대부분 우울이나 불안, 자살충동 등에 관한 것이지 기억상실이나 다른 인격 상태에 대해서가 아니다. DID 환자에게는 자신의 증상을 감추는 것이 가장 중요한 사항이곤 하는데, 자신이 당했던 성적 학대에 대해 수년 동안 함구하려다보니 동시에 자신의 해리경험에 대해서도 감추려고 안간힘을 쓰게 된다. 환청은 DID 환자의 90% 이상이 경험하는 증상으로서 다른 인격상태가 의식awareness 속으로 침범했음을 의미하는데, 대개 아동기부터 나타나지만 환자들은 자신이 "미쳤다"고 여겨질까 두려워 절대 밝히지 않곤 한다. 환자의 인격 상태 시스템과 기억상실의 장벽은 종종 치료가 무르익기 전까진 드러나지 않는다. DID 환자들은 흔히 매우 명석하며 또한 그들이 설명하는 그러한 증상들을 보이는 여느 환자들에서 예상되는 것보다 훨씬 높은 기능을 보이곤 한다.

정신역동 Psychodynamics

DID를 이해하기 위해선 과거력 상으로 그리고 임상적으로 중요한 몇 가지 정신역동적 문제들이 다뤄져야 한다. 오늘날의 DID는 고전적인 "히스테리성 대발작grand hysteria"에 해당하는 개념으로, 그 핵심적인 특성들의 다수가 Breuer와 프로이드의 기념비적인 저서 *히스테리 연구Studies on Hysteria*에 잘 설명되어 있다; 역으로 이들의 개념은 특히 Pierre Janet와 Jean-Martin Charcot의 연구로부터 많은 영향을 받았다. Janet의 저작들은 해리를 연구하는 학자들에 의해 최근 재평가 받고 있는데, 해리 현상에 대한 그의 초기 기술들은 오늘날까지도 매우 적절하다. 1883년에서부터 1889년까지 Janet는 몇몇 히스테리 사례들을 연구하면서 "심리적 자동증psychological automatisms," "이중 의식double consciousness," "이중인격double personality" 등에 대해 설명했는데, 이들 모두는 DID의 핵심에 자리 잡고 있는 해리상태의 활동을 이해하는 데 단초가 되었다. 저명한 신경학자인 Jean-Martin Charcot는 1889년 그의 마지막 명저(프로이드가 독일어로 번역하였다.)에서 사고 후에 히스테리성 마비를 보인 사례에 대해서 논의했는데, 갑작스러운 외상이 "신경성 쇼크nervous shock"을 일으켜 최면과 같은 정신상태가 동반되었고 이 상태가 히스테리 증상을 형성하게끔 만들었다고 가정하였다. 이러한 히스테리의 외상 모델은 또한 지금 우리가 이해하는 바의 핵심이 되기도 한다.

1893년 *히스테리 연구Studies on Hysteria*의 "사전토의" 부분에서 Breuer와 프로이드는 오늘날 DID 모델의 구성요소들을 대부분 언급하였다. 거의 모든 히스테리들은 심리적 외상에 의해 유발된다고 말하면서; 히스테리 발생의 첫 단계인 "최면양 상태hypnoid state(외상에 대한 반응으로 경험되는 최면상태와 유사한 의식 변화)"의 중요성을 강조하였고; 두 인격의 상태가 교대로 나타나면서 각각은 자신과 관련된 과거만을 기억할 뿐이라는 임상양상을 기술하였으며; 외상 기억과 정서를 분열splitting-off시키려는 것이 병리의 원인이기 때문에 이를 재통합시키는 것이 궁극적인 치료의 목표라고 믿으면서 다음과 같이 말하였다.

> 아시나시피 전형적인 "이중 의식" 사례에서 두드러지게 드러나는 의식의 분열splitting of consciousness은 모든 히스테리 환자들에서 최소한의 정도로는 반드시 나타나며, 따라서 이러한 해리 성향은 (우리가 "최면양hypnoid"이라는 용어로 한데 묶는) 비정상적인 의식 상태에서 떠오르게 될 때 신경증의 기본적인 현상이 된다고 우리는 확신하게 되었다.

그러나 같은 논문에서 Breuer와 프로이드는 히스테리에 대해 두 가지 다른 경로를 제안하였다. 첫 번째 것은 위에서 말한 바와 같이 오늘날 우리들이 해리장애에 대해 이해하는 바와 유사하여, "심하게 정서가 마비된 상태에 머무는 동안 생겨난" 외상 기억이 자각awareness으로부터 격리되어버리고 이를 우리는 *외상전후 해리peritraumatic dissociation*라고 부른다. 하지만 다른 핵심적인 대안에서는 다른 경로에 주안점을 두어, 고통스러운 소재distressing material를 자각으로부터 배제시키는 것에 중점을 두면서 최면양 상태보다는 심리적 방어 쪽을 더 강조하여 "환자가 잊고 싶은 마음에 결국 의도적으로 자신의 의식적 사고로부터 억압시키려는 것이 과연 무엇일까에 대해 의문이 든다."고 말하였다. 프로이드는 곧바로 – 외상으로 인해 마비된 정서, 해리된 "최면양 상태"로의 이행, 그리고 이중 의식 등을 말하지만, 심리적 갈등에 대한 방어로 억압을 사용한다는 점에서 봤을 때 이중 의식은 그저 부수적인 현상일 뿐인 것 같다며 – 이 두 모델이 서로 모순됨을 알아내었다.

독자들은 결국에는 이 두 번째 관점 – 갈등 소재의 억압 – 이 정신병리에 관한 프로이드의 개념에 큰 영향을 끼쳤음을 알 것이다. 외상이 히스테리의 원인이라는 Breuer와 프로이드의 초기 견해("유혹 이론seduction theory")는 DID에 대한 오늘날의 시각과 비슷하다. 하지만 결국 프로이드는 최면 히스테리hypnoid hysteria로 보이는 모든 것들은 – 오늘날 정신내적 갈등과 억압이라고 불리는 – 방어 히스테리defense hysteria에 그 근원을 두고 있다고 믿게 되었으며 외상 해리를 설명하는 데 더 우선적인 것으로 보았다. 이 모델에서는 실제로 아동기에 성적 외상sexual trauma이 있었느냐 하는 문제보다는 아동기의 성적 소망sexual wish이 더 중요한 것으로 간주되는데, 이 성적 소망이 의식에서 지워지는 이유는 환자가 그것을 "잊고 싶어 했기" 때문이지 외상으로 인해 마비된 정서로부터 생겨난 해리 때문은 아니라는 것이다.

이러한 논쟁을 지켜보면서 오늘날 DID를 연구하는 사람들은 또 다른 유익한 시각을 갖추게 된다. 외상과 해리가 서로 강하게 연결되어 있음은 의심할 여지없이 경험에 의해 확고히 밝혀진 사실이다. DID에 대한 외상/해리 모델과 갈등/방어 모델, 이 두 기전이 모두 옳은 것으로 밝혀졌기 때문에 이제 우리는 두 모델 중 어느 하나를 선택할 필요는 없다. 갑작스런 외상을 당하면 실제로 최면양 상태로 빠져들게 되는데 이를 외상 해리traumatic dissociation라고 부른다; 하지만 해리가 방어로서도 기능한다는 사실 또한 확실하다. 아동이 성적 학대를 당해 해리성 기억상실에 걸리게 되면 최면양 상태에서부터 기억상실이 시작되지만 또한 기억상실은 동시에 방어적인 목적으로 기능하기도 한다 – 그 방어는 견딜 수 없는 감정에 대한 것이지, 갈등을 빚는 소망conflicted wish에 대한 것은 아니다. 더군다나 전형적인 DID가 다 만들어질 즈음에 이르게 되면 해리된 인격 상태가 외상에 대한 반응임이 더욱 명확해지는데, 한편으로 분노나 성욕 같은 갈등 감정을 처리할 필요 때문은 아니라는 점 또한 확실하게 드러난다. 외상 히스테리의 현상학과 방어 히스테리의 현상학은 DID 환자에서 흔히 함께 나타나기도 하고 서로 중첩되기도 한다. 이러한 기본적인 이해 – 즉, DID 환자는 엄청난 외상의 감정을 겪으면서 해리가 되어버리는 것이고, 이러한 해리는 외상에 대한 기억 및 갈등에 처한 충동 둘 모두에 대한 환자의 핵심적이고 유일무이한 방어로 작용하게 된다는 사실 – 는 모든 치료 모델에서 중요하며 모든 임상상황에 지침이 되어준다.

DID에 대한 근대의 새로운 관심과 연구가 시작된 1980년 초 이후로도 DID의 발생에 대해서는 앞서 말한 간명한 2-요인 모델이 계속 이용되어 왔다: 심한 초기 외상이 개인의 타고난 해리 성향과 맞물려 병적인 해리를 양산하게 된다는 것이다. 최근의 종단연구 결과 유아기에 와해된 애착disorganized attachment의 정도가 심할수록 외상의 경험과 상관없이 나중에 해리가 발생될 가능성이 높음을 강하게 예측해주는 것으로 나타났다. 임상적 관찰 소견들과 함께 이러한 결과는 2-요인 모델 대신 3-요인 모델로 바뀌어야 한다는, 즉 애착의 정신역동 또한 포함시켜야함을 강조하는 바이다.

John Bowlby의 애착이론은 출생 시 부터 인간이라는 존재는 혼자되거나 위협받는 상황에 처하게 되면 자신을 돌봐줄 수 있는 누군가에게 애착을 형성하려는 성향을 갖고 태어난다고 말한다. 이는 생존을 위해 진화적으로 꼭 필요한 것이기도 하지만 또 한편으로는 최소한 한 사람의 돌보는 이와의 건강한 애착은 건강한 정서적 사회적 발달에 필수적이라는 의미이기도 하다. 유아의 애착을 측정해보았을 때, *와해된 애착disorganized attachment*이란 애착을 찾고 유지하려는 일관된 노력이 결여된 일련의 행동들을 보이는 경우를 말한다. 환자의 애착에 문제가 있있다거나 과거에 외상이 있었나는 사실은 다양한 행동들을 통해 드러나는데, 예를 들어 두려움이나 무력감, 분노 등으로 아이가 놀라는 경우 유아는 자신에게 두려움을 안겨다 준 바로 그 사람에게 안심을 받기 위해 다가가야 할지를 두고 딜레마에 빠져 – 와해된 애착을 형성하게 된다고 한다. DID 형성에 애착이 정확히 어떤 역할을 하는가에 대해서는 외상만큼 잘 이해되고 있지는 못하나. 외상과 학대로 가득 찬 아동기 환경은 또한 아이로 하여금 안전한 애착을 찾는 데 필사적인 노력을 하게끔 만드는 경우가 흔할 것이라는 점만은 분명하다고 말할 수 있다. 성적 학대와 같은 뚜렷한 외상에 직면했을 때 아이가 해리되는 것과 똑같이, 부모로부터 감정적 공명을 찾으려던 아이가 노골적으로 혹은 심지어 미묘한 방식으로 부모인물이 반응을 보여주지 않게 되면 실망한 아이는 뒤로 물러나 해리되어 버릴 수도 있다. 부모의 학대나 방임은 환자에게 정신질환이나 물질남용을 일으킬 수 있으며, 이는 이들로 하여금 신뢰할 만한 감정적 연결을 이용하지 못하게 만들게 된다. 더 나쁜 상황은 아동이 애착을 충족시키고픈 마음에 학대를 가하는 또 다른 부모인물에게 다가가는 경우이다. 사랑해주는 사람 대 학대하는 사람이라는 두 가지 모습으로 대상의 이미지를 분열splitting시켜버리는 심리적 방어가 도움이 되지만, 또한 부모의 이러한 두 가지 측면에 대한 완전히 상반된 애착 반응을 어린아이가 한데 통합시키기란 어려운 일이다. 간혹 해리적 분열dissociative splitting은 보호관처럼 작동을 하여, 반복해서 실망감만 안겨주었던 사랑에 대한 바람을 감춰버림으로써 – 때때로 특정 인격 상태 속에다가 이러한 희망감을 심어놓는다. 대부분의 DID의 치료에 있어서 이러한 강한 애착 욕구와 애착에 대한 불안정성은 핵심적인 역할을 담당한다. 자기를 보살펴달라는 강렬한 바람을 지닌 채 임상가에게 다가가는 어린아이 분신child alters, 그리고 적개심과 허세를 부리며 치료자에 의해 보살핌을 받고 싶다는 강렬하면서도 스스로는 알지 못하고 있는 소망에 대해 방어를 하는 피해의식적 분신persecutory alters 등에서 이런 점은 특히 잘 드러난다.

감별진단 Differential Diagnosis

진단을 내리는 데 있어 DID와 가장 많이 혼동을 일으키는 두 질환은 조현병과 양극성장애로, 이 두 경우 모두 DID와 공통되는 증상들을 보인다. DID 환자의 대다수가 환청의 형태로 해리된 인격 상태로부터 무언가를 수신 받는 느낌을 경험한다. 환청은 정의 상 일반적으로 말하는 현실검증력이 침범된 것이기에 "정신병적"인 것으로 간주되지만, 그것이 생기는 과정은 결코 정신병적이지 않다: 사고장애도 없고, 연관된 다른 정신병적 증상도 보이지 않으며, 항정신병 약물에 반응하지도 않는다. 이들의 증상은 PTSD 환자들이 보이는 생생한 플래시백과 대조되는데, 이 경우 – 어느 누구도 재경험되고 있는 외상 장면을 실제로 볼 수 있는 것은 아니기에 – 일반적으로 말하는 현실검증력에 결함이 있다고 볼 수는 있지만, 그 증상은 PTSD 때문이므로 정신병으로 진단 내려지지도, 치료법으로 항정신병 약물을 사용하지도 않는다. 하지만 DID에서 보이는 환청은 종종 비난조의 목소리이거나 혹은 자신이나 타인을 해치라는 식의 위험한 행동을 충동질하는 목소리이기 때문에 조현병이나 정신병적 기분장애에서 보이는 환청과 매우 유사하다. 실제로 DID 환자들이 오히려 조현병 환자들보다 소위 말하는 Schneider 1급 증상(예, 서로 대화를 나누는 목소리, 행동이나 감정을 "유발하는" 목소리)을 보이는 경우가 더 많다는 연구들이 반복해서 보고되고 있다. 두 상태를 구분하기란 어려울 수 있다: 임상적으로 "큰 그림"을 그려보듯이, 특히 사고장애와 같은 다른 양성증상이나 음성증상이 존재하는지 여부가 단서가 될 수 있다.(예, 6살 때부터 목소리 들린다고 호소하던 한 환자는 그 내용이 어렸을 적의 외상과 관련이 있었으며 일반적으로 심한 아동기-발병 조현병 환자들이 보이는 것보다 전반적으로 훨씬 더 높은 기능을 보였기에 DID일 것으로 추정되었다.) 결국 임상가는 그 목소리가 어떤 한 인격화된 실체personalized entity를 의미하는 것인지(예, 환자는 친숙한 목소리에 대해 얘기하면서 "걔는 엔젤이에요, 그 앤 내가 얼마나 멍청한지 늘 떠벌이곤 하죠."라고 말하며 계속해서 엔젤은 금발 머리의 십대 여자아이로 핑크색 옷을 입고 있다고 설명하였다.) 그리고 그 실체가 환자의 행동에 영향을 주는지(예, "케냐"의 목소리는 환자가 화가 났을 때 들리는데, 환자가 거친 행동을 하는 동안 기억상실이 일어나며 뒤이어 그 목소리는 엄청나게 커지곤 하였다.) 확인해보아야 한다. 때론 감별진단이 쉬울 수도 있지만 종종 확인하기가 어려울 수 있기 때문에 임상가는 인내심을 갖고서 상당 기간 동안 진단을 확정짓지 말고 항정신병제 투약의 결정도 미룰 필요가 있다.

급속-순환형 양극성 장애는 우울과 같은 감정 상태 사이를, 그리고 책임감 있는 페르소나와 문란하고 마약을 사용하는 쾌락주의적 페르소나 사이를 극적으로 오간다는 점에서 DID와 유사하다. 이러한 변화가 DID 때문이라면, 그 변동은 수 시간이나 수일에 걸쳐 서서히 진행되기보다는 즉각적으로 일어난다; 자신이 한 행동의 일부에 대해서는 기억을 못할 수도 있다; 각각의 상태들은 그 이름과 신체 조건이 서로 다르다고 설명되기도 한다; 생장증상 vegetative symptoms은 일반적으로 양극성 장애의 경우만큼 두드러지지 않는다; 그리고 과대망상과 같은 증상도 나타나지 않는다.

DID를 진단내리기란 쉽지 않다는 점은 잘 알려진 바루, 전형적인 DID 환자가 정신건강 기관에서 DID로 진단받기까지 7년이 걸린다는 사실이 여러 연구들을 통해 입증되기도 하였는데, 이런 점에 있어서 DID 진단을 받기 전 수 년의 치료기간 동안 이들이 도대체 무슨 병명으로 진단되었을까하는 궁금증이 인다. 그러므로 조현병이나 양극성장애로 진단 내려지는 것은 단지 감별해야 할 질환으로서의 의미만을 뜻하는 것이 아니라 실제로 많은 DID 환자들이 환청이나 교대로 극변하는 페르소나 때문에 이 병으로 오진되는 경우가 비일비재함을 의미하기도 한다. DID와 구별하기 어려운 세 번째 진단은 경계성인격장애BPD이다. 하지만 조현병 혹은 양극성장애인지 아니면 BPD인지 감별하는 것은 대개 선택이나 결정의 문제이곤 하지만, BPD와 DID의 경우는 종종 동시에 존재하곤 하여 DID 환자의 80%가 BPD의 진단에, BPD 환자의 50%가 해리성 장애의 진단에 부합한다(특히 DID는 BPD 사례의 10%~30%에서 나타난다). 두 장에 모두 흔히 외상이 원인으로 작용한다는 점을 감안했을 때 이는 놀라운 일이 아니다; 자살경향이나 감정조절부전처럼 우리가 "경계성"이라고 간주하는 증상들이 DID에서 매우 흔하다. DID 환자의 대부분에서 BPD가 추가로 진단 내려질 수 있다; 여기서 중요한 의문점은 이미 BPD로 진단된 환자를 평가할 때 BPD에서 보이는 정체성 혼란과 분열splitting이 뚜렷이 구분될 정도의 인격상태로 나타나면서 기억상실이 동반되는가 여부이며, 만일 그렇다면 DID의 진단이 가능하다고 볼 수 있다.

DID의 특징 중 하나인 기억상실은 기억 장애를 일으키는 다른 원인과 잘 감별해야한다. "일정 시간 동안 기억이 끊기는 경험을 한 적이 있습니까?"라는 선별질문에 대해 "네"라고 대답하는 경우, DID를 제외한 가장 흔한 두 상태는 물질사용장애와 경련성장애이다; 이 질환들은 병력을 통해 비교적 손쉽게 확인할 수 있다. DID와 감별해야 하는 또 다른 중요한 상태로는 정상적인 건망증과 정상적인 인격상태 변화 등이 있다. 기억장애가 의심되는 환자들은 "어디다가 열쇠를 잃어버렸는지 도무지 기억나지 않아요."라는 식으로 말하며 이는 정상적인 건망증 때문으로 볼 수 있는데 반해 "종종 어딘가에 서있는 나 자신을 발견하곤 하는데 제가 어떻게 그 장소에 갔는지가 기억나질 않아요."라고 말하는 사람들은 DID일 가능성이 더 높다. 이와 유사하게 특정 상황에서 "완전히 다른 사람이 된 것" 같은 느낌이 든다고 말하는 사람들도 있는데, 하지만 대개 이들이 말하는 것은 다른 이름을 가진, 나이와 성별, 신체 조건 등이 다른 어떤 한 인물을 의미하는 것이 아니며 또한 이런 "다른 사람"이 된 상태에서 했던 행동에 대해 기억을 못하지도 않는다.

혹시 DID인 척 하는 꾀병이나 인위성factitious DID는 아닐까하고 의심받게 되는 일이 실제 그런 경우보다 훨씬 더 흔히 일어나지만, 만일 명백한 이차성 이득이 있고, 환자가 강조해서 호소하는 DID 증상들이 매체를 통해 잘 알려져 있어 쉽게 꾸며낼 수 있는 종류의 것들이며 또한 실제 역학적으로는 상당히 흔함에도 잘 알려져 있지는 않은 증상(예를 들어 환청이나 침습적 사고/감정/충동/행동, 이인증 등)에 대해서는 호소하지 않는다면 꾀병이나 인위성장애를 의심해볼 수도 있다.

면담의 진행 MANAGEMENT OF THE INTERVIEW

DID 환자와 면담을 할 때의 문제는 치료의 각 단계마다 매우 상이하기 때문에 여기서는 예시를 통해 시간의 경과에 따라 면담이 어떻게 달라지는지 보여줄 것이다. 진단이 아직 명확하지 않은 초기 면담과, 환자와 임상가 모두의 동의 하에 진단이 확실히 내려져 환자에게 여러 가지 "분신"들이 존재한다는 것에 대한 표현 어휘들이 공유되는 후기 면담을 비교해 볼 때 이런 차이점은 확연하게 드러난다. 먼저 치료 초기의 특징인 섬세한 탐색의 과정을 예로 살펴보겠다.

초기 단계 The Early Phase

DID 환자가 여러 인격상태들에 대해 명확하게 기술하는 경우는 거의 없으며, 대신 우울이나 불안, 자살하고 싶다는 등의 일반적인 증상으로 호소를 한다. 심각한 아동기 외상의 과거력이 있기 마련이지만 환자들은 이 주제를 회피하면서 그 심각성을 축소시켜 "모르겠어요 – 그랬나? – 정말로 기억이 안나요."라는 식으로 말을 한다. 환자가 기억상실 삽화("잃어버린 시간")나 행동의 급격한 변화로 인해 스스로 당황하는 경우가 있다고 말하는 경우 – 또는 지난 한 주 동안 있었던 일들이나 지난 면담시간에 나눴던 이야기들에 대해 환자의 기억에 유의한 공백이 있어 보이는 경우 임상가는 DID를 의심해보게 된다. “이 환자가 DID일까?” 라는 의문이 들면 임상가는 “몸속에 다른 사람이 있다”든지, 때때로 자신의 행동을 조절하는 인격상태가 번갈아 나타난다든지, 기억나지 않는 행동을 한 것 같다는 등의 느낌을 받은 적이 있는지 확인해봐야 하며 또한 부인하고 싶은 인격의 측면을 억지로 인식하게끔 만드는 만성적인 환청 같은 것이 있는지 질문해보아야 한다. 환자들은 매우 강한 무의식적 동기로 인해 이러한 증상들을 잘 말하지 않으려는 경향이 있다. 상당히 오랜 기간 동안 학대가 은밀한 형태로 지속되었었다면 DID 증상이 아동기부터 발생하게 되지만, 만일 학대가 도중에 중단되어버리면 DID가 생겨나지 않을 수도 있다. 그러므로 환자의 증상은 단단히 붙잡아놓은 수치스러운 비밀이라는 맥락에서 이해해야 하며, 이 증상에 대해 말한다는 것은 학대받았음을 공개하는 것과 동일한 정도의 강렬한 부정적인 감정이 수반되는 일이다. 진단을 내리기 위해 임상가가 질문하기 시작하면 자신이 오랫동안 감춰두고 있던 비밀이 발각되면서 위험스러운 상황에 처하게 되어 결국 심한 내적 금기에 맞닥뜨리게 될 것이라고 환자들은 깊게 믿고 있다. 더군다나 DID 환자들은 자신의 증상을 자신이 “미쳤다”는 증거라고 느끼기 때문에 이를 감추기 위해 수 년 동안 “정상처럼 행동”하려 해왔다. 이러한 위태로운 균형상태는 진단을 위한 질문에 쉽게 흔들려버린다. 그러므로 DID 증상에 대해 알아보기 시작할 때에는 매우 특별히 조심하면서 진행해야 하며, 사실을 인정함에 강한 저항에 맞부딪힐 것을 예상하고 있어야 한다. 임상가는 천천히 조심스럽게 다가가야 하며 환자가 놀라는 반응을 보일 때에는 잠시 멈출 태세를 갖추고 있어야 한다. 이는 다음 예에서 잘 나타난다.

> 한 20대 미혼모가 자살시도로 병원에 입원한 후 치료를 받으러 왔다; 과거에 심한 아동기 외상이 있었음이 드러났다. “정신이 멍해요.”라는 식으로 환자는 자살시도 당시에 대해 자세히 설명하지 못하고 있다는 사실을 임상가는 처음부터 눈치 챌 수 있었고 곧이어 똑바르고 명료한 정신 상태의 환자가 마치 방금 무슨 얘기를 나누고 있었는지 혼란스럽다는 듯이 면담 도중에 잠깐씩 대화가 끊긴다는 점도 느낄 수 있었다. 결국 적당한 시점에서 임상가는 환자에게 방금 우리가 무슨 얘기를 나누고 있었는지 기억하느냐고 물었다. “물론 기억하죠.”라고 환자는 대답하였지만 몇 분 전에 나눈 대화 내용에 대해 설명해보라고 하자 환자는 기억하지 못함을 인정하였다. 임상가는 기억에 문제가 있냐고 물어보았고 환자는 매우 불편하다는 듯이 사실 방금 전에 있었던 일을 기억하지 못하는 경우가 걱정스러울 정도로 자주 있다고 말했다. 예를 들어 설명해 달라고 하자, 정신을 차려보니 낯선 남자와 한 침대에 누워있었는데 술에 취했던 것도 아니었는데도 자신이 어떻게 그곳에 가게 되었는지 전혀 기억나지 않는 일도 있었다고 털어놓았다. 이 시점에서 임상가는 DID가 의심되었지만 환자를 놀라게 하고 싶지 않

아 DID인지 아닌지 여부를 알아낼 수 있는 표현 – 두 경우 모두에 양다리를 걸쳐놓는 표현을 조심스레 사용하였다. 이러한 양다리를 걸치는 표현의 예로 “자신의 한 부분 part” 또는 “자기 인격의 또 다른 측면” 같은 어휘를 사용할 수 있으며; “자신의 일부분이 자리를 차지할 때가 있습니까?”, “자신이 다른 사람이 된 듯한 느낌을 받을 때가 있습니까?”, 또는 “이에 대한 강한 내적 갈등 – 꼭 내부의 전쟁 같은 게 있습니까?”라고 물어볼 수 있다. 이러한 표현은 환자로 하여금 자신에게 DID가 있음을 단도직입적으로 인정하도록 몰아붙이지 않으면서, 또 섣부르게 진단을 단정 짓지 않으면서 자신의 내적 경험에 대해 환자로 하여금 더 자세히 설명할 수 있게끔 이끌어준다. 임상가는 계속해서 목소리를 듣는지 환자에게 질문할 수 있다; 환자는 망설이는 듯한 모습으로 처음엔 “그렇게 생각하지는 않아요.”라고 답했지만 단지 진단을 내리기 위해 일상적인 질문일 뿐이라는 임상가의 말에 안심을 하고선 그런 증상도 있다며 지금까지 아무에게도 이런 얘기를 털어놓은 적이 없다고 덧붙였다. 목소리에 대해 임상가가 좀 더 상세하게 묻자 (“목소리가 뭐라고 말하던가요?”, “아는 사람 목소리인가요?”, “그 목소리는 마치 자신의 다른 부분이 당신에게 이야기를 하고 있는 것처럼 느껴지는 것인가요?”) 환자는 돌연 매우 놀라는 모습을 보였다. 재빨리 임상가는 지금 이 시점에서 그 질문은 너무 앞서나간 것이라고 판단하고선 “미쳐 털어놓을 준비가 되어있지 않던 내부의 무언가로부터 무슨 자극을 받으신 건가요?”라고 물었다. 자신의 내적 경험에 대한 정확한 지적에 확실히 환자는 놀라는 것 같았고 이내 인정한다는 듯이 고개를 끄덕였다. 이 시점에서 안심시켜주면서 설명을 해줄 필요가 있음을 안 임상가는 “몇 년 동안 내내 마음속에 담아두고 있던 무언가를 이야기한다는 것은 힘든 일이라는 건 충분히 이해합니다.”라고 말하며 시간의 흐름을 놓친다거나 목소리를 듣는 것 같은 증상이 미쳤다는 것을 뜻하진 않으며 사실 어렸을 때 외상을 경험한 사람들에서 흔히 보이는 증상이라고 설명해주었다. 그리고 덧붙이기를 이러한 것들에 대해 더 자세히 알아보는 것이 환자에게는 궁극적으로 매우 유용할 것이지만, 그 선택은 전적으로 환자에게 달려있으며 얘기하고 싶지 않은 것에 대해 말하도록 강요하지는 않을 것이라고 말해주었다.

DID 환자의 치료에서 위와 같은 회기 이후로 대개 환자는 점차 자신의 이야기를 펼쳐보이게 되는데, 뚜렷이 가다 멈추다하는 방식으로 자신의 다른 측면에 대한 환자 자신의 내적 경험을 명확하게 그려낸다. 환자는 “제가 말씀 드렸던 것에 대해 전 정말로 확신이 서지 않아요.”라고 말하며 앞서 말한 증상에 대해 한발 물러나면서, 혹시나 임상가가 자신을 부정적으로 바라보는 건 아닌지 혹은 자신을 미쳤다고 생각하는 건 아닌지 다시 한 번 확인받고 싶어하기도 한다. 다시 한 번 짧게 설명해주면서, 이 문제를 알아보는 것을 서두르지는 않을 것이며 물론 임상가로서 탐색할 의향과 관심을 갖고는 있지만 모든 치료적 작업은 환자가 편안해하는 수준에서 이루어질 것이라고 일관된 메시지를 전달해줄 수 있다. 드물지 않게 "이것에 대해 모두 파헤쳐 볼 필요가 있을까요?"라는 물음에 대해 제법 긴 토의가 이루어질 수도 있지만 임상가는 감정적으로 동요될지 모른다는 환자의 두려움을 인정해주면서 거기에는 또한 장점도 있을 수 있음을 설명해주게 된다.

이러한 면담 초반부에 환자가 지금까지 조사해보지 않았던 자신의 내적 경험에 대해 계속해서 탐색해보기를 관심 있어 하게 되면, 환자는 임상가에게 여러 가지 알고 싶은 질문들을 물어올 수도 있다. 너무 꼬치꼬치 캐묻다가 환자를 겁주게 되는 상황과, 반대로 적극적으로 물어보지 않음으로써 환자는 단지 그 얘기에 대해 말하고 싶지 않았을 뿐이었음에도 환자의 두려움 탓에 면담이 수동 저항성으로 팽배해져버리는 위험성 사이에서 임상가는 적당한 균형을 잡도록 노력해야 한다.

인격상태로의 접근 Approaching the Personality States

DID 치료에 있어서 임상가의 최종 선택지점은 번갈아 나타나는 환자의 인격상태들 personality states(문헌들에서는 흔히 *분신alters*이라고 불리지만 환자와 이야기를 나눌 때에는 종종 *부분parts*이라는 표현을 사용한다.)에 접근하는 것이다. 이 주제에 대해선 이미 자세하게 다뤘으므로 여기서 다시 모든 내용에 대해 논하지는 않을 것이다. 짧게 요약해서 말하자면 자신의 상태를 이해하고 설명할 수 있는 능력에 있어서 환자들마다 큰 차이를 보이지만 그 정의상 DID 환자들은 모두 오랜 기간 동안 주관적으로 따로 떨어진 별개의 인격상태들과 함께 살아왔다. 이러한 개별적인 상태들은 각자만의 정체감과 각자만의 특징적인 정서와 행동, 그리고 종종 각자만의 외상 기억을 갖고 있기 때문에 환자는 이를 자신이 다른 사람이 되는 듯한 경험으로 느낀다(하지만 이러한 "분리 망상delusion of separateness"은 정신병 증상이 아니며 항정신병제에 반응을 보이지도 않는다.). DID의 정신치료가 효과적이 되려면 임상가는 각 분신 인격들의 방식에 맞춰 그들과 직접 대화를 하면서 각각이 분리에 대해 주관적으로 어떻게 느끼고 있는지 살펴보아야 하는데, 이때 동시에 사실 각 분신들alters은 분리된 인간들이 아니라 한 사람의 부분들parts일 뿐이며 치료를 통해 좋아지기 위해서는 이러한 부분들parts이 점차 덜 분리되어야 한다 – 부분들끼리 서로 더 많은 대화를 나누고 협력함으로써 기억상실과 혼란을 줄이고 기능을 향상시켜야 한다 – 는 메시지를 끊임없이 전달해주어야 한다. 어떤 환자들에게 있어서는 구체적인 치료목표가 "통합integration"(즉, 내부의 모든 해리 장벽들을 허물어 버림으로써 모든 인격 상태들을 하나로 합치는 것)일수도 있지만 그것은 선택사항이다 – 하지만 좀 더 나아지길 바라는 마음이 있다면 환자는 내적 통합과 상호소통을 높이기 위해 반드시 노력해야 한다는 점을 임상가는 명확히 해주어야 한다.

일단 DID가 의심되면 치료 처음부터 임상가는 자신이 지금 한 사람과 대화를 나누고는 있지만 사실 그 뒤에는 환자의 여러 다른 부분들이 그 대화를 엿듣고 있으며 그 부분들은 각자의 의견을 만들고 판단을 내리며 정신치료에 동참할 것인지 결정하고 있다는 점을 늘 염두에 두고서 면담을 진행해야 한다. 인격의 이러한 다른 부분들을 치료에 동참시키는 길을 찾아내는 것이 궁극적으로 치료의 성패를 좌우한다 – 동참시키지 못한다면, 부분들이 털어놓은 특정 주제(예를 들어, 분노와 성욕, 불신, 자기혐오)들은 치료과정 도중에 외따로 떨어지게 되고, 치료의 효과는 줄어들어 버린다.

> 몇 달 동안 치료를 받아오던 22세 여대생에게서 DID가 거의 확실해 보이는 증거들이 드러났다; 하지만 임상가는 아직 분신과 직접 대화를 나눠 이를 확인하지는 못하고 있었다. 기억나지 않는 행동을 하는 기억상실 기간이 반복되면서 생생하게 묘사해낼 수 있는 환청("그 애는 제시에요. 항상 화가 나 있죠. 걘 간섭받는 걸 싫어해요. 항상 저한테 싸우라고 말하죠.")이 동반되고 있다는 점에서 이 진단이 의심되었던 것이다. 하루는 면담시간에 환자가 교수로부터 창피할 정도로 혼이 났다며 속상해 했다("교수님은 날 나쁜 년이라고 생각하시는 게 분명해요; 이제 그 수업을 통과하기는 글렀어요!"). 임상가는 무슨 일이 있었던 것인지 뚜렷하게 기억할 수 있느냐고 물었고(환자는 기억하지 못했다.) 계속해서 "혹시 그것이 자신의 또 다른 부분part이라고 생각하지는 않으세요?"라고 질문했다. 환자는 한동안 생각에 잠기더니 이윽고 "그런 것 같아요."라고 대답했다. 자신의 어떤 부분인지 아느냐고 묻자 한참을 가만히 있더니 "아마 제시일 거예요."라고 답했다. 임상가는 더 자세히 알아보려 했지만("어떤 이유에서 그렇게 생각하시는 데요?") 환자는 상당히 오랫동안 아무 말도 않고 있다가 "제시가 얘기하지 말래요."라고 말했다 – 그러고는 "제시는 항상 제 일을 모두 망쳐놔요! 걔를 없애버릴 수만 있다면 일이 더 잘 풀릴 거예요!"라며 제시가 사라지길 바란다고 말했다. 환자에게 제시에 대해 임상가는 어떻게 생각하는지 들어보고 싶은지 묻자; 환자는 그렇다고 말했고 임상가는 중요한 사실들을 알려주기 시작했다: "우선, 제시로 인해 괴롭힘을 당하고 있지만 없애버릴 방도가 없다는 점은 알겠습니다. 제시가 다른 사람인 것처럼 느껴진다는 것도 알겠고 이런 사실을 이해하기 어렵다는 점도 알겠지만, 사실 당신과 제시는 한 사람의 두 부분입니다. 그리고 아시다시피 제가 제시와 직접 대화를 나누게 된다면 제시 또한 당신과 똑같이 이야기할 것이 분명합니다 – 제시는 아마도 당신에 대해 화를 낼 것이고 당신이 근처에 얼씬거리지 않는다면 *자신의* 생활 또한 더 나

아질 거라고 말할 것입니다. 그러면 그 때 전 지금 말하고 있는 것과 똑같은 내용을 제시에게도 얘기해주겠죠 – 제시를 없앨 수는 없어요; 당신과 제시는 한 사람의 두 부분이니까요." 환자는 "말도 안 돼요!"라는 반응을 보였고 임상가는 계속해서 "그리고 이런 점도 아셔야 합니다. 설령 제시를 없애버릴 수 *있다* 하더라도 제시가 없어진다고 해서 당신이 실제로 나아지지는 *않을 것*이라는 겁니다. 지금까지 내내 제시는 화가 나 있고 사람들과 싸우려하기 때문이라고요? 사실 제시는 당신을 도와준 겁니다. 이런 점에서 실제로 제시는 좋은 점도 있죠: 당신이 화낼 필요가 있을 때 강하게 화를 내 주죠 – 그게 바로 당신이 하기 어려워하는 일이죠, 맞죠?"라고 말했다. 환자는 그런 점에서 어려움을 겪는다고 인정했고 임상가는 계속하여 "그래 맞아요, 때로는 제시가 과잉 반응하는 것처럼 보일 수도 있다고 생각해요 – 때로는 제시가 지나친 것일 수도 있다는 점도 동의해요 – 하지만 제가 말하고 싶은 점은 당신이 어렸을 때 겪었던 일에 관해 조금 들었던 내용들을 생각해보면 제시가 정말로 화를 낼만도 하다고 저는 100% 확신합니다 – 만약에 무엇 때문에 화가 났는지 제시가 제게 말해준다면 저 또한 그들에게 화가 날 것도 분명하고요. 그러므로 때로는 제시가 다소 화를 잘 내곤 하지만 – 사실 제시는 진짜로 중요한 당신의 한 부분인데다가 당신의 분노와 당신의 장점의 많은 것들을 갖고 있기도 하기 때문에 제시가 없다고 해서 당신이 더 나아지지는 않을 거라는 겁니다. 둘이서 내내 싸우기보다는 함께 해결할 길을 찾아내보기 시작하는 것이 더 낫지 않을까요?"라고 말했다. 환자는 "그런 일은 결코 없을 거예요."라고 대답했고 이에 임상가는 계속해서 : "알아요, 지금은 둘이 정말로 사이가 멀어 보인다는 것을요. 하지만 당신은 나아지길 바라고 있고 제시 또한 그럴 거라고 확신할 수 있기 때문에 – 둘 모두 나아질 수 있는 방도를 찾아보기 시작해야 합니다."라고 주장했다.

또한 이 순간이 바로 추가적으로 저항resistance에 대해 분석해줘야 할 시점이라고 판단할 수도 있다: "그리고 한 가지 더 말씀드릴까요? 제시가 당신더러 저한테 말하면 안 된다고 했죠? 물론 그것도 이해할 수 있습니다. 어렸을 적에 당신은 당시 벌어지고 있던 일에 대해 입을 다무는 편이 더 낫고 만일 누군가에게 말해버린다면 나쁜 일이 벌어질 거라고 생각했을 겁니다, 맞죠? 그래서 제시는 가장 안전한 방법은 사람들에게 아무 말도 안하는 거라고 이해를 했고 – 그래서 물론 당신이 저와 대화를 나누는 모습을 본 제시는 그러지 말라고 말했겠죠. 왜 그런지 아세요? 사람들과 이야기를 나누지 않은 지난 몇 년 동안은 정말로 제시가 현명했을 수 있다고 생각해요. 하지만 그런 방법은 과거에나 통했지 앞으로는 절대로 그렇게 되지 않을 것이라고 제시에게 말해주고 싶습니다. 제시는 저를 보면서 '내가 왜 저 사람을 믿어야 하지? 저 사람과 이야기를 나누는 건 안전하지 못해.'라고 생각할 지도 모르죠. 그래서 저는 제시를 불러다가 저

> 를 똑바로 쳐다보라고, 우리가 나누고 있는 대화를 잘 들어보라고, 과거에 위험했었기 때문에 지금도 그럴 것이라고 짐작하지 말라고 얘기해주고 싶습니다. 제시는 정말로 조심성이 많기 때문에 구태여 누구를 믿는 위험을 감수할 필요가 있느냐고 당신을 설득하겠죠, 그렇죠? 제시가 여기서 저를 경계하더라도, 조심스레 저를 살펴보더라도 전 상관없습니다. 그리고 제가 나쁜 일을 꾸미는 것처럼 보인다면 제시는 당신께 경고하거나 저한테 무슨 꿍꿍이냐고 묻겠죠. 제시가 정말로 조심성이 많다면 그런 면에서 우리가 앞으로 치료를 진행해가면서 여러 가지에 대해 대화를 나누는 것이 보다 안전해지겠죠."

위의 대화에서 임상가는 여러 가지의 목표점들을 좇았다. 치료 전반에 걸쳐 임상가는 환자의 분리 경험에 대해 부드러우면서도 줄기차게 압력을 가하였고, 겉보기에 별개인 듯이 보이는 주체들이 사실은 한 사람의 부분들이라는 견해를 제안했다; 이와 유사하게 그 둘은 서로 달라 보이지만 부분들은 해체dissociation("없애 버릴")가 아니라 연합association("협력하고, 함께 작업하며, 공통의 목표를 향해 나아감으로써")을 통해서 문제점을 해결할 수 있다고 꾸준히 주장하였다. 또한 이러한 모든 대화들("당신의 한 부분part에게 분노폭발의 책임이 있다고 생각하세요?")에는 환자로 하여금 자신의 다른 부분들을 이해할 수 없는 낯선 무엇인가로 치부해버리는 대신에 그 부분들과 연결점을 맺도록 도와주려는 목적이 있다. 여기서 환자의 분노감정과 분노행동은 협조적이던 평소의 그녀 모습과 분열split off되어 왔으며, 자신의 이러한 측면들은 서로에 대해 적대적인 반대 입장을 취해왔던 것이다; 임상가는 환자의 양쪽 측면이 모두 중요하다는 점을 인정해주면서 그 분열을 차츰 줄여나가도록 하였다. 임상가는 공정하고 평등하게 대해주면서 ("전 지금 말하고 있는 것과 똑같은 내용을 제시에게도 얘기해주겠죠.") 향후 부분들이 서로 타협을 맺는 데에 공명정대한 중개인의 역할을 맡아 주었다. 문제를 일으켰던 공격적인 행동들은 그녀의 과거 경험에 비춰봤을 때 이해가 간다는 점을 재구성해주면서 – 어린 시절의 도식schemata과 입장, 행동 등은 과거에는 합당했을지 몰라도 지금 어른이 된 환자의 생활에서는 수정이 필요하다고 설명해주었다. 화난 부분angry part은 환자에게 *가치가 있어* – 만성적으로 심각한 무시를 당해왔다고 느꼈던 환자에게는 매우 중요한 중재자가 되어주곤 한다는 메시지를 전달해주었다. 서로의 감정을 조율하고 흑백논리로 바라보지 않는 방법("제시가 화낼 만은 하지만 때론 다소 지나친 면도 있죠.")도 있음을 부드럽게 제시하였다. 임상가는 분노에 가득 찬 분신과 직접 대화를 나눌 수 있게 되기까지 필요한 관계의 초석을 다지고 있는 것이다 – 환자의 그 부분이 아직은 자신을 드러내어 임상가와 직접 이야기를 나누고 있지는 않지만, 임상가가 말하고 있는 내용을 환자의 모든 부분들은 듣고 있으며 따라서 존중과 인정, 이해 그리고 협상의사 등을 전달해주면서 화난 부분에 대해서도 협조적인 부분과 동등하게 대해준다 – 이 모두는 분노와 불신에 가득 찬 분신이 마침내 치료 시간 동안 임상가와 직접 대화를 나누게 되는 시점에 이르기를 바라는 것이다. 마지막으로 임상가는 저항(불신)에 대해 직접적으로 언급하면서 이는 더 이상 필요 없는 어린 시절의 도식일 뿐으로 환자에게 현재의 시각에서 살펴보도록 하면서 치료적 진전을 위해서는 역설적이지만 쉽게 믿지 못하는 현재 상태에 머물러도 좋다고 허용해주었다. 예상컨대 이 환자를 치료하는 동안 이런 식의 대화는 수도 없이 반복될 것이다.

이후 단계 Later Stages

이후의 치료 단계에서 환자와 임상가 둘 모두는 인격상태가 번갈아 나타나는 환자의 시스템에 보다 익숙해지면서, 면담을 이끌어가는 다른 기법들을 차츰 사용하기 시작한다. 다음 사례는 두 자녀를 둔 35세 주부 이사벨이 치료를 받기 시작한 지 거의 일 년이 다 된 시점에 있었던 일이다. 이 환자의 진단은 DID임이 거의 확실했으며 정신치료적 탐색이 한창 중이던 때였다; 진전되는 동안 환자는 일부 분신들의 감정과 행동을 조금씩 알아가기 시작하고 있었다 – 몇몇 분신들은 임상가와 직접 이야기를 나누면서 치료에 협조하기도 하였지만 치료의 장으로 들어오길 거부한 다른 몇몇은 의심과 적대감을 드러내었다.

> 상처 받았던 자신의 과거와 자신의 다른 인격 상태들에 대해 탐색해가는 동안 때때로 극심한 불안이 엄습해오기도 했지만, 마침내 이사벨은 이러한 비밀들이 안겨줬던 부담감으로부터 벗어나기 시작하여 훌륭한 치료적 동맹을 형성해나가며 안도감을 느꼈다. 이러한 낙관론에 힘입어 이사벨은 커다란 두려움과 회의감을 극복하고선 10년 만에 직장을 구하게까지 되었다. 직장생활도 잘 해내어 승진대상에 오르기도 했다. 하지만 수년간 잘 조절되던 뇌전증seizure disorder이 다시 재발하면서 출근하지 못하는 날이 생기기 시작했다 – 더군다나 한번은 운전을 하려던 순간에 경련을 한 적도 있었다. 이 일은 있은 후 이사벨은 담당 임상가에게 전화를 걸어 매우 당황하는 목소리로 약을 챙겨누던 약상자를 열어보니 자신이 항전간제를 전혀 먹지 않았더라고 얘기했다 – 평소 꼼꼼히 챙기던 그녀로서는 전혀 뜻밖의 행동이었다. 임상가의 질문에 이사벨은 뭐가 어떻게 된 건지 "전혀 모르겠다."고 답했고, 임상가는 혹시 그녀의 다른 부분parts 중 하나가 약을 먹기를 거부했을 가능성은 없는지 물었다. 한참 동안 생각에 잠기더니 그녀는 불안한 듯 그게 사실일 수도 있겠다고 인정했다: "노바디Nobody가 범인일 지도 모른다는 흥미로운 생각이 드는데요." – "노바디"는 그녀의 분신 중 하나의 이름으로 늘 화가 나 있으면서 치료에 동참하는 것에는 관심 없이 경멸 섞인 목소리로

환자를 "쓸모없는 쓰레기 조각"이라며 그냥 자살해버리라고 말하곤 했다. 환자는 "더 이상 말씀드릴 수가 없네요. 걔가 저랑 말하려 하질 않아요."라고 덧붙였다.

임상가는 특정 분신에게 말을 거는 식의 전형적인 방식 대신 이번 면담 시간엔 환자의 어느 부분과 대화를 나눌지 환자로 하여금 선택하도록 하였고 그날 준비가 되어 있거나 논의할 주제가 있는 부분part이 나타나 치료에 참여하곤 하였다. 하지만 이번 경우는 의문의 행동이 직장 뿐 아니라 환자의 안전까지도 위협할 수 있기 때문에 임상가는 그 규칙을 깨기로 했다. 임상가는 "제가 노바디에게 말을 걸어 봐도 괜찮겠습니까?"라고 물었고 환자는 이에 동의했다. 임상가는 "노바디양, 당신과 이야기를 나누고 싶습니다. 지금까지는 저랑 대화나누길 원치 않으셨다는 걸 알지만 이번에는 이사벨이 약을 먹지 않은 것에 당신 책임이 있는 게 확실해 보입니다. 그렇게 하신 데에는 나름 중요한 이유가 있을 것 같은데 – 무슨 생각이신 건지 진지하게 들어보고 싶군요." 잠시 정적이 흐른 후 환자는 다소 걸걸한 남자 같은 목소리로 "빌어먹을, 맞아요. 그럴 이유가 있어요! *당신*이 신경 쓸*you* care 바 아니에요!"라고 대답했다. (이 마지막 문장은 면담시작 때 임상가가 사용했던 표현이다 – 환자는 임상가가 신경써주지 않는 듯이 느껴져 다소 실망하고 있었음을 털어놓기로 결심한 것이며, 이는 신경care써주길 바라고 있음을 드러낸 한 걸음인 것이다.) 임상가는 "글쎄요, 제가 정말로 신경을 많이 쓰고 있다는 걸 아신다면 놀라실 겁니다 – 당신의 의견은 이사벨 혹은 다른 누구의 의견만큼이나 중요하고 소중합니다."라고 대답했다. 환자는 잠자코 있다가 "전 선생님이 이사벨 편이라고 생각했어요: 저는 단지 일들을 망쳐놓으려는 멍청이일 뿐이라고 생각하실 줄 알았어요."라고 말했다. 치료자는 "일들을 망쳐놓으려고 하셨는지는 모르겠습니다 – 제가 아는 것이라곤 당신은 정말로 화가 나 있고 진짜로 저를 믿지 않으셔 보인다는 게 전부입니다. 제가 이사벨에게 당신이 화를 내고 사람들을 믿지 않는 데에는 이유가 있을 것이라고 말했었던 걸 들으셨겠죠?"라고 말했다. 환자는 "네, 그래서 제가 오늘 선생님과 이야기 나누러 나온 거에요 – 한번 기회를 잡으신 거예요!"라고 답했다.

치료자가 진심어린 관심을 거듭 표명하자 노바디는 "이사벨은 멍청해요, 직장에 다니려하다니 – 사람들이 점점 더 많은 일을 시키려 할 거라는 걸 걔는 모르나 봐요? 걔가 감당할 수 없을 거라는 걸 사람들은 알고 있어요 – 그렇게 되면 이사벨은 당황하게 될 거고, 사람들은 모두 걔보고 바보 같다고 생각할 거예요."라고 설명하기 시작했다. 직장에 다니는 것을 부정적으로 생각한 노바디는 이를 방해할 생각이었다: "제가 매일 밤 약 먹을 시간에 맞춰 나와 약상자를 닫아놨기 때문에 이사벨은 약을 먹었다고 생각한 거죠." 노바디의 계획에 따라 뇌전증이 재발하였고 직장에 나가지 못하게 되었으며

"교통사고가 난다면 아무튼 이사벨은 그만큼 멍청한 거니까 그렇게 되도 싸다."는 것이다. 이는 노바디가 오랫동안 갖고 있던 자살사고와 자아-동질적ego-syntonic인 생각이다.

임상가에게 두 가지 사안이 주어졌다: 안전을 확보하는 것과 치료과정을 더 진행해 가는 것이다. 이 두 가지는 모두 공감적으로 노바디를 참여시켜야만 가능한 일이다. 임상가는 환자와 이야기를 나누면서 (여전히 그 순간에도 자신이 노바디라고 자각하고 있지만 - 환자의 모든 부분들parts과 대화를 나누고 있는 것이라는 점을 임상가는 단단히 유념하면서) 직장에서 환자가 맞닥뜨릴 지도 모를 파국적인 결과에 대해 미처 생각하지 못했음을 인정하며 그녀가 무얼 걱정하고 있었는지 이해된다고 말해주었다. 임상가는 그런 식의 속임수로 이 문제를 해결하기보다는 자신의 걱정에 대해 직접 이사벨에게 말하는 것이 어떻겠냐고 노바디에게 물었다. 그러나 이 제안에 대해 노바디는 "뭐 하러 그래요? 이사벨은 제 얘기에 전혀 귀 기울이지 않아요. 아무도 제 생각엔 신경써주지 않아요. 전 아무 것도nobody 아니니까요!"라며 비관했다. 치료자는 모든 이들의 이야기에 귀 기울여줄 것을 분명히 약속하면서 "예를 들자면, 지금 제가 당신의 이야기를 듣고 있는 것 같나요?"라고 물었다. 자신의 이야기가 경청되고 *있다*는 사실에 노바디는 매우 놀랐다고 말했다. 치료자는 계속해서 자신은 노비디의 입장도 이사벨의 입장도 옹호하진 않지만, 양쪽 모두에게 신경을 써줄 것이라고 말했다. 치료자는 "예를 들어, 이사벨은 직장에 나가길 원하지만 노바디 당신은 이사벨이 자기 능력 밖의 곤경에 처해 결국 수모만 당하게 되지 않기를 바라고 있죠. 모두의 생각을 절충할 수 있는 - 직장을 나가기는 하지만 그렇게 빨리 새로운 업무를 따라잡지 않아도 되는 - 대안이 있을 것 같은데요?"라고 말했다. 어떤 해법을 선택하든 간에 중요한 점은 환자의 모든 부분들이 서로를 존중하며 협력해 나아가는 방법을 찾는 것임을 상소했다. 또한 노바디는 파괴적인 성향 탓에 악명이 높지만 그녀의 행동은 사실 걱정스런 마음에 환자에게 나쁜 결과가 초래되지 않도록 미연에 방지하려다가 벌어진 일이라는 점을 지적해주었다.

면담 시간이 끝나갈 즈음 노바디는 "알았어요. 이제 그만 갈게요. 하지만 다시 얘기하러 올 거예요. 그다지 나쁘진 않네요."라고 말했다. 전환switch이 일어나 이사벨이 다시 등장했고 치료자는 "지금까지의 대화를 들으셨나요?"라고 물었다. 이사벨이 못 들었다고 답하자 치료자는 간략히 설명해 주었다. 만약에 이사벨이 대화를 듣고 있었다면 "세상에 노바디가 날 속였다니! 하지만 이제 노비디가 어디서 오는 건지 알 것 같아요."라고 말했을 것이다. 치료자는 약을 먹지 않은 경우엔 운전하지 말라고 주의를 주며 면담을 마쳤다. 기억나지 않는 행동에 대해서는 어쩔 도리가 없다는 환자의 주장

("제가 약을 먹었는지 어떻게 알죠?")에 대해서 치료자는 그건 전적으로 환자의 책임임 – 지금까지는 그런 행동을 알지 못했었지만, 이젠 위험한 행동을 하지 못하도록 막는 데에 모든 부분들에게 책임이 있으며 기억나지 않는다고 해서 그 책임을 면할 수는 없음 – 을 확실히 말해 둘 수 있다. 환자가 해석을 받아들일 준비가 되어있다고 판단한 면담가는 "노바디가 당신 모르게 그런 짓을 할 수 있었던 이유는 이사벨 당신 또한 노바디의 행동에 어느 정도 동의했기 때문이라고 볼 수도 있습니다 – 당신도 일을 하는 것에 두려움을 느꼈고, 그렇기 때문에 당신의 다른 부분들이 일을 하지 못하도록 방해하는데도 그렇게나 무심했던 겁니다 – 그래서 당신이 그렇게 주의 깊게 살피지 않았던 겁니다."라는 말을 덧붙였다.

이 사례는 DID 환자를 다룰 때 중요한 몇 가지 원칙들을 보여준다. 임상가는 의도적으로 환자의 모든 부분들parts에게 그들의 입장(분리separateness에 대한 각자의 경험)에서 다가가 동맹을 맺음으로써 그들 사이에 놓여있던 내적 경계를 허무는 궁극의 목표를 마침내 달성할 수 있었다. 앞서 본 바와 같이 피해의식으로 가득 찬 분신인 노바디의 관점을 인정해줌으로써 노바디로 하여금 마지못해서라도 직접 대화를 나누게끔 만드는 성과를 이룰 수 있었다. 임상가의 역할은 비유하자면 마치 바퀴의 축과 같아서, 환자의 인격상태들이 임상가를 중심으로 점차 서로와 접촉해가도록 만들어주는 것이다.

첫 째로, 인식해야 한다: 해리라는 구조에 대해 잘 모르는 임상가는 자신의 행동을 기억하지 못하는 환자에게 그것이 다른 부분part이 저지른 짓인지를 물어봐야 하는 건지 알지 못할 것이다. 그 다음에 임상가는 분신과 직접 접촉하기 꺼려지는 마음을 극복하고선, 오랫동안 지속되어온 해리된 인격구조 속으로 들어갈 필요가 있음을 인지하되, 환자의 중요한 측면 속까지 무분별하게 무조건 파고들지는 않아야 한다 – 특히, 임상가나 자신 스스로에게 불신감과 적개심을 갖고 있는 것 같다고 환자에게 직접 언급해주는 것은 따로 떼어놔야 한다. 불신감이 적절히 잘 다루어진다면 애착을 갈망하는 마음을 억누르고 있었음이 드러날 것으로 예상할 수 있다. 임상가는 서로 싸우고 있던 인격상태들 사이에서 공평한 입장을 취해주면서, 언뜻 파괴적인 행동인 듯 보인 노바디의 행동 이면에는 자신을 보호하려는 의도가 숨어 있었음을 설명해주었다 – 인격의 각 부분들 간의 분열을 줄여주도록 노력하였으며, 표면상으로는 열심히 일하던 이사벨 역시도 서로 엇갈린 여러 감정들을 갖고 있었다는 복잡한 현실을 지적해주었다. "적절히 반응해주는 자기대상selfobjects을 찾으려 꾸준히, 어쩌면 최소한으로라도 노력하는 자기 – 혹은, 보다 정확하게는, 자기의 일부 – 라도 갖고 있는" 환자에서나 분석가능성analyzability이 있는 것이라고 Heinz Kohut은 상정하였다. 이러한 가정은 해리 환자를 치료할 때 극적으로 입증이 되는데, 겉으로 드러난 적개심 뒤에는 애착에 대한 갈망이 감추어져 있다는 사실을 임상가가 간파할 수 있느냐에 종종 치료의 성패가 달려 있곤 하기 때문이다.

임상가는 환자의 분리된 현실을 충분히 이해하고선 그 세계로 들어가 그 기반을 약화시켰다. 바람직하지 못한 행동을 한 것에 대해 환자의 일부분이 그 책임을 부인하려 할 때 ("그 일에 대해 전 아무것도 모르겠어요."), 임상가는 환자 자신 전체가 그의 모든 행동들에 대해 책임을 져야한다고 강조하였다. 이는 안전에 관한 문제에 맞닥뜨리게 될 때 특히 중요한데, 안전 문제는 해리 환자에서 매우 흔히 벌어지는 일이기도 하다. 안전을 평가하는 일은 임상가에게 쉽지 않은 일일 수 있다("지금 나와 이야기를 나누고 있는 부분part은 결코 자신을 해치고 싶지 않았다고 말하고 있는데, 그렇다면 다른 부분들의 생각은 어떻게 알 수 있는가?"). 이런 경우에는 해리 환자가 아닌 다른 환자에서는 어떻게 평가를 했었는지 유심히 참조해보면 도움이 된다 – 예를 들사면, 경계성 환자들 또한 안전을 약속하곤 하지만, 이내 감정상태가 달라지는 경우 이 약속이 지켜지지 못할 수도 있다는 사실을 임상가는 늘 염두에 둔다. 두 경우 모두에서 환자의 다양한 감정상태와 인지기능의 모든 측면들이 위험을 초래할 수도, 보호해주는 역할을 해줄 수도 있음을 감안하면서, 임상가는 그 힘들의 세기를 잘 파악함으로써 환자의 안전에 대해 최종 판단을 내리게 된다.

종종 DID 환자는 전형적인 정신역동적 원칙들을 명확하게 드러내 보여주는 사례처럼 보이곤 한다. 예를 들어 이사벨의 정신역동에 따르면 그녀는 성공을 원하면서도 무의식적으로는 성공에 대해 두려워하고 있으며 – 더 자세히 살펴보면 진짜로는 실패를 두려워하는 것이며 – 그런 이유에서 일하려는 노력을 무의식적으로 방해하고 있는 것이라고 구조화할 수 있다. DID 환자를 치료하다 보면, 위 사례에서의 방해꾼인 "노바디" 같은, 환자 자기self의 "무의식적인" 측면이라 가정되는 부분과 직접 만나 대화할 기회를 잡을 수도 있다. 하지만 고전적인 억압 장벽repression barrier이라는 "수평적 분열horizontal split"을 긴니 치료적 소재들이 짐진석으로 발굴되는 것과는 다르게, 여기에서 갈등으로 가득 찬 감정들은 의인화되고 "수직적 분열vertical split"에 의해 가로막혀 분리되어 있다 – 따라서 자기-상태self-state에 매립되어 있던 감정들은 즉각적으로 완전하게 의식 수준으로 떠오른 뒤 곧바로 돌연 인식하지 못하는 상태가 되어버리는 것이다.

전이와 역전이
TRANSFERENCE AND COUNTERTRANSFERENCE

전이 Transference

DID 환자를 치료할 때 전이 문제가 많이 발생한다 – 이로 인해 역전이 오류가 발생할 가능성 또한 무한히 커 보인다. 전형적인 모습의 DID 환자들은 돌보는 이와의 관계가 심하게 왜곡된 것과 같은 아동기 외상을 겪은 사람들이기에, 기본적으로 강력한 부정적 인지 도식 negative cognitive schema(예를 들어, 사랑받을 수 없음unlovability이나 불신감)을 갖고 있을 뿐 아니라 매우 부정적인 전이를 형성하게 될 것으로 예상이 된다. 이렇듯 외상을 당했었던 배경 탓에 DID 환자들은 흔히 복합 외상후스트레스장애complex PTSD라 불리는 상태로 고통 받곤 하는데, 이때 이들은 경계성 환자를 치료할 때 흔히 마주치게 되는 감정조절불능이나 자살경향과 같은 일련의 문제들 뿐 아니라 심한 외상후 증상들을 보인다. 그러므로 앞서 경계성 환자와 외상 환자에 대한 장(障)에서 설명된 전이와 역전이에 관한 많은 문제들에 맞닥뜨리게 됨과 동시에 추가로 DID에 특징적인 다른 많은 문제들과도 마주치게 될 것이다.

DID 치료에서의 전이에 관한 논의는 *외상 전이traumatic transference*라는 거시적인 개념 아래에서 이루어지는데, 이는 뚜렷이 구분되는 두 가지 요소들로 이루어진다고 Loewenstein은 지적하였다. 정신치료 장면의 어떤 모습이 순간적으로 아동기 외상의 재경험을 촉발하는데, 그는 이 특징적인 현상을 일컬어 *플래시백 전이flashback transference*라고 이름 붙였다. 종종 환자들은 이런 사실을 뚜렷하게 전달할 수 있으며("선생님이 어떤 자세로 앉아계실 때, 그러니까 의자에 앉아서 몸을 앞으로 숙인 채 다리 사이에 손을 넣고 계실 때의 모습은 정말로 절 무섭게 만들어요.") 특정한 학대 경험과 연결 지어 설명할 수도 있다. 하지만 플래시백과 같은 이러한 현상은 치료자가 인식하지 못하는 동안에 발생하는 경우가 더 많다 – 두려움이나 수치심 탓에 환자가 이에 대해 말하지 않기 때문이거나 혹은 환자 자신 또한 플래시백이 촉발되었다는 사실을 인지하지 못하여 단순히 불안감이 든다는 말밖에 할 수 없기 때문이다. 따라서 설명할 수 없는 불안(혹은 해리나 인지적 와해cognitive disorganization)이 올라올 때 또는 치료 관계가 미묘하게 소원해질 때 치료자는 항상 이에 대해 탐색할 준비가 되어있어야 한다. 플래시백을 촉발하는 요인은 예상 가능한 것(예를 들어, 치료자가 과거의 학대자와 성별이 같다거나 나이가 비슷하다거나 외모가 닮았다는 등)에서부터 모호한 것(예를 들어, 치료실 바닥의 문양이나 창 밖에서 개가 짖는 소리 등)에 이르기까지 다양하기 때문에 그리고 환자들은 대개 무슨 일이 벌어지고 있는 것인지 해독해내는 능력이 부족하기 때문에 이는 상당히 어려운 작업이 된다.

*외상 전이traumatic transference*라는 용어는 또 다른 의미를 뜻하기도 하는데, 대인관계를 부정적일 것으로 예상하는 패턴이 훨씬 더 전반적으로 퍼져있는 탓에 환자가 치료 장면에도 이런 기대를 갖고 오는 것이다 – 이를 잘 이끌어 내어 성공적으로 변화시키는 것은 종종 치료 성과의 가장 중요한 결정인자가 된다. 이러한 전이는 치료자로부터 공격을 당할 것이라는 명확히 의식적인 혹은 무의식적인 두려움으로부터 치료자가 자신을 돌봐주지 않을 것이라는, 비난할 것이라는, 믿어주지 않을 것이라는, 자신의 욕구를 부차적인 것으로 치부해버릴 것이라는 미묘한 예상에 이르기까지 매우 다양하며 – 그 가능한 목록은 길다. 치료받는 몇 년 동안 꾸준히 호전이 되어 치료 관계가 신뢰적이어 보이던 환자가 사실은 매번 면담에 올 때마다 오늘이 마침내 임상가가 자신에게 성적으로 접근해오는 날이 될 것이라는 두려움을 갖고 있었다고 털어놓는 것에 치료자는 크게 충격을 받기도 한다. 환자의 정신세계는 전형적으로 다수의 부정적 인지 도식들(예를 들어, "사실 전 사랑받을 자격이 없어요. 사실 역겹고 혐오스러워요."; "제 삶은 결국 끔찍해져 버릴 운명이기 때문에 어떤 좋은 일이 생기더라도 이는 결국 더 나빠져 실망에 빠지게 되는 과정일 뿐이죠.")에 의해 지배받고 있으며 치료 관계 속에서 이러한 기존의 도식은 전이로 변형되기 때문에 임상가는 이러한 동일한 부정적 시각을 갖고 있는 사람으로 혹은 이를 행동으로 드러내는 사람으로 인식되어진다.

이러한 전이를 탐색함으로써 환자는 마침내 치료 장면 내에서 그것이 부당하다는 사실을 경험하게 되고, 건강한 방향으로 나아가는 데 있어 임상가는 가장 강력한 조력자가 된다. 환자가 부정적 확신을 확고부동하게 드러낼 때 이에 대처하는 임상가의 태도는 무척 중요하다. 여기서 우리는 후기프로이드학파의 메타심리학에서 주장한 "중립성neutrality"의 의미를 발전시킨 Jay Greenberg의 개념을 인용하여, 그 순간에 합당한 소재들을 탐색하기 위하여 최상의 관계로 위치를 잡도록 임상가는 자신의 반응을 적응시켜야 한다고 제안한다. 우리의 견해는 예를 들자면 환자가 자신이 당했던 성적학대는 자신의 잘못 때문이기에 이미 지울 수 없이 "더러워졌다"는 확신을 드러낼 때, 이와 반대되는 방향으로 강력한 압력이 사용되도록 임상가는 성적 학대는 어린이이의 책임이 아니며 환자의 잘못 또한 아니라는 점을 명확하게 말해주어야 한다는 것이다. 이러한 내노는 환자가 오랫동안 갖고 있던 자신의 믿음에 *의문question*을 제기하기 시작하는 것과 맥락을 맞춰 드러내야 한다. 환자는 결백하다는 임상가의 생각을 말해준다고 해서 환자가 그 즉시 자신의 시각을 바꿀 것이라 예상할 순 없으며, 따라서 임상가는 환자가 스스로를 비난하고 있는 이유에 대해 더 자세히 탐색하는 것을 그만둘 것이 아니라 환자의 견고한 부정적 믿음과 덜 상처가 되는 편안한 시각 사이에서 한쪽으로 심하게 기울어진 힘겨루기가 균형을 잡을 수 있도록 도와줘야 한다. 치료자가 자신의 생각을 전혀 말해주지 않는 것보다는 환자에게 치료자는 동의하지 않는다는 사실을 알려주는 것이 환자로 하여금 병적인 자기-비난을 성공적으로 되돌아볼 수 있는 기회를 더 많이 잡을 수 있도록 도와줄 것이라고 믿는다. 처음에는 이것이 고전적인 중립성에서 벗어나는 것처럼 보이겠지만, 이렇듯 경기장을 평평하게 다지는 작업은 필요한 치료 작업을 일궈내기 위한 "중립적인neutral" 기본틀에 가장 근접하는 길이다.

외상 전이는 가장 강력한 치료 저항으로 출현할 수도 있는데, 여기서 "저항"은 재외상retraumatization에 대한 두려움 때문에 저항을 보인다는 Kohut의 언급과 일맥상통한다. 환자의 전반적인 불신감, 치료자 역시 또 한명의 착취자일 뿐임이 언젠가는 드러날 것이라는 추측, 그리고 자신 스스로가 그렇듯이 치료자도 자신을 나쁘다고 생각할 것이라는 확신 등은 모두 중요한 정보를 드러냄으로써 치료 관계에 동참하는 환자의 능력을 약화시키는 것들이다. 이러한 전이 감정은 반복적으로 탐색되어질 필요가 있다.

외상 전이라는 매우 중요한 개념에 덧붙여 여기서 몇 가지 특징적인 전이 현상들에 대해 언급할 필요가 있다. 정의 상 DID 환자는 다중의, 주관적으로 독립적인 몇 개의 인격 상태들을 보이기 때문에 예를 들어 임상가에 대한 신뢰감과 불신감의 혼재가 대개 "분열split"된 양상으로 출현하여, 신뢰를 느끼는 환자의 부분들과 절대로 임상가를 믿지 않기로 결심했다고 말하는 다른 부분들이 이것 아니면 저것이라는 양자택일적 양상으로 번갈아 나타난다. 이러한 때에 임상가가 스스로에게 "이 환자는 나를 신뢰하는가?"라고 묻는다면 정답은 "어느 정도는"일 것이다 - 환자는 서로 상반되는 전이들이 서로 다른 사람으로부터 나오는 것이라고 느끼기 때문에 이들 간에 조화를 이루려 시도하지 않으며 따라서 사실은 한 환자 내에서 유동적이고 발전해 나아가는 전이의 모든 측면들이라는 시각에서 전이들을 바라봐야 한다는 점을 임상가는 염두에 두어야 한다. 하지만 임상 현장에서 긴 치료 기간 동안 임상가는 다양한 서로 다른 전이들을 처리해야하는 복잡함을 완전히 피해갈 수는 없으며, 서로 다른 연령과 성별과 태도를 보이는 다양한 서로 다른 여러 명의 사람들을 치료하는 것처럼, 때로는 한 회기 내에서도 다양한 전이 상황들 사이를 오갈 필요가 있다.

전형적으로 위에서 자세히 언급한 부정적 전이에는 또 다른 측면이 있다: 환자는 재외상을 예상하며 두려움에 떨지만 한편으로는 지금까지 빼앗겼던 긍정적인 애착을 강력하게 열망하고 있다. 리비도의 부착libidinal cathexis을 설명하면서 프로이드가 말했듯이 "환자의 욕구와 열망은 환자로 하여금 작업을 진행하고 변화를 만들도록 하기 위하여 환자 내부에서 그대로 지속되도록 허용해야 한다."

더 나은 부모를 통해 자신의 어린 시절을 다시 구성하고자 하는 DID 환자의 소망은 치료 작업에 필요한 연료가 되기도 하지만 한편으로는 강력하고 위험한 전이 문제를 일으킬 소지도 갖고 있다. 환자들은 종종 임상가가 부모역할을 다시 해주는 비현실적인 바람을 갖게 되며 - 특히 어린아이 분신이 있는 경우에 대개 그렇게 된다 - 이는 종종 환자로 하여금 치료자가 실제 부모의 역할을 맡아주길 바라는 마음에 환자의 치료는 정체되어 버려, 마침내 자신을 돌봐주는 부모상을 가지게 되었다는 기쁨에 젖어 이것이 치료의 진전보다 더 우선되기 시작한다. 이러한 상황은 "사랑을 받아 건강해지기를 바람"이라는 말로 표현된다. 이러한 전이가 이해해주고 돌봐주는 엄마라는 역전이와 만나게 될 때, 돌봄을 둘러싼 부모/아이 사이의 상연(上演)enactment은 치료를 탈선시킬 수도 있다(이에 대해서는 이 장의 뒷부분에서 역전이 실수countertransference error라는 주제 하에 더 자세히 논의될 것이다). 하지만 적절히만 다뤄진다면 돌보는 이와 관계를 맺으려는 강렬한 소망은 환자로 하여금 치료라는 어려운 작업을 해쳐나갈 동기를 부여해준다. 이는 특히 환자와 임상가 둘 다 모두 싫다고 말하는 소위 피해의식적 분신persecutory alter을 치료자가 대해야 할 때 해당된다. 임상가를 대놓고 평가 절하하는 것에는 임상가의 소중함을 느끼고 싶어 하는 그리고 자신 또한 임상가에 의해 그 가치를 인정받고 싶어 하는 더 강한 소망이 어김없이 숨겨져 있다.

DID 환자들은 재차 희생자가 되는 위험성이 높아, 외상으로 가득했던 어린 시절을 떠올린 뒤 이들은 종종 어른이 되어서도 자신이 반복적으로 희생자가 되곤 하였음을 깨닫곤 한다. DID 환자가 담당 임상의로부터 성적인 피해를 당했다고 보고하는 일이 흔하여 이를 두고 Richard Kluft는 "만만한 표적 증후군sitting duck syndrome"라 이름 붙이기도 하였다. 문헌에 따르면 반복적으로 희생자가 되는 것revictimization은 복잡한 여러 요인들에 의해 결정되는 현상으로, 특히 DID 환자들은 무엇이 침해 행동인지에 대한 적절한 준거기준을 갖지 못했다는 점 그리고 모든 것을 믿지 못하는 것과 무조건 너무 믿어버리는 것 사이에서 적절한 중심점을 찾는 데 어려움을 겪는다는 점 등이 중요한 결정인자들이다. 성적으로 활발한 분신sexualized alter이 임상가에게 성관계를 갖자고 노골적으로 제안하는 경우 또한 드물지 않다. 어떠한 유형의 보살핌이라도 받기 위해서는 성적인 합의가 선행되어야 한다는 전이감정 때문에 종종 이런 일이 벌어진다; 또 다른 경우에서는 그 역동이 수동적인 입장에서 능동적인 접근으로 전환되는 것으로, 언젠가는 희생자가 될 것이라 예상한 환자가 어느 정도의 통제감이라도 느끼기 위한 목적에서 성적 활동을 먼저 개시 하는 것이다. 이는 치료자도 타락할 수 있느냐에 대한 일종의 테스트가 되어, 치료자가 성관계를 거부함으로써 "통과"하게 되면 환자의 부정적인 도식 중 하나를 흔들어놓을 기회가 될 수 있다. 물론 치료자가 이 테스트에 실패하게 되면 처음에야 역전이 문제라고 변명할 수 있겠지만 결국에는 치료자의 자기애적 병리라는 영역에까지 이르러 환자에게 끔찍한 위해를 끼치게 된다.

역전이 Countertransference

DID 환자를 치료하다가 맞닥뜨리게 되는 역전이 문제는 무수히 많고 변동을 하는데, 그 감정 – 분노감, 불신감, 애원, 성적인 감정 등 – 의 강도는 너무 강하여 DID에 익숙하지 않은 임상가들은 종종 압도당하는 느낌을 경험할 수밖에 없게 되면서 필연적으로 여러 차례에 걸쳐 환자와의 역전이 상연countertransference enactment에 어쩔 수 없이 끌려나오게 된다. 경험 많은 임상가들은 대개 이러한 상연을 조기에 인식하고선 더 깊이 빠져들지 않도록 정중히 그 관계에서 빠져나오면서, 이를 배우고 성장할 수 있는 중요한 기회로 활용할 수 있기를 희망한다. 흔한 역전이 실수들 몇 가지에 대해 아래에서 검토해보려 한다.

DID 환자를 치료할 때 임상가가 맞닥뜨리는 가장 기본적인 문제들 – 말하자면 환자의 다중성multiplicity에 대한 최적의 태도를 찾는 것 – 로부터 많은 실수들이 기인한다. 앞서 논의한 바와 같이 환자의 기억, 감정, 그리고 충동 등의 모든 해리된 측면들과 대화하기 위한 유일한 방법은 역설적이게도 다중의 자기-상태multiple self-state로 이루어진 환자의 세상 속으로 그들의 용어를 사용해 들어갈 필요가 있다는 것으로, 그렇게 함으로써 통합을 향한 꾸준한 대항력을 제공하여 환자로 하여금 자신의 모든 부분들이 바로 *자기 자신*임을 알도록 꾸준한 압력을 가하게 된다.

DID 환자를 치료해본 임상가들은 분신들과 직접, 어느 정도는 그들의 용어를 사용하여 대화를 나눌 필요가 있다는 점에 동의를 한다. 예를 들어, 루지라는 이름의 중년 여성에게는 루이스라는 이름의 10대 분신이 있었다. 임상가는 분신에게 실제로 당신은 여자이며 10대가 아니라는 사실을 명시적으로 직면시키기에 중요한 치료 시점들에 맞닥뜨리게 된다; 하지만 일반적으로 임상가들은 그런 길을 선택하지 않는데, 끝내 환자를 루이스라고 불러주지 않거나 반복적으로 환자에게 실제 나이와 성별을 직면시키게 되면 공감에 실패하여 임상가에 의한 치료 붕괴가 초래될 수 있기 때문이다. 하지만 이는 (직면시키기에 앞서 분신의 입장에서 대해주는 것은 – 역자 주) 이때 정교하게 균형을 맞춰주는 행위가 되며, 일단 임상가가 환자의 현실에 참여하게 되면 루이스로 하여금 (임상가는) 실제로 루이스라는 이름을 가진 별도의 인물과 관계를 맺고 있는 것임을 구체적으로 느낄 수 있도록 해주기 쉽다는 점은 명백하다. 역동적 긴장 상태에 대하여 계속해서 이러한 변증법적 방식(다중성에 대한 환자의 뿌리 깊은 경험 대(對) 한 사람으로서의 현실세계)을 사용하는 것은 모든 DID 치료의 일부분이 될 뿐 문제를 일으키진 않는다. 하지만 이러한 과정에 있어서 분리separateness라는 주제와 관련하여 여러 다양한 함정들이 있을 수 있는데, 예를 들어 환자의 서로 다른 부분들 간의 분쟁에서 임상가가 어느 한 쪽의 편을 들어준다거나 또는 표면 상 환자의 한 부분에 의해 자행된 것으로 보이는 자해와 같은 부정적인 행동에 대해 임상가가 환자의 책임회피에 동조하게 될 수 있다. 이런 두 실수는 모두 임상가가 환자의 인격 중 파괴적인 측면보다는 협조적이고 건강함을 추구하는 측면에 대해 더 호의를 갖곤 하기 때문에 발생하는 일들이다 – 불행히도 이런 실수들은 결국에는, 이미 벌어지고 있던 이러한 측면들 간의 분리split off를 강화시킬 뿐이다.

> 치료가 난관에 봉착했을 때, "주인host" 인격상태인 제인은 약물을 과다복용하려 드는 다른 인격상태들을 대할 때마다 무력감을 느낀다고 털어놓았다. 임상가는 궁지에 몰린 환자의 편을 들어, "타인others"의 위험한 행동을 통제할 수 없을 때에 그녀가 느꼈을 감정에 대해 공감을 해주었다. 제인은 치료자의 지지에 따스함을 느꼈지만, 또 다른 부분이 저지르는 자살충동에 맞닥뜨리자 그녀는 또 다시 무력감을 느꼈다. 환자의 안전에 대해 크게 염려한 임상가는 지도감독자를 찾아갔다. 지도감독자는 임상가에게 사실 모든 인격상태들은 갈등하고 있는 한 사람의 태도와 행동들이 표상된 것이라는 점을 상기시켜주었다. 다음 회기에서 임상가는 다른 부분들이 낯설게 느껴지겠지만 그 부분들이 드러내는 감정과 충동은 환자의 것이라고 봐야 하고 그렇게 이해되어야만 한다고 지적해주었다. 이제 임상가는 환자는 하나의 전체적인 인간이며 그러므로 더 나아가 환자의 각 부분들은 약물과다복용과 같은 행동들에 책임이 있으며 문제를 해결하는 데 동참해야 한다는 입장을 견지하게 된다. 제인이 "그래요, 전 우울해요. 하지만 자살하고 싶지는 않아요. 단지 아만다가 약을 먹어버릴까 봐 무서운 것일 뿐이라고요. 걔를 어떻게 할 수가 없어요."라고 말하자 임상가는 "약을 다 먹어버리길 바라지 않는다는 말씀이시란 건 압니다. 하지만 그것에 대해 양가감정을 느낀다고 말하는 편이 더 정확하지 않겠습니까? 양가감정이란 아만다에게 자해를 저지를 기회를 열어준다는 것을 말합니다. 제 생각으로는 자해가 일어나지 않게 하기로 당신이 100% 결심했다면, 그런 일은 일어나지 않겠죠."라고 대답했다. 자기 자신의 감정상태 및 행동과 "타인"으로 간주되는 다른 부분들의 감정상태 및 행동 사이에는 크게 겹치는 부분이 존재한다는 점, 그리고 한 부분의 행동은 다른 부분의 행동과 뒤얽혀있다는 점 등을 환자는 인지할 수밖에 없게 된다. 일단 환자가 이 사실을 인지하게 되면 다음 두 가지가 일어난다: 환자는 안전에 대해 책임져 보기로 결심하면서 그럴 수 있는 힘이 점점 커지는 것을 느끼게 된다; 동시에 환자는 조금씩이나마 자신이 다른 측면들과 완전히 분리되어 있는 것이 아니라는 점을 느끼기 시작한다.

부분을 별개의 사람인 듯이 대해줄 때 벌어지는 역전이 실수는 어린아이 분신을 대할 때 가장 흔히 일어난다. 스스로를 어린아이라고 설명하는 환자의 이러한 분신은 외상(외로움과 두려움, 사랑에 대한 갈망 같은 것들로, 여기에는 종종 아이 같은 순진함과 믿음의 조각들이 보존되어 남아있다.)을 당했던 어린 시절의 감정들을 그대로 갖고 오다보니 과거와 현재를 구분 짓는 데 있어 계속 섬광이 터지는 것과 같은 방식의 혼란을 겪어, 실제로 그 일을 당했던 것은 1990년이었던, 그리고 그 당사자인 아버지는 이미 10년 전 죽고 없는 환자가 2015년인 지금도 매일 밤 아버지에 의해 강간을 당하는 고통으로 괴로워하게 된다. 어느 누가 이러한 어린아이에게 강한 동정심을 느끼지 않을 수 있겠으며 매일 밤 계속되는 악몽으로부터 구해주고 싶지 않겠는가? 암울하고 우울했던 어른의 시각이 회기 도중 어린아이 분신이 출현하면서 보다 밝은 쪽으로 바뀌게 되면 임상가는 더 쉽게 부모와 같은 온정적인 반응을 보이게 된다. 임상가는 이러한 어린아이의 측면에 선택적으로 주의를 기울이기 시작하고, 어른의 돌봄에 아이가 감사해 하는 반응을 보이는 식으로 환자와 임상가 양측 모두는 잠시나마 만족감을 느끼게 되기 쉽다.

하지만 사실 환자의 어린아이 측면으로 하여금, 관심 받지 못할 거라 미리 예단하는 것과 같은 자신의 부정적인 도식을 표현하고 분석하여 마침내 이를 수정토록 하는 것이 치료에 있어서 필요한 단계이긴 하지만, 내부의 어린아이를 다시 키워주기만 해도 이러한 작업이 이루어질 것이라고 생각하는 것은 흔히 발생하는 역전이 실수이다 – "사랑받아 건강해지길" 바라는 환자의 소망에 임상가가 응대해준 것이다. 이는 특히 구원환상rescue fantasy의 한 형태로 간주될 수 있는데, 이는 모든 치료에서 일어날 수 있긴 하지만 환자가 사랑을 필요로 하는 상처받은 아이의 모습을 드러낼 때 그 출현 가능성은 급격히 높아진다. 성공적인 치료가 되려면 임상가의 공감은 단순히 반응해주는 것 자체로 끝날 것이 아니라 환자로 하여금 자신의 도식을 재평가하여 마침내 자신이 가져보지 못했고 앞으로도 갖지 못할 사랑스런 어린 시절을, 지금 와서 선사받기 보다는 애도해낼 수 있도록 도와주는 데 이용되어야 한다. 동시에 치료자와의 긍정적인 공감적 상호작용을 통해 환자는 자신의 어린아이 같은 내적 감정 욕구 등에 동정적으로 반응하는 방법을 배우게 된다.

다소 어려울 수 있는 치료 작업을 수행함에 있어 따뜻한 마음으로 어린아이 부분과 상호작용하고픈 마음이 들 수 있듯이, 임상가는 외상으로 얼룩진 환자의 끔찍한 과거의 모습을 보기가 꺼려질 수도 있다. 이러한 회피는 다양한 형태를 띨 수 있으며 종종 이러한 현실을 회피하고자하는 환자의 바람과 맞물려 증폭이 된다. 치료자는 면담 시간을 긍정적인 분신과 함께 보내고 싶어지거나, 외상의 소재에 초점을 맞추려는 순간 앞선 주제들을 논의하느라 외상에 관한 작업은 착수도 못한 채 이미 면담시간이 끝나가고 있었음을 뒤늦게 깨닫게 되거나, 외상에 대한 논의 동안 느껴지는 감정적 동요가 불편하여 서둘러 안심시켜주면서 이야기를 마무리 지으려 하게 된다. 이러한 역전이 회피countertransference avoidance에 대해서는 철저한 자기성찰과 지도감독이 필요하다.

DID란 어린 시절에 경계선이 허물어진 결과로 초래된 상태이기 때문에 견고한 경계선이 갖추어진 안정된 치료 프레임을 수립하는 것이 다른 어떤 질환보다 훨씬 더 중요하다고 Kluft 등은 지적하였다. 하지만 그는 또한 "적극적이고 따뜻하며 유연한 치료적 자세를 취하라."고 제안한다. DID 환자들은 대인관계를 부정적으로 예상하는 경향이 매우 높으며 – 따라서 수동적이면서 대면 상황에서 반응을 덜 보여주는 전통적이면서 분석적인 태도는 이들에게는 비난으로 느껴지거나 혹은 뭔가를 감추거나 심지어 학대하려는 것으로 느껴지기 쉽기 때문에 적극적이고 유연한 태도를 취해주는 것이 필요하다. 하지만 유연함과 견고한 경계선의 유지 사이를 균형 잡는 것은 종종 힘든 싸움이 된다. DID 환자는 임상에서 여러 가지 어려운 문제들을 만들어내는데, 예를 들어 종종 기억나지 않는 자해와 자살행동, 성적 행동화 그리고 희생양이 되는 상황 등 뿐 아니라 부분들 간의 의견불일치나 노골적인 다툼 등이 벌어져, 임상가가 하나의 엄격한 잣대만을 고집하다가는 갈수록 점점 더 이상해져만 가는 규칙을 강요하는 꼴이 되어 스스로 궁지에 몰려버리게 되고 말기도 한다. 다른 한편으로 많은 DID 환자들의 생활 속 혼돈과 이들이 때로 드러내는 필사적인 임상적 욕구 등으로 인해 점차 경계선이 더 크게 휘어버려, 가장 흔하게는 면담실 밖에서 따로 만나게 되는 것과 같은 유형의 접촉이 빈번해져, 마침내 치료 프레임이 왜곡되어 치료자가 불편해지거나 없던 일로 하기에 쉽지 않은 지경에까지 이르게 된다.

> 한 환자가 너무 수치스러운 나머지 꺼내기조차 힘든 끔찍한 학대의 경험에 대한 이야기를 치료 초반부터 털어놓기 시작하였다. 특히 어린아이 부분은 "차마 선생님께서 절 쳐다보시는 걸 견딜 수가 없어요."라는 말로 직접 만나서보다는 전화 통화로 학대 경험에 대해 이야기할 수 있었으면 한다고 감정에 호소하며 애원하였다. 어린아이 부분은 돕고 싶은 마음이 간절했던 치료자는 교착상태에 빠진 치료과정을 헤쳐 나가고픈 마음에 별도의 전화 상담을 하기로 허락하였다. 점차 다른 부분들도 자신들 또한 전화로 상담을 받고 싶다고 말하면서 그렇게 해주지 않는다면 어린아이 부분보다 덜 관심받는 듯 느껴질 것이라는 식의 암시를 드러내었다. 시간이 갈수록 치료자는 정규 치료 시간 외에 환자와 매일 전화 통화를 하게 되어 버렸다; 치료자는 점점 짜증이 나기 시작했고, 마침내 환자의 "조종하려는 행동manipulation" 때문에 치료가 심각하게 손상되었다고 직면시키며 화를 내게 되었다.

안전하고 일관된 프레임을 만듦으로써 양측의 욕구를 모두 충족시켜주려 애를 쓴다거나, 역전이 때문에 엄격히 통제하고 싶어진다거나 혹은 적절한 경계선을 설정하기 어려워하는 것 등은 모두 대부분 나쁜 결과를 초래하게 된다. 진실로 임상적 필요에 의해서 시작되었던 개입이 끝도 없이 커져 마침내 결코 감당할 수 없는 과잉개입으로 끝나버리게 된 사례는 그 옛날 Anna O를 치료했던 Joseph Breuer의 사례에서 우리는 확인할 수 있다.

DID로 진단 내리는 데에 따라붙게 되는 "특수한" 성질을 둘러싼 역전이와 관련된 마지막 논의 사항에는 부정적인 측면과 긍정적인 측면이 모두 있다. 종종 정신건강전문가들에서 관찰되곤 하는, DID에 대한 경멸적이고 회의적인 시각들은 당연히 심각한 부정적 역전이를 만들어낸다 – 임상가가 출발점에서부터 그런 진단이란 존재하지 않는다고 믿는다면 DID 환자를 효과적으로 치료하는 것은 불가능해보일 것이다. 반대의 극단으로, 미디어를 통해 이 장애가 극적으로 묘사되는 탓에 그리고 때로는 화려한 임상 양상으로 인해 이 장애가 보여주는 모습에 너무 매료된 나머지 (종종 이번 치료에 대해 책을 쓰고 싶은 마음이 드는 식으로) 치료의 프레임은 또 다른 방식으로 왜곡되기도 한다. 하지만 DID 환자를 세 케이스 정도 치료해 보게 되면 임상가는 현혹되기보다는 이 병을 치료하기란 복잡하고도 힘든 작업이라는 사실을 직시하게 된다.

결론 CONCLUSION

DID 환자를 치료하는 것은 대개 임상가와 환자 모두에게 고되고도 힘든 작업으로, 다중의 인격상태와 기억상실에 대해 접근하는 데 필요한 특수한 일련의 기술들 뿐 아니라 외상후스트레스장애와 경계성인격장애를 치료할 때 흔히 마주치게 되는 문제들을 다룰 때 요구되는 기법들을 필요로 하곤 한다. 하지만 이는 또한 치료에 가장 보람을 느낄 수 있는 질환이기도 한데, DID는 적절하게 접근해준다면 일차적인 치료법인 탐색적 정신치료만으로도 엄청나게 호전될 수 있기 때문이다.

12장 반사회성 환자

THE ANTISOCIAL PATIENT

반사회성 환자들은 면담가에게 특별한 문제점들을 보여준다. 조종하고, 거짓말하고, 속이고, 무책임하게 행동하고, 훔치고, 특별한 관심을 바라고, 다른 사람에게 상처를 주면서도 죄책감을 느끼지 않는 이 환자들의 전반적인 경향은 임상가에게 혼란스럽게 느껴진다. 과거에 이들에게 붙여진 용어들 – *정신병질자*psychopath와 *사회병질자*sociopath – 은 이들의 성격병리가 불러일으키는 역전이와 사회적 분노감이 반영된 경멸조의 표현이 되어 버렸다.

역사적으로 맨 처음으로 기술(記述)된 인격장애가 바로 지금의 반사회성 *인격장애antisocial personality disorder*이다. 19세기, 소위 범죄성 인격criminal personality이라 불리는 상태의 심리적 원인을 규명하기 위해 정신의학의 관심이 모아졌다. 20세기 초, Kraepelin은 여러 다양한 정신병질적 인격에 대해 설명하였으나, 그가 기술한 병리의 범주는 현재의 반사회성 인격장애의 기준에 비해 훨씬 광범위하였다. 2차 세계 대전 동안 행실이 군복무에 부적합하다는 이유로 전역하게 된 군인들에게 자주 붙여진 진단은 "만성 정신병질적 열등chronic psychopathic inferiority"이었다. Cleckley는 1941년도 단행논문 *건강한 정신의 가면The Mask of Sanity*에서 처음으로 반사회성 환자에 대해 포괄적으로 기술하였다. 그는 정신병질자라는 용어를 사용하면서 극심한 반사회성 환자들의 특징인 거짓말, 자기애, 불량한 대상관계, 무책임함, 그리고 폭력적이고 잔인한 행동에 대해 뉘우침이 없음 등을 기술하였다. 그는 이러한 사람들은 현실성과는 거리가 멀어 기본적으로 정신병적이라고 생각하였다. 그가 사용한 *정신병질자*라는 용어는 1950년대 동안 줄곧 사용되다가 *사회병질자*로 바뀐 뒤 다시 *반사회성 인격장애*로 대체되었다. 이렇게 명칭이 바뀌게 된 것은 이 진단에 따라 붙는 낙인을 피하기 위한 것이었으나, 이 환자들의 행동의 변하지 않는 핵심 양상 때문에 자연스럽게 이러한 낙인이 찍히게 되는 것이었으므로 어쩔 수없이 원래로 되돌아가곤 하였다. Stone은 반사회성 인격장애에 대한 DSM-IV-TR의 진단기준이 너무 행동에만 맞춰져 협소해졌다고 비판을 하면서 Hare가 정의한 정신병질에 대한 보다 정신역동적인 개념이 더 낫다고 단정하였다. 정신병질에 대한 Hare의 정의에는 피상적인 매력, 말재주, 과대성, 병적 거짓말, 얄팍한 정서, 공감능력의 부족, 그리고 후회나 죄책감이 없고 행동에 대해 책임지려 하지 않는 등의 초자아 결손superego deficits 등을 포함된다. Stone은 Hare가 정의한 정신병질은, 보다 광범위한 반사회성 인격장애 범주 내(內)의, 보다 명확하고 악질적인 소집단으로 볼 수 있다고 생각했다. 이러한 소집단에는 위험하고 난폭한 반복 범죄자, 연쇄 살인범, 청부 살인자, 방화범 등이 포한된다. 반사회성 인격장애를 가진 모든 사람들이 Hare가 말한 정신병질의 핵심 기준에 부합되는 것은 아니다. Stone의 개념에서 반사회성 인격장애는 보다 광범위한 개념으로, 이러한 사람들의 모두가 후회나 동정심이 없는 것은 아니다; 그러므로 이들은 Hare가 말한 정신병질보다는 더 이질적heterogeneous이다.

반사회성인 사람들이 저지르는 행동은 정신과 진료실이 아니라 법무부에서 다뤄야할 문제이기 때문에 이들은 환자가 아니라 범죄자로 간주되어야 한다고 주장하는 사람들도 있다. 심각한 반사회성 인격장애를 가진 일부 환자들은 현재의 정신과 치료법으로는 "치료가 불가능"하며, 진료 상황을 단지 착취하고 조종하는 또 하나의 기회로만 여겨 자신의 충동적 소망만 더욱 키우게 된다. 하지만 "반사회성"은 하나의 단순한 진단체가 아니라 정신병리의 연속선을 의미한다. 반사회성인 사람들 중 일부는 임상적 중재에 반응을 보이기도 한다. 반사회성 환자를 면담할 때 임상가의 임무 중 하나는 환자의 행동과 태도가 종종 불러일으키는, 그리고 임상적 객관성을 쉽게 무너뜨릴 수 있는 도덕심에 의한 분노감sense of moral outrage이 드는 것은 아닌지 스스로를 살펴보면서 이들에게 치료가 필요할지 아닐지를 평가하는 것이다.

반사회성 인격장애의 원인에는 아마도 유전적 및 체질적 요인이 중요한 것으로 보인다(표 12-1). 주의력결핍과잉행동장애(ADHD)를 보이는 아동들은 어떤 신경생물학적인 기질들을 갖고 있는 것이 거의 확실하며, 이들은 성인이 되어 반사회성 인격장애로 발전될 가능성이 유의하게 높다. ADHD 아동들은 또한 청소년 및 성인기에 이르러 물질남용 문제를 일으킬 가능성도 유의하게 높다. 물질남용장애는 흔히 반사회성 인격장애와 동반되며, 끊임없이 약물drug을 갈망하는 탓에 약물을 살 돈을 구하기 위해 강도나 도둑질과 같은 행동을 하게 되기도 한다. 이러한 악순환은 반복되는 경향이 있어서 물질남용 문제를 가진 반사회성 환자들은 종종 구속되곤 한다. 이러한 사람들이 감옥 수감자의 상당수를 차지한다.

표 12-1. 반사회성 인격장애의 DSM-5 진단기준

A. 15세 이후에 시작되고 다음과 같은 다른 사람의 권리를 무시하는 행동 양상이 있고 다음 중 3가지(또는 그 이상)를 충족한다.

1. 체포의 이유가 되는 행위를 반복하는 것과 같은 법적 행동에 관련된 사회적 규범에 맞추지 못함
2. 반복적으로 거짓말을 함, 가짜 이름 사용, 자신의 이익이나 쾌락을 위해 타인을 속이는 사기성이 있음
3. 충동적이거나, 미리 계획을 세우지 못함
4. 신체적 싸움이나 폭력 등이 반복됨으로써 나타나는 불안정성 및 공격성
5. 자신이나 타인의 안전을 무시하는 무모성
6. 일정한 직업을 갖지 못하거나 혹은 당연히 해야 할 재정적 의무를 책임감 있게 다하지 못하는 것 등의 지속적인 무책임성
7. 다른 사람을 해하거나 학대하거나 다른 사람 것을 훔치는 것에 대해 아무렇지도 않게 느끼거나 이를 합리화하는 등 양심의 가책이 결여됨

B. 최소 18세 이상이어야 한다.
C. 15세 이전에 품행장애가 시작된 증거가 있다.
D. 빈사회직 행동은 소현병이나 양극성장애의 경과 중에만 발생되지는 않는다.

발췌. 권준수 등 역, 정신질환의 진단 및 통계편람 제5판, APA, 서울: 학지사: 2015

ADHD 아동의 충동성, 흥분성, 좌절에 대한 낮은 내성 등은 이후 반사회성 환자의 인격을 이루는 기질이 될 수도 있다고 볼 수 있다. 그러나 ADHD 아동의 대부분은 반사회성 인격장애로 진행하지 않는다. 15세 이전의 아동에서 보이는 품행장애는 반사히성 인격장애의 소인이 된다(표 12-2).

표 12-2. 품행장애의 DSM-5 진단기준

A. 다른 사람의 기본적 권리를 침해하고 연령에 적절한 사회적 규범 및 규칙을 위반하는 지속적이고 반복적인 행동 양상으로, 지난 12개월 동안 다음의 15개 기준 중 적어도 3개 이상에 해당되고, 지난 6개월 동안 적어도 한 개 이상의 기준에 해당된다.

사람과 동물에 대한 공격성

1. 자주 다른 사람을 괴롭히거나, 위협하거나, 협박함
2. 자주 신체적인 싸움을 걸
3. 다른 사람에게 심각한 신체적 손상을 입힐 수 있는 무기 사용(예, 방망이, 벽돌, 깨진 병, 칼, 총)
4. 다른 사람에게 신체적으로 잔인하게 대함
5. 동물에게 신체적으로 잔인하게 대함
6. 피해자가 보는 앞에서 도둑질을 함(예, 노상강도, 소매치기, 강탈, 무장 강도)
7. 다른 사람에게 성적 활동을 강요함

재산파괴

8. 심각한 손상을 입히려는 의도로 고의적으로 불을 지름
9. 다른 사람의 재산을 고의적으로 파괴함(방화로 인한 것은 제외)

사기 또는 절도

10. 다른 사람의 집, 건물 또는 자동차를 망가뜨림
11. 어떤 물건을 얻거나 환심을 사기 위해 또는 의무를 피하기 위해 거짓말을 자주 함(즉, 다른 사람을 속임).
12. 피해자와 대면하지 않은 상황에서 귀중품을 훔침(부수거나 침입하지 않고 상점에서 물건 훔치기, 문서 위조)

심각한 규칙 위반

13. 부모의 제지에도 불구하고 13세 이전부터 자주 밤늦게까지 집에 들어오지 않음
14. 친부모 또는 양부모와 같이 사는 동안 밤에 적어도 2회 이상 가출, 또는 장기간 귀가하지 않은 가출이 1회 있음
15. 13세 이전에 무단결석을 자주 함

B. 행동 장애가 사회적, 학업적, 또는 직업적 기능 영역에서 임상적으로 현저한 손상을 초래한다.

C. 18세 이상일 경우, 반사회성 인격장애의 기준에 부합되지 않는다.

다음 중 하나를 명시할 것:

312.81 (F91.1) **아동기 발병형**: 10세 이전에 품행장애의 특징적인 증상 중 적어도 한 개 이상을 보이는 경우다.

312.82 (F91.2) **청소년기 발병형**: 10세 이전에는 품행장애의 특징적인 증상을 전혀 충족하지 않는 경우다.

312.89 (F91.9) **명시되지 않는 발병**: 품행장애의 진단기준을 충족하지만, 첫 증상을 10세 이전에 보였는지 또는 10세 이후에 보였는지에 대한 정보가 없어서 확실히 결정하기 어려운 경우다.

다음의 경우 명시할 것:

제한된 친사회적 정서: 이 명시자를 진단하려면 적어도 12개월 이상 다양한 대인관계나 사회적 장면에서 다음 중 적어도 2개 이상의 특징을 보여야 한다. 이러한 특성은 해당 기간 동안 그 개인의 대인관계적 · 정서적 기능의 전형적인 형태를 반영해 주며, 몇몇 상황에서만 가끔 발생하는 것이 아니다. 따라서 명시자를 평가하기 위해서는 다양한 출처에서 정보를 얻는 것이 필수적이다. 자가 보고뿐만 아니라 그 개인을 장기간 동안 알고 있는 사람들(예, 부모, 교사, 동료, 친척, 또래)의 보고를 반드시 고려해야 한다.

후회나 죄책감 결여: 본인이 잘못을 저질러도 나쁜 기분이나 죄책감을 느끼지 않는다(붙잡히거나 처벌을 받는 상황에서만 양심의 가책을 표현하는 경우는 배제해야 한다). 자신의 행동으로 인한 부정적인 결과에 대해 일반적인 염려가 결여되어 있다. 예를 들면, 다른 사람을 다치게 하고도 자책하지 않거나 규칙을 어겨 발생하는 결과에 대해 신경을 쓰지 않는다.

냉담, 즉 공감의 결여: 다른 사람의 감정을 무시하거나 신경 쓰지 않는다. 다른 사람들은 이들을 차갑고 무정한 사람으로 묘사한다. 심지어 자신이 다른 사람에게 상당한 피해를 주는 경우에도, 자신이 타인에게 미치는 영향보다는 자기 자신에게 미치는 영향에 더 신경을 쓴다.

수행에 대한 무관심: 학교나 직장 또는 다른 중요한 활동에서 자신이 저조한 수행을 보이는 것을 개의치 않는다. 심지어 충분히 예상 가능한 상황에서도 좋은 성과를 보이기 위해 필요한 노력을 기울이지 않으며, 전형적으로 자신의 저조한 수행을 다른 사람의 탓으로 돌린다.

피상적이거나 결여된 정서: 피상적이거나, 가식적이고, 깊이가 없는 정서(예, 행동과 상반되는 정

서 표현, 빠른 정서 전환)를 제외하고는 다른 사람에게 자신의 기분이나 정서를 드러내지 않는다. 또는 얻고자 하는 것이 있을 때만 정서를 표현한다(예, 다른 사람을 조종하거나 위협하고자 할 때 보이는 정서 표현).

현재의 심각도를 명시할 것:

경도: 진단을 충족하는 품행 문제가 있더라도, 품행 문제의 수가 적고, 다른 사람에게 가벼운 해를 끼치는 경우(예, 거짓말, 무단결석, 허락 없이 밤늦게까지 집에 들어가지 않는 것, 기타 규칙 위반)다.

중등도: 품행 문제의 수와 다른 사람에게 끼치는 영향의 정도가 "경도"와 "고도"의 중간에 해당되는 경우(예, 피해자와 대면하지 않는 상황에서 도둑질하기, 공공기물 파손)다.

고도: 진단을 충족하는 품행 문제가 많거나, 또는 다른 사람에게 심각한 해를 끼치는 경우(예, 성적 강요, 신체적 잔인함, 무기 사용, 피해자가 보는 앞에서 도둑질, 파괴와 침입)다.

발췌. 권준수 등 역, 정신질환의 진단 및 통계편람 제5판, APA, 서울: 학지사: 2015

마지막으로 반사회성 기제는 모든 사람, 심지어 매우 양심적이고 도덕적인 사람에서 조차도 관찰되곤 한다는 점이 중요하다. 전후맥락, 기회, 자아와 초자아 통제를 압도하는 소망 등에 따라 그 표현양상이 달라지는 것이다. 이러한 기제들이 주(主)가 되고 때로는 유일한 행동 방식일 때 우리는 반사회성 인격장애라고 말한다.

정신병리와 정신역동 PSYCHOPATHOLOGY AND PSYCHODYNAMICS

기본적인 동기basic motive의 충족이 과도하게 중요시될 때 행동은 반사회적이 된다. 통제하고 조절하는 자아의 기능이 결손되어 있으며, 정신기능의 다른 측면이나 타인들의 바람과 느낌, 도덕률과 규제, 외부 현실의 요구 등은 거의 개의치 않은 채 즉각적인 충족만을 추구한다. 반사회성 행동의 일차적인 목표는 충동이 충족되지 않을 때 초래되는 긴장감을 느끼지 않게 해주고, 좌절이 임박했을 때 나타나는 불안을 피하게 해주며, 더욱이 자아로 하여금 부적절감을 느끼지 않게끔 해주는 것이다.

반사회성 인격성향은 충동의 충족을 보상해주고 이를 통해 안정감과 긴장완화를 제공받는 것을 그 목표로 한다. 양심의 소리에는 거의 개의치 않으며, 정서는 피상적이고, 불안을 견뎌내는 능력은 거의 없다. 반사회성 환자들은 자아의 적절한 방어기제들이 발달되지 못했기 때문에 좌절과 불안으로부터 도망쳐야만 하게 되는데, 이러한 점은 두려워하고 있는 충동을 어느 정도 충족시켜주면서 동시에 불안도 통제할 능력이 있는 정신기제를 갖고 있는 신경증 환자들과는 대조된다. 반사회성인 사람들은 책임감을 회피하며 자신의 정서적 결손이 드러나는 상황을 피하려 한다.

반사회성인 사람들은 주변의 주요 인물들에 대해 그들이 자신을 위해 무얼 해줄 수 있는가라는 측면을 제외하고는 주변 사람들에게 관심이 별로 없다. 이들은 타인의 안전, 안정감, 즐거움 등에 대해서는 거의 신경 쓰지 않는다. 내적 욕동은 긴박하고 엄청난 것으로 느껴진다; 연기delay나 대치substitution는 불가능해 보인다. 자신의 욕동이 충족되었을 때 이들이 느끼는 감정은 타인에 대해 온화함이 느껴지고 자존감이 증가되는, 신경증적인 사람들에서의 특징인, 보다 복잡한 행복감이라기보다는 긴장의 완화와 충족이라는 성격이 더 크다.

반사회성 인격이라는 정식 진단은 겉으로 드러나는 사회적 행동에 관한 것이지만, 그 밑바탕을 이루는 정신역동적 문제가 이 증후군의 핵심적이고 필수적인 부분이다. 반사회성 환자들은 사회적 규범을 따르지 않고, 불법적이거나 비도덕적인 활동에 참여를 하지만, 그렇다고 해서 *반사회성*이 곧 사회적 악행을 뜻하는 전문용어는 아니다. 이는 어떤 발달상의 경험과 정신역동적 양상들이 그가 자라온 사회의 기본적 도덕 기준에 어긋나는 문제 행동들을 고착시켰다는 의미이다. 그러나 반사회적 행동이 정신역동적으로는 정상적인 것으로 보이는 경우와 상황들이 있다. 따라서 환자의 정신병리를 평가하기 위해서는 그의 연령과 문화적 배경을 고려해야한다. 예를 들어, 정상적인 청소년들은 자그마한 반사회적 행동을 경험해보고 싶어 한다; 사실, 이러한 경험이 없다는 것이 오히려 정신병리를 의심케 한다. 박탈당하고 억압받아온 소문화 집단의 구성원들 또한 자신의 갈등을 보다 적응적인 방식으로 해결할 기회를 갖지 못하여 언뜻 보기에 반사회적 기제를 사용하는 경우가 많은 듯이 보이기 때문에 다수의 문화의 관점에서 봤을 때 이들 역시 유사한 경향을 가진 것으로 느껴진다. 범죄와 반사회적 행동이 빈번한 가정에서 자라온 사람들은 가족의 목표와 가치를 동일시하여, 심리적 이상 없이도 범죄 행동 양상을 보이곤 한다 – 이는 한때 "반사회성 반응dyssocial reaction"이라고 불렸었다. 이러한 사람들은 충성심과 사랑을 느끼며, 자신의 소문화 집단의 요구에 부응하기 위해서는 자신의 충동을 통제할 줄도 안다. 이런 각각의 상황에서는 겉으로 반사회적 행동을 보인다고 해서 그 사람이 반사회성 인격장애임을 뜻하는 것은 아니다.

임상 양상 Clinical Features

반사회성인 사람들은 자신의 기본적인 요구의 표현을 통제하는 능력이 발달되지 못했으며, 따라서 자신의 원초적 동기와 같이, 비교적 원초적인 충동들을 그대로 갖고 있다. 고통스러운 감정을 참아내지 못하며, 성숙한 즐거움과 긍정적인 정서를 누릴 수 있는 능력이 손상되어있다. 성숙한 자아 기능을 발달시킬 수 없는 이유로 인생 초기에 부적절하거나 병적인 대상관계가 발생되며, 성인기 대상관계 역시도 심하게 장해된다. 따라서 반사회적 기제를 주로 사용하는 환자들은 기본적인 충동과 이를 다루는 방식뿐만 아니라 불안과 죄책감, 그리고 사랑할 수 있는 능력 등을 포함한 정서 등에 있어서도 결핍을 보이곤 한다. 이들의 대상관계는 피상적이고 배려심이 없어 이들의 행동 방식에는 장애가 초래된다.

충동 *Impulses*

충동은 모든 행동의 원동력을 이루는 욕구와 동기의 정신적 표상이다. 일부 반사회성 환자들은 자신의 충동을 자아-동조적ego-syntonic인 것으로 경험하지만 즉, 그렇게 하고 싶었던 것이라고 느낀다 -, 어떤 환자들은 주관적으로 긴박하고 저항할 수 없는 외적인 힘을 느끼기도 한다. 이러한 두 가지 태도의 조합이 흔하다. 예를 들어, 물질 남용자들은 마약이 가져다주는 즐거운 느낌 때문에 마약을 찾는 것이라고 설명하지만, 정작 마약이 장기적인 위험성에 대해 알게 되더라도, 이들은 그 즐거움을 연기하려하지 않을 뿐만 아니라 또한 연기를 하지도 못한다. 마약을 구하지 못하게 되면, 욕구는 더욱 긴박하게 느껴진다. 각각의 기회를 마지막이라고 생각하고, 따라서 이 기회를 반드시 이용해야만 한다는 느낌 때문에, 이들은 만족을 연기시킬 수가 없다. 이러한 즉시성의 철학philosophy of immediacy 때문에 이들은 자기 행동의 결과에 대해서는 신경을 쓰지 않게 된다.

반사회성인 사람들은 참을성이 없고, 쾌락주의적이지만, 일반적으로 사람들에게 즐거움을 가져다주는 행동은 이들에게는 단지 일시적인 긴장의 감소만을 가져다줄 뿐이다. 이들이 경험하는 즐거움은 원초적 구순성primitive oral quality을 가지며, 대인 관계보다는 생리적 반응과 더 밀접히 관련되어 있다. 술, 마약, 성적 만족, 절도 등이 만족을 향한 내적 압력을 일시적으로 경감시켜준다. 이들의 정신적 경제학psychic economy에는 장기적인 변화가 없으며, 자기 자신이나 타인과의 관련에 대한 지각 역시 전혀 변화하지 않는다. 쾌락적인 성관계를 갖는 신경증 환자들은 자신이 파트너에 대해 새로운 대도를 발달시킴으로써 자존심을 증진시키고 육체적인 성행위의 효과보다 더 오래 지속될 수 있는 방식을 통해 자신의 개인적인 삶을 풍요롭게 만든다. 하지만 반사회성 환자들은 성행위를 단순히 육체적 욕구의 경감으로만 경험하곤 한다.

충동을 통제하거나 조절하는 능력의 결함은 공격성의 폭발을 초래한다. 이런 공격성의 폭발은 능동적일 수도, 수동적일 수도 있으며, 비교적 사소한 멸시에 의해 촉발될 수도 있지만, 이는 대개 약간의 좌절에 대한 반응인 경우가 많다. 타인에 대한 공감과 관심이 결여된 까닭에 이들은 심한 잔인성과 가학성을 보이지만, 전형적으로 그런 행동을 한 후에는 자신의 행동에 대해 아무런 감정 반응도 보이질 않는다.

정동 Affects

불안 Anxiety. 종종 반사회성 환자들은 불안을 거의 느끼지 않는다고 이야기된다. 그러나 사실 이들은 불안에 대한 내성이 매우 낮으며, 반사회성 기제들 중 많은 수가 최소한의 불안까지도 사전에 예방하고, 방지하며, 완화시키기 위한 것들이다. 자신의 욕구가 충족되지 않을 것이라는 미미한 위협조차도 참을 수 없는 불편감을 초래한다. 이들은 자신의 안전을 보장받기 위해서는 무엇이든 하지만, 당연히 좌절이 불가피한 경우가 흔하며, 그 결과 막연한 긴장감이 지속된다. 이에 대한 흔한 방어가 부정denial인 까닭에, 겉으로 보기에는 침착한 듯이 보여, 이 환자들은 불안을 느끼지 않는다는 잘못된 주장이 나오게 된 것이다. 이 환자들은 자신의 불안감뿐만 아니라 자신의 내적 욕구가 긴박하고 저항할 수 없다는 점에 대해서도 부정하곤 한다. 그러나 이러한 부정은 지속적인 충족이 가능한 경우에만 유지될 수 있다. 충족이 불가능하고, 부정이 실패하는 경우, 흔히 불안과 우울, 분노, 그리고 충동적인 행동 등이 나타난다.

죄책감 Guilt. 반사회성 환자에 대한 논의에서 죄책감의 역할이 또 다른 논쟁 사항이다. 어떤 시각에서는 죄책감에 대한 내성이 감소되어있다고 보는데 반해, 다른 시각에서는 죄책감이 상대적으로 결핍되어있다고 본다. 우리의 의견으로는 두 가지 양상이 모두 존재할 수 있으며, 초기 발달기 동안 이 둘은 서로 통합이 되어 연결된다. 반사회성 환자들은 죄책감의 보다 원초적인 전조primitive precursor들을 경험한다. 이들은 자신의 용납될 수 없는 행동에 대한 대중들의 불인정에 대해 수치심과 두려움을 경험하거나, 또는 자신의 행동이 노출되는 경우, 이들은 우울해진다. 하지만 이들은 발각될 위험이 없도록 행동으로 드러나기 전에 미리 충동을 조절해주는 내재화된 자율적 행동 조절 체계autonomous internalized system of behavioral control를 발달시키지 못한 사람들이다.

피상성 Shallowness. 반사회성 환자의 정서반응은 피상적이다. 이는 첫 만남 때에는 드러나지 않곤 하며, 경험이 없는 면담가들은 관계를 형성하지 못하는 것은 환자 때문이 아니라 바로 자기 자신 때문이라는 생각이 들기도 한다. 환자는 모든 움직임을 행하고, 심지어는 놀라운 직감력에 따라 행동하곤 하지만, 이들의 감정에는 믿음이 가질 않는다. 환자의 가짜 혹은 허울뿐인 정서가 간파되고 나면, 대개 환자가 우울감이라고 표현하는 감정들을 발견하게 되지만, 이 감정들은 공허감이 동반되고 타인과의 관련성이 결핍되어 있는 떠돌이 불안free-floating anxiety과 더욱 가까운 것으로 보인다. 이 환자들은 마음속의 빈곳을 채우기 위해 외부로부터 자극을 추구하며, 모든 경험들은 이들이 벗어나고 싶어 하는 긴장되고 고립된 느낌보다는 나은 것이 된다.

대상 관계 Object Relations

반사회성 환자의 감정적 투자emotional investment는 자기애적으로 자기 자신에게 맞추어져있다. 이들의 삶에서 다른 사람들은 일시적인 등장인물일 뿐이다; 그들은 잠시 등장했다가는 곧 사라지는 사람들이며, 다른 인물로 대치되곤 하지만, 이때 상실감은 거의 느껴지지 않는다. 환자가 가장 관심을 두는 점은 그들이 자신의 욕구를 어떻게 만족시켜주는가 하는 것이며, 따라서 이들이 보이는 대인관계의 기본적인 양상은 비위를 맞추고, 무언가를 얻어내며, 착취적인 스타일이다.

환자와 한쪽 또는 양쪽 부모나 부모 대리자간에는 전형적으로 가학-피학적인 관계sado-masochistic relationship가 존재한다. 환자가 결혼을 하게 되면, 이런 태도는 배우자에게로 전치displace되어, 그 배우자는 환자의 반사회적 행동의 희생자나 암묵적인 동조자가 된다. 희생자가 되는 경우, 부모나 배우자는 직접적으로 혹은 간접적으로 상처를 받는다. 한 예로 공금횡령을 하다가 경제적으로 어려움에 처하게 된 사기범의 부인이 있었다. 그 부인은 수감 중이던 그 지식인 범죄자와 편지나 이메일을 통해 사귀게 되었다는 스토리는 흔해빠진 내용이다. 감옥에서 퇴소하자마자 이들은 결혼을 하였고 부인은 사랑의 힘으로 남편이 다시는 죄를 짓지 않을 것이라고 굳게 믿었다. 부인은 남편이 출감했을 때 아버지에게 부탁해 남편을 집안 사업에 참여하게 해주었다. 하지만 머지않아 남편은 그 믿음을 저버리고는 회사의 공금을 또다시 횡령하였나. 반사회성 환자에서는 사랑하는 이를 처벌하고픈 욕구가 흔히 발견되며, 종종 환자는 이런 방식을 통해 방출되는 엄청난 양의 분노를 거의 인식하지 못하고 있다.

이 환자들은 애매한 문제들에 대해선 회피하려는 경향이 있어, 어떤 문제에 대한 면담가의 입장이 감지되면 이들은 자기가 먼저 이와 비슷한 입장을 취해버린다. 이들은 자기감sense of self이 거의 없으며, 따라서 고립감과 혼자라는 느낌을 가져다주는 입장을 취하고 싶어 하지 않는다.

반사회성인 사람들은 대인 관계에서의 수동성passivity을 두려워한다. 이들의 공격적 행동 중 많은 것들이 복종감feeling of submissiveness을 피하기 위한 것이며, 수동성을 느끼게 만드는 직접적인 또는 상징적인 위협에 의해 난폭한 범죄행위가 촉발되는 경우가 많나. 감옥에 수감되어있는 반사회성 환자들은 종종 사회적 관계의 단절보다는 감옥 생활로 인한 어쩔 수 없는 수동성을 견디기 더 힘들어한다.

이들은 남들로부터 무엇을 얻어낼 수 있는가에만 관심이 있기 때문에, 권력이 있고 지위가 높은 사람들을 찾는다. 관심을 드러냄으로써 환심을 살 수 있는 경우가 아니라면, 이들은 약하고 힘없는 사람들에게는 관심이 없다. 이들은 이성과 자주 관계를 맺으며, 냉정한 자신감 덕분에 성적으로 상당히 매력적으로 보인다. 당당하고 자극적인 외모는 마치 멋진 국민적 영웅과 닮은 모습을 띠며, 이들은 자극적이거나 매혹적인 애정 관계를 원하는 사람들에게 호감을 주는 스타일이다. 하지만, 여기서 또한 이들의 일차적인 관심은 착취를 하는 것이므로, 이들의 애인은 결국 실망만 하게 될 뿐이다.

때때로 이 환자들은 마치 게임을 즐기는 듯이 보이며, 이에 이러한 역할 연기role playing를 표현하는 용어로 "가장성as if"라는 말이 사용되어왔다. 이는 칵테일파티에서 매혹적이고 자극적인 모습을 보임으로써, 자신을 더욱 매력적이고 관심이 가는 인물로 만들려는 남자에서 가벼운 형태로 잘 나타난다. 환자는 술집에서 여자를 찍어서는 그녀에게 자신의 직업과 사회적 친분관계, 과거 등에 대해 이야기를 하며, 새로운 여자를 대할 때마다 상대방의 환심을 살 수 있도록 자신의 이야기를 바꾸어 꾸며댄다. 가장 심한 예가 사기꾼 증후군impostor syndrome에서 나타나는데, 이때 환자는 끊임없이 거짓된 정체성에 따라 행동한다. 이때 종종 과학자나 탐험가, 사업가 등과 같은 낭만적이고 저명한 역할이 가장되곤 한다. 우리들 중 한명이 이중생활을 살고 있는 영문과 교수를 본 적이 있는데, 그는 매년 여름마다 유럽 여행을 하고 돌아와서는 주변 사람들에게 자신은 정부의 비밀 계획을 위해 일하고 있는 핵물리학자라고 이야기하곤 하였다.

이 환자들은 때때로 심리적으로 건강하다는 역할을 가장하기도 한다. 어떤 사람을 어느 정도 자세하게 면담을 해보아도 감정적인 갈등이나 심리적 갈등, 심지어는 정상적인 생활에서의 스트레스나 긴장마저도 전혀 없는 것처럼 보이는 경우엔, 기저에 반사회성 장애가 있지는 않은지 의심해보아야 한다. 면밀히 조사해보면 정서와 대상관계에 결핍이 있음이 드러난다. 환자가 면담에서 취하는 또 다른 역할은 정신과 환자라는 역할이다. 이때 이들은 대개 주관적인 고통을 호소한다. 그러나 이러한 호소는 내적 고통을 표현하는 것이 아니며, 그보다는 주변과의 상호작용에 관한 보다 불편한 주제에 대해 이야기하지 않고 비껴나가려는 것이다.

행동 양상 Behavioral Patterns

반사회성 행동 Antisocial behavior. 반사회성 행동에는 병적 거짓말, 사기, 횡령, 절도, 물질 남용 등과 같은 매우 다양한 문제들이 포함된다. 이러한 행동의 동기는 겉으로 보기에는 합리적인 방법처럼 보이는 악덕 기업가의 재무관리에서부터 기이하고 성적인 의미가 강한 방화광pyromania들의 방화 행위에 이르기까지 다양하다.

반사회성인 사람들은 대개 처벌을 피하려하지만, 처벌이 가해질 것이라는 위협이 종종 이들의 행동을 효과적으로 방지해주지는 못한다. 충족을 지연시킬 수 없고, 충동 조절을 못하며, 죄책감이 결여되어있고, 불안을 참아내지 못하는 까닭에, 이들은 자기가 하는 행동의 결과에 신경을 쓰지 못한다. 동시에 일상적인 사회적 구속이 반사회성인 사람들에게는 덜 중요하다; 대상관계가 피상적이며 친근하거나 따뜻한 감정이 없기 때문에, 이들은 사회적 유대를 잃는 것에 무관심하다.

이 환자들은 종종 비록 남들은 동의하지 않을 것이라는 사실을 알고 있음에도 불구하고 자신은 그런 행동을 해도 된다고 생각한다. 이들은 자신은 과거에 부당한 대우를 받았으며, 따라서 현재의 행동이 이런 불균형을 해소시켜줄 것이라고 생각한다. 예를 들어, 절도죄로 경찰에 체포된 헤로인 중독자는 자신의 어린 시절은 고통과 박탈로 일관되었기에, 자신은 더 이상 고통 받아서는 안 된다고 주장하였다. 그는 자신에게는 자신보다 많은 것을 가진 사람들로부터 물건을 빼앗을 권리가 있으며, 이를 통해 자신이 얻게 되는 위로감은 사회가 자신에게 진 빚이라고 주장하였다.

장점 Assets. 반사회성 기제로 인해 유용한 성격 경향이 유발될 수도 있다. 신경증적 불안이 없다는 점은 차분한 자기 통제력과 대담한 행동을 나타내게 만들며, 이는 겉으로는 담력과 용기처럼 보인다. 반사회성 환자들은 다른 사람들에게는 상당한 불안을 유발시킬 수 있는 과제를 수행하는 데에 있어, 뛰어난 기술을 발달시키기도 한다. 예를 들어, 반사회성 경향은 위험한 직업을 추구하는 사람들에서 흔하다. 단 한 번의 반짝이는 능력만 있으면 되며, 장기간에 걸친 지속적인 목표 지향적인 노력은 필요하지 않은 상황에서 이들의 기술은 가장 두드러진다. 인내심이 부족하고, 충동적으로 주변에 주의를 빼앗기기 쉽다는 점 때문에 장기적인 노력은 어렵다.

반사회성 환자들은 사회적 기술과 부드러운 매력 덕분에 사람들을 잘 다루며, 사람들을 조종하는 데에 있어 뛰어난 대가들이다. 경험이 없는 사람들에게 이들은 반사회적으로 보이지 않는다. 이들은 종종 세련된 사회적 예절과 우아함을 보이며, 그 정도는 "능숙함"에서부터 진정으로 매력적인 모습에까지 이른다. 반사회성 환자들은 개인적인 만족을 얻기 위해 필요하다고 생각되는 경우에 반사회적인 행동을 사용하곤 하지만, 일반적으로 면담가를 통제하고 가능한 한 면담을 친근하고 편안하게 만들려는 목적에 의해서도 자신의 사회적 기술을 사용하기도 한다.

방어적 및 적응적 기법 *Defensive and Adaptive Techniques*

반사회성 환자에서는 불안은 곧바로 행동으로 이어지는데, 이는 신경증 환자와는 대조되는 점으로, 신경증 환자들의 정신과정은 불안을 통제하여 묶어두거나 어떤 상징적 행동으로 대치하기 위한 것이다. 그러나 반사회성인 사람들 또한 몇몇 심리적 방어들을 사용한다. 여기에는 불안을 부정deny하려는 것과 그리고 환자가 어떻게든 겪게 될 수밖에 없는 죄책감과 사회적 불편감을 최소화시키기 위한 여러 다양한 기제들, 즉 격리isolation, 전치displacement, 투사projection, 합리화rationalization 등이 포함된다.

불안에 대한 방어 Defenses against anxiety. 반사회성 환자들은 자기 자신의 불안을 타인에게 전가시키려한다. 이것이 성공하는 경우, 이들의 두려움은 감소된다. 공포증 환자들 또한 타인들에게 불안을 유발시키지만, 이것이 성공하는 경우 공포증 환자들은 더 불안해지기 때문에 이들은 대개 쉽게 동요되지 않는 차분한 파트너를 찾으려 한다. 이와 반대로, 반사회성 환자들은 가장 강렬한 반응을 보이는 사람을 더 선호하는데, 이는 타인의 불편감으로부터 어느 정도의 안도감을 얻을 수 있기 때문이다. 이들은 면담 때 첫 말부터 자극적이다. 저자는 임상가의 의대 동문 중 한 사람을 잘 알고 있다는 말로 첫 면담을 시작한 반사회성 환자를 치료한 적이 있는데, 얼마 후 그는 임상가의 과거 생활에 대해 자신이 들은 바를 빈정거리는 말투로 슬쩍 이야기하였다. 불안을 유발시키는 가장 좋은 방법은 면담가의 약점을 찾아낸 후, 그것에 초점을 맞추는 방법이다. 한 환자는 임상가가 의자에 앉아 꼼지락거리는 것을 보고는 걱정거리가 있느냐고 물었다. 이러한 행동은 또한 면담 밖의 상황에서도 나타난다. 어떤 의대생들은 시험 직전에 친구들에게 애매하고 자질구레한 내용에 대해 질문하고서는, 자신은 이 문제를 잘 알고 있으며, 이걸 모른다면 정말 큰일이라는 식으로 이야기를 한다.

임상가를 불안하게 만드는 것 외에도, 이 환자들은 자신의 불안을 부정함으로써 앞서 말한 초연한 모습을 보인다. 반사회성인 사람들은 감정이 겉으로 표현되는 것을 감추는 데에 다분히 능숙하며, 이에 임상가들은 기저의 불안감에 대한 단서를 놓치곤 한다.

죄책감의 심리적 통제 Psychological control of guilt. 반사회성인 사람들은 일련의 방어기제들을 통해 자신의 충동적 행동에 대한 불편감에 대처해나간다. 가장 단순한 형태는 자신이 한 행동을 부정하면서, "안 그랬는데요."라고 주장하는 환자이다. 이는, 예를 들어, 흔히 자신은 술을 거의 먹지 않았으며, 술 때문에 문제가 된 적은 한 번도 없었다고 말하는 알코올 환자에서 흔하다.

다소 복잡한 형태는 "전 그게 옳은 것인 줄 알았어요."라는 말로 자신의 입장을 표명하는 환자이다. 이들은 그 행동에 대해서는 인정을 하지만, 그 행동의 사회적 의미에 대해서는 전혀 몰랐다고 부정하는 것이다. 이러한 방어는 청소년들의 비행행동에서 흔하다.

"다른 사람들도 모두 그렇게 해."라는 사고방식에서 이와 관련된 방어가 잘 나타난다. 이는 자신의 충동을 다른 사람에게로 투사를 하는 것이다. 반사회성 경향을 가진 사람들은, 자신에게 유리한 점들만 찾아내면서, 사람들은 모두 속임수를 쓰고 있고, 무언가를 얻어내려 하며, 착취적이라고 생각한다. 이들은 빠른 속도로 이런 관점을 면담가에게까지 확장시키며, 다소 직접적으로 임상가에게 잘하고 있다는 식으로 이야기를 한다. 이런 이야기는 마지못해 하는 칭찬이라는 느낌을 주며, 이때 종종 자신의 음모를 도와달라는 제안이 함께 엮여있기도 하다. 환자는 임상가에게 현금으로 치료비를 지급하겠다고 말하는데, 그 의미는 임상가가 탈세를 하고 있다는 뜻을 품고 있는 것이다.

그 다음 단계의 특징은 "아무도 신경 쓰지 않아요."라는 느낌이다. 이 환자들은 다른 사람들은 자신의 행동에 대해 아무런 관심이 없다고 느낀다. 이들은 사람들은 자신이 그렇게 하기를 바란다고 주장하기까지 한다. 예를 들어, 아프지 않으면서도 아프다는 핑계로 시험을 치르지 않기를 바라던 한 대학생은 의사에게 교수님께서도 다 알고 계시는 일이니, 그냥 진단서만 떼어달라고 말했다. 환자들은 제 3사, 예를 들어 보험사에서 치료비를 지불하는 경우 이러한 기제들을 자주 사용한다. 이들은 "다들 이런 식으로 해요"라고 주장하면서, 돈을 아끼기 위해 정보를 허위로 작성하는 일에 임상가의 도움을 구하려 한다.

이런 일련의 행동에서의 마지막 방어는 "나는 예외special야"라는 자기애적 주장에서 잘 나타난다. 이 환자들은 "선생님과 저는 다른 사람들과 달라요"라는 말로, 자신의 "예외" 범위 안에 임상가를 포함시킨다. 이들은 이런 특별한 위치에 대해 여러 가지 근거를 댄다: 자신의 욕구는 다소 다르다거나, 자신은 다른 사람들보다 더 민감하다거나, 어렸을 적의 경험 때문에 자신은 특별대우를 받아도 된다는 식이다.

실패한 자존심에 대한 방어 Defenses against failing self-esteem. 반사회성 환자들은 사람들이 자신의 행동을 인정해주지 않는다는 사실을 발견하게 된다. 이들이 어떤 특정한 한 사람에게 중요성을 부여하는 경우는 거의 없지만, 세상으로부터의 전반적인 존경심에 대해서는, 그것이 사회적 용인을 뜻하는 것인 경우에 한해서는, 중요하게 생각한다. 한 예가 교회에 열심히 다니는 조식폭력배이다. 다른 사람들로부터 이러한 존경을 받지 못하는 경우, 이들은 외로움이 커지고 자존감이 저하되는 기분을 느낀다. 이러한 감정으로 인해, 방어적이고 보상적인 움직임이 나타난다.

가장 간단한 방어 중 하나는 자신의 악행을 미덕인 듯이 취급하는 것이다. 이 환자들은 자신의 냉담함, 무관심, 잔인함 등을 훌륭한 성격인 것처럼 드러낸다. 비행 청소년들이 흔히 이런 기제를 보인다. 이것이 가벼운 형태로 나타나는 예는 자신의 수많은 성관계에 대해 자랑스럽게 떠벌이는 사람의 경우이다. 감정적 격리emotional isolation 또한 환자를 우울증의 고통으로부터 보호해주는 역할을 한다. 이는 임상가와의 관계가 발달되어감에 따라 이런 방어가 감소되면서 눈에 띄게 우울해지는 환자에서 흔하다.

알코올 중독과 물질 남용 Alcoholism and substance abuse. 환경적 인자들이 반사회성 행동 양상에 관여되며, 이것의 이차적인 영향은 임상 양상에 커다란 영향을 끼친다. 가장 흔한 예가 알코올 중독과 물질 남용이다.

환자의 생활은 약물을 얻음으로써, 기분과 자존감을 증가시키는 것을 중심으로 이루어진다. 이러한 효과는 일시적이기 때문에, 이들은 욕구, 달성, 포만감, 그리고 새로운 욕구 등을 거치는 주기적인 순환을 경험한다. 이들은 대개 포만감에 젖은 상태가 바람직한 것이며, 자신의 행동은 그런 상태가 끝난 후 다시 그런 경험을 얻기 위한 것이라고 주장한다. 이런 사람들과 만나보면, 이런 전체 주기는 이들의 인격에서 필수적인 부분이며, 그 결과로 포만감과 다행감을 경험할 수 있기 때문에, 이들에게는 갈망과 만족의 추구가 필요한 것으로 생각된다.

사회는 중독자들을 싫어하며, 법원이나 사회 기관들은 종종 이들에게 잔인할 정도로 가혹하다. 쾌락을 위해 마술 같은 화학적 방법을 좇음으로써, 중독자들은 구순적 의존 욕구oral dependent need에 대한 마술적 만족이라는 보편적인 무의식적 환상을 행동으로 옮긴다. 사람들에게 금지되어 있는 소망과 비밀을 공개적으로 행동으로 옮기는 사람들은 모두 버림을 받는다. 이러한 사회적 태도가 면담에서 문제가 되며, 환자들은 종종 임상가에게 치료자가 아니라 경찰이나 판사라는 역할을 부여한다.

발달상의 정신역동 Developmental Psychodynamics

반사회성인 사람들의 타인에 대한 불신은 어렸을 적부터 시작된다. 자신의 욕구가 충족될 것이라는 "정상적인" 유아의 느낌은 어머니 혹은 다른 일차적으로 돌보는 이와의 초기 관계에, 그리고 충족과 안정감 뒤에는 어쩔 수 없이 좌절과 고통스러운 지연이 뒤따른다는 반복적인 경험에 바탕을 둔다. 아동은 매 번의 좌절에 대해 불안과 항의로 반응하지만, 이는 반복되는 충족감이라는 큰 흐름 속에서 일어나는 것이다. 더욱이, 아동은 욕구가 충족될 것이라는 점뿐만 아니라 욕구를 충족시켜주는 대상need-fulfilling object인 부모에게 분노에 찬 항의를 하더라고 이런 욕구는 충족되어질 것이라는 사실을 배운다. 사실, 항의 행동protest behavior이 성공하지 못하는 경우, 이런 행동은 사라지며, 울어도 아무런 도움이 안 된다는 것을 알게 된 아동은 울음을 그치고는 조용하고 수동적인 자세를 취한다.

향후 반사회성으로 될 사람들이 이러한 방식을 따르지 않는 데에는 몇 가지 이유가 있다. 초기 경험은 아무도 믿을 수 없으며, 밀접한 인간관계가 아닌 다른 원천으로부터 안정감을 얻어내야만 한다고 생각하게 만든다. 기본적 욕동이 강하고, 좌절에 대한 내성이 낮은 것에는 ADHD 아동에서 보이는 것과 같은 기질적인 결정인자constitutional determinant들이 관여된다.

아동이 부모에 의해 유기abandon되거나, 여러 가정이나 탁아소를 떠도는 경우, 매우 어린 나이에 성인의 반사회성 행동과 유사한 형태의 증후군이 나타나기도 한다. 겉으로 드러내 보이는 정서는 풍부하지만, 진정한 감정은 거의 없으며, 낯선 사람과 있을 때 대부분의 아이들이 보이는 수줍어하며, 조용히 앉아있는 모습이 전혀 없다. 이런 아이들은 어른들로부터 사랑과 관심을 이끌어내는 데에 능숙하지만, 빠르게 형성된 이러한 관계는 이들에게는 거의 중요하질 않으며, 더 많은 것을 가져다주는 부모인물이 발견되는 즉시, 지금까지의 관계는 가차 없이 단절된다. 이러한 아동들은 아동보호소에서도 발견되는데, 이때 새로운 어른이 눈에 띌 때마다 즉각적이고 호감을 주는 아동의 매력은 그 어른에게로 향한다. 분명히 이는 이러한 생활에서는 매우 적응적인 행동 방식으로, 반복되는 이별의 고통으로부터 아동을 보호해주며, 새로운 사회 상황에 그 즉시 적응할 수 있도록 도와준다.

아주 어렸을 적부터 시작된 심각한 자아 병리는 양심과 초자아가 발달되는 단계에 이르러 더욱 복잡해진다. 중요한 대상과의 동일시를 통해 성숙되어지는 자아의 능력이 발달되지 못한다. 더욱이, 생애 첫 1년 동안 박탈감을 주었던 부모상 인물은 동일시하기에 병적인 모델이다. 기본적인 신뢰감을 가져다주지 못한 어머니들이 갖고 있는 사회적, 도덕적 태도는, 아이에게 합일화incorporate되는 경우, 옳고 그름에 대해 잘못된 판단을 하게 만든다. 아이는 반사회적인 부모의 금지된 무의식적 소망을 행동으로 옮긴다.

양심 형성에 있어서의 이러한 결함은 심각한 일차적인 자아 병리가 없는 상태에서도 발생할 수 있다. 그들의 인격에 있어서 특정 문제들을 고립isolate시키는 사람들을 기술할 때 "초자아 결손superego lacunae"이라는 개념이 사용되고 있다. 예를 들어, 저자는 지역사회의 유지이자 교회 장로인 한 남자를 알고 있는데, 그는 시간제 봉급제도를 이해하지 못하는 가난한 사람들에게 물건을 비싼 값에 팔면서 돈을 많이 벌어들였다. 그의 딸이 고등학교 친구들에게 마약을 팔다가 체포된 일이 발생했다. 이 남자의 겉으로 드러나는 행동은 사회적으로 매우 높은 도덕적 수준에 부합되는 일들이었지만, 그의 딸은 자기 부모의 감추어진, 혹은 무의식적인 태도를 잘 알고 있었으며, 이를 행동으로 옮긴 것이었다. 비행 청소년의 가족과 자세히 면담해보면, 흔히 부모 역시 어렸을 적에 환자가 현재 보이는 문제와 비슷한 행동 양상을 보이곤 했으며, 이런 사실을 아이들에게는 철저하게 감추고 있었으나 은연중에 부모의 태도와 행동을 통해 드러나고 있었다는 사실이 밝혀지곤 한다.

긴장과 불안에 대한 반사회성인 사람들의 특이한 태도 역시 돌보는 이와의 초기 경험으로부터 유래된다. 때로는 아이의 욕구가 무시되다가도, 또 어떤 경우엔 화를 가라앉히고 조용히 시키기 위해 지나치게 너그러운 태도를 보임으로써 아이의 항의는 곧바로 잠재워진다. 충족은 예측 불가능한 일이며 사랑으로 얻어질 수 있는 것이 아니기에, 아이는 자신의 욕구로 인한 긴장에 대해 두려움을 느끼게 된다. 동시에, 원하는 것을 얻어내는 과정은 마치 뇌물을 얻어내는 것과 같이 되며, 가장 중요하다고 생각되는 것: 즉 사랑과 안정감을 박탈당했다는 느낌 때문에, 이들은 얻을 수 있는 것은 모두 얻어내려 하게 된다. 이런 양상이 성인기까지 지속되는 경우, 반사회성인 사람들의 자아 동조적ego-syntonic이고 죄책감이 없는, 무언가를 얻어내려는 태도가 나타나게 되는 것이다.

심한 반사회성 성향을 가진 사람들은 사춘기와 청소년기에 접어들면서, 흔히 또래 아이들보다 덜 어려움을 겪는다. 정체성과 의무의 변화가 이들에게는 아무런 문제가 되질 않으며, 반항적 행동으로 인한 죄책감 때문에 고통 받는 일도 없다. 주위 친구들은 이들을 존경하고, 이들의 사회적, 인간적 평온함을 부러워한다. 가까운 친구는 없지만, 많은 사람들로부터 부러움을 산다. 몇 년 후, 이때의 친구들은 예전에 학교에서 그렇게 위대해 보이던 녀석이 친구도 없이, 실패한 인생으로 끝나버렸다는 소식을 듣고는 깜짝 놀라곤 한다.

성인기, 특히 노년기에 커다란 문제가 나타난다. 결혼은 종종 실패로 끝나며, 결혼생활이 지속되더라도 대개 배우자와의 관계가 소원하고 무관심함에도 불구하고 그냥 결혼 상태를 유지하고 있는 것이다. 자녀가 있는 경우, 아이들을 경쟁자나 만족을 가져다줄 수 있는 원천으로만 간주하여 가족 간에 밀접한 유대관계를 맺는 경우가 거의 없으며, 아니면 가족들 또한 반사회적이 되거나 범죄의 공모자가 되기도 한다. 인생은 외롭고 공허하며, 술이나 마약만이 외로움을 달래줄 수 있다.

감별진단 Differential Diagnosis

심한 자기애성 인격장애는 반사회성 성격장애와 중복이 된다. 두 장애 모두 타인에 대해 착취적이고 공감하지 못하는 경향이 특징이다. Kernberg는 반사회성 인격장애는 단지 자기애성 인격장애의 원초적인 변형체일 뿐이라고 주장한다. 경계성 인격장애 또한 반사회성 인격장애와 혼합될 수 있지만, 경계성의 경우 비록 원초적인 방식이긴 하여도 대개 대상과 관련되는 경우가 더 흔하다.

반사회성 환자들은 또한 편집증적인 사람들과도 구별되어야 하는데, 편집증 환자들 또한 자신의 분노를 통제하는 데에 어려움을 가지며, 현실 검증력도 불량하다. 이러한 조합은 폭발적인 폭력의 삽화를 초래할 수 있다. 하지만, 세상에 대한 편집증 환자의 망상적 시각을 고려해보면, 이들의 행동은 이해가 가능하다. 편집증 환자들은 분노를 드러낸 후에 죄책감과 자책감을 느끼거나, 자신의 행동을 옹호하려하거나, 그 행동에 대한 책임을 부정하려하지만, 화를 가라앉히기까지는 대개 많은 시간이 걸린다. 반면에 반사회성인 사람의 분노 폭발은 시작될 때와 비슷하게 갑자기 사라지며, 그런 일이 있고 난 후에 이들은 거의 무관심에 가까울 정도로 차분하다. 이들은 왜 다른 사람들이 자신의 폭력에 대해 그렇게 심각하게 생각하는지 이해하지 못한다.

연극성 환자들 역시 대인관계에서 조작적manipulative이고 착취적이며, 사회적 임무에 따른 가치나 행동에 있어 많은 변화를 보인다. 그러나 연극성 환자들은 다른 사람들과 중요한 관계를 맺으며, 이것이 잘 되지 않을 때에는 괴로움을 느낀다. 반사회성인 사람들은 타인을 만족을 위한 수단으로 간주하는 경우가 더 많으며, 특정 관계가 깨지는 것에 대해서는 별로 신경 쓰지 않는다. 연극성 환자들은 또한 거짓된 감정성과 역할 연기role playing를 보인다. 그러나 연극성 환자들이 취하는 역할은 무의식적 소망이 연극화된 형태이며, 여기에는 내적 갈등과 관련 있는 일관된 주제가 있다. 역할role은 갈등을 표현하고 해결하기 위한 수단이며, 그 자체로 끝나는 것이 아니다. 역할에는 현재의 대인관계 흐름 내에서 조작적이거나 착취적인 기능이 있을 수도 있지만, 이는 단지 이차적인 문제일 뿐이다. 연극성 환자들은 자기 자신의 어떤 측면을 거절하기 위해 다른 누군가가 되기를 원한다; 반면에 반사회성 환자들이 다른 누군가가 되려는 이유는 그렇게 하지 않으면, 자신은 아무런 존재도 아닌 것이 된다고 느껴지기 때문이다.

강박적인 사람들은 종종 타인으로부터 인정받지 못할 것이라고 예상하는 데 반해 반사회성인 사람들은 존경과 칭찬 받기를 바란다. 강박적인 사람들은 자신의 두려움이나 복종성에 대해 부정deny하면서 자신이 권위에 대해 반항하고 있다는 점을 강조하려 든다. 반사회적인 사람들은 자신이 원하는 것을 얻을 때 사용했던 기술과 명석함에 대해 떠들어 댄다.

면담의 진행 MANAGEMENT OF THE INTERVIEW

반사회성 환자들이 면담에서 보여주는 행동은 강박증 환자나 연극성 환자처럼 일정하진 않지만, 면담에는 반사회성 기제의 사용과 연관된 특수한 문제들이 존재한다. 이런 문제들은 반사회성 성격과 그 밖의 반사회적 성향, 두 가지 모두에서 나타난다.

몇 가지 중요한 주제들이 논의될 수 있다. 이 환자들은 매력적이고, 비위를 잘 맞추며, 피상적으로나마 협조적이지만, 동시에 회피적이고 정직하지 못하다. 이것이 바로 흔한 첫 인상이다. 나중에 종종 직접적인 직면을 당하고 난 뒤, 이들은 비협조적이 되거나 노골적으로 화를 내게 된다. 억지로 병원에 온 경우라면, 처음부터 이런 태도를 보이기도 한다. 환자가 자신의 목적을 얻어내기 위해 다양한 방법들을 사용하는 동안, 이러한 고정된 양상들이 번갈아 나타난다.

반사회성 환자들은 처음 만나자마자 면담가에 대해 조사하기 시작한다. 이들은 은밀하게 임상가는 속일만 한 사람인가를 판단하는 데에 도움이 되는 증거들을 수집하며, 동시에 약점이나 불확실성이 드러나는 징후들을 머릿속에 기억해둔다. 종종 임상가는 긴장되는 느낌을 받지만, 그 이유를 알아내기가 힘들다. 임상가는 환자에 대해 부정적인 반응을 경험하거나 아니면 지나치게 열성적이 되면서 구원 환상rescue fantasy을 꿈꾸게 되지만, 자신이 이러한 반응을 보이는 이유에 대해서는 정확히 알지 못한다.

반사회성인 사람들에게는 심사숙고보다 행동이 훨씬 더 중요하다. 말보다 행동이 먼저, 또는 말 대신 행동으로 직접 옮기는 경향 때문에 면담 기법에는 중요한 문제가 발생한다. 상대방이 어떤 구체적인 결과물을 얻기 위한 수단이 되지 못하는 경우, 이들은 다른 사람과 대화를 나누는 것이 무슨 소용이 있는 지를 이해하지 못한다.

개시기 The Opening Phase

면담전 행동 Pre-Interview Behavior

반사회성 환자들은 첫 만남 때부터 주도권을 잡으려한다. 대기실에 앉아 있다가 임상가와 눈이 마주치게 되면, 이들은 "안녕하세요?"하며 먼저 질문을 던지고는, 종종 면담실로 들어가는 동안 담소를 건넨다.

이들은 임상가의 관심과 태도에 민감하지만, 연극성 환자들과는 달리, 어떤 감정 반응을 유발시키는 것보다는 허용적이고 수용적인 분위기를 만들어내는 것에 더 관심이 많다. 이들은 임상가의 지위나 신분에 대해 무언가를 찾아내려는 목적에서, 벽에 걸려있는 그림에 대한 감상을 이야기하거나 책장에 꽂혀있는 책들에서 엿보이는 임상가의 정치관에 대해 언급을 한다. "잘 꾸며놓으셨네요." 또는 "이 진료실을 오랫동안 사용하셨어요?"가 전형적인 첫 마디이다. 한 환자는 벽에 걸려있는 Harvard대학 졸업장을 보고는 "Boston에서 대학을 나오셨군요."라고 말했다. 이들은 임상가의 지위에 대해 알게 되었다는 것을 슬쩍 감춰버리려 하지만, 이는 눈에 확연히 드러난다.

첫 몇 분 The First Minutes

면담이 계속됨에 따라, 임상가에 대해 면밀히 조사하고 어떤 허점이 드러나지는 않는지 살피려는 행동들이 나타난다. 예를 들어, 한 환자는 "대기실에 비치된 잡지를 읽어봤습니다."라는 말로 면담을 시작하였다. 그는 계속해서 자신도 그 잡지의 정치관에 동의한다고 말한 뒤, "전 선생님께선 너무 바빠서 그런 잡다한 일에는 관심이 없으신 줄 알았어요."라고 덧붙였다. 이 말의 속뜻은 분명했다; 임상가는 성공한 사람이긴 하지만, 아마도 자신의 성공에만 관심이 있을 뿐 다른 사람들의 어려움에 대해서는 무관심할 것이라는 의미인 것이다. 면담가가 보기에 이러한 언급은 중요한 정보이긴 하지만, 치료 초반에 여기에 대답을 해주려는 것은 환자를 화나고, 불편하고, 방어적으로 만들뿐이다.

환자는 차분하고, 상냥하며, 매력 있어 보인다; 때때로 이들은 부드럽고 매력적이기도 하다. 이들은 자유롭게 이야기를 하지만, 전반적으로 봤을 때 때때로 갈팡질팡하고, 무언가 중요한 것을 빼먹는 듯한 느낌을 준다. 그럼에도 불구하고, 모든 언급들은 명확하고 조리 있으며, 사고 장해가 의심될 만한 소견은 전혀 보이질 않는다. 이들은 임상가의 통찰력 있는 언급이나 날카로운 질문에 대해 경외감을 표현한다. 환자는 마치 "우린 지금 정말 잘 하고 있는 겁니다."라고 말하는 것 같다. 임상가는 뿌듯한 마음에 우쭐해지거나, 아니면 칭찬이 너무 지나친 것 같다거나 무언가 좀 잘못되는 것 같다는 느낌을 받곤 한다. 하지만 이에 대해 어떤 언급을 하게 되면, 내개 환자는 화를 내며 부정을 하면서, 정말로 진심이라고 주장하게 된다. 이런 시점에서 환자에게 반박하거나 직면시키는 것은 현명하지 못한 일이다. 이들은 더 이상 면담가를 믿지 않게 되며, 이때 자신에 대해 잘 모르고 있다는 식의 언급은 문제를 더욱 악화시킬 뿐이다. 임상가를 속이려는 의도에서 환자는 거짓된 아첨을 하는 것이며, 이는 환자의 불신감으로부터 기인하는 것으로 치료에 있어서 핵심 주제가 된다. 불신은 완전히 공개된 후에 가장 효과적으로 해석되어질 수 있으며, 시기상조의 직면은 환자로 하여금 자신의 부정적인 감정을 더욱 감추도록 만든다. 환자가 자신의 의구심을 보다 안전히게 드러낼 때까지, 임상가를 속이려는 이러한 시도는 무시해버리는 편이 낫다.

주소 *The Chief Complaint*

임상가는 치료를 찾게 된 환자 측의 이유에 대해 알아내야 하는데, 그 과정은 신경증 환자에서 주소를 묻는 경우와 같지를 않다. 반사회성 환자들이 하는 호소는 신경증 환자의 호소와 상당히 비슷하게 들리지만, 이들이 왜 지금 도움을 청하러 왔는가에 대해 설명하는 경우는 드물다. 이들은 갈등과 불안에 대해 말하기도 하지만, 직접적으로 이러한 감정을 드러내는 경우는 거의 없다. 우울증을 호소하는 경우, 이들은 곧바로 상실한 애정 대상에 대한 좌절감과 분노감을 드러내는 쪽으로 이동한다. 이들은 임상가에게 보이는 것 이상으로 불안을 경험하며, 처음에는 정서반응이 피상적이라는 점을 직면시키는 것보다는 자신의 감정에 대해 환자가 이야기한 바를 그대로 받아들여주는 것이 더 좋다.

반사회성 환자들은 종종 비교적 구체적인 목표를 추구하며, 이를 얻어내는 일에 임상가가 도움을 주길 바란다. 법원에 의해 의뢰된 경우라면, 이들은 사면이나 감형을 받길 원한다;

학교측에 의해 의뢰된 경우라면, 이들은 비행행동에 대한 용서나 어떤 책임에 대한 면제를 바란다. 아마도 가장 흔한 경우는 배우자나 가족과의 싸움에서 자기편을 들어달라고 요구하는 환자일 것이다. 이런 모든 상황 하에서, 환자 역시 고통스러운 내적 감정 때문에 괴로움을 느끼고 있지만, 이러한 내적 고통으로부터 벗어나기를 바라는 마음에서 임상가를 찾는 경우는 거의 없다; 이들은 외부세상과 싸우는 데에 대한 도움만을 구하고 있는 것이다. 치료자는 단지 전이 인물transference figure이라기보다는 환자를 대변해줄 수 있는 현실적인 인물로 느껴질 뿐이다.

환자의 문제를 탐색하기 Exploring the Patient's Problems

감추어두기와 비밀 Withholding and Secrecy

반사회성인 사람들은 다른 사람이나 어떤 기관에 의해 의뢰되는 경우가 흔하며, 따라서 임상가는 종종 사전에 환자에 관한 어느 정도의 정보들을 듣게 된다. 이 환자들은 흔히 자신에게 문제가 있다고는 말하지 않으며, 따라서 이러한 점이 면담가에게는 어려움으로 다가온다. 일상적인 방식에 따라 면담을 전개하려 하면, 중요한 소재들이 논의되지 않은 채 지나쳐 버리게 된다. 반면에 면담가가 먼저 정보들을 꺼내게 되면, 그런 정보가 환자에게 갖는 감정적 의미에 대해서는 알아내기가 힘들어진다. 또한 이러한 행동은 환자에게 판결이나 비난으로 받아들여지기 쉽다. 임상가가 이미 어느 정도의 정보를 갖고 있다는 사실을 환자가 알고 있는 경우엔, 문제가 더욱 복잡해진다. 의뢰 기관에서 보내온 "비밀" 서한을 환자가 이미 본 경우도 종종 있으며, 임상가가 무엇을 알고 있는지가 아니라 자신이 그것에 대해 공개해도 되는지를 더 궁금해 하는 경우도 흔하다. 다른 환자의 경우와 마찬가지로, 임상가는 비밀유지를 엄수해야 한다. 따라서 임상가는 자신이 알고 있는 정보에 대해 일반적으로만 언급한 뒤, 환자에게 그것에 대해 이야기해보도록 요청하게 된다.

> 한 청소년기 고등학교 남학생이 학교 서점에서 책을 훔쳤다는 이유로 학교 측에 의해 의뢰되었다. 그는 면담에 와서는 여러 가지 학업 문제에 대해 이야기를 하였지만, 절도 사건에 대해서는 전혀 언급을 하지 않았다. 잠시 경청한 후, 임상가는 "서점에서 무슨 문제가 있었다고 들었는데요."라고 말했다. 환자는 특징적으로 차분한 태도로 "그것에 대해 어떻게 알고 계시는데요?"라고 되물었다. 이때 임상가는 세세한 이야기로 들어가지 않고, 대신 "그것에 대해 저에게 이야기하는 것이 편치 않은가 봐요?"라고 대답함으로써, 스스로 그 문제에 대해 이야기하는 것을 달가워하지 않는 환자의 태도에

대해 언급해주었다. 환자는 임상가가 어디까지 알고 있는지를 알아내기 위해 계속 애를 썼으며, 이에 임상가는 "저에게 완전히 믿음이 가지 않는 모양이군요."라고 덧붙였다. 이런 식의 접근은 면담을 서점에서 무슨 일이 일어났는지 알아내려는 시도 – 이는 아무런 성과도 없고, 또한 기본적으로 중요하지도 않은 질문이다 – 로부터 다른 사람과 관계를 맺는 환자의 방식에 대한 논의 쪽으로 옮겨가게 해주었다.

반사회성 환자는 흔히 정신과 면담이 아니라 취조(取調)를 받는 것처럼 되어버린다. 이들은 무언가를 감추고 있거나 노골적으로 거짓말을 하는 듯이 보이고, 공개적으로 저항을 하거나 비협조적으로 나오기도 하며, 드러나는 소재들은 반사회적 행동이나 범죄 행위가 의심되는 것일 수도 있다. 임상가는 정확하고 강압적인 질문을 통해 진실을 짜 맞추고 싶은 생각이 든다. 환자로부터 진실을 얻어내려 해서는 면담이 더 이상 진행되질 않으며, 사실에 얽매이는 것보다는 환자로부터 믿음과 관심을 얻어내는 것이 훨씬 더 중요하다. "당신의 문제에 대해 알고 싶지만, 제가 질문을 해서는 정확히 파악되질 않는군요. 마치 제가 형사 노릇을 하도록 만드시는 것 같군요"라고 말함으로써, 환자에게 이런 딜레마에 대해 해석해주는 것이 도움이 된다. 환자들은 과거 권위 대상들과의 경험을 토대로 대인 관계 양상을 형성하고 있다. 이들은 면담가로 하여금 부당하게 자신에게 죄를 뒤집어씌우고, 착취를 하는, 의심스럽고 믿을 수 없는 부모라는 역할을 취하도록 만들려 한다. 이것이 성공하는 경우, 환자는 자신의 행동을 감추고, 자신의 목적을 얻어내기 위해 임상가를 조종하려는 것이 당연한 일이라고 느끼게 된다. 이것이 바로 환자가 다른 사람들을 다루는 방식이며, 또한 환자들은 이것이 바로 사람들이 자신을 대하는 방식이라고 느낀다.

다른 대부분의 환자들의 경우, 임상가는 곧 환자의 내적 정신생활inner mental life에 대해 알아낼 수 있게 된다. 하지만 전형적인 반사회성 환자에서는 그렇지를 못하는데, 이들은 그러한 주제들을 다른 사람과 공유하려하지 않을 뿐만 아니라, 또 공유하지도 못한다. 사실, 환상은 말할 것도 없이, 이들은 외적 일상생활에 대해서도 임상가에게 말하고 싶어 하지 않는다. 이 때문에 치료 과정에 있어, 정신역동을 이해하는 데에 사용되는 필수적인 심리적 정보들을 얻어내는 것이 불가능해진다. 이런 식으로 놓쳐버린 정보들 중 일부는 가족으로부터 걸려온 전화 같은, 보조 정보원에 의해 제공되기도 한다. 치료자는 이러한 정보를 얻게 되면, 그때마다 전화가 왔었다는 사실을 환자에게 말해주어야 한다. 무슨 일이 있어도 환자의 신뢰를 배반하지 않는 것이 중요하다. 하지만 가족을 치료에서 배제되게 만들 가능성이 있는 경우엔, 가족으로부터 들은 이야기를 반드시 환자에게 모두 이야기해줄 필요는 없다. 무언가를 감추어두려는 환자의 태도로 인해 야기된 문제에 대해 논의함으로써, 이런 상황이 효과적으로 이용되어질 수 있다.

명료화와 직면 Clarification and Confrontation

면담이 진행됨에 따라, 임상가는 환자의 생활 방식 및 다른 사람, 특히 면담가와 관계를 맺는 양상에 주의를 기울이게 된다. 임상가는 논의의 초점을 환자가 자발적으로 꺼낸 주제에서 환자가 회피하려하는 고통스러운 감정 쪽으로 이동시켜야 한다. 대개 이때에는 다소 직접적인 직면이 사용된다. 조심스러운 표현을 쓰고, 주의 깊게 시기를 포착하더라도, 흔히 부정적인 반응이 뒤따른다. 흥미로운 갈등이 환자와 임상가 사이에서 발생한다. 환자는 감정 반응을 유발시키거나 구체적인 목적을 이루어내는 데에 도움을 얻기 위해 임상가를 이용하고자 한다; 임상가는 환자가 무엇을 원하고 있으며, 원하는 것을 얻기 위해 어떤 방법을 사용하고 있는지를 알아낼 수 있는 관계를 수립하고자 한다.

초기 직면은 환자의 행동을 탐색하거나 환자의 방어를 밝히기 위한 목적에서 이루어져야지, 환자를 공격하기 위한 것이어서는 안 된다. 예를 들어, 한 젊은 남자가 섹스파트너에게서 버림을 받을 때마다, 우울증과 신체적 증상이 심해진다는 이유로 자문을 구하러 왔다. 면담 동안 다소 우울한 모습을 보였지만, 상담을 받으러 온 이유에 대해 설명할 때에는 심한 불안감이 두드러졌다. 이 환자는 자신의 문제에 대해 이야기하는 것보다는 면담가로부터 무슨 이야기를 들을 수 있는가에 더 관심이 많은 것 같았으며, "의대에 강의를 나가시는 걸로 알고 있는데, 수업시간이 많으세요?"라는 말로 대화를 시작하였다. 매우 사교적인 태도였으며, 그의 직업인 인사 담당업무에 제격으로 보였다. 몇 분 후 면담가는 환자의 말을 중단시키고는, "자신의 생활에서 어려운 점에 대해 말씀하시는 것보다 저에 관한 이야기를 나누는 것이 더 편하신가 봐요."라고 말했다. 이는 다소 지지적인 직면이다. 이런 이른 면담 초반에 이보다 더 직접적인 언급은 이야기하고 싶어 하는 환자의 의지를 꺾어버릴 수 있다. 예를 들어, "자신의 문제 때문에 그렇게 괴로우시다면, 왜 저에 관한 이야기에 이렇게 많은 시간을 소모하고 계시는 거죠?"와 같은 질문은 화를 내거나 아무 말도 안하게 되는 반응을 일으키게 된다.

환자의 분노 The Patient's Anger

반사회성 환자의 분노는 합리화rationalization라는 가면 뒤로 부정deny될 수도 있다. 이들은 자신이 한 행동에 대해 겉으로 드러나는 것 이상의 어떤 의미가 있는 것이라고 상세히 설명하려 든다. 그 의도는 면담가가 추정하고 있는 행동의 의미는 슬쩍 피해나가면서, 동시에 면담에 호의적인 모습은 유지를 하려는 것이다.

> 시험 때 부정행위를 하다가 적발되어 정신과의사에게 의뢰된 한 학생은 자신은 단지 종이쪽지에다가 몇 글자 적었던 것뿐인데, 시험감독관은 그걸 커닝페이퍼로 생각한 것이라고 주장했다. 그는 계속해서 어쩌다가 시험 범위에 해당되는 강의록 부분을 찢어서 종이쪽지를 만들게 되었는지 그 경위를 자세하게 설명하였다. 정신과의사는 "학생주임 선생님께서는 당신의 말을 완전히 믿질 못하시는 것 같던데, 그게 아니라면 당신을 여기로 보내지 않으셨을 거라 생각되네요. 주임선생님의 생각은 어떨 것 같아요?"라고 물었다. 그 학생은 계속 자신의 결백함을 주장하면서, 자신이 왜 학교 측에서 자신을 차별대우하고 있다고 생각하는지를 설명하였다. 이에 면담가는 "시험 때 무슨 일이 일어났는지를 정확히 알고 있는 사람은 당신뿐인 것만은 확실합니다. 하지만 그것이 진짜로 그렇게 중요한 문제인 것 같진 않네요. 실제로 무슨 일이 일어났든 간에, 분명한 것은 당신이 지금 곤경에 처해있다는 겁니다. 어떻게 해야 할 지에 대해서는 생각해보셨어요?"라고 말했다.

합리화가 정교하면서도 뻔해 보이는 경우, 임상가는 종종 그렇게 복잡하게 설명하려는 것을 보니, 분명히 무언가를 감추려는 것이라는 식으로 대답해주고 싶은 마음이 든다. 이는 거짓말에 대한 굉장히 직접적인 비난이며, 실제로 환자가 거짓말을 하는 것이든 아니든 간에, 그렇게 한다고 해서 환자가 솔직하게 말하게 되는 일은 거의 없다. 뻔한 거짓말에 대해 정말로 직면시켜주고 싶은 경우엔, "당신의 이야기가 진실이라고 믿기가 힘들군요."라고 언급해 줄 수 있다. 이는 환자가 계속해서 진짜라고 주장함에도, 왜 환자의 말이 믿어지지 않는 것인가에 대해 논의할 수 있게 해준다.

환자는 임상가가 직면을 시키면 시무룩해지며 아무 말도 안하는 반응을 보이기도 한다. 이들은 상처받은 이의 역할을 취하여, 면담가의 죄책감이나 동정심에 호소함으로써, 자신의 분노감을 통제하고 있는 것이다. 이런 반응은 다양한 신체 증상들을 호소하며 여러 군데 병원 응급실들을 자주 찾아다니며 진통제를 처방받았던 한 환자에서 잘 나타난다. 그녀는 자신의 과거 치료 병력에 대해 거짓말을 함으로써 처방전들을 모아두려 했었다. 예전에 이 환자를 본적이 있던 당직의사가 환자를 알아보고는 그의 병력에 대해 날카로운 질문을 하자, 환자는 아무 말도 하지 않은 채 땅바닥만 바라보고 있다가, 처음엔 울먹거리더니 이내 울음을 터뜨리기 시작했다. 어찌된 영문인지 모르는 그 의사는 그 즉시 보다 따뜻하고 지지적인 태도를 취했으며, 이에 환자는 계속해서 또 다른 이야기를 만들어내었다.

면담가의 직면에 대한 또 다른 유형의 반응은 일단 받아들이고 난 뒤 재협상을 하는 것이다. 환자는 종종 공개적으로 지금까지의 일들이 모두 "정리"가 되며, 이제 자신은 진지해지고 솔직해졌다고 말하면서, 임상가에 관해 알게 된 바에 따라 새로운 책략을 사용하기 시작한다. 임상가는 자신의 명석함과 통찰력에 대한 환자의 칭찬에 우쭐한 기분을 느끼게 된다. 핵심적인 부분은 환자가 구체적으로 어떤 책략을 사용하느냐가 아니라 어떤 방법을 사용했다가는 금방 버려버리는, 무언가를 조종하려는 이들의 스타일manipulative style인 것이다.

> 몇몇 병원 직원들이 연루된 도박 및 뇌물 사건에 최근에 입원한 한 환자가 관련되어 있다는 사실이 발각되었다. 의사가 이에 대해 직면을 시키자, 환자는 재빨리 상황을 파악하고는, "그래요 – 선생님이 옳아요, 선생님 말씀이 맞아요. 전 단지 직원들에게 걸려든 것뿐이에요, 병동 전체가 다 썩어 있어요. 하지만 그 배후를 찾는 일을 도와드릴게요."라고 말했다. 이 환자는 자신을 보호하고 의사를 달래기 위해 거래를 제안한 것이다.

환자의 가족 The Patient's Relatives

반사회성 환자들의 문제에는 대개 다른 사람들도 관여가 되며, 임상가는 종종 직접 환자의 가족과 접촉하게 된다. 이는 편지나 이메일, 전화 통화, 그리고 환자를 포함시키거나 또는 배제시킨 면담 등의 형태로 이루어진다. 환자에게서 명백히 드러나는 반사회성 기제들이 종종, 다소 미묘한 형태로, 다른 가족 구성원들에서도 발견이 된다. 저자의 치료 사례 중 하나가 이러한 점들을 잘 보여준다.

> 사춘기 소년 한 명이 학교에서의 학업 문제와 대마초 사용으로 인한 가족과의 갈등을 이유로 치료를 시작하였다. 환자가 "중류층이면서 물질만능주의자인 사람들"이라고 표현한 환자의 부모는 이혼을 한 상태로, 각기 다른 지방에 떨어져 살고 있었다. 치료를 시작한지 얼마 안 되어, 임상가는 환자의 아버지로부터 편지 한 통을 받았는데, 거기에는 치료 프로그램을 믿는다는 내용과 함께 보험 증서가 동봉되어있었다. 아버지가 미리 작성해 놓은 항목들을 살펴보니, 실제로는 자녀까지 포함되지 않는 약관의 보험에서 보험금을 타내기 위해 아버지는 자기 이름과 비슷한 아들의 이름을 이용하고 있던 것이었다. 환자가 면담 약속을 어겼다는 사실은 당연히 아버지에게는 알리지 않아야 하는 것 아니냐고 주장하며, 면담을 빼먹기 시작하면서부터 문제는 더욱 복잡해졌다. 환자가 오지 않은 면담시간에 대해서도 치료비가 청구되고 있다는 사실을 아버지가 알게 되면, 아버지는 화를 낼 것이 분명했다. 따라서 환자는 임상가로 하여금 면담을 하지 않고서도 치료비를 받아내는 계획에 공모(共謀)를 하도록 만들고 있었으며, 한편 아버지는 임상가의 도움을 통해 보험 회사로부터 보험금을 타내고 있는 것이었다.

> 결국 임상가는 환자에게 "저는 잡지나 읽으면서 치료비를 받기 위해 여기에 있는 것이 아닙니다."라고 말했다. 이에 환자는 "선생님께서는 여기서 일어나는 일들은 비밀이 지켜진다고 말씀하셨지 않습니까; 제가 오지 않았다는 사실을 아버지께 말씀하셔서는 안 되죠."라고 대답했다. 임상가는 "맞아요. 하지만 당신에게 치료를 받고자하는 동기가 없다고 판단된다면, 전 치료를 중단할 겁니다. 만일 그렇게 되면, 전 아버지께 전화를 걸어 더 이상 치료를 할 수 없다고 말씀드릴 수밖에 없습니다."라고 말했다. 이와 동시에 임상가는 아버지가 보험회사를 상대로 벌인 행동에 대한 환자의 분노에 대해 탐색을 하였다. 결국 환자와 환자 아버지를 함께 만나보게 되었으며, 이때 임상가는 상대방의 비슷한 행동에 대해서는 비난을 하면서도, 각자가 그런 행동을 벌이고 있는 환자 가족의 양상에 대해 언급해주었다.

환자의 가족과 만나는 경우, 임상가는 자세한 내용은 말해주지 않더라도, 가족과 만났다는 사실 자체는 환자에게 알려주는 것이 중요하다. 편지나 이메일을 받은 경우라면, 그것을 환자에게 보여줄 수도 있다; 전화 통화를 한 경우라면, 다음 면담시간에 이에 대해 이야기해 주어야 한다. 가족과 만나기로 하는 경우엔, 대개 환자를 동참시키는 것이 바람직하다.

가족들은 종종 임상가로 하여금 환자의 신뢰를 저버리도록 만드는 미묘한 방법을 사용하기도 한다. 예를 들어 한 십대 환자의 어머니는 의사에게 전화를 걸어, "Mike가 지난 주말에 차안에서 무슨 일이 있었는지 말씀드리지 않던가요?"라고 물었다. "예"라고 하든 "아니오"라고 하든, 답변을 하는 것은 환자를 배반하는 행위이다. 대신, "Mike가 저에게 말한 것, 그리고 말하지 않은 것 역시 모두 비밀입니다; 말씀하고 싶으신 게 뭐죠?"라고 되물을 수 있다.

행동의 외적 표출 Acting Out

반사회성인 사람들은 언어나 생각보다 행동을 더 선호한다. 불안이 느껴지면, 이들은 그것에 대해 말하기보다는 어떤 행동을 취하기가 더 쉽다. 어떤 사람과의 관계가 불편한 감정을 불러일으키는 경우, 이러한 감정은 내적 정신과정으로 보고되기보다는 행동으로 나타나게 된다. 예를 들어, 반사회성 경향을 가진 한 젊은 여성 환자는 치료자의 휴가 직전에 무분별한 성관계에 빠졌는데, 이때 그녀는 계속해서 치료자가 자리를 비우는 것에 대한 어떠한 감정도 모두 부정을 하였다. 이렇듯 행동으로 옮기려는 경향 때문에, 이 환자들에게는 정신치료의 전형적 기법들을 사용하기가 어려워지곤 한다.

엄격히 말해 *행동의 외적 표출acting out*이라는 용어는 전이 관계transference relationship에서 형성이 된 다음, 일상생활의 누군가에게로 전치displace가 되어 진 감정에 기초한 행동을 일컫는 말이다. 그 목적과 결과는 이러한 감정을 치료자로부터 멀리 떨어뜨려 표현하려는 것이다. 이러한 행동은 모든 환자들에서 흔히 보이는 저항이지만, 반사회성 경향을 가진 환자들에서는 특히 문제가 된다. 신경증 환자들 역시도 자신의 전이 감정을 전치시키지만, 이들은 이에 수반되는 행동은 억제를 시키곤 한다. 반사회성 환자들은 행동화에 대한 역치threshold for action가 낮으며, 자신의 충동을 억누르질 못한다. 그 결과, 치료 상황에서 떠오른 감정은 외부 세계에서 부적절하고 비적응적인 행동으로 직접 나타나게 된다.

전이 감정은 또한 다른 인물에게로 전치되는 것 없이, 그대로 치료 상황 내에서 행동으로 표출될 수도 있다. 면담에서 가장 어려운 기술적 문제를 야기하는 것이 바로 이러한 전이관계에서의 행동의 외적 표출acting out in the transference이다. 반사회성 환자들은 자기 자리에 앉아서 대화를 나누어야 한다는 간단한 규칙마저도 따르질 않는다. 이들은 흔히 임상가가 진료실 밖으로 불려나가 있는 동안, 임상가에게 온 우편물을 읽어보거나 책상 위에 있는 서류의 내용이 뭔지 보거나 심지어 컴퓨터 파일들을 열어보기도 한다. 이러한 행동들은, 환자의 방어가 부적절하거나 또는 너무 성급하게 거론되지 않는 한, 대개 초반 면담 동안에는 감추어진다.

일반적으로, 면담가의 역할은 행동의 외적 표출 행동을 기저의 감정에다가 연결시켜주고, 전치를 지적해주는 것이다. 치료 초반에 이런 행동에 대해 금지를 시키는 것은 거의 도움이 되질 못하며, 해석부터 먼저 해주지 않는 한 금지를 시키는 것은 전혀 효과가 없다. 하지만 그런 행동이 치료자의 권리나 재산을 직접 침범하는 경우엔 예외일 수 있다. 정신병적 환자의 경우와 마찬가지로, 여기서도 의사와의 관계를 깨뜨리도록 내버려두는 것은 도움이 되질 않는다. 스스로를 제한하지 못하는 환자에게는 이런 부분에 있어 그를 도와줄 수 있는 누군가가 필요하다.

해석의 역할 The Role of Interpretation

병리적 행동의 밑바탕을 이루는 정신역동적 기제에 대한 지적 통찰intellectual insight은 반사회성 환자에게는 거의 가치가 없다고 볼 수 있다. 이들은 치료자의 해석을 금방 이해하고는, 그 해석을 어느 정도의 치료 지점에까지 반복하며 연장시켜 나간다. 이 환자들은 종종 초심자들에게 매우 훌륭한 치료사례로 느껴지곤 한다.

반사회성인 사람들은 추상적 개념abstraction을 다루는 데에 능숙하기도 하지만, 이들에게는 구체적인 것concrete thing만이 감정적 중요성을 갖는다. 따라서 어떤 행동이나 사건에 대한 가장 단순한 언급이 현재 생활에서의 대상이나 행동과는 무관한, 어떠한 무의식적 양상에 대한 통찰보다도 훨씬 더 가치 있는 일이다. 이 환자들은 진통제를 한 알 달라든지, 주차 요금을 지불해달라든지, 근처의 식당을 추천해달라든지 혹은 다른 의사가 발급해준 처방전을 다시 써달라고 하는 등, 수많은 구체적인 요구들을 해온다. 이를 받아들여주든 거절하든 간에, 처음에는 이런 요구에 대해 직접적으로 반응을 해야 한다. 어떤 시점에 이르러, 환자가 치료 방식에 대해 다소나마 받아들일 수 있게 되었을 때, 치료자는 이러한 요구의 기저에는 어떤 심리적인 의미가 있는 것 같다고 말해주게 된다. 환자가 이를 인정할 수도, 부정할 수도 있지만, 이런 해석이 환자에게 감정적으로 미치는 영향은 거의 없다. 하지만, 치료자가 해석을 해주는 동안, 그 요구 사항을 더 이상 충족시켜주지 않는 식으로 자신의 행동까지도 동시에 변화시켜버리는 경우엔, 환자는 극적으로 반응하며 때로는 난폭함을 보이기도 한다.

종료기 The Closing Phase

면담이 끝나감에 따라, 반사회성 환자들은 임상가가 면담을 끝내려한다는 것을 감지해 낸다. 이때 이들은 자세한 논의를 거치지 않은 채, 어떤 호의나 허용을 구할 수 있는 기회를 잡으려 한다. 예를 들어, 정신과 의원에서 치료를 받고 있던 약물 중독 환자 한 명이 종합병원 응급실로 내원하였다. 그는 응급실 당직 의사에게 지난번 병원에 다녀온 이후 불안감이 생겼다고 말했으며, 가족 문제에 대해서도 이야기를 하였다. 의사는 환자의 어려움에 대해 자세히 검토한 후, 나음 번 면담 약속이 이미 잡혀있다는 사실을 확인하였다. 면담을 끝내려하자, 환자는 "아, 선생님, 하나만 더요. 바륨이 다 떨어졌어요. 처방전 한 장만 새로 써주시겠어요?"라고 말했다. 대기실은 환자들로 몹시 붐볐으며, 의사는 매우 바쁜 상황이었다. 환자는 의사로 하여금 자신의 요구를 들어주도록 몰아붙이기 위해 이러한 상황을 이용할 속셈이었다. 이런 상황에 대해 설명이나 해석을 해줄 만한 시간이 없었지만, 의사는 "왜 아침에 담당 의사에게 전화를 걸어 새 처방전에 대해 말씀드리지 못했던 거죠? 오늘 밤 우리가 나눈 이야기에 대해 담당 선생님께 말씀드리겠습니다."라고 대답하였다. 어쩔 수 없이 환자는 자신의 담당의사와 함께 자신의 행동에 대해 논의하게 되었다.

면담이 끝난 다음, 임상가와 인간적인 관계를 맺지 않으려는 이 환자들의 경향을 중화시킬 수 있는 기회가 제공될 수 있다. 경계성 환자와 마찬가지로, 반사회성 환자에게는 임상가가 현실적인 관계를 촉진하고 유지시켜주는 것이 도움이 된다. 면담이 끝난 후의 짤막한 사교적 대화 – 주말 계획이라든지, 날씨 이야기 – 는 신경증 환자에서는 대개 저항의 한 유형으로 간주된다. 반사회성 환자들은 인간관계를 수립하는 데에 어려움을 갖고 있으며, 임상가는 전이의 대상일 뿐만 아니라 강렬하면서도 진정한 개인적 감정을 안전하게 경험할 수 있는 일차적인 대상이기도 하다. 이 환자들은 종종 거의 비대화된 형태의 사회 기술들을 발달시켜왔지만, 여기에는 적절한 주관적 감정이 연결되어있지 않다. 치료 초반에 나타나는 경우는 거의 없지만, 환자가 임상가를 향해 진정한 사회적 몸짓을 드러내는 경우, 반드시 환자를 격려해주어야 한다.

전이와 역전이
TRANSFERENCE AND COUNTERTRANSFERENCE

환자에게는 가학피학적인 관계가 필요하다는 사실이 곧 전이관계에서 드러난다. 가장 흔한 형태는 치료가 성공적이 되었으면 하는 임상가의 바람을 자극시키는 것이다. 이는 부분적으로 치료 초반에 환자는 깊은 불신감을 말로 표현하는 대신, 종종 좋은 환자라는 역할을 취함으로써 신뢰를 가장한다는 사실 때문이다. 치료가 진행됨에 따라, 문제점이 마술처럼 사라지질 않아, 임상가가 실망하게 되는 현상이 뚜렷하게 나타난다. 신경증적 증상과 정신병적 증상은 금방 사라지지 않는다는 사실을 잘 알고 있음에도, 임상가는 이 환자에게는 그런 일이 일어날 것이라고 기대하는 듯이 보인다. 이러한 태도 때문에 실망은 불가피해진다. 속임수가 바로 이 환자들의 삶의 방식이며, 이는 다른 성격 경향들과 마찬가지로 간주될 수 있다는 점을 기억해두어야 한다.

반사회성 환자에게는 자기애성 병리가 흔하다. 그 결과 한 인간으로서의 치료자는 환자에게는 비교적 중요하지 않게 느껴진다. 이들은 임상가의 이름을 기억하지 못하곤 하며 임상가를 바꾸는 것에 있어서도 거의 신경 쓰지 않는다. 반사회성인 환자들은 임상가에게 관해 방어적인 관심인만을 보일 뿐이며, 임상가의 지위나 치료기법에 대해서만 궁금해 할 뿐 임상가의 보다 인간적인 측면 – 임상가의 가족이나 사생활 등 – 에 대해서는 이상하리만치 무관심하다. 이들이 질문을 한다면, 그것은 관심의 초점을 임상가에게로 이동시켜 임상가의 환심을 사거나 그를 불편하게 만들려는 것이지 임상가에 대해 알고 싶어서 그러는 것은 아니다.

이런 점에도 불구하고 치료자와 중요한 관계가 형성되게 되면, 환자가 임상가를 다른 대리물substitute로 대치replace하는 일은 (비록 불가능하진 않지만) 매우 어렵게 된다. 임상가가 마침내 이런 환자에게 전체적인 대상total object으로 느껴지게 될 때, 임상가는 현실적인 대상real object이 되며, 환자는 비록 환상 속에서일 뿐이라 하더라도, 삶의 나머지 부분에서 이러한 관계를 간직하게 될 것이다. 환자가 치료자를 한 사람의 인간으로서 지각하게 될 때, 신뢰에 관한 이들의 문제는 다른 양상을 띠기 시작한다. 예를 들어, 환자가 면담을 통해 알게 된 임상가에 관한 개인적 정보를 친구에게 이야기할 수도 있다. 이때 임상가는 “우리 사이에서 개인적으로 이루어진 일들에 대해 배려를 하지 않으시는 것 같군요." 또는 "저의 개인적인 내용에 대한 비밀보장을 깨뜨리신 겁니다."라고 말할 수 있다. 이러한 반응은 환자에게 임상가는 정말로 자신의 부모와는 다르다는 점을 보여주게 된다.

> 장기간의 무단결석을 이유로 임상가에게 보내어진 사춘기 소년의 예에서 치료자를 하나의 인간으로 보지 않으려는 경향이 잘 드러난다. 환아는 치료를 어떤 특별대우를 받고, 아버지가 자신의 행동을 통제하기 위해 취한, 자유의 제한을 제거하는 기회로 받아들였다. 환아은 임상가에게 꾸준히 오긴 했지만, 피상적인 수준으로만 치료에 임하였다. 그의 관심은 언제쯤 다시 차를 몰 수 있고, 외출금지가 풀릴지에 대한 생각에서 벗어나질 못했다. 환아는 자신의 감정이나 매일 매일의 사건에 대해 이야기를 하였지만, 속마음은 항상 자신의 목적을 향해 달려가고 있었다. 빼앗겼던 권리를 되찾게 되자, 그는 그 즉시 치료를 중단하였다.

치료 초반에 환자의 관심사에 대해 가능한 한 분명하게 해두는 것이 중요하다. 예를 들어, 위의 환아가 "하루 종일 집안에 틀어박혀 있을 때면 불안해져요."라고 말하자, 임상가는 "차를 못 몰게 된 것 때문에 화가 난 모양이구나."라고 말하였다. 이는 환아의 마음속에서 가장 중요한 문제 쪽으로 면담의 방향을 맞춘 것이다. 그런 다음, 임상가는 "부모님께서 차를 다시 사용하도록 허락하시기 전에 먼저 무엇을 원하고 계실지 생각해봤을 것 같은데. 어떻게 생각하니?"라고 덧붙였다. 부모님이 바라는 바와 이에 대한 환아의 반응 쪽으로 논의가 옮겨감에 따라, 임상가는 환아로 하여금 자신의 소망과 부모님의 행동 간의 연결 관계를 이해하고, 환아와 부모 모두가 받아들일 수 있는, 그러한 관계를 이루어내도록 도와줄 수 있었다. 부모가 환아의 행동을 부추긴 점은 없는지를 조사해보는 것 역시 중요하다. 왜 아버지는 아들에게 멋진 스포츠카를 사주었을까? 환아의 어머니는 남자들의 어떤 면을 좋아하는가? 그리고 그런 면을 흉내 내기 위해 소년은 어떤 방법을 취할 수 있었는가? 또한 이때 임상가는 누구의 편을 들어주어서도 안 된다. 부모를 비난함으로써 자신의 행동에 대한 책임감을 경감시켜주어서는 안되며, 또한 부모의 암묵적인 허용을 무시한 채 환아를 꾸짖어서도 안 된다. 이러한 딜레마를 해결할 수 있을 때, 치료자와의 관계는 적(敵)이나 공범자(共犯者)에서 치료적 구조 쪽으로 옮겨가게 된다.

반사회성 환자들은 면담가에게 강한 역전이 반응을 불러일으킨다. 면담가는 의심과 불신에 맞닥뜨리게 될 때, 회피와 때로는 뻔한 거짓말로 반응하게 된다. 환자는 이런 행동에 대해 죄책감이나 불안감을 거의 느끼지 않으며, 직접적으로 직면을 당하게 되면 화를 내며 부정을 한다. 더욱이 임상가는 환자가 자신을 조종하려든다고 느껴지기도 한다. 역전이의 가장 흔한 양상은 환자에게 무관심해지고; 종종 임상가 자신의 받아들여질 수 없는 충동과 연관된 행동에 대해 환자를 협박하고 꾸짖는 등, 성난 부모angry parent라는 역할을 취하며; 치료를 계속함에 있어 환자보다 훨씬 더 동기가 강해지는 것 등이다. 이때 치료가 성공하는 경우, 환자는 임상가의 자랑거리가 되지만, 결국 환자는 임상가를 실망시킬 것이므로, 이러한 기분은 일장춘몽에 지나지 않는다. 이렇게 되면 임상가는 환자의 부모가 그랬듯이 커다란 실망감으로 반응하게 된다. 역설적으로 반사회성 환자들은 임상가로부터 무의식적인 감탄이나 심지어 부러움을 자극하기도 한다. 이 환자들은 다른 사람들의 경우 갈등하거나 금기시하고 있는, 만족과 즐거움을 가져다주는 행동에 대해 그다지 고민스러워하지 않는 듯이 보인다. 무의식적 시기심 때문에 임상가는 종종 환자를 어느 정도 동일시하기도 하며, 이 환자들에게 지나치게 부정적인 반응을 보이는 것은 이와 유사한 용인되지 못한 충동을 임상가 자신 또한 갖고 있다는 사실을 거부reject하고 있다는 의미일 수도 있다.

경험이 없는 임상가들은 특히 환자의 자기-표상self-representation을 그대로 받아들인 채, 보다 은밀히 감춰져있는 반사회적 역동은 무시하기가 쉽다. 임상가들은 자신의 환자를 믿고 싶어 하며, 자신의 모호하고, 주관적이며, 때로는 서로 상충되는 반응들보다는 환자가 제공해주는 임상 자료에 의존하기를 더 좋아한다.

> 한 전공의가 부도 수표를 유통시킨 혐의로 4번째 체포되어, 법원에 의해 의뢰된 한 남자를 평가하게 되었다. 그 임상가는 자신의 어린 시절은 불행했으며, 한번만 더 기회를 준다면 앞으로 학교를 다니며 직업훈련을 받겠다는 환자의 이야기에 감동을 받았다. 그러나 병원 관계자들은 법원이 고소를 취하한 뒤 환자에게 직업 재활의 기회를 주어야 한다는 임상가의 권고에 동의하지 않았다. 합의가 이루어지기도 전에, 환자는 보석(保釋) 중이던 평가 기간에 종적을 감추고는 달아나 버렸다. 전공의는 화를 내며 환자의 이런 행동은 병원 측이 환자에게 지지와 도움을 제공해주지 않았기 때문이라고 설명하였다. 하지만 환자가 그 전공의에게 지금은 "바르게 살고 있다"고 주장했던 초기 평가기 동안 내내, 계속해서 부도 수표를 유통시켰다는 사실이 밝혀졌을 때, 전공의의 이런 판단은 고쳐질 수밖에 없었다. 환자가 다시 돌아왔을 때, 그는 전에 회진 때 잠깐 본 적이 있으며, 그때 좋은 인상을 받았던 상급 전공의를 지칭하며 그가 자신을 담당해주었으면 좋겠다고 이야기하였다. 환자는 치료진간의 의견 불일치에 대해 잘 알고 있었으며, 자신의 속임수에 놀아난 전공의보다는 자신에 대해 정확히 파악하고 있는 상급 전공의에게 더 편안함을 느낀 것이다.

반사회성 환자들은 면담을 어떤 식으로 진행시킬 것인가에 대한 나름대로의 계획을 갖고 있으며, 마음속으로 자기 자신만의 목적을 간직하고 있다. 이들은 자신이 보이고 싶어 하는 모습에 맞춰 자신의 이미지를 드러내며, 이러한 모습이 의심받을 때 초래될 수 있는 수치심을 두려워한다. 이들은 노출되는 것을 피하기 위해 종종 거짓말을 섞어가면서 장황스럽게 이야기를 하며, 이야기의 흐름이 끊기거나 다른 것에 방해받는 것을 달가워하지 않는다. 초기 직면에 대한 이들의 반응은 대개 부정적이다. 부정적 반응에는 몇 가지 유형이 있는데, 가장 간단한 형태는 화를 내며 부인하는 것angry denial이다. 환자는 면담가가 무슨 얘기를 하고 있는 건지 도무지 모르겠다거나 자신을 오해하고 있다거나 임상가가 자신을 이해해주지 못하는 것 때문에 자신은 분명히 큰 상처를 받았다고 주장한다. 환자는 확신에 찬 태도로 설득력 있는 모습을 보이기 때문에, 초심자들은 종종 혼란스러움과 죄책감에 한발 뒤로 물러나 자신의 언급에 대해 사과를 하며, 환자로 하여금 계속해서 스스로 면담을 통제하도록 내버려 두게 된다.

직업이 간호사인 한 환자가 모호한 복통을 핑계로 마약을 너무 많이 복용한다는 이유로 자문에 의뢰되었다. 환자의 증상과 약 처방에 대해 이야기를 들은 후, 임상가는 "이미 마약 중독자가 되어버린 것 같군요"라고 말하였다. 이에 환자는 화를 내며, 예전에 자신을 진찰했던 의사들은 자신의 고통이 얼마나 심한지 잘 이해해주고는 마약을 처방해주곤 했었다고 말했다. 임상가가 환자에게 중독자라는 표현을 쓴 것은 경멸적인 시각이 반영된 것이었으며, 이에 임상가는 환자가 자신의 이런 감정을 눈치 채고는 어떤 반응을 보일 때 자신은 어떻게 반응해야 할지를 몰라 곧 불안감에 휩싸이게 되었다. 이렇게 불확신감에 빠진 상태에서, 임상가는 일단 사과를 한 뒤, 환자의 신체 증상에 관한 보다 자세한 이야기 쪽으로 화제를 옮겼다. 만일 임상가가 좀 더 안정된 상태였다면, 환자의 공격을 가로막은 뒤, "마치 제가 당신을 범죄자 취급한다는 듯이 반응하시는군요. 물론 그렇게 들릴 수도 있겠지만, 전 당신이 마약에는 중독성이 있다는 사실을 알고 계실 거라고 생각하며, 그래서 어떻게 해서 당신이 이런 상태에까지 오게 되었는지가 궁금한 겁니다."라고 말할 수 있었을 것이다.

위의 예는 몇 가지 중요한 점들을 시사해준다. 첫째로, 해석을 하기 전에 먼저 주의 깊게 자료들을 수집하는 것이 중요하다는 점; 둘째로, "체면을 살려줄 수" 있고, 편안한 반응을 이끌어낼 수 있는 표현(예를 들어, 면담가는 "그렇게 많은 양의 마약을 사용했다니, 중독에 빠질까봐 걱정되셨겠어요."라고 말해줄 수도 있었다)을 찾아내는 것은 가치 있는 일이라는 점; 그리고 세 번째로, 면담가 측의 역전이로 인해 문제가 발생할 수도 있다는 점 등이다.

면담가들은 대인 관계에 있어서의 환자의 냉담한 무관심이나 사회적, 도덕적 규범을 위반하고도 전혀 동요되지 않는 모습 때문에 종종 충격을 받곤 한다. 이러한 반응은 면담의 주요 쟁점이라기보다는 지엽적인 소재들을 통해 드러나는 것이지만, 이는 다른 사람들에 대한 환자의 일반적인 태도를 엿보여준다. 한 여성 환자도 이와 같은 성격적 측면을 보였는데, 그녀는 병원 대기실에 함께 앉아있던 한 아이가 상냥하게 인사를 건네자 처음에는 무시를 하다가 나중에는 짜증을 내기까지 하였다. 임상가는 자연히 환자의 행동에는 인간적인 느낌이라곤 전혀 없다는 반응을 보이게 된다. 예를 들어, 한 임상가는 어린아이를 성희롱한 혐의로 체포된 환자와의 면담에서 자신의 적개심을 의식하지 못한 채 "정상적인 성적 느낌을 가져봤던 적은 있습니까?"라는 식으로 질문을 하였다. 헤로인 중독자와의 면담 초반에, 한 임상가는 "사회에 유용한 일을 해본 적은 있나요?"라고 물었다. 이러한 언급은 면담가의 적대적 감정이 드러나는 것으로, 이는 환자와 관계를 형성하는 데에 방해가 된다.

치료적 입장에 서기보다는 부적절하고 화를 내고, 환자를 재판하려 들며, 훈계를 하려는 태도를 취하는 임상가는 이러한 환자에게 가장 흔한 역전이 반응을 보이고 있는 것이다. 앞에서 언급했던 반응들이 나타난 이후, 임상가가 환자에게 완전히 속아 났으며, 맹목적인 수용과 맹목적인 거절 사이를 왔다 갔다 했다는 느낌을 받게 되었을 때, 이러한 반응이 나타난다. 환자는 이와 유사한 외부 세상의 반응에 익숙해져 있으며, 종종 치료자에게서 이러한 반응을 유발시키기 위해 애를 쓰기도 한다. 이러한 반응이 나타나게 되면, 환자는 자신이 처해 있는 위치를 알아차리고는 자신의 불신을 정당화시킨다. 환자가 임상가로 하여금 재판관 역할을 하도록 만듦으로써 역전이 거절countertransference rejection을 유발시키는 경우도 흔한 예이다.

역전이의 마지막 유형인 행동의 외적 표출을 조장시키는 것 또한 반사회성 환자의 부모에서 흔히 보이는 양상이 반복되는 것이다. 임상가는 환자의 행동을 크게 꾸짖으면서도, 동시에 그런 행동으로부터 대리 만족을 즐긴다. 임상가의 이러한 즐거움은 종종 자기 환자의 행실에 대해 동료 임상가들에게 이야기하면서 즐거움을 느끼거나 또는 환자가 저지른 부당행위의 기술적인 요령에 관한 자세한 이야기에 관심이 끌리는 등의 형태로 나타난다. 한 임상가는 자기 환자의 애정 행각에 관한 이야기로 동료 의사들을 즐겁게 해주었다. 또 다른 임상가는 자신의 환자에게 어떻게 소득세를 탈세했는지를 자세하게 물어보았다. 현 상황을 감지한 환자는 매우 복잡한 세금 계산법에 대한 개인 교습으로 많은 시간을 허비시켰다. 이런 상황에서 반사회성 환자들은 공모 가능성을 재빨리 감지해낸다.

결론 CONCLUSION

반사회성 행동은 정신역동적 개념으로는 부분적으로밖에 설명되질 않는다. 많은 임상가들이 이 환자들과의 면담에 있어 정신역동적 원칙을 무시한 채 사법집행가나 혹은 흥미롭고 낯선 문화에 대해 연구하는 인류학사에게 더 적합한 면담 스타일을 사용하곤 하는 것은 불행한 결과이다. 반사회성 환자와의 면담은 신경증 환자와의 면담에서는 수년 동안 감추어지곤 하는 행동, 그리고 정신병 환자의 경우에선 심하게 조각나 있거나 와해되어 있어 이해하기가 어려운 행동의 몇몇 측면들에 대해 연구할 수 있는 기회를 제공해준다. 핵심적인 정신병리는 종종 치료하기 힘들지만, 환자들 중 일부는 정신치료를 통해 상당한 도움을 받기도 한다.

13장

편집증 환자

THE PARANOID PATIENT

편집증 환자들은 부당취급과 오해를 받고 있다는 전반적인 기분, 과다각성hyper-vigilance, 그리고 실제의 혹은 상상 속의 경멸에 대해 급격히 예민해지는 등의 이유로 매우 고통스러워하고 있다. 이들은 다른 사람들의 동기를 의심스러워하며, 자신이 가장 사랑하는 사람 혹은 가장 애착이 가는 사람들까지도 못미더워한다. 이 환자들은 당장이라고 폭발할 듯한 분노를 감추고 있으며, 자신을 속여 왔거나 부당이득을 취했다고 느껴지는 사람들을 향해 원한을 품고 있다. 아무도 자신을 좋아하지 않고 인정해주지 않으며 정당하게 대우해주지 않을 것이라는 이들의 끊임없는 두려움과 확신 때문에, 이들은 자신이 피해자라고 믿고 있는 모욕이나 심리적 상처에 대해 화를 내고 이신하고 끊임없이 분개하고 있으며, 이런 이유로 스스로를 친구로서, 지인(知人)으로서, 그리고 동료로서 소외되게끔 만드는 자기실현적인 예언이 되고 만다.

편집증 환자들은 자신을 학대하고, 무시하고, 경멸하려는 교묘한 의도가 있다는 증거를 찾기 위해 끊임없이 경계하고 있다. 이들은 교묘한 부당취급에 대한 확신을 구하기 위해 미묘한 단서들을 찾으려 한다. 사람들이 저지른 우연한 혹은 사소한 사회적 실수에 대해서도 이들은 고의적으로 무시당했거나 모욕당했다고 확신을 한다. 망상적인 수준까지는 아니더라도, 이들은 사건과 사회적 상호작용의 의미를 잘못 해석함으로써 명예훼손을 당했다고 확신하게끔 된다. 이런 형태의 집착에는 자기애적인 측면이 강하며, 실제로 편집증적 사고는 과대석 자기상grandiose self-image이 요구하는 만큼의 적절한 인정을 받지 못했다고 느끼는 심각한 자기애성 환자들에서도 흔히 발견이 된다. 편집증 환자에게 세상은 자신에게 위해를 가하려는 악의에 가득 찬 장소로 느껴진다. 결국 이들은 자신의 현실 왜곡 탓에 자신이 가장 두려워하고 있는 거절과 혐오, 회피로부터 고통을 당하고 있는 것이다.

편집성 인격장애에 대한 DSM-5의 진단기준은 이러한 심각한 인지스타일에 대해 보다 유동적인 형태로 설명하고 있다(표 13-1). 하지만 보다 경미한 변형체가 다른 많은 인격 유형이나 장애들에서도 발견이 된다. 이러한 보다 덜 심한 사람들은 친구나 지인들이 던진 무심하고 조심성 없는 말에 집착하곤 하며, 솔직히 그런 뜻이 아니라 하더라도 이들은 강한 모욕감을 느낀다. 이들은 다른 사람들이 고의적으로 자신을 비하했다는 느낌에 내적 분개심과 독선으로 반응한다. 동시에 이들은 종종 타인에 대해 매우 비판적이면서도 자기 자신에 대해서만은 투사projection라는 기제를 통해 내적 비난inner criticism으로부터 예외로 한다. 둔감하고 생각이 없거나 상처 되는 말을 하는 사람은 항상 남들이다. 무의식적으로 이들은 높은 도덕적 가치를 지닌 것에 상당한 만족감을 얻으며 – 다른 사람들은 도발적이거나 무심한 사람으로, 자신은 결코 아니다. 이러한 편집증적 주제는 종종 강박증, 피학성, 자기애성 환자들에서도 나타난다. 보다 극심한 형태의 편집증적 주제는 통제당하고 조종당하고 멸시 조로 이용당하고 있다는 원초적인 환상을 갖고 있는 경계성 환자들에서도 발견이 된다. 정신병적인 편집증 환자들은 자신을 향해 꾸며진 음모를 통해 자신은 교묘하게 박해받고 있다는 망상적인 믿음을 만들어낸다.

표 13-1. 편집성 인격장애의 DSM-5 진단기준

A. 다른 사람의 동기를 악의가 있는 것으로 해석하는 등 타인에 대한 전반적인 불신과 의심이 있으며, 이는 성인기 초기에 시작되며 여러 상황에서 나타나고 다음 중 4가지(또는 그 이상)로 나타난다.
   1. 충분한 근거 없이, 다른 사람이 자신을 관찰하고 해를 끼치고 기만한다고 의심함
   2. 친구들이나 동료들의 충정이나 신뢰에 대한 근거 없는 의심에 사로잡혀 있음
   3. 어떠한 정보가 자신에게 나쁘게 이용될 것이라는 잘못된 두려움 때문에 다른 사람에게 비밀을 털어놓기를 꺼림
   4. 보통 악의 없는 말이나 사건에 대해 자신의 품위를 손상하는 또는 위협적 의미가 있는 것으로 해석함
   5. 지속적으로 원한을 품는다. 즉, 모욕이나 상처줌 혹은 경멸을 용서하지 못함
   6. 다른 사람에겐 분명하지 않은 자신의 성격이나 평판에 대한 공격으로 지각하고 곧 화를 내고 반격함
   7. 정당한 이유 없이 애인이나 배우자의 정절에 대해 반복적으로 의심함

B. 조현병, 정신병적 양상을 동반한 양극성장애 또는 우울장애, 다른 정신병적 장애의 경과 중 발생한 것은 여기에 포함시키지 않으며, 다른 의학적 상태의 생리적 효과로 인한 것이 아니다.

주의점 : 진단기준이 조현병의 발병에 앞서 만족했다면 "병전"을 추가해야 한다. 즉, "편집성 인격장애(병전)".

발췌. 권준수 등 역. 정신질환의 진단 및 통계편람 제5판. APA. 서울: 학지사: 2015

편집증 기제는 모든 사람들에서 발견이 되며, 임상적으로 정신병, 기질성 장애, 그리고 신경증 등 매우 다양한 질환에서 두드러지곤 한다. 비록 정신병리의 범위는 매우 넓지만, 이런 모든 환자들에는 공통적인 정신역동 양상 및 방어기제들이 있다. 편집증 환자들은 치료적 작업 관계를 형성하는 데에 저항을 보이므로, 편집증의 정도가 심할수록 면담은 더욱 어려워진다. 이 환자들은 전형적으로 자신의 심리적 어려움이 아닌 다른 어떤 문제를 호소하며 병원

에 오거나, 또는 자신의 의지에 반하여 타인에 의해 임상가에게 보내지곤 한다. 사람들은 편집증 환자들을 좋아하지 않고 이들을 받아들이지 않으려 하며, 임상가 또한 이들에게는 부정적으로 반응을 한다.

정신병리와 정신역동
PSYCHOPATHOLOGY AND PSYCHODYNAMICS

편집증적 성격 경향 Paranoid Character Traits

의심 많음 Suspiciousness

편집증적인 사람들은 긴장되어 있고, 불안하며, 기본적으로 자기 자신에 대해 확신이 없다. 이들은 타인을 불신하고, 타인의 의도를 의심하며, 타인의 행동 뒤에 숨겨진 의미와 동기를 찾아내려 한다. 이들은 친밀한 관계를 거의 맺지 않으며, 많은 사람들을 만나고 있더라도 스스로를 외로운 사람이라고 생각한다. 이들은 처음 보기에는 인상적이고 매력적인 사람이다; 하지만 점차 이들에 대해 더 많이 알게 됨에 따라, 사람들은 이들을 덜 좋아하게 된다.

편집증적인 사람들은 자기 자신을 세상의 중심으로 보며, 세상 사건들을 자신에게 미치는 영향 측면에서 바라본다. 자신과의 관련성 측면에서 다른 사람들의 모든 행동, 태도, 감정들을 이해하고 이에 반응한다. 편집증 환자들은 자신의 공격적 충동에 대해서는 인식하고 있지 못하며, 대신 자신은 다른 사람들에 의해 공격당하고 부당하게 취급받을 것이라는 두려움을 갖고 있는데, 이때 상대는 주로 자신이 보기에 신뢰할 수 없고 믿을 수 없는 사람들로, 따라서 환자는 자기 자신의 비밀스럽고 은둔적인 행동을 정당화하게 된다.

만성적인 분개심 Chronic Resentment

다른 사람들과 현실적인 관계를 맺는 데에 어려움이 있기 때문에, 이 환자들은 사회적 상황에서 거북하고 불편한 느낌을 받는다. 이들은 모든 모욕들을 개인적인 거절로 해석한다. 이들은 부당한 일들을 수집하며, 이런 경험을 생생히 기억해 두고는 절대로 잊지를 않는다. 이들은 논쟁적이고 싸우기를 좋아하며, 다른 사람들은 혼자 마음속으로 참아내곤 하는 상황에서 성급함과 분노로 가득 찬 감정 폭발을 드러내곤 한다. 심한 교통체증 동안 정지선에서 대기하고 있거나, 또는 많은 행인들 사이에서 부딪히고 밀릴 때, 부적절한 분노 반응이 나타난다. 자기애성 환자에서처럼, 편집증적인 사람들 또한 세상으로부터 사랑도, 인정도 못 받고 있다는 느낌이 드는 경우엔 분개심을 드러내게 된다. 그러나 편집증적인 사람들은 이를 자신을 인정해주지 않는 사람들의 악의적인 동기 탓으로 돌리기 때문에 더욱 문제가 된다. 이들은 흔히 자신이 보기에 자기를 좋아하지 않는 것으로 생각되는 특정 개인이나 집단에게 이러한 느낌을 고정시킨다. 자기애적인 환자들은 거만스럽고 경멸적인 태도로 "사람들은 그런 식으로들 하지"라고 말을 한다. 하지만 편집증적인 사람들은 성난 분개심에 가득 찬 태도로 "그 사람이 날 없애버리려 했어"라고 말한다.

정의와 규칙 Justice and Rules

편집증적인 사람들은 정의와 공정성에 상당히 집착을 한다. 자신의 권리를 보호하는 데에 신경을 많이 쓰기 때문에, 이들은 권투나 태권도 같은 자기 방어 무술을 배우거나, 총이나 칼 등의 무기를 소지하기도 한다. 정직과 봉사에 대한 강박적인 관심은 자신의 숨겨진 분노를 감추려는 얄팍한 위장수단이다. 곧이곧대로 받아들이고, 융통성 없게 규칙과 규정을 고수하려는 모습의 밑바탕에는 불신감이 깔려있다. 동시에 이들은 규칙의 참뜻을 이해하지 못하며, 타인의 감정에 대한 배려 없이 기계적으로 규칙을 해석하는 경향이 있다.

이들은 또한 자신의 공격성의 직접적인 표현을 통제하려는 목적으로 규칙을 사용하기도 한다. 예를 들어, 한 환자는 자신이 수입 납세 신고서를 미리 준비하기 위해 얼마나 많은 시간 동안 법률에 대해 면밀히 조사했는지를 이야기하였다. 그 결과 신고서 양식을 우편으로 보낼 때 사용한 우표 값을 공제 받을 수 있었다며 자랑스럽게 말하였다. 그는 법률을 위반하지 않는 선에서 자신이 얻을 수 있는 모든 것들을 받아내기로 결심한 것이었다. 때때로 환자들은 사소한 위법행위마저도 세무조사를 받게 될 것이라고 두려워하지만, 동시에 자신의 행동의 의미를 부정하면서 자신의 공격성을 어느 정도 표현할 수 있는 틈새를 찾기도 한다.

이와 유사한 규칙에 대한 엄격함이 강박증 환자들에서도 나타나지만, 강박적인 사람들은 자신의 친구들을 위해서는 규칙을 굽히기도 한다. 강박적인 환자들은 규칙rule이라는 형태로 표현되는 권위와 지위라는 문제에 관심을 갖고 있는 것이다 규칙을 만들 수 있는 권력을 가진 사람은 누구이며, 그 규칙을 깨뜨릴 수 있는 권력을 가진 또 사람은 누구인가. 규칙은 이들의 복종-반항obedience-defiance간의 갈등을 자극한다. 흔히 편집증적 경향과 강박적 경향은 서로 공존하기 때문에, 한 환자에서 두 기제가 모두 발견되는 경우가 흔하다.

과대성 Grandiosity

편집증 환자들은 타인의 도움을 필요로 하지도 받으려 하지도 않기 때문에, 능력 있고 독립적이라는 인상을 주곤 한다. 이들은 독단적이며 늘 자신이 옳다고 주장한다. 무뚝뚝함, 그리고 우월감과 거만함, 과대성 등의 태도 때문에 이들은 다른 사람들로부터 반감을 사곤 한다. 이러한 경향 때문에 사람들은 이들에게 거짓된 아첨과 칭찬을 하게 되며, 이렇게 인정받는 것은 과대한 전능감grandiose omnipotence이라는 아동기적 감정을 다시 떠오르게끔 만든다. 편집증 환자들은 즉각적으로 칭찬을 받지 못하는 경우, 사람들에게 화를 낸다. 그런 다음 상대방을 어리석고, 한심하며, 무능한 사람으로 간주해 버린다. 흔히 이 환자들은 적절한 성취를 통해 인정을 받게 되기도 전에 먼저 이미 인정을 받았다고 주장을 한다. 이들은 이러한 경험을 구원받았다는 기분으로 표현하며, 이렇듯 노력 없이 무조건 얻어낼 수 있었던 수용 이후에 실제로 자신의 수행이 더 향상되었다고 말한다.

편집증적인 사람들은 자신의 목표와 야망은 인류의 발전을 위한 것이라고 확신하기 때문에, 이들은 자신의 최종 목표는 자신이 사용한 방법을 정당화시킬 수 있다고 굳게 믿는다. 흔히 이들은 종교를 전도하는 데 열성적이며, 세상을 보다 완벽한 곳으로 바꿔보려 노력하지만, 그 목적을 달성하기 위해 그 동안 자신이 다른 사람들을 어떻게 취급해왔었는가 하는 점은 제대로 바라보지를 못한다. 편집증적 인격은 극단적인 정치 집단이나 종교 집단에게는 매력적으로 느껴지는 성격이다; 이들은 어떤 사고 체계에 담겨있는 원칙보다는 그 엄격한 적용에 더 관심이 많다. 이들은 개혁적이지만, 자신의 개혁이 성공을 거둔다 하더라도 항상 환멸감을 느끼게 된다.

수치심 Shame

편집증 환자들은 흔히 어렸을 적에 학대를 받았었으며, 계속해서 수치심과 굴욕감을 경험했었다는 이야기를 한다. 환자가 갖고 있는 문제들 중 많은 것들이 자기 자신과 환경을 적절히 통제하고 조절하지 못하는 것에 대한 지속적인 굴욕감에서 유래한다. 이러한 자신의 결함을 인식하게 될 때, 환자는 마치 대중 앞에서 명예가 손상되었으며, 이에 모든 사람들이 자신을 조롱하고 있다는 듯이 반응한다.

이들은 자신의 잘못에 대해 사과를 하는 것이 어렵다고 느끼며, 이와 똑같이 다른 사람들로부터 사과를 받아들이는 것 또한 힘들다고 생각한다. 편집증 환자들은 용서해주는 것과 잘못을 인정하는 것을 혼동한다. 치료자에게서 실제로 냉대를 받은 한 환자는 이 문제에 대해 "제가 선생님을 용서한다면, 그것은 제가 틀렸다는 뜻이 되는 거죠."라고 말했다.

시기심과 질투심 Envy and Jealousy

시기심은 편집증적 성격 경향에서 특히 두드러진다. 편집증적인 사람들은 자신에게 없는 감정적으로 부족한 것들보다는 다른 사람들이 갖고 있는 특권과 만족에 더 많이 신경을 쓴다. 이들은 자신이 정한 공정성에 집착을 한다. 이들은 자기애성 환자들이 보이는 권력과 지위에 대한 끝없는 요구는 갖고 있지 않다. 이들은 아무도 믿지 못하는 것으로, 다른 사람을 사랑하지도 그리고 다른 사람으로 하여금 자신을 사랑하도록 허락하지도 못한다. 다른 사람을 믿고 싶어는 하지만, 배신에 대한 몰두 때문에 어떠한 사랑하는 관계도 가로막혀 버린다. 만일 다른 누군가를 믿기 시작한다면, 이들은 배신의 징후를 상상하면서 상대방에게 자신을 기만했다고 몰아붙인다.

편집증적인 사람들은 사랑하는 능력의 부족과 강한 자기애적 욕구narcissistic need 때문에 극도로 질투심이 많다. 이들은 사랑 받고 싶은 욕망이 매우 강하며, 이와 똑같이 배신 역시도 매우 두려워한다. 이는 "편집증의 정신역동 이론" 부분에서 더 자세히 논의될 것이다.

우울과 피학성 Depression and Masochism

편집증 환자들은 기저에 우울 성향을 갖고 있을 수 있다. 임상적으로 편집증적 방어paranoid defense가 더 이상 효과가 없게 되면, 우울한 감정이 환자를 압도해오게 된다. 급성 편집증 환자에서 자살이 드물지 않다. 편집증적인 사람들은 자신은 사랑 받지 못하고 있고, 사랑을 받아오지도 못했으며, 앞으로도 사랑 받지 못할 것이라고 믿는다. 박해를 받고 있다는 느낌 때문에, 이들은 자신을 패배자로 여기며, 자신의 인생은 (이들의 관점에 따르면) 타인들 손에서 고통 받느라 허비되고 있다고 생각한다. 과대망상을 가진 환자들조차도 이러한 망상이 실현되지 않을 때 어쩔 수 없이 현실에 직면하게 되면서 결국엔 패배자가 된다. 이러한 환자들 중 다수가 현재에는 양극성 II형 장애 환자로 인식되고 있다. 편집증적인 사람들은 항상 최악의 경우를 생각하는, 영원한 염세주의자들이다. 이들은 자신의 불운, 실망, 좌절 등을 우연이 아닌 다른 누군가의 개인적인 악의의 결과라고 생각한다. 이들은 직접적인 방법으로 사랑을 요구하지 못하며, 단지 고통과 자기희생, 굴욕감을 통해서만 사랑을 얻어낼 수 있다. 이들의 요구는 터무니없이 강하며, 결국 실망을 하게 된다. 사랑 받고 싶은 욕구의 현실적 만족을 받아들일 수 없기에, 이들은 복수의 환상으로 대치한다. 이들의 가장 큰 즐거움은 자신의 성공보다는 남들의 불행과 실패를 바라보는 것이다.

성공 역시도 편집증적인 사람들에겐 문제를 일으킨다. 이들은 사람들은 자신의 성공에 대해 강한 질투심을 느낄 것이며, 따라서 자신은 곧 사람들로부터 복수심에 가득 찬 분노의 희생자가 될 것이라고 생각한다. 그러므로 성공을 받아들인다는 것은 두려움과 처벌받을 것이라는 예상을 초래하게 된다. 이들은 실패자의 역할만 즐길 수 있을 뿐, 더 이상 승리자로서의 즐거움은 누릴 수가 없다. 경쟁자들을 물리쳤다는 느낌을 피하기 위해, 이들은 자신의 성공을 믿지 않거나, 평가절하 시킨다.

과대적인 편집증 환자들은 특히 어느 정도 이상적인 대의명분과 관련되어 있을 때 성공을 더 잘 받아들인다. 이들에게 성공은 개인적인 이득을 위한 것이 아니라 "대의명분"을 이루기 위한 것이다. 사생활에서는 이들의 피학적인 측면이 보다 명확하게 나타나며, 이때엔 금욕주의가 가장 두드러지는 양상이 된다.

강박-공포증적 성격 또한 성공을 두려워하지만, 이 경우 정신역동적 갈등은 이성(異性)의 부모로부터 사랑을 받는 것에 있어, 동성(同性)의 부모와 경쟁적인 관계를 형성하게 되는 문제에 더 명확하게 관련되어 있다. 편집증에서의 갈등은 이보다 더 이른 수준에서의 문제이다.

감별진단 Differential Diagnosis

다른 심각한 인격장애들과 마찬가지로, 감별을 해야 하는 주된 진단에는 경계성 인격장애, 강박성 인격장애, 자기애성 인격장애, 피학성 인격장애, 반사회성 인격장애 그리고 양극성 스펙트럼 장애 등이 포함된다. 어떤 면에 있어서 편집증 환자와 피학성 환자는 비록 잘못된 세상이라 하더라도 자신이 세상의 중심이라고 무의식적으로 믿고 있는 자기애성 인격장애의 연장일 수 있다. 편집증 환자를 구별해주는 주제는 잘못 준 믿음misplaced trust, 배반에 대한 두려움fear of betrayal 그리고 폭발적인 분노explosive anger라는 요소들이다. 편집증 환자들은 사랑하는 관계를 갈망하지만, 남을 믿지 못하거나 또는 옳지 못한 사람을 믿어버리는 이유로 이들은 사랑을 받지 못하게 되며, 이는 자기실현적 예언이 되어버려 결국 거절을 당하게 된다. 장차 자기애성 환자가 되는 사람들은 어렸을 때 특별하다고 느끼도록 만들어지는데 반해, 앞으로 편집증 환자가 될 사람들은 아동기적에 미묘하고 교묘한 방식의 부당취급을 많이 받아왔으며 앞으로도 계속해서 다른 사람들을 부당취급하는 일이 흔하다. 다른 사람을 괴롭히는 이런 모습은 반사회성 성격과 겹쳐질 수 있다. 장차 편집증 환자가 될 아이는 행복하지 않고, 종종 화가 나 있으며, 자주 외롭고, 괴롭힘의 피해자 혹은 가해자가 되곤 한다. 과거력과 현재 모습 모두에 있어서 편집증 환자들은 자기애성 환자의 경우보다 노골적인 적개심이 훨씬 더 많이 드러난다. 편집증 환자들은 종종 자기 자신만의 역동, 즉 의심과 적대감으로 뒤덮여 있는 역동에 대해서만 민감하다; 따라서 이들은 자신을 둘러싼 주변 상황에는 심할 정도로 둔감하며, 이런 점은 자기애성 환자와는 대조되는 모습이다. 이들은 오직 한 가지, 부당취급과 배반의 가능성에만 반응하는 듯하다. 편집증적 분노paranoid rage는 "적색 분노red rage"라고 표현되어 왔는데, 펄펄 끓어오르다가 급기야 난폭한 폭발로 이어질 수 있기 때문이다. 이러한 태도는 강박증 환자들이 공격을 받았을 때 보이는 "백색 분노white rage"와는 대조되는 것으로, 강박증 환자들은 주먹을 휘두르지 않도록 참고는 있지만 속으로는 자신을 방해했던 사람들을 향해 "차가운" 복수를 계획하고 있다. 편집증 환자에서는 폭발적인 공격을 할 가능성이 있으며 또한 실제로 그렇게 하기도 하는 것이 주된 문제이며, 이는 면담가에게 매우 곤혹스러울 수 있다.

편집증 환자들의 과대성은 조증 환자나 자기애성 환자의 경우와는 다르다. 편집증 환자들의 과대성은 자신은 세상의 중심이며 이러한 특별함 때문에 악의에 가득 찬 세력들이 자신을 몰아붙이는 것이라는 믿음을 중심으로 해서 생겨나는 것이다. 이들은 공격과 배반을 늘 경계하고 있다. 편집증 환자들의 예감과는 대조적으로 조증 환자들은 훨씬 더 팽창되어 있고 들떠있다. 조증 환자들은 자신을 "천재"라고 생각하면서 그렇게 인정받고 싶어 하며, 제지당하거나 방해받거나 인정받지 못하는 경우 편집증적이 될 수도 있다. 자기애성 환자들은 단순히 자신은 다른 누구보다도 훨씬 더 중요하다고 느껴질 뿐으로 이들은 자신의 영광을 주변 사람들에게도 기꺼이 나눠줄 용의가 있으며, 이때 주변 사람들은 당연히 그의 위대함에 대해 알아주어야 한다고 생각한다. 또다시 자기애성 환자들과 대조되는 구별점은 편집증 환자에겐 강렬한 적개심이라는 몫이 고루 퍼져있다는 사실이다.

편집증의 정신역동 이론 Psychodynamic Theories of Paranoia

편집증의 속성에 대한 프로이드의 개념은 유명한 독일인 재판관 Schreber의 자서전을 연구하면서부터 시작되었는데, 그는 복잡한 피해망상과 과대망상으로 가득 찬 만발성 정신병late-onset psychosis이 발병한 사람이었다. 이 장애의 핵심을 이루는 기본적 동기는 무의식적 동성애unconscious homosexuality과 연관되어 있다고 프로이드는 생각하였다. Schreber 증례에서 프로이드는 무의식적 동성애 경향이 부정denial, 반동형성reaction formation, 투사projection 등을 통해 비껴나가게 되는 것이라고 가정하였다. "나는 그를 사랑한다"는 느낌은 부정과 반동 형성을 거치면서 "나는 그를 사랑하지 않아: 나는 그를 증오해"로 바뀌고, 그런 다음 투사에 의해 "그를 증오하는 것은 내가 아니야; 그 사람이 나를 증오하는 거야"가 된다. 환자는 다시 한 번 증오감을 경험하게 되지만, 이번에는 "그가 나를 증오하기 때문에 내가 그를 증오하게 된 거야"라며 합리화rationalization를 한다. 프로이드의 관점에서 이러한 일련의 방어 기제들은 피해망상delusion of persecution과 관련된 것이다. 과대망상grandiose delusion의 형성에서 동성애적 충동은 "나는 그를 사랑하지 않아;

나는 어느 누구도 사랑하지 않아 – 난 나 자신만을 사랑할 뿐이야"라는 과정을 통해 부정된다.

프로이드는 질투망상delusion of jealousy 또한 무의식적 동성애에 기초한다고 생각했다. 환자가 질투심에 집착하는 것은 위협적인 충동을 피하려는 자아의 시도의 잔재물이다. 투사기제에 의해 환자의 무의식적 소망은 다른 사람에게로 귀착된다. 환자는 "나는 그를 사랑하지 않아; 그녀가 그를 사랑해"라고 주장한다. 편집증 환자가 자신의 부인이 좋아하고 있다고 의심하는 "다른 사람"은 실제로는 바로 자신이 매력을 느끼고 있는 사람이다. 이러한 점은 종종 임상적으로 환자의 부인이 임상가에게 "사실 어떤 다른 남자에게 관심이 있기는 했지만, 남편이 의심하고 있는 그 사람은 정말 아니에요"라고 털어놓는 것에서 잘 뒷받침된다. 편집증적인 남자들은 종종 다른 남자들로부터 관심을 끌기 위해 예쁜 여자와 결혼을 한다. 다른 남자들이 자신의 "전리품인 여인"에게 관심을 기울여줄 때, 마치 자신의 성기에 대해 칭찬을 받은 것처럼 이들의 자존심은 한껏 높아진다. 이러한 현상은 자기애적인 남자들에서도 관찰이 된다. 다른 이성과 부정(不貞)을 저지르고 싶다는 충동 역시도 배우자에게로 투사가 되어 병적 질투심을 일으킬 수 있다.

프로이드는 동성애를 하고픈 무의식적 소망은 자기애적 퇴행narcissistic regression 때문에 생기는 것이라고 생각하였는데, 이때 편집증 환자들은 타인에 대한 관심을 철수시켜 그 관심을 자기 자신에게로 집중시킨다. 무의식적으로 자기 자신을 표상하고 있는 어떤 사람에게 매력을 느끼게 될 때, 이들의 자기-사랑self-love과 자기-혐오self hate의 양가감정이 드러난다. 이들은 어쩔 수 없이 이러한 애정 대상love object으로부터 등을 돌려, 그가 나를 증오한다는 식으로 그 사람을 공격하게 된다. 그 애정 대상이 실재 인물인가 아니면 망상 속의 인물인가와 상관없이 이러한 과정은 동일하다. 동성의 인물에 대한 강렬한 관심은 무의식적인 색정적 느낌erotic feeling과 동성애에 대한 두려움fear of homosexuality을 불러일으킨다. 외부 세상 속에서 자신의 몸 또는 몸의 일부분을 충족시키려는 환자의 자기애적 소망이 몇몇 임상 소재들에서 잘 나타난다. 환자는 망상 세계 속 사람들의 신체 중 일부분이 자기 자신의 그 신체 부분을 상기시킨다고 말하곤 한다. 이러한 생각에 주로 관여되는 것이 엉덩이이다. 편집증 환자들이 항문에 몰두anal preoccupation하는 경우가 흔하다는 점은 이들의 강박적 갈등obsessive conflict과 친밀감을 향한 수동적이고 복종적인 갈망을 반영해주는 것이다.

비록 임상적으로는 동성애에 대한 갈등이 편집증에서 흔하지만, 무의식적 동성애가 핵심 원인이라는 프로이드의 견해는 더 이상 받아들여지지 않고 있다. 일부 저자들은 편집증 환자들 중 많은 수는 이러한 문제에 관심이 없다고 주장한다. 편집증 환자들은 특징적으로 비밀스럽고, 종종 면담가에게 동성애적 갈등에 대한 이야기를 잘 하지 않기 때문에, 프로이드의 이론을 검증하기란 어렵다. 예를 들어, 한 환자는 처음엔 피독망상delusion of being poisoned과 관련된 동성애적 관심을 부정하였다. 마침내 그는 그 "독poison"이 사실은 "호르몬hormone"이라고 털어놓았으며, 그런 다음 그것은 "성호르몬"을 말하는 것임을 인정하였다. 마침내 그는 자신에게 여성 호르몬이 투여되고 있다고 믿는다고 털어놓았다. 일부 편집증 환자들은 몇 년 동안 치료를 받고 난 다음에야 이러한 소재들을 꺼내놓곤 한다. 하지만 현대의 정신분석가들은 우리의 문화권, 특히 이성애 남성들에게 있어서 동성애란 열등하고, 비천하며, 경멸적인 것의 구체적인 상징으로 간주되며, 편집증 환자들은 이러한 점에 지나치게 집착을 한다는 사실을 강조한다. 일부 여성 편집증 환자의 경우, 성적으로 문란하다거나 매춘부 같다는 평가를 받는 것이 이와 비슷한 작용을 한다.

방어 기제 Mechanisms of Defense

원초적 부정primitive denial과 반동형성, 투사 등이 편집증적인 사람들에서 기본적인 방어기제이다. 이는 심하게 망상적인 환자에서 가장 두드러진다. 이러한 방어는 면담 초반부터 맞닥뜨리게 되는데, 이때 환자는 자신은 아무 문제도 없으며, 자신이 환자일 이유도 없고, 입원도 필요하지 않다고 말한다. 편집증 환자들은 자신의 적개심, 의존성에 대한 욕구, 그리고 따뜻하고 애정이 넘치는 감정 등을 인식하지 않기 위하여 반동 형성을 사용한다. 이런 방식을 통해, 이들은 타인의 배반과 거절로부터 자신을 보호하게 된다. 한 환자는 "내가 당신에게 관심이 없다고 말한다면, 결국 당신은 나를 실망시킬 수도 없다는 뜻이 되는 거다."고 말했다.

편집증적인 사람들은 현실의 고통스러운 측면들을 인식하지 않기 위해 부정을 사용한다. 환상이 이러한 부정을 강화시켜준다. 이러한 기제는 과대망상 뿐 아니라 다른 여러 전능감들의 원인이 되기도 한다. 편집증 환자들은 때때로 자신의 경험에 대해 아주 자세하게 설명을 하지만, 흔히 그 사건에 대한 감정 반응에 대해서는 완전히 부인을 한다. 편집증 환자들은 자신의 경우에선 부정을 하던 이러한 경향이 다른 사람들에서 관찰되는 것에는 매우 민감하며, 그럼에도 불구하고 이들은 지나치게 예민해져있는 작은 부분을 제외하고는 타인의 감정에 대해서는 제대로 바라보지 못하는 사람들이다.

편집증적인 사람들은 분노와 적개심에 지쳐있다. 자신의 분노에 대한 책임을 직면하거나 받아들일 수 없기에, 이들은 자신의 분개심과 분노를 다른 사람에게로 투사한다. 그런 다음 이들은 자신의 투사된 충동인, 공격과 차별이라는 환상 속의 행동으로부터 자신을 보호하기 위해 규칙에 의존을 한다. 환자는 자신의 행동 속에 숨어있는 공격적 의미를 부정하며, 따라서 그것이 타인에게 미치는 영향에 대해서는 무감각하다. 만일 피해망상을 갖고 있는 환자가 자신의 분노를 어느 정도 인식할 수 있다면, 그는 이런 분노는 망상 세계 속에서 자신이 받아왔던 박해에 대한 적절한 반응일 뿐이라고 생각을 한다. 과대망상을 가진 환자들은 사람들이 자신에게 화를 내는 것은 자신이 위대한 사람이기 때문이라고 생각하곤 한다. 물론 이들은 자신을 분노심 따위는 이미 초월한 사람으로 생각한다. 투사에 의해 환자는 자신이 매력을 느끼고 있는 누군가에 의해 사랑 받고 있다고 상상하게 되거나, 혹은 용납할 수 없는 자기 자신 속의 무의식적 충동에 대한 방어로서 투사를 사용하기도 한다. 후자의 경우는 성(性)적 의도로 남자들이 자신의 집에 침입을 하는 장면을 상상하는 75세 할머니의 사례에서 잘 예시된다. 그녀의 망상은 그녀의 성적 좌절감뿐만 아니라 남자들에게 투사된 그녀의 적개심 또한 잘 보여주는 것이다.

투사가 사용되는 또 다른 예는 부정과 반동 형성이 죄책감을 다루는 데에 실패했을 때 환자가 자신의 초자아 비난super-ego criticism을 투사하는 경우이다. 이는 박해자persecutor가 자신을 부정직하다고 비난한다는 믿음을 가진 환자의 사례에서 잘 드러난다. 대부분의 망상들이 비판적이거나 위협적이라는 점은 초자아가 투사되었음을 의미하는 것이다. 더욱이 편집증적 기제들은 종종 강한 죄책감에 의해 촉발되곤 한다.

편집증 환자들이 사용하는 외부화externalization 방어는 그 형성과정이 투사와 유사하다. 환자는 극심한 내적 수치심과 무가치감 때문에 대인관계 상황에서의 책임을 받아들이지 못한다. 잘못된 일들은 모두 다른 사람의 잘못으로 간주되어야만 한다. 편집증적인 사람들은 자신의 악행이나 실패에 대해 끊임없이 다른 사람들을 비난함으로써, 사람들로부터 자신 스스로를 소외시키는 모습을 명확히 드러내 보인다.

편집증 증상에는 초기 기능 수준으로의 퇴행이 포함된다. 이러한 퇴행은 자아와 초자아 기능을 포함한, 모든 인격에 영향을 준다. 부모에 의해 감시 받을 것을 두려워하던, 양심이 형성되던 초기 단계로 되돌아가는 모습에서 초자아 퇴행superego regression이 잘 드러난다.

모든 편집증 환자들에 의해 투사가 되는 기본적인 감정은 부적절하고 무가치한 자기상self-image이다. 이성애를 하는 남자 환자의 경우, 이는 동성애에 대한 자기-책망self-accusation이 상징적으로 나타난 것이다. 여성 편집증 환자의 망상에서 투사가 되는 책망projected accusation은 흔히 동성애보다는 이성애적 공격과 착취heterosexual attack and exploitation에 대한 금기나 두려움과 관련되어 있다. 이러한 차이는 여자아이의 부모와의 초기 관계로까지 거슬러 올라간다. 어머니에게서 받지 못한 모성애를 얻기 위해 아버지에게로 얼굴을 돌리면서, 여아는 동성애적 소망보다는 이성애적 소망을 발달시키게 된다. 후에 이러한 점들은 거부되어져, 강간에 대한 두려움 혹은 매춘에 대한 환각적 비난hallucinatory accusation에 대한 두려움이라는 형태로 투사가 된다. 남자와 여자 모두에서 흔한 주제가 바로 쇠퇴하고 무가치한 성적 대상sexual object이 되었다는 것이다.

편집증 환자들의 아동기적 권위 대상과의 힘겨루기가 또한 동성애에 대한 두려움의 한 원인이 된다. 동성애적 사고와 감정은 이러한 권력 갈등power conflict의 불완전한 해결을 반영해주는 것인데, 그 결과 부적절한 복종적 태도와 의존적 적응 양상으로의 퇴행이 발생하게 되며, 이러한 점이 바로 동성애에 의해 상징적으로 표상되는 것이다. "괴롭힘을 당하다getting screwed"나 "혼나다getting shaft"와 같은 숙어는 우리 문화가 부당한 처우에 어쩔 수 없이 복종하게 되는 상황에다가 상징적으로 동성애적인 의미를 부여하고 있다는 점을 잘 보여준다.[4] 이러한 소망에 대한 강한 양가감정 때문에 편집증 환자들은 정상적인 협조조차 거부를 하다가도, 어느 때는 너무나도 불합리해 보이는 요구에 복종해버리기도 한다.

편집증 환자의 정신역동에 대한 더 자세한 이해는 Auchincloss와 Weiss에 의해 이루어졌다. 이들은 안정성 혹은 중요한 타인과의 *연결성connectedness*에 심각한 위협이 가해질 때 사람들은 편집적이 된다고 하였다. 예를 들어 1차 세계대전 때 무서운 전투상황에 참가해 살육적인 참호전을 치른 병사들에서 이러한 상황이 벌어질 수 있다. 편집증 환자들은 다른 사람들에 비해 *대상항상성object constancy* – 즉 타인이 없는 상황에서도 그에 대한 정신적 이미지를 유지할 수 있는 심리적 능력 – 을 유지하는 데에 자주 실패를 하며, 따라서 뚜렷한 외부 위협이 존재하지 않는 상황에서 조차도 타인에 대한 연결성이 항상 위협받는다. 편집증적인 사람들은 타인에 대한 내적 정신적 표상internal mental representation에 사랑이라는 감정을 꾸준히 애착시키지 못한다. 종종 분리로 인해 촉발되어 그 사람을 향해 강렬한 좌절감이나 분노감이 느껴지게 되었을 때 이들은 그 사람에 대해 마술적이고 구체적인 방식으로 생각하게 된다. 예를 들어 편집증 환자들은 치료자가 환자의 생각과 행동을 조종하기 위해 무슨 생각을 하고 어떤 시도를 하려는지 자신은 다 "알고 있다"고 확신을 한다. 이렇듯 병적인 기제를 통해 연결성을 유지하기 때문에, 편집증 환자들은 치료자도 끊임없이 환자에 대해 생각을 하고 있을 것이라고 느낀다. 이러한 편집증적 자의성self referentiality에 맞닥뜨리게 되었을 때 치료자들은 속으로 "당신은 그렇게 중요한 인물이 아닙니다; 모든 사람들이 계속 당신에 대해 생각하고 있는 것은 아니니까요."라고 말하고 싶어질 수 있다. 편집증적인 사람들은, 비록 적대적인 방식이라 하더라도, 어떤 사람에 대해 늘 생각하고 있어야만 그와 연결되어 있다고 느낄 수 있으며, 이렇게 해서만이 연결감을 유지할 수가 있다. 무관심 – 끊임없이 누군가에 의해 생각되어지지 않는 것 – 을 견뎌내지 못하는 것은 편집증 환자들의 정신병리의 핵심 요소 중 하나로, 대상 항상성에 문제가 있음을 반영해준다. 다른 사람에 대해 지속적인 정신적 표상을 유지할 수가 없기 때문에, 분리나 공감실패에 맞닥뜨리게 되면

주 4) screw와 shaft는 모두 남근을 상징하는 단어이다. – 역자 주

편집증적인 사람들은 자신도 모르는 사이에 통제당하고 조종당하고 부당하게 이용당하고 있다는 방어적인 환상을 촉발하게 된다.

편집성 증후군 Paranoid Syndromes

건강염려증 Hypochondriasis

건강염려증은 단일 진단체disease entity가 아니라, 편집증, 조현병, 우울증, 불안장애, 기질성 정신병, 그리고 일부 인격 장애 등에서 관찰이 되는 증상 복합체symptom complex이다. 편집증 환자들은 눈과 귀, 코, 입, 피부, 성기, 항문직장 부위 등에서의 이상한 느낌은 물론 불면증, 자극과민성, 허약감, 피로감 등을 호소한다. 이러한 부위들은 환자의 신체가 다른 무엇인가에 의해 침투나 침입을 당할 수 있는 주된 통로를 표상하는 신체 부분들이다.

편집성 건강염려증에서는 종종 타인들과의 감정적 관계로부터 철수되는 것이 동반된다. 유아가 자신의 신체와 외부 세계를 구분해나감에 따라 자아ego는 발달된다. 유아를 직접 관찰해 보면, 자신의 신체를 처음으로 발견해나가는 일은 즐거운 과정인 듯이 보인다. 하지만 건강염려증의 경우, 신체의 재발견은 매우 고통스러운 일이다. 환자의 관심이 자신의 육체적 자기physical self에게로 고착됨에 따라, 환자는 손상과 죽음에 대한 두려움을 경험하게 된다. 이는 거세 불안castration anxiety을 상징하는 것일 수도 있고 또는 심리적으로 곧 붕괴될 것이라는 느낌이 직접적으로 반영된 것일 수도 있다. 이러한 붕괴 과정을 신체의 한 부분으로 국소화시키거나 차단시킴으로써 정신병에 걸리게 될 것이라는 위협으로부터 상징적으로 방어를 하는 것이다.

환자의 관점에서 봤을 때 자신의 사회적 철수는 신체적 고통 때문이다. 고통의 기질적 원인이 발견되면 이들은 안심을 하면서 거기에 자신의 관심을 더욱 고착시킨다. 증상에 대한 기질적 원인이 발견되지 않으면, 이들은 다른 곳에서 진료를 받는다. 심한 경우 면담가는 건강염려증적 증상에 대해 마치 망상을 대하듯이 반응하게 된다; 이에 대해서는 나중에 논의될 것이다. 그 밖의 다른 변형된 형태의 건강염려증적 반응들이 우울증, 불안증, 자기애성 환자 등에서 발견될 수 있다.

건강염려증과 연관된 부정적이거나 고통스러운 느낌은 타인으로부터 철수시킨 뒤 다시 자신에게로 되돌려진 적대적이고, 대립적인 감정이 반영된 것이다. 이 환자들은 항상 어느 정도의 사회적 고립social isolation을 경험하고 있지만, 타인에 대한 관심의 철수는 건강염려증을 통해 더욱 가속화되게 된다. 환자들은 신체 증상에 몰두하기 시작한 후, 직장도 그만두고, 몇 안 되는 친구조차도 못 만나고 있으며, 질병과 관련된 일에다가 모든 시간을 다 쏟고 있다고 말한다.

특정 증상의 선택은 부모나 부모 대리자와의 양가감정적 동일시ambivalent identification를 나타내 보여주기도 한다. 예로서, 자신의 대장 기능에 집착을 하던 한 환자는 자신의 아버지가 직장암으로 사망했다는 이야기를 털어놓았다. 증상에 대해 탐색을 해보자, 동일시의 긍정적인 측면과 아버지에 대한 적대적 경쟁심이 모두 드러났는데, 후자의 감정이 현재 자신 내부로 향해있던 것이었다. 환자의 건강염려증적 증상을 주의 깊게 조사한 결과, 면담가는 환자의 정신역동에 대해 많은 것들을 알아내게 되었다.

편집성 정신병 Paranoid Psychoses

편집성 주제들은 정신병, 특히 조현병에서 흔하지만 망상장애, 정동장애(조증과 우울증 모두), 그리고 기질성 뇌증후군 등에서도 또한 흔하다. 이러한 상태의 원인은 다양하지만, 면담을 하는 데에 있어서의 문제점들은 기본적으로 동일하다.

편집성 조현병은 대개 점진적으로 시작된다. 환자는 주변 사람들과의 감정적 접촉으로부터 철수되기 시작한다. 그 결과 흔히 건강염려증과 피해망상이 나타나며 그런 다음 과대망상이 뒤따른다. 망상의 속성에 대해서는 다소 논란의 여지가 있지만, 한 정신역동적 시각에 따르면 망상은 보상 기능reparative function을 담당하는 것으로 간주된다. 자기 자신에게 몰두되어 있던 환자는 자신의 신체로부터 관심을 이동시켜 그 동안 자신이 철수해왔던 사람들과의 접촉을 재수립하려 하게 된다. 하지만 이러한 시도는 불가능한 것이기에, 세상은 무질서하고 혼란스러워 보인다. 환자는 타인의 행동을 이해할 수가 없으며, 결국 필사적으로 타인의 행동을 설명해줄 수 있는 단서들을 찾아내려 하게 된다. 표면위로 떠오른 망상적 개념delusional concept들은 자기 자신을 조직화하고, 현실 세계와의 접촉을 재수립하려는 환자의 노력이 반영된 것이다. Cameron은 환자를 괴롭히는 어떤 행동들을 하려는 목적에서 (환자의 마음속에서) 형성이 된 현실 및 상상의 인물들의 집단을 일컫는 말로 *허위사회 pseudo-community*라는 용어를 사용하였다. 자신의 허위사회 속에서 보다 적극적인 참여자가 되어감에 따라, 환자는 보다 심하게 정신병적인 방식으로 행동하게 된다. 망상의 환상세계는 또한 현실의 고통으로부터 자아를 보호하기 위한 것이기도 하다.

망상이란 대개 틀린 생각이지만 보다 근본적으로 증거나 합리적인 생각 또는 그들의 정상적인 규준 집단의 설득에도 불구하고 흔들리지 않는 고착된 믿음을 말한다. 이는 대개 부정과 반동형성, 그리고 투사에 바탕을 둔다. 이는 자기와 외부 세상 사이의 혼동의 정도를 반영한다. 망상적 사고의 핵심은 단지 외부 현실과 일치하지 않는다는 것이 아니라, 환자의 믿음이 얼마나 고착되어 있는지 그리고 자신의 믿음이 비합리적이라는 증거에도 불구하고 그 생각을 얼마나 바꾸지 못하는지 이다. 환자의 기본적인 병리는 망상의 구체적인 유형이라기보다는 망상을 형성할 수 있는 능력인 것이다. 편집성 성격에서는 이와 비슷하게 굳어져있는 피해의식이 존재하며 합리적이지 못하다는 증거에도 불구하고 그 생각은 흔들리지 않지만, 이 환자들이 반드시 망상적인 것은 아니다.

망상적 사고와 밀접히 관련되어, 편집증 환자들은 초감각적인 지각extra-sensory perception, 정신적 감응mental telepathy, 그리고 이와 유사한 불가사의한 현상들에 매료되어있다. 편집증 환자들이 이러한 이상한 의사소통 수단에 매력을 느낀다는 점은 아동기적의 마술적 사고magical thinking로 퇴행되는 것과 일맥상통하는 현상이다. 이러한 과정은 환자의 보상적 왜곡reparative distortion을 뒷받침해주고, 자신이 옳다는 믿음을 확신시켜준다는 점에서 다분히 방어적인 것이다. 망상은 또한 환자의 기본적인 사회적 기능실조 social ataxia와 대인 관계에서의 이해력의 부족을 반영해준다. 이들은 타인으로부터 감정적 투자를 철수시켜 자기 자신에게 고착시키기 때문에 타인과 관계를 맺는 이들의 능력은 손상이 된다. 이러한 비정상적인 의사소통 수단은 아직까지 사용 가능한 원초적 기법을 통해 다른 사람들과의 관계를 회복시키려는 환자의 노력을 나타내주는 것이다.

망상의 내용은 환자의 정신역동적 갈등, 그가 살고 있는 사회의 일반적인 문화적 가치, 그리고 그가 자라온 가정의 구체적인 특징 등에 의해 결정된다. 환자의 망상에 대해 주의 깊게 살펴봄으로써 임상가는 그 환자의 정신역동적 갈등을 가장 빨리 알아낼 수가 있다. 방어 기제와 망상의 정신역동에 대해서는 이미 논의를 하였다. 망상의 다양한 유형들은 다음 부분에서 설명될 것이다.

피해망상 Delusion of Persecution. 피해망상은 편집증 환자에서 가장 흔하게 발견되는 망상이다. 박해자persecutor는 양가감정적인 애정 대상을 뜻할 뿐만 아니라 환자의 어떤 측면이 투사된 것을 표상하기도 한다. 대개 편집성 투사에는 어느 정도 현실적인 기반이 있지만, 이는 환자에 의해 엄청나게 과장되어진다. 현실을 왜곡하는 경향은 무의식적 동기 및 타인의 감정에 대한 지나친 민감성에 의해 심화된다. 하지만 환자는 타인의 무의식적 느낌과 자신의 무의식적 느낌을 서로 구분하지 못한다.

피해망상은 환자가 살고 있는 문화에서 현재 관심이 되고 있는 사회적 이슈들을 반영해준다. 정치적 음모, 현대 과학(예를 들어 컴퓨터, 사이버공간, 유전공학 등), 인종주의, 성태도 sexual attitude, 조직범죄 등이 오늘날 미국인 편집증 환자들에서 가장 흔한 주제인데 반해 일본인이나 독일인에게는 60년 전에 지배적이었던 주제들이었으며, 소련이 붕괴하기 전까지는 공산주의 음모 또한 흔한 주제였다.

과대망상 Delusion of Grandeur. 위대한 예술가적 재능이나 발명가적 재능을 가졌다는 느낌이나 구세주가 되었다는 느낌 등이 과대망상의 가장 흔한 내용이다. 하지만 과대망상은 조증 환자의 망상에서 훨씬 더 흔하다. 감별진단에 있어서 조증 환자들의 이러한 망상은 기분상태의 고양이나 의기양양한 과대성euphoric grandiosity과 동반이 되는데, 이는 편집증 환자에서는 나타나지 않는 모습이다. 환자는 세상은 자신의 환상 속의 능력을 인정해주지 않는다는 사실을 인식하고 있을 수도, 인식하지 못하고 있을 수도 있다. 때때로 과대망상은 피해망상 이후에 나타나기도 한다. 환자는 스스로에게 이런 취급을 받는 것을 보니, 자신은 중요한 사람인 것이 분명하다고 말함으로써, 고통스러운 피해의식에서 벗어나려 하게 된다. 보상적인 과대성compensatory grandiosity은 부적절감으로부터 벗어날 수 있게 해줄 뿐 아니라, 받아들일 수 없는 충동이 의식 수준으로 완전히 떠오르는 것으로부터 자아를 보호해주는 역할을 하는 투사projection를 뒷받침해주는 것이기도 하다.

색정광 혹은 사랑 받고 있다는 망상 Erotomania and Delusion of Being Loved. 색정망상erotomanic delusion은 여자 환자에서 가장 흔히 발생한다. 기본 바탕이 되는 과대망상적인 체계는 어떤 한 사람, 특히 나이가 많은 남자에게 집중되어 고착된다. 환자는 그 남자는 자신을 사랑하고 있으며, 여러 다양한 비밀스러운 표시와 신호들을 통해 이런 사랑을 전달하고 있다고 믿는다.

이러한 문제의 보다 경미하고 비정신병적인 형태가 바로 여학생과 나이 많은 남자 선생님 – 흔히 영어나 불어 교사 – 사이의 관계에서 관찰된다. 학생은 방과 후 학습을 하고, 선생님을 돕느라 수업이 끝난 후에도 학교에 머물며, 곧 선생님의 귀여움 덩어리가 된다. 선생님을 낭만적으로 바라보면서, 그에게 마술적인 전지전능함을 부여하게 된다. 자기 또래 남학생들에게는 매력적이지 못하다는 느낌을 보상하기 위해 여학생은 선생님의 주의와 관심을 오해하게 된다. 이런 상태는 선생님이 시(詩)를 고르는 것은 특별히 자신을 생각해서 선택하는 것이며, 그 시에는 선생님의 사랑을 암시해주는 메시지가 담겨있다고 생각하는 소녀의 사례에서 미묘하게 정신병과 혼합되어 나타난다.

색정광 환자는 자신의 망상의 대상에 대해 강한 분노감을 발달시킨다. 이러한 반응은 그 사람 측의 어떤 현실적인 거절과는 무관하게 발생하거나 또는 사소한 모욕에 대한 반응으로 발생한다. 남자 환자들은 여가수나 여배우에게 색정망상을 발달시키기도 한다. 그녀를 쫓아다니다가 대개 추행 혐의로 수감되기도 한다. 이들은 위험스러울 수도 있다.

신체망상 Somatic Delusions. 신체망상을 가진 환자들은 전에 논의한 건강염려증 환자들보다 더 심한 형태의 병리를 갖고 있다. 이들의 집착은 자기 신체의 특정 부위에 초점이 맞춰져 있으며, 망상적인 수준에까지 이르게 된다. 어떤 신체 부위와 어떤 정신기제가 가장 흔히 연관되는지는 앞서 "건강염려증" 부분에서 논의된 바와 동일하다. 특정 증상의 선택은 항상 정신역동적 의미를 갖고 있다.

질투망상 Delusion of Jealousy. 편집증 환자들은 모두 극도로 질투심이 많지만, 환자에 의해 조직화된 체계가 구성이 될 때에만 망상적인 것으로 간주된다. 환자의 배우자가 이러한 망상적 질투의 가장 흔한 표적이 된다.

약물-유발성 편집증적 상태 Drug-Induced Paranoid States

코카인, LSD, 마리화나, 펜사이클리딘, 암페타민 등은 실제로 급성 편집증적 상태를 유발할 수 있으며 마약사용을 중단하면 원래 상태로 되돌아온다. 프로 운동선수, 보디빌더, 운동열성론자 등이 사용하는 단백동화스테로이드anabolic steroid 또한 일부 사람들에서 심한 분노가 동반되는 편집증적 상태를 초래할 수 있다. 한 운동선수는 자신의 상태를 다음과 같이 명확하게 설명하였다:

> 전 운전을 할 때면 제 근처에 너무 가깝게 온다던지, 너무 느리게 간다던지, 이리저리 왔다 갔다 하는 옆 차들 때문에 슬슬 화가 치밀어 올라 언제라도 차에서 뛰어내릴 태세였었던 것 같아요. 전 다른 사람들을 향해 즉각적으로 화를 폭발했어요 - 식당에서 음식이 빨리 안 나온다거나 엘리베이터가 빨리 안 올라온다거나 집사람이 30초만 늦어도 화를 내곤 하였죠. 참을성이 없어져 조그만 일에도 흥분을 했어요. 지금은 약을 끊었고, 약을 했을 때의 내 모습은 정말 믿기지가 않습니다. 전 언제라도 폭발할 수 있는 어떤 괴물 같았어요.

발달상의 정신역동 Developmental Psychodynamics

편집증적 장해의 발생에 있어서 유전적, 기질적, 문화적 요소들이 중요하다는 점은 의심할 나위 없는 사실이지만, 이 부분에서는 심리적 갈등의 역할에다가 초점을 맞출 것이다. 그 원인론적 의미에 대한 것은 빼고 임상적 관찰점에 초점을 둔다. 그럼에도 불구하고 이러한 관찰들이 임상가에게 이 환자들과 면담을 하는 동안 무엇을 조사해 봐야하는지에 대한 지침이 되길 바란다.

Melanie Klein은 모든 사람들은 초기 발달기 동안 *편집성-분열성 입장paranoid-*

*schizoid position*을 거친다고 말한다. Klein의 견해에 따르면, 유아는 "나쁜" – 즉, 좌절시키는 – 엄마 때문에 두려움을 느끼게 된 뒤 이러한 좌절감을 되갚아주기 위해 엄마에게 자신의 적개심을 투사project한다. 이러한 투사의 기제는 "좋은" 혹은 충족시켜주는 엄마의 함입introjection과 한데 합쳐진다. 이로 인해 엄마의 이미지는 분열split되고, 성장하는 동안 이러한 투사와 함입의 과정은 지속되다가 점차 "좋은" 엄마와 "나쁜 "엄마의 이미지는 하나의 정신적 표상, 즉 부모에게는 두 가지 특성이 모두 있다는 생각으로 통합되게 된다. 대상관계이론가들은 이러한 과정이 경계성 환자들에서 관찰되는 분열splitting에서 가장 핵심적인 기제라고 주장하는데, 경계성 환자들은 자신에게 중요한 어떤 사람에 대해 매우 혼란스러운 방식으로 이상화하였다가 금세 모욕해버리곤 하며, 종종 치료자 또한 이런 상황에 맞닥뜨리게 된다. "나쁨"을 외부 인물에게 투사시키는 기제는 편집성-분열성 입장이 아직 남아있는 것으로, 대상관계이론가들은 이것이 편집성 환자의 정신병리에서 가장 중요한 부분이라고 생각한다. Klein학파의 견해에 따르면 유아는 악의에 찬 외부 대상이 자신을 공격하고 파괴시킬까봐 두려워한다. 이 이론이 옳건 그르건 간에 이러한 무의식적 환상은 성인 편집증 환자에서 관찰되곤 한다.

발달에 대한 자아-심리학적 갈등모델ego-psychological conflict model의 시각에 따르면, 편집증적인 사람은 어머니와의 관계에서 따뜻하고 신뢰할 수 있는 관계를 수립하는 데에 어려움을 경험한 사람들이다. 거절당했다는 느낌 때문에, 이러한 초기 공생적 관계early symbiotic relationship에서 정체감sense of identity을 발달시키는 데에 어려움을 겪게 된다. 무가치감과 이와 반대되는 과대한 전능감이 번갈아 가며 나타난다. 어머니를 거절적인 사람으로 지각하면서, 후에 편집증적이 되는 사람들은 아버지를 대리물로 삼는다. 남성에서 이는 수동적인 동성애적 소망에 대한 두려움을 초래한다. 그들의 어린 아들이 양육적 사랑과 친밀감을 바라며 아버지에게로 돌아서는 것을 보고는 부모가 불안을 느끼게 되면서 이러한 두려움은 더욱 강화된다. 여성에서는, 어머니로부터 애정을 받아내기 위해서는 초기 동성애적 애착으로 퇴행되어야 하기 때문에, 대신 그런 애정을 얻어내기 위하여 아버지에게로 돌아서게 되고, 이로 인해 성적인 관계sexual involvement에 대한 두려움이 떠오르게 된다. 이러한 두려움은 후에 외디푸스적인 용어로 해석이 되는데, 이때 그 결과 어머니로부터 공격당하게 될 것이라는 여아의 두려움은 더욱 증폭되게 된다. 투사를 통해 자신의 근친상간적 소망을 피해나가면서, 여아는 남자들로부터 공격받을 것이라는 이차적인 두려움을 발달시킨다.

이 환자들은 초기 인생 때에 자신의 부모는 사랑이나 친밀감이 아닌 다른 감정에 의해서만 움직여진다고 생각하게 된다. 부모의 말과 행동은 서로 일치되지 않는다; 결과적으로 향후 환자가 될 이 사람들은 자기 자신의 관찰과 그 이면에 숨어있는 속뜻이라고 생각되는 것들만을 믿게 된다. 부모 중 어느 한쪽이나 또는 양쪽 모두로부터 가학적인 공격을 받는 경우도 흔하다. 아버지는 엄하고, 냉담하며, 가학적일 수 있고; 혹은 나약하고, 무력할 수 있으며; 심지어 어떤 경우에서는 아버지가 아예 없을 수도 있다. 강박적인 환자들은 전형적으로 스스로 복종을 하는 한, 부모로부터 사랑과 인정을 받아올 수는 있었던 사람들이다. 하지만 편집증적인 환자들은 공격을 피하기 위한 목적에서만 권위에 복종을 한 것이며, 이에 대한 보상으로 양육적 사랑이나 따뜻함은 거의 받지 못했거나 일관되지 못하게 받은 사람들이다. 환자는 부모의 공격을 일종의 강간rape과 같은 것으로 동등시하며, 이는 후에 침습penetration에 대한 두려움으로 나타난다. 이러한 두려움은 아버지에게 느껴지는 분노감에 대한 방어임은 물론 아버지의 사랑을 갈망하는 데에서 유래된, 아버지에 대한 자신의 수동적, 복종적 감정에 대한 방어이기도 하다. 강렬한 분노감과 증오감이 발달되며, 이는 부정과 반동 형성, 투사 등에 의해 다루어진다. 공격자와의 동일시identification with the aggressor가 환자가 가진 망상의 구성에는 물론 그의 실제 생활에서의 행동에서도 두드러지는 방어 기제가 된다.

이러한 가정의 어머니는 지나치게 통제적이며, 또한 직접적으로 자기 자신을 이용하거나 또는 간접적으로 형제들을 이용하여 아이를 성적 자극sexual stimulation에 노출시키면서, 동시에 그러한 자극의 중요성에 대해서는 완전히 부정을 하는 식의 유혹적인 태도를 자주 보이는 사람들이다. 어머니가 가학적인 부모 인물sadistic parental figure인 경우, 그 어머니는 심한 편집증적 양상을 가진 경우가 많다. 과대성 때문에 이런 어머니들은 자신은 항상 옳으며, 아이는 항상 틀리다고 생각하게 된다. 이러한 상황 하에서, 아이는 가치감과 개성을 거의 발달시키지 못하게 되며, 대신 자신의 양가감정을 부정한 채, 전지전능한 어머니와 동맹을 맺으려 하게 된다. 공격자와 동일시하려는 시도가 자꾸만 거부당할수록, 후에 피해의식이 발생될 가능성은 더 커진다. 아이의 자존감은 전능한, 공격적인 부모와의 동일시를 통해서만 이루어질 수 있는 것이기에, 아이는 자신의 가치를 내세우지 않은 채, 자동적으로 그리고 즉각적으로 복종해야만 한다고 느끼게 된다. 환자의 어머니는 종종 좌절과 철수라는 위협을 통해 자신의 자녀들을 지배하고 통제하려 한다. 따라서 친밀함과 밀접함은 위험한 것이 된다. 간혹 겪게 되는 어머니와의 친밀한 경험조차도 전형적으로 굴욕과 거절을 초래하는 것이다. 이로 인한 친밀감에 대한 두려움은 편집증 환자에서 두드러지며, 모든 것을 희생해서라도 밀접함만은 피하려 하게 된다. 결과적으로, 후에 편집증적이 되는 사람들은 또한 자신의 따뜻함과 온화함, 그리고 성적인 감정들을 모두 부정하도록 배우게 된다. 아이는 모든 밀접한 관계에는 독립성의 포기와 수동적, 복종적 태도가 요구된다고 예상하게 되어, 다른 사람들이 자신에게 복종하면서 사랑을 보여주지 않으면 분노가 치밀어 오르게 된다. 이들의 방어는 공격자와의 동일시인 것이다.

이들의 부모들은 사회적 기술social skill이 부적절하기 때문에, 편집증 환자 역시도 주변의 다른 사람들에게 받아들여지기 위해 필요한 대처 기법들을 습득하지 못한다. 부모가 한 사람의 인간으로서의 그의 권리를 인정해주지 않았기에, 이들 또한 자기 자신의 권리와 타인의 권리를 배려하지 못하게 된다. 이들은 과대성의 증가를 통해 자신의 고립과 외로움을 보상한다. 이런 태도는 역으로 타인으로부터 새로운 거절을 당하게 만들며, 결국엔 피해의식만 심화시키게 된다.

강박증, 공포증, 우울증, 연극성 증상, 자기애성 증상 등은 아동기와 전-청소년기pre-adolescence에서도 흔하지만, 이에 비해 편집증상은 청소년 중반기까지는 드물다. 편집성 정신병 환자들은 다른 조현병 환자들에 비해 퇴행과 황폐화가 덜한 경향이 있는데, 이러한 점은 발병연령이 늦다는 점에서 부분적으로 설명되어질 수 있다. 그 이유는 잘 이해되지 않고 있지만, 완전한 편집증 증상이 발생되기 위해서는, 가족 이외의 다른 환경에서도 거절을 경험한 이후여야 한다는 사실과 관련이 있다. 다른 요인으로는 망상이 형성되기 위해서는 고도로 발달된 논리적 사고 능력이 있어야만 한다는 점이다.

편집증적 행동은 어느 정도는 학습되어지는 것이며, 이는 부모의 태도에 기초한다. 이 환자들은 사춘기 전까지는 밀접한 또래 관계를 형성한다; 하지만 부모는 이들에게 친구를 믿지 말도록, 자신이나 가족에 대한 비밀을 드러내지 말도록 경고를 한다. 사춘기에 성적 충동이 증폭되면서 편집증 환자에게는 문제가 발생한다. 이들은 동성에게 감정적 관심을 쏟던 전-청소년기에서 이성에게 관심을 가져야 하는 청소년기로 이행하지를 못한다. 낮아진 자존감과 성적 충동에 대한 두려움 때문에 이들은 계속 이성에게 냉담하고 소원한 상태로 머문다. 이들의 두려움에는 지배에 대한 두려움과 거절에 대한 두려움이 모두 포함된다. 이들이 여성을 회피하기 위해서는 먼저 동성애에 대한 방어부터 강화되어져야 하는 것이다. 이와 비슷한 문제는 과거에 아버지로부터 받았던 것과 같은 가학적 공격이나 거절, 무관심을 두려워하는 여자아이에서도 발생을 한다.

유발 스트레스 Precipitating Stress

편집증적 반응을 유발하는 스트레스에는 두 가지 부류가 있다. 첫 번째는 우울 삽화를 유발하는 상황과 비슷한 문제들로 이루어진다. 여기에는 실제의, 혹은 환상의, 또는 예견된 애정 대상의 상실loss of love object이 포함된다. 직장을 잃거나 낙제를 하는 것과 같이 결과적으로 자존감을 상실하게 되는 적응실패의 경험이 밀접히 연관되어 있으며, 이때 환자는 중요한 타인이 자신을 거절할 것이고 예상한다. 역설적으로 실패뿐만 아니라 성공 역시도 편집증 삽화를 유발하는데, 이는 환자가 질투심에 가득 찬 경쟁자들로부터 보복을 당할 것이라는 환상을 갖기 때문이다. 편집증 삽화를 자극하는 상황의 세 번째 부류에는 실제의 혹은 환상의 공격이나 수모에 대해 수동적으로 복종해야만 하는 상황이 포함된다. 이는 사고나 공격에 의해 다치는 것에서부터 직장 생활을 하기 위해서는 수동적, 복종적인 역할을 취해야만 하는 상황에 이르기까지 다양하다. 후자의 경우, 환자는 수동적으로 복종하고픈 소망을 투사함으로써, 지금까지 억압받고 상처받아왔다는 환상을 만들어내게 된다. 경쟁적인 경험은 편집증적인 사람들로 하여금 복종해야만 한다고 느끼거나 아니면 그런 경험들이 강한 적개심을 자극했다고 느끼게끔 만든다. 해군 함정이나 해외 상선과 같은 폐쇄된 공간에서 여러 남자들과 함께 지내야만 하는 경우와 같은, 동성애적 감정을 강하게 자극하는 상황들이 급성 편집증적 반응을 초래할 수 있다. 이러한 모든 예들에서, 환자를 압도하는 강한 죄책감과 수치심에 의해 편집증적 반응이 유발된다. 환자는 자신의 실패나 성공, 또는 수동적, 복종적 소망 등에 대해 죄책감을 경험하게 된다.

면담의 진행 MANAGEMENT OF THE INTERVIEW

편집증 환자의 분노는 첫 면담에서 두드러지는 양상이다. 분노는 거부적인 철수negativistic withdrawal, 분노로 가득 찬 의사진행 방해angry filibuster, 공격성, 또는 비합리적인 요구 등의 형태로 나타난다. 일단 면담이 시작된 뒤에는, 환자의 심한 불신이 추가적인 문제로 대두된다. 거절에 대한 과민성과 두려움 때문에 해석과 직면을 해주는 것은 매우 어려워진다. 하지만 정신치료가 성공적으로 진행됨에 따라, 신뢰할 수 있는 치료적 관계가 발달되며, 치료자는 환자의 생활에 있어서 가장 중요한 인물이 된다.

개시기 The Opening Phase

분노와 침묵 Anger and Silence

자신의 의지에 반하여 정신과로 오게 된 환자들은 흔히 이야기하기를 거부하는 형태로 자신의 분노를 표현한다. 하지만 긴장증적 환자나 심하게 우울한 환자들과는 다르게, 화가 나 있는 편집증 환자들은 주변 사람들에게 무관심한 상태로 머물지는 않는다. 이들의 철수는 분노에 대한 방어일 뿐 아니라 분노를 표현하는 수단이기도 하다. 이들은 자신의 분노와 증오를 분출할 수 있는 어떠한 기회도 환영을 한다. 이때 면담가는 환자의 이러한 감정을 알아주면서 "자신의 뜻에 반하여 여기에 오시게 된 것 같군요." 또는 "강제로 여기에 오는 동안 어떤 기분이셨는지 알고 싶군요."라고 말하며 첫 라포를 수립할 수 있다. 임상가는 환자의 판단에는 동의를 하지 않은 채, 대신 그것에 대해 더 자세히 알고 싶다는 관심을 보여주는 것이다. 대개 이러한 언급은 환자로 하여금 길고도 분노에 가득 찬 비난을 시작하게 만들어 주며, 이를 통해 면담가는 환자의 이야기를 이끌어낼 수가 있는 것이다. 환자가 이미 입원된 상태라면, 이러한 접근법이 환자의 이야기를 이끌어내지 못할 수도 있으며, 이런 경우엔 "제 생각으로는 당신은 몇 가지 이유 때문에 병원에 입원하게된 것 같은데, 적어도 제게 당신의 입원 사유가 정당하지 못하다거나 또는 더 이상 입원해있을 필요가 없다는 확신이 들기 전까지는, 당신은 계속 입원해있어야 할 것입니다. 따라서 이런 상황에서는 저와 이야기를 나누는 것만이 퇴원할 수 있는 유일한 방법입니다."라고 말하는 것이 도움이 된다. 이때 면담가는 환자에게 대화를 나누게 되면 언젠가는 퇴원할 수 있게 될 것이라고 명확히 말해주어야 하지만, 그렇다고 곧바로 퇴원이 될 것이라고 약속해주어서는 안 된다. 이러한 솔직한 접근법을 통해 종종 어떻게 해도 이야기를 하지 않으려 하던 편집증 환자들이 면담에 응하게 되곤 한다.

임상가는 부당한 대우를 받고 있다는 환자의 느낌에 동정심을 표현해줄 수 있다. 예를 들어, 이전에 몇 차례 여러 임상가들과 면담을 한 적이 있는 한 여자 편집성 정신병 입원 환자는 "전 이미 충분히 많은 의사들에게 제 얘기를 했어요. 전 이제 지치고 질려버렸어요. 선생님과는 아무 얘기도 안 할 거예요."라는 말로 면담을 시작하였다. 그런 식으로 부당하게 대우를 받았다는 환자의 느낌에 대해 면담가가 동정을 해주자, 환자는 화가 난 투로 계속해서 "그래요, 게다가 직장이 있는 남자 환자들의 경우엔 일하러 나가는 것까지도 허용해주고, 또 그 사람들은 면담을 받지 않아도 되더군요."라고 말했다. 남자 환자들이 받은 특별대우에 대한 이러한 추가적인 언급을 통해 동정적인 반응을 해줄 수 있는 돌파구가 마련되었으며, 이에 이 환자는 2~3분 내에 면담가와 자유롭게 이야기하기 시작했다.

위협적인 환각과 망상을 가진 보다 심하게 병든 편집증 환자들은 보호를 받기 위한 목적에서, 면담가와 기꺼이 대화를 나누려한다; 하지만 그 면담의 양상은 곧 다른 편집증 환자의 경우에서와 똑같은 특성을 띠게 된다.

"편집증적 응시" The "Paranoid Stare"

편집증 환자들은 면담가의 행동과 주변 환경의 모든 세세한 점들을 주의 깊게 관찰한다. 이들의 "편집증적 응시"는 많은 면담가들을 불편하게 만들며, 이에 면담가들은 환자의 시선을 피하는 반응을 보이게 된다. 이 환자들은 면담가가 면담 내내 자신을 주의 깊게 바라봐줄 때 안심을 한다. 이를 불신이라기보다는 관심의 증거로 받아들이면서, 이들은 면담가는 자신에게 세심한 주의를 기울이고 있으며, 또한 자신을 두려워하고 있지도 않다는 생각에 안심을 하게 된다.

의사 진행 방해 The Filibuster

편집증 환자와의 면담은 두 사람간의 상호작용이라기보다는 한 쪽의 일방적인 의사진행처럼 보인다. 이러한 의사 진행 방해는 대개 면담의 개시기와 종료기에 가장 두드러진다. 강박적인 사람들처럼, 편집증적인 사람들은 감정적 접촉을 수립하는 것이 매우 힘들며, 일단 접촉이 수립되고 난 후에는 상대방과 분리되지를 못한다는 점에서, 이러한 증상적 행동의 적응적 가치는 쉽게 이해되어질 수 있다. 면담 시작 때부터 상대방을 말하지 못하게 함으로써, 이들은 그 관계에서 자신의 개입 정도를 조절할 수가 있는 것이다. 일단 정서적 라포가 형성되고 난 후에는, 임박한 거절의 위험을 피해나가야만 한다. 이들은 거리를 유지할 수 있는 단어들을 사용함으로써 자신이 먼저 면담가를 거절하는 방식으로 거절의 위험으로부터 벗어나려 하지만, 동시에 이들은 계속해서 말을 하는 방식으로 면담가에게 "매달려" 있는 것이기도 하다.

장황한 이야기를 통해 치료자를 지배하려는 의도의 밑바탕에는 기본적인 무가치감과 부적절감이 깔려있다. 환자와 면담을 하기 위해서는, 면담가는 환자에게 자신의 이야기를 말하도록 해야 한다. 하지만 이러한 의사 진행 방해가 면담 내내 지속되도록 내버려두게 되면, 환자와의 진정한 접촉은 전혀 이루어지지 않게 될 것이다. 때때로 첫 면담에서 "일방적인 일장연설을 듣고 있다는 느낌이 드네요."와 같은 언급으로 이러한 방어를 직면시키는 이들도 있지만, 이런 기법은 종종 환자를 더욱 멀어지게 만든다. 이보다는 "저는 당신의 이야기를 자세하고 듣고 싶으며, 또한 우리가 앞으로 계속해서 만남을 하는 동안 저는 분명히 그렇게 할 것입니다. 하지만 제가 당신을 돕기 위해서는 지금 당장 알아보아야 할 몇 가지 사항들이 있습니다."라고 말하는 것이 더 좋다. 환자를 자극시키지 않은 채 그의 장황한 이야기를 중단시키는 또 다른 방법은 "그 문제들에 대해 제가 어떤 식으로 도와드려야 하지요?"라고 묻는 것이다. 이때 면담가는 자신이 환자에 의해 지배되지는 않을 것이며, 몇 가지 통제권한은 자신이 취하게 될 것이라는 점을 지적해주고 있는 것이다. 환자가 다시 이러한 의사 진행 방해를 하려 할 때에는, 면담 동안 여러 차례에 걸쳐 이와 비슷한 언급을 해주는 것이 필요할 수도 있다.

부정 Denial

편집증적인 사람들은 종종 환자라는 역할을 받아들이지 않으려 한다. 이는 일종의 부정이다. 이들에게 이런 역할을 받아들인다는 것은 굴욕적인 위엄의 상실을 뜻한다. 면담가가 환자로 하여금 환자라는 사실을 받아들이도록 강요하려 하면, 이는 이미 약해져 있는 자존심의 균형을 더욱 위협하게 된다. 반면 그대로 내버려두게 되면 환자는 더 심한 정신병리를 드러내게 될 것이며, 따라서 결국 면담가가 환자를 환자라는 역할 속으로 더욱 몰아넣는 꼴이 된다. 면담가는 이런 악순환을 인식하고 이해하고 있다 할지라도, 치료 초반 동안에는 이를 환자에게 해석해주지 않아야 한다.

자신의 문제에 대해서는 부정을 한 채 병원에만은 자발적으로 온 환자의 경우엔 면담에 참여시킬 수 있는 쉬운 기회가 제공된다. 10분에서 15분 정도 환자의 이야기를 경청한 후, 임상가는 “경찰이 아니라 정신과의사에게 자문을 구하러 병원에 온 것을 보니, 정신과의사가 어떤 식으로 도움을 줄 수 있을 것이라는 나름대로의 생각이 있을 것 같군요.”라고 말해줄 수 있다. 이에 환자의 관심은 망상의 내용에서 멀어지게 된다. 환자는 이미 경찰에 도움을 요청해보았지만, 경찰들은 그냥 비웃어버리며 자신을 미쳤다고 하더라고 말하기도 한다. 이때 환자의 곤경에 공감을 해주게 되면 감정적 라포가 촉진될 것이다. 예를 들어, 환자에게 “그런 식으로 취급당했다니, 정말 수치스러웠겠어요.”라고 말해줄 수 있다.

불신 Mistrust

면담을 수행하는 데에 있어 환자의 불신과 적개심을 다루어주는 것이 핵심적인 문제가 된다. 환자의 적개심 그 깊은 이면에는 밀접하고 신뢰할 수 있는 관계에 대한 소망과 또한 두려움이 공존하고 있다. 편집증 환자와 밀접한 관계를 맺으려는 모든 시도는 두려움과 불신을 초래하며, 이는 적개심으로 발전된다. 이는 환자가 수동성을 두려워하고 밀접함 이후로는 거절만이 뒤따를 것이라 확신하기 때문이며, 이것이 바로 환자가 처음에 임상가를 거절하고 싶어 하는 이유이다. 환자가 면담가에게 공개적으로 반대를 하거나 화를 내지 않을 때에는, 지금 믿지 못한 채 의심하고 있는 것이다. 면담가는 자신이 친구라거나, 당신을 도우려한다거나, 당신 편임을 믿게 될 것이라는 말로 환자를 안심시켜주려 해서는 안 된다. 대신 면담가는 자신은 낯선 사람이며, 환자가 자신을 즉시 믿거나 또는 자기편으로 생각할 만한 아무런 이유가 없다는 환자의 생각에 동의를 해줄 수 있다. 면담가는 아주 친한 친구가 되어주려 하지 않은 채, 환자의 고통에 대해 인간적인 연민을 표현해준다. 환자와의 관계는 현실적이고 진지한 것이지만, 이는 개인적인 관계가 아니라 전문가적인 만남인 것이다.

편집증적인 사람들은 믿을 수 있는 사람과 믿을 수 없는 사람을 구분하는 데에 많은 어려움을 갖고 있다. 면담가가 환자의 불신을 인정해주는 것은 문제를 이해한다는 점을 보여주는 것이다. 환자가 방안을 둘러보고 싶다고 말한다면, 면담가는 환자로 하여금 자유롭게 방안을 살펴보면서 직접 확인해보도록 해줄 수 있다. 그런 다음 면담가는 환자에게 배신당했다고 느꼈을 때의 일에 대해 이야기해보도록 함으로써, 믿을 수 없는 사람들에 대한 환자의 감정을 쫓아가 볼 수 있다.

편집증적인 인격 경향을 갖고 있는 비-정신병적인 환자들은 임상가에 대한 불신을 보다 미묘한 방식으로 드러낸다. 이와 관련된 정신역동적 문제는 보다 심하게 장해된 환자들의 경우와 동일하다. 어떤 환자들은 면담 시작 때부터 의심을 보인다. 환자는 확신에 찬 목소리로 "그냥 궁금해서 그러는데, 서류철 위에다가 잡지를 올려놓으신 거는 일부러 제가 그 커버스토리를 보게 하기 위한 건가요?" 또는 "그림을 구겨놓으신 거는 저를 테스트해보시려는 거 아니에요?"라는 말로 면담을 시작한다. 이때 면담가는 답변을 해주기 전에 먼저 그러한 생각에 대해 더 자세히 알아보는 것이 좋다. 면담가는 "제가 그런 검사를 통해 무엇을 알아내려고 하는 것 같습니까?"라고 대답할 수 있다. 한 환자는 "음, 제가 다른 사람들의 그림을 똑바로 펼쳐놓고 다니는, 그런 유형의 적극적인 여자인지를 알아보실 수가 있겠죠."라고 말했다. 환자는 자신의 충동을 잘 참아내었다는 이유로, 자신은 면담가의 그런 테스트를 통과한 것이며, 따라서 그러한 문제가 없는 것과 마찬가지라고 생각했다. 면담가는 이런 생각에 반박을 하지 않은 체, 그냥 이런 모습을 이 환자에 대한 평가의 한 부분으로 기억해두었다.

다른 환자들의 경우, 면담가보다 한 발 앞서 나가려는 시도를 통해 이들의 의심과 두려움이 확실히 입증되곤 한다. 한 예로 한 환자는 "제게 왜 그런 질문을 하시는지 알아요." 또는 "선생님께서 어떻게 하시려는 건지 다 알아요; 제가 화를 내기를 바라시는 거죠?"라고 이야기하였다. 환자가 면담가 뒷으로 틀리려 한 동기에 대해 탐색해보게 되면, 권력 갈등power conflict과 통제 받는 것에 대한 두려움이 드러난다. 편집증적 성격 경향을 갖고 있는 사람들은 이전 치료자의 이름이나 심지어는 면담 때 이야기되었던 친구의 이름조차도 비밀로 하려는 경향이 있다. 전형적으로 환자는 "선생님께선 왜 그걸 알고 싶으신 거죠?"라고 반문한다. 이때 면담가는 임상가로부터 배신을 당할지도 모른다는 두려움은 물론 다른 사람을 해칠지도 모른다는 두려움에 대해서도 조사해볼 수 있다. 만일 면담가가 환자로 하여금 그러한 정보들을 말하도록 강요한다면, 이는 환자의 두려움만 커지게 만들뿐이다. 대신 면담가에 대한 환자의 불신에 대해 해석해보는 것이 더 좋다.

행동해줄 것에 대한 요구 Demands for Action

때때로 면담을 시작할 때, 편집성 정신병 환자들은 어떠한 감정적 문제도 부정할 뿐만 아니라, 망상적 사고에 기초한 기이한 요구를 하기도 한다. 예를 들어, 등에 총을 맞았다며 한 환자가 응급실로 들어왔다. 당직의사는 아무런 총상도 발견되지 않자, 환자에게 정신과 진찰을 받아볼 것을 제안하였다. 그러자 환자는 눈에 보이지 않는 총알에 맞았다며 MRI를 찍어달라고 요구했다. 이런 터무니없는 요구까지도 응해줌으로써 라포를 수립하고자 했던 당직의사의 노력은 결국 실패로 돌아갔다. 환자 자아의 일부 측면은 자신의 요청이 비합리적이라는 것을 알고 있었던 것이며, 이에 맞장구를 쳐준 임상가는 결국 환자에게 수치심만 가져다 준 꼴이 되었다. 대신 면담가는 그런 느낌이 들 수도 있지만, 환자가 생각하고 있는 것은 사실은 불가능한 일이라고 지적해줄 수 있다. 또는 예를 들어 "등에 총을 맞았다고 느껴지니 얼마나 무서우시겠어요. 하지만 그러한 느낌에 대해 몇 가지 가능한 설명들이 있습니다. 따라서 저는 MRI를 찍지 않을 것입니다; 눈에 보이지 않는 총알이란 존재하지 않으니까요."라고 말해줄 수도 있다. 경험이 없는 면담가들은 이때 환자가 화를 내며 응급실을 나가버릴지도 모른다고 생각할 것이다; 하지만, 면담가의 어조와 태도에서 진지한 관심이 느껴진다면, 면담은 계속 진행될 것이다.

이와 비슷한 상황으로, "머릿속에 휴대폰이 들어있어요"라며 두개골 X-ray를 찍어달라며 응급실로 온 환자가 있었다. 이 환자는 환청을 듣고 있던 것이었으며, 이에 면담가가 진심으로 당신을 도와주고 싶지만, 그런 경험에 대한 당신의 해석은 받아들일 수가 없다고 말해줌으로써, 면담은 다시 시작될 수 있었다.

환자가 면담가에게 지금 즉시 어떠한 비합리적인 행동을 해줄 것을 요구하는 상황에서, 면담가는 망상에 대해 초기에 직면해주지 않는 것이 좋다. 이러한 요구들은 만일 X-ray가 환자의 믿음을 확증시켜주지 못하게 될 때, 환자는 어떤 기분을 느끼게 될 것 같은가에 대해 탐색해봄으로써 다루어질 수 있다. 이는 종종 환자가 망상을 통해 부정하려하고 있는 문제들에 대해 논의할 수 있는 기회를 제공해주기도 한다. 그리하면 환자는 그 목소리는 환청이며, 따라서 이는 정신 질환을 의미하는 것이라는 사실에 대한 두려움을 드러낼 수 있게 된다.

때때로 초기의 치료적 관계를 수립하기 위하여 편집증 환자의 다소 비현실적인 요구에 응해줄 필요가 있을 때도 있다. 예를 들어 한 편집증 환자는 면담실로 들어오면서 옆 건물에서 쳐다볼 수 있으므로, 커튼을 쳐주지 않으면 아무 말도 하지 않을 것이라고 말했다. 면담가는 환자의 요청을 받아들였지만, 커튼을 쳐주고 난 후에도 환자는 계속해서 자신의 문제에 대해 아무런 말도 하지 않았다. 이런 점을 지적해주자 환자는 화를 내었지만, 곧 자신의 어려움을 털어놓기 시작했다. 이 상황에서 환자의 요구는 앞서 말한 상황들만큼 기이하지는 않으며, 면담가는 환자의 요구에 응해줌으로써 환자의 합리화를 흔들어놓을 수 있는 기반을 마련해 놓은 것이다. 한 편집증 환자는 옆방에 아무도 없다는 것을 확인하고서도 여전히 벽이 천장높이까지 막혀있지 않은 방에서는 면담을 할 수 없다고 주장했다. 이에 다른 방으로 자리를 옮김으로써 특별한 비밀보장에 대한 환자의 요청을 충족시켜주었다.

또 다른 어려운 문제가 자신을 입원시키지 않겠다고 약속하지 않는 한 면담에 응하지 않겠다고 말하는 환자에서 발생한다. 분명히 그런 식으로 그냥 덮어버리려는 약속은 해주어서는 안 된다. 면담가는 "저는 어느 누구에게도 당사자의 뜻에 반하는 치료를 하지는 않을 것입니다. 하지만 자신의 충동을 조절하지 못해, 자기 자신이나 타인을 해칠 가능성이 있는 사람들은 자기-통제력이 다시 생기기 전까지는 입원해서 치료를 받는 것이 좋습니다."라고 대답해줄 수 있다. 이런 방법은 종종 환자를 상당히 안심시켜주어, 면담이 계속 진행될 수 있게 해준다. 만일 환자가 자발적으로 병원에 온 것이긴 하지만, 자세히 이야기를 나눠본 결과 입원치료를 받는 것이 최신의 방법이라는 확신이 서는 경우엔, 면담가는 환자로 하여금 입원을 받아들이도록 설득해보아야 하며, 만일 환자가 계속해서 거부하는 경우엔 환자가 동의할 때까지 치료를 거부할 수 있다. 환자가 다른 누군가에 의해 끌려온 경우, 이러한 기법들이 모두 실패로 돌아가 환자가 계속해서 약속 먼저 해달라고 주장한다면, 면담가는 "만일 당신이 직접 말씀해주시지 않는다면, 저는 보호자들이 하는 말만 믿고 결정을 내릴 수밖에 없습니다."라고 말할 수 있다.

치료적 동맹을 수립하기 Establishing the Therapeutic Alliance

망상에 도전하기 Challenging the Delusion

모든 초심자들은 논리적으로 정신병 환자의 망상 체계를 반박하고 싶은 마음이 든다. 하지만 이런 방법은 불가능하다는 것이 곧 드러난다. 대신 환자에게 이런 박해의 이유 사람들이 환자를 공격하는 이유는 무엇이며, 이에 대해 환자는 어떤 행동을 취해 왔는지 를 묻는 것이 더 유용하다. 면담가는 망상에 동의하지도, 반박하지도 말아야 한다. 그러나 환자들은 대개 면담가의 관심을 무언의 동의로 받아들인다. 면담가가 일시적으로 환자의 믿음과 신뢰를 얻기 위해 기만적인 언급을 하지 않는 것이 이후 두 사람간의 관계를 위해 필수적이다.

환자가 임상가에게 자신의 이야기를 믿는지를 직접적으로 물어보는 경우엔, "저는 당신이 말씀하신 바대로 느끼고 있다는 것과 그리고 당신이 본 대로를 그대로 말씀하고 계시다고 생각합니다; 하지만 그런 느낌의 의미에 대한 당신의 추측은 좀 더 알아봐야 할 문제인 것 같습니다"라고 대답해줄 수 있다. 면담가에게 자신의 생각이 빠르고 정확하게 전달되었는가 하는 것에 대한 환자의 걱정에 대해 언급해줄 수 있으며, 이러한 문제들이 충분히 평가되기까지는 시간이 필요하다는 점을 지적해줄 수 있다. 일반적으로 망상적 소재들이 더 기이할수록 면담가는 그런 경험에 대한 환자의 해석에 대해 더 솔직하고 직접적으로 질문을 해야 한다. 이렇게 함으로써 면담가는 자신의 견해에 대한 논리적 기반을 설명해주면서 동시에 그것에 관해 환자와 논쟁하는 일을 피할 수 있게 된다. 종종 이런 과정에는 환자의 과대성에 대한 반박이 포함된다. 예를 들어, 임상가는 "저는 당신이 말씀하신 대로 실재로 녹색 자가용들이 주변을 맴돌고 있었다는 사실은 의심하지 않습니다; 하지만 그 차안에 간첩이 타고 있었다거나, 차안에 있던 사람들이 유독 당신만을 신경 썼다는 이야기는 믿기가 힘들군요. 그렇게 생활을 힘들게 만들만큼 간첩이 당신을 중요한 사람으로 생각하는지에 대한 이유는 당신의 얘기만으로는 설명이 되질 않는군요."라고 말할 수 있다.

면담가는 종종 환자의 가족들은 환자의 망상 체계에 동의하지 않는다는 사실과 환자가 자신의 생각을 믿듯이, 가족 역시도 각자의 관점을 믿는다는 점을 지적해줄 수 있다. 그런 다음 면담가는 "제가 당신이 옳은 거고, 가족들이 미친 거라고 생각해야만할 이유가 있나요?"라고 되물을 수 있다. 환자의 느낌에 대한 모든 의구심이나 동요는 치료적 관계를 수립하는 발판이 된다. 이후의 치료에서 망상적 소재들이 증가되거나 새로이 나타나는 경우, 구체적인 유발 스트레스들을 추적해보아야 한다.

망상과 현실의 구별 Differentiating Delusion from Reality

편집증적 망상에는 종종 어떤 진실의 핵(核)이 포함되어 있다. 망상이 그럴듯하게 보이는 경우, 초심자들은 환자의 이야기 중, 어디까지가 망상이고 어디까지가 진짜인지를 판단해보려 한다. 하지만 이는 잘못인데, 왜냐하면 현실의 시작과 끝을 정확히 짚어내는 것이 중요한 것은 아니며, 어느 누구도 실제로 그러한 판단을 내릴 수는 없기 때문이다. 이보다는 망상의 내용 중 사실일 가능성이 있는 요소들을 알아냄으로써 라포를 수립하는 것이 훨씬 더 중요하다. 망상의 가장 중요한 측면은 환자가 망상에 집착하고 있다는 점, 그것이 사실이라는 환자의 비합리적인 확신, 그리고 좌절, 실망, 실패 등을 설명하기 위해 망상을 사용한다는 점 등이다. 면담가는 환자가 망상에 집착하고 있는 것이 건설적이고 효과적인 삶을 방해하고 있다는 점을 지적해주어야 한다. 이런 방식을 통해 면담가는 망상의 사실 정도를 놓고 논쟁을 벌이는 일을 피할 수 있게 된다.

면담가는 환자가 자신의 망상 체계에 의해 어떤 행동을 취했거나 또는 취하려 한 적이 있는지를 물어보아야 한다. 이런 질문을 할 때에는 환자가 그런 식으로 행동했어야 한다는 뜻으로 들리지 않도록 해야 한다. 환자가 취했던 어떤 행동의 양상을 통해 면담가는 환자의 판단력과 충동 조절에 대해 평가할 수 있게 된다.

치료 계획을 수립하기 Developing the Treatment Plan

치료 계획을 수립하는 데에 있어 환자가 적극적인 참여자의 역할을 하는 것이 중요하다. 그렇지 않으면, 환자는 수동적이고 복종적인 느낌을 받게 될 것이고, 결국엔 임상가의 충고를 따르지 않는 방법을 통해 자신의 분노를 표현할 것이기 때문이다. 이런 문제를 피하기 위해서 면담가는 도움을 받아들이려는 환자의 동기를 자극해야 한다. 망상적인 환자들은 망상 때문에 치료를 받아야 한다고 느끼지는 않지만, 자신의 과민성, 불면증, 집중력 저하 등에 대한 도움은 기꺼이 받아들이려 한다. 환자는 자신의 사회생활이나 직업상의 문제들이 정신치료로 치료될 수 있다는 것을 알게 될 수도 있다. 일단 환자가 자신에겐 치료받아야할 문제들이 있음을 인정하고 난 후에는, 임상가는 치료에 대한 잠정적인 권고를 해줄 수 있다. "그런 것들이 바로 우리가 함께 풀어 나가야할 문제들입니다." 또는 "당신이 그런 문제를 해결하는 데에 제가 도움이 되리라 믿습니다."라는 언급은 환자는 단순히 임상가에게 복종하는 것이 아니라, 치료에 있어서 적극적인 역할을 담당하는 사람이라는 점을 강조해주는 말이다. 치료자가 지나치게 열정적으로 치료적 권고를 하게 되면, 환자는 이에 더 저항을 보이게 된다.

다른 치료자에게 편집증 환자를 의뢰할 필요가 있을 때에는 여러 문제들이 예상된다. 환자들은 종종 자신이 의뢰될 치료자의 자질에 대해 질문을 한다. 면담가는 그의 경력에 대해 간략히 말해준 후, "제가 자질이 부족한 사람에게 보낼 것이라고 생각하셨어요?"라고 물을 수 있다. 대개 환자들은 서둘러 그런 뜻이 아니었다고 대답을 한다. 이때 면담가는 "아마도 제가 직접 당신을 치료해줄 만한 시간이 없다는 데에서 마음이 상했거나 화가 나신 모양이군요."라고 말할 수 있다. 환자가 이러한 감정을 인정하는 경우 면담가가 방어적이지 않다면, 그 의뢰는 앞으로 부드럽게 잘 진행될 것이다. 환자가 그런 감정을 부정하는 경우더라도, 얼마 후 환자로부터 이러 이러한 이유로 새 치료자가 마음에 들지 않는다는 전화가 걸려오곤 한다. 일반적으로 그 환자를 또 다른 치료자에게 의뢰하는 것보다는 일단 그 임상가에게로 되돌아가 이러한 느낌에 대해 그와 상의해보도록 하는 것이 좋다.

편집성 정신병 환자들은 자유의 제한이나 수동성이 강요되는 상황에 매우 민감하다. 이들은 약물치료나 입원을 잘 받아들이려 하지 않는다. 환자와 신뢰할 수 있는 관계를 맺기 전까지는 이러한 문제들을 거론하지 말아야 한다. 입원치료가 필요한 경우, 신체적, 사회적 강압을 피하면서 환자로 하여금 자발적으로 입원을 받아들이도록 납득시킬 수 있는 모든 방법들을 다 시도해보아야 한다. 다른 사람들이 자신의 행동에 어떤 영향을 끼치게 될 것이라는 편집성 정신병 환자의 두려움은 약물치료의 영역에까지 확장이 된다. 임상가가 처방전을 적어 주면서 환자에게 "지시에 따라 이 약을 복용하도록 하세요."라고 말하는 것은 성공하기 힘들다. 대신 임상가는 환자에게 치료 효과와 예상 가능한 부작용뿐만 아니라 그 약의 이름에 대해서까지도 설명해줄 수 있다. 그런 다음 처방에 대해 궁금한 점이 있는지 환자에게 물어볼 수 있다. 이제 환자는 치료를 계획하는 데에 있어 동참자가 되었으며, 이에 환자는 치료의 성공을 위해 더욱 노력하게 될 것이다.

개방성과 일관성을 유지하기 Maintaining Openness and Consistency

치료자는 환자 자아의 건강한 나머지 부분들과 관계를 수립하기 위해 작업한다. 치료가 필요한 것은 환자의 망상 체계가 아니라, 망상을 만들어낸 두려움에 떨고 있는 화가 나 있는 사람인 것이다. 안정된 치료자의 태도는 엄격함과 꾸준함이 그 특징이다. 환자에게 특별한 호의나 특권을 부여해 주어서는 안 되며, 임상가는 항상 가장 세심한 정직성을 유지해야 한다. 환자로 하여금 신뢰할 수 있는 관계를 수립하도록 하기 위해서는 치료자의 행동이 정확하고 예측 가능하며 일관되는 것이 매우 중요하다. 외래 상황에서 편집증 환자를 치료할 때, 치료의 규칙과 빼먹은 면담시간에 대한 치료비 문제 등에 대해 명확히 언급해줌으로써, 그렇게 하지 않았을 때 치료에 위협이 되는 결과를 초래할 수 있는 오해의 소지들을 예방할 수가 있다. 예를 들어, 이 환자들은 상대방의 개인적 권리나 재산을 배려해주지 않음으로써 쉽게 임상가를 화나게 만들 수 있다.

임상가가 환자로 하여금 임상가의 사생활을 침범하거나 진료실의 가구를 손상시키도록 내버려두는 것은 도움이 되질 않는다. 면담가는 위선과 비일관성, 예측 불가능성 등에 대한 환자의 증오심을 직접적으로 동정해줄 수 있다. 정확한 지각은, 면담가에 대한 지각을 포함하여, 그것이 비록 부정적인 것일 지라도, 반드시 강화되어져야 한다. 항상 면담가는 의견이 일치되지 않는 부분에 대해서 솔직해야 하며, 이때 환자에게 "우리는 서로 의견이 다르다는 점에 있어서는 의견이 일치하는군요."라는 식의 언급을 해주게 된다. 이러한 언급은 환자와 면담가 각각이 각자의 정체성을 가지고 있다는 점을 강조해주는 것이다. 가능할 때마다, 치료자는 자기 자신의 결정을 내릴 수 있는 환자의 권리와 능력을 강조하고 지지해줄 수 있다.

치료자의 불안을 다루기 Managing Anxiety in the Therapist

일부 치료자들은 편집증 환자들에 대해 강한 혐오나 두려움을 가지고 있으며, 이런 치료자들은 이러한 문제들이 해결될 때까지 편집증 환자를 치료해서는 안 된다. 환자의 잠재적 공격성이 두려운 경우, 치료자는 동석자나 다른 적당한 보호자가 있는 경우에만 면담을 해야 한다.

편집증 환자들은, 과거에 다른 중요 인물들에게 그랬던 것과 같이, 치료자와의 관계를 파괴시키는 경향이 있는데, 이들은 먼저 상대방을 불안하게 만든 뒤, 그런 다음 상대방의 그러한 반응을 거절로 받아들인다. 치료자는 환자가 호소하는 내용에는 어느 정도 타당성이 있음을 이해하고 있어야 한다. 편집증 환자에게는 분노의 찬, 그리고 때로는 정확한 비난을 받는다고 자존심 상해하지 않는 안정된 치료자가 필요하다.

환자가 적대적이고 비판적인 감정을 표현하는 경우, 환자가 자신을 좋아해 주고 자신에게 감사해주기를 바라는 치료자는 상처를 받게 될 것이며, 이에 분노나 우울감으로 반응하게 된다. 환자가 긍정적인 감정을 표현하는 경우, 이런 치료자들은 환자가 그에게 부여한 인자한 부모로서의 역할을 떠맡게 될 것이며, 그럼으로써 임상가의 자아가 부풀어진 나머지, 결국 환자를 유아적으로 만들어버리게 된다.

면담가는 편집증 환자에게 언젠가는 치료자에게 의심이 들기 시작할 것이지만, 그것 때문에 관계를 끝낼 수는 없다고 충고해줄 수 있다. 대신 이는 임상가와 환자의 감정에 대한 탐색과 대화의 증진, 그리고 상호간의 이해를 촉진시켜주는 지표가 된다. 거절에 대한 극도의 민감성 때문에, 환자는 치료자 측의 휴가나 부재에 대해 미리 긴 시간동안 준비되어져야 한다.

치료자를 향한 지속적인 불신과 의심을 견디내기 위해서는 무한한 인내심이 요구된다. 비난에 대한 극도의 민감성, 그리고 매달리는 식의 복종적인 비위맞춤과 방어적인 공격성 사이를 왔다 갔다 하는 모습 등은 치료자의 분노를 자극한다.

유머의 자제 Avoiding Humor

편집증적인 사람들은 스스로를 유머감각이 뛰어난 사람이라고 생각한다. 하지만 실제로 이들은 자신을 돌아보지 못하고 긴장을 풀지 못하며 진정한 유머에 필요한 예민함과 모호함을 받아들이지 못한다. 이들의 냉소적인 웃음은 어떤 상황에서 그가 느끼고 있는 가학성이나 공격성의 즐거움이 반영된 것이며, 보다 복잡한 형태의 유머를 이들은 이해하지 못한다. 이들은 자신에게 해당되는 모든 것들에 대해 유머감각을 갖지 못하기 때문에, 따라서 면담가는 위트나 유머를 피해야 하며 이는 특히 환자에 대한 것일 때 그러하다. 얼마나 기술적으로 농담을 하던지 간에, 환자는 면담가의 이런 시도에 대해 마치 면담가가 자신을 조롱하고 있다는 듯이 반응을 한다. 반어법과 비유법 또한 위험한데, 왜냐하면 사고방식이 구체적 concrete인 이유로 환자는 그 원래의 속뜻을 제대로 이해하지 못하곤 하기 때문이다.

치료자가 가장 흔히 범하게 되는 농담은 의심하거나 불신을 하는 편집증 환자의 경향을 과장하는 식의 언급이다. 편집증 환자의 "교묘한" 냉소적인 언급을 그대로 맞받아주게 되면, 환자는 상처와 오해를 받았다고 느끼게 된다. 예를 들어, 한 편집증 환자가 면담시간이 점심식사시간 대로 잡힌 것에 대해 냉소적인 우스갯소리를 하였다. 이에 면담가는 환자가 한 "농담"의 뜻을 잘못 이해하고는 슬쩍 "다음번엔 점심을 거르게 만들었다는 이유로 절 고소라도 하실 것 같네요"라고 말했다. 그 얼마 후 환자는 치료자가 자신을 굶어죽게 만들려는 계획을 꾸미고 있다는 망상을 만들어냈다. 경험이 없던 이 임상가는 위와 같은 언급을 통해 환자에게 자신의 불안감과 무의식적 적개심을 드러낸 것이었다.

부적절하게 안심시켜주지 않기 Avoiding Inappropriate Reassurance

때때로 면담가가 환자의 구체적인 두려움에 대해 이해를 하기도 전에 먼저 부적절하게 안심부터 시켜주려 하곤 한다. 예를 들어, 심한 편집증 환자 한 명이 면담 시작부터 정신과 전공의에게 "제가 '미친' 것처럼 보이세요?"하고 물었다. 지지적인 치료 관계를 증진시킬 생각에서, 그 전공의는 그렇지 않다고 대답을 하였다. 이런 방법을 통해 초기 라포는 어느 정도 수립되었지만, 그 임상가는 곧 환자가 여러 가지 정상적이지 않은 생각과 느낌들을 갖고 있다는 사실을 알게 되었다. 스스로를 환자에 의해 조종당하도록 만듦으로써, 그는 환자의 눈에 경험이 없는 바보스러운 임상가로 보였을 것이다. 그보다는 "무엇 때문에 자신이 미쳤는지를 물어보시는 거죠?" 또는 "대화를 통해 어떤 문제가 있는지 알아봅시다."라고 말하는 편이 더 낫다. 불확실한 것을 얼마나 솔직하게 받아들이는지 알아보기 위해 환자는 임상가를 시험해봤던 것이다. 거짓된 대답이라도 해달라는 강압적인 압력에도 불구하고 위선된 대답을 해주지 않는 것이 환자를 더욱 편안하게 해줄 수 있다.

해석의 사용 Use of Interpretations

시기의 중요성을 이해하기 Understanding the Importance of Timing

해석은 환자의 삶에 대한 일종의 침입intrusion이며, 편집증 환자들은 이런 침입을 참아내질 못한다. 명료화clarification나 설명explanation은 치료 초반에 해줄 수도 있지만, 해석은 신뢰 관계가 수립될 때까지 연기되어져야 한다.

심하게 정신병적인 편집증적 왜곡에 대한 역동적 해석dynamic interpretation은 정신병이 호전될 때까지 기다려져야 한다. 하지만 망상 체계에 대한, 환자 마음속의 의구심과 불확실성에 대해서는 자극을 시켜주는 것이 필요하다. 환자에게 자신의 관찰에 대해 또 다른 설명을 해보도록 가르치는 것은 환자의 투사적 방어projective defense를 흔들어놓게 된다. 한 예로서, 한 환자가 길 건너편 아파트 사람들이 자신에 대한 비디오를 찍고 있다고 말했다. 치료자는 길 건너편에 비디오를 찍고 있던 사람들이 실제로 있었을 수는 있다는 점은 동의해 주었지만, 그들이 무엇을 촬영하고 있었는가를 설명해줄 수 있는 다른 가능성에 대해서도 제안을 하였다. 환자가 촬영을 한 목적은 자신의 성생활에 관한 증거를 수집하기 위한 것이라고 주장했고, 이에 임상가는 환자에게 성생활에 있어서 창피하고 어려운 점이 있는지를 물었다. 사실 이것이 문제였으며, 이제 주된 문제 영역에 대한 논의를 시작할 수 있게 되었다.

자신의 불행을 초래한 데에 있어서 환자가 한 역할에 대한 해석은 천천히 부드럽게 그리고 잠정적으로 이루어져야 한다. 이런 주제는 쉽게 심한 불안감을 유발시켜 환자는 자존심을 완전히 상실하고 우울감에 사로잡히게 될 수 있으며, 따라서 이는 편집증 환자에서 지속적인 문제가 된다. 환자가 자기 행동의 이런 측면에 대해 어느 정도 통찰을 획득하게 되면, 환자는 갑작스런 공황감을 경험하면서 이 문제들은 지금 즉시, 마술적으로 영원히 해결되어져야 한다고 느끼게 된다. 예를 들어, 치료자가 환자에게 남성 권위대상에 대한 두려움 때문에 직장 상사를 화나게 만드는 행동을 하게 된 것이라고 해석해주었다. 다음 면담에서 환자는 “아버지를 무서워하던 문제는 이제 다 해결됐어요.”라고 말했다. 이에 더 이상의 탐색은 가로막혀버렸다. 이러한 점 때문에 편집증 환자에서는 정신치료의 “노출적” 접근uncovering approach이 어렵다. 이들은 자신의 자아 이상ego ideal에 따라 살아갈 수 없으며, 모순이 느껴질 때마다 이들은 강한 수치심을 느끼곤 한다.

치료 초기에, 치료자는 비록 환자가 모든 죄책감을 부정하고 있을지라도 환자의 죄책감을 경감시키는 것에 목표를 맞춘 해석적 언급interpretive comment을 해줄 수 있다. 편집증적인 사람들은 무의식적 죄책감에 의해 고통 받고 있는 사람들이며, 따라서 이러한 언급은 자신의 자기-경멸감self-contempt을 타인에게 투사해야 할 필요성을 감소시켜주게 된다. 환자가 보이는 친밀감에 대한 지속적인 추구와 이에 대한 강렬한 두려움에 대해서도 다소 일찍부터 명료화시켜주는 것이 도움이 된다. 동성애에 대한 무의식적 두려움을 탐색해보는 것은 환자가 먼저 이야기를 꺼내지 않는 한, 그리고 그러한 소재의 의미를 환자가 부정해버릴 수 있는 경우, 치료 초반이나 중반부까지는 하지 않는 것이 좋다.

전이를 해석해주기 Interpreting the Transference

치료 초반부에 환자가 치료자에 대한 환상적 소재fantasy material를 언급하는 경우엔, 적절한 실제 사실을 말해준 뒤, 어떻게 해서 환자가 그런 결론에 도달하게 되었는지를 탐색해보는 것이 유용하다. 치료자가 계속 익명성을 유지하는 한, 편집증 환자의 전이 환상transference fantasy을 분석해주는 일은 실패로 돌아갈 수밖에 없다.

긍정적인 관계가 발전되어 감에 따라, 편집증 환자들은 전형적으로 자신의 임상가에 대해 비현실적인 과대평가를 하여, 그를 전지전능한 사람으로 간주하게 된다. 면담가는 환자의 이상화된 왜곡idealized distortion을 흔들어놓을 수 있는, 자기 자신에 대한 구체적인 정보들을 가끔씩 흘려줌으로써, 이러한 환자의 과대성이 투사되는 현상을 감소시킬 수가 있다. 예로서, 한 편집증 환자가 임상가에게 당신은 늘 공정하고 합리적인 사람이라고 말하였다. 이에 치료자는 환자에게 예전에 치료자가 수위 아저씨를 닦달하던 모습을 환자가 우연히 보게 되었던 일을 상기시켜주었다. 또 다른 경우에서, 한 환자가 어떤 역사 소설에 대해 언급했을 때, 임상가는 자신은 아직 그 책을 읽어보지 못했다고 말했다. 그 즉시 환자는 임상가가 그 책을 읽어보지 않은 것에 대해 유감을 표현했고, 이에 치료자는 "제게도 잘 알지 못하는 부분이 있다는 점을 발견하신 건데, 지금 마치 저의 모자란 부분을 쉽게 받아들이기가 어려우신 것처럼 보이는군요."라고 말해 주었다. 그러나 이러한 기법은 혼란스러운 환상을 만들어낼 수 있기 때문에 조심스럽게 사용되어야 하며, 특히 치료 초반부에 사용되어서는 안 된다.

면담가는 편집증 환자에게 타인의 멸시가 느껴졌던 경험은 정확한 것일 수도 있으나, 그 사람들의 동기에 대한 환자의 해석은 틀렸을 수도 있다고 말해줄 수 있다. 편집증적인 사람들은 세상을 바라볼 때 사람들에겐 무의식적 동기라는 것은 없으며, 모든 행동들은 미리 사전에 계획되어 있는 것이라는 식으로 생각한다. 환자는 면담가의 동기motivation에 대해 비난을 하기도 한다. 저자의 환자 중 한 사람이 임상가가 대기실 문을 미리 열어놓는 것을 잊어버린 일에 대해 정당하게 화를 내면서 이는 치료자가 자신을 만나고 싶어 하지 않는다는 증거라고 말했다. 이에 대해 치료자는 자신이 대기실 문을 잠가놓은 사실을 인정하면서 당연히 환자가 화낼 수 있음을 지지해주었다. 하지만 그런 다음 치료자는 "저를 분석하고 싶으시다면 그러셔도 됩니다; 하지만 제 동기에 대해 결론부터 내리기 전에 먼저 그 사건에 대한 제 생각과 느낌에 대해 알아보시는 것이 더 낫지 않을까요?"라고 덧붙였다. 이런 방식을 통해 면담가는 환자의 정당한 분노 감정을 알아주었을 뿐만 아니라 또한 환자의 투사적 방어를 분석할 수 있는 기반을 마련해놓은 것이기도 하다. 환자로 하여금 적절한 정보도 없이 타인의 동기에 대해 결론부터 내려버리려는 환자 자신의 방식에 대해 더 많이 알도록 해주는 기회들은 항상 치료적인 효과를 갖는다. 그때의 일에 대해 나중에 설명되기를 전화벨이 울렸을 때에는 문이 열려있었고, 임상가가 전화를 받으러 나가면서 문이 닫혀버렸지만, 아직 잠기지는 않은 상태였던 것이다. 그때 마침 지나가던 사람이 문을 잠가버렸고, 그 직후에 환자가 대기실에 도착을 한 것이었다. 편집증 환자에게는 임상가의 생활 중 환자와 관련이 없는 어떤 요소들이 때로는 임상가의 기분과 그리고 환자의 치료에 영향을 미칠 수도 있다는 사실을 보여주는 것이 도움이 된다.

치료자는 실수와 단점에 대한 환자의 과잉반응을 잘 참아내야만 하는데, 치료자의 이런 태도는 환자의 부모들이 보이던 태도와는 정반대의 모습이 될 수 있다. 환자들은 흔히 사소한 불평거리들을 쭉 모아놓고서도 한동안 치료자에게는 말을 하지 않는다. 한참 후에 이들은 종종 임상가가 한 말을 정확히 인용하면서, 멸시받았다고 느껴졌던 일들을 임상가 앞에 내놓는다. 자신의 상처를 비밀로 지키는 동안, 이들은 자신의 치료자에 대해 우월감을 느낀다. 자신의 분노를 감추어두려는 이들의 경향 때문에 탐색과 이해는 불가능해진다.

편집증 환자들은 임상가가 하려는 행동과 해석을 미리 예상함으로써 한 발 앞선 위치를 유지하려하며, 치료자가 한 말의 동기를 분석함으로써 해석이 가져다주는 충격으로부터 자신을 보호하려 한다. 환자가 마침내 기저의 과대성을 인식하고 그런 과대성은 무가치감과 부적절감에 대한 방어임을 깨닫게 되는 것은 단지 시작일 뿐이다. 이는 그러한 방어를 발달시키게끔 만든 발달상의 문제를 탐색하기 위한 준비단계일 뿐이다. 치료 과정동안 현실감을 심어주는 것 또한 중요한 치료 수단이다. 그러나 현실에 비추어 환자의 망상 체계에 대해 논의할 때에는, 환자가 굴욕감을 느끼지 않도록 해야 한다.

위험한 환자 The Dangerous Patient

살해 위험homicidal risk의 평가는 많은 점에서 자살 위험의 평가와 비슷하다. 자살 환자의 경우와 유사하게, 면담가는 환자에게 살인을 저지르기 위해 어떤 구체적인 계획을 세워놓고 있는지 그리고 그 계획을 실행에 옮기기 위해 어떤 행동을 취한 적이 있는지를 질문해야 한다. 또한 면담가는 과거에도 이와 비슷한 기분을 느낀 적이 있는지, 그리고 그때는 그런 기분들을 어떻게 극복했었는지를 물어볼 수 있다. 살인이나 가학적 구타의 가족력이 중요하다. 공격적 충동에 대한 통제력을 상실한 적이 있는지, 그리고 그 때의 결과는 어떠했는지에 대한 질문은 중요한 자료들을 제공해준다. 과거에 복수심에 불탄 파괴적 행동을 한 적이 있다는 점은 이 환자에게는 외적 통제력이 필요함을 시사해주는 것이다. 이러한 측면에서 면담가는 환자에게 누군가를 사망에 이르게 한 적이 있는지를 물어볼 수 있다. 어렸을 적에 동물을 괴롭히거나 죽인 적이 있는지가 살해 위험성을 평가하는 데 있어 중요하다. 사람을 죽인 과거력이 있는 사람들에서 이러한 행동이 흔히 발견된다. 파괴적 충동의 발생을 이해하는 데에 있어 유발 스트레스가 중요하다. 특정 스트레스가 드러나게 되면, 임상가는 도움이 되도록 환경을 조정해보도록 권고할 수 있는 기회를 더 많이 갖게 될 것이다. 경찰관을 포함하여, 환자와 함께 온 다른 사람들과도 면담을 해야 한다. 환자의 가족과 전문가들 역시도 종종 환자의 행동 속에 숨어있는 사람을 죽이겠다는 의도를 부정하곤 한다.

누군가를 죽인다는 것은 실제로 가능한 일이라는 점을 알아야한다. 자신의 살인 충동에 대해 조금도 흔들림이 없는 환자라면 임상가와 면담을 하고 있지 않을 것이며, 아니면 적어도 자신의 그런 감정에 대해서 입을 다물고 있을 것이다. 환자가 살인에 대한 이야기를 꺼낸다면, 이는 이미 환자는 살인을 감행할 결정을 아직 완전히 내리지 못한 상태이며, 따라서 그런 행동을 하지 못하도록 영향을 줄 수 있다는 증거가 된다. 면담가는 환자에게 살인자가 될 수도 있다는 사실에 대해 두려움을 느끼고 당황하고 있다고 해석해줄 수 있으며, 자신이 처해있다고 생각하는 곤경에 대해 언급해줄 수 있다. 치료자는 환자로 하여금 살인을 하고 싶은 바람 뒤에 놓여있는 이유에 대해 이해하도록 도와주며, 필요한 경우 환자가 자신의 충동을 억누를 수 있도록 외부로부터 통제력을 제공해주기도 한다. 후자는 환자가 자신 스스로를 좀 더 잘 통제할 수 있다고 느끼게 될 때까지 안정제를 주거나 당분간 입원을 시키는 등의 형태이다. 예를 들어 망상 때문이던 아니던 간에 환자가 누군가를 죽일 생각을 하고 있다고 말한다면 면담가는 살해 의도의 증거를 발견한 것이며 이때는 면담의 비밀보장문제가 더 이상 적용되지 않는다. 임상가는 희생자가 될 수 있는 사람과 사법담당자 모두에게 이러한 명백한 의도에 대해 알려줘야 할 법적인 책임이 있다. 법의 규제에 따라 그렇게 할 것이라고 환자에게도 알려야 한다.

> 17세 청소년이 방에만 틀어박혀서는 학교에도 가지 않는다는 이유로 부모에 의해 응급실로 내원하였다. 환자는 인터넷을 통해 총기에 관한 정보를 모으고 있었으며, 가끔씩 수 시간 동안 방문을 걸어 잠근 채로 혼자 있곤 하였다. 면담시 환자는 음침하고 철수되어 있었으며, 공격적 충동에 대한 질문에 회피적인 반응을 보였다. 부모는 환자가 어렸을 때 불을 지르고 동물을 괴롭히는 것을 좋아했었다고 이야기해 주었다. 한 번은 다른 아이를 거의 목 졸라 죽일 뻔했던 일도 있었다. 환자는 계속해서 치료받을 필요가 없다고 하면서 집으로 돌아가게 해달라고 말했다. 이에 면담가는 환자에게 "네가 누군가를 죽이려는 것 같다는 불길한 예감이 드는구나."라고 말했다. 환자는 아무 대답도 하지 않은 채 면담가의 시선을 피했다. 이어서 임상가는 "이런 경우라면, 집에 돌아가도 된다는 확신이 들기 전까지는 병원에 있어야 될 것 같은데."라고 말했다. 다른 경우에서, 면담가가 환자에게서 느껴지는 불편감에 대해 언급을 하는 것이 면담을 촉진시켜주기도 한다. 면담가는 환자에게 "지금 나를 위협하려는 거라면, 성공하고 있는

거다. 나에게 계속 그런 느낌이 들게 만드는 이상, 난 너를 도와줄 수가 없단다. 따라서 네가 왜 이래야만 하는지에 대한 이유를 찾아보도록 하자."라고 말할 수 있다.

임상가의 생명을 위협하는 환자들은 종종 두려움 때문에 이런 식으로 행동한다는 점을 기억해두어야 한다. 환자가 자신보다도 더 두려움에 떨고 있다는 사실을 깨달은 면담가는 분명히 이점(利點)을 가지게 된다. 예를 들어, 저자들 중 한사람이 의대 4학년이었을 때의 일이다. 한 산모의 집에서 아기를 받으려 했을 때 끔찍한 사건이 벌어졌다. 아기 아버지가 잔뜩 술에 취한 채 총을 흔들며 느닷없이 방안으로 들어왔다. 그는 "선생님, 애는 괜찮은 거죠?"라고 소리쳤다. 그 의대생은 즉시 왕진 가방을 싸며, "총을 내려놓고 당장 나가지 않으면, 전 그냥 가버릴 거고, 아이도 받지 않을 겁니다."라고 말했다. 아기 아버지는 총을 내려놓고 더 이상 말썽 없이 그 자리를 떠났다.

편집증 환자들이 첫 면담에서 공격적일 수 있긴 하지만, 치료가 어느 정도 진행되기 전에는 이들이 치료자에게 구체적인 살인 충동을 품는 경우는 드물다. 환자가 치료자나 치료자의 가족을 죽일 계획을 세우고 있다고 말하는 것은 매우 무서운 일이다. 면담가가 두려움에 휩싸여서는 환자의 등 뒤에서 경찰을 불러 환자를 강제로 입원시키도록 하는 일은 환자에게 매우 엄청난 일이다. 입원에 대한 타협은 반드시 공개적으로 논의되어야 하며, 입원이 시행될 때에는 환자가 계속해서 그 과정을 지켜볼 수 있도록 해야 한다. 환자가 무기를 가지고 있다고 말하는 경우, 임상가는 환자에게 스스로를 통제할 수 있는 능력을 다시 회복했다는 확신이 설 때까지는 무기를 버리도록 요구해야 한다. 환자는 자신이 강렬한 살인 충동을 가지고 있기 때문에 거절을 당하게 될 것이라고 두려워하고 있다는 사실을 기억해두어야 한다. 이러한 느낌에도 불구하고 환자를 받아들일 수 있는 치료자의 능력은 종종 즉각적인 호전을 가져다준다.

결론 CONCLUSION

이 장에서 살펴보았듯이 편집증 환자들은 면담에 있어서 여러 문제점들을 보인다. 집중 정신치료가 진행되어감에 따라, 이러한 환자들은 자신의 태도와 행동이 어떻게 해서 타인에게 영향을 미치게 되는지를 어느 정도 이해할 수 있게 된다. 치료자의 지지와 애정을 믿을 수 있게 되어감에 따라, 환자는 삶은 항상 검거나 하얀 것은 아니며, 자신이 세상의 중심이 되지 않고서도 사람들로부터 진정한 관심을 받을 수 있다는 점을 이해하게 된다.

14장

정신병 환자

THE PSYCHOTIC PATIENT

정신병 환자는 면담가에게 특별한 문제들을 안겨다준다. 급성정신병 환자들은 초조하고 지리멸렬하고 두려워하고 있을 수도 있으며 또는 들떠있고 공격적으로 난폭하고 방상적일 수도 있다. 이정도로 정신적으로 혼란되어 있는 환자를 접해본 경험이 별로 없는 면담가는 상당한 불안을 느끼게 되며 환자 또한 그 모습을 어느 정도는 감지한다. 이렇듯 주관적인 상태를 서로 느끼고 있음을 마음속에 인지하고 있으면서 면담가는 정신병 환자의 와해되고 고양된 기분에 대해 매우 공감적으로 반응하도록 해야 하며 이는 그를 이해하기 위한 시도에 바탕을 두어야 한다. 환자는 무엇을 경험하고 있는 것인가? 환자는 그것을 어떻게 이해하고 있는가? 그것은 환자에게 무엇을 의미하는가? 환자를 송두리째 휩쓸고 있는 인격의 붕괴와 감정적 격랑에 대해 공감적으로 접촉하고 이해함으로써 면담가는 급성 정신병환자의 외부 자아external ego로서의 기능을 어느 정도 해주어야 한다.

만성적인 혹은 점진적으로 시작된 정신병 환자의 경우는 다른 일련의 문제점들을 보인다. 이들은 의심스러워하고 비협조적이며 철수되어 있다. 또다시 면담가는 매우 공감적인 태도로 환자의 숨겨진 세상 속으로 들어가기 위해 꾸준히 노력하여야 한다. 급성적이든 만성적이든 정신병적인 환자를 대할 때 즉각적으로 면담가가 느끼게 되는 위험스러운 역전이는 환자를 "미친" 사람으로, 그리고 "나는 안 그렇다."라며 객관화시키는 것이다. 이는 "나 역시도 저렇게 될 수 있다."는 생각에 무의식적으로 두려움이 느껴져 면담가가 방어적으로 반응하는 것이다. Sullivan의 관찰과 같이, 정신병 환자는 "어느 누구보다도 인간적more human than otherwise"이다. Sullivan의 관찰이 타당함을 끈임 없이 기억하고 있는 것이 정신병 환자와의 라포를 수립하고 면담을 치료적으로 만든 데에 매우 중요하다.

1940년대 동안과 1950년대에 이르기까지, Washington School of Psychiatry, William Alanson White Institute, Chestnut Lodge 등에서 근무한 Harry Stack Sullivan과 그 동료들은 정신병 환자에 대해 각별한 관심을 가졌었다. Frieda Fromm-Reichmann과

Harold Searles 등은 논문을 통해 이러한 환자들에게는 공감적으로 접근하는 방법이 도움이 될 것이라고 강조하였다. 이들은 정신병 환자가 내적 혼돈의 중심을 이해할 수 있도록 돕기 위해 그들의 이야기를 매우 유심히 경청해주었다. 그들을 이해하려는 임상가들의 노력덕택에 많은 정신병 환자들이 반응을 보여 자신의 내적 와해를 어느 정도 정리할 수 있게 되었다.

이 환자들은 자신에게 다가서려는 임상가들의 노력을 알 수 있었지만, 이것이 그들의 정신병을 "치유"해주지는 못했다. 1950년대 중반에 이르러 reserpine과 chlorpromazine이 항정신병제로 소개되어 극적인 치료효과를 보여주었으며, 특히 급성기 환자에서 탁월하였다. 1960년대 후반 즈음에는 lithium carbonate가 조울병의 치료 기준이 되었다. 이 시기 이후 더 새롭고 더 나은 항정신병제들이 계속해서 개발되었다. 하지만 불행히도 이러한 치료법의 긍정적인 발전은 개개인의 정신병 환자들이 겪는 주관적인 경험에 대해 이해해보려는 노력을 크게 감소시키고 말았다. 진단분류나 신경생물학적 연구를 위한 목적을 제외하고는, 환자의 이상한 행동과 기이한 의사소통방식을 이해하려는 임상가는 거의 없게 되었다. 임상에서도 종종 정신병이란 단순히 환자의 신경화학적 장해가 발현된 것일 뿐으로 간주되었다. 우리들 또한 신경생물학적 연구가 매우 가치 있고 치료적으로 중요하며 정신병은 "기질적인" 원인에 의한 것이라고 믿고 있지만, 정신병 환자와 깊은 관계를 수립하는 데 있어 이 장(障)이 좋은 심리적 수단되길 바란다. 우리는 정신병을 환자의 심리적 문제, 신경증적 갈등, 일상생활에서의 문제 등으로부터 따로 떼어놓고선 이것을 단순히 하나의 "뇌 질환brain disease"으로만 바라보는 이분법적 시각에는 동의하지 않는다. 정신병은 한 개인의 인격 전체를 통해 경험되는 것이다; 그러므로 그 사람의 심리, 개인 과거력, 특정 성격구조 등이 정신병적 경험의 많은 측면들을 결정하며, 따라서 면담과 치료 작업 동안 이에 대해 잘 인식하고 접근하여야 한다.

다른 사람들처럼 정신병 환자들도 신경증적 갈등을 갖고 있다. 정신병으로 인해 정상적인 심리기능이 크게 손상되기 때문에 이러한 갈등들이 모호해지거나 또는 더 심해지기도 있지만, 적절한 정신약물학적 치료와 더불어 정신치료적 작업을 병행하는 데 있어 그 갈등이 기초가 되기 때문에 이에 대해 반드시 알아보아야 한다. 환자는 이 장애를 어떻게 받아들이는지 그리고 특히 치료자와 같은 타인에 대해 환자는 어느 정도 애착할 능력이 있는지 등에 대해 정신역동적으로 알아보는 것은 그를 치료하려는 노력에 필수적인 기반이 된다. 이 때문에 첫 면담이 굉장히 중요하다. 면담가가 두렵고 낯선 급만성기 증상을 보이는 환자에게 공감적이고 관심을 보이며 겁먹지 않은 자세로 면담을 임해주게 되면, 종종 나중에 환자는 이를 매우 긍정적이고 치료적인 경험이었다고 기억하게 된다. 때로는 급성적으로 와해된 정신병 환자는 약이 처방되기 전에는 면담이 불가능하다고 잘못 이야기되는 경우가 있다. 한 신입 정신과 전문의가 새로 입원한 정신병 환자에 대해 지도감독자에게 "아직 그 환자와 면담을 하지 못했습니다. 항정신병제의 효과가 나타나기를 기다리는 중입니다."라고 말했다. 치료진은 직접 환자를 보러 갔다; 지도감독자는 그 환자와 면담을 시작하였고, 환자는 약이 아직 효과를 발휘하지 않았음에도 어느 정도 진정이 된 뒤 면담에 응하였다.

흔히 초심자들은 면담시간 동안 환자가 정신병적인 정신 상태로 들어갔다 나왔다 할 수 있다는 사실을 충분히 이해하지 못한다. 최근의 항정신병제가 개발되기 전 시절엔, 정신병에서 회복된 환자들이 종종 "제 곁에 있어주셔서 고마웠어요. 사실 제 상태가 상담을 할 수 없을 정도였음에도 불구하고 선생님은 절 치료해주려 하고 있다는 걸 느낄 수 있었어요."라고 말하곤 하였다. 정신병 환자에서 정신역동적 기제들이 쉽게 관찰되기도 하지만, 그것이 그 병을 일으킨 것은 아니다. 그럼에도 불구하고 그 정신역동적 기제들은 환자의 무의식적 심리적 갈등을 드러내 보여준다.

특정 생물학적 표지자들에 대해 알기 전에는 정신병은 현상학적 진단에 의존했었다. 이러한 점은 DSM-5에서 잘 나타나고 있다. 정신병은 급성에서부터 만성에 이르기까지 스펙트럼을 보이는 장애로, 이들 간을 구분하는 진단기준에 대해 알아보기 위해서는 DSM-5을 참조하기 바란다. 정신병 환자와의 첫 면담과 이후 지속되는 치료적 작업에 있어서 적절한 생물학적 치료와 함께 임상가가 사려 깊고 민감하며 가장 중요하게는 공감적인 자세를 유지하는 것이 굉장히 중요하며, 이는 그 자체로서 치료 효과를 가질 수 있다. 이 장은 정신병이 면담에 미치는 영향에 대해 초점을 맞추고 있다.

정신병리와 정신역동
PSYCHOPATHOLOGY AND PSYCHODYNAMICS

급성 정신병 환자 The Acutely Psychotic Patient

양성증상과 음성증상 Positive and Negative Symptoms

급성 정신병 환자들은 대개 사고와 정동, 행동에 있어서 심한 장해를 보인다. 심각하게 정신적으로 와해되어 보이고 행동은 부적절해 보일 수 있다. 지금 환자는 심각하게 변질된 의식 상태, 즉 조현병이라면 무섭고 환영 같은 주관적인 경험을, 조증 상태라면 심하게 들뜨고 의기양양한 경험을 하고 있음을 면담가는 이해해야 한다. 그러나 급성 정신병적 양극성 환자들은 극단적인 불쾌감이나 초조를 보일 수도 있다. 급성 정신병적 양극성 환자들은 다행감euphoria이나 불쾌감dysphoria 혹은 혼합된 형태mixed의 전반적으로 *과장된 heightening* 기분상태를 보이며 이때 사고 질주racing thought와 증가된 정신운동활성 psychomotor activity이 동반된다.

급성 정신병에 대한 개념 중 하나에서는 세 가지 주요 결정인자들을 제시한다. 첫 번째로 신경생물학적 장애neurobiological disturbance로 인해 각성수준이 높아지고 정상적이던 감각경험이 강렬해지며 이와 함께 지각기능과 인기기능이 침범된다. 한 환자는 질병이 발생할 당시의 상황을 다음과 같이 설명하였다; "태양이 제 몸을 가득 채워 제에게로부터 강렬한 빛이 발산되는 것 같은 기분이었어요. 저는 하나님과 직접 닿을 수 있는, 광채가 나는 특별한 존재였죠." 이러한 초기의 황홀한 경험은 일시적일 뿐이며 곧 박해를 받는다는 느낌과 자신을 악마라고 꾸짖는 괴로운 환청이 나타난다. 두 번째 결정인자는 개인적인 것individual으로 환자의 인격, 과거력, 신경증적 갈등 등을 말한다. 이러한 결정인자는 정신병적 경험이 어떤 내용이 될지를 결정한다. "제 아버지는 세상에서 가장 위험한 인물로 반드시 없애버려야 해요."라고 주장한 급성 정신병 환자는 자신의 아버지의 막대한 재산과 영향력을 존경하면서도 질투하고 있었던 것이다. 마지막은 환자의 현재 생활의 정신사회적 상황psychosocial context으로, 이는 초기 임상 증세를 결정한다. 한 대학 신입생이 심한 향수병을 앓으며 처음 두 학기동안 심한 불안감을 느끼다가 봄방학이 끝나고 학교로 돌아갈 때즈음이 되어 정신병적이 되었다. 고등학교 때까지 혼자서 방을 쓰던 그가 룸메이트와 한 방을 쓰게 되자 급격히 남의 시선이 신경 쓰여 불편해지게 되었고 이러한 상황은 그에게 매우 곤혹스러운 일이었다. 그가 학교로 돌아갔을 때 그는 대학 전체가 핵공격을 받아 전교생이 죽었다는 망상을 갖게 되었다. "저는 잿더미가 되어있는 거대한 공동묘지를 걸어가고 있었어요." 약물치료와 정신치료를 병행하여 이 환자의 질병은 호전되었으며, 이후 그는 결혼도 하고 직장생활도 잘 하였다.

증상을 양성증상 – 환각, 망상, 사고 장애, 불안으로 인한 초조 – 과 음성증상으로 구분하는 것은 임상적으로 유용한 방법으로, 양성증상은 급성 조현병 환자와 정신병적 양극성 환자 모두에서 관찰되는데 반해 음성증상은 대개 조현병에서만 나타난다. 양성증상은 정상적이던 심리적 과정이 과장되고 예민해졌음을 뜻한다. 여기에는 흔히 그 개인의 정신역동에 부합되는 내용의 어떤 "의미meaning"가 내포되어있다. 둔마된 정동, 사고의 빈약, 무감동, 생활에서의 쾌감 결여(무쾌감증) 등을 포함하는 음성증상은 일상의 심리적 기능들이 상실되었음을 뜻한다. 이러한 정상적 심리 경험의 감퇴는 일반적으로 만성 혹은 점진적으로 시작된 조현병과 연관된다. 일반인들이 보기엔 덜 극적이고 덜 "미쳐" 보이지만, 음상증상은 더 예후가 좋지 못하며, 치료에 저항을 보여 환자의 일생을 걸쳐 커다란 고통을 안겨다준다.

사고와 정동의 장애 Disturbances of Thought and Affect

조증 환자 The manic patient. 급성적으로 정신병적인 조증 환자들은 마치 정신 "조절장치"가 최고치로 올라간 듯이 종종 초조하고 흥분되어 있다. 환자로부터 쏟아져 나오는 수많은 말들과 아이디어, 외부자극에 대한 사고이탈 등은 면담가를 압도해버린다. 정동 상태는 들뜨고 거칠게 확장되어 있어 일종의 극단적인 과대성을 보여 유흥과 문란한 성관계에 빠져들며 환자는 끊임없이 자신의 천재성과 독창성을 주장한다. 확장된 기분 상태는 "열성적"이다 – 환자의 시야에 들어오는 모든 것들은 "훌륭하고", "끝내 주고", "대단하며", "독보적"이다. 조증 환자들의 거침없는 에너지와 넘쳐나는 과대성은 면담가를 비롯한 모든 주변 사람들을 지치게 만든다. 수면장애가 흔하여 대개 수면에 대한 욕구가 크게 감소되어 보인다. 조증 환자는 친구나 알던 사람, 공공기관 등에 전화를 걸어 자신의 아이디어와 계획, 터무니없는 구상 등에 대해 밤새 이야기한다. 의기양양감과 고양감이 심하게 흥분하는 시기와 번갈아가며 나타난다. 반박이나 반대에 부딪히게 되면 이들은 자신의 지나친 요구와 행동에 대해 의문을 제기하는 사람에게 화를 내거나 분노를 한다. 정신병적인 조증 환자는 일종의 정신적 폭풍처럼 보인다: 격렬하고 거칠며 소용돌이친다. 이는 주변에서 일어나는 심리적 광경들을 격정으로 압도해버리는 일종의 대뇌 "방출" 현상cerebral "discharge" phenomenon처럼 보인다. 한 양극성 환자는 자신의 정신병이 시작되었던 황홀경적인 상태에 대해 다음과 같이 설명하였다: "맨 처음에는 초자연적인 경험 같았어요. 늘 봐오던 자연의 아름다움이 특별하게 느껴졌죠. 하나님과 가까워진 기분이 들다가, 급기야는 그의 영혼이 들어와 제가 하나님이 된 기분이 들었어요. 전 미래를 내다봤고 우주를 창조했으며 인류를 구원했어요. 전 남자도 되었다가 여자도 되었다 했죠. 온 세상이 제 안에 있었어요." 이토록 신비스러운 들뜬 상태는 일시적일 뿐이며 곧이어 깊고 위험스러운 우울증이 찾아와 스스로 목숨을 끊고 싶다는 충동이 의식 위로 끊임없이 떠오르게 된다.

어떤 정신역동 이론에 따르면 조증 현상은 잠과 비유될 수 있다고 한다. 조증은 어린아이의 꿈과 같아서 자기애적으로 즐거워져 있는 자아의 소망이 충족되는 것이다. 이 시각에 따르면 조증 환자의 황홀경적인 기분 상태는 어머니의 가슴과 결합union되는 비언어적인 경험을 상기시키며 삶으로부터 겪는 고통스러운 좌절과 실망에 대한 방어라는 것이다. 한 조증 환자는 다음과 같이 자신의 경험에 대해 이야기하였다:

> 오르가즘을 느낄 때 저는 그 남자 속으로 녹아들어가요. 설명하기 힘들지만, 어떤 하나가 된 것 같이 제 몸은 그 사람 속에서 사라져버려 마치 저 자신은 없어지고 그 사람의 일부분이 되어 오히려 더 큰 하나가 된 것 같죠. 어떤 때에는 그 남자가 저에게

> 흡수되어 저는 완벽한 전체가 되죠 – 그가 제게로 들어오면 저는 그의 모든 특징들, 예를 들어 저보다 나았던 미적 취향 같은 것들까지 소유하게 되죠. 그가 저에게 일깨워 준 아름다움을 제가 흡수해버리는 것 같아요.

성적 경험에 대한 이 설명에서의 앞부분, 즉 상대방과 하나가 된다는 기분은 성교를 할 때 경험하게 되는 정상적인 자아의 퇴행normal ego regression이라고 볼 수 있다. 정신병적인 양상은 뒷부분에서 나오는데, 여기서 자아의 경계는 파괴되고 개인적 정체성은 상실된다.

급성 조현병 환자 The acutely schizophrenic patient. 비록 과장되고 비현실적인 형태이긴 하더라도 이차과정 사고secondary process가 아직 제기능을 하고 있는 급성적으로 정신병적이 된 조증환자들과는 대조적으로, 급성 조현병 환자들은 음침하고 철수되고 있으며 함구하거나 혼미해있고 혹은 기이한 자세를 취하거나 초조하고 지리멸렬해 보이면서 동시에 자신을 악마라고 꾸짖는 피해 환청에 시달리며 언어는 지리멸렬하여 그가 말하고자 하는 것이 무엇인지 면담가는 이해하기 힘들게 된다. 인지기능이 보다 잘 조직화되어있는 급성 조현병 환자에서는 세상이 끝난다는 종말론적 환상이 흔하다. 이는 환자의 내부에서 벌어진 내적 정신적 붕괴가 투사된 것이곤 하다. 망상적 사고가 그의 생각 속으로 침투하기도 한다. "이제야 제게 무슨 일이 벌어진 것인지 알겠어요."라며 한 급성 조현병 환자가 말했다. "제가 세상을 바꿀 특별한 무언가를 알고 있기 때문에 CIA와 FBI가 저를 표적으로 삼고 있는 거예요." 이런 환상은 자기애적인 기능을 갖고 있어, 그를 괴롭히는 정신내적 혼돈에는 사실 어떤 목적이 있으며 그는 유일한 존재로서 중요한 임무를 수행중이라고 환자를 안심시켜주는 기능을 한다. 이러한 방어적인 환상은 대개 환자를 진정시키는 데에는 효과적이지 못하다. 환자의 뇌리에 박힌 주관적인 경험들을 설명하기 위해 이 환상들은 점차 견고하고 지속적인 망상으로 굳어져간다. 이것이 희미해지는 경우 환자는 더 불안하고 초조해진다. 정신병적인 경험의 경우에서 이와 같은 환상은 환자를 압도하고 있는 의미 없는 무언가에 대해 – 모든 인간들의 보편적인 요구인 – "의미meaning"를 부여해준다. "도대체 이런 일이 왜 내게 일어나고 있는 거지?"는 "내가 특별한 부름을 받았기 때문에 내게 이런 일이 벌어진 거야."로 대치되는 것이다.

망상과 환각 Delusions and Hallucinations

앞서 말한 바와 같이 조증과 조현병 환자 모두에서 발생할 수 있는 망상은 복구 기능을 갖고 있다. 이는 심리적으로 회복psychological repair하려는 의도를 뜻하며 이때 벌어지고 있는 정신내적 파국intrapsychic catastrophe을 설명해준다. 조증 환자와 조현병 환자가 보이는 망상을 구분하는 감별점은 얼마나 *고정적fixed*이고 결정화crystallized되어 있으며 변하지 않는 형태인가로 조현병 환자에서 보이는 망상들이 그러하다. 이는 조증 환자에서 보이는, 계속해서 변화하는 망상의 *유동성fluidity*과는 대조된다. 이는 마치 조증 환자들은 상황에 따라 망상을 만드는 듯이, 계속해서 그 내용을 바꾸어나가듯이 보인다. 한 가지 망상이 생겨나면 한 가지 망상은 사라진다.

정신역동학적으로 망상과 환각을 이해하는 데에 있어 투사projection와 부정denial이라는 자아의 방어기제가 매우 중요하다. 프로이드는 환각과 망상이란 어렸을 적에 잊어버렸던 무언가가 되살아나 의식수준 위로 떠오른 것이라고 생각하였다. 프로이드에 따르면 *광기의 방식method in madness*뿐만 아니라 발달사적 진실의 핵심kernel of historical truth 또한 매우 중요하다는 것이다 - 망상에는, 비록 왜곡된 형태이긴 하더라도, 개인사적인 요소element of individual history들이 내포되어 있다는 것이다. 이러한 시각은 면담가에도 필요하여, 면담가는 망상적 구조물을 "완전히 미친" 것으로 단순히 폄하할 것이 아니라 그 숨은 의미가 실제로 무엇일지, 그리고 환자의 삶의 현실과 과거력의 어떤 측면들이 정신병적 증상 속에 함유되어 있는지에 대해 궁금증을 갖는 것이 바람직하다. 이는 환자가 정신병적인 상태에서 벗어나게 된 후 탐색하게 될 영역에 대해서도 유용할 수 있다.

프로이드는 처음엔 망상의 형성delusional formation에 있어 부정과 투사라는 방어기제의 사용에 대해 초점을 맞췄다. (망상의 형성에 대한 프로이드의 개념에 관한 더 자세한 설명은 제 12장 "편집증 환자"편을 참조하기 바란다.) 이후 프로이드는 망상의 형성에 있어 공격성aggression이 매우 중요한 역할을 한다는 사실을 발견하였다. 환청과 망상적 사고를 정신역동적으로 더 많이 이해하게 되면서 정신병 환자의 초자아가 투사된 것이라는 사실이 강조되었다. 박해자persecutor는 환자를 감시하고 비난하고 있나 - 즉, 박해자란 환자의 나쁜 양심이 투사된 것임을 뜻한다. 환자는 자신의 성적 욕망 때문에 소종되고 감시당하며 비난받고 있다고 느끼는데, 이때 성적 욕망은 더럽고 금지된 것으로 묘사된다. 한 정신병 환자는 "저는 아주 추잡하고 사악한 생각을 해요. 그런 이유로 저는 하나님으로부터 큰 벌을 받게 될 거에요. 성적인 욕망 때문에 전 지옥에서 고통 받게 될 거에요."라며 비통해했다.

하지만 모든 망상에 반시 피해망상만 있는 것은 아니다. 이떤 형태로 몸이 썩고 병들고 있다는 건강염려증적 망상, 세상이 파괴되었거나 곧 종말이 올 것이라는 허무망상, 세상을 바꿀 새로운 구세주나 나폴레옹 같은 사람이 나타날 것이라는 과대망상 등이 있다.

비급성 상태의 조현병 환자
The Schizophrenic Patient Presenting in the Nonacute Phase

조현병은 만성적인 질병으로, 임상에서 조현병 환자와 만나게 되는 경우의 대부분은 질병의 비급성기 상태에서이다. 더욱이 많은 조현병 환자들이 느리고 점진적인 발병을 보인다. 이런 환자들은 대개 앞서 말한 것과 같은 급성적으로 초조한 모습을 보이지 않는다. 세상으로부터 철수되어 있고 사회적으로 고립되어 있으면서 동시에 자신의 망상적인 사고는 감추려 하기 때문에 임상가는 수개월이나 수년 동안 질병을 눈치 채지 못하기도 한다.

이런 환자의 가족들은 종종 부정denial하는 방식으로 환자의 질병에 동조를 하는데, 이들은 환자의 철수되고 기이한 행동을 단지 "좀 특이할 뿐eccentricity"이라고 설명한다. 이렇게 가족이 부정을 하는 경우는 환자의 행동이 도저히 참을 수 없는 지경에 이르게 되어서야 비로소 도움을 찾게 된다.

조현병 환자들 역시도 신경증 환자나 정상인들과 똑같은 문제와 갈등 - 가족과 일, 성, 노화, 질병 등에 대한 기대와 두려움 - 을 갖고 있다. 조현병 환자란 우리 모두가 생각하고 느끼고 이야기하는 똑같은 주제들에 대해 보편적이지 않은 방식으로 생각하고 느끼고 이야기하는 사람들이다. 이러한 점을 이해하고 환자를 독립된 하나의 소중한 사람으로서 대해주는 것이 종종 면담가가 해줄 수 있는 가장 가치 있는 기능이다.

정동의 장애 The Disturbance of Affect

조현병 환자들은 자신의 정동과 감정을 조절하고 표현하는 데에 어려움을 보이곤 한다. 정상적으로 면담가는 환자의 정서 반응을 통해 환자가 자신과 어떠한 관계를 맺고 있는가를 알아볼 수 있으며, 따라서 면담가는 환자의 정서 소통 방식mode of affective communication에 적응을 해야 한다.

조현병 환자들에서는 감정 경험이 감소되어 있거나 둔마 혹은 둔화되어 있다. 게다가 이들은 자신이 자각하고 있는 바대로 감정 반응을 표현하고 전달하는 데에 어려움을 갖고 있다. 미묘한 감정의 색조 변화는 상실되어 있으며, 겉으로 드러나는 감정성은 과장된 듯이 보이기도 한다. 따뜻하고 긍정적인 감정은 산발적이며 믿을 수가 없다. 어떤 다른 사람에게 애정이 느껴지는 경우, 이들은 마치 지금까지 지속되어온 자신의 독립적 존재감이 위협이라도 받는다는 듯이, 이런 감정에 대해 다소 두려움을 느끼게 된다. 정서가 표현된다 하더라도, 이는 대개 보편적이지 않은 대상을 향한 것이다. 조현병 환자들은 현실적인 접촉이 거의 없는 누군가나 애완동물 또는 사회적 지위가 자신보다 훨씬 낮은 사람들에게 가장 편안하게 애정을 느낀다. 한 젊은 조현병 환자는 자신의 가족에게는 아무런 관심을 보이지 않았지만 대신 자신의 고양이에게만큼은 엄청난 관심을 쏟고 있었다.

일부 조현병 환자들은 자신이 마치 연극을 하고 있는 듯 한 느낌이 든다거나 다른 사람들이 마치 연극배우들처럼 느껴진다고 말하곤 한다. 이 현상은 인격장애 환자들에서도 관찰되곤 한다. 연극을 하고 있는 것 같은 느낌은 혼란스러운 상황으로부터 스스로를 감정적으로 격리시키려는 일종의 방어에서 기인한 것이다. 이런 방식을 통해, 환자는 자신의 감정과 타인의 감정 모두로부터 멀리 떨어져있을 수 있게 된다. 이러한 모습은 경계성 인격장애 환자에서 흔하다. 연극성 인격장애 환자나 반사회성 인격장애 환자들 역시도 연극을 하는 듯이 보일 수 있지만, 이들이 직접 이런 표현을 하는 경우는 거의 없다; 이때엔 그보다는 면담가에게 관찰되어지는 모습인 것으로, 면담가는 환자의 거짓된 자기false self를 보고 있다는 듯이 느껴진다.

정동의 신체적 및 육체적 요소들이 조현병 환자에서 중요한 문제로 떠오를 수 있다. 물론 이런 요소들은 대개 주관적으로 자각하지 못하더라도 모든 사람들에서 나타날 수 있는 현상이다. 이 환자들은 종종 이를 완전히 인식하고 있지만, 이 현상들의 감정적 의미에 대해서는 부정하면서 이를 단순히 신체적 자극에 대한 반응으로만 설명하려 한다. 따라서 불안해 있는 조현병 환자는 이마의 땀방울을 방안이 덥기 때문으로 돌리며, 슬픔에 눈물을 닦아 내리고 있는 환자는 눈에 뭐가 들어가서라고 해명한다.

면담가들은 환자를 공감해주기가 어렵고, 환자에 대한 자신의 감정이입미지도 믿음이 안 간다고 느끼곤 한다. 환자로부터 보여줄 것으로 예상되었던 정서반응은 나타나지 않으며, 통상적으로는 환자의 감정을 이해하는 데에 도움이 되곤 하는 징후들은 신뢰할 수가 없거나 부인되기도 한다. 성공적인 정신과적 면담에는 항상 감정적으로 의미 있는 의사소통이 포함되며, 환자가 정서를 거의 드러내지 않는 경우에는, 환자의 방어기능을 비난하거나 반박하지 않은 채 환자의 감정 수준에 맞춰주면서 이러한 감성을 유발evoke시키고 이에 다가가도록 하는 것이 중요하다. 일부 치료자들은 정서를 잘 표현하지 않는 환자와의 면담에서, 정서적 소통을 발달시키기 위해, 다소 연극적이거나 보편적이지 않은 방법들을 사용하기도 한다. 이들은 환자로 하여금 감정의 상호작용을 발달시키도록 하기 위해서는, 먼저 면담가 자신의 감정을 하나의 자극으로서 사용해야 한다는 점을 깨닫게 된다. 이러한 기법이 감정 없이 면담을 전개해가는, 감정적 중립성이라는 소극적인 기법보다는 낫지만, 이때 면담가는 피해야 할 것과 환자가 이해하기 힘든 것 사이의 차이점에 대해 끊임없이 주의하여야 한다.

초심자들은 이런 적극적인 방법으로 자신의 감정을 사용하는 것을 꺼려하곤 한다. 이들은 자신이 문제를 일으키거나 환자를 오히려 더 혼란스럽게 만들까봐 두려워하며, 또한 무분별하게 자기 자신에 관해 너무 많은 것들을 노출시키게 될까봐 걱정을 한다. 실제로 실수를 범하게 될 수도 있지만, 아무 것도 존재하지 않던 상황에서 정서적 소통을 생산해낼 수 있다면, 이런 방법은 오히려 감정적으로 냉담한 접근법보다는 훨씬 더 안전할 것이다.

환자의 감정이 그의 사고 내용이나 면담 상황, 혹은 둘 모두에 대해 부적절한 것처럼 보일 수도 있다. 그러나 감정 반응은 항상 환자의 내적 경험inner experience에 대해서는 적절한 것이며, 단지 면담가에게 이런 내적 경험을 감추고 있는 것일 뿐이다. 환자의 감정을 확인한 후에는, 이런 감정과 연관되어 있는 생각들을 이끌어내어 알아보아야 한다. 종종 환자들은 면담가에게는 사소하거나 이상해 보이는 것들에 대해 반응을 보이기도 한다. 환자가 이런 경험을 할 때, 환자의 반응의 의미를 알아보려 노력하게 되면 환자를 더욱 잘 이해할 수 있게 된다. 면담가는 조현병 환자에게 보편적인 감정 반응을 기대해서는 안 된다; 환자는 이런 기대를 감지하며, 이에 대해 자신의 진짜 감정을 숨기는 반응을 보이게 된다. 예를 들어, 누군가로부터 "제 어머니가 돌아가셨어요."라는 이야기를 듣게 되면, 당연히 자연적으로 동정심을 표현하며 그 애도감을 함께 나누고 싶다고 말하게 된다. 대부분의 환자들에 대한 면담가의 반응 역시 이와 비슷하다. 하지만 이런 반응은 조현병 환자에게는 혼란을 가져다주는데, 왜냐하면 이때 환자는 임상가는 자신의 실제 느낌과는 다른 반응을 기대하고 있다는 생각이 들게 되기 때문이다. 면담가의 실수를 바로잡아줄 능력이 없기에, 환자들은 이에 대해 회피와 철수로 반응하게 된다. 결국 환자의 진짜 감정은 드러나질 않는다. 환자의 감정에 대한 개방형 질문open-ended inquiry이 반응을 보이는 데에 있어 환자를 훨씬 자유롭게 해준다.

사고의 장해 Disturbances of Thought

조현병 환자들은 보편적인 논리와 현실에 따라 자신의 사고를 조직화하는 데에 어려움을 갖고 있다. 이들의 생각은 혼란스럽고 혼동된 순서로 떠오른다. 조직화의 모든 가능한 측면들에 결손이 있을 수 있으며, 이는 연상이완loosening of association, 사고의 이탈tangentiality, 우원증circumstantiality, 엉뚱한 대답irrelevence, 지리멸렬incoherence 등의 형태로 나타난다.

사고와 의사소통의 와해는 무작위적인 것이 아니다. 이러한 문제의 원인은 궁극적으로는 생물학적으로 설명될 수 있지만 와해의 과정은 역동적 틀 내에서 가장 잘 이해될 수 있다. 와해는 흐릿하고 혼동되게 만들며, 환자가 불안이 떠오르는 것을 느끼게 될 때 와해가 나타난다. 환자의 혼란은 불편한 주제를 흐려놓기 위한 방어로서 작용한다.

이러한 인지적 결함은 또한 대인관계에 있어 이차적인 효과를 갖고 있다. 우원증과 사고의 이탈은 듣는 이로 하여금 소원하고 짜증스럽게 만들며, 따라서 이는 적개심을 표현하는 수단이 된다. 심한 지리멸렬과 연상이완은 동정심을 유발하게 되지만, 동시에 환자는 다른 사람들과 다르다는 점이 강조되어 그를 더욱 사회적으로 고립시키는 결과를 초래하게 되기도 한다. 환자들은 대개 무의식적으로 이런 효과들을 개발해낸다. 일반적으로 치료 초반에는 이를 해석해주어서는 안 되는데, 왜냐하면 이러한 자그마한 이차성 이득secondary gain이 이보다 훨씬 더 큰 일차성 상실primary loss을 보상해주고 있기 때문이다. 후에 이는 훈습되어져야 할 저항의 중요한 재료가 될 수도 있다.

조현병 환자들은 또한 언어의 상징적인 측면을 다루는 데에 어려움을 갖고 있으며, 이는 부적절하게 구체적이거나 추상적으로 사고하는 경향에서 잘 나타난다. 단어 사이의 연결이 혼란되어 있을 뿐만 아니라, 단어 그 자체에도 다른 사람들이 받아들이는 것과는 다른 범위의 의미가 포함되어 있으며 단어는 생각을 이해하기 위한 상징이라기보다는 그 자체로서 중요한 듯이 보인다. 흔히 이들은 면담가가 사용한 단어를 이상한 뜻으로 해석하며, 병원에 어떻게 오셨냐는 질문에 버스를 타고 왔다는 식으로 대답을 한다. 때로는 반대의 경우도 나타나는데, 급성 정신병적 상태에 있는 한 대학생 환자가 "내 행동이 절대적인 명령을 범하였다"며 두려움을 호소하였다. 몇 시간이 지나서야 환자는 자위행위를 하고 싶어지는 충동을 두려워하고 있던 것임을 털어놓았다. 이 환자는 자신의 죄책감을 옳고 그름을 다루는 추상적인 철학 체계에 관한 숙고로 변형시켰던 것이다. 임상가를 만나러 왔을 즈음, 의식수준에서 그가 집착하고 있던 것은 성(性)적인 사고가 아니라 이러한 철학 체계였던 것이다. 정상적으로는 자율적autonomous인 기능인 언어 기능에는 성적 또는 공격적 느낌이 포함되어 있나. 언뜻 보기에는 일상적인 단어로 보이는 것들이 특별한 의미를 띠기도 한다. 한 젊은 조현병 여자 환자는 "다리leg"라는 단어를 듣자 당황하였는데, 그 단어에는 성적인 의미가 포함되어 있다고 느껴졌기 때문이었다.

자신의 사고를 조직화하고 적절한 수준의 추상성을 유지하는 것의 어려움 외에도, 조현병 환자들은 정말 중요한 문제는 무시해 놓은 채 시시콜콜한 문제에만 신경을 쓰는 경향이 있다. 예를 들어, 편집증적 망상으로 입원한 한 남자는 직업이 변호사였는데, 그는 미국이 유엔에서 탈퇴해야 한다는 운동에 참여하면서 대통령과 국회의원들에게 편지를 쓰느라 많은 시간을 보내었다. 그러면서 그는 자신의 원래 직업에는 전혀 관심을 기울이지 않았으며, 심지어 일반적인 정치 참여활동조차도 신경을 쓰지 않았다. 또 다른 조현병 환자는 우체국 직원으로, 천식에 걸리게 되자 자신이 근무하던 동안 얼마나 먼지가 많은 환경에서 일했는지를 입증해주는 진술서들을 수집하느라 수년이라는 세월을 보내었다. 비교적 사소한 일인 재해보상 문제를 해결하느라 자신의 건강과 가족, 직업이라는 현실적인 문제들은 완전히 무시되었다. 그의 이러한 집요함이 성공을 거두게 되었을 때, 이미 그는 완전히 와해된 상태가 되어있었다.

조현병 환자들은 평범하지 않은 내용이지만 자기 자신에게만은 특별한 의미가 있는 환상에 집착하느라 많은 시간들을 허비한다. 환자가 자신의 생각을 드러낼 만큼 면담가를 신뢰하게 되면, 그 환상들은 환자의 감정생활emotional life에 대해 많은 것들을 알려주게 된다. 하지만 종종 환자들은 다른 사람들에게 자신의 환상을 드러내는 것을 두려워한다. 다른 사람들과 마찬가지로 조현병 환자에서도, 환상이란 현실로부터 물러나 은밀한 세상을 구축함으로써 문제를 해결하려는 시도임을 뜻한다. 그러나 조현병 환자들은 상징을 개인적인 방식으로 사용하며 생각하는 스타일 또한 기묘하기 때문에 이러한 환상의 보편적인 기능들은 덜 분명해진다. 더욱이 이들은 어디까지가 환상인지를 잘 모른다. 때때로 이들의 행동은 이들의 내적 현실inner reality을 통해서만 이해될 수가 있다. 환상이 기이한 탓에 면담가가 그 역동적 의미를 이해하기란 힘들어 진다. 일반적으로 환상의 역동적 근원에 대한 정신치료적 탐색은 치료 후반부로 미뤄놓는 것이 좋은데, 왜냐하면 너무 이르게 그의 환상 생활에 초점을 맞추다보면 환자의 현실과의 접촉이 더욱 손상될 수 있기 때문이다. 우주여행을 떠나고 외계인과 대화를 나누는 방법을 연구하느라 많은 시간을 보내고 있는 젊은 환자의 사례에서 환상 속 삶이 심리적으로 어떤 기능을 하는지 잘 드러난다. 지구에서의 그의 생활은 외로웠으며, 그는 친구나 가족과 의사소통을 할 수 있는 보다 현실적인 방법을 배우지 못한 상태였던 것이다.

환상이 보다 정교화되어 감에 따라, 조현병 환자들은 자기 자신의 모든 세계에 대해 보다 복잡한 사고 체계를 발달시키게 된다. 현실 검증력reality testing이 온전하다면, 그 환상은 환자의 정신생활에만 국한이 되지만, 만일 환자가 환상과 현실을 구분하지 못하는 경우엔, 그 환상은 망상의 기반이 된다. 종종 이러한 생각들은 종교적이거나 철학적인 내용들이다. 환자가 자신의 존재의 본질에 대해 고뇌하면서, 점차 그 고뇌는 세상 전체의 의미에 대한 의문으로 일반화된다. 종교성religiosity은 흔한 증상이며, 조현병 환자들은 종종 직접 치료를 찾기 전에 먼저 종교나 실존 철학에 눈을 돌리곤 한다. 지적으로 덜 세련된 사람들은 자신의 교회나 절, 성당 등의 활동에 깊이 관여하기 시작하면서, 일상적인 지역 집회 모임보다는 신학에 관한 본질적인 질문에 더 심취하곤 한다. 하나님의 존재에 대한 집착이 전형적인 예이다. 보다 망상적인 환자들은 하나님으로부터 메시지를 받았다거나 하나님과 특별한 관계에 있다고 확신한다.

행동의 장해 Disturbances of Behavior

심한 음성증상을 보이는 만성 조현병 환자들은 자발성과 동기가 결여되어 있다. 이들은 자신이 어떻게 행동하더라도 부적절하고 무능하게 보일 것이라고 두려워하면서 무슨 일이 일어나던지 관심이 없고 어떤 행동을 하는 것조차도 무관심해 보인다. 이들의 이러한 문제는 환자 자신보다는 환자의 가족이나 면담가를 불편하게 만드는 것처럼 보인다. 심한 정서의 결여와 마찬가지로, 목적이나 동기가 없어 보이는 모습 역시도 환자에게는 불편감을 피하기 위한 이차성 이득으로 작용한다. 그러나 이런 증상들은 상대방에게 좌절감과 절망감을 가져다 주며, 결국 환자의 고립은 깊어만 간다. 때때로 면담가는 환자에게 아직 참여할 능력이 남아 있는 영역들을 찾아내고, 동시에 삶의 다른 부분들에 대해 흥미를 갖지 못하도록 가로막고 있는 두려움이 무엇인지를 탐색함으로써, 이러한 방어를 극복할 수가 있다.

대인관계의 장해 Disturbances in Interpersonal Relations

만성 조현병 환자들은 타인과 관계를 맺는 데에 어려움을 보이곤 한다. 역동적 정신치료에서는 신경증 환자로 하여금 자신의 갈등을 이해하고 자신의 행동 패턴을 수정하도록 하는 데에 있어 전이의 탐색exploration of transference을 중요한 도구로 사용한다. 동시에 환자는 의사와 비신경증적인 관계nonneurotic relationship도 형성을 하는데 이를 통해 환자는 자신의 전이감정을 객관적으로 바라볼 수 있게 된다고 추정한다. 한때는 조현병 환자들은 전이관계를 형성하지 못하며 따라서 정신역동적 정신치료로 치료될 수 없다고 생각된 적이 있다. 실제로 이들은 종종 빠른 속도로 강렬한 전이를 형성하곤 하며, 그 감정은 환자와 치료자 사이의 기본적인 치료동맹을 위협하는 결과를 초래하기도 한다. 따라서 가장 중요한 문제는 치료적 동맹을 유지하는 것이며, 이러한 관점에서 전이의 신경증적 근원을 해석해주는 것 또한 치료적 동맹을 강화시키는 것에 초점을 맞추어야 한다.

조현병 환자의 가족들은 흔히 자신의 아들과 딸, 배우자를 이해할 수 있게 되기를 바라는 마음에서 전문가의 도움을 구하기도 한다.

> 한 60대 남자에게 마흔 살 먹은 만성 조현병 아들이 있었다. 아버지는 아들을 고급 레스토랑으로 초대했었던 일에 대해 털어놓았다. 아들은 아버지를 기쁘게 해드리기 위해 잘 해보려고 노력했지만 파란색 정장에 지저분한 운동화차림을 하고 나타난 아들의 모습에 아버지는 심하게 화를 내었다. 아들의 행동에 너무 당황스럽고 창피했었다고 아버지는 말했다. 아들의 행동을 어떻게 이해하고 있는지 상담가가 물었다. 아버지는 "절 골탕 먹이려고 그런 거죠. 그 식당은 고급 레스토랑이니 정장을 입어야 한다고 말해줬죠. 제가 아들에게 너무 심했다고 생각하십니까?"라고 물었다. 면담가는 "아드님은 지금 직업도 없고, 아버지를 제외하고는 자신이 살고 있는 세상과 연결된 것이 없습니다. 아드님은 아버님을 기쁘게 해드리려 했던 것인데, 정상인처럼 행세한다는 것이

자신에게는 어색하게 느껴졌던 것이죠. 더러운 운동화가 바로 아드님이 느끼고 있는 자신에 대한 정체성을 보여주고 있는 것입니다."라고 대답했다. 아버지는 충격을 받은 듯 "제가 아들에게 준 상처를 바로잡을 수 있는 방법은 없나요?"라고 물었다. 면담가는 "있습니다."라고 대답하고는 "아드님에게 사과를 하시고, 더러운 신발 문제를 이해하게 되었음을 알려주신 뒤 다시 저녁 식사를 함께 하자고 물어보십시오."라고 말하였다. 2주 후 아버지는 아들을 식사에 초대했고 이번에는 어떻게 하라는 아무런 지시도 하지 않았다. 아들은 똑같은 파란색 정장을 입고 나타났지만 신발은 새로 산 운동화였다. 이런 상호작용을 통해 아버지와 아들 사이에 의사소통이 이루어진 것이다.

자기주장, 공격성, 그리고 권력과 통제력에 대한 힘겨루기
Assertion, Aggression, and the Struggle for Power and Control

조현병 환자들은 때때로 스스로 느끼기에 엄청난 정도의 적대감과 분노감을 감추고 있다. 환자는 이런 적대감이 드러나 상대방을 파괴시키게 될까봐 불안해한다. 이들은 종종 자신의 폭력적인 분노와 더불어 건강한 자기주장 능력까지도 억눌러 버린다.

자신의 파괴본능과 이를 통제하는 능력 두 가지 모두를 평가하는 데 있어 이들은 종종 제대로 된 판단을 내리지 못한다. 대개는 지나치게 억제inhibit를 해버리는 경우가 많지만, 때때로 이들의 두려움에는 일리가 있어 보이며 이들이 난폭해지는 것이 당연한 것처럼 보이는 경우도 있다. 이들로 하여금 미숙하고 위협적인 자기주장 행동을 하도록 강요하지 않으면서, 내적 적개심과 통제력 모두를 이해하고 통합할 수 있도록 이들을 도와주는 것이 치료의 목적이다. 한 환자는 운전면허를 딸 수가 없었는데, 그 이유는 좌절을 견뎌낼 수가 없어 정지선에서 대기하고 있을 때 치밀어 오르는 화를 스스로 통제하지 못할 것이 두려웠기 때문이었다. 몇 개월 뒤 그 환자는 부모님의 차를 몰고 나가서는 슈퍼마켓에 주차되어 있던 차들을 무차별적으로 들이받는, 마치 자동차추돌경주demolition derby의 한 장면 같은 사고를 내었다.

자살과 폭력 Suicide and Violence

자살은 정신병 환자에서 늘 상존하는 위험이다. 자살은 조현병 환자와 정신병적 양극성 환자의 조기 사망 원인 1위이다. 면담 때 자살 사고suicidal ideation에 대해 주의 깊게 물어보는 것이 중요한데, 자살 사고가 있다는 것은 예측가능해 보이기 때문이다. 대부분의 정신병 환자들이 자살 사고에 대해 자발적으로 보고하지 않으므로 임상가는 환자의 정신생활에서 자살 사고가 있지는 않은지 그리고 얼마나 많이 그런 생각을 하는지 등에 대해 적극적으로 질문해야 한다. 다음과 같이 요령 있게 접근할 수 있다: "상당히 힘드셨군요; 때론 인생이 살 가치가 없다고 생각될 때가 있지 않으셨어요?" 이에 환자가 "때로는 내가 없어졌으면 더 나을 텐데 라는 생각이 들어요."라고 대답하거나 혹은 이와 비슷한 이야기를 완곡하게 – 예를 들어, "전 짐만 될 뿐이에요." 또는 "인생은 지옥이에요."와 같은 – 표현을 한다면, 면담가는 어떻게 해서 자살을 생각하게 되었는지에 관해 보다 직접적으로 질문을 해야 한다. 환자가 구체적인 계획을 털어놓는다면, 이는 자살이 곧 임박했음을 알리는 경고임을 면담가는 알아야한다. 이와 동시에 우울증상 – "세상은 허무해요"; "전 패배자에요"; "아무런 의미가 없어요"; "삶에 즐거움이 없어요"; "모든 것이 무의미해요"; 또는 "제 처지는 절망적이에요" – 이 공존한다면, 이는 자살이 실제로 가능함을 알리는 적색경보가 된다.

죽어버리라거나 다른 사람을 해치라는 식의 명령 환각command hallucination은 조현병 환자에서 자살이나 폭력의 가능성을 알려주는 중요한 표지자이다. 조현병 환자들 중 단지 소수만이 폭력성을 보이지만, 조현병에서 공격적 행동의 위험성은 높다. 조현병 환자의 일부만이 자신의 편집증적 망상에 따라 행동을 하지만, 면담가는 망상의 내용에 대해 공감적으로 탐색해야할 뿐만 아니라 또한 환자에게 자신을 음해하거나 해치려한다고 생각되는 대상을 향해 어떤 행동을 취할 생각이 있는지도 물어보아야 한다.

공존질환 Comorbidities

조현병에서 가장 흔한 공존질환은 물질 남용이다. 조현병 환자들은 일반인들에 비해 물질 남용에 걸릴 확률이 여섯 배나 높다. 조현병 환자들은 자신이 겪고 있는 정신적 고통을 조절하고 변화시키고 싶어 하기 때문에 사람의 정신 상태를 바꿔놓을 수 있는 물질에 끌리기가 쉽다. 하지만 그러한 물질의 사용은 병을 악화시킬 수 있으므로 면담가는 마약이나 알코올의 사용에 대해 주의 깊게 알아보아야 하며, 그런 물질들을 주기적으로 남용하는 경우엔 거기에 맞는 치료를 병행하여야 한다.

알코올 중독과 물질 남용 모두는 양극성 장애에서 흔한 공존질환이다. 물질 남용은 기분 상태를 악화시키거나 급성 삽화를 촉발시킬 수 있으므로, 면담가는 양극성 장애 환자에게 이러한 물질을 사용하지는 않는지 자세히 물어봐야 한다. 양극성 장애와 함께 알코올이나 약물 남용이 공존하는 경우는 매우 치명적이므로 임상가는 이런 문제에 대해 특히 주의를 하며 주기적으로 관찰해야 한다. 양극성 환자들이 우울한 상태로 빠져들 때 스스로 기분을 조절하기 위해self-medication 술이나 진정제를 복용하는 것은 과용이나 죽음에까지 이르게 할 수도 있다.

면담의 진행 MANAGEMENT OF THE INTERVIEW

정신병 환자와 감정적 라포를 형성하는 일은 힘이 들지만, 다른 모든 환자들의 경우와 마찬가지로 라포의 형성은 면담가의 기본적인 과제이다. 거절에 대한 강한 민감성 때문에 이들은 고립isolation과 철수withdrawal를 사용하여 자신을 보호하게 된다. 대부분의 정신과 면담에서는 환자에게 가능한 한 면담가의 개입 없이 자신의 갈등과 문제점에 대해 털어놓도록 권고한다. 임상가는 환자의 욕구를 인식하면서도 이를 직접적으로 충족시켜주지는 않는, 그리고 면담 밖의 환자의 실생활에는 개입하지 않도록 하는 중립적이고 공감적인 인물이라는 역할을 수행한다. 하지만 정신병 환자와의 면담에는 수정이 필요하다. 면담가가 단순히 자신의 어려움을 알아주기만 한다면 이들은 거절당했다고 느끼게 될 것이다. 임상가는 자신의 감정 반응을 드러내 보이거나 환자의 욕구에 대해 상징적인 만족을 제공해줌으로써, 이해한다는 뜻을 환자에게 보다 적극적으로 전달해줄 필요가 있다.

정신병 환자가 면담가에게 진료실 근처의 좋은 커피숍을 추천해달라고 요청한다면, 치료자는 더 자세한 해석 없이 직접적으로 이에 대한 정보를 제공해주어야 한다. 반면에 신경증 환자의 경우라면 치료자는 정보를 제공해줌과 동시에 환자의 요청 속에 함축되어 있는 무의식적 소망, 예를 들어 의존성 만족dependency gratification에 대한 바람이나 보다 의미 있는 소재에 대한 회피에 대해 해석해줄 수도 있다. 정신병 환자와의 작업 초반 동안 임상가는 제아무리 제한된 감정적 접촉이라 하더라도 가능한 것들은 모두 다 받아들인다. 환자들은 단지 자신의 방식대로만 치료자로부터 충족을 받아들이려 한다. 치료자는 첫 관계라는 측면에서, 현실의 영역 안에 있는 한, 이러한 방식을 수용해주어야 한다.

정신과 입원치료, 약물치료 및 기타 치료에 관한 과거 병력은 반드시 물어봐야 할 부분이다. 여기에는 입원했던 시기와 기간 그리고 치료약물의 이름과 용량 등이 포함된다. 약물의 부작용에 대한 병력 또한 매우 중요한데, 이는 환자들이 치료 계획에 응하지 않게 되는 주된 이유이기 때문이다. 이를 잘 보여주는 한 예로, 몇 해 전 한 동료의사가 우리 저자 중 한명에게 정신병 증세가 재발된 것으로 보이는 만성 조현병 환자를 의뢰한 적이 있었다.

> 의뢰를 받은 의사는 그 이야기를 듣고는 자신보다는 약물치료를 전문으로 하는 의사에게 의뢰하는 편이 낫겠다고 말했다. 하지만 그 동료의사는 "그 환자는 선생님께서 꼭 보셔야 합니다."라고 고집했다. 요청을 수락한 의사는 그 환자와 면담을 시작한 지 15분 만에 사실은 환자가 괴로운 약물 부작용 때문에 몰래 약을 중단했다는 사실을 알게 되었다. 의사는 따뜻한 말투로 환자에게 "담당 선생님을 좋아하시지 않나요?"라고 물었다. 환자는 "정말 좋아하죠."라고 대답했다. 면담가는 계속해서 "그를 실망시키고

싶지 않으셨죠?"라고 물었다. 환자는 슬픈 얼굴로 약을 임의로 중단했다고 고백했다. 담당의사의 기분이 상하지 않도록 요령껏 이 사실을 알려드려도 될 지 환자에게 허락을 구한 뒤 면담가는 환자에게 담당의사가 이 문제를 잘 해결해 줄 것이라고 말해주었다. 환자는 "제 선생님은 정말 좋으신 분이세요. 저를 걱정해주시고 또 절 도와주고 싶어 하신다는 것을 알아요. 그래서 처방해주신 약을 제가 먹지 않았다는 이유로 그 분의 기분을 상하게 하고 싶지 않았어요."라며 그래서 담당의사에게 거짓말을 하게 된 것이라고 말했다. 이러한 고백은 정신치료적 탐색과 해석에 있어서 중요한 부분을 드러내 보여주었다. 의뢰를 받았던 의사는 가벼운 말투로 담당의사에게 "그 환자는 약과 관련된 문제가 좀 있었던 것 같더군요."라고 말해 주었다. 이에 담당의사는 "그러기에 선생님께서 봐주시는 게 좋겠다고 말하지 않았습니까."라고 대답했다. 이는 양극성 환자나 조현병 환자에서 드물지 않은, 통상적으로 흔히 있는 일이다.

급성 정신병 환자 The Acute Psychotic Patient

급성 정신병 환자들은 면담 약속 시간에 맞춰 진료실에 오기도 하지만, 많은 경우 가족이나 친구, 사회사업가 등의 손에 이끌려 응급실에서 만나게 된다.

급성 불안증세로 가득 찬 환자의 초조감은 종종 가장 두드러지는 임상 양상이며, 이는 기질적 치료와 심리적 중재 모두를 요한다. 이런 급성기에 면담가가 해줄 수 있는 가장 중요한 정신치료적 중재는 심리적 지지를 제공해주면서 파괴적인 정서를 "수용해주는 사람container" – 즉 어느 정도 환자의 외적 자아external ego가 되어주는 것이다. 환자의 현실검증력reality testing은 종종 산산조각이 나 있으며, 면담가는 차분하고 신중하며 공감적인 태도로 외적 심리적 구조external psychological structure를 제공해줌으로써 환자의 내적 혼돈감을 완화시켜줄 수가 있다. 환자의 엄청난 불안감에 "전염infected"되지 않는지 면담가는 그 위험성을 늘 주시하여야 한다. 면담가는 환자가 난폭한 행동이나 자기파괴적인 행동을 할 가능성은 없는지 냉정하게 평가해야 한다. 극단적인 경우, 폭력적 행동의 폭발이나 도주, 자살 시도 등으로부터 환자를 보호하기 위해 강박external restraint을 사용할 필요도 있다.

급성 초조 상태가 진정되고 나면, 면담가는 유발 사건에 대해 탐색하기 시작한다. 정신내적 혹은 정황상의 어떤 요인들이 질병의 발생을 촉발시켰는가? 가능한 경우 환자나 혹은 가족이나 친구로부터 마약 사용에 대해 자세히 물어볼 필요가 있는데, 코카인이나 메스암페타민, 펜사이클리딘과 같은 많은 물질들이 급성 정신병을 유발할 수 있기 때문이다. 면담가는 환자의 급성 정신병의 혼돈상태를 면밀히 살펴봄으로써 급성 질병상태로 이끈 사건과 갈등, 상징적 혹은 실제적 상실 등의 연결순서와 역할에 대해 이해하도록 해야 한다. 정신병 환자들은 물론 질병에 대한 생물학적 체질을 갖고 있는 것이지만, 환경적 유발요인들이 종종 질병의 시작이나 급성 악화에 연관되곤 한다. 한 예로 한 젊은 급성 정신병 환자는 안타까워하며 "두 달 뒤 전 결혼할 예정이에요. 아마 그것 때문에 제가 미쳐버린 것 같아요. 제 애인을 사랑하지만, 결혼은 무서워요."라고 말하였다. 이 환자는 정말로 결혼이라는 인생의 발달 단계에 대해 겁을 먹고 있는 것이었다. 각 발달단계들마다 얻는 것뿐만 아니라 잃는 것도 있다. 이 환자의 경우에서 그가 잃어버리게 되는 것은 항상 자신을 보호해주던 전능한 부모를 가졌던 남부럽지 않은 아이라는 위치인 것이다. 그는 아이가 되고 싶은 소망과 애인에게 끌리는 마음과 이제는 어른이 되고 싶다는 바람 사이에서 방황을 하고 있었던 것이다. 이러한 갈등은 유전적 취약성과 결부되어 정말로 그를 "미치게" 만들었던 것이다.

환자가 가진 망상의 내용에 대해 자세히 알아보는 것은 급성 조현병 환자와 만성 조현병 환자 모두의 경우에서 매우 생산적일 수 있다. 망상에는 환자의 핵심적 소망과 관심사가 함유되어 있기 때문에 망상은 환자에 대해 이해할 수 있는 아주 특별한 통로가 된다. 망상은, 프로이드가 "무의식에 이르는 왕도"라고 말한 꿈과 같이, 일종의 특별한 창조물이다. 환자에게 있어서 망상은 모든 것들을 설명해준다. 망상이란 정상인의 심리에서도 흔히 나타날 수 있는 현상인 잘못된 믿음을 말하는 것이 아니라, 반대의 증거에도 불구하고 방어적으로 끝까지 매달리고 있는 고정된 믿음체계이다. 면담가는 망상의 비합리성에 대해 환자와 논쟁을 벌일 것이 아니라 그 내용과 그것이 환자에게 갖는 의미에 대해 궁금증을 가져야 한다. 망상은 중요한 개인적 의미를 지닌 창조물인 것이다.

퇴행된 급성 정신병 환자의 기이한 행동은 대부분의 면담가들을 당황하게 만든다. 환자는 면담실 구석에 쪼그리고 앉아 외투를 머리 위까지 덮어쓰고 있거나, 혹은 계속해서 보이지 않는 제 3의 인물과 대화를 하느라 면담을 중단시키곤 한다. 이런 환자들에 대해 면담가는 자신은 무언가 다른 모습을 바라고 있다는 점을 표현해줌으로써, 환자가 그러한 행동들을 통제하고 라포를 촉진하도록 도와줄 수 있다. 그 행동이 임상가를 화나게 만드는 것이 아닌 경우엔, 임상가는 "사람들이 당신을 이상하다고 생각한다는 것을 저에게 보여주고 싶으신 겁니까?"라고 말할 수 있다. 어떤 면담가들은 환자가 쪼그리고 앉아 있는 구석에 함께 앉기도 한다. 이는 자신은 환자의 행동에 인상을 받지도, 겁이 나지도 않는다는 뜻을 전달해주게 된다. 임상가가 화가 나는 경우엔, 먼저 환자 행동의 적대적 혹은 자극적인 측면에 대해 탐색해보는 것이 가장 좋다. 정신보건 전문가가 자신이 바라는 바를 직접 말해주는 것의 효과가 잘 드러나는 예로, 응급실로부터 한 급성 정신병 환자가 구석에 서서 병원직원들에게 "자신의 죄를 회개하라... 예수님께서 구원 하시리라!"라고 외치고 있다는 연락을 받고 내려온 임상가의 사례를 들 수 있다. 그 임상가는 환자의 말을 가로막고는, "저와 계속 얘기를 나누시려면, 여기에 앉아서 몇 분 동안만이라도 소리 지르는 것을 멈추셔야 합니다."라고 말했다.

환자는 정상적인 사회적 행동을 바라는 면담가의 기대에 금세 반응을 보였다.

환자의 기이한 행동에는 면담가에게 부적절한 요구를 하는 것이 포함된다. 한 환자는 외투와 두 개의 스웨터를 입은 채로 면담실에 들어와서는 방안이 너무 더워서 이대로 나갔다가는 감기에 걸릴 것 같으니 방 안의 히터를 꺼달라고 요구하였다. 면담가는 이러한 비현실적인 요구에 응해주지 않아야 한다. 기이한 망상 체계의 내용에 대해 탐색하는 동안, 면담가는 마치 그 망상이 현실이라는 듯이 망상의 세부사항에 대해 질문을 하게 된다. 환자의 망상 내용에 진정한 관심을 보여줄 때에는 면담가가 그 망상을 믿는다는 뜻으로 전달되지 않도록 하는 것이 중요하다. 앞선 사례에서 면담가는 환자에게 그의 어머니가 너무 더운 상태에서 집 밖으로 나가면 감기에 걸릴지도 모른다고 주의를 준 적이 있는지 물었다. 이런 질문이 성공적인 경우, 임상가는 그런 경험에 수반된 감정에 대해 더 알아볼 수 있을 것이다.

환자가 파괴적인 행동을 보이는 경우, 타인의 권리를 침해하도록 환자를 내버려두는 것은 좋은 일이 못되므로, 면담가는 면담가의 재산이나 병원의 재산에 손해를 입히지 못하도록 환자를 중단시켜야 한다. 이러한 행동을 제지당하지 않은 환자들은 나중에 정신병적인 상태에서 벗어났을 때 그 일에 대해 수치심과 죄책감을 느끼게 되며, 그 당시 필요했던 통제를 가하지 않은 임상가에게 당연히 화를 내게 된다.

치료적 동맹의 구축 Development of the Therapeutic Alliance

정신병 환자와의 면담에서 가장 자주 접하게 되는 문제는 내적 와해inner disorganization로 인한 결과와 관련된 것들이다. 더욱이 정신병 환자들은 자신의 사고를 조직화하기 힘든 것을 타인과의 의사소통을 방어적으로 회피하기 위한 수단으로 사용할 수도 있다. 예를 들어, 정신병 환자들은 거의 불안이나 주저함 없이 면담 시작 때부터 자유롭게 이야기를 한다; 하지만 면담가는 곧 대화의 흐름을 따라가기가 힘들다는 사실을 알아차리게 된다. 환자는 질문에 대한 대답으로 이야기를 시작하지만, 이내 곧 그 주제에서 벗어나 버린다. 이에 면담가는 혼란이나 지루함, 또는 짜증이 느껴지게 된다. 종종 면담가는 새로운 주제가 한참 진행되고 나서야 환자가 주제를 바꾸었음을 알아차리게 되기도 한다. 다른 경우에서, 환자는 마치 그 주제에 대해 계속 이야기를 하고 있는 듯이 보인다; 이들이 사용하는 단어와 문장들은 무슨 뜻인지 이해가 되지만, 다소 그 말들은 서로 잘 들어맞지를 않는다. 이러한 와해는 면담가의 관심과 집중을 시험하고, 효과적인 의사소통을 가로막는 작용을 한다. 이때 면담가는 대부분의 사회적 상황에서처럼, 이해하는 척 하며 지루함을 숨긴 채 그 만남이 빨리 끝나기를 기다리는 것보다는 환자의 이야기를 이해하기가 힘들다는 사실을 솔직히 말해주어야 한다. 환자를 꾸짖는 투의 말이나, 이해가 안 되는 것은 환자 때문이라는 의미의 언급을 피함으로써, 면담가는 환자를 지지해줄 수 있다. 면담가는 "자신의 생각을 명확하게 말씀하지 못하고 계시군요."라고 말하는 것보다는 "당신의 이야기를 이해하기가 어렵네요."라고 말해줄 수 있다. 비슷하게, "어떻게 해서 이 얘기까지 흘러오게 되었는지 이해가 안 되는군요."라는 표현이 "왜 주제를 계속 바꾸시지요?"라는 말보다 더 바람직하다.

와해된 환자가 하는 이야기의 내용이 이해가 되는 경우도 있지만, 그럼에도 불구하고 와해의 과정과 와해가 면담가와 환자간의 관계 형성에 미치는 영향에 대해 다루어주는 것은 중요한 과제이다. 치료의 장기적인 목표에는 치료자뿐만 아니라 생활 속의 다른 사람들과도 보다 효과적으로 의사소통을 할 수 있도록 환자를 도와주는 일 또한 포함이 된다.

와해는 종종 면담 시작 몇 분 만에 확연히 드러나기도 한다. 환자는 자신의 주호소chief complaint조차도 제대로 설명하지 못할 수 있다. 이들은 "요즘 그다지 좋지를 않은데요"라고 하거나, 가족이 임상가를 만나봐야 된다고 하더라고 말하곤 한다. 한 젊은 남자환자는 밤늦게 병원 응급실로 정신과의사를 찾아와서는, 자신의 문제에 대해 구체적으로 말하지 못한 채; 단지 힘들다는 말만 반복하였다. 그의 밀랍 같은 표정과 공허한 눈빛에서 정신병적 질환이 있음이 시사되었다. 임상가가 최근의 생활에 대해 직접적으로 질문하자, 환자는 출장을 다녀와 보니 부인이 아이들을 데리고 집을 나가버리고 없더라고 말했다. 그는 당황하여 무력감에 빠져있었지만, 마음속으로는 이런 느낌을 자신이 경험한 외상적 사건과 연결시키지 못하고 있던 것이다.

환자가 면담가의 개방형 질문open inquiry에 모호하게만 대답하는 경우엔, 임상가를 만나보기로 결정한 것은 환자의 생각이었는지를 묻는 것이 유용하다. 자신의 생각이 아니었다고 대답한다면, 면담가는 그럼 그 사람은 왜 환자가 임상가를 만나봐야 한다고 생각했는지를 조사해볼 수 있다. 더욱이 환자에게 "자신의 뜻에 반하여 끌려온 것인지" 또는 병원에 가보도록 강요를 당했는지 물어볼 수도 있다. 이러한 과정에서 환자가 느꼈던 분노감에 대해 동정해주는 것은 초기 라포의 형성을 촉진시켜준다.

그런 다음 면담가는 환자가 임상가를 만나는 것이 이번이 처음인지 물어볼 수 있다. 처음이 아니라면, 이전의 만남에 대해 자세히 조사해보아야 한다. 이전의 정신과 진료에 대해 이야기할 때, 정신과에 입원한 적이 있는지 명확하게 물어보는 것이 중요하다. 종종 정신병 환자들은 이전에 입원한 병력이 있다고 말하지만, 왜 입원을 하였는지에 대해서는 잘 설명하지를 못한다. 면담가는 입원할 당시의 상황과 증상에 관해 물어볼 수 있다. 모든 심한 정신병적 환자들에게는 이차성 증상secondary symptoms의 과거력에 대해 물어보는 것이 좋다. 이런 질문을 하는 동안, 면담가는 진단을 내리는 것보다는 환자를 이해하는 것에 더 관심이 많음을 드러내 보여주어야 한다. 예를 들어, 단순히 들리는 목소리가 있었는지 만을 물어볼 것이 아니라, 계속해서 그 목소리들이 무슨 말을 했고, 환자는 그 목소리들을 어떻게 받아들였으며, 무엇 때문에 그런 경험을 하게 된 것이라고 생각하는지 등을 물어보아야 한다. 과거 정신병적 삽화 때에 그런 증상들이 있었다고 답하는 경우, 면담가는 지금 그 증상이 다시 나타났는지 여부를 물어볼 수 있다. 망상에 관해서 면담가는 환자는 어떤 믿음을 갖고 있으며, 망상이 얼마나 체계적이고 구체적인지, 그가 확신하고 있는 것에 대해 다른 사람들은 어떻게 생각할 것이라고 보는지, 그리고 어떻게 해서 그는 자신의 망상적 믿음을 확신하고 있는지 등에 대해 질문을 해야 한다.

임상가는 정신병 환자가 자신의 문제를 정리하고 주제에 초점을 맞추도록 적극적으로 도와준다. 이는 사고과정의 심각한 와해가 없는 환자에게조차도 그렇게 해준다. 하지만 이러한 노력에도 불구하고, 일부 환자들은 여전히 면담의 주제가 되는 문제를 정확히 가려내지 못한다. 면담가는 진찰을 받게 만든 구체적인 유발 인자에 대해 알아볼 수 있다. "결국 여기까지 오게 만든 최종적인 문제는 무엇입니까?" 또는 "지난 주(週)가 아니라 바로 오늘 오시게 된 이유는 무엇인가요?"라는 질문이 유용하다. 면담에 대한 환자의 기대에 대해 질문하는 것 또한 중요하다. 예를 들어, 환자가 직업을 구하기 힘들다고 얘기한다면, 면담가는 환자가 맞닥뜨린 구체적인 어려움이 무엇인지를 정확히 가려내려 하게 된다. 면담가는 점차 외부의 환경적 문제로부터 정신내적인 문제로 초점을 옮겨가게 된다. 종종 이는 환자의 최근 생활에서의 유발 스트레스에 대한 해석적인 언급이 될 수도 있다. 한 예로, 면담가는 "당신의 직장 문제는 부인이 아프기 시작했을 때부터 시작된 것 같군요. 부인의 병환이 당신을 혼란스럽게 만든 것은 아닙니까?"라고 말할 수 있다.

정신병 환자들의 적응적인 기술adaptive skill은 간과되기 쉽다. 면담의 초점을 맞추는 데에 있어, 임상가는 환자의 병리뿐만 아니라 그의 건강한 기능 영역과 장점에 대해서도 직접 주의를 기울여야 한다. 이리하여 면담의 초점은 환자의 결점을 노출시키는 것으로부터 생활 스트레스와 내부의 갈등에 대처해나가려는 환자의 시도를 지지해주는 쪽으로 옮겨가게 된다. 또한 여기에는 환자의 생활환경에 대한 평가가 포함된다. 그는 누구와 살고 있는가? 그들과의 관계는 어떠한가? 집세를 내고 식사를 준비하고 약을 챙겨 먹는 등 환자는 스스로를 관리할 수 있는가? 최근에 그가 즐기던 것은 무엇이었나? 그의 관심사는 무엇인가?

면담가가 면담을 구소화시키려고 노력함에도 불구하고 면담이 목적 없이 헤매는 듯이 보일 수도 있다. 이런 상황에서 면담가는, 비록 면담에서 일련의 순서에 따라 떠오른 말이 아니라 하더라도, 여러 차례 반복되어 나온 소재나 주제가 있지는 않은지 찾아보게 된다. 따라서 면담가는 "사장님과의 문제에 대한 이야기로 자꾸만 되돌아가시는 군요. 그 생각을 많이 하시나 봐요"라고 말해줄 수 있다. 비록 그 해석이 정확한 것이 아니더라도, 이러한 언급은 환자의 말을 지리멸렬한 산물로 취급하는 것이 아니라 환자의 속뜻을 알아보려는 관심을 표명하는 것이 된다. 정확성은 단지 해석의 효과를 결정하는 여러 요소 중 하나일 뿐이다. 해석의 시기, 요령, 그리고 전이적 의미 등이 모두 환자에게 미치는 효과에 영향을 주는 중요한 요소들이다. 어떤 상황인지 알아보려 애쓰는 면담가의 모습을 지켜보는 것은, 그 시도가 성공적인지 여부와는 상관없이, 환자에게 도움이 될 수 있다. 또한 치료자는 그를 판단하거나 비난하려는 것이 아니라 이해하려한다는 점을 드러내 보이려고 노력한다. 환자가 치료자를 믿고 치료에서 얻은 통찰을 사용할 줄 알게 될수록 정확성은 더욱 중요해진다. 정신병 환자에서는 이러한 과정이 매우 느리게 진행되며, 따라서 지금 어떻게 되어가고 있는 것인지 확신이 서지 않는다는 이유로 치료자가 치료 초반에 해석적 작업을 삼가는 것은 옳지 못하다. 치료자가 자신의 불확실성을 감추지 않고 환자와 함께 그 의미를 찾아 나서게 되면 비록 그 해석이 틀렸다하더라도 치료적 동맹의 발달은 촉진될 것이다. "지금까지 일어난 것들을 완전히 이해했는지 확실하지는 않지만, 제가 보기에는..." 또는 "이것이 그 문제의 일부라는 것은 알겠지만, 아마도..."라는 표현이 도움이 된다.

점점 임상가와 친숙해짐에 따라, 환자는 자신의 와해된 사고과정이 사회적 상황에서 어떤 의미를 갖는지에 대해 놀라울 정도의 통찰을 보이곤 한다. 예를 들어, 한 젊은 여자 환자는 다른 사람들이 자신의 이야기를 이해하지 못하면서 겉으로는 고개를 끄덕이는 것을 보면, 자신의 말이 더 모호해지고 지리멸렬해져 버린다고 이야기하였다.

일부 환자들은 사고 과정의 와해와 함께 급작스런 감정의 요동을 보이곤 한다. 우선 면담가는 이런 환자의 감정에 대해 알아본다. 면담가는 환자의 전반적인 감정 색조와 연관이 있을 것으로 추측되는 모든 것들을 이용하여, 이를 환자가 드러내 보이는 감정에 연결시켜보게 된다. 예를 들어, 초조하고 혼란되어 있는 한 젊은 여성이 지리멸렬하게 중얼거리며 병원 응급실로 들어왔다. 면담가는 공감적인 태도로 그녀에게 무슨 얘기를 하고 있는 것인지 물으며, 자신이 알아들을 수 있게 얘기를 해준다면 지금 그녀가 어떤 상황인지 이해할 수 있을 것 같다고 말해주었다. 그러자 그녀는 조금 더 조리 있는 말투로 최근에 남편이 자신을 떠나버렸다는 이야기를 털어놓으며, 지금까지 자신과 아이들에게 했던 남편의 학대에 대해 "저주"를 퍼부었기 때문에 곧 남편은 끔찍한 죽음을 맞게 될 것이라고 설명하였다. 이런 얘기를 털어놓은 뒤 그녀는 상당히 차분해졌다.

임상가의 역할 ROLE OF THE CLINICIAN

환자는 정서affect에 있어서 문제점을 갖고 있기 때문에 임상가로서의 전통적인 역할에는 확장이 요구된다. 환자는 면담가가 보여주는 어느 정도 비슷한 표현에 반응하여 자신의 감정을 더 잘 표현할 수 있게 된다. 그러므로 면담가는 환자의 정서적 단서를 따라가, 면담의 감정적 색조를 극대화시키는 데에 이를 이용하게 된다. 이러한 단서를 찾아내는 것은 종종 힘든 일이지만, 면담가는 환자로 하여금 자기 자신의 감정을 느끼고 표현하도록 만드는 일에 적극적이어야 한다. 환자가 어떤 특정한 감정을 느끼고 있을 때, 면담가는 "지금 화나셨어요?"와 같이 직접적으로 질문할 수도 있다. 이런 중재에 대해 환자들은 흔히 면담가가 제시한 것과 비슷한 감정들은 모두 완전히 부정을 하는 반응을 보인다. 자신의 추측이 틀렸음을 확인하고 난 다음, 면담가는 환자의 감정을 파악하기가 어렵다는 점에 대해 논의해볼 수 있다. 이를 통해 누가 환자의 내적 정신 상태에 대해 더 잘 알고 있는가에 대해 논쟁을 벌이기보다는 감정에 대한 방어라는 동기의 측면에 대해 조사할 수 있게 된다. 이러한 탐색이 아직 시기상조일 것으로 생각되는 경우엔, 그 문제를 그냥 덮어둘 수도 있다. 정신병 환자들은 종종 면담가가 제시한 반응을 완강히 부정하고는, 수주나 수개월 뒤 그때 마치 자신이 완전히 동의했었다는 듯 한 태도로 그때의 일에 대해 이야기하기도 한다.

때로는 환자의 기분이 어떤지를 전혀 알 수가 없어, 면담이 지루하고 무미건조하게 느껴질 때도 있다. 무미건조함과 상호작용의 부족은 환자의 외로움, 고독감, 이질감 등을 강화시킨다. 이러한 상황에서 면담가는 면담을 계속 진행시키기 위해 자신의 감정반응을 사용하기도 한다. 예로서, 면담가는 "당신의 생활에 대한 이야기를 듣는 동안, 지루함과 외로움이 계속 느껴지더군요. 당신도 비슷한 느낌이셨나요?" 또는 "당신의 인생은 마치 목적 없이, 의미 없는 사소한 일들로만 가득 찬 듯이 들리는군요. 좀 달랐던 적은 없었나요?"라고 말할 수 있다.

치료가 충분히 진행된 다음에는, 임상가는 지금까지와는 다른 방식으로 자신의 역할을 수정하게 된다. 예를 들어, 한 환자가 면담실로 들어오면서 "밖에 날씨가 참 좋아요"라고 말했다. 이 환자와 안정된 긍정적 관계를 발전시켜온 임상가는 그 말에 동의하고는 "나가서 함께 산책이나 할까요?"라고 덧붙였다. 이러한 일상적인 일들에서의 작은 변화에 대한 사교적인 제안은 환자의 경직된 부분을 열어주고, 금지된 쾌락을 취하는 것에 대한 두려움을 노출시키며, 치료자를 현실적인 인물로 지각하는 것에 대해 논의할 수 있도록 해준다. 환자가 임상가와의 이러한 접촉을 받아들일 수 있다면, 그는 새로운 경험을 공유할 기회를 얻게 되는 것이다. 이러한 제안을 하기 전에 먼저 치료자는 편안한 기분을 느껴야 하는데, 그렇지 않으면 환자가 치료자의 불편감을 치료자는 사람들 앞에서 나와 함께 있는 것을 부끄러워하고 있다는 뜻으로 받아들일 수 있기 때문이다. 앞서 말한 상황에서 환자는 임상가의 제안에 대해 "근처에 아시는 분들이 계실 것 같은데, 그 사람들이 저와 함께 산책하는 것을 보지는 않을까요?"라고 말했다. 임상가는 "그래서요?"라고 말했고, 환자는 "선생님께서 왜 저처럼 누추한 사람과 함께 걷고 있는지 그 사람들이 의아해할 것 같아서요."라고 답했다. 이런 대화는 함께 걷는 동안 더 많은 생산적인 얘기를 나눌 수 있도록 해주었다.

방어적 양상의 해석 Interpretations of the Defensive Pattern

자아의 억압repression 능력이 약해진 탓에, 정신병 환자들은 신경증 환자의 경우에서는 의식화되는 데에 수개월씩 걸리는 무의식적 소재들을 첫 면담 때부터 드러내곤 한다. 초심자들은 종종 환자가 정상적으로는 무의식에 속해있어야 할 갈등들이 교과서에서와 똑같은 용어로 언급되는 것을 보고는 용기를 얻게 된다. 하지만 무의식에 대한 환자의 지적 통찰intellectual insight은 고무되어서는 안 되는데, 왜냐하면 이는 환자의 기본적인 정신병리의 표현일 뿐이기 때문이다. 정신병 환자들은 임상가가 이러한 것에 흥미를 느낀다는 것을 알아차릴 수 있으며, 임상가의 관심을 유지시키기 위해 계속해서 이러한 종류의 소재들을 이야기한다. 면담가는 환자의 이러한 언급에 대해 환자에게 "외디푸스 콤플렉스"나 그 밖의 환자가 사용한 용어들에 대해 이해하려는 노력이 도움이 되는지를 물어봄으로써 가장 최선의 방법으로 반응할 수 있다. 환자가 그렇지 않다고 대답한다면, 면담가는 치료에 협조하려는 환자의 노력을 인정해주면서 왜 그런 주제에 대해 이야기하고 싶은 것인가를 물어보거나 또는 보다 유용한 부분에 관심을 두도록 하자고 제안할 수 있다.

정신병 환자에게는 매일 매일의 사소한 사건들까지 자세히 알아보는 것이 좋은데, 왜냐하면 생활 속 일상적인 면들에서의 어려움이 환자로 하여금 방어적으로 물러나 자신만의 세상 속으로 물러나게끔 만든 것이기 때문이다. 예를 들어, 한 젊은 정신병 여자 환자가 쇼핑을 하고 난 후 상당히 우울해진 상태로 면담을 하러 왔다. 그녀는 10분간 아무 말도 하지 않고 있었고, 이에 임상가가 격려시켜주자 환자는 백화점 판매원과 나눈 대화에 대해 이야기를 해주었는데, 그 내용을 들어 보니 환자는 판매원의 시간을 뺏은 것에 대한 미안함 때문에 어쩔 수 없이 원치 않은 물건을 사게 되었던 것이었다. 그녀는 자신의 반응 그리고 분노와 이에 뒤따른 철수에 대해 거의 인식하지 못하고 있었으며, 다만 우울한 기분만을 느끼고 있었던 것이다. 그러나 그 사건에 대해 자세히 이야기하고 난 후, 치료자의 도움을 통해 그녀는 자신의 감정 반응을 다시 재구성하여 재경험하게 되었다. 환자가 기존의 방식을 버리고 새로운 심리적 기본틀psychological template을 획득할 수 있기 위해서는 이러한 패턴에는 비슷한 경험들이 여러 차례 더 필요할 것이다.

때로는 환자의 환상 생활fantasy life의 어떤 측면들에 대해 임상가가 제대로 이해하게 되는 것이 오히려 환자에게는 자신의 속마음이 읽히고 있고, 자신의 정체성은 상실될 것이라는 두려움을 강화시킬 수도 있다. 환자는 방어적인 자세로 물러나 버려, 그의 말은 더욱 모호해지게 된다. 이때에는 임상가가 자신이 모든 것을 이해할 수 있는 것은 아니라는 점을 밝혀주는 것이 중요한데, 이렇게 하는 것이 환자에게 독립된 정체성을 수립할 수 있고 면담가와 하나로 융합되어버리는 일은 없을 것이라고 안심시켜줄 수 있기 때문이다.

> 심하게 혼란된 젊은 여자 환자가 수년간의 치료 작업으로 치료자와 강한 긍정적 유대감을 발전시켜왔었다. 하루는 환자가 꿈 얘기를 꺼냈는데, 다른 급우들보다 자신에게 신경을 덜 써 주었던 초등학교 시절의 선생님에 대한 분노가 드러나는 내용이었으며, 이는 지금까지의 치료 과정 동안 한 번도 보이지 않았던 모습이었다. 특징적으로 환자는 이에 대해 아무런 연상association도 떠올리지 못하였다. 꿈 이야기를 듣는 순간, 치료자는 직관적으로 그 꿈에는 전이적 의미transference meaning이 있음을 알아차렸으며, 이에 환자가 전날 대기실에서 매력적인 다른 여자환자를 보았던 일을 그 꿈과 연결시켰다. 치료자가 자신이 연상한 바를 환자에게 이야기해주자, 환자는 한동안 아무 말도 하지 않았다. 그런 다음 환자는 자신은 꿈에 어떤 의미가 있다고는 생각하지 않았으며, 그래서 지금까지 꿈에 대해서는 말을 하지 않았던 것이라고 말했다. 그 후 몇 달 동안 환자는 점점 방어적이고 회피적이 되었으며, 결국엔 치료를 중단해 버렸다. 분명 이 한 번의 일 때문만은 아니었겠지만, 이 일은 치료가 한 사람으로서의 자신의 완전성에 위협이 될 수 있으며, 자신이 환자로 있는 한 자신의 개인적 경계선은 지켜지지 못할 것이라는 환자의 두려움이 상징적으로 잘 나타난 예이다.

환자의 눈을 통해 보이는 것과 같은 식으로 세상을 바라보려 노력할 때, 면담가는 더욱 성공적일 수 있다. 이를 이루기 위해서는 먼저 환자의 외로움, 고독감, 절망감 등을 공유해줄 준비가 되어있어야 한다. 정신병 환자들은 임상가에게 혼란감과 강한 좌절감을 유발시킨다. 이때에는 임상가가 환자에게 지금 이러한 감정들이 느껴지는데, 당신도 그러한지 묻는 것이 종종 도움이 된다.

보조 치료와 이후의 치료 Ancillary and Ongoing Treatment

임상 연구를 통해 정신병이 부모의 잘못된 양육방식에 의해 발생한다는 식의 그릇된 생각들은 많이 없어졌지만, 가족 치료를 병행하는 것이 도움이 된다는 증거는 상당히 많다. 환자와 지내는 동안 가족들이 겪는 좌절과 분노, 죄책감 등에 대해 알아주면서 환자에게 감정적이고 공감적인 지지를 제공해줄 것을 강조하는 정신교육적 가족치료psychoeducational family treatment는 정신병 환자를 가진 가족들로 하여금 이 심각한 질병에 대처해 나가도록 하는 데 도움을 준다. 동시에 임상가는 환자와 치료적 동맹을 구축하고 유지하는 데에 중요한 역할을 한다. 이런 동맹은 약물 순응도를 높여주며, 적극적인 정신약물학적 중재가 요구되는 질병의 악화 징조를 초기에 알아차리는 데에 환자가 함께 참여할 수 있도록 해준다. 환자로 하여금 자신의 질병에 대해 병식을 갖도록 도와준다면, 환자 자신과 자신의 갈등을 이해함에 있어 그 현실성과 그 의미, 그 가치 등은 매우 치료적일 것이다. 만성 정신병을 가진 환자에게 임상가는 일상생활 기능에서의 작은 변화를 알아주고 칭찬해주어야 한다.

결론 CONCLUSION

정신병 환자를 대함에 있어 임상가가 정신치료적으로 지지적이고 지속적이며 감정적으로 일관된, 개별화된 개입을 해주는 것 – 정신역동 그리고 정신병으로 인한 자존감의 심각한 손상 모두를 민감하게 다뤄주는 접근법 – 은 매우 중요한 치료적 의미를 갖는다. 이런 내용은 한 조현병 환자가 쓴 글에서 감동적으로 잘 나타난다.

> 내가 조현병 환자라는 사실을 잊을 수가 있을까? 나는 외톨이이고 혼자이다. 나는 진짜가 아니다. 나는 내 인생을 살고 있는 척하는 것이며 감촉과 느낌은 그림자일 뿐이다. 내 심장과 영혼은 감동받을 수 있지만 그것을 표현하는 방법을 알지 못하기에 그 느낌만은 여전히 내 안에 가두어져 짓물러있다... 내가 가장 다루기 어려운 문제 중 하나는 믿음이다. 내 마음은 진짜 세상과 세상 속 사람들을 두려워할만한 수많은 이유들을 만들어내기에 새로운 사람을 믿고 아는 사람과 더 친해지는 것은 엄청난 갈등을 불러일으키며, 잠시일 뿐이더라도 나의 두려움을 극복하거나 드문 경우 그 싸움을 포기할 수 있는 방법을 찾을 수 있을 때까지 나는 그 갈등과 끊임없이 싸워나가야 한다. 이러한 갈등이 너무나도 크기에 누구와 친해지기가 어렵다. 이것은 가족들도 도와주기 힘들다. 가족들이 내 병의 이런 성질을 이해한다는 것은 어려운 일이다. 조현병 환자들은 치료를 받기 시작한 지 몇 년이 지나서야 비로소 치료자에게 충분한 믿음이 생겨 치료자를 자신이 대면하고 있는 두 세상 사이를 잇는 가교로 사용할 수 있게 된다. 나의 경우, 믿음이라는 새로운 경험을 할 때마다 내 삶은 한 단계 더 나은 단계로 접어들 수 있었으며 나는 현실 생활에 좀 더 가까이 다가갈 수 있었다.

15장

정신신체장애 환자

THE PSYCHOSOMATIC PATIENT

JOHN W. BARNHILL, M.D.

모든 사람은 자신의 감정생활에 정신신체적인 측면psychosomatic aspect들을 갖고 있다. 분노와 죄책감, 두려움, 사랑 등과 같은 반응들은 신경내분비계를 매개로 하는 생리학적 요소들을 갖고 있으며, 동시에 이 시스템은 감정과 인지라는 주관적인 측면에도 직접적인 영향을 줄 수 있다. 연령이나 합법적 약물, 불법 약물, 동기, 심리적 갈등과 방어의 양상 등의 변수들을 감안하지 않더라도 이러한 뇌, 마음, 근육, 면역체계, 기분, 인지 및 지각 등 사이의 상호관계는 엄청나게 복잡하다.

따라서 신체 증상의 생리적 측면을 평가하는 것은 복잡하다. 이를 결정하기 위한 전통적인 질문은 다음과 같다.

1. 환자의 증상이 기질적인 질환의 보편적인 양상에 잘 들어맞지 않는가?
2. 신체 증상이 환자의 감정적 갈등 차원에서 설명될 수 있는가?
3. 실병이 발생했을 때, 환자의 생활에서 감정적 혹은 대인관계의 스트레스가 두드러졌었거나, 혹은 악화나 관해와 명확하게 연관되어 있는가?
4. 환자가 자신의 증상에 대해 보편적이지 않은 심리적 의미를 부여하고 있는가?
5. 정신과적 장애가 진단되어질 수 있으며, 신체 증상들이 이러한 진단에 부합되는가?
6. 환자가 그의 질환으로부터 이차성 이득secondary gain을 얻었는가?

이러한 심리적 요인이 신체적 증상에 어느 정도 기여하는지를 정확히 가늠하기는 종종 어렵다. 이러한 불확실성 때문에 정신과의사와 다른 의사들, 그리고 환자 등 모든 사람들은 난관에 부딪히곤 한다. 이 장은 환자와의 동맹 구축 뿐 아니라 심리적 요인이 신체증상에 어느 정도 영향을 미치고 있는지 알아볼 수 있는 방법을 강조함으로써 정신신체장애 환자에 대한 접근법에 관한 개괄을 제시해주고 있다.

정신병리와 정신역동
PSYCHOPATHOLOGY AND PSYCHODYNAMICS

정신병리의 범위 Range of Psychopathology

정신신체 질환에는 다양한 범주category들이 있다. 첫째로 내과적 질환에 대한 환자의 심리적 반응을 들 수 있다. 예를 들어 심각한 질병에 걸렸다는 소식은 지금까지 건강했던 사람을 슬프게 만들며 심한 부정과 왜곡이라는 파국적인 심리반응을 보이게 만들 수도 있다. 오랫동안 지속되어온 인격문제나 축 I장애 등이 악화되는 것도 이 범주에 포함된다. 둘째로 생리적으로 정신과적 증후군을 유발하는 내과적 질병이 있을 수 있다. 예를 들어 일부 암들은 사이토카인을 분비시켜 우울증과 흥분성을 유발하며, 실제로 이것이 악성종양의 첫 증상이 되기도 한다. 정신신체장애 환자의 세 번째 군은 심리적 스트레스로 인해 내과적 질환이 악화되는 경우이다. 과민성대장증후군, 건선, 천식 등이 그 예이다. 섬유근육통, 만성피로증후군, 화학물질과민증 등과 같이 그 특징이 완전히 규명되지 않은 일련의 장애들 또한 여기에 포함될 수 있다.

정신신체장애 환자의 그 밖의 다른 두 군에 대해 특히 의사들의 관심이 모아진다. 신체형장애 환자들은 기질적으로 설명되지 않는 신체증상을 호소하는 사람들로 여기에는 심리적인 원인이 있을 것으로 추정된다. 전환장애conversion disorder가 그 예로, 이때의 주된 호소는 신경학적 증상들이다. 환자는 경련을 보일 수도 있지만 경련시의 움직임은 전형적이지 않으며 뇌파 검사에서도 이상이 없다. 모든 신체형장애의 경우와 마찬가지로, 의학적 문제는 의도된 결과가 아니라 무의식적 갈등과 불안이 반영된 것이다. 마지막 군은 증상을 의식적으로 가장하는 환자들이다. 꾀병의 경우처럼 명백한 이득을 위해 환자가 증상을 가장하는 것일 수도 있고, 인위성 장애factitious disorder의 경우처럼 환자 자신에게는 분명해보이지 않으나 환자역할sick role을 하는 것과 연관되어 있어 보이는 이유로 질병을 의식적으로 가장하는 것일 수도 있다. 인위성 장애의 가장 극심한 형태는 뮌하우젠 증후군Munchausen's syndrome으로, 환자역할을 계속하다가 장기입원이나 반복적인 수술, 심지어는 죽음에까지 이르기도 한다.

실제로 이들을 임상적으로 구분하기란 어렵다. 정신신체 질환에 대해 확실한 진단법은 없다. 진단적 구분의 일부는 무의식적 과정에 대한 가정에 의존하며, 신체형 장애, 인위성 장애, 꾀병 등의 진단에 대해 의사와 환자가 의견일치를 보는 경우는 흔하지 않다. 마지막으로 개개의 환자들은 진단명의 경계선 상에 걸쳐져 있곤 한다. 어떤 환자에서 암이 슬픔이라는 심리적 반응을 일으킬 수 있을 뿐만 아니라 동시에 사이토카인에 의해 우울반응이 일어나기도 한다. 이 환자에서 환자의 불안은 통증에 대한 역치를 낮추어 그동안 잠복되어 있던 섬유근육통이 갑자기 심해져, 종양전문의가 예상하지 못한 다양한 모호한 통증이 나타나게 된다. 그러면 이 환자는 의식적으로 자신의 통증 증상을 알리고 싶은 마음에 진통제를 찾으려 할 것이며 이와 동시에 또한 환자역할을 자초함으로써 자신의 무력감을 과장하려 든다. 이렇게 되면 당연히 일차 진료의는 이 정신신체장애 환자를 걱정 어린 마음으로 바라보게 된다.

정신역동적 문제 Psychodynamic Issues

매우 다양한 정신역동적 문제들이 정신신체장애 환자들에게 적용되고 있다. 예를 들어 신체질환은 퇴행regression을 조장하는 경향이 있다. 각자의 기본 성격 구조에 따라, 일부 환자들은 무력하고 의존적인 상태에 빠져들고, 다른 환자들은 슬퍼하고 불안해하며, 또 다른 환자들은 의존성을 통해 상당한 만족감을 얻는 듯이 보이기도 한다. 무의식적으로 질병을 과거의 잘못에 대한 징벌이라고 느끼는 환자에게는 질병은 상당한 고통을 안겨다준다. 또 다른 환자들은 투사projection를 통해 자신의 고통을 사랑하는 대상에 대한 처벌로 탈바꿈시키면서 정작 자신은 아무렇지도 않은 듯이 보인다.

부정denial은 정신신체장애 환자에서 흔한 방어기제이다. 감정적 갈등이 관여될 수밖에 없는 상황에서조차도 환자는 갈등과 증상 사이의 어떠한 연관성에 대해서도 부정을 한다. 예를 들어 신체증상들은 종종 아주 경미한 기질적 병리를 밑바탕으로 그 위에 신경증적인 호소가 덧붙여지곤 한다. 의사는 그 경미한 신체적 질환이 확인되어 치료되기만 하면 그 즉시 증상들은 사라질 것이라고 생각한다. 대신에 이러한 환자들의 다수는 오히려 의사로부터 제대로 이해받지 못했다고 느끼고선 자신의 증상에 더욱 강하게 매달리곤 한다.

천식이나 소화성 궤양, 고혈압, 염증성 대장 질환 등과 같은 몇몇 내과적 장애들의 원인을 설명하기 위해 구체적인 정신역동적 가설들이 제안되어 왔다. 하지만 역동적 구조화를 바탕으로 하여 그 증상들을 예측하려던 시도들은 대부분 성공적이지 못했다. 심리적 갈등들이 비특이적이었을 뿐만 아니라 그 갈등이 각 상태의 원인으로서 얼마나 중요한 역할을 미쳤는지가 불확실하고 천차만별이기도 했기 때문이다.

많은 사람들은 자신의 신체를 방어도구로 사용한다. 신체화somatization에서 고통스러운 감정은 자신의 신체부위에 대한 걱정으로 전환된다. 이러한 환자들은 자신의 감정 상태를 설명함에 있어 언어라는 도구를 사용할 줄 모르기에 정신치료는 실패로 돌아간다. 전환 증상conversion에서는 정신내적 갈등이 신체적인 방식, 그리고 때론 상징적인 방식으로 표상되는 것이 특징이다. 이러한 점은 누군가를 때리고 싶다는 욕망이 치밀자 심인적으로 팔이 마비되었던 한 남자의 경우에서 잘 나타난다. 이렇게 함으로써 그 남자는 스스로 용납할 수 없었던 소망에 대한 갈등을 움직임이라는 상징화motor symbolization로 전환을 시켰고, 그렇게 하여 전환 장애가 발생하게 된 것이다.

모든 사람들이 무의식의 영향을 받지만, 그들은 어떤 특징적인 의학적인 호소를 하기보다는 보편적으로 다른 사람들이 하는 방식대로 행동을 한다. 그러므로 정신신체장애 환자를 면담할 때에는 각 증상군에 해당하는 정신역동적 이론에 따르기보다는 그 사람 자체를 이해하는 쪽에 초점을 맞추어야 한다.

감별 진단 Differential Diagnosis

많은 환자들이 근본 원인인 축 I장애에 이차적으로 발생하는 신체적 증상들을 호소하며 이 또한 "정신신체"증상들이지만 이번 장에서 이에 대해서는 다루지 않겠다. 예를 들어 주요우울장애 환자들 중 많은 수가 신체적인 증상들만 호소를 한다. 이와 비슷하게 불안 또한 신체감각에 지나치게 집중하게 만들며, 공황장애는 종종 심장마비와 유사하다. 알코올 남용과 물질 남용은 불면증과 동통, 통증 그리고 다양한 금단증상들을 유발하며, 종종 환자들은 이를 잘못 이해하여 의사에게 제대로 보고하지 못하곤 한다. 일부 정신병에서는 신체망상이 나타난다. 예를 들어 기생충에 감염되었다는 망상이다. 이 망상은 그 내용이 잘 짜여있어 언뜻 보기에 환자는 합리적이고 제대로인 듯이 보인다. 이와 대조적으로 조현병 환자에서의 신체망상은 상당히 기이한 일련의 증상들 중 일부이다. 심한 신체증상을 호소하는 환자를 면담할 때에는 이러한 일차적인 정신과적 진단들부터 먼저 검색해야 하는데, 면담법과 치료법이 상당히 달라지기 때문이다.

면담의 진행 MANAGEMENT OF THE INTERVIEW

개시기 The Opening Phase

정신신체적인 문제점을 가진 환자들은 정신과의사를 만나러오는 것을 특히 불편해한다. 이들은 정신과의사를 자신을 도와줄 사람으로 보는 것이 아니라 정신과의사에게 의뢰한 담당의사가 자신의 증상을 상상의 것이라고 생각하거나 또는 자신을 미쳤다고 생각한다는 뜻으로 받아들인다. 그러므로 면담가는 면담을 시작할 때 환자를 편안하게 해주는 데에 충분한 시간을 할애하는 것이 좋다. 예를 들어 환자에게 "저에게 의뢰한 이유에 대해 X 박사님께서 뭐라고 얘기해주시던가요?"라고 물어본다. 이러한 치료적 동맹의 발달은 매우 중요한 것으로, 먼저 일련의 의료모델적 질문medical-model question으로부터 시작하는 것이 좋다. 환자가 직접 이야기한 내용뿐만 아니라 의뢰한 의사로부터 얻은 사전정보와 진료기록들을 자세히 살펴봄으로써 그 환자 개인에게 맞는 특정 질문들을 하여야 한다. 첫 면담의 초반에는 신체적 증상의 내용에 대해 이야기 나누어야 하며 섣불리 심리학적으로 탐색해보려 하지 말아야 한다. 대신 이번 의뢰에 대해 환자는 어떻게 생각하고 있는지 알아봄으로써 오해가 있는 부분은 명확히 해준다.

이런 환자들의 많은 수가 면담이 도움이 될 지 생각해보지도 않은 채 면담을 시작하기를 주저하곤 한다. 이에 대한 전형적인 대응법은 "면담이 도움이 될 지는 저도 모르겠습니다. 그리고 그 점이 바로 제가 당신과 함께 알아봐야할 부분이죠. 신체적인 증상들 때문에 어려움을 겪고 계시다고 들었는데요. 이와 비슷한 증상들을 갖고 있는 사람들 중 많은 분들이 그것에 대해 이야기를 나누는 것만으로도 도움이 되었다고 하십니다."이다.

복잡한 신체증상을 가진 환자들은 종종 자신의 신체적인 문제점들이 무시되어 버릴까봐 정신과 의뢰를 받는 것을 미심쩍어 한다. 이러한 우려에 대해서는 신체적인 문제점들에 관심을 보여주거나 그것들이 해소되도록 노력하겠다는 뜻을 내비치는 등의 몇 가지 방법을 통해 다루어질 수 있다. 예를 들어 다음은 다소 이상한 신경학적 증상을 보인 한 여성 환자와의 대화 내용이다.

환자(화가 나서): 제 담당의사는 저한테 아무런 도움이 되질 못했어요. 내가 어떤지 이해도 못하고 신경도 쓰지 않았어요.

면담가 : 담당의사가 신경 쓰지 않았다고 느끼시는군요. 하지만 여러 가지 검사를 받고 약도 처방받았다고 말씀하시지 않았나요?

환자 : 그 분은 열심히 했지만 이젠 절 지치게만 만들었어요. 제가 아마 의학적으로 흥미로운 사례인가 보죠. 하지만 이젠 의대생들까지도 절 지겨워해요.

면담가 : 그럼 왜 담당의사가 저를 불렀다고 생각하세요?

환자 : 아마 더 이상 신경 쓰기 싫어서겠죠.

면담가 : 아마도 다른 검사법이나 치료방법이 있나 해서 저를 찾으셨겠죠. 도움이 될 만한 실마리를 한번 찾아봅시다.

환자(잠시 머뭇거린 뒤, 한결 기분이 나아진 모습으로): 정말로 선생님께서 도와주실 수 있는거에요?

현증상에 대한 탐색 Exploration of the Presenting Symptoms

면담을 받는 것을 조심스러워하는 사람에게는 의학적 모델이 특히 유용하다. 가장 괴로운 증상에 대해 묻는다: "증상이 어떻게 느껴지세요? 증상은 언제 시작되었죠? 어떤 패턴이 있나요? 그 정도가 얼마나 심하죠? 증상으로 인해 어떤 지장이 있나요? 증상을 좋아지게 하거나 혹은 더 나빠지게 만드는 것이 있나요?" 현재의 걱정꺼리뿐만 아니라 과거에 받았던 치료나 입원 여부 등에 초점을 맞춘 의학적 병력을 청취한다. 간략한 가족력과 과거력 그리고 환자의 현재 생활 상황에 대한 설명 등이 면담 초기에 얻어질 수 있다. 대부분의 환자들은 자신이 의학적 면담을 받게 될 것이라고 기대하고 있는 한 이러한 구조화된 질문들은 잘 받아들인다. 긴 침묵은 환자를 불편하게 만들어 이제 막 피어나던 치료동맹을 시들게 만들므로, 면담가는 환자의 특징적인 방어에 대해 개인적으로 적극적이며 지지적인 자세를 견기하여야 한다. 이러한 환자에게 "마음에 떠오르는 것을 말씀해 보세요."라고 요구하는 것은 효과적이지 못하다.

시간 순서에 따라 종적으로 의학적 병력에 대해 살펴보는 것뿐만 아니라, 질병이 시작되었을 당시의 생활에 대해 횡적으로 상세한 상황을 들어보는 것 또한 필요하다. "통증이 시작되었을 당시에 어떤 사건이 있었던 거죠?"와 같은 질문은 효과적이지 못하다. 더욱이 이러한 접근법은 환자로 하여금 면담가는 환자의 신체증상에는 별 관심이 없고 대신 심리적인 원인을 추정해 내려할 뿐이라고 느끼게 만든다.

횡적 병력parallel history을 얻는 것은 종종 더욱 유용하다. 첫 부분에서는 의학적 모델을 이용하여 신체적 증상에 대해 적는다. 두 번째 부분에서는 환자의 생활에 대해 살펴보는데, 환자의 증상과 관련 있을 것으로 보이는 심리사회적 스트레스요인에 관한 단서에 특히 초점을 맞춘다. 면담가는 환자가 미쳐 깨닫고 있지 못하던 연결고리를 빠르게 찾아낸다. 종종 어떤 심리적 반응이 신체증상의 발생 시점과 시간상으로 연관되어 있음을 제안해본 뒤 환자의 반응을 살펴보는 것이 적절하다. 또 다른 면담 상황에서, 환자가 믿음을 갖지 못한 채 이야기를 감추어두고 있다면 우선 한발 물러나 환자의 불신에 대해, 그리고 어떤 것이 걱정되어 불신하는 것인지에 대해 논의해보는 것이 종종 유용하다. 면담의 목적은 한 인간으로서의 환자에게 대해 알고자 하는 것으로, 이러한 노력이 이와 유사한 상황에서 종종 효과적이었으며, 증상의 생리현상뿐 아니라 질병이 환자의 생활에 어떤 영향을 주었는지 이해하는 것 또한 중요하다는 사실을 면담가는 (반복해서) 설명해주어야 한다.

흔히 환자에게 아는 사람 중에 자신과 비슷한 질환을 가진 사람이 있었는지를 묻는 것이 도움이 된다. 이에 대한 대답이 자기 병에 대한 환자의 무의식적 태도를 드러내주며, 병의 근원에 대한 단서를 제공해주기도 한다. 정신신체장애 환자들은 흔히 자신의 증상을 특정 심리적 상황에 연관시키는 것에 대해 저항을 보이지만, 종종 스스로 신경이 예민해졌을 때 증상이 발생한다는 사실을 털어놓기도 한다. 이때 면담가는 "어떤 종류의 상황이 당신의 신경을 예민하게 만듭니까?"라고 물을 수 있다. 다른 질문으로 "당신이 맨 처음 느꼈던 것은 무엇입니까?", "그런 일들이 모두 어떻게 시작된 것입니까?" 또는 "최근 자신의 감정에 대해 잘 기억나는 때는 언제입니까?" 등을 물어볼 수도 있다. 때로는 환자에게 일상적인 하루 일과에 대해 자세하게 말해보도록 하거나 또는 지난주에 일어났던 모든 사건에 대해 이야기하도록 하는 것이 환자의 방어를 성공적으로 공략하는 방법일 수 있다.

면담이 진행되어 감에 따라, 의사는 심리적 요인이 환자의 증상에 중요한 역할을 담당하고 있다는 사실을 감지하게 된다. 그러함에도 불구하고 많은 환자들은 신체적 증상과 감정 사이의 연결고리를 인정하려들지 않곤 한다. 몇몇 기법들을 통해 환자로 하여금 자신의 느낌에 대해 더 많이 알게 되고 더 민감해질 수 있도록 도와줄 수 있다. 이 환자들은 자신의 신체 증상이 발생하는 데에 있어 예를 들어 불안이나 공포, 분노 등이 영향을 미친다는 사실을 부정하지만, 긴장, 우울, 불면, 식욕 저하, 피로감, 악몽, 그리고 성기능 장애 등과 같은 심리적 증상이 존재한다는 사실만은 쉽게 받아들인다. 환자들은 종종 자신의 신체 질환이 자신을 예민하고 힘들게 만든다고 설명한다. 면담가는 너무 초반부터 이러한 환자들, 특히 자신이 예민해져있음을 완강히 부인하는 사람들에게 반박을 하지 않는 것이 좋다. 면담의 목적은 환자로 하여금 연결고리가 있음을 인정하도록 밀어붙이는 것이 아니라 자기 자신에 대해 궁금증을 갖도록 유도하는 것이다. 면담가는 예를 들어 환자가 면담시간에 불안해보이거나 얼굴이 붉어지거나 땀을 흘리는 모습을 보일 때까지 기다리는 것이 좋으며, 그런 모습을 보였을 때 환자에게 이러한 행동이 예민함과 연결되어 있는 것은 아닌지 물어볼 수 있다.

정신신체증상에 대해 의뢰를 받는 경우의 많은 수가 통증에 관한 것으로, 통증은 매우 복잡하면서도 주관적인 현상이다. 모든 통증은 "진짜"이다. 의식적으로 통증을 가장하거나 과장하고 있다는 듯이 말하는 것은 거의 대부분 비효과적이고 부정확하다. 대신 면담가는 통증이 언제 시작되었고, 무엇 때문에 아픈 것 같으며, 어떤 방법이 도움이 되는지 등 통증에 대한 자세한 설명뿐 아니라 통증의 원인과 그 의미에 대해 환자는 어떻게 이해하고 있는지에 대해 알아보면서 면담을 시작할 수 있다. 하지만 면담가가 통증과 그 밖의 다른 증상들에 대해 "그런 고통이 있다면 분명히 끔찍하게 우울해질 겁니다."라고 환자에게 말해준다면, 환자는 자신의 통증 때문에 우울증이 온 것이라는 사실을 쉽게 받아들일 것이다. 환자가 우울증 때문에 통증이 심해졌다는 사실을 받아들이기란 더 어렵다. 많은 정신역동적 가능성들의 경우처럼, 그 연결고리에 대해 넌지시 언급해본 뒤 환자의 반응을 기다려보는 것이 더욱 효과적이다. 더 깊은 통찰이 꼭 필요한 것은 아니다. 통증이 예를 들어 약물치료나 지지정신치료, 요가, 침술 등으로 좋아지기만 한다면 그의 통찰 수준과 관계없이 환자의 우울증상은 줄어들 것이다. 이러한 문제점을 다루는 방법에 대해서는 7장 "우울증 환자" 편에서 자세히 논할 것이다. 급성 불안증상을 가진 환자를 다루는 방법에 대해서는 8장 "불안장애 환자"편에서 논의될 것이다.

정신역동적 의미와 증상의 이차성 이득secondary gain의 가능성 등을 알아보기 위하여 정신과의사는 "병 때문에 어떤 것들을 못하게 되셨나요?" 혹은 "좋아지신다면 지금 못하고 계신 일들 중 어떤 것들을 하고 싶으신 가요?"라고 물어보게 된다. 환자의 증상에 대해 가족들과 담당의사는 어떻게 생각하는지, 그리고 환자는 담당의사에 대해 어떻게 생각하는지 물어보는 것 또한 유용하다. 이는 환자의 대상관계object relation, 그리고 심리적으로 얼마나 세련되어 있는지psychological sophistication, 사람을 얼마나 신뢰할 수 있는지 등을 들여다볼 수 있는 창(窓)이 된다. 이는 또한 환자의 실망감과 충족되지 못한 기대에 대해 지적해줌으로써 면담가와의 동맹을 촉진시켜줄 수도 있다.

증상의 핵심적인 의미와 이차성 이득 모두에 대해 탐색할 때에는 환자의 증상 때문에 가족 중 누가 영향을 받고 있는지 알아보는 것이 중요하다. 환자의 무의식적 보상unconscious reward은 치료를 어렵게 만들 수 있다. 다른 한 환자는 "제 남편은 제가 이 끔찍한 허리 통증 때문에 얼마나 괴로워하고 있는지 몰라요."라고 말했다. 면담가는 "통증에 대해 남편께선 어떻게 생각하고 계시는 거죠?"라고 물었다. 환자의 병에 대해 남편이 느끼고 있는 바와 남편이 동정적으로 이해해주질 않는다는 점에 대해 이야기를 하면서, 점차 증상의 의미와 남편의 비난적이고 거절적인 태도 간의 연관성이 조금씩 드러나게 되었다.

면담가는 종종 환자의 생활에서 구체적인 유발 스트레스를 발견하지 못할 수도 있다. 반면에 생활 스트레스가 차츰 누적된 결과로 질병이 발생한 것일 수도 있다. 이는 특히 강박적인 성격 탓에 지속적인 압박감 속에서 살아온 사람들에서 그러하다. 면담가는 "그만 걱정하세요." 또는 "긴장을 푸세요."와 같은 단순한 호의성 충고를 해주어서는 안 된다. 대신 신체증상을 악화시키고 있는 것으로 보이는 만성적인 스트레스에 대해 설명을 해주는 것이 좋다. 이를 통해 만성적인 걱정꺼리와 긴장감에 대해 이야기함으로써 그러한 문제점들을 표현하고 줄일 수 있는 방법을 찾게 될 것이다.

심리적인 문제의 탐색
Exploration of the Psychological Problems

많은 정신신체장애 환자들은 표현에 있어 융통성이 부족하다. "왜"로 시작되는 반복되는 질문들은 그들에게 좌절감을 안겨다주며 초기 동맹을 침식시킨다. 면담가는 어떤 결과에는 원인이 있기 마련cause-and-effect relationship이라는 암시를 주지 않은 채 환자로 하여금 자신의 증상에 대한 감정반응에 대해 이야기할 수 있도록 해주어야 한다. 의학적으로 설명하기 힘든 증상을 가진 환자들 중 일부는 자기성찰적introspective이고 심리적으로 생각할 수 있는psychologically minded 능력을 갖추고 있어, 자신의 추측에 대해 함께 논의할 수 있는 기회가 생겼다는 것에 기뻐하기도 한다. 때때로 이들의 추측은 정신분석학적으로 그럴듯하기까지 한데, 한 환자는 자신에게 복통이 생긴 원인은 자신이 태어났을 때 어머니가 겪었던 출산의 고통을 자신이 무의식적으로 동일시하고 있기 때문이라고 생각했다. 정신과 의사는 "당신을 낳으실 때 어머니께서 상당히 고통스러우셨나보죠?"라고 물었다. 환자가 그렇다고 답한다면 면담가는 계속해서 "혹시 계속해서 당신 때문에 괴롭다는 듯이 어머니께서 말씀하신 적이 있나요?"라고 물을 수 있다.

환자의 통찰이 어느 정도의 수준이건 혹은 그것이 진정한 통찰이 아닐지언정, 자신의 질병에 대해 환자가 어떻게 이해하고 느끼고 있는지를 알아보는 것은 유용하다. 증상으로 인한 제약, 그리고 증상의 원인과 예후에 대한 환자의 추측 등에 대해 평가해보는 것 또한 도움이 된다. 환자들은 스트레스를 받으면 증상이 악화된다는 사실은 곧잘 인정한다. 이렇게 인정을 한다면 스트레스와 불안을 일으킨 상황에 대한 이야기로 자연스럽게 넘어갈 수가 있다.

환자에게 스스로 어떤 방법들을 써봤는지 물어보는 것이 좋다; 예를 들어 식이조절이나 명상, 운동, 마사지 등을 시도해봤는지? 이러한 유형의 치료법들에 대해 언급함으로써, 면담가는 그러한 방법들이 적절할 수 있을 뿐만 아니라 비언어적인 노력 또한 도움이 될 수 있다는 믿음을 보여주게 된다. 이와 비슷하게 건강염려증적인 환자에게 면담가는 일련의 선임상적 상태subsyndromal constellation에 대해, 즉 몸에 대한 걱정으로 가득한지, 병에 걸릴까봐 두려운지, 혹은 병이 있다고 확신하는지 등을 질문하기도 한다. 이런 세부사항들에 대해 자연스럽게 이야기 나누는 것은 치료전략에 뿐만 아니라 치료동맹의 구축에도 도움이 된다. 이와 비슷하게 환자의 장점에 대해서도 언급해줄 수 있는데, 예를 들어 건강염려증이 있음에도 세밀한 일에 강한 집중력을 보인다던지, 심한 학대를 당하고 있는 신체형장애 여성이 극심한 스트레스 속에서도 집안일만은 잘 유지하고 있는 것 등이다. 정신신체장애 환자들은 주기적으로 강한 수치심을 느끼며, 따라서 면담가는 이러한 수치심을 악화시키지 않도록 주의해야 한다.

이 환자들의 일부는 몇 년에 걸쳐 여러 가지 질병들을 앓아온 탓에 이들이 증상과 긴장 상태는 점차적으로 이들의 자기-개념self-concept, 사회적 상황, 대인관계 등에 영향을 미치게 된다. 이 환자들 중 자신의 무의식적 절충unconscious compromise에 대해 알고 싶어 하거나 또는 그것을 이해할 수 있는 사람은 거의 없다. 면담가는 환자의 증상과 생활 상황을 서로 연결시켜주고 싶어 하지만, 환자는 방어적으로 반응해버린다. 환자의 문제점에 대한 정신역동적 이해를 바탕으로 하여 면담가가 안심시켜주고 지지적으로 치료해주는 것이 더 효과적이다. 요령 있게 치료에 접목시킨다면 이 환자들은 마침내 자기 자신에 대해 궁금증을 갖게 되면서 자신의 갈등에 대해 좀 더 심리적으로 접근할 수 있게 될 것이다. 섣부른 직면은 동맹을 침식시키고 환자가 자신의 상태에 대해 궁금증을 갖게 될 가능성을 줄여버리는 결과를 낳을 뿐이다. 단순히 안심시켜주는 것이 효과적이었더라면, 아마도 환자는 지금 자문의에게 의뢰되어 있지는 않을 것이다.

이 환자들 모두에게는 생물심리사회적인 평가biopsychosocial evaluation가 요구된다. 특히 정신내적 원인과 심리적 파생효과를 규명하기 위한 노력은 환자가 처한 사회적 환경에 대해 알아보는 것뿐만 아니라 생물학적 질병 모델 및 그 환자에 특이한 의학적 상태에 대해 이해하는 것과도 함께 어우러져야 한다. 다시 말해 신체적 증상을 정신역동적 패러다임으로만 완전히 설명하려 드는 것은 신체검진이나 검사실 검사, 컴퓨터단층 촬영에만 의존을 한다거나 또는 질병에 따른 이차성 이득만을 찾아내려하는 것만큼이나 비효과적이다.

자문의사에 대한 환자의 기대
The Patient's Expectations of the Consultant

정신신체장애 환자들은 정신과 자문진료를 받을 때 질문을 하고 대답을 듣게 될 것이라고 예상한다. 흔히 환자들은 의사에게 "이야기만 하는 것이 어떻게 도움이 되죠?"라고 묻곤 한다. 의사는 감정은 신체에 중요한 영향을 끼친다는 사실을 설명해주면서 어떻게 해서 감정적인 요인들이 증상을 만들어 내거나 더 심하게 만드는지에 대해 짤막하게 설명해줄 수 있다. 길고 복잡한 설명은 면담을 마치 강의처럼 만들므로 피하는 것이 좋다.

때로는 "선생님께선 제가 미쳤다고 생각하세요?" 또는 "그게 다 제 마음 때문인가요?"라고 묻는 환자들도 있다. 환자의 증상은 진짜인 것이며 미쳐가고 있는 것이 아니라고 의사는 환자를 안심시켜주어야 한다. 정신과의사는 심리적인 문제가 환자의 의학적 증상을 악화시켰을 가능성은 있지만 그렇다고 해서 그것이 환자가 미쳤다는 의미는 아니라고 이야기해주면서 환자가 걱정하는 바에 대해 계속해서 다루어줄 수 있다.

또 다른 경우에서 환자는 "제 진단명이 뭐죠?" 또는 "정말로 저에게 무슨 문제가 있는 거죠?"라는 질문으로 면담가를 놀라게 만들기도 한다. 이는 자신의 병에 대한 환자의 두려움과 환상에 대해 탐색해볼 수 있는 매우 좋은 기회가 될 수 있다. 안심을 시켜주는 것은 환자가 처한 상황에 구체적으로 들어맞게 해주는 경우 더욱 효과적이다. 예를 들어 한 환자는 정확한 진단이 나오지 않는 애매한 복통을 호소하였는데 환자는 그것이 에이즈 때문이라고 믿고 있었다. 예를 들어 그는 자신이 창피스럽게 생각하는 성행위 때문에 벌을 받게 된 것이라는 모호한 환상을 갖고 있을 수도 있다. 환자의 마음속에서 복통은 에이즈를 의미하며, 이는 곧 고통스러운 죽음을 뜻하는 것이었다. 이러한 등식은 막연한 불안감과 맞물려 환자는 단 하나의 큰 문제: 에이즈로 죽을 것이라는 생각에 사로잡히게 된 것이었다. 여러 차례 에이즈 검사를 했어도 음성반응만 나왔으며 환자는 자신의 성행위에 대해 수치심을 느끼고 있었다는 사실을 언급해주면서 정신과의사는 조심스럽게 이러한 연결고리에 대해 지적해주었다. 그런 다음 의사는 환자에게 불안은 당분간 계속될 것이며 더 큰 문제인 떠돌이불안free-floating anxiety과 수치심에 대해서는 장기간에 걸친 치료가 필요할 것이라고 말해주었다.

모호한 복통을 호소하던 또 다른 한 환자는 대장암으로 진단을 받은 뒤 심한 불안이 발생하였다. 한참동안을 머뭇거린 뒤 그는 정신과의사에게 같은 병으로 죽은 자신의 어머니와 똑같이 고통스럽게 죽게 될 때까지 얼마나 걸릴 것 같은지 물었다. 이런 경우에서 안심을 시켜줄 때에는 어머니가 돌아가셨을 당시에 비해 현재의 암 치료법과 통증 치료법은 엄청나게 발전했다는 사실을 명확히게 설명해주는 것이 포함되어야 할 것이다. 조심스럽게 진실을 말해주는 것이 목적이지만, 상황의 특수성을 고려하는 것 또한 중요하다. 환자가 "선생님, 암인가요? 그렇다면 전 죽이버리겠어요."라고 말한다면 환자의 심리상태에 대해 좀 더 파악될 때까지 진실을 말하는 것은 잠시 미뤄두는 것이 필요하다.

역전이 Countertransference

다른 임상상황에서와 마찬가지로, 정신신체장애 환자와의 면담에서는 요령과 다이밍, 정직함 그리고 호기심 등이 함께 어우러져야 한다. 진단과 치료는 동시에 이루어지는 것이다. 전이와 역전이에 대해 아는 것은 모두 면담을 이끌어가는 데 도움이 된다. 하지만 전형적인 면담과는 중요한 차이점들이 있는데, 특히 환자가 호소하는 증상의 특성들 때문에 앞서 말한 각각의 원칙들이 간과될 수도 있기 때문이다. 이러한 간과는 종종 어려운 환자를 대할 때 발생하는 분석되지 못한 역전이로부터 기인하곤 하지만, 한편으론 자신이 모르거나 오랫동안 잊고 지내왔던 의학적 지식에 대해 이야기하게 될 때 면담가가 불안을 느끼기 때문일 수도 있다.

면담가는 환자와 결탁하여 고통스러운 감정에 대한 이야기는 피한 채 어떤 사실만을 찾아내려는 무미건조한 작업만 수행하려들 수도 있다. 역으로, 면담가는 실제 신체 상태에 대해서는 고려하지 않은 채 증상의 감춰진 원인을 찾아내려는 목적에서 감정적인 사건이나 정신역동적 정보에 대해서만 추궁하는 경우도 있다. 면담가는 환자의 증상에는 분명히 심리적인 의미가 연결되어 있다고 확신하지만 이러한 환자들은 종종 그것은 자신의 생각이 아니라고 느끼곤 한다. 이 환자들은 심리상태가 자신의 증상에 영향을 주었음을 믿으려 하지 않으며, 따라서 첫 시간부터 감정과 정신내적 갈등에만 초점을 맞춘 면담은 너무 침습적이고 비공감적이며 반박조로 느껴지게 된다.

정신신체 증상들은 그 특성을 묘사하기가 모호하며 이러한 불확실성 때문에 금세 의학적 회의론으로 빠져들기 쉽다. 이 환자들은 병력에 대해 애매하고 신빙성 없게 이야기를 하며, 그렇지 않더라도 과장된 듯이 보이는 어떤 증상에만 꼼꼼하고 강박적으로 집착하는 경향이 있다. 임상가가 좌절감을 느낄수록 신체형 장애 또한 종종 그렇게 간주되어 환자가 실제로 겪는 느낌에는 관심이 덜 간 채 그 행동 조절에만 초점이 맞춰지게 된다. 이해받지 못하고 비난받는다고 느껴지게 될수록 환자는 더욱 화가 나고 상처를 받게 되며, 이는 결과적으로 심리적인 원인 때문이라는 의사의 진단만 확신시켜버리게 된다. 결국 환자는 치료를 포기한 채 "다른 의사를 찾아 나서게doctor shopping" 되고, 의사는 자신의 진단이 맞았음을 확신하면서 마음이 편해진다.

정신과의사는 환자와 의뢰한 의사 모두 어떤 마술적인 해결책을 기대하고 있을 것이라고 느낀다. 이러한 압박감 탓에 여러 가지 실수들을 저지르게 되는데, 첫 면담 동안 환자의 심리적인 문제점을 신속히 매듭지어주려 하는 것 등이 여기에 포함된다. 증상은 오랜 세월을 거쳐 만들어져온 것이며 생물심리사회적으로 효과적인 개입을 해주기 위해서는 자문의사와 의뢰한 의사뿐만 아니라 가족 및 사회적 서비스 등의 많은 노력들이 필요하다는 사실을 기억해두어야 한다.

환자와 의뢰의사 사이에 의견충돌이 있는 경우라면, 싸움에서 누구의 편을 들 것이 아니라 그 상황부터 자세히 알아보는 것부터 필요하다는 사실을 면담가는 곧 깨닫게 된다. 섣부른 해석은 환자에게든 (예를 들어, "담당의사에게 화가 나신 이유는 실제론 자기 자신의 분노가 투사된 것입니다.") 또는 의뢰한 의사에게든 (예를 들어, "선생님이 너무 섣불리 진단을 내려버리신 것은 불안감 때문입니다.") 효과적이지 못하다. 이러한 언급은 정신과의사 쪽으로 분노를 향하게 만들 뿐 아무런 효과도 없다.

면담가의 기본적인 태도는 모든 정보들에 대해 존중해주면서 조심스레 의문을 가져보는 것이다. 예를 들어 환자의 경험에 대해 계속해서 확실한 관심을 보여주면서 명백한 이차성 이득은 없는지, 유발요인이 되는 심리적 스트레스는 없는지 찾아봐야 한다. 비슷하게 면담가는 이 어려운 환자들이 종종 희한하게도 완벽한 의학적 평가를 충분히 받지 못했다는 사실을 발견하게 되어, 오히려 정신과 면담이 치료 가능한 기질적 질병을 찾아낼 수 있는 또 한 번의 기회가 될 수도 있다는 사실에 유의해야 한다. 심리적인 문제가 내과적 증상의 발생에 중요한 역할을 한 것으로 결론 내려진다면 정신과의사는 의료진에게 가급적 침습적인 시술들은 자제하면서 믿을 수 있는 진료의 안전망을 제공해주도록 권고해줄 수 있다.

종료기 The Closing Phase

많은 정신신체 증상들이 모호하다고 해서 면담가까지도 나란히 확신을 갖지 못할 필요는 없다. 주요우울장애나 공황장애와 같은 축 I장애의 진단기준에 부합된다면 정신과의사는 그에 맞는 진단을 내려줘야 한다. 면담기는 신체형장애, 인위성장애, 꾀병 등의 가능성에 대해서도 확신할 수 있어야 한다. 다른 대부분의 정신신체질환들이 진단보다는 정신역동적 구조화와 관련된 것들이지만, 가능한 한 면담가는 자신이 생각하기에 심리적인 요인이 어느 정도까지 신체증상에 영향을 미쳤는가에 대해서는 명확히 해야 한다.

면담이 마무리될 즈음 의사는 자신이 알게 된 바를 환자에게 설명해주는 것이 좋다. 처음에는 가급적 환자가 했던 이야기와 거의 비슷하게 해야 한다. 그런 식으로 이야기를 재정리해주는 것만으로도 심리적 구조화를 시켜줄 수가 있다. 이런 방식을 통해 의사는 혹시라도 잘못 이해하고 있는 내용을 명확히 할 수 있는 기회를 얻게 될 뿐만 아니라 환자가 자신의 질병에 대해 심리적 통찰을 어느 정도까지 수용할 수 있는지도 가늠할 수가 있다. 예를 들어 특별한 이상이 없음에도 복통이 반복되던 한 젊은 환자와 면담을 마친 후, 정신과의사는 "이번 주 동안 매일 아침마다 복통이 있었던 것 같군요. 그 통증 때문에 출근을 하지 못했는데 주말에는 통증이 없었단 말입니다."라고 말하였다. 그런 다음 면담가는 잠시 기다리면서 일과 복통 사이의 보다 구체적인 연관성에 대해 짐작되는 바를 말해주기에 앞서 우선 환자가 어떻게 반응을 하는지 살폈다.

상황을 검토해 보면서 환자는 신체 감각에 특별히 예민하게 걱정을 한다는 점을 그려주는 것이 때로는 유용할 수 있다. 환자는 남다르게 미묘한 신체감각까지도 느낄 수 있는 것 같다고 말해준 뒤, 눈에 띠는 기질적인 질병 없이도 많은 사람들이 매주 신체적인 통증을 느끼곤 한다는 사실을 환자에게 상기시켜줄 수 있다. 그 예민함 때문에 환자는 과도하게 걱정하게 되는 것일 수도 있다. 동통과 통증을 정상화시켜주고 신체감각을 어떻게 해석해야하는지 짜맞춰줌으로써 면담가는 "파국적으로 생각하는catastrophize" 환자의 경향을 줄여줄 수가 있다.

면담을 마치기에 앞서 치료사는 환자에게 질문할 수 있는 충분한 시간을 주어야 한다. 환자의 질문과 이야기가 여전히 신체증상에 관한 것에 머문다면, 환자에게 통찰-지향적 정신치료를 받아보라고 제인하기엔 적합하지 않을 것이다. 반면에 환자가 자신의 감정생활과 관련된 내용에 대해 계속해서 질문을 한다면, 이 환자는 탐색적 정신치료에 좋은 반응을 보일 것이다.

불편감에 특별히 예민한 사람들은 종종 예를 들어 항우울제와 같은 각종 약물들의 부작용에도 상당히 예민하다. 약을 처방하는 근거, 용량, 예상되는 효과 그리고 예상되는 부작용

등에 대해 충분한 시간 동안 설명해주어야 한다. 비슷하게 이런 환자들의 많은 수는 정신치료를 받아보자는 제안에도 민감하다. 정신신체장애 환자들이 치료 가능성에 관심을 갖게 되기까지에는 종종 충분한 설명과 안심주기가 필요하다.

결론 CONCLUSION

정신신체장애 환자들은 종종 면담하기가 까다롭지만, 대부분의 까다로운 환자들이 무의식적으로는 스스로를 다잡으려 애쓰고 있다는 사실을 기억할 필요가 있다. 사람들을 힘들게 만들고, 격한 감정을 부정하고 투사하며, 이상화와 폄하 사이를 쉽게 왔다 갔다 하기 때문에 면담가는 불편해질 수도 있지만, 이런 점들을 이 환자들에 대한 중요한 대응전략으로 삼아야한다. 이런 환자들의 많은 수에서 증상은 필요한 목적을 갖고 있다. 면담가의 책임 가운데 하나는 환자로 하여금 궁금증을 갖도록 만들어주며 그 호기심에 동정을 표현해주는 것이다. 면담가는 원인과 반응이라는 천편일률적인 이론을 만들어내기보다는 그 환자 개인에 대해 이해하도록 노력해야 한다. 정신신체 증상을 호소하는 환자들은 수세기동안 위대한 임상가들의 관심사가 되면서도 그들을 좌절시켜왔으며, 그 결과 개개인의 환자를 이해하려는 전통적인 의학적 노력과 더불어 해가 되지 않는 히포크라테스의 핵심적인 사상 사이에서 균형을 맞추는 기회를 제공해주기도 하였다.

16장 인지장애 환자

THE COGNITIVELY IMPAIRED PATIENT

JOHN W. BARNHILL, M.D.

인지장애는 수백만의 사람들을 괴롭히고 있으며, 사람들의 수명이 늘어나고 심각한 질병에서 회복되는 경우가 많아짐에 따라 그 숫자는 계속해서 증가하고 있다. 복잡한 영상기술과 검사법들을 통해 치매와 섬망 같은 증후군들에 대해 더 많이 이해하게 되었지만, 임상적으로 진단을 내리는 과정만큼은 아직도 주로 면담에 의존하고 있다. 진단이 명확할 수도 있지만, 가족이나 임상가가 놓치고 지나갈 만큼 애매한 경우도 많다. 더욱이 치매의 경우 인지기능이 서서히 감퇴되는 것을, 그리고 섬망의 경우 급성적으로 혼돈이 오는 것을 환자 스스로가 호소하는 경우는 거의 없다. 이러한 이유로 전형적인 알츠하이머병 환자가 제대로 진단이 내려지기까지 3년 정도가 걸리며, 입원 환자가 섬망을 보이는 경우의 대부분을 치료진들이 알아차리지 못하는 것이 현실이다.

인지장애는 우리가 우리 자신을 어떻게 정의해야 하는가라는 핵심적인 문제를 다루고 있다. 기억상실, 부주의, 지남력장애, 환경 오지각, 행동통제력 상실, 기분의 유동성 등이 인지장애에 수반되곤 하며, 이러한 일련의 증상들은 엄청난 혼란감을 가져다준다. 이와 같은 증상들은 환자가 사회적 상황과 건강관련 상황에 효율적으로 참여할 수 없게끔 만들며 그 결과 환자를 돌보는 모든 사람들에게 심리적으로 경제적으로 부담이 된다. 인지장애 환자를 효과적으로 치료하기 위해서는 진단과 치료를 할 수 있는 능력뿐 아니라 다른 대부분의 환자들에서와는 다른 면담기법이 요구된다. 이러한 개입은 그 자체만으로도 환자뿐만 아니라 가족과 치료진 모두에게도 유용할 수 있다. 이 장에서는 인지장애 중 중요한 두 가지 유형: 섬망과 치매에 대해 알아볼 것이다.

정신병리와 정신역동
PSYCHOPATHOLOGY AND PSYCHODYNAMICS

섬망 Delirium

섬망이란 급성 혼동상태acute confusional state로 심한 초조에서부터 상당한 침묵에 이르기까지 다양한 수준의 활동성을 보인다. 섬망 환자들을 자세히 살펴보면 각성, 주의력, 지남력, 지각, 인기지능, 그리고 기분 등에 문제가 있음이 발견되지만, 환자의 눈동자는 혼란되어 보이고 그 언어는 비특징적으로 혼동되어 있는 모습만 보더라도 대부분의 섬망은 쉽게 짐작되어질 수 있다. 하루를 거치는 동안 의식의 혼탁은 변동을 보이는데, 주로 야간에 악화된다. 일반적인 정신과외래에서는 흔하지 않지만, 입원환자의 경우에서는 섬망이 15%에서까지도 발견이 된다.

섬망 환자의 일부는 활동성의 증가를 보인다. 이러한 활동성은 물질금단이나 중독 때문인 경우가 종종 있으며, 이런 과활동성hyperactivity은 쉽게 눈에 드러난다. 그 밖의 다른 많은 환자들은 저활동성hypoactive 섬망을 보이거나 섬망의 시간 경과에 따라 활동성이 변동하는 혼재성mixed 상태를 보이기도 한다. 최근에 수술을 받은 환자나 중환자실 환자, 말기상태의 질병을 가진 환자, 그리고 치매가 진행 중인 가운데 상태가 악화된 환자 등에서 상당한 혼동이 나타나기도 한다. 이러한 상황에서는 저활동성 섬망을 인지하지 못하고 지나치는 경우도 흔하다. 의료진이나 가족들이 환자가 “정신이 없어” 보인다고 느꼈을 때, 심각한 생물심리사회적 스트레스로 인한 이러한 신경학적 기능부전을 “심리적인 반응” 때문이라고 생각하는 경향이 있다. 이런 경우 환자에겐 종종 우울증이나 무감동증, 나쁜 소식에 대한 파국적인 반응 등으로 진단이 붙여지곤 한다. 다른 경우환자에게는 어떤 공식 병명을 붙여주기보다는 보다 부드러운 표현법으로 설명해주게 된다. 예를 들어 *일몰증후군sundowning*은 섬망이나 치매환자들의 행동문제들이 종종 야간에 악화되곤 한다는 점에서 유래된 용어이다. 이와 비슷하게 *중환자실 정신병ICU psychosis*은 중환자실의 위독한 환자들에서 섬망이 자주 발생하기 때문에 붙여진 이름이다. 섬망에 대해 밝혀짐에 따라 그 원인을 찾으려는 노력과 함께 위 두 용어는 점차 사라지게 되었다.

섬망의 발생은 종종 심각한 의학적 상태의 첫 증상이곤 하기 때문에 그 원인을 찾아내는 것이 중요하다. 섬망은 예를 들어 감염, 약물, 암, 외상, 대상성 장애 등에 의해 촉발될 수 있다. 약물과 알코올의 중독 및 금단이 자주 섬망을 일으킨다. 치매 환자의 경우엔 발열이나 빈혈, 오랫동안 병석에 누워있는 것과 같은 단순한 원인만으로도 섬망이 중첩되어 발생할 수 있다. 정신과 영역에서는 항정신병제가 신경이완제악성증후군neuroleptic malignant syndrome이라고 불리는 섬망을 유발할 수 있으며, 선택적세로토닌재흡수차단제selective serotonin reuptake inhibitor 역시도 세로토닌 증후군serotonin syndrome을 일으킬 수 있다. 이러한 의인성 장애iatrogenic disorder에 대한 유일한 최고의 치료법은 즉시 정신과 약물 처방을 중단하는 것이다. 섬망은 일반적으로 대개 급성적이며 자연치유적이지만, 기저의 원인이 치료되지 않는 한 모든 이러한 혼동성 상태는 계속 지속될 수도 있다. 미쳐 진단이 내려지지 못하는 경우 흡인성 폐렴, 낙상, 욕창 같은 합병증이 생길 수도 있으며, 또한 환자와 가족 모두에게 정서적인 스트레스를 악화시킬 수도 있다.

섬망을 진단내리는 데에 있어 몇 가지 어려운 점들이 있다. 전형적으로 발병이 급성적이지만, 특히 환자 곁에서 지켜본 보호자가 없는 경우엔 정확한 병력을 얻어내기가 어렵다. 섬망은 일반적으로 일정기간 이내에 소실되지만 말기질환이 있다거나 치매가 동반되어 있다거나 복잡한 약물 및 알코올 금단 상태인 경우 등에는 계속해서 섬망이 지속될 수도 있다. 증상이 심하게 변동한다는 점이 섬망의 핵심적인 모습으로, 증상은 주로 야간에 악화되곤 하기 때문에 낮에 환자를 본 면담가들은 환자의 문제점을 과소평가하게 될 수도 있다. 섬망이 제대로 진단 내려지지 못하는 이유 중 하나는 실제로 조용한 상태의 혼동quiet confusion은 보호자가 걱정하게 되기 전까지 그리고 환자가 동의서에 승낙하지 못하는 동안은 일반적으로 자세한 면담을 시행하기가 어렵기 때문이기도 하다.

섬망은 내과적인 원인에 의한 것이지만, 한편으로는 심리적인 장애이기도 하다. 사회적 고립과 감각박탈은 고위험군 환자에서 섬망의 위험성을 높이며, 병원에서 심리사회적으로 개입을 해주는 것이 노인 환자에서 섬망의 발생을 줄여주는 것으로 나타났다. 따라서 개입은 진단과 치료가 늦어지는 것을 막아주며 의료적 합병증과 입원기간을 줄여줄 수 있다.

또한 중요한 점은 섬망을 겪는 것은 환자에게 뿐만 아니라 그를 돌보는 모든 사람들, 즉 가족과 치료진에게도 혼란스러운 일이라는 점이다. 수주가 지나 섬망이었을 당시를 회상했을 때 환자들은 종종 당시 귀신에 홀린 듯 했었다고 기억한다. 가능한 의학적 개입을 해주는 것 외에도 섬망을 진단해주고 그에 대해 설명해주는 것은 그 경험을 둘러싼 불안감을 크게 줄여줄 수 있다.

임상양상 Clinical Presentation

뚜렷한 인지기능 손상이 나타나기에 앞서 간호사나 가족들에 의해 먼저 미묘한 성격 변화나 수면 문제와 같은 섬망의 전조증상prodrome들부터 인지되기도 한다. 예를 들어 환자가 완전히 섬망 상태가 되기 하루 이틀 전 즈음 가족들이 "예전과 달라 보인다."고 보고하는 경우가 흔하다. 이와 비슷하게 환자가 퇴원을 해도 될 만큼 충분히 호전되긴 하였지만, 완전히 회복되기까지에는 수주에서 수개월이 더 걸리곤 했다고 가족들은 말한다.

일단 섬망이 발생하고 나면, 환자는 한동안 완전히 정상처럼 보이다가도 반복해서 초조와 혼돈, 혼미의 상태로 빠져들곤 한다. 졸림이 반드시 동반되는 것은 아니며, 사실 섬망 환자들은 흔히 외부 자극에 지나치게 민감하다. 다른 사람을 알아보는 속도는 느려지며 환자는 당혹스럽고 혼동되어 보인다. 면담가가 섬망 환자를 봤을 때 종종 "마치 아무도 없는 듯이" 보인다. 정서의 변화는 종종 극단적이며, 쉽게 흥분하는 불쾌감 또한 흔하다. 이러한 성격의 변화는 종종 가족들에게 큰 걱정꺼리가 되곤 한다.

일상의 작은 일들조차 수행하기 힘겨워하는 모습에서 인지능력의 상실이 의심된다. 환자는 특히 추상적인 사고abstract thought에 어려움을 보이며 구체적인 문제해결concrete problem은 좀 더 잘한다. 하나의 주제에서 다른 주제로 쉽게 넘어가기 힘들거나 느려지는 점에서 경미한 정도의 보속증perseveration이 의심된다. 부주의해지고 지남력이 상실되면 환자는 먼저 날짜를 잊어버린 뒤 장소와 상황을 인식하지 못하게 된다. 당황하고 있어 보이는 조용한 섬망 환자는 흰 가운을 입은 의사가 앞에 서 있는 가운데 인공호흡기가 작동하는 소리가 들리고 있음에도 자신은 지금 집에 있는 것이고 현재는 1996년이라고 생각하는 경우 역시 흔히 있는 상황이다.

많은 섬망 환자들이 지각의 이상perceptual abnormality을 보인다. 소리가 너무 시끄럽다거나 주변 자극들 때문에 짜증이 난다는 호소로 시작하곤 한다. 많은 섬망 환자들이 눈을 감은 채로 혹은 어두운 방 안에서 대화를 나누는 것을 더 편해한다. 이는 이들이 외부 환경 자극을 선별해내는 데 어려움을 보이는 것으로, 세상은 이들에게 너무나도 정신없게 느껴지는 것 같다. 이로 인해 소음과 대화소리, 그림자 등을 잘못 지각하게 된다. 꺼진 TV에서 벌레가 기어 나오고 병실 커튼에 왠 사람이 매달려있다고 말하는 경우도 흔하다. 때때로 완연히 편집증적인 색채를 띠기도 하지만, 많은 섬망 환자들은 섬뜩할 것 같은 상황에서조차도 담담하게 묘사하곤 한다. 예를 들어 한 환자는 간호사들이 자신을 묶어 놓고는 이웃들이 몰려와서 자신을 납치해갔지만 그 상황에서 자신은 침착함을 잃지 않았다고 이야기하였다. 섬망 환자들은 대개 낯선 것을 익숙한 것으로 지각하는데 반해 조현병에서의 환각은 이질감을 더 크게 느낀다는 점에서 이 둘을 구분하는 임상가들도 있다. 예를 들어 섬망 환자들은 병원 직원을 보고 자신의 친척이라고 말하는데 반해, 조현병 환자들은 자신을 해치려는 사람이라고 생각한다. 조현병 환자와 또 다른 차이점은 섬망 환자들은 환시와 환촉을 경험하는 경우가 훨씬 많다는 점이다. 환청이 있을 수도 있지만, 이때에는 대개 잘 조직화되지 않은 망상이 동반된다. 병이 들어 혼동되어 있는 환자에서 보이는 환각hallucination과 현실 경험에서의 착각 경험illusional misperception을 구분하기란 종종 어렵다. 하지만 이 둘을 구분하는 것보다 더 중요한 것은 환자가 섬망 상태에 빠져있다는 사실을 빨리 알아차리는 것이다.

치매 Dementia

고령화가 되어감에 따라 치매는 매일 그들을 돌봐야하는 가족과 보건전문가들에게 점차 중요한 문제가 되고 있다.

치매란 전반적으로 지적기능이 황폐화되는 만성적인 증후군으로 정서와 인격의 변화가 종종 동반된다. 치매는 일상생활의 활동을 저해하며 이때 의식consciousness은 명료한 상태이다. 치매의 원인에는 수많은 이유들이 있지만, 그 중 대부분은 비가역적이고 진행형인 대뇌의 장애이다. 이 장에서는 가장 흔한 치매인 알츠하이머병에 대해 초점을 맞추지만, 기본인 되는 원칙에 대해서도 광범위하게 다뤄질 것이다.

대뇌는 놀라울 정도로 뛰어난 보상기전을 지니고 있어 전형적인 초기 알츠하이머병 환자조차도 치매로 진단되기 전까지 수년 동안이나 정상적으로 기능을 하곤 한다. 대신 환자와 가족들은 정상적인 노화과정으로 인해 인지기능이 약간 떨어져서 그런 것일 뿐이라고 생각한다. 수개월에서 수년 동안 경고증상이 있었음에도 불구하고 많은 가족들은 치매라고 진단받는 순간 갑작스런 심한 충격을 받는다. 반면에 정작 대부분의 치매 환자들은 치매로 진단받는 것에 대해 아무렇지도 않게, 심지어 무감각하게 반응을 한다.

치매는 종종 다른 상태들과 대비되어 정의된다. 예를 들어 섬망에서는 의식상태가 혼탁해져있는데 반해 치매 환자들은 대개 명료하다. 지적장애 환자와 외상성 뇌손상 환자에서의 인지결손은 안정적인데 빈해, 치매는 무조건 진행을 한다. 실세로 이러한 구분은 종종 보호하다. 스트레스를 받거나 밤중이 되었을 때 인지장애와 행동문제가 갑자기 악화되어 치매환자는 "안정적"이어 보이지 않을 수도 있다. 더욱이 치매 환자들은 섬망을 일으킬 수 있는 대사성 스트레스metabolic stress 및 심리적 스트레스에 매우 취약하다. 섬망 상태가 해소되고 나면 치매 환자들은 이전의 기능 수준으로 회복되곤 하지만 그 이하로 떨어지는 경우도 있다. 이러한 점 때문에 급성 뇌증후군과 만성 뇌증후군을 구분하는 데 있어 혼동이 흔하다.

임상양상 Clinical Presentation

치매에서의 인지기능 장애는 광범위하여 새로운 정보를 학습하고, 사물의 이름을 대며, 계산을 하는 것 등에 어려움을 보인다. 추상적인 사고, 연산, 시공간 구성능력 등이 점차 저하되어 환자는 독립적으로 기능할 수 없게 되어 간다.

자신의 기억 손상을 감추기 위해 치매 환자들은 물건의 이름이 떠오르지 않는 경우 종종 그 사물을 설명하는 문장으로 대신하려 든다. 이로 인해 우원증circumstantiality이 나타나, 병원이라고 대답하는 대신 진료를 보는 곳이라는 식으로 설명하게 된다. 다른 한 환자는 병실 주위를 둘러보고는 여기가 호텔이라고 답하는 작화증confabulate을 보였다. 치료진을 가족이라고 주장하거나 혹은 가족을 병원 직원이라고 주장하는 일 또한 드물지 않다. 환자가 하도 우겨대는 탓에 면담가는 말문을 닫아버리게 된다. 이건 정말 지칠 만도 한 일이지만, 이런 식으로 고집을 피우는 것은 자신의 인지능력이 떨어졌다는 사실이 드러나는 당혹스러운 상황에 처하지 않으려는 것이기도 하다.

인지기능 저하가 치매의 진단에 있어서 핵심적인 부분이지만, 그 밖의 다른 신경정신과적 증상들이 종종 치매 환자의 자율성과 안녕에 더 큰 위협이 된다. 병식의 결여와 무감동증apathy이 흔함에도 환자 자신과 가족들은 이를 수동적으로 무시해버린다. 일부 환자들이 일시적으로 과다성욕hypersexuality을 보이기도 하지만 대부분의 치매 환자들은 성sex 뿐만 아니라 수면과 식욕에 대해서도 흥미를 상실한다. 말의 내용은 빈약해지고, 자연스러운 의사교환보다는 정형화된 문구만을 사용하려 든다. 모든 참신한 활력들이 그 사람으로부터 빠져나가버린 듯하다. 이러한 무감동증은 치매 환자에서 흔히 나타나곤 하는 우울증과 구분되어져야 한다. 특히 질병의 초반부에 기능감퇴를 인지하게 되면서 우울증이 찾아오지만, 대부분의 치매 환자들은 자신의 상황에 대해 놀라우리만치 무관심하다. 대신 치매와 관련된 우울증의 많은 경우가 병 자체의 진행과정의 일부인 신경학적 변화 때문에 생긴다.

치매 환자의 절반 가까이가 망상을 갖는데, 주로 누가 물건을 훔쳐갔다거나 자신을 구박한다거나 배우자가 바람을 핀다는 등의 내용들이다. 건강염려증도 흔하다. 배회, 안절부절못함, 물건을 감추어 둠, 그리고 심지어 공격적인 행동 등 또한 드물지 않다. 환시와 착각이 일어날 수 있지만 환청은 흔하지 않다. 많은 치매 환자들이 참지를 못하거나disinhibited 거부적resistive이다. 치매는 성격도 변하게 만들어 예전에는 예의바르고 교양 있던 노인이 거친 언어를 사용하고 고집불통이 되며 변덕스러워진다. 어떤 경우에는 정상적으로 갖고 있던 성격 경향이 더욱 두드러지기도 한다. 한 사례에서 약간의 강박적인 성향을 가졌던 한 여자 환자는 치매가 진행되면서 너무나도 경직되고 정리정돈에 집착하게 되었다. 다른 경우에서 사교적이던 한 노인은 당혹스러울 정도로 자기자랑을 늘어놓는 무례한 사람으로 변했다. 인지기능의 저하는 가족의 마음을 아프게 하지만, 가족을 지치게 만들어 결국 요양원에 입소시키게 만드는 것은 이러한 감정문제와 행동문제들이다.

면담의 진행 MANAGEMENT OF THE INTERVIEW

인지기능의 저하는 면담의 진행에 상당한 영향을 준다. 예를 들어 자신에게 지적인 문제가 생겼다고 이야기하는 치매 환자나 섬망 환자는 거의 없다. 이들이 정신과의사를 만나길 원하는 경우도 드물다. 이들은 인지적으로, 정서적으로 유연성이 부족한 경향이 있다. 인생에서 가장 힘든 시기 중 하나의 한 가운데에 놓여있는 인지장애 환자들은 존재의 상실에 관한 내용보다는 일상적인 내용 쪽으로 이야기하려는 경향이 있다. 쉽게 주의가 분산되어버리는 환자를 안정시키기 위해 면담가는 예측가능하고 조용한 분위기를 만들어주려고 노력해야 하지만, 병원이라는 환경은 예측하기 힘든 혼란스러운 공공장소가 되곤 한다. 일반적으로 첫 면담은 진단을 내리기 위한 것이지만 치료적 동맹이 구축되지 않는 한 그것을 명확히 하기란 어려우며, 만일 면담가가 너무 서둘러 사무적으로 인지기능을 평가하려든다면 이러한 동맹에 금이 갈 수가 있다. 다른 모든 형태의 면담들과 마찬가지로 무슨 대화를 나누느냐가 중요한 것은 사실이지만, 그 대화 내용의 의미를 이해하기 위해서는 환자를 잘 관찰할 필요가 있다.

효과적인 면담이 되기 위해서는 이러한 고유의 장애물들을 고려하면서 또한 이 사람들의 장점을 잘 활용하여야 한다. 예를 들어 대개의 경우 환자와 그 가족들은 예전에 정신과적으로 진단을 받은 적이 없으므로, 환자를 무력하게 만드는 신경학적 과정뿐만 아니라 종종 경미한 신경증적 문제에 대해서도 치료적인 노력이 가해져야 한다. 현명한 면담가라면 – 환자와 그 가족 모두에서 관찰되곤 하는 – 갈등과 자기–파괴적인 행동들을 기꺼이 성공적으로 다루어줄 수 있을 것이다.

마지막으로 면담가는 면담을 받으러 온 이유에 대해 계속해서 주의를 집중하여야 한다. 급성 초조증과 혼돈을 조절해달라는 이유로 의사가 도움을 요청한 경우라면 가족 역동과 관련된 정보만 알아내려하는 것은 잘못된 행동일 것이다. 역으로 두 명의 자식이 치매로 인한 행동문제를 가진 부모를 데리고 온 경우라면 환자의 인지기능 감퇴의 정도만 알아내려 하는 것은 현명하지 못하다. 이러한 이유로 인지장애 환자와의 면담은 유연하고 지지적이어야 하며, 장애의 정도와 유형에 따라 수정이 필요하다.

개시기 The Opening Phase

면담을 시작하는 시점에서는 몇 가지 겹치는 문제들에 대해 신경을 써야 한다. 친근한 태도가 중요하다. 친절한 악수와 짧은 소개만으로도 환자와 가족들은 기분이 좋아진다. 인사를 건네면서 면담가는 건강상의 이상 신호나 장해의 징조는 없는지 환자와 그 주변상황을 살펴보아야 한다. 옷을 어떻게 차려입고 자세는 어떠한가만 보더라도 환자의 인지장애 정도뿐 아니라 가족들의 관심 정도까지도 엿볼 수가 있다. 또한 정신과의사는 나중에 환자를 더 잘 이해하거나 치료동맹을 맺는 데 필요할 수 있는 개인적 과거력에 관한 어떤 내용들을 찾아보아야 한다. 손자의 사진이나 오랫동안 쓴 듯한 야구 모자를 보고 재치 있게 칭찬을 해주는 것이 치료동맹의 출발점이 될 수 있다. 이러한 개시기 동안 면담가는 지금 즉시 누구로부터 정보를 얻을 수 있을지에 대해 중요한 결정을 내려야 한다. 단정한 옷차림으로 가벼운 정도의 인지기능 감퇴를 호소하는 환자들은 노화와 상실에 대해 이야기하고 싶어 하며 이런 대화는 사적인 장소에서 나누는 것이 바람직하다. 대개 정시과의사는 가족이나 보호자에게 잠시 나가있어 달라고 부탁하게 된다. 중등도의 기능손상을 보이는 치매 혹은 섬망 환자들은 가족들로부터 설명을 듣고 안심받기를 가장 편안해 한다. 상태가 심한 환자들은 면담가와 의사소통이 불가능할 수 있으며, 따라서 주로 보호자와 면담을 해야 할 수도 있다. 면담 때 가족이 함께 있을 것인지 여부를 가족이나 환자가 결정하는 경우도 많다. 비밀이 보장되지 못할 수도 있다는 문제점이 있지만, 이는 친구나 가족이 진심어린 마음으로 설명해주고 안심시켜줌으로써 충분히 극복될 수 있다. 더욱이 가족은 환자와 어떻게 상호작용을 하는 것이 효과적인지를 보여줄 수 있으며, 자신들이 걱정하는 바에 대해 면담가로부터 직접 대답을 들을 수도 있다.

대부분의 섬망 환자와의 면담은 다른 의사의 요청에 의해 병원 내부에서 이루어지게 된다(18장, "입원 환자" 참조). 가족이 함께 있는 것이 나을 지 먼저 결정한 후, 환자와 그 상황을 파악하면서 면담가는 자신의 이름을 또박또박 소리 내어 말해주면서 자신을 소개하여야 한다. 커튼을 치거나 TV를 끔으로써 주의가 분산되는 것을 막고 프라이버시를 확보한 후, 정신과의사는 환자의 눈높이에 자리를 잡고선 자신이 온 이유에 대해 환자가 어떻게 알고 있는지 물어봐야 한다. "저는 의사 X입니다. 담당의사께서 제가 올 것이라고 설명해주셨나요?" 이런 첫마디에 대한 환자의 답변에 따라 의사는 다음에 어떻게 반응할지를 결정하게 된다. 지금 정신과의사와 면담을 하고 있는 것이라는 사실을 환자가 이해하고 있다면, 계속해서 면담을 진행하면 된다. 그렇지 않다면 면담가는 자신이 온 이유에 대해 요령 있게 설명해주어야 한다. 예를 들어, "환자분께서 힘들어하고 계시다고 들었는데요." 또는 "Jones 선생님 말씀이 환자분께서 잠시 혼돈스러워했던 순간이 있다고 하시더군요." 또는 "밤에 악몽을 꾸시는 것 같아서 도와드리러 왔습니다."라고 말할 수 있다. 경미한 상태의 환자라면 이때 자신의 문제점에 대해 이야기하기 시작할 것이고, 그러면 면담가는 환자가 하는 대로 따라가면 된다. 환자의 가장 큰 걱정꺼리가 신체적인 불편감에 관한 것이라면 면담가는 이런 호소에 대해 이야기 나누는 데 어느 정도의 시간을 배려해주어야 한다. 심한 섬망 상태인 환자는 면담가가 병실에 들어서는 순간 금방 알아차릴 수가 있다. 진단을 내리는 것 외에도 이런 환자와의 면담은 면담가가 틀을 잡아주면서 안심시켜줌으로써 치료적인 효과를 발휘할 수 있다.

치매 환자와의 면담 또한 이와 비슷한 방식으로 시작을 하는데, 다만 환자의 상태가 그다지 의학적으로 심각하지는 않다는 점이 다르다. 이 경우 역시 도움을 요청한 사람은 대개 환자가 아닌 다른 사람이다. 대부분의 환자들은 고령이며 가족이나 친구가 동행하곤 한다.

환자와의 관계 Relationship With the Patient

면담가의 태도 Attitude of the Interviewer

일부 면담가들은 섬망 환자 혹은 치매 환자와 정신역동적인 면담을 하는 것이 과연 치료적으로 의미가 있을지 의문을 갖곤 한다. "정신상태가 올바르지 못한" 환자와 이야기를 나눌 때, 면담가는 인지기능에 관한 공식적인 평가에 주로 초점을 맞추고 싶어 한다. 그러나 심한 혼돈이나 치매 환자조차도 면담가가 자신에게 얼마나 관심이 있는지 감지할 수 있으며, 다른 사람들과 마찬가지로 환자를 존중해주는 의사의 태도에 대해 마음 편해하거나 보다 협조적이 되는 식으로 반응을 보인다. 치매 환자와 섬망 환자에게는 상당한 지지가 필요하며, 무관심하고 냉담하며 지나치게 중립적인 의사에게 이들은 호의적으로 대하지를 않는다. 전반적으로 따뜻하고 관심어린, 친절한 태도가 바람직하며, 때로 면담가는 보다 사회적으로 용인된 방식으로 안전하게 행동하도록 단호하게 환자를 지도해줄 필요도 있다.

전이 Transference

경미한 수준의 기질적 장애를 가진 환자들은 전이를 발생시킬 수 있으며, 이는 주로 이들의 기본 성격유형에 의해 결정된다. 보다 심각한 장애를 가진 환자들의 경우 의사를 대하는 방식은 평생 동안 간직해 오던 성격 경향보다는 오히려 현재의 신경정신과적 질환과 더 많이 관련되곤 한다. 이러한 환자들의 전이적 태도에 대해서는 치료과정 동안 해석을 해주거나 훈습시키지는 않는다. 그렇다 하더라도 환자의 태도를 이해하는 것은 면담가로 하여금 전이의 긍정적인 측면과 자신 스스로를 서로 협력하도록 만드는 데 도움이 된다. 예를 들어 의존적으로 행동하는 환자에게는 면담가가 자신이 더 어른인 듯이 행동해주는 것이 도움이 되지만, 젊은 의사가 노인 환자에게 자신감 없거나 시건방지게 들리지 않도록 조심하면서 부모인 듯 행동해주기란 쉽지 않은 일이다. 나이 많은 환자가 의사에게 말을 놓는 경우는 흔한 예이다. 상대를 믿지 못하거나 겁을 먹는 환자들도 있다. 이러한 태도는 혼돈스러운 경우에 더 심해지므로 면담가는 단순명료하고 안심시켜주며 진지한 자세를 갖추어야 한다는 사실을 명심해야 한다.

구체적인 기법들 Specific Techniques

면담은 짧게 Using Brief Interviews

환자가 쉽게 피로를 느낀다면 면담은 짧은 것이 좋다. 하루 동안 여러 차례에 나눠 환자를 본다거나 며칠에 걸쳐 매일 15분 정도씩 면담을 하는 것이 좋다.

한 인간으로서 환자를 이해해주기 Recognizing the Patient as a Person

맨 처음 환자가 자발적으로 꺼내는 이야기를 들은 후, 임상가는 주호소와 현재 증상에 관한 간략한 병력을 파악한 뒤 그다음에는 환자의 개인적인 배경과 현재의 생활 상황에 대해 관심을 가져야 한다. 자신의 자존감을 유지하기 위해 치매환자들은 지난 세월 자신이 이루었던 업적이나 능력을 떠올리는 데에 특히 많이 의지를 한다. 그러므로 환자의 지난 세월을 되짚어보는 것은 면담가에게 정보를 제공해준다는 의미 외에도 환자에게는 치료적인 효과까지 낼 수 있다.

환자에게 충분한 시간을 주기 Allowing the Patient Time

기억력 상실, 우원증, 보속증, 그리고 자발성의 결여 등은 면담가에게 좌절감을 안겨다준다. 환자에게 자신의 방식대로 자신의 이야기에 대해 말해보도록 기회를 주어야 한다. 환자가 너무 와해되어 있어 적절히 구성하지 못할 때에는 면담가가 직접적이고 구체적인 질문으로 도와줄 수도 있다. 조급해하거나 너무 빨리 질문을 해대는 것은 환자를 더욱 와해시켜 버린다.

기억의 고리를 자극해주기 Stimulating Memory Chains

연상 패턴associative pattern을 자극시키는 방법을 통해 환자의 기억을 도와줄 수 있다. 예를 들어 환자가 한 이야기를 면담가가 간략하게 요약을 해준다거나 환자가 이야기의 주제를 잃어버렸을 때 제자리로 돌아올 수 있게 해주는 것 등이 종종 유용하다. 환자가 어떤 생각을 하던 도중에 멈칫하며 "제가 방금 무슨 얘기를 하고 있었죠?"라고 묻는 경우, 면담가는 환자가 말했던 단어들을 반복해줌으로써 환자의 집중력과 초점을 도와줄 수 있다. 이야기의 주제를 잃어버렸을 때 얼마나 좌절스러웠을지 공감적으로 언급해주는 것이 바람직하다.

명확하게 이야기해주기 Speaking Clearly

한 번에 한 가지 주제에 초점을 맞춘 단순하고 명료한 문장을 사용하는 것이 환자의 기억을 떠올리는 데 도움이 된다. 유머는 일반적으로 치료적인 수단으로서는 적절하지 않지만, 진단적인 도구로서 도움이 되는 수도 있다: 섬망 환자와 치매 환자는 일종의 말장난 wordplay에 멍한 반응을 보이곤 한다.

현실검증력을 보완해주기 Aiding Reality Testing

종종 의사들은 환자의 지남력과 혼돈상태를 알아볼 때 환자가 틀린 대답을 해도 이를 옳은 정답으로 제대로 알려주지 않는다. 그럴 것이 아니라 대신 날짜와 장소, 면담가의 이름을 다시 알려줌으로써 상실된 지남력을 재치 있게 회복시켜주는 것이 좋다.

신체적 증상에도 관심을 가져주기 Taking Interest in Physical Complaints

환자가 무엇을 가장 힘들어하는지에 면담가가 관심을 가져줌으로써 치료적 동맹이 더욱 강해질 수 있다. 자신의 주된 호소에 대해 이야기를 하고난 뒤 많은 환자들이 심리적인 문제와 인지기능에 관한 논의를 훨씬 잘 받아들인다.

자기-파괴적인 행동을 할 가능성을 평가하기 Assessing for Self-Destructiveness

섬망 환자들과 치매 환자들은 몇 가지 다양한 방식으로 스스로에게 해가 되는 행동들을 한다. 이들은 낙상이나 기타 여러 가지 유형의 뜻하지 않은 상해를 당할 위험이 매우 높다. 일상생활 활동 능력이 손상되어 있기 때문에 이들은 영양결핍이나 탈수에 빠지거나 약을 제때 챙겨먹지 못하곤 한다. 우울증과 자살 가능성에 대한 평가는 몇 가지 요인들로 인해 복잡해진다. 노인 환자에서의 우울증은 흔히 비전형적atypical이어서, 예를 들어 슬픔이나 일주기 기분변동, 자책감 등 보다는 실행능력executive function에 장애를 보이거나 신체증상에 집착을 하는 형태로 나타난다. 더욱이 섬망 환자들은 때때로 자살이나 우울에 관한 어떤 언급도 없이 충동적으로 스스로 목숨을 끊는다.

정신상태검사 The Mental Status Examination

인지기능감퇴를 진단하는 데 있어 정신상태검사는 중요한 도구이다. 기존서식에 따라 정신상태를 일일이 검사하는 방법은 너무나도 방대하게 느껴져 면담가는 전반적인 평가를 하나의 단순화된 인지기능검사로 바꾸게 된다. 이런 식의 검사 방법으로는 많은 양의 자료들을 얻어낼 수는 있어도 알아내는 정보는 거의 없다. 예를 들어 한 면담가는 간이정신상태검사Mini-Mental Status Exam을 실시하는 동안 매우 많은 시간을 소비하였다. 80세 노인이던 그 환자는 간혹 몇 가지 질문들에 답을 하지 못했을 뿐 전반적으로 검사를 잘 수행하였다. 이 환자는 지남력이 온전했으며 검사 결과에서도 30점 만점에 26점을 받았기에 섬망이나 치매는 아니라고 결론 내려졌다. 하지만 검사용지만 내려다보고 있었지 정작 환자는 바라보지 않았기에, 면담가는 생기 없이 당혹해하는 환자의 눈빛과 질문에 대답하기까지 매우 오랜 시간과 노력이 필요했다는 사실은 미처 눈치 채지 못하였다. 이 경우 환자의 기본 인지기능이 워낙 높았던 탓에 현재 심한 섬망 상태였음에도 불구하고 검사 상에서는 상당히 좋은 점수를 받게 되었던 것이다. 잘못 진단을 내리게 되었을 뿐만 아니라, 계속해서 질문공세를 퍼부은 탓에 환자는 소외당하고 겁나고 지루하고 짜증이 났다는 사실을 면담가는 눈치 채지 못하였다.

환자를 관찰observation하는 것은 정신상태검사의 핵심으로, 이러한 관찰은 병실 안으로 들어서는 순간부터 시작이 된다. 환자는 깨어 있는가, 졸고 있는가, 의식은 명료한가, 혼미해 있는가, 우울해 있는가? 환자의 모습과 애쓰는 노력, 의사소통의 수준 등은 정신상태검사의 나머지 부분들을 알려준다. 언어는 특히 환자의 인지기능과 감정의 세상을 들여다볼 수 있는 창문이 된다. 말의 흐름이 자연스럽지 못한지, 속도는 어떤지, 자발적으로 나오는지? 문법이나 단어의 선택에 실수는 없는지? 이러한 모습은 섬망이나 미세한 치매의 냄새를 맡을 수 있는 단서가 되며, 면담 동안에 쉽게 평가될 수 있다.

인지기능저하를 가진 환자들은 감정 상태에 대해 병식이 부족한 경향이 있다. 정서 상태를 관찰하는 것이 중요하며 가족으로부터 이에 대한 정보를 얻는다. 슬픈 감정과 함께 심한 죄책감이나 절망감, 자살사고 등이 수반되어 있다면 주요우울증에 대한 치료를 병행해야 할지 세심히 평가해야 한다. 환각이나 망상에 대해서 직접적으로 질문을 받게 되면 환자들은 부정을 하곤 한다. 대신 면담가는 면담 동안에 환자가 이런 현상을 경험하는 것은 아닌지 그 단서를 찾도록 주의를 집중해야 한다. 피부에서 무언가를 떼어내려 하거나 허공에 대고 손짓을 하지는 않는지? 이상한 눈빛으로 TV나 커튼을 바라보지는 않는지? 면담가가 가족을 만나보려는 것을 이상하리만치 경계하지는 않은지? 자살에 대한 질문에 자연스럽게 대답하는 환자들도 있으며, 모든 환자들에게 이 질문을 해야 한다. 인생이 살 가치가 없어졌는지, 너무나도 절망스럽고 두려워서 이제 그만 모든 것을 끝내고 싶은 생각이 드는지 환자에게 물어보는 것은 큰 효과를 가져다준다. 이와 비슷하게 많은 환자들이 누굴 해칠 생각은 없지만 누군가로부터 자신을 보호해야만 한다고 얘기하기도 한다. 이러한 질문은 단순히 자살사고나 살해의도만을 알아보는 것이 아니라 조심스레 편집증이나 우울증의 가능성을 알아보는 것이기도 하다.

정신상태검사 때 가장 흔히 물어보는 "검사test"는 시간과 사람, 장소에 대한 지남력이다. 지남력 평가의 네 번째 축이라 할 수 있는 상황situation에 대한 질문으로 검사를 시작하는 것이 가장 좋다. 예를 들어 면담가는 환자에게 왜 병원에 오게 되었는지를 물을 수 있다. 이런 물음 혹은 이보다 더 직접적인 질문에 대해 환자가 당황하는 듯 보인다면, 면담가는 "뭔가를 기억하는 데에 문제가 있으신 것 같군요."라고 말할 수 있다. 만일 환자가 "왜 그걸 물어보시는 데요?"라고 되묻는다면, 면담가는 "기억력이 어떤지 알아보기 위해 질문할 때마다 환자분께선 자꾸 얘기를 바꾸시는 군요. 그건 기억력에 문제가 있을 수 있다는 의미입니다."라고 말할 수 있다. 이러한 언급은 면담가는 환자의 상황을 이해하고 있음을 보여주는 말로, 치료동맹을 증진시켜줄 뿐 아니라 환자의 병식을 평가할 수 있게끔 해주기도 한다. 그런 다음 면담가는 기억력에 관해 몇 가지 질문을 할 것이라고 말해주게 된다. 시간은 지남력을 측정할 수 있는 민감한 도구로, 날짜를 물어봄으로써 평가할 수 있다. 오늘이 몇 일인지, 몇 월인지 환자가 모를 수 있으며, 계절을 물어보면 환자는 날씨를 가늠하기 위해 창밖을 내다보기도 한다. 환자가 날씨로부터 단서를 찾아내려한다는 것을 면담가는 눈치를 채고 이제 더 자세히 환자의 혼동 정도를 확실하게 알아보게 된다. 환자가 그런 것들은 신경을 쓰지 않아서 잘 모르겠다며 답변을 회피하려 할 수도 있으며, 이때 면담가가 요령 있게 계속해서 질문해 보면 환자가 답을 모르는 이유가 인지기능의 저하 때문인지 아니면 우울증이나 거부증 때문인지 구별할 수가 있다. 하지만 지남력은 그 유용성 면에서 한계가 있다. 인지기능 저하 환자들 중 많은 수가 정상수준의 지남력을 보인다. 더욱이 지남력상실은 부주의나 기억력, 사고내용, 언어 등과 관련된 다양한 문제들로 의해 유발될 수도 있다.

병실에서 신경정신과적인 검사를 할 때에는 대개 기억력과 주의력의 폭, 집중력 등에 초점을 맞춘다. 회상능력과 단기-기억력은 세 가지 물건 이름을 곧바로 따라해 보게 한 뒤 몇 분 후 다시 물어보는 방법으로 검사해볼 수 있다. 주의력과 집중력에 관한 검사법은 교육수준에 따라 상당히 달라진다. 예를 들어 100에서 7씩 빼나가기serial sevens는 많은 내과 환자와 노인들에게 어려우며, 따라서 재빨리 면담가는 20에서 3씩 빼나가기serial threes나 요일을 거꾸로 말해보기와 같은 다른 방법으로 바꾸는 것이 좋다. 이와 같은 인지기능 결손을 평가하는 데에는 간이정신상태검사 Folstein Mini-Mental Status Exam가 효과적이며, 반면에 시계그리기검사Clock-Drawing Test로는 짧은 시간 내에 수행기능executive function과 구성 실행증constructional apraxia을 평가할 수 있다. 고위험군 환자에 대한 기본 평가의 일부로서 사용해보면, 이런 검사들이 단순히 지남력을 물어보는 것보다 훨씬 더 빠르고 유용하다. 또한 회복 가능성과 앞으로 임상 경과를 예측하는 데에도 효과적이다. 면담을 통해 특히 집에서의 기능에 관한 부가적인 병력을 수집해주게 되면 이러한 검사법들의 예측력은 더욱 높아진다.

인지기능검사가 심리적으로 어떤 의미를 가질 수도 있다. 예를 들어 “world”라는 단어의 철자를 거꾸로 말해보게 했을 때 한 할머니는 빠르게 “r-a-w-d-l-r-o-w”라고 대답했다. 이 특징적인 할머니는 병원에 들어서는 순간부터 비협조적이고 편집증적이 되어 마침 의료진들은 섬망이나 치매일 가능성을 의심하던 차였다. 환자의 대답을 여러 차례 듣고 나서야 면담가는 환자가 “World War”를 거꾸로 답한 것이라는 사실을 알아차렸으며, 이를 통해 옛날에 환자가 겪었던 대학살 사건에 대해 자세히 이야기 나눌 수 있었다. 환자는 인지기능에 전혀 손상이 없었으며 대신 병원이라는 환경과 자신의 질병, 그리고 자제력을 잃어버릴까봐 겁먹고 있었던 것이다.

거의 아무 말도 안하는 환자를 상대로 정신상태검사를 해야 하는 경우도 많다. 예를 들어 폐렴으로 입원 중인 노인환자를 면담하러 병실로 갔다. 환자는 이불을 머리 위로 뒤집어 쓴 채 45도 각도로 비스듬히 누워있었다. 면담가는 “힘들어 보이시네요. 어떠신지 말씀해보시겠어요?”라는 말로 시작하였다. 이불을 내렸지만 환자는 여전히 아무 말도 하지 않은 채 두려운 듯 두 눈을 꼭 감고 있었다. 면담가는 계속해서 “자신이 안전하지 않다고 느껴지는 듯 보이세요.”라고 말했다. “난 괜찮아요.”라고 환자는 답했다. 이에 면담가는 환자가 혼란스러워 보인다고 말했다. 환자는 반응하지 않았다. 이에 면담가는 환자는 현재 모든 불빛과 움직임들에 집중하기가 너무나 힘이 들어 두 눈을 감고 있는 것이라고 추측했다. 환자는 끄덕였다. 환자에게 지금 무엇을 하고 있던 중인지 물었고 환자는 자신도 모르겠다고 답했다. 지금 어디에 있는 것 같으냐고 묻자 환자는 집이라고 말했다. 침대에 비스듬히 누워있는 노인환자를 보는 순간 면담가는 섬망일 것이라고 잠정적으로 진단내리고 있었다. 지남력은 상실되어 있었고 겁먹은 상태로 외부 자극을 제대로 처리하지 못하면서 확실히 의식이 혼탁해있었다는 점에서 섬망이라는 진단은 더욱 확실해졌다. 면담을 마치면서 면담가는 환자가 혼돈에 빠진 것은 감염 때문이었으며 치료진들이 원래의 상태로 회복되도록 도와줄 것이라고 설명해주었다. 그리고 처방해드릴 약이 잠을 자고 생각이 정리되게끔 도와줄 것이라고 덧붙였다. 이 얘기에 환자는 마음이 놓이는 듯 보였다. 개인력과 질병력, 의무기록 검토 그리고 담당 의료진과의 상의 없이는 이러한 짧은 대화가 성공적이지 못하였겠지만, 이렇듯 빠르고 신속하게 진단이 가능했던 것은 환자를 직접 관찰한 덕분이다.

신체기능 평가 Physical Evaluation

섬망인지 치매인지 진단하기 위해서는 철저한 의학적 평가가 필요하며, 여기에는 신체검진과 신경학적 검진, 검사실 검사 그리고 신경영상기법 등이 포함된다. 아마도 다른 어떠한 정신과적 진단들보다도 이 증후군들에서 기저 원인을 찾는 것이 매우 중요하다.

치료 계획 The Therapeutic Plan

다음 진료시간이면 이미 상대방이 누구인지 기억하지 못할 환자로부터 신뢰와 협조를 구하려 애쓰는 것은 무의미해 보일 수도 있다. 하지만 환자와 그 가족들은 따뜻함과 주의, 관심을 느낄 수 있다. 간단하게나마 설명해주고, 교감하고 안심시켜주려는 노력만으로도 종종 엄청난 치료 효과를 낼 수 있다.

섬망을 성공적으로 해결해주기 위해서는 안전을 유지해주면서 기저의 의학적 문제점을 치료해주는 것이 필요하다. 특히 야간 수면을 위해 종종 소량의 항정신병제 사용이 권고된다. 환자와 가족 모두에게 명료하게 설명해주는 것이 중요하다. 예를 들어 섬망의 경우 기저의 의학적 문제가 교정되고 나면 대체로 예후가 좋다는 사실을 알려주게 되면 가족들은 안심을 한다. 또한 섬망은 종종 말기상태 환자에서 잘 나타나므로, 이때 면담가의 역할에는 환자와 가족을 상담해주는 것도 포함된다. 환자의 상태를 반드시 완치해줘야 한다기보다 호전되도록 도와주는 것이 자신의 역할임을 아는 의사라면 환자의 상태나 상황으로 인해 맞닥뜨리게 될 한계에 대해 좌절감을 덜 느낄 것이다.

경미한 수준의 치매 환자들에게는 종종 집안일을 시킨다거나 작은 책임을 주는 것 같이, 가족 내에서 어떤 역할을 담당하도록 하는 것이 도움이 된다. 창작능력, 부업으로서의 관심사, 취미 등에 대해 알아보아야 한다. 환자가 만들어낸 성과물의 예를 들어봐 달라는 말로 넌남가는 관심을 보여줄 수 있다. 환자는 자신의 무력감이나 취약함에 대해 이야기하고 싶어할 수도 있다. 병들기 전에 환자가 이루었던 업적에 대해 알아주고 칭찬해주는 것은 상당한 치료 효과를 갖는다. 환자의 인생 스토리를 천천히 되짚어봄으로써 치료자는 환자가 잃어버린 내재화된 애정대상물internalized lost love objects의 대체물과 보완물이 되어줄 수 있다.

15년 전에 은퇴한 80세 노인이 부인이 죽고 난 뒤 딸네 집으로 이사를 왔다. 아버지가 혼돈을 보일 때가 있고 예민해졌으며 기억력이 떨어졌음을 느낀 딸은 검사를 받게 하기 위해 아버지를 모시고 왔다. 의학적 검사와 정신과적 평가를 마친 뒤 환자는 노화로 인한 인지기능 감퇴로 진단되었다. 더욱이 은퇴 이후 자존심을 지키기 위해 그 노인이 택했던 행동은 부인을 마음대로 좌지우지하는 것이었다. 노인은 새로운 환경에서도 똑같이 행동하려 했지만 계속해서 실패와 한계에 부딪힐 뿐이었다. 면담에서 노인은 자신의 딸이 자신에게 "아빠, 어떻게 하라는 잔소리 좀 그만 해 주실래요?"라고 말했다는 얘기를 하였다. 면담가는 "기분이 어떠셨어요?"라고 물었다. 노인은 "난 그저 도와주고 싶었을 뿐이었어요."라고 대답했다. 면담가는 계속해서 "그래서 그때 기분이 어떠셨는데요?"라고 물었다. 노인은 "거절당한 기분이었죠. 이젠 내가 짐이 된 것 같아요."라고 대답했다.

면담가는 그 노인이 도와주려고 했었던 몇 가지 예들에 대해 함께 되짚어 보았다. 노인은 가족들에게 지금 해야 할 집안일에 대해 계속해서 알려주고 있었다. 면담가는 "그 일들은 할머님께서 살아계셨을 때 하시던 일 아닙니까?"라고 물었다. 노인은 "맞아요, 선생님 말씀대로에요."라며 고개를 끄덕였다. 면담가는 "따님 내외는 할아버님께서 자신들에게 잔소리를 해대며 요구가 많다고 느꼈을 것 같군요."라고 덧붙였다. 노인은 잠시 생각에 잠겼다. 임상가는 "우리 2주 동안 실험 한 가지만 해보지 않으시겠습니까?"라고 제안하였다. 노인은 동의를 했고 면담가는 "집 주변의 여러 가지 일들도 좀 하고 집안일도 돕고 싶다고 딸과 사위에게 이야기해보세요."라고 말했다. 한번 생각해보겠다고 한 뒤 노인은 죽은 부인이 많이 그립다는 이야기를 하였다. 치료자는 "그런 감정에 대해 가족들과 이야기를 나눠 보셨나요?"라고 물었다. 환자는 그러지 않았다고 답했다. 임상가는 "아버지를 위로해 드릴 수 있는 기회를 자녀분들에게 주지를 않으셨네요."라고 말해주었다.

인지기능이 감퇴되고 부인을 잃어버리는 동안 그 노인은 퇴행regression이 된 것이라고 생각되었고, 그런 이유에서 임상가는 이런 중재를 해준 것이었다. 함께 돕는 대신, 노인은 하릴없이 앉아서는 자신의 부인이 해줬던 것과 똑같이 돌봐주기를 바라고 있었던 것이다. 부인이야 그 노인의 짜증 섞인 요구를 받아들여줬지만, 딸과 사위는 이런 특징적인 역동을 결코 되풀이하고 싶지 않았다. 이 세 사람은 이런 긴장관계에 대해 알고 있었지만 문제점을 어떻게 찾아내고 해결할지는 모르고 있었다. 노인의 요청에 따라 치료자는 이러한 생각을 딸에게 전달해주었고, 딸은 매주 면담시간마다 아버지를 데리러 와 주었다. 몇 주 뒤 노인과 딸의 말로는, 할아버지의 기분도 많이 좋아지고 가족 분위기도 한결 부드러워졌다고 한다.

환자의 가족 The Patient's Family

인지기능이 손상된 환자들은 전형적으로 정신과의사보다는 가족들과 훨씬 더 쉽게 관계를 맺는다. 의사소통이 훨씬 더 원활할 뿐만 아니라 가족구성원들은 환자에 관한, 특히 환자가 표현하는 바람과 관련된 갈등과 같은 중요한 결정들을 내려줄 수도 있다. 평가 초반부에 면담가는 이러한 가족들과 접촉을 갖는 것이 필요하다. 일부 가족들은 환자의 장애 정도를 인식하고 받아들이는 데에 어려움을 보이며, 병원 진료에 대해 죄책감과 두려움을 느끼기도 한다. 때때로 이러한 죄책감에 대해 솔직하게 논의하기도 한다. 어떤 경우에는 죄책감이 의료진을 향한 적대감의 형태로 표현되기도 한다. 다른 가족들은 환자를 원망하며 그를 집 밖으로 내보낼 기회만 노리기도 한다. 알츠하이머병 환자의 가족 중 상당수가 우울해지곤 한다. 정신과의사들은 가족들로 하여금 정기적으로 밖으로 나가 자신을 위한 시간을 갖도록 하는 것이 가장 좋은 방법이라고 말한다. 이러한 자유를 허용하기 위해서는 정신과의사는 가족들이 느끼는 죄책감에 초점을 맞출 것이 아니라 치매 환자를 다룰 때 사용될 수 있는 여러 가지 행동적 중재법에 대해 강조를 두는 것이 좋다.

역전이 Countertransference

인지기능장애를 가진 환자들은 면담가로 하여금 회피적이고 비관적인 태도를 갖게끔 만들 수 있다. 이러한 태도는 이와 관련된 몇 가지 문제점들로부터 기인한다. 첫째로 섬망과 치매에서는 병식과 인지기능, 기억력 등에 문제가 발행하는 데 이에 대해 면담가들은 지나치게 중요하게 생각하는 경향이 있다. 치료자는 환자가 회복되기를 바라지만, 이들 환자의 많은 수는 결국 회복되질 못한다. 미묘하게든 극단적으로든, 대개 인격의 변화가 관찰되며 이런 변화는 과거의 사건이나 현재의 스트레스 요인과는 거의 관련성이 없다. 인격이란 오랜 시간 동안 지속되어 온 것이며 인격과 기뷴의 변화는 내적 외적 사건과 어느 정도 연관성이 있을 것이라고 가정하도록 교육받아온 면담가에 이러한 사실은 당혹스러운 일이다. 마지막으로 인지기능장애 환자를 면담할 때에는 보통의 임상가들이 갖추고 있는 수준 이상의 신경과적 전문지식이 요구된다. 인지기능장애 환자를 평가하는 동안 면담가는 수많은 질병들이 치매를 유발할 수 있으며 섬망의 기저 원인이 되는 이유만도 수 백 가지에 이른다는 사실에 걱정을 한다. 이렇듯 매우 복잡할 수도 있다는 가능성 때문에 많은 면담가들은 날로 늘어나는 이런 환자군들을 자꾸만 피하게 된다. 이러한 환자를 대하게 되었을 때 느끼게 되는 수행불안 때문에 경험이 많은 면담가조차도 상황을 단순화시켜버리려 하게 된다.

이런 환자들을 대하는 것을 특히 어려워하는 면담가들도 있다. 종종 자기 부모의 노화나 자기 자신이 나이 들어가는 것에 대한 걱정 때문에 이들은 환자에게 지나치게 몰입되어 버린다. 이런 경우 상당한 직업적 만족감을 느낄 수 있을지는 몰라도 불안한 마음에 쉽게 지쳐버릴 수 있다.

결론 CONCLUSION

쓸쓸하고 외로운 여생을 앞둔, 인지기능이 떨어지는 치매나 섬망 노인에게 감정이입을 하기란 젊고 건강한 의사에게는 쉽지 않은 일이다. 이러한 환자를 치료하면서 느끼는 면담가의 불확신감은 환자의 친구나 가족의 도움으로 보완될 수 있는데, 가족과 친구들에게 자주 환자를 찾아뵙고, 전화를 드리며, 신문이나 그림, 그리고 환자의 생활에 연속성을 줄 수 있도록 기억을 떠올리게 해주는 무언가를 환자의 주변에 놓아주도록 부탁할 수 있다. 가족의 개입 외에도, 이러한 환자에게는 의사가 관심을 갖고 동정적으로 이야기를 들어주고 있다고 느끼게끔 해주는 것이 매우 효과적이다. 환자의 문제점과 인생 곡선에 대해 명확히 정리해주면 환자는 사랑받고 보호받고 있다고 느끼게 되며, 이렇게 함으로써 환자의 의존욕구를 충족시켜주면서 동시에 가족에게도 또한 구조와 전망을 제시해주게 된다.

제3부 | PART Ⅲ

특수한 임상 상황 *SPECIAL CLINICAL SITUATIONS*

17장 응급 환자

THE EMERGENCY PATIENT

즉각적인 도움이 필요한 정도로 환자의 불안이 증가되었을 때, 정신과적 문제는 응급이 된다. 다양한 유형의 환자들이 응급 상황 하에서 면담이 이루어지기 때문에, "정신과적 응급psychiatric emergency"라는 용어는 단일한 임상 상황을 뜻하는 것은 아니다. 환자는 자신의 불안감 때문에 스스로 도움을 요청하기도 하며, 혹은 자신의 증상으로 배우자를 불안하게 만들어 배우자로 하여금 지금이 응급 상황이라고 판단하게 하여 병원에 데려가게끔 만들기도 한다.

이전 장(障)들에서 초반의 진단적 면담과 후반의 치료적 면담을 나누는 것은 인위적이라는 점을 강조하였다. 이런 점은 특히 응급 상황에서도 그러한데, 이때의 치료는 환자가 치료받을 수 있다고 느끼는 시점에서부터 시작이 된다.

모든 응급 상황 정신과적, 국가적, 군사적 등등 에서는 사람들은 무엇을 해야 할지 몰라 한다. 임상가의 가장 중요한 역할은, 환자에게는 그가 무엇을 할 수 있는지는 바로 그 자신이 알고 있다는 느낌을 전달해 주며, 환자와 보호자에게는 그들이 무엇을 할 수 있는지에 대해 명확히 설명해주는 것이다. 이렇게 역할을 설정해 줌으로써 응급은 어떤 한 문제점으로 바뀌게 되고, 관련된 사람들로 하여금 그들의 환경 자원을 동원하는 데 그들 자신의 적응 기술을 사용하게끔 해준다. 그러나 이런 노력을 할 때 환자들이 항상 협조적인 것은 아니다. 환자가 자신은 무기력하며 문제를 해결할 수 없다고 확신하는 경우, 그는 임상가가 자신을 돌보도록 만들기 위해 자신이 가진 자원을 정말로 감춰 버릴 수도 있다. 환자를 돕는 데 임상가가 실패한 이후, 도움을 요청할 수 있는 가까운 친척이나 재정적 지원, 차선의 계획 등이 있었음에도 환자가 이에 대해 언급하지 않았다는 사실이 응급 상황이 해결된 후 발견되는 경우도 드물지 않다.

모든 응급 상황에서 나타나는 절박감urgency은 다른 상황에서의 병적 불안과 동일하다: 절박감은 효과적인 적응 행동과 자원의 효율적인 사용을 힘들게 만든다. 임상가의 임무는 이러한 절박감에 의해 압도되는 것을 막아주는 것이며, 이렇게 함으로써 환자가 받는 충격을 줄여줄 수 있게 된다. 임상가의 가장 중요한 무기는 임상가로서의 자신의 능력에 대해 확신하는 듯 한 분위기를 면담 내내 계속 유지하는 주는 것이다. 임상가는 환자의 문제를 해결하는 데 관심이 있고, 도와줄 능력이 있다는 느낌을 주어야 한다. 빨리 역할을 설정해주는 것과 함께 이러한 전문가적인 접근 태도는 위기로 인한 와해를 감소시켜주며, 치료를 위한 견고한 기반을 마련해준다.

정신병리와 정신역동 PSYCHOPATHOLOGY AND PSYCHODYNAMICS

정신과적 응급은 우선 현 증상의 세 가지 기본적인 기준 – 즉, 정신내적intra-psychic, 신체적somatic, 대인관계적interpersonal에 따라 이를 분류해봄으로써 가장 잘 이해될 수 있다. 초반에는 이들 세 가지 측면에 의한 분류가 전통적인 진단 기준보다 유용한데, 응급 상황은 흔히 완전한 진단적 평가가 이루어지기 전에 먼저 결정을 내리고 행동을 취하는 것이 필요하기 때문이다.

모든 위기 상황에서 정신역동적 평가를 할 때 핵심적인 질문은 왜 지금 일어났는가? 그리고 무엇이 환자의 이전 기능을 붕괴시켜 버렸는가?이다. 환자의 심리적 균형psychological equilibrium을 깨뜨려 현재 증상을 초래한 스트레스에 대해 이해하는 것이 응급 상황을 다루는 데 있어서 매우 중요한 단계이다. 유발 스트레스가 심리적 갈등을 직접 활성화 시켰을 수도 있고, 혹은 생리학적 수준에 작용을 하여 자아의 자율 기능과 수행 기능autonomous and executive function을 손상시켰을 수도 있다. 어떤 경우에서든 환자는 그의 기본적 인격 구조에 의해 결정된 특징적인 양상으로 반응을 한다. 사람들 중 일부는 위기에 취약하며, 스트레스를 받는 경우 흔히 응급 증후군emergency syndrome으로 반응을 한다; 다른 이들은 자신의 불안을 보다 효과적으로 통제하며, 위기감을 거의 경험하지 않는다.

환자들은 현재 증상과 유발 스트레스뿐만 아니라 자신이 받게 될 치료에 대한 어떤 기대 또한 가지고 내원을 한다. 이들 세 가지 요소들이 응급 면담 시 임상가의 접근 방법을 결정하게 된다.

정신내적 문제 IntraPsychic Problems

가장 흔한 정신내적 문제들은 우울, 불안, 그리고 혼돈이다.

우울증 Depression

환자의 우울증은 자기 자신에게 뿐만 아니라 친구나 사랑하는 사람에게까지도 불안을 야기한다. 우울증의 정신역동에 대해서는 제 7장 "우울증 환자" 편에서 논의되었다. 종종 우울증은 실재의 혹은 상상 속의 애정 상실 및 자신감과 자존감이 저하된 결과이다. 우울증의 응급적인 측면은 흔히 자살 가능성으로부터 발생한다. 환자가 자살에 관한 주제를 스스로 이야기를 하던 안 하던 간에, 모든 우울 환자에 대해서는 자살 위험성이 평가되어야 한다. 우울한 환자를 보다 잘 이해하기 위한 방도로서의 자살 사고와 느낌에 대한 논의는 제 7장에서 다시 한 번 다루어졌다.

사랑하는 사람의 죽음에 대한 정상적인 반응인 급성 애도 반응acute grief reaction이 우울증과 상당히 유사한 양상을 띨 수도 있다. 울부짖음과 불면, 애도의 슬픔과 고통 등 때문에 또한 응급으로 정신과 도움을 찾게 된다. 애도에 빠진 환자에게는 지지와 자신의 감정을 환기시킬 수 있는 기회가 주어져야 한다. 다른 사람들로부터 도움을 받고 잠자기 힘들 때에는 약을 복용하도록 하며 친구나 사랑하는 사람에게 의지하도록 환자를 격려해 주어야 한다. 특히 면담가는 환자의 반응은 정상적이고 건강한 것이므로, 이것이 오래 가지는 않을 것이며, 그런 후 자신의 원래 역할을 다시 수행할 수 있게 될 것임을 확실하게 말해주어야 한다. 급성 스트레스기 동안은 퇴행하고픈 소망regressive desire과 의존 욕구dependent need가 지지되고 충족되어져야 하며, 자신의 상실에 대해 논의하고 슬픔을 표현함으로써 애도 과정을 훈습하는 것이 도움이 된다.

불안 Anxiety

위험에 대한 감정 반응인 불안은 모든 정신과 응급에서 핵심적인 임상 양상이다. 일단 환자에게 불안이 발생하면, 불안은 가장 중요한 호소내용이 된다. 응급 상황에서 불안은 대개 다음과 같은 경우에서 발생한다: 1) 환자의 현재 생활에서의 어떤 사건이 그의 무의식에 잠재되어있던 공포심을 다시 각성시킨 경우 2) 환자가 성적 또는 공격적 충동을 통제하는 자신의 능력이 위협받고 있다고 느끼게 되어, 그로 인한 결과를 두려워하는 경우 등이다. 환자는 무엇이 그 두려움을 유발했는지에 대해선 거의 인식하지를 못한다; 대신 두려움과 공황감이 엄습해오는 느낌을 받는다. 흔한 임상 사례 중 하나가 집을 떠나 대학에 가게 된 사춘기 청년이 난생 처음으로 다른 남학생과 한 방을 쓰게 되었을 때의 예이다. 점차 동성애적 느낌homosexual feeling이 증가되어 억압하기 힘들 정도가 되었고, 그가 술을 마셨을 때 그의 방어 기제는 더욱 약화되어 공황 발작이 발생하였다. 응급실에서 전형적인 또 한 가지 사례는 새로 태어난 자신의 아기를 돌봐야 한다는 부담감에 점차 분노감이 커진 여성의 예이다. 그녀는 자신이 사고로 아이에게 상처를 주거나, 핀으로 찌르거나 혹은 욕조에서 떨어뜨리지나 않을까 하는 두려움에 떨고 있었다. 일부 환자들은 자신이 두려워하고 있는 충동을 인식하기도 하지만, 보다 흔히 이러한 충동은 출산 후 여성의 사례에서처럼 부정denial이 되거나 또는 자신의 동성애적 느낌 때문에 룸메이트가 자신을 해칠지도 모른다는 두려움을 느끼게 된 대학생의 사례에서처럼 투사projection가 된다. 이들 각각의 사례에서 환자의 욕동drive과 그의 자아 방어ego defense 사이의 균형이 깨진 것이며, 불안의 급성적인 증가가 초래되었고 이로 인해 새로운 방어 기제가 동원된 것이다.

자제력을 잃을지도 모른다는 것에 대한 불안이 환자를 혼란스럽게 만들 수도 있고, 아니면 주변의 주요 인물들을 당혹스럽게 만들 수도 있는데, 이는 1) 연관된 충동이 주로 그의 내적 규범inner standard에서 벗어나는 것인가 아니면 사회적 관습social mores에서 벗어나는 것인가, 2) 그가 충동에 따라 행동화할 것 같다고 느끼는 사람이 바로 환자 자신인가 아니면 다른 사람들인가에 따라 달라진다. 위의 두 가지 예 모두에서 환자는 스스로에게 용납되지 않는 충동에 따라 자신이 행동하지나 않을까 두려워하고 있다. 떠오르는 충동이 환자 자신보다는 환자 가족을 힘들게 만드는 사례로써 남자친구와 함께 도망가겠다고 협박하는 사춘기 딸을 부모가 병원에 데려온 경우 그리고 알코올 중독인 남편이 취한 상태에서 격분하여 아이들을 해칠지도 모를 것을 두려워하여 남편을 병원에 데리고 온 여성의 경우 등을 들 수 있다.

수술이나 신체에 대한 물리적 위협이 불안을 악화시키는 또 하나의 유발 요인인데, 이런 것들이 신체 손상에 대한 원초적 두려움을 상징적으로 재활성화 시키기 때문이다. 의학적인 검사들이 이와 같은 유형의 위험에 대한 보다 추상적인 상징을 의미하는 것일 수 있다. 치료자는 불안과 무의식적으로 상상된 위험 간의 관련성에 대해 이해를 해야 하는데, 왜냐하면 환자들은 자신의 안전에 대한 현실적인 위협에 초점을 맞추곤 하며, 이때 이런 결과에 대해 단순히 안심시켜 주는 것은 거의 효과가 없기 때문이다.

불안은 일부 환자에서 신경증적 증상을 형성하게 만든다. 이들은 급성 공황 발작, 사회공포증, 전환 반응, 과호흡 증후군 등을 보일 수 있다. 이 환자들은 대개 스스로 도움을 청하곤 하지만, 의사에게 오기 전에 먼저 다른 사람이 개입되기도 한다. 정신병적인 사람들은 자아가 붕괴되거나 심하게 와해되어버릴 것에 대한 두려움 때문에 불안을 느낀다. 이런 환자들은 흔히 스스로 도움을 청할 능력이 없으며, 다른 사람들로 하여금 그 상황을 정신과적 응급이라고 느끼게끔 만든다.

혼돈 *Confusion*

혼돈되어 있는 환자들은 자신이 지금 어디에 있으며 어떻게 그곳에 오게 되었는지를 알지 못한다. 이들의 이야기는 이해하기 힘들며, 사고 과정은 분절되고 와해되어 있다. 이들은 자신의 감각은 믿을 수가 없다고 느끼면서, 보이는 것과 들리는 소리들을 이상한 방식으로 잘못 해석한다. 자아의 심리적 방어를 위협하는 스트레스 때문에 흔히 불안과 우울이 발생한다. 이들은 갈등을 해결하고, 충동을 조절하며, 의존성의 만족을 유지하는 데 어려움을 갖는다. 한편 혼돈은 자아 기능의 영역 중 흔히 심리적 갈등에 의해 영향 받지 않는 기능들과 연관이 된다. 이러한 자율적 혹은 갈등이 없는 자아 기능autonomous or conflict free ego function에는 기억, 지각, 학습 등이 포함된다. 이 기능들은 뇌 증후군과 일부 급성 기능성 정신병의 경우에서 손상이 된다. 환자들은 혼돈되어 있고 당황스러워 한다. 이들은 겁먹고 있거나 혹은 무력감을 느끼고 있어 다른 사람들이 이들을 걱정해주곤 하며, 때때로 이들은 이 두 단계를 차례로 경험하기도 한다. 보다 자세한 논의는 제 16장 "인지장애 환자" 편에서 다루었다.

자율적 자아 기능에 직접적인 손상을 준 것이라기보다는, 대신 이미 손상되어 있는 자아에 새로운 또는 증가된 부담을 준 사건이 응급 상황의 급성 유발인자가 될 수도 있다. 새 집으로 이사를 하게 되면 많은 일들에 적응을 해야만 하며, 미세한 뇌 손상을 가진 노인에게 이사는 급성 정신과적 위기를 유발할 수 있다. 노인은 욕실을 찾지 못하고, 전화기가 있는 위치를 잊어버리며, 친숙한 이웃을 알아보지 못하고, 초조해지며 겁먹게 된다. 그의 저하된 기억력과 손상된 공간적 사고력으로는 친숙한 환경에서 생활하기에는 충분할지 몰라도, 새로운 환경에서는 그렇지 못하다. 면담가는 환자의 현재 생활에서의 실제적인 측면에 관한 정보를 탐색해야 하는데, 이는 환자에게 남아있는 능력을 가장 효과적으로 사용하기 위해서는 어떤 기술과 어떤 유형의 도움이 필요한지를 평가하기 위한 것이다. 혼자 사는 노인에게 지금이 몇 년도 몇 월인지, 혹은 내동령의 이름이 무엇인지 알고 있는지 여부는 중요하지 않은 문제일 수 있지만, 그가 가스 불을 끄는 것을 기억하는지, 또는 가게를 찾아갈 수 있는지는 매우 중요한 사항이 된다.

이러한 환자들은 흔히 그가 비이성적으로 행동하거나 자해를 할까봐 걱정을 하는 주변 사람들에 의해 임상가에게 보내지곤 한다. 정신병리는 정신내적인 것이긴 하지만, 응급인지 여부를 결정하고 치료 계획을 수립하는 데에는 대인관계상의 역동이 관여된다. 흔한 실수로서,

기저 질환(대개 치매)을 정확히 진단하고 적절한 치료적 권고를 했음에도 불구하고 치료 계획을 세우는 데에는 실패하게 되는 경우가 있는데, 이는 보호자의 요구와 기대가 무시되었기 때문이다.

신체적 문제 Somatic Problems

심리적 원인에 기초한 신체적 증상의 경우는 환자가 이러한 관련성을 인식하고 있거나 또는 적어도 동반된 심리적 문제가 있음을 인식하고 있을 때, 치료가 훨씬 쉬워진다. 하지만 불행히도 응급 상황에서 위와 같은 경우는 거의 없다. 면담가는 신체적 호소가 단지 공황발작이 증상으로 나타난 것일 뿐인지 여부를 빨리 결정하고, 면담의 초점을 환자의 감정적 갈등에 맞추어야 한다. 하지만 면담가가 성공적인 면담이었다고 생각하면서 그 면담을 마치려 할 때, 환자들이 "그나저나 제 가슴의 통증은 왜 그런 거죠?"라고 묻곤 하여 면담가를 당혹스럽게 만들곤 한다. 이러한 경험은 신체적 증상 역시 다른 심리적 증상들과 마찬가지로 신중히 다루어지고 철저히 탐색되어야 한다는 점을 보여준다. 정신과의사를 호출한 것 자체만으로도 지금까지 환자가 받은 의학적 검진과 진단 검사 결과, 특별한 신체적 위기상황은 아니었음을 말해주는 것이다.

자신에게 감정적 문제가 있음을 가장 잘 인식하는 환자들은 불안이나 우울이 신체적 증상을 통해 표현되는 환자들이다. 이에 반해 신체적 문제를 호소하는 그 밖의 다른 정신과 환자들은 심리적 갈등에 대한 암시에 저항을 한다. 건강염려증, 신체적 망상, 전환 반응, 신체 증상의 연극성 표현, 그리고 정신신체 반응 등의 경우, 환자들은 대개 이것은 심리적 갈등에서 유래된 것이라는 사실을 받아들이지 못한다. 환자가 아닌 다른 사람이 환자의 증상이 응급한 것이며 정신과적인 문제이라고 느낄 때쯤에서야 비로소 이러한 환자들은 정신과 응급 치료를 찾게 된다. (제 4장, "연극성 환자,"; 제 14장, "정신병 환자",; 그리고 제 15장, "정신신체장애 환자" 편 참조)

신체적 증상은 흔히 감정적 문제에 대한 광범위한 부정denial과 연관되며, 따라서 이 환자들은 정신과의사를 방문하는 것을 반대한다. 환자는 임상가가 자신에게 문제는 당신의 마음속에 있다고 말하고는 자신이 심각하다고 생각하는 신체 증상에 대해서는 무시를 해버리지 않을까 두려워한다. 환자를 의뢰한 사람이나 보호자가 의사이거나 혹은 건강 전문가인 경우 이러한 문제는 더욱 복잡해진다. 다시 한 번 강조하지만 증상은 신중히 다루어지고 자세히 논의되며 환자와 함께 탐색되어져야 한다. 의뢰한 의사에 의해 신체검진은 이미 완벽하게 이루어졌다는 병원 차트 내용만으로 확신을 하는 것은 충분하지 못하다. 대개 그러한 검진이 환자에게 안심을 줄 수 있었다면 그가 정신과의사에게 의뢰되지는 않았을 것이다. 더욱이 신체 증상에 대한 정확하고 자세한 내용과 그 경과에 대해 파악하는 것은 심리적 문제에 대한 중요한 정보원이 된다.

대인관계상의 문제 Interpersonal Problems

대인관계상의 문제는 흔히 어떤 한 사람이 다른 어떤 사람의 행동에 대해 불평을 하는 형태로 나타난다 예를 들어 남편이 알코올 중독자인 부인, 가출을 하겠다고 위협하는 사춘기 소년, 혹은 경찰에 의해 끌려온 정신병적으로 흥분된 남자의 경우 등이다. 이는 전통적인 의학적 의사-환자 모델과는 전혀 다른 상황이며, 따라서 흔히 경험이 없는 임상가에게는 어려운 문제가 된다. 재판관이나 중재인의 역할을 하는 것보다는 적절한 정신역동적 중재점을 찾는 것이 더 중요하다. 환자가 정신병적일 때에는 이것이 보다 쉬울 수 있지만, 주된 병리가 성격 장애인 경우에는 어떤 것이 정신과적인 문제이며, 누구(들)를 환자로 간주해야 할지를 알아내는 데에 다소 시간이 걸린다.

환자는 자기 자신의 문제를 깨닫지 못하기 때문에 다른 누군가에 의해 임상가에게 보내지곤 한다. 가장 명확한 사례는 아주 어리거나 혹은 아주 늙은 환자의 경우에서 잘 나타난다 통제 불능의 공격성 폭발을 보이는 아이 때문에 부모가 극도로 흥분하여 지도를 청하는 경우, 또는 길거리를 배회한다는 이유로 혼돈된 노인 환자가 가족들에 의해 이끌려온 경우 등이다.

한 사람이 다른 누군가를 데려오는 경우라면 언제든지 다시 말해, 보호자가 함께 온 경우라면 항상 대인관계상의 문제는 있기 마련이며, 이는 기본적인 정신병리가 정신내적인 경우에도 마찬가지이다.

현재에의 초점 Focus on the Present

정신역동적 구조화psychodynamic formulation란 주로 발달상 소재들에 의존하여, 그 소재들을 좇아 환자의 초기 경험과 습관적인 대처방식 및 관계양상을 파악함으로써 환자의 갈등에 대해 이해를 하는 것이다. 응급 상황에서는 환자의 관심은 현재의 위기에 맞춰져 있고, 시간 또한 대개 제한되어 있다. 그러므로 바로 그 스트레스에 대한 환자의 적응 방법, 그리고 *현재*의 감정과 갈등에 초점을 두는 것이 필요하다. 평생 동안 지속되어 온 인격 양상보다는 급성 위기에 대해서 구조화를 해야 한다. 응급 상황이 해결된 후, 발달과 보다 많이 관련되어 있는 문제에 대한 조사가 가능해지며, 보다 완벽한 정신역동적 설명이 시도될 수 있다. 공황 장애가 일어난 환자에게 아동기 과거력을 묻는 데 집중하는 것은 잘못된 행동이다

– 질문의 초점은 항상 현재 환자에게 감정적으로 의미가 있는 것에 맞춰져야 한다.

면담 초반부에 어떤 증상이 급성적인 것이며, 어떤 것이 꽤 오랫동안 있어왔던 증상인지를 판단하는 것이 중요하다. 보다 최근의 증상일수록 쉽게 이해될 수 있으며, 최근의 증상을 통해 만성적인 문제 또는 생활 스타일을 급성적인 위기로 바뀌게 만든 문제점과 갈등에 대한 단서를 얻을 수 있다.

면담의 진행 MANAGEMENT OF THE INTERVIEW

응급 상황이 편한 시간이나 편안한 장소에서 일어나는 일은 거의 없다. 그렇지만 가능한 한 전통적인 면담의 편안함은 유지되어져야 한다. 여기에는 조용하고 편안하게 앉을 수 있는 자리, 서두르지 않고 이야기를 할 수 있는 여건과 최소한의 방해만을 받는 환경 등이 포함된다.

대개 응급 면담은 초심자들이 예상하는 것보다 훨씬 더 많은 시간이 요구된다. 경험이 많은 임상가들 대부분조차도 종종 이러한 문제에 수 시간씩 할애한다는 점을 알아야 한다. 한편 초심자들은 자신이 행한 면담에 불만족스러워하곤 하며 환자에게 화가 나기도 한다. 더욱이 이러한 환자들은 종종 임상가의 노고에 고마움을 표시할 줄 모르며, 따라서 임상가는 감사해하는 환자의 태도 이외의 것으로부터 만족을 얻어야 한다.

응급 환자의 문제점에 대한 탐색은 비응급적인 상황에 대한 내용에서 논의되었던 바와 동일한 개괄에 따라 이루어진다. 특히 이때에는 유발 스트레스 및 이와 연관된 모든 사람들의 기대 등이 더욱 강조된다는 점이 특징이다. 또한 면담가는 즉각적인 치료 결정에 필수적인 사항들이 면담에 포함되도록 해야 한다.

누구와 언제 면담할 것인지를 결정하기 Determination of Who Will Be Interviewed and When

환자와 동행한 사람이 있는 경우, 면담가는 누구를 먼저 면담실로 들어오게 할지 결정해야 한다. 보편적인 순서는 먼저 환자 한 명과만 이야기하는 것으로 면담을 시작하는 것이다. 시작 때부터 환자와 보호자를 함께 면담하는 것이 더 좋은 경우도 있다. 보호자를 면담에 포함시킬지 여부는 면담에 참여할 의사가 있는지 여부를 환자와 보호자 모두가 말로써 혹은 비언어적으로 의사표시를 하고 난 다음에 결정되어야한다. 환자가 보호자와 떨어지지 않으려는 듯 보이는 경우는 두 명 다 면담실로 들어오게 해야 한다. 이는 흔히 보호자 역시 응급 상황에 감정적으로 관여가 되어있으며, 따라서 치료에 있어서 이들에 대한 고려가 있어야 한다는 것을 의미한다. 보호자와 함께 면담을 할 때, 초반부에 보호자가 환자의 의사표현을 방해한다고 생각되는 경우에는 보호자에게 자리를 비켜줄 것을 요구할 수 있다. 반면 보호자를 대기실에서 기다리게 한 채 환자만 면담하는 경우, 환자가 자신의 문제에 대해 제대로 표현하지 못하는 것으로 보인다면 보호자를 들어오게 할 수 있다.

때때로 보호자가 혼자 임상가와 먼저 이야기를 하겠다고 하는 경우가 있다. 대개 이를 허락하는 것은 실수인데, 왜냐하면 이렇게 되면 환자는 더 이상 임상가를 자신의 편이라고 생각하지 않을 것이기 때문이다. 이때 면담가는 보호자가 하려는 이야기가 무엇인지 궁금하긴 하지만, 먼저 환자와 보호자를 동시에 함께 만나고 싶다고 말할 수 있다. 환자가 함께 만나는 것을 반대하는 경우에는 환자만 만나보아야 한다. 보호자가 환자 없이 면담하고 싶다고 계속 주장하는 경우에도 여전히 환자를 먼저 만나야 한다. 면담의 후반부에 이르면, 대개 환자들은 임상가가 보호자와 따로 만나는 것에 동의를 하게 된다.

가족 위기family crisis나 집단 위기group crisis의 경우, 실제로 여러 사람이 환자일수도 있으며, 가족 전체에게 면담이 시행되어 모두에게 응급 치료가 행해지기도 한다. 어떤 한 사람이 가족 내 병리적 상호작용의 초점이 될 수도 있는데, 이것이 바로 가족 갈등의 희생양이다. 누가 곤경에 처해있는 것인지에 대한 가족들의 시각을 넓게 잡아주는 것이 중요한데, 이렇게 함으로써 환자 이외의 다른 사람들에게도 적절한 도움이 주어질 수 있기 때문이다.

집단을 면담할 때, 처음에 누구를 신뢰할 것인가가 중요하긴 하지만, 이 때문에 임상가가 면담이 진행되는 동안 구성원을 자유롭게 바꾸지 못하는 것은 아니다. 참석자에게 문제점에 대한 자신의 관점을 이야기하도록 한 후, 밖에서 기다려 주도록 하는 것이 일반적이다. 면담이 진행되는 동안 여러 사람들에게 면담실에 들어올지 나갈지 의향을 묻는 것이 유용할 수도 있다. 이를 통해 임상가는 화제와 참석자가 바뀌면서 드러나게 되는 새로운 정보들을 얻을 수 있게 된다. 불안해하는 가족 구성원들과 직접적인 관계를 맺는 것이 치료 계획의 효율성에 있어서 매우 중요하다.

첫 면담에서 보호자를 동석시키지 않은 경우, 나중에 그와 이야기를 하고 싶다면 근처에서 기다려 줄 것을 요구할 수 있다. 이렇게 하는 것이 환자가 집으로 돌아가거나 혹은 입원이 필요한 경우 등에 도움이 될 수 있다. 기다려 달라는 요청을 명확하게 하지 못한 경우, 이로 말미암아 일하는 장소가 정해져 있지 않은 공장에 야간근무를 하러 되돌아간 남편과 연락을 하기 위해 또는 보호자가 편한 시간에 약속을 정하기 위해 임상가가 한 두 시간을 허비하게 되어버릴 수도 있다.

개시기 The Opening Phase

보다 정식적인 면담은, 항상 그러하듯이 환자에게 가장 근심거리가 되는 사항 - 주소chief complaint에 대한 논의로 시작이 된다. 이러한 현재의 문제를 탐색하는 동안 임상가는 다음의 내용들을 알아보도록 해야 한다: (1) 도움이 필요하다고 생각한 사람은 누구인가? (2) 어떻게 해서 그 문제가 정신과적인 것이라고 생각되었는가? (3) 유발 스트레스는 무엇인가? 처음 두 질문은 자신의 문제가 정신과적인 것이라는 점을 환자가 인식하고 있는지를 평가하는 데 매우 중요하다: 환자가 이러한 생각을 최소한의 조금도 받아들이지 않는다면, 그는 면담가의 치료 계획을 따라오지 않을 가능성이 많다.

도움이 필요하다고 생각한 사람은 누구인가? Who Felt the Need for Help?

도움의 필요성은 환자, 그의 가족, 친구, 사회사업가, 의사 또는 다른 누군가에 의해 생각된 것일 수 있다. 정신건강임상가는 스스로 찾아온 환자에게 보다 수용적인 경향이 있는데, 이는 그런 환자일수록 정신내적 증상intrapsychic symptoms을 갖고 있으며, 감정적 고통을 심리적인 용어로 표현하는 경우가 많기 때문이다. 초심자들은 이 환자들이 보다 쉽게 정신치료에 참여를 하며 일반적으로 정신치료를 더 선호한다는 점을 발견하게 된다. 일반의들은 신체적 증상을 가진 환자들을 더 선호하지만, 이때 환자의 증상에 기질적인 원인이 없고 환자의 호소가 자신의 치료로는 좋아지지 않는 경우, 일반의들은 낙담을 하게 된다. 이러한 환자들은 매달리는 식의 의존성clinging dependence 때문에 의뢰한 임상가로부터 반감을 사게 되며, 따라서 정신과에 의뢰를 한다는 것은 문제를 해결해주려는 시도임과 동시에 그만큼 문제를 내팽개치려는 의도이기도 하다. 대인관계의 문제를 호소하는 환자들이 스스로 병원을 찾아오는 경우도 있긴 하지만, 보다 흔하게는 가족이나 사회복지관계자에 의해 동행하여 온다. 자발적으로 찾아온 환자와 정신치료를 원하는 환자들을 임상가는 더 선호한다는 점을 이러한 환자들은 금방 알아차린다. 임상가를 기쁘게 해줄 마음으로 환자가 자신의 과거력을 바꾸는 경우도 있다. 이럴 때엔 실제 의뢰자가 누구인지를 알아보기 위해 도움을 찾게 된 자세한 경위를 조심스럽게 탐색해 보는 것이 필요하다.

때때로 임상가에게는 정신과로 의뢰할 만한 타당한 이유가 없는데도 환자를 봐달라는 요청이 들어오곤 한다. 예를 들어, 한 외과 의사가 술집에서 싸우다가 상처를 입은 젊은 남자를 치료한 뒤 자문을 요청하였다. 환자는 임상가를 보자 "단지 주먹질 좀 한 것뿐이에요"라고 하면서 정신과의사를 만날 필요가 없다고 주장하였다. 임상가가 계속해서 이와 비슷한 일이 전에도 있었는지 묻는다면 환자는 "예, 그래서 어떻다는 겁니까?"라고 반응할 것이다. 경험이 없는 임상가는 환자가 감정적인 문제emotional problem를 가지고 있는 것이 분명하다고 확신하려 들것이다. 하지만 진짜 문제가 되는 것은 면담가가 자기 자신에게 확신이 없고 완벽한 검사를 끝내기 전 까지는 환자를 진료실에서 내보내기가 꺼려지며 또한 의뢰한 외과 동료의사에게 환자가 정신과적 문제를 인식하지 못하고 있어 면담이 득이 되지 않을 것이기 때문에 정신과 자문의 적응이 되지 않는다고 말하기를 부담스러워하는 경우이다. 환자에게 "원하시지 않는다면 반드시 저와 이야기를 나누실 필요는 없습니다."라고 말한 후, 이 말에 대해 환자가 대답할 기회를 주어야 한다. 이때 면담을 그만 끝내려는 임상가의 의도가 면담을 계속하고픈 환자의 바람을 자극할 수도 있다. 그렇지 않은 경우라면, 치료자는 환자에게 마음이 바뀌면 앞으로 언제라도 정신과의 도움을 받을 수 있을 것이라고 간단하게 조언을 해주면 된다. 이 문제에 대한 보다 자세한 논의는 제 18장, "입원 환자"편을 참조하기 바란다.

어떻게 해서 그 문제가 정신과적인 것이라고 생각되었는가?
How Was the Problem Identified as Psychiatric?

환자들은 자신의 문제가 정신과적인 것이라고 확신을 할 수도 있고, 그 가능성에 대해 잠정적으로만 고려하고 있을 수도 있고, 아니면 정신과적인 문제가 아니라고 확신하고 있을 수도 있다. 흔히 이들은 면담을 받기 전에 먼저 의사나 성직자, 교사, 사회사업가 등에게 자문을 구해 보는 등 여러 가지 노력들을 해본 상태이다. 이들은 심리학에 관한 책을 보기도 했을 것이며, 기도도 해봤을 것이다. 이러한 노력들과 그것이 자신에게 갖는 의미 등에 대해 이야기함으로써, 자신의 문제에 대해 그가 처음 가졌던 시각, 그리고 문제가 정신과적인 것이라고 결론짓기까지의 과정들이 드러나게 된다.

환자 스스로 문제가 정신과적인 것이라고 생각하지 않는다면, 그는 여러 가지 이유에 의해 정신과의사에게 의뢰된 것일 것이다. 의뢰한 의사는 환자의 신체적 증상을 어떤 전형적인 임상 증후군에 들여 맞출 수가 없었거나, 또는 기저에 어떤 감정적인 문제가 있음을 감지했을 것이다. 때때로 정서 장애의 과거력 같은 현재의 응급 상황과는 무관한 요소들 때문에 정신과 의뢰가 결정되기도 한다. 의뢰 사유와 의뢰에 대한 환자의 느낌을 이해하는 것이 정신과와 그 치료에 대한 환자의 태도를 평가하는 데 도움이 된다.

> 한 대학생이 가정의family physician에 의해 정신과에 의뢰되었는데, 그 가정의는 환자의 부모와 친한 친구 사이이기도 하였다. 부모는 교회에 헌신적인 사람들이었으며, 자신의 아들이 교회에 가지 않으려 하고 설교를 들으려고도 하지 않는 것에 굉장히

당혹스러워했다. 부모는 이것을 병의 증상으로밖에 볼 수 없었으며, 같은 교회 신도인 그 가정의에게 아들의 신앙심을 되살려 달라고 도움을 요청하였다. 그 학생은 부모가 어떤 기분인지를 잘 알고 있었으며, 정신과의사를 단지 부모의 통제를 대신하는 또 다른 인물로 밖에 볼 수 없었다. 사실 그는 급성적으로 혼란된 상태였지, 종교에 대한 문제가 아니었다. 최근 여자 친구가 환자에게 임신 사실을 말했었고, 이에 그는 공황 상태에 빠져 우울해졌으며 자살까지도 생각했었다. 그는 이 문제를 부모와 상의할 수 없다고 느꼈고, 종교적인 문제로 부모와는 감정적으로 거리감이 있었다. 임상가가 자신의 역할에 대해 명확히 설명을 해준 후, 즉 자신은 무엇이 문제인지 또는 문제가 어떻게 해결될 수 있는지에 대해 어떠한 선입견도 갖고 있지 않으며, 환자 생각에 자기 자신을 괴롭히고 있다고 생각되는 모든 것에 대해 함께 논의를 하고, 자신이 도움이 될 수 있을지 여부를 알아볼 것이라는 설명을 해준 후에서야 비로소 환자는 그 이야기를 말 할 수가 있었다.

유발 스트레스는 무엇인가? What Was the Precipitating Stress?

"왜 지금why now"이라는 질문은 환자의 생활에서 무슨 일이 일어났기에 지금까지 잘 작동되던 방어 기제가 파괴되었는가에 대한 것이다. 그 변화는 정신내적인 것일 수도 있고, 아니면 생리적, 대인관계적 혹은 외부 환경적인 것일 수도 있다. 그러한 정보는 대개 자발적으로 나오지 않으며, 더군다나 종종 의식적 수준이 아닐 수도 있다. 하지만 첫 면담 초반에서 이를 이끌어내어 이해하는 것이 필수적이다.

"무엇 때문에 오늘 여기에 오게 된 것이죠?"라는 직접적인 질문을 하면 대개 "그냥 저에게 너무 벅찬 일이에요." 혹은 "전 더 이상 어쩔 수가 없겠어요."라는 대답에 부닥치게 된다. 면담가는 그 소재에 대해 더 추적해 보아야한다. 면담가는 "어떻게 해서 이 병원을 선택하게 된 것입니까?", "다른 누군가에게 도움을 요청한 적이 있습니까?" 또는 "결국 더 이상 못 견디게 만든 어떤 일이 일어난 건가요?"라고 물을 수 있다.

지난 주, 그리고 특히 지난 24시간 동안 일어났던 사건에 대해 자세하게 기술해보도록 하는 것이 종종 실마리를 제공해준다. 환자의 생활에서의 중요한 사건이나 역할의 변화 등에 대해 살펴보아야 한다. 기념일이나 휴일이 그 상징적 의미 – 예를 들어, 사랑하던 사람의 기일에 맞춰 우울증이 주기적으로 재발할 수 있으며 명절은 급성 우울반응이 흔히 일어나는 시기이다 – 때문에 감정 반응들을 일으키곤 한다.

임상가는 특정 증상 복합체와 관련된 정신역동적 지식에 입각하여 질문을 하게 된다. 예를 들어, 우울한 환자들은 상실에 대해 자발적으로 이야기하지 않으며, 따라서 면담가는 이러한 부분에 대해 질문을 하게 된다. 이와 유사하게 환자가 미쳐버리지 않을까 두려워하는 경우, 최근에 통제력을 잃어버릴까봐 두려웠던 적은 없었는지 물어볼 수 있다. 저자 중 한 명은 명확한 이유 없이 미쳐버리지 않을까 두려워하던 대학생들을 응급으로 상담했던 적이 몇 번 있었다. 구체적인 질문을 통해 그들이 최근에 엑스타시나 마리화나를 복용했던 것이 공황 발작을 초래했음이 드러났다. 이와 같은 삽화가 환자로 하여금 도움을 찾도록 만든 것이지만, 그 사건의 중요성에 대한 수치심과 두려움 때문에 이런 가장 중요한 과거력을 털어놓는 것이 한동안 꺼려졌던 것이다. 환자는 안심 받기를 원했지만, 이 일이 노출되는 것은 피하고 싶었던 것이다. 임상가의 직접적인 질문이 특정 정보를 도출해 냈을 뿐만 아니라, 면담가는 이런 종류의 문제에 경험이 많으며 이럴 땐 어떻게 해야 하는지를 잘 알고 있다고 안심시켜 줌으로써 환자의 불안까지 줄여줄 수가 있었다.

특정 증후군들 Specific Syndromes

이 장(障)에서는 특정 증후군들의 응급적인 측면에 대해서만 살펴볼 것이다. 이러한 면담에 관해 더 깊은 내용을 알고 싶다면 각각에 해당하는 장들을 참조하기 바란다.

우울증과 자살 Depression and Suicide

응급 상황에 있는 우울증 환자를 면담할 때, 구조화된 질문structured inquiry이 필요한 가장 중요한 부분은 자살 가능성에 대한 탐색이다. 자살 가능성에 대해 직접적으로 질문을 해야 한다. 임상가가 이러한 주제에 대해 불안해하거나, "스스로 무언가를 해보도록 하세요."와 같은 완곡한 표현을 쓴다면, 환자는 답답하다는 느낌을 받게 될 것이다. 면담가는 환자의 생각과 충동, 그리고 이에 대한 그의 태도, 이로 인한 행동 등에 대해 알아보아야 한다. 예를 들어, 임상가가 "자살을 생각해 본 적이 있습니까?" 또는 "죽고 싶다는 생각을 하신 적이 있나요?"라고 묻는다면, 환자는 "예, 이제 그만 모든 것을 끝내야겠다고 생각한 적이 있어요."라고 대답할 것이다. 이럴 때 임상가는 "죽는 방법에 대해 어디까지 생각해 보았습니까?"라고 되묻는 것이 적절하다. 환자가 "아니오, 그런 생각은 너무 끔찍해서요."라는 대답을 하고, 더 깊은 질문을 통해 환자가 과거에 충동에 따라 행동한 적은 없는 것으로 밝혀진다면, 자살 위험성은 적을 것이다. 어떤 환자는 첫 번째 질문에 대해 "지난주까지는 자살에 대한 생각이 좀 있었지만, 오늘은 아니에요"라고 대답하기도 한다. 예리한 임상가라면 "어떻게 자살하실 생각이었는데요?"라고 더 자세히 물을 것이다. "총으로 자살을 할까 생각했어요; 사실, 며칠 전 권총과 총알을 샀어요."라고 대답한다면 위험성이 심각하다는 것을 말한다. 이때 임상가가 "무서웠나요?"라고 물었을 때, 환자가 "오, 모르겠어요; 차라리 제가 죽는 것이 모든 사람들에게 좋을 거라고 생각해요."라고 대답한다면 즉각적인 보호책이 강구되어야 한다.

자살 충동과 관련된 의사표현은 흔히 비언어적이거나 간접적이다. 우울한 환자가 짐을 꾸린 상태로 응급실을 찾은 경우라면, 그는 입원하기를 바라고 있는 것이다; 만일 환자가 집의 문을 잠그지 않은 채로 나와서는, 비싼 음식을 사먹고 멀리 있는 친구에게 전화를 거느라 가진 돈을 모조리 다 써버리거나 또는 다음 방문의 시간과 장소에 대해 관심을 보이지 않는 경우라면, 그는 오래 살고 싶은 생각이 별로 없는 것이다. 이러한 메시지들은 죽느냐 사느냐에 대한 환자의 양가감정을 의미하는 것들이다. 만일 그에게 자기 자신에 대한 연민이 어느 정도 충분히 남아있다면, 이 환자의 양가감정은 사는 방향으로 쪽으로 기울게 될 것이다. 가까운 친척이나 친구 중에 자살한 사람이 있는 환자의 경우는 그의 자살 시도 과거력만큼이나 큰 위험성을 가진 상태이다. 환자가 최근에 유서를 작성하거나 재정 상태를 정리했다면, 죽을 계획을 갖고 있는 것이다. 사후 세계에 대한 믿음 그리고 자신이 사랑했던 고인(故人)과의 재결합에 대한 환상 등도 중요한 정보 중 하나이다. 다양한 인구통계학적 요인, 인종적 요인, 그리고 사회적 요인 등은 자살 위험성과 중요한 관련이 있다.

면담가는 환자가 자살하고 나면 누가 남게 되는지를 물어야 한다. 환자의 자살이 그가 사랑하고 있는 사람들에게 커다란 고통과 괴로움을 주게 될 것이라고 확실히 말해줌으로써 환자의 생명을 구할 수도 있다. 신체적 질병이 있고, 이미 늙었으며, 사랑하는 사람도 없고, 돈도 없는 환자가 자살을 생각하는 경우라면, 임상가는 "당신이 얼마나 괴로운지 그리고 당신에겐 살아야 할 이유가 별로 없다는 것을 전 이해할 수 있습니다. 하지만 저는 꼭 당신처럼 생각하던 사람 중에서 치료를 받고 나서 회복이 된 분을 본 적이 있습니다. 자기 자신에게 좋아질 수 있는 기회를 준다고 해서 나쁠 것은 없지 않습니까?"라고 말할 수 있다. 초심자들은 종종 "걱정하지 마세요 – 우리가 당신이 자살하도록 내버려두지는 않을 테니까요."라는 식의 말로 환자를 안심시켜주려 한다. 이는 환자에게 자신의 통제력을 포기하고 자신의 자기–파괴적인 욕동을 저지하는 데 임상가에게 의존을 하도록 만들어 버리는 것으로, 이는 임상가가 거의 지키기 힘든 약속일뿐이다. 대신 임상가는 자살하려는 환자에게 지금보다 좀 더 좋아질 때까지 자신의 그런 충동을 억제하기 쉬운 장소인 병원에 입원을 할 의향은 없는지를 물어볼 수 있다. 입원까지는 필요가 없는 경우엔, 임상가는 어느 때든지 환자가 자신을 만날 수 있는 장소, 그리고 자기가 없을 때 연락을 받아줄 다른 사람에 대해 정확하게 알려주어야 한다. 물론 환자의 전화 연락을 받아줄 사람에게는 환자에 대해 미리 알려주어야 한다.

불안 발작 Anxiety Attack

급성공황발작 환자와 과호흡증후군 환자들은 자신의 증상에 대한 직접적인 설명을 들으면 극적인 반응을 보인다. 물론 이 역시 환자의 이해 능력에 맞춰서 해주어야 한다. 심리적으로 세련되지 못한 환자에게는 "사람이 놀라게 되면, 영문도 모른 채 숨을 매우 빠르게 쉬게 됩니다. 숨을 빠르게 쉬는 것이 당신의 증상 중 여러 가지를 일으키게 되는 거죠."라고 말해줄 수 있다. 환자에게 일부러 숨을 한 번 빨리 쉬어보게 한 후 스스로 호흡수를 조절함으로써 증상을 어떻게 조절할 수 있는지를 보여주는 방법을 통해 환자들은 더욱 확신을 얻게 된다.

임상 상황 Clinical Situations

불안증 환자 The Anxious Patient

엄청난 불안을 보이는 환자들은 이미 누군가로부터 긴장을 풀라relax라는 이야기를 들은 상태이다. 이런 말이 도움이 되었다면 환자가 또 다른 도움을 받으러 오지는 않았을 것이다. 임상가는 이러한 충고를 반복하지 않아야 하며, 대신 환자에게 자신의 문제를 단순히 억누르기보다는 마침내 이해할 수 있게 될 것이라고 안심시켜주어야 한다.

미쳐버리지 않을까 두려워하는 환자에게 단순한 안심주기reassurance는 거의 효과가 없다. 임상가는 그에게 미치지는 않을 것이라고 말해주기보다는, "미친다crazy"라는 단어가 그에게 갖는 의미가 무엇인지를 알아보아야 한다. 이를 통해 그의 두려움이 갖는 의미를 알아낼 수 있으며, 불안의 근원을 탐색해 볼 수 있게 된다. 임상가는 "'미쳤다'라는 말은 무슨 뜻이죠?" 또는 "미친다면 어떻게 될 거라고 생각하십니까?"라고 물을 수 있다. 그런 다음 미친 것으로 보이는 사람을 본 적이 있는지, 또 그때 어떤 것을 보았는지 물어볼 수 있다. 마지막으로, 자신이 미친다면 사람들이 자신을 어떻게 대할 것이라고 생각하는지 알아볼 수 있다. 흔히 급성공황발작 환자들은 공격적 혹은 성적 충동에 대한 두려움을 표현한다. 일단 두려워하는 것이 구체적으로 무엇인지를 알아내게 된다면, 임상가의 안심주기는 훨씬 큰 효과를 내게 될 것이다.

혼돈된 환자 The Confused Patient

임상가에게는 때때로 처음부터 완전히 주변을 인식하지 못하는 듯이 보이는 환자를 봐달라는 요청이 들어오곤 한다. 종합병원 응급실에서의 장면이다; 환자는 이송용 침대에 누워서 깨어나지 못한 채 옷차림이 흐트러져 있었다. 그는 질문에 대답하지 않거나, 또는 임상가를 쳐다보지 않은 채 지리멸렬하게 중얼거렸다. 처음엔 신경과적으로 심각한 상태인 것으로 보였다. 주변 세상에 대한 이들의 주의력과 접촉을 유지시키기 위해 혼돈성 증후군 환자들에게는 지속적으로 감각적 자극과 지남력에 관한 정보를 주어야 한다. 임상가는 자신을 소개한 후 간략하게 그 상황을 평가해야 한다. 그런 후 환자에게 일어나 앉도록 해야 하며, 가능하다면 의자에 앉혀서 면담을 해야 한다. 면담가는 처음엔 환자의 현재 생활 상황에 대한 환자의 관심에 초점을 맞춤으로써 대화를 구조화시킬 수 있다. 반응이 극적일 수도 있다; 때때로 과거력을 얻어, 환자의 문제에 대한 자세한 평가까지도 가능하게 된다.

중독 환자 The Intoxicated Patient

가장 어려운 뇌 증후군중 하나가 바로 급성적으로 중독되어있는 알코올 환자이다. 이러한 상태는 많은 합병증들을 일으킬 수 있으며, 일부는 매우 치명적일 수도 있다. 진전섬망 delirium tremens, 환각증 또는 병적 중독과 같은 내과적 합병증 외에도, 환자의 감정 조절 능력이 약화되며, 종종 우울해지기도 한다. 자살이나 다른 충동적인 행동들도 문제가 된다. 임상가는 환자가 왜 술을 마셨으며, 이번 삽화가 예전과 다른지 여부를 알아보아야 한다. 알코올이 효과적인 의사소통을 손상시키는 화학적 차단막chemical barrier으로 작용하기 때문에, 급성적으로 중독되어 있는 상태에서는 면담이 거의 불가능하다. 환자는 대개 감정 조절 능력을 상실한 상태이며, 호전적이고 비협조적이거나 아니면 침울하고 우울해져 있다. 몇 시간이 지난 후에는, 종종 당혹스러운 임상 양상은 많이 호전되어 보다 자세한 평가가 가능해진다.

"가성-관상동맥" 환자 The Patient With a "Pseudo-Coronary".

심장 마비가 왔다고 확신하는 환자들 또한 응급실에서 흔히 볼 수 있다. 신체적 증상을 가진 다른 환자들과 마찬가지로, 내과적 병력을 주의 깊게 살펴봐야 한다. 면담가는 증상과 감정 사이의 연관성을 보여주기 위한 질문들을 사용한다. "당신이 놀랐기 때문에, 흉통이 온 것일 수도 있다고 생각한 적이 있습니까?"와 같은 질문에 화를 내는 환자들은 "흉통 때문에 굉장히 걱정스러우신 것 같군요"라는 표현에 대해 훨씬 편안하게 반응을 한다. 신체 검진을 직접 시행하는 것이 종종 효과적이다; 이렇게 하는 것이 나중에 신체 질병에 대해 안심시켜 줄 때 도움이 되는 확신을 주는 분위기를 제공해준다. 이런 환자가 검사를 해 달라면서 자신의 아픈 부위를 보여주는 경우엔 꼭 검진을 해야 한다. 환자는 자신의 문제를 보여주고 싶어 하며, 이 때 의사가 무관심한 듯이 보이는 경우엔 그 환자는 다른 의사를 찾아가게 된다.

신체적 증상이 통증인 경우 그 통증에 대해 면담가가 반박을 해서는 절대로 안 된다. 통증은 주관적인 느낌이며, 그것을 경험하는 환자만이 통증이 진짜 있는지 아닌지를 말할 수 있다. 그렇다고 통증의 원인, 즉 이것은 내과적인 문제라는 환자의 설명을 임상가가 그대로 받아들여야 한다는 뜻은 아니다. 임상가는 "당신이 표현하고 계시는 것은 통증임이 확실하군요. 하지만 이 문제의 원인이 무엇인지를 알기 위해서 우리는 더 많은 정보가 필요합니다."라고 말할 수 있다.

물질남용 환자 The Substance-Abusing Patient

정신과적 응급에서 가장 어려운 감별 진단 중 하나는 마약성 약물을 얻기 위해 통증을 꾸미는 것은 아닌지 의심되는 환자의 경우이다. 대부분의 통증 환자들은 자신의 기저 질환에 대한 내과적인 치료를 원하지만, 통증이 심한 경우엔 처음부터 통증만 줄여달라고 요청할 수도 있다. 이런 환자들은 약에 대해 자세히 아는 경우가 드분데 반해, 꾀병을 부리고 있는 물질남용자들은 약물의 종류와 용량을 잘 알고 있다.

대인관계상의 위기 The Patient With an Interpersonal Crisis

대인관계상의 위기를 가진 환자들은 처음엔 자신의 어려움에 대해 다른 누군가를 비난하는 경향이 있으며, 자신이 원하는 것은 단지 환경의 변화일 뿐이라고 말한다. 임상가가 심인성 통증 환자에게 그것은 모두 마음의 문제라고 말해서는 안 되는 것과 마찬가지로, 이러한 유형의 방어 기제에 대해서도 강한 공격을 가해서는 안 된다. "왜 당신은 그렇게 엉망인 상황에 자꾸만 빠져들게 되지요?"라고 묻는 면담가는 자신이 지금 심리적 문제의 근원을 찾고 있는 것이라고 느끼겠지만, 환자는 이런 물음을 비난으로 받아들이게 된다. 한 여자 청소년이 극화적인 자살 제스처로 아스피린 10알을 먹은 상태에서, 이 때문에 너무 놀라 정신이 없는 부모에 의해 응급실로 내원하게 되었다. 그녀는 집에 늦게 들어오는 문제와 남자 친구 문제로 어머니와 다툰 상태였다. 어머니는 딸이 괜찮은지 물으면서 화를 참고 있는 듯이 보였다. 그런 후 어머니는 "우린 이 애를 제대로 키우려고 했어요. 하지만 더 이상 안 되겠어요."

라고 덧붙였다.

임상가는 동정을 받고 독립을 얻어내려는 환자의 변명과 부모의 좌절된 무력감 사이에서 매우 곤혹스러웠다. 임상가는 딸과 부모에게 차례로 편을 들어주면서 상황을 조종하려는 딸의 주장과 부모의 너무 통제하려는 지배의식에 대해 해석해주려 하였다. 그러는 대신 응급상황을 촉발시킨 사건에 대해 조사해 보는 것이 좋다. 논의의 과정을 통해 이들 간의 상호작용의 특징적인 양상이었던 이와 같은 극화적인 장면과 소란을 대신할 수 있는 대안(代案)이 가족에게 제시되었다.

공격적인 환자 The Assaultive Patient

공격적인 환자와의 면담은 항상 문제가 된다. 병원 응급실 장면에서는, 임상가가 도착했을 때 이미 환자는 여러 사람에 의해 강제로 억제되어 바닥에 눕혀져 있곤 한다. 대개 이러한 힘의 과시는 환자로 하여금 자신의 공격적 충동에 대한 통제력을 되찾을 수 있도록 도와주기에 충분하다. 임상가는 환자 옆에 자세를 낮추고 앉아 “무슨 일이 일어난 겁니까?”라고 물을 수 있다. 환자를 붙잡고 있는 사람들이 손에 힘을 빼보는 동안, 환자가 다시 싸우려는 생각이 있는지를 임상가는 빨리 확인해야 한다. 그렇지 않다면 (대부분의 경우에서 환자는 다시 싸우려고 하지는 않는다), 임상가는 “의자에 앉아서 저와 이야기를 나누시는 게 낫지 않겠습니까?”라고 물은 뒤, 붙잡고 있던 사람들을 뒤로 물러나게 하면서 환자가 일어서는 것을 도와줄 수 있다. 계속해서 “무슨 일이죠?”라는 즉각적인 질문과 환자의 통제력 상실에 대한 이야기로 면담을 진행한다. 종종, 대개는 기질성 정신병에서, 임상가가 진정제를 주사하는 동안 환자가 계속 억제되어있어야 하는 경우가 있다. 약물이 효과를 발휘하기 시작하면 다른 상황과 비슷한 방식으로 면담을 계속한다.

초심자들은 자신이 환자에게 잘못 질문을 하면 환자가 또다시 난폭해지지나 않을까 걱정을 한다. 하지만 대개 이러한 걱정은 임상가보다 환자가 더 하고 있으며, 따라서 환자에게 공격적 충동이 다시 올라오는 느낌이 드는지를 말해달라고 요청할 수 있다.

일부 환자에서는 실제로는 어느 누구도 해치지 않았지만, 그렇게 하기 바로 직전일 때가 있다. 임상가의 차분한 태도가 이들에게는 효과가 없는 것 같아 보이며, 환자는 매우 초조한 상태로 계속 서성거린다. 이러한 환자에게는 면담을 계속하기에 앞서 약부터 먼저 주어야 한다. 치료자는 약물이 효과를 발휘할 때까지 환자 곁에 남아있을 수 있으며, 또한 치료자가 환자와 출입문 사이에 서게 되면 환자는 포위당했다는 느낌에 두려움이 더 커질 수 있으므로 그렇게 하지 않도록 해야 한다. 이러한 두려움이 공격성과 싸움을 촉발시킬 수 있기 때문이다.

심하게 초조한 상태에 있는 환자를 몇 분 늦게 보러 내려가는 경우, 임상가는 현관문 밖으로 나가려는 상태에 있는 환자를 보게 된다. 임상가는 단호하지만 부드러운 태도로 “잠깐만요.”라고 말한 뒤, 환자가 멈칫하면 그때 그 장소가 어디이던지, 심지어는 문밖 도로변이라 해도 상관없이 면담을 계속해야 한다. 왜 환자가 서둘러 도망치려 했는지 그 이유를 탐색하는 것이 라포를 수립하는 데 가장 좋은 방법이다. 일단 이 단계까지 진행되었다면, 임상가는 좀 더 편한 상태에서 면담을 계속하자고 제안한 뒤, 다른 경우와 비슷하게 계속 면담을 진행하면 된다.

공격적인 환자들은 경험 많은 의사들이 갖고 있는 자신감을 드러내 보여줄 때 안도감을 느끼게 된다. 또한 이들은 속으로는 두려우면서도 겉으로는 아닌 척하며 자신감을 드러내는 것을 금세 알아차리며, 임상가의 이러한 두려움에 대해 공격적인 행동으로 반응을 한다. 경험이 부족한 임상가가 만약 환자로부터 계속 두려움이 느껴질 때에는, 면담을 보다 편안하게 수행하기 위하여 약물을 투여하거나 환자를 통제할 수 있는 보조 요원을 동원해야 한다.

환자의 기대 The Patient's Expectations

환자들은 진료를 통해 자신이 무언가를 얻게 될 것이라는 기대를 갖고서 임상가를 방문한다. 이러한 기대는 의식적일 수도 있고 무의식적일 수도 있으며, 또한 긍정적일 수도 부정적일 수도 있다. 임상가는 면담초기에 이런 기대에 대해 평가를 해야 하며, 면담을 종료할 즈음에 다시 이를 재평가해야 한다. 일단 먼저 환자의 기대에 대해 알아본 후, 면담을 진행하면서 환자의 기대를 수정하게끔 해주는 경우도 흔히 있다. 임상가는 어떤 기대에 대해서는 그것이 부적절하다는 것을 보여줄 수 있으며, 반면에 환자가 바라는 것이 합리적인 기대라면 이에 대해서는 강화와 지지를 해줄 수 있다. 환자에게 현실적인 기대를 고정할 능력이 전혀 없는 경우에는 임상가가 이를 대신해 주어야 한다. 임상가가 그렇게 해주지 않는다면, 환자는 면담으로부터 만족을 얻지 못하고 결국 다른 곳에서 도움을 찾으려 할 것이다.

면담 시 너무 성급하게 환자에게 어떤 종류의 도움을 받기 원하는지 묻지 않도록 해야 한다. 환자는 이러한 태도를 면담가가 자신의 어려움을 면밀히 조사해 보려 하지 않는 것으로 또는 적대적인 거절로 해석할 수 있기 때문이다. 하지만 일단 라포가 형성된 후에는 이러한 질문이 많은 것들을 밝혀내는 데 도움이 될 수도 있다. 도움을 받기 위해 이전엔 어떤 시도들을 했었는지에 대해 질문을 하는 것이 또한 유용하다. 응급실로 오기 전에 경찰을 찾았던 환자들은 흔히 통제 받기를 바라고 있는 것이다. 종교인에게 도움을 청했던 환자들에게는 구체적으로 어떤 종류의 도움을 바랐던 것인지 물어봐야 한다. 어떤 특정 정신과의사를 찾는 환자는 기도를 통해 도움을 얻고자 했던 환자와는 다른 종류의 기대를 갖고 있다. 심지어 어떤 상황에 잘 적응할 수 있기를 기도했던 환자와 전지전능한 능력을 통해 해답을 가르쳐 달라고 기도했던 환자 사이에도 차이점이 있다.

환자의 생활에서 명백히 도움이 되어 줄 수 있는 사람이 있었음에도 환자가 이를 회피했었다면, 이러한 회피에 대해 질문을 함으로써 그가 면담하러 올 때부터 이미 갖고 있었던 어떤 두려운 기대에 대해 알아낼 수 있다. 면담가는 또한 부정적인 기대에 대해서도 직접적으로 물을 수 있다. 이런 질문이 항상 성공적인 것은 아니지만, 정신보건전문가에 대한 가족이나 친구들의 경험담, 병원에 관한 일화, 농담 등을 통해 환자의 느낌이 간접적으로 드러나기도 한다. 면담을 시작할 때 환자가 "나를 정신병원으로 끌고 갈 짧은 흰색 가운을 입은 사람들은 어디에 있죠?"라고 농담을 한다면, 이는 환자에겐 아직 유머 감각이 남아 있다는 것을 말해 줄뿐 만 아니라, 한편으로는 자신이 미친 사람으로 보이지나 않을까 하는 두려움과 또한 수많은 가능한 무의식적 의미들을 드러내는 것이기도 하다.

응급실에 함께 온 보호자 역시 어떤 기대를 갖고 있으며, 이들의 기대는 환자의 기대와 비슷할 수도 아니면 다를 수도 있다. 보호자가 먼저 도움을 요청한 경우라면 보호자의 기대 또한 반드시 고려되어야 한다; 그렇지 않은 경우라도 환자와의 면담이 효과적이든 아니든 간에 상관없이 보호자의 기대에 대한 조사는 진행되어야 한다.

무의식적 기대 Unconscious Expectations

환자의 무의식적 기대는 유발 스트레스의 정신역동과 밀접한 관계가 있다. 가장 흔한 무의식적 기대는 임상가가 자신의 갈등을 직접 해결해 줄 것이라는 기대이다. 예를 들어, 우울한 환자들은 자신이 상실한 것을 되찾기를 원하며, 따라서 중요한 초기 과제는 이러한 소망을 그의 고통은 완화될 것이며 낮아진 자존심도 회복될 것이라는 희망으로 바꿔주는 것이다. 직업을 잃은 후 우울해진 남자의 사례에서 임상가는 환자에게 왜 자기 자신을 비난하고 있는지 물었다. 생활의 다른 부분에선 잘 기능하고 있는 점에 비해 환자의 자기 비판적인 태도가 지나치다는 점을 지적해 줌으로써, 환자의 잃어버린 희망과 임상가가 자신의 옛 자리를 어느 정도 되찾게 해줄 것이라는 환상 대신에 임상가는 현재 환자의 적응 기술과 새로운 직업을 찾으려는 소망에 초점을 맞추게 되었다.

또 다른 예로서, 한 우울증 여성이 자신의 남편에게 화가 나 있었지만 자신이 화를 내면 남편이 떠나버릴 것이라고 두려워하고 있었다. 그녀는 자신을 희생자라고 느끼고 있었지만 한편으로는 반역자가 되기를 두려워하고 있었던 것이다. "선생님은 제가 이렇게 살아야 하는 게 옳다고 생각하세요?"라고 물었을 때, 그녀는 자신이 분노를 표출해도 되는지 허락을 구하고 있는 것이었다. 임상가가 이를 허락하지 않는다면 그녀는 우울해질 것이고, 반면에 이를 허락한다면 그녀는 더욱 두려움에 휩싸이게 될 것이다. 먼저 신뢰 관계를 구축한 뒤, 무서운 결과를 초래하지 않고서 그녀의 충동을 어느 정도 충족시킬 수 있는 다른 대처 방안을 찾도록 하는 것이 중요하다.

의식적 기대 Conscious Expectations

의식적으로 응급환자들은 입원이나 의학적 치료, 약물 처방, 환경 조정, 정신치료, 안심 등을 받게 될 것이라거나 아니면 전혀 효과가 없을 것이라거나 또는 실제로 신체적 심리적인 상처를 받게 될 것이라고 예상을 한다.

입원은 내적 충동의 위협에 대한 방어 혹은 환경에 영향을 미치기 위한 수단으로 간주되기도 한다. 예를 들어, 아이를 출산한지 몇 주 지난 상태에서 자신이 아이를 떨어뜨리거나 다른 위해를 가하지나 않을까 하는 강박적인 두려움 때문에 도움을 청한 여성의 경우를 들 수 있다. 임상가가 더 자세히 묻자, 그녀는 "선생님이 저를 입원시키든지, 아니면 제가 아이를 죽이기 전에 먼저 제 아이를 어디로 데려가 줬으면 좋겠어요."라고 말했다. 그녀는 통제를 원하고 있었던 것이다. 통제를 원한다는 것은 어떤 내적 통제 장치가 작동하고 있음을 의미하는 것이며, 이 내적 통제 장치를 찾아내서 강화시켜주어야만 한다. 즉, 환자 자신이 바로 가장 도움이 되는 사람이 되는 것이다.

환자가 치료를 다른 사람을 통제하는 수단으로 간주하는 경우라면, 그는 먼저 자신은 입원을 해야 한다고 주장한 다음, 하루나 이틀쯤 지나 처음과 똑같은 방식으로 자신은 퇴원을 해야 한다고 주장한다. 미친 듯이 행동하면서 동시에 입원을 강하게 거부하는 환자는 실제로는 입원을 바라면서도 한편으로는 입원에 대한 책임을 지지 않으려는 것이다. 그의 기대는 자신의 뜻에 반하여 강제로 입원하게 되는 것이며, 자신의 기대가 충족되지 않으면 그 환자는 오히려 더 당황하게 될 것이다.

환자는 임상가가 충동 문제를 치료하는 데 있어 잘못된 방법을 선택하지나 않을까 두려워하기도 한다. 즉, 성적 느낌 때문에 걱정을 하는 종교인은 이런 느낌을 제거하거나 억제하기를 바라며, 임상가가 성욕이 더 강렬해지게 만들지는 않을까 두려워한다. 그의 바람과 두려움을 명확하게 드러내는 것이 환자에게 도움이 된다. 임상가는 "제 느낌으로는 당신은 자신의 성적 느낌을 없애고 싶어 하시는 것 같은데, 제가 오히려 그것을 부각시켜서 문제를 더 나쁘게 만들지나 않을까 두려워하는 것 같군요."라고 말할 수 있다.

심리적으로 세련되지 못한 환자와 신체적 증상을 보이는 환자들은 약을 처방받기 원한다. 이 환자들은 면담 초반부터 약을 요구하며, 흔히 초심자들은 너무 빨리 그 요구에 응해버린다. 문제점은 면담이 끝날 무렵에 다른 모습의 형태로 드러나게 되며, 따라서 약이 필요하다는 확신이 들더라도 문제점이 드러날 때까지는 약물에 대한 권고를 미루어 두어야 한다. 임상가의 역할은 약물 처방이 전부라고 생각하는 환자들은 일단 처방을 받고 나면 면담에 흥미를 잃어버리게 되며, 그 이후의 치료에 대해서는 사족(蛇足)과 같은 것이라고 느낀다. 응급 상황에서의 약물 처방 기간은 다음 방문 때까지 정도로만 해야 한다. 임상가가 환자에게 곧 좋아질 것이라고 안심시켜주면서 석 달치 약을 처방한다면, 그 환자는 임상가의 말을 신뢰하지 않을 것이다. 첫 번째 약 봉투를 임상가가 직접 주면서 가능하면 환자가 약을 먹는 것을 지켜봐 주는 것은 특별한 가치가 있는 일이다. 이는 그 임상가 개인의 치료 수단에 마술적인 힘을 부여해 준다. 아직 완전히 파악되지 않은 환자에게는 위험할 정도의 양의 약을 주어서는 안 된다. 자살 사고가 없는 경우일지라도 환자에게는 그 임상가는 자신의 건강에 대해 부주의하거나 아니면 무관심하다고 느껴질 수 있기 때문이다.

임상가는 종종 환자의 환경을 바꿔 보도록 권하기도 한다. 가정도우미 서비스를 요청해보거나 또는 잠시 학교나 직장을 쉬어보도록 권유할 수 있다. 이렇게 할 때에는 병적인 의무감을 버리도록 격려해야 할 환자와 겨우 유지되고 있는 자존심이 일을 계속하는 것에 의해 좌우되는 환자를 구분해야 한다. 예를 들어, 가정도우미 서비스를 받도록 제안하는 것은 우울증이 있음에도 불구하고 자신의 자녀를 계속 돌봐왔던 것에 자부심을 가졌던 환자에게는 당혹감을 느끼게 만들 수도 있다. 이러한 상황에서 임상가는 가족을 위해 그녀가 헌신했음을 알아주고 우울증이 있음을 인정해주면서 "우울증 치료를 받으시는 동안 당신이 책임졌었던 일을 도와줄 만한 가족이 있으십니까?"라고 묻는다. 도와줄 가족이나 친구는 없지만 잠시 도움을 받고 싶다는 생각이 있다면 "도우미"를 쓰도록 권유해볼 수 있다.

대인 관계상의 문제를 가진 환자들은 종종 임상가가 환경을 바꿔줌으로써 문제가 해결되기를 원할 수도 있다. 즉, 어떤 여성은 남편이 구타를 한다고 호소하면서 임상가에게 남편을 집에서 쫓아내 주도록 요구하기도 한다. 이때 임상가는 "경찰만이 그렇게 할 수가 있는 것이고 당신은 이미 여러 차례 경찰서에 가봤다고 얘기하셨습니다. 하지만 남편의 술 문제나 당신이 집을 나오는 문제 때문에 고민이 되신다면 그것에 대해서는 제가 도움을 드릴 수 있습니다."라고 답할 수 있다. 환자는 이미 이러한 사항을 어느 정도 인식하고 있을 수 있으며, 때때로 "당신이 원하는 것이 단지 누군가가 남편을 정신 차리게 만들어 주는 것이라면 정신과의사에게 오는 것이 아니었습니다."라는 말로 이러한 인식을 이끌어 낼 수 있다. 이러한 방법을 통해 임상가는 환자의 보다 현실적인 기대를 강화시켜주게 된다.

교육 수준이 높거나 사회적으로 상류층인 환자, 그리고 심리적인 차원의 증상을 보이는 환자들일수록 정신치료를 받게 될 것이라고 기대하는 경향이 크다. 하지만 환자가 심리적인 문제를 인식하고 있다는 것이 그에게는 약물이나 직접적인 지도, 입원 등이 필요하지 않다는 의미는 아니다. 이러한 환자의 고통 역시 신체적 증상을 가진 환자의 고통과 마찬가지로 초반에는 보조적인 약물치료가 필요할 수도 있다. 실제로 내적 갈등을 갑자기 많이 인식하게 되는 것이 종종 방어 기제가 너무 빨리 붕괴되고 있음을 말해주는 것일 수도 있다.

부정적인 기대 그리고 치료를 거부하는 환자
Negative Expectations and the Unwilling Patient.

부정적인 기대를 가진 환자들은 치료가 도움이 되지 않을 것이라고 예상을 하며, 오히려 이 때문에 더 상처를 받거나 모욕감을 느끼게 될 것이라고 생각하기도 한다. 우울한 환자들은 자살을 생각하게 될 수 있으며; 편집증적인 환자들은 호전적이고 투쟁적이 될 수도 있다. 이들은 정신과적 중재를 받아들이지 않는다. 치료 계획을 수립하는 데 있어 환자의 협조를 얻을 수 있는 가능성이 조금이라도 있다면, 이러한 부정적인 기대에 대해서 터놓고 이야기를 나누어야 한다. 이러한 환자의 무의식적 기대에 대해 논의할 때, 임상가는 환자이 무의식적 두려움보다는 환자의 무의식적 희망과 동맹을 맺는 것이 중요하다.

환자와 그 주변인을 보호하기 위해, 환자의 의지에 반하여 강제로 치료를 해야 할 필요가 있을 수도 있다. 이는 공개적으로 행해져야 한다. 즉, 환자에게 "병동 안으로 들어가서 다시 얘기를 나누는 것이 좋겠군요."라는 식으로 감추는 것보다는 "당신이 동의하지 않더라도 저는 당신을 병원에 입원시켜야 할 것 같습니다."라고 말하는 것이 더 낫다. 환자는 결국 임상가의 정직함과 솔직한 태도에 감사하게 될 것이며, 이렇게 하는 것이 다른 임상가들에 대한 환자의 태도에도 좋은 영향을 미칠 것이기 때문이다.

강제로 입원을 시키기 전에 면담가는 환자로 하여금 자발적으로 입원하게 할 수 있는 모든 방법들을 다 써봐야 한다. 이런 과정은 먼저 현 상태에서 입원이 필요한 치료적 근거 – 대개, 환자는 지금 자살 충동이나 공격적 충동을 조절하는 데에 외부의 도움이 필요한 상태라는 점 – 에 대해 설명해 주는 것으로 시작을 한다. 만일 환자가 이러한 충동을 억세하기를 원하지 않았다면 그는 면담을 시작하지도 않았을 것이며, 아니면 이러한 충동에 따라 행동화하지 않게 될 때까지 그런 충동이 있다는 사실을 비밀로 했었을 것이다. 이러한 점을 환자에게 명확하게 지적해 주어야 한다.

환자가 범죄를 저지르지 않았다면, 어떠한 판사도 환자 가족들의 반대에도 불구하고 환자를 강제로 구속시키지는 않을 것이다. 만일 그렇게 된다면 환자는 입원을 했다가도 다음날 가족들에 의해 의학적 충고에 반한 퇴원을 하게 되는 일이 반복될 것이다. 따라서 임상가가 입원을 권유할 때에는 가족들의 동의를 얻는 것이 필요하다. 종종 가족이나 친구, 성직자, 그밖에 환자가 신뢰하는 사람 등이 환자로 하여금 입원을 받아들이도록 하는 데 임상가보다도 더 많은 도움을 주곤 한다.

입원에 대한 환자의 두려움에 대해 주의 깊게 논의하는 것이 중요하다. 그는 더 이상 입원이 필요하지 않다고 느껴질 때가 되어도 자신의 뜻에 따른 퇴원은 불가능할 것이라고 생각할 수도 있으며, 아니면 예전에 정신과 병원에 대해 불쾌한 경험을 한 적이 있을 수도 있다. 환자의 충동을 조절하는 데 도움이 될 수 있는 다른 대안에 대해서도 논의를 해야 한다. 때때로 환자의 대안이 임상가에게 입원만이 응급 상황을 해결할 수 있는 유일한 방법은 아니라는 점을 일깨워 주기도 한다. 이렇게 되면 임상가는 보다 편하게 자신의 치료적 권고를 변경할 수 있다. 마지막으로, 환자가 입원을 받아들이지 못하는 경우, 입원에 대해 언급을 한 뒤에는, 특히 긍정적인 결론이 맺어지지 않은 상태에서는 감시하는 사람 없이 환자를 혼자 내버려두어서는 안 된다.

치료 계획 The Treatment Plan

면담이 끝나감에 따라, 임상가는 향후의 치료에 대한 자신의 구상과 계획을 구조화하기 시작해야 한다. 이는 반드시 환자가 받아들이는 데 도움이 되는 방식으로 제시되어야 한다. 먼저 환자 자신의 치료 계획에 대해서 알아보아야 한다. 과거에 환자는 이와 비슷한 문제를 어떤 방식으로 다루었으며, 그 결과는 어떠했는가? 환자의 계획이 임상가의 생각과 큰 차이를 보인다면, 환자는 그 밖의 또 다른 대안을 갖고 있진 않은가? 환자가 이미 임상가의 계획을 받아들이지 못하겠다고 말 한 경우라면, 환자에게 그 계획에 대해서 최소한 하나의 가능성으로라도 고려해 보면서 스스로 심사숙고해 보도록 할 수 있다. 면담가는 환자가 그 계획을 찬성하는 이유 및 반대하는 이유 등에 대해서 알아보아야 하며, 임상가 자신의 논리를 주장하기보다는 환자의 반대 이유에 대해 다뤄주어야 한다. 환자가 의사의 생각을 대신할 만한 다른 구체적인 대안을 갖고 있지 않은 경우엔, 이러한 점을 환자에게 지적해 준 뒤 면담 동안 다른 대안에 대해 생각해보도록 할 수 있다. 환자가 임상가의 계획과 같은 결론에 도달하게 된다면, 환자는 임상가의 생각을 단순히 통보 받은 경우보다 치료 계획에 훨씬 더 잘 따르게 될 것이다.

> 예로서, 갑자기 우울해진 대학생 한 명이 기말시험을 얼마 앞둔 상태에서 도움을 청하러 왔다. 과거에 이와 비슷한 경우를 겪은 적은 없었다. 그는 자신의 문제점에 대해 이야기를 하였고, 임상가는 그에게 어떤 계획을 갖고 있는지 물었다. 그는 시험을 보고 싶긴 하지만, 현재의 상태로는 시험을 망칠 것이 분명하다고 대답했다. 임상가는 "다른 대안은 없나요?"라고 물었다. 환자는 "있어요. 시험을 안볼 수 있게 해달라고도 할까 싶었는데, 아마 교수님이 안 된다고 하실 것 같고, 또 어쨌든 간에 그건 불공평한

> 일이잖아요"라고 말했다. 임상가는 "교수님께 전화를 걸어서 지금 몸 상태가 좋지 않으니, 건강이 좋아진 후에 추가시험을 보도록 해주면 안 되는지 물어보는 것은 어때요?"라고 물었다. 다른 대부분의 우울한 환자들과 비슷하게, 이 환자도 자신이 좋아질 것이라고 느끼질 못했기 때문에 이와 같은 대안을 생각해 본적이 없었다. 그는 "글쎄요, 모르겠어요. 제가 정신과의사를 만났다는 것을 교수님이 아시게 되는 게 싫어요. 교수님은 이해하지 못하실 거예요"라고 대답했다. 이때 임상가는 환자의 이러한 반응을 탐색하여, 환자가 두려워하는 것은 현실적으로는 근거가 없는 것이며, 대신 낮아진 자존심과 결과적으로 다른 사람들이 그에게 관용을 베풀지 않을 것이라는 추측 때문에 두려워하고 있는 것이라는 점을 지적해줄 수 있었다. 이러한 형태의 논의는 처음엔 환자가 임상가의 권고를 강하게 거부하더라도, 결국엔 이를 받아들이게 되는 데 도움이 된다.

보호자가 먼저 도움을 요청한 경우라면, 치료 계획을 수립하는 데에 있어 보호자 역시 고려되어져야 한다. 임상가가 보호자의 불안을 줄여주지 않는다면, 계속해서 보호자는 다른 곳으로부터 도움을 구하려 할 것이다. 계획을 수립하는 자리에 보호자가 함께 있지 않았다면, 보호자에게 그 계획을 단순히 알려주는 것만으로는 충분하지 못하다. 보호자의 기대 또한 명확히 알아보아야 하며, 그들의 기대와 실제 치료 간의 불일치에 대해서도 논의가 이루어져야 한다.

면담의 종료 Closing the Interview

응급 환자들은 면담이 얼마동안 진행될지를 모르기 때문에, 임상가는 면담이 끝나기 몇 분전에 시간이 다 되어간다는 것을 알려줘야 한다. "몇 분 후 면담을 끝내야 할 것 같군요." 혹은 "시간이 거의 다 되어가는군요."라고 말할 수 있다. 이렇게 하는 것이 환자에게 추가적인 이야기를 덧붙이거나, 아니면 더 중요하게, 질문을 할 수 있는 기회를 제공해 준다. 임상가는 "아직 이야기하지 못한 것이 있습니까?" 또는 "저에게 이야기하고 싶거나 아니면 묻고 싶은 것이 더 있습니까?"라고 물을 수 있다. 이때 환자가 선택하는 주제가 그의 생각으로는 무엇이 가장 중요하거나 혹은 가장 크게 불안을 일으키는 것이라고 생각되는지를 보여준다. 때로는 환자가 "더 이상 없어요."라고 대답할 수도 있다. 이러한 대답이 반드시 환자가 만족을 했다는 의미는 아니다. 면담가는 여기서 멈춰서는 안 되며, 대신 아직 완전히 탐색하지 못한 영역에 대한 논의를 다시 시작해야 한다. 이때 그 주제는, 비록 감정적으로 의미가 있는 것이긴 하지만, 응급 상황과는 다소 동떨어진 내용인 탓에 이야기되지 않은 것들일 수도 있다. 질문이 없는 환자에겐 연상association을 통해 추가적인 소재를 떠올려보도록 할 수도 있다.

면담을 끝내면서, 응급 환자에게는 다음에 다시 뵙겠다는 모호한 말보다는 구체적인 약속을 정해주는 것이 좋다. 문제점이 응급 상황을 일으킬 만큼 충분히 심각하다면, 두 번째 면담 때에 그 문제점을 재평가해보아야 한다. 환자가 구체적인 약속 시간을 듣지 못한다면, 다시 응급실로 오기 위해 그는 또 다른 응급 상황을 만들어내야 하기 때문이다.

결론 CONCLUSION

응급 상황에서의 행동들의 정신역동에는 모든 특정 임상 증후군들이 포함되지만, 응급 상황이라는 점 때문에 추가로 고려되어야 할 사항들이 있다. 이러한 추가적인 역동적 문제들을 이해함으로써 임상가는 자신의 기존 지식을 보다 효과적으로 활용할 수 있게 된다. 문제점에 대한 체계적인 접근을 함으로써, 환자와 그 보호자에 의해 만들어진 위기 상황 때문에 임상가가 불안을 느끼게 되는 일은 적어지게 될 것이다. 이를 통해 임상가는 환자의 불안을 줄여줄 수 있으며, 결과적으로 환자는 자신의 적응 기술을 동원하여 자신의 문제점에 대처해 나가게 될 것이다.

18장

입원 환자

THE HOSPITALIZED PATIENT

JOHN W. BARNHILL, M.D.

종합병원에 입원해 있는 환자들은 정신역동 분야를 전문으로 하는 임상가에게는 특별한 경험의 기회가 된다. 생리적 및 심리적 스트레스 요인들은 환자의 통상적인 존재방식을 위협하며, 심지어 심리적으로 가장 건강했던 사람마저도 고통스럽게 만든다. 종합병원에서 근무하는 면담가들은 지금까지 정신과의사를 만나본 적이 없거나 정신과적으로 진단을 받은 적이 없는 사람들과 면담을 하게 되는 경우가 많다. 그 환자들 중 일부는 질병에 대한 심리적 반응으로 인한 증상들을 보이는데 반해, 다른 이들은 생리적 변화로 인한 증상들을 보인다. 기존에 정신과적인 질환을 갖고 있던 사람들은 주관적인 스트레스에 특히 취약하며 치료에 방해가 되는 대처 방식을 보이곤 한다. 이러한 환자들 중 한 예는 오랫동안 정신과 치료를 받아온 탓에 병원이라는 낯선 환경에서 면담가와 빨리 친해지려 드는 사람들이다. 또 다른 사람들은 수 십 년 동안 정신과 진료를 회피해온 탓에 병실에서 면담을 받게 된 것이 처음이자 유일한 진료인 경우로, 이들은 대개 분열형 인격장애나 심한 광장공포증 환자들이다.

종합병원에서 정신과 면담을 하게 되는 경우는 일반적으로 환자의 주치의의 요청에 의해서이다. 면담가에게는 환자의 심리 반응이 가장 중요한 것이겠지만, 종종 주치의가 환자의 정신역동을 이해하는 것에 관심이 있어서라기보다는 어떤 구체적인 실제적 관심사 때문에 또는 정신과의사의 자료 수집을 위한 통상적인 과정 때문에 이곤 한다. 순응도를 떨어뜨리거나 의학적인 호소의 원인이 되는 문제점과 관련하여 종종 자문이 의뢰되기도 한다. 종합병원에서 근무하는 면담가는 치료진의 진단적, 치료적 목적에 계속 주의를 기울여야함과 동시에 환자에 대해서는 치료적 효과를 극대화시켜야 한다. 입원 환자를 대하는 면담가는 주(主)가 되는 신경정신과적 및 정신과적 증후군, 자문을 의뢰한 의사의 욕구 그리고 아프고 지치고 혼란스러워 있는 환자와의 치료동맹 구축 등에 주의를 집중해야 한다.

종합병원에서 근무하는 면담가는 외래 진료만 보는 임상가의 경우처럼 혼자서만 독립적으로 행동하는 것이 아니다. 자문의로서 면담가는 환자, 의뢰의, 다른 의사들, 사회사업가, 간호사, 기타 직원, 다른 환자들 그리고 환자의 가족과 친구 등이 모두 포함되는 사회적 구축망social network 속에서 참여적 관찰자participating observer가 되어야 한다. 그 결과에 대해 이들은 각각 서로 다른 – 그리고 종종 서로 상충되는 – 이유로 관심을 갖는다. 이러한 복잡성 탓에 현실적으로 입원 환자들의 다수는 너무나도 급성적으로 아프기에 그들의 무의식적 소망이나 두려움에 대해 해석해주는 것이 도움이 되질 않으며, 또한 이들의 질환이 심각한 탓에 단기간의 국한된 정신역동적 중재brief focused psychodynamically based intervention만으로도 도움을 받을 수 있다.

정신역동 PSYCHODYNAMICS

환자 측의 정신역동적 요소들 Psychodynamic Factors in the Patient

환자는 질병과 입원에 대해 일련의 주관적인 행동 반응들을 보인다. 대부분의 경우 입원은 퇴행을 일으키면서 동시에 신뢰하는 의존성trusting dependency을 유발하여 환자들은 의료행위를 기꺼이 받아들이고 이에 협조하게 된다. 어느 정도의 슬픔과 불안은 보편적인데, 대개 이는 자아를 증진시켜오던 일상생활의 활동들을 못하게 되었다는 것과 더불어 자신은 절대로 병에 걸리지 않을 것 같았던 생각도 틀렸다는 것에 의해 자기애성 손상narcissistic injury을 입은 결과로 인한 것이다. 더군다나 대부분의 질병들은 기력과 집중력, 활력 등을 쇠퇴시킨다. 회복되어가면서 대부분의 환자들은 자신의 기존 성격으로 빠르게 되돌아가 일상의 자율감sense of autonomy을 되찾게 된다. 하지만 어떤 이들은 보다 심각한 형태의 퇴행과 슬픔, 혼돈, 수면박탈 그리고 질병으로 인한 피로감 등을 느낀다. 심리적으로 무력화되는 정도는 병전의 심리적 기능이나 질병의 심각도와 만성화 정도 혹은 둘 모두와 관련이 되며, 따라서 어떤 사람이 질병과 입원에 대해 어떤 반응을 보일지를 예상하기란 거의 불가능하다고 할 수 있다.

심근경색으로 인해 관상동맥우회수술을 받은 뒤 합병증이 발생한 55세 사업가 환자의 사례에서 이런 전형적인 양상의 많은 면들이 나타난다.

> 입원 2주차에 정신과 자문이 의뢰되었다. 심혈관센터 치료진은 환자가 우울해있다고 느꼈는데 특히 환자가 중요한 시술을 거부하고 있어서 문제였다. 물리치료사는 환자가 동기가 없어 회복이 더디다고 보고했다; 간호진은 환자가 자주 자신을 비하하고

경멸스러워 했다고 기록했다. 툭하면 환자는 자의퇴원을 하겠다고 고집하였다. 환자를 만나러 갔을 때 정신과의사는 환자가 의뢰된 진짜 이유는 우울증보다는 아마도 이러한 행동들 때문일 것이라고 짐작하였다.

예전에 정신과의사를 만나본 적은 없었지만, 환자는 몹시 이야기를 하고 싶어 하면서 지금 미쳐버릴 것만 같다고 말했다. 환자는 자신을 기관채권중개인이라고 소개하면서 "증권가의 어느 누구보다 열심히 일을 해서 큰돈을 벌었다"고 했으며, 두 번의 이혼을 한 후 자녀 한 명을 두고 있는데 지금은 다 컸다고 말했다. 그는 곧바로 병원과 직원, 자신의 친구와 가족들에 대한 불평들을 쭉 늘어놓기 시작하였다. 간호사들은 느려터졌고 병원밥은 끔찍하며 제일 친하던 친구는 골프 여행을 떠나버렸고 딸마저도 전화조차 안한지 며칠 째라는 것이다. 정신과의사는 "병원 환자가 된다는 것은 기분 좋지 않은 경험이죠. 특히나 선생님처럼 성공한 분들에겐 정말 어려운 일이죠. 여기서는 체면이나 권위도 없고 주변사람들한테 의지할 수밖에 없으니까요."라고 말하였다. 이런 이야기들이 환자의 마음과 맞아 떨어졌다. 환자는 자신은 "무능한" 사람이 아니라고 하면서 저녁마다 고객과 식사를 하는 일에 이미 익숙해져 있으며 주말이면 친구나 여자를 만나고 스포츠를 즐긴다고 하였다; 그런 후 지금은 사실 자신은 혼자였었던 것 같다는 생각이 든다고 덧붙였다. 심장전문의에게 오기 몇 개월 전부터 흉통이 있었지만 인생을 살아오는 동안 "내키지 않는 일을 하는 것"도 필요하다고 느꼈다. 직장을 잃을 수도 있으며 모아둔 돈이 얼마 있긴 해도 앞으로의 생활이 완전히 바뀔지도 모른다고 걱정하고 있었다. 그는 지금까지 경험해보지 못한 짜증 섞인 불쾌감을 느끼고 있었다.

전에도 병원에 입원했었던 적이 있는지 정신과의사가 묻자 환자는 자신은 말[馬]처럼 항상 건강했었다고 답하였다. 이때 문득 환자는 자신이 20세이던 때 아버지가 심장마비로 돌아가셨다는 이야기를 하였다. 좀 더 자세히 말해달라고 하자 환자는 사업에 실패한 아버지를 자신은 경멸했었다고 설명하였나, 11살이던 때 부모님은 이혼을 하셨고 얼마 후 어머니가 돌아가셨다고 하였다. 어머니는 가슴 속 병broken heart 때문에 돌아가신 것이라고 항상 생각했으며 환자는 두 부모 모두 약한 사람들이라고 믿고 있었다. 타고난 강인함 덕분에 자신은 "증권가에서 성공한 사람"이 되었지만 지금은 이 모든 것을 잃어버릴지도 몰라 두렵다고 하였다. 그는 모든 사람에게, 특히 자기 자신의 나약함에 대해 화가 나 있었다.

이 짧은 자문 사례는 입원 환자에서 자주 접하게 되는 많은 문제점들을 보여준다. 환자는 오랜 세월 동안 자신의 감정을 부정denial하면서 슬픔에 대해 경조증적 방어hypomanic defense를 해오는 경향이 있었다. 가정생활은 실패했지만 이러한 방어 덕에 돈도 많이 벌었고 개인적으로 만족할 수준까지 이르렀다. 감정을 부정하고 자신의 신체적 증상 또한 부정한 탓에 치료를 받게 되기까지 시간이 지연되었으며 그 결과 회복이 더디어졌다. 많은 환자들이 질병 – 혹은 상상 속의 질병 – 에 대해 부정이라는 스트레스 반응을 보이는데, 이때 부정은 이러한 역경에 처하고서도 자신이 하던 일을 계속할 수 있게 해준다는 점에서는 적응적일 수 있지만, 개인 생활이 무너지고 필요한 시술을 거부하거나 그대로 퇴원해버리겠다고 고집을 피운다면 부정은 부적응적인 반응이 된다.

이 환자는 또한 심한 자기–비난, 불쾌감, 절망감과 무력감 등을 호소하고 있어 우울증이 의심되었다. 우울증의 많은 증상들이 내과적 질환의 신체적 증상들과 중복되는 경우가 많기 때문에 내과적 질병을 가진 환자에서 주요우울증을 진단내리기란 까다롭다. 더욱이 – 심장 질환을 포함한 – 많은 신체적 질환들이 생리적으로 우울증후군에 취약하도록 만들 수 있다. 그럼에도 불구하고 이 환자의 우울증상은 주로 자신의 내과적 질환에 대한 심리적 반응 때문인 것으로 생각되었다. 다른 많은 환자들처럼, 이 환자 역시도 자신이 쓸모없어지고 다시는 일을 할 수 없게 될 것이라고 걱정했을 뿐 아니라 또한 자그마한 움직임만으로도 급사할 수 있다는 두려움에 물리치료를 열심히 받지 않으려하게 되었던 것이다. 어머니의 죽음 이후 수많은 상실과 박탈을 경험하면서 그는 오랜 세월 동안 의존성dependency에 관해 갈등을 갖고 있었고, 이번 질병이 그 갈등을 불러일으켰던 것이다. 아버지에 대한 "증오"는 자신의 고통스러운 상실감과 욕구에 대한 무의식적 방어였던 것으로 보였다. 그의 자기–혐오는 아버지의 나약함에 대한 혐오가 거울반사된 것이었다.

자문의는 환자에게 "병원이 선생님을 우울하게 만든 것 같네요. 일이나 스포츠, 섹스같이 기분을 좋게 해줄 일들을 못하고 계시지 않습니까. 선생님께선 평생 동안을 열심히 성공한 독립적인 인간으로 살아오셨지만, 지금은 계단조차 혼자서는 내려가지 못하고 계십니다. 더군다나 이런 것들은 아버지가 심장마비로 돌아가시고 어머니마저 가슴 속 병으로 잃으신 분에게는 특히나 무서운 일이죠."라고 말하였다. 환자는 웃으며 "심장수술을 받는 것이 더 나쁠지 정신분석을 받는 편이 더 안 좋을지 모르겠군요."라고 말했다. 면담가 또한 미소를 지었고 환자는 계속해서 "계속합시다, 전 강한 사람이란 점을 기억해주십시오."라고 말했다. 이어서 면담가는 "그럼 제 생각에는 사람들이 저희 둘을 만나보라고 한 이유가 선생님께서 치료 프로그램을 받지 않으려하셨기 때문인 것 같은데요. 선생님께선 계속 약해지는 기분이 들고 그것을 주변 사람들에게 화풀이하고 계시는 것 같네요. 아이러니한 것은 선생님께서 물리치료를 받지 않으실수록 병원에 입원해계셔야 할 시간이 길어진다는 겁니다."라고 말했다. 환자는 당혹스러워했고 더 중요한 것은 이후 행동이 달라졌다는 점이다.

치료진의 정신역동적 요소들 Psychodynamic Factors in the Staff

의료진을 치료하는 것이 자문의의 역할은 아니지만, 자문을 의뢰한 사람을 이해하는 것은 종종 유용하다. 많은 의사들에게 의학이라는 복잡한 학문보다 더 힘든 것은 만성질병과 고통, 죽음 등을 다루어야 한다는 스트레스이다. 공식적인 이유는 환자의 우울증이나 불안증 때문이라고 하겠지만, 위와 같은 일상적인 문제들이 종종 정신과 자문을 요청하게 만들곤 한다. 자문을 요청하게 되는 데에는 다양한 요인이 있다는 것을 감안함으로써 면담가는 보다 큰 도움이 되어줄 수 있다.

환자만큼이나 치료진과 관련된 사안으로 인해 종종 자문이 의뢰된다. 예를 들어 퇴원 예정을 불과 몇 시간 앞두고 정신과의사에게 "서둘러서 기록을 좀 남겨주세요."라는 요청이 들어온다면 자문을 한 이유가 임상적 권고를 위해서라기보다는 행정적인 혹은 의료-법률적인 문제와 연관된 것일 가능성이 높다. 이는 흉통을 주소로 입원한 환자가 공황장애일 가능성은 없는지 평가해달라고 당직의사가 정신과의사에게 문의하는 경우와는 완전히 대비되는 경우이다. 후자의 경우 역시 환자는 몇 시간 뒤면 퇴원을 하게 되겠지만, 의뢰한 의사는 임상적 권고를 듣고 싶은 것일 가능성이 훨씬 더 크다.

정신과 진료를 받는 것에 대해 환자에게 뭐라고 말해두는 것이 가장 좋을지 의뢰를 하는 의사들이 묻곤 한다. 이는 환자가 화를 내거나 상처를 받을지도 모른다는 걱정과 관련된 것으로, 정신과 진료를 받게 될 것이라는 사실을 환자가 사전에 전혀 듣지 못하게 되는 원인 중 하나이다. 환자가 심리적으로 걱정거리를 갖고 있다면, 취업문제로 인한 우울증으로부터 치료진과의 갈등에 이르기까지 매우 다양한 그들의 걱정거리를 도와주려는 목적에서 정신과 진료를 받는 것이라고 말해주도록 의뢰의에게 알려주는 방법도 괜찮다.

어떤 환자들은 병원 치료진 사이에 심한 갈등을 유발시키기도 한다. 이러한 갈등이 일어난다면 환자에게 성격 병리가 있을 것으로 추정할 수 있다. 예를 들어 한 환자는 자신의 주치의를 이상화하면서 담당 전공의는 무시를 하였다. 이로 인해 전공의는 그 환자를 싫어하게 되었고, 주치의는 환자의 입에 발린 말들에 기분이 으쓱해졌다. 환자가 너무 짜증을 잘 내고 다루기 까다롭다는 이유로 그 전공의는 정신과 자문을 요청하였다. 면담을 해보니 환자는 불안정한 대인관계, 유기에 대한 두려움, 기분의 불안정성 등을 평생 동안 보여 왔으며, 이 모두는 스트레스 상황에서 악화되곤 하였다. 환자는 치료진을 완전히 긍정적인 편과 완전히 부정적인 편으로 분열split시키고 있다고 정신과의사는 가정하였다. 치료진들은 잠시 무의식적으로 이러한 역할들을 취하게 되어, 일부 치료진은 호의적으로 느끼는데 반해 다른 치료진은 오해를 받았다는 기분에 화가 나게 되었다. 치료진이 자기들끼리 싸우는 동안 환자는 편안히 앉아 "그 모습을 구경하고" 있었다. *분열splitting*에 대해서는 제 9장, "경계성 환자" 편에서 논의되었다. 병원 상황에서 자문의의 역할은 "분열되었던 치료진"이 서로 오해를 풀게 되었을 때 그리고 그 패턴을 지적해주었을 때 환자가 보이는 불안에 대해 언급해주는 것이 핵심이다. 이렇게 함으로써 치료진으로 하여금 통상적이던 협력관계가 깨진 이유가 사실은 환자에게 특정 정신병리가 있기 때문임을 이해하도록 해줄 수 있다.

다른 상황에서 정신과 자문을 요청하는 것에 대해 치료진끼리 의견이 갈리기도 한다. 때로는 역설적으로 치료진의 편견 때문에 싫어하는 환자에게는 이득이, 좋아하는 환자에게는 악영향이 끼치게 되기도 한다. 예를 들어 시끄럽고 툭하면 시비를 거는 환자를 빨리 퇴원시킬 수 있게 도와달라고 자문이 의뢰되었다. 자문 결과 알코올 금단으로 진단되었고, 곧 오게 될 금단섬망withdrawal delirium 상태를 치료하기 위해 퇴원은 연기되었다. 또 다른 사례에서 유방암으로 진단을 받은 밝은 성격의 한 할머니 환자에 대해 정신과 자문을 구하는 문제를 놓고 담당의사가 반대를 하였는데, 그 환자는 상당히 우울해있었다. 나중에 그 의사는 얼마 전 암으로 돌아가신 자신의 어머니가 생각이 나서 그 할머니를 정신과 환자로 취급하고 싶지 않았었다고 털어놓았다. 이와 유사한 역전이 때문에 한 의사는 심각한 자살 시도를 한 적이 있는 환자조차 정신과에 의뢰하기를 주저하였다. 섬망은 중환자실에선 비일비재한 일이며 죽어가는 환자에서 자살사고는 당연한 것 아니냐고 말하며 정신병리를 부인하려는 의사들도 흔하다. 두 경우에서 자문의는 섬망과 자살가능성은 심각한 질병에 대한 반응일 수 있지만 한편으로는 치료될 수 있는, 정신과적인 개입이 필요한 상태임을 동료의사에게 상기시켜줄 필요가 있다. 요령 있게 동료 의료진과 직접적으로 논의함으로써 보다 적당하면서도 시기적절한 자문이 될 수 있을 뿐 아니라 더욱 효과적인 중재가 되어줄 수 있다.

의료진과 간호진들은 정신과 전문용어를 많이 사용하지 않으면서 겉으로 보이는 성격과 직업적 특성이 다른 의사들과 엇비슷한 정신과의사에게 편안함을 느낀다. 예를 들어 종합병원에 근무하는 면담가들은 다른 의료진들과 "맞추기" 위해 가운을 입고 근무를 한다.

면담의 진행 MANAGEMENT OF THE INTERVIEW

병원 자문의 일차 목표는 환자의 전반적인 의학적 치료를 향상시켜주는 것이다. 이와 관련된 목표에는 정신과적인 장애의 진단과 치료 그리고 환자를 안심시켜줄 수 있는 치료적 동맹의 구축이 포함되지만, 한편으로는 종합병원에서 근무하는 정신과의사라면 담당 치료진들이 묻는 질문이나 걱정꺼리에 대해 대답해줘야 할 때도 있다. 면담가가 답변을 할 때에는 내과 혹은 외과 동료의사가 다루어야할 영역은 침범하지 않도록 하면서 해당 사례의 정신과적 측면에 대해 책임을 질 수 있어야 한다. 자문의는 면담을 하자마자 그 즉시 정신과적 접근방법을 제시해줄 수 있을 것이라는 기대를 받으며, 그가 한 말의 효과는 곧바로 담당 치료진과 환자 그리고 환자의 가족들에 의해 즉시 평가를 받게 된다.

병원 면담에서는 유연성flexibility이 필수적이다. 모든 변수들 – 환자, 자문에서 묻는 내용, 면담의 구성, 의료진 – 은 면담가가 통제할 수 없을 정도로 변화무쌍하다. 외부에서 위임한 요구에 대한 이러한 불확실성과 욕구의 조합은 창조적이고 열성적이지 못한 정신과면담가에겐 좌절감을 안겨다줄 수 있다.

환자를 만나기 전 Before Meeting the Patient

사전준비는 병원 자문의 효율성을 극적으로 높여준다. 면담가는 자문을 의뢰한 이유에 대해 명확히 하여야 하며 의무기록을 상세히 살펴봄으로써 가능한 한 많은 정보들을 얻어내야 한다. 간호기록지는 특히 유용한데, 여기에는 심리사회적 및 행동적 문제점들에 초점이 맞춰져 쓰여 있기 때문이다. 주치의 팀과 짧게라도 의논을 하는 것은 매우 중요하다. 이러한 정보원에게 문의를 하는 것은 복잡한 상황 속에서 길을 잃고 방황하는 대신 성공적으로 개입할 수 있는 가능성을 높여준다. 의뢰 사유의 상당수가 불충분하거나 잘못된 것으로 드러나는 경우가 많은데, 이런 점에서 이러한 "실수"는 정신과 분야가 자신의 관심사도 전문분야도 아닌 동료의사에게는 자문이 꼭 필요했음을 말해주는 것이다. 예를 들어 노인에서의 "우울증"이 사실은 섬망인 경우가 흔하며, 신경질적으로 치료에 순응하지 않는 것은 기분장애나 인격장애를 반영하는 것이곤 한다. 정신과 자문의는 진단적 단서에 뿐만 아니라 의뢰한 의사에게까지도 직접적으로 그리고 은연중으로 주의를 집중하여야 한다. 예를 들어 진통제를 과용하는 것으로 보이는 한 환자가 정신과로 의뢰되었다. 내과 전공의와 이야기를 나눠본 결과 진짜 문제는 아편 남용이 아니라 이와 같은 처지의 모든 사람들이 겪게 되는 말기상태에 대한 당혹감이었음을 정신과의사는 깨달았다. 이 때문에 진통제는 너무 적게 처방되고 있었고 환자와 치료진은 모두 절망감을 느끼고 있었다. 환자를 직접 만나보기도 전에 이러한 감정적인 가정이 가능하였다.

환자와 만나기 Meeting the Patient

담당 치료진과 만나보고 의무기록을 검토한 다음 면담가는 환자에게 가서 자신을 소개하게 된다. 이 시점에서 많은 문제들이 발생할 수 있다. 프라이버시가 충분히 보장되지 못하는 경우가 흔하다. 보호자에게 잠시 병실에서 나가 있어 달라고 요청할 필요가 있을 수도 있다. 같은 병실을 쓰는 다른 환자가 있을 수도 있다. 이런 경우 좀 더 독립된 공간으로 옮겨 면담을 진행하거나 다른 환자들에게 잠시 자리를 비워달라고 요청할 수도 있지만, 종종 이 상황을 궁금해 하는 낯선 누군가가 들을 수 있는 공간에서 면담이 진행될 수밖에 없을 수도 있다. 이런 경우 최소한 시각적인 프라이버시만이라도 확보하기 위해 침상 주변으로 커튼을 쳐야 한다. 면담가는 가급적 환자 가까이에 앉아 환자의 눈높이 정도에서 부드러운 목소리로 이야기를 해야 한다. 텔레비전을 끄는 것이 좋지만 때로는 다른 환자들의 주의를 분산시키기 위해 일부러 TV나 라디오를 켜 놓기도 한다. 환자가 대화를 나누길 꺼려하는 경우, 면담가는 프라이버시가 확보되지 못했다는 점을 인정해주면서 개인적인 이야기를 나누는 것은 다음에 더 적당한 기회로 미뤄둘 수도 있다고 설명해줄 수 있다. 하지만 많은 경우 프라이버시가 확보되지 못한 것을 제일 불편해하는 사람은 바로 면담가이다.

종합병원에서 자문을 할 때에는 상당히 많은 양의 자료들을 수집하는 것이 필요하지만, 치료동맹을 수립하는 것 또한 매우 중요하다. 다른 정신과적 상황들의 경우에서보다 훨씬 더 면담가는 환자와 담당 치료진 모두에게 적극적이고 자신을 드러내며 기꺼이 다가갈 준비를 하고 있어야 한다. 개인적인 인생 경험, 유머, 역전이적 느낌 등을 조심스럽게 공개하는 것이 환자와 면담가 사이에 동맹을 형성하는 데 도움이 될 수 있다.

역전이 Countertransference

임상가에게 있어 병원 자문은 특별한 도전임과 동시에 특별한 보람을 안겨다준다. 면담의 구성에서부터 많은 문제점들이 발생한다. 예를 들어 다른 환자들이 들을 수 있는 공간에서 면담이 진행되는 경우가 많기 때문에 프라이버시가 훼손된다. 아무 때고 면담이 중단되기도 한다. 환자의 상태가 좋지 못하여 긴 대화를 나누기 힘든 경우도 종종 있다. 보호자가 면담이나 치료 계획에 끼어드는 경우도 있지만 어떤 경우에는 꼭 필요함에도 불구하고 가족들이 개입되기를 꺼려하는 경우도 있다. 마침 차트가 없거나 환자가 자리에 없는 경우도 효율성을 떨어뜨린다. 의무기록과 간호기록지를 읽어보고, 담당 치료진과 동맹을 맺으며, 환자의 가족과 의미 있는 대화를 나누는 것 등이 반드시 필요하며, 이 모두를 위해서는 상당한 노력과 유연함이 요구된다.

더욱이 입원해 있는 환자들은 아픈 사람들이다. 그 환자들의 질병 상태는 복잡하기 때문에 정신과 이외의 상당한 의학적 지식이 요구되곤 한다. 수련가들에게 있어 자신의 새로운 전문분야 이외의 다른 분야에 대해서도 고려를 해야만 한다는 점은 자신의 직업적 정체성 형성에 문제가 될 수 있으며, 반면에 의학 자문가라는 역할을 하고 싶다는 유혹은 정신과의사로서의 역할에 혼란을 가져다줄 수 있다.

종합병원에서 근무하는 정신과의사는 갑자기 자신의 한계를 느낄 수도 있다. 많은 환자들이 앞날이 얼마 남지 않은 현실에 직면해 있다. 이러한 점이 환자의 치료결과에다가 자신의 가치감을 연결시키는 면담가에게는 부적절감feeling of inadequacy을 유발시킬 수 있다. 정신과의사는 종종 다른 치료진들과 함께 회의감, 명예감의 실추, 두려움 등에 대해 살펴보아야 한다. 어떠한 유형의 존경을 바라는 정신과의사에게는 병원자문회의가 힘들게 느껴질 수 있다.

마지막으로 입원 환자를 대하는 데 있어 정신역동적 해석은 종종 부적절할 수 있다. 입원과 심각한 질병은 일상적이던 인생 곡선을 뒤바꿔 놓았다. 일부 정신과의사들은 "깊은" 해석으로는 효과를 보지 못하고 대신 다른 형태의 면담이 필요한 환자와 면담을 하는 것을 탐탁지 않아한다. 더군다나 담당 의료진들은 해석에 더 관심이 없으며, 특히 무의식적인 문제 때문에 충분히 세심하지 못한 자문을 하게 된 것이거나 환자-치료진간 갈등이 일어난 경우라면 더욱 그러할 것이다. 결과적으로 임상가의 정신역동적 이해가 매우 중요하긴 하지만 이는 정신치료적 논의의 주제로서보다는 치료 계획을 수립하는 지침으로 사용되는 경우가 더 많다.

면담의 개시와 치료동맹 Engagement and Alliance

자신을 소개하고서 최대한의 프라이버시를 확보하기 위한 준비를 마친 뒤 정신과의사는 환자에게 정신과의사가 올 것을 알고 있었는지, 그리고 면담을 받게 된 이유에 대해 어떻게 이해하고 있는지 물어보게 된다. 면담을 받는 이유에 대해 환자가 적절하고 정확하게 알고 있다면 면담가는 그대로 계속 진행하면 된다. 그렇지 않다면 정신과의사는 환자에게 그 이유에 대해 알려준 뒤 반응을 살펴보아야 한다.

그런 다음 면담가는 환자의 현병력에 초점을 맞춘다. 이런 대화에 환자가 관심이 없거나 혹은 적대적으로 나온다면 면담가는 환자가 각별히 관심이나 흥미를 갖고 있어 하는 내용 쪽으로 주제를 바꿀 수 있다. 이렇게 주제를 바꾸는 것은 환자의 자존감을 높여주기 위한 것이며, 이렇게 하면 나중에 보다 불편한 생각과 감정에 대해 탐색을 할 때 환자가 좀 더 편안해 한다. 예를 들어 병상 옆에 놓인 사진이나 꽃, 카드 등에 대해 언급하는 것도 좋은 방법이다. 손자가 몇 살인지 또는 결혼한지는 얼마나 되었는지 물어볼 수 있으며 그런 다음 자연스럽게 직업이나 퇴직 같은 주제에 대해 물어보게 된다.

정신과의사가 재가치료home service를 받기를 거부하는 한 연약한 할머니 환자를 평가해달라는 연락을 받았다. 환자는 최근에 낙상으로 팔이 부러졌으며 치료진은 환자가 정리되지 않은 집으로 되돌아가는 경우 더 다칠지도 모른다고 걱정을 하였다. 요양원에 강제로 입원시키기 위해 그 환자에 대해 평가하고 있었다. 주치의의 기록에는 환자가 고집불통에다가 툭하면 치료진에게 소리를 질러댔다고 쓰여 있었다.

면담가가 병실로 들어갔을 때 환자는 매우 단정한 모습이었으며 병실 안에 있는 개인 물건이라고는 단지 어떤 젊은 남자의 모습이 담긴 오래된 사진 한 장뿐이었다. 면담가가 먼저 자신을 소개하였고, 환자는 곧바로 시원한 물 한잔만 가져다 달라고 부탁했다. 물을 가져와 건네주며 정신과의사는 "할머님께서 퇴원을 하시는 데 좀 문제가 있다고 들었습니다."라고 말했다. 환자는 "그 사람들이 말해주지 않던가요? 우린 서로 질렸어요."라고 대답했다. 정신과의사는 미소 지으며 "약간의 의견 충돌이 있다고는 들었습니다만 할머님 고향이 남부지방이라는 얘기는 하지 않던데요."라고 말했다. 환자도 웃으며 "내가 남부지방 사람인 건 어떻게 알았소?"라고 물었고 의사는 "사투리를 쓰셔서요."라고 대답했다. 계속해서 면담가는 "뉴욕에 오셔서는 무얼 하셨어요?"라고 물었다. 환자는 미소 지으며 결혼을 하게 되면서 북쪽지방으로 오게 되었다고 말했다. 정신과의사는 사진을 가리키며 저 분이 남편이시냐고 물었다. 환자는 고개를 끄덕이며 작년에 돌아가셨다고 말하면서 곧바로 "몇 년 동안 내 사투리에 대해 얘기하는 사람이 아무도 없었는데. 선생님은 고향이 어디에요?"라고 물었다. 면담가가 대답해주었고 환자는 자신의 고향과 멀지 않은 곳이라고 설명했다. 면담가는 "할아버님께선 어떻게 돌아가셨는데요?"라고 물었다. 남편에 대한 이야기가 나오기 시작하였고, 남편이 병에 걸리자 친척들이 늑대처럼 달려들어 남은 재산을 빼앗으려 했는데, 마치 이곳의 의사, 간호사들이 보험금이나 뜯어먹으려 하는 것과 똑같다고 말했다. 남편을 많이 그리워하시는 것 같다고 말하자 환자는 고개를 끄덕였다. 이때 면담가는 환자가 집을 그대로 놔두려는 것은 남편에 대한 추억을 그대로 간직하고 싶어서이며 이 때문에 재가치료를 받지 않으려 하는 것 같다고 지적해주었다. 계속해서 면담가는 "하지만 계속해서 아무도 집을 건드리지 못하게 하신다면 집으로 돌아가시지 못할지도 모릅니다."라고 말했다. 환자는 언짢은 듯 한 표정으로 이야기의 주제를 바꿨지만 대화는 그대로 계속되었다. 면담 후반부에 환자는 "어떻게 하실 거죠?"라고 물었다. 정신과의사는 잠시 가만히 있다가 남편께선 어떻게 생각하실 것 같으냐고 물었다. 환자는 미소를 지으며 그만 좀 예민하게 굴라고 말할 것 같다고 대답했다. 둘은 함께 웃었고 나중에 환자는 퇴원 후에 재가치료를 받기로 하였다.

이 면담가가 환자와 교감할 수 있었던 것은 물을 직접 가져다주고, 환자와 치료진 사이의 갈등에 대해 어느 쪽도 비난하지 않음으로써 한발 물러나 있으며, 환자의 사투리에 대해 아는 척 해준 덕분이었다. 다른 상황에서라면 알려주지 않았을 자신에 대한 개인적인 정보, 즉 고향을 말해주었으며 이후 면담은 더 깊이 진행되어 남편의 병환과 죽음이 환자에게 어떤 영향을 끼쳐 현재의 곤란한 상황에 처하게 되었는지 이야기 나눌 수 있게 되었다. 이런 식의 대화는 환자의 희망을 키워주고 자아기능을 향상시켜준다. 유머와 개인적인 이야기가 치료동맹을 굳건히 하는 데 있어 또한 효과적일 수 있다. 정신과의사는 환자의 편집증이나 투사에 대해 반박하지 않은 채 대신 환자의 상실감에 대해 강조해주었다. 이렇게 강화된 치료동맹을 통해 환자는 보다 유연해져 남편이 어떻게 생각할지 상상하며 심지어 자신에 대해 농담까지 할 수 있게 되었다.

전형적인 방어에 대한 탐색 Exploration of Typical Defenses

대부분의 사람들은 질병과 입원의 스트레스를 놀라울 정도로 잘 견뎌내지만 어느 정도의 퇴행regression은 보편적이며 Erickson이 말한 인생의 마지막 단계의 특징인 통합 대 와해와 절망감integrity versus disintegration and despair 사이의 갈등이라는 모습으로 종종 구체화되어 나타난다. 자신은 허물어졌다고 느끼는 환자들은 위축된 듯 공허한 눈빛을 지닌 채 감정적으로 멍해 있고 행동은 위축되어 있으며 어떤 생각에 대해 이야기 나눌 수 없어 보인다. 일련의 이러한 점들 때문에 몸이 병든 환자들은 참담함을 느끼며 자신의 치료과정에 개입하지 못하게 된다. 이러한 상황에서 적극적이고 세심한 면담가라면 환자에게 자신의 이야기를 해보도록 함으로써 그와 교감할 수 있게 된다. "되돌아보았을 때 특별히 자랑스러우신 것은 어떤 것이 있으십니까? 실망하거나 후회스러운 일은 무엇입니까?" 면담가는 환자에게 이야기를 해보도록 격려하거나 사진을 찍거나 편지를 써보도록 할 수 있다. 그런 다음 면담가는 자신의 관점에서 쓴 인생사를 이야기ego-syntonic life narrative해보도록 할 수 있다. 전형적인 사례로 최근에 유방암 진단을 받은 40세 여성의 경우를 들 수 있다: "여러 가지 이유로 항암치료를 거부하고 계시다고 들었습니다만, 가장 큰 문제는 책임감과 관련된 것이 아닌가 싶습니다. 당신은 가능한 한 오랫동안 최대한 건강해서 자식들을 위해 있어주고 싶은데 항암치료 때문에 아무것도 못하게 될 것이라고 생각하고 계시는 것 같습니다. 게다가 더 힘든 점은 당신의 어머니가 이혼을 하시면서 당신을 버렸던 것처럼 당신이 아이들을 버리게 되는 일은 결코 없을 것이라고 스스로에게 다짐하고 있다는 것입니다. 아이들을 돌보지 못하게 될 만큼 병이 깊어 질까봐 두려워하고 계시지만 당신의 아이들을 위해 있어줄 수 있는 최선의 기회는 항암치료를 받고 부작용을 견뎌냄으로써 질병과 싸워 이겨내는 것입니다."

퇴행 외에도 몸이 병든 환자들은 종종 의기소침해진다. 어떤 사람들은 간접적인 방식으로 자신의 실망감을 드러내는데, 예를 들어 치료 결과가 좋지 않음에도 불구하고 의사가 그렇게 애를 쓰는 것에 미안함을 표현하는 식이다. 이런 환자들은 종종 부정denial을 사용함으로써 질병으로 인한 심리적 충격으로부터 자신을 보호하려 든다. 주치의는 환자의 질병에 대해 자신이 해줄 것이 없다는 무력감과 죽음에 대한 두려움 때문에 당혹감을 느끼게 된다. 그들의 절망감에 빠져들 것이 아니라 정신과 자문을 통해 환자가 처한 상황을 공감해주고 치유해주어야 할 가족 간의 갈등이나 정신과적 질환은 없는지 확인해보도록 해야 한다. 환자의 장기 생존율에 있어 가망이 없는 경우에서조차도 정신과 자문은 죽어가는 환자와 남겨질 사랑하는 이들, 그리고 병원 치료진 등에게 상당한 영향을 끼칠 수 있다. 예를 들어 이미 전이가 된 췌장암 환자의 우울증에 대해 평가를 해달라는 의뢰가 들어왔다. 주치의는 환자가 너무 여리기 때문에 자신의 예후에 대해 그대로 알게 된다면 아마 자살하려 들 수도 있다고 설명하였다. 면담가가 병실로 들어가기 전에 환자의 부인은 환자에게 말기상태임을 말해줘서는 절대로 안 된다고 말하였다. 환자와 두 번의 면담을 통해 어느 정도 치료동맹이 생긴 뒤 자문의는 환자에게 자신의 예후에 대해 어떻게 알고 있느냐고 물어보았다. 환자는 앞으로 살 수 있는 날이 얼마 남지 않은 듯한 느낌인데 이 사실을 부인과 자식들에게는 알리지 않아주기를 바라면서 자신이 직접 가족들에게 그 소식을 조심스레 전하겠다고 하였다. 정신과의사는 "부인께서 이미 그 사실을 알고 계신다면요?"라고 물었다. 이 말에 환자는 아프기 시작한 이래로 처음으로 눈물을 흘렸다. 환자는 암암리에 자신과 아내는 자신의 죽음에 대해서 서로 이야기하지 않기도 마음을 맞추고 있었으며 이제는 죽음에 맞닥뜨려야 한다는 사실을 문득 깨닫게 되었다고 설명하였다.

정신과 면담가는 환자와 주치의가 모두 난관에 처해있는 상황에 희망을 불어넣어줄 수 있는 방법을 찾아야 한다. 이러한 상황에서 짧은 면담이 어떻게 강력한 힘을 발휘할 수 있는지 초심자들은 이해하기 어려울 수 있다.

입원 환자들에게는 두 가지 유형의 저항이 특히 흔하다. 환자는 정신과의사를 대할 때 분노나 빈정거림을 보이며 "Jones 박사님께서는 모든 것이 제 마음의 문제라고 생각하시는 것 같네요." 혹은 "Jones 박사님은 제 두통이 단지 상상일 뿐이라고 생각하시나 봐요."라는 말로 면담을 시작하곤 한다. 이런 식의 언급은 환자가 면담을 받아들이지 못하고 있다는 표시로, 그렇다고 해서 꼭 의뢰를 구한 의사가 환자를 미리 준비시키지 않았다는 의미는 아니다. 정신과에 대한 두려움이 너무나도 큰 나머지 어떠한 노력에도 효과가 없는 환자들도 있다. 이러한 경우는 심한 편집성 성격경향 때문에 환자는 비난과 거절을 당할 것이라고 예상하고 있는 것이다. 의뢰를 했다는 사실은 이런 환자들에게는 주치의가 자신을 인정해주지 않은 채 포기해버렸다는 의미로 와 닿는다. 이런 주제에 대해서는 직접적으로 안심시켜주는 것이 가장 효과적이다. 자문의는 "실제로는 Jones 박사님께서 저에게 연락하셨을 때 저는 그분이 당신에 대해 굉장히 걱정하고 있었으며 저를 통해 당신을 도와줄 수 있는 방법을 찾길 바라고 계시는 느낌이었습니다."라고 대답해줄 수 있다.

저항을 보이는 환자의 두 번째 유형은 표면상으로는 동의를 하지만 동기는 미미한 경우이다. 환자의 수동적인 피상성에는 흔히 방어적인 부정과 병식의 결여가 동반되며, 이런 양상들은 자문의에게 좌절감을 안겨다주곤 한다. 입원환자에서 이러한 태도가 흔하다는 사실을 정신과의사가 이해한다면 화가 나거나 조급해지는 일은 덜할 것이다.

병원에서 근무하는 정신과의사들은 종종 환자와 가족들로부터 질병에 관한 질문을 받곤 한다. 면담가가 일반적인 정보에 대해서는 알려줄 수 있지만, 보다 구체적인 사안에 관한 대부분의 질문들에 대해서는 주치의에게 넘겨야 한다. 이런 방법을 통해 면담가는 면담의 목적과 자신의 전문영역에서 벗어나는 일 없이 환자가 가장 궁금해 하는 부분에 대해 알고 싶다는 뜻을 내비칠 수가 있다. 또한 환자와 의료진 사이의 의사소통을 촉진시켜줌으로써 양측 모두에게 유용한 역할을 해줄 수 있다.

또 다른 상황으로 항응고제를 과량 복용한 후 심각한 출혈성 질환을 보인 간호사 출신의 환자를 봐달라는 호출을 받은 정신과의사의 경우를 예로 들 수 있다. 정신과의사가 자신을 소개하자 환자는 곧바로 자신의 신체질환에 대해 거론하며 주치의는 환자 자신이 이런 상황을 자초했다는 듯이 말했다며 억울해하였다. 사실 혈액검사 상으로도 그것이 사실임이 확실했다. 정신과의사는 "당신과 Jones 박사 사이에 갈등이 있는 것처럼 들리는 군요. 박사께선 이 상황에서 제가 도움이 되길 바라셨습니다. 제가 이해하기로는 검사 결과 당신의 상태는 항응고제 복용으로 인한 것으로 나왔더군요."라고 대답했다. 갈등을 피함과 동시에 허위성장애factitious disorder를 가진 것으로 보이는 이 환자를 비난하지 않고서 면담가는 계속해서 "이런 방식으로 당신이 자가치료를 하려했다는 사실은 분명히 당신의 생활에서 무언가 심각한 어려움이 있음을 말해주는 것입니다. 자세한 이야기를 나누기에 앞서 무엇이 당신을 괴롭혔는지부터 이해해보도록 합시다."라고 말하였다. 정신과의사는 환자에게도 아플 수 있는 권리가 있다는 점을 강조해 주면서도 한편으로는 그 질환은 생활에서의 문제를 해결하기 위한 시도였음을 지적해주었다. 환자와 함께 잘못된 행동에 대해 침착하게 살펴보겠다는 뜻에서 정신과의사는 직접적이지만 질책하지 않는 어조로 이러한 주장을 해야 한다. 그러나 다음 장(障)에서 설명되겠지만 이러한 환자들은 면담가의 기술과 요령에 상관없이 기저의 심리적 스트레스요인에 대해 살펴보는 것에 쉽사리 동의하지를 않는다.

환자가 과거에 정신과 질환을 앓았다는 이유로 자문이 의뢰되는 경우도 있다. 환자가 오랜 시간동안 안정적이었고 치료계획에 대해서도 협조적이라면 정신과의사는 추가적인 치료를 받을 필요는 없다고 환자와 병원 치료진 양측 모두를 안심시켜주어야 한다. 일부 환자들은 현재까지 증상이 있기는 하지만 내과적 질환의 치료를 방해하지는 않는 정신과적 장애를 동시에 갖고 있을 수도 있다. 이러한 경우에서는 치료를 병행할 것인가에 대해 환자와 논의할 수 있다. 이러한 환자들 중 일부는 오랫동안 있어왔던 우울증이나 불안장애에 대해 진료를 받게 되었다는 사실에 안도하곤 한다. 인격장애 환자들은 일반적으로 치료에 관심이 없다. 몸이 아파 입원한 상황이 억지로라도 이러한 상태를 치료받도록 해야 하는 시기는 아니다. 아무리 노력해도 성과가 없을 뿐 아니라 오히려 병원 치료 자체를 따르지 않고 조기에 퇴원해버리는 결과를 초래할 수 있다.

특수상황 Special Situations

행위능력평가 The Capacity Evaluation

동의하거나 혹은 거절할 수 있는 능력이 환자에게 있는지 여부를 평가하기 위해서는 면담 동안 시술과정이나 선택사항, 위험/편익비율risk/benefit ratio, 그리고 자신에 대한 적합성 등을 이해할 수 있는 인지능력이 환자에게 있는지에 대해 직접적으로 평가해야 한다. 환자가 이러한 기준들을 모두 충족시키고 명확한 결정을 내릴 수 있다면 환자는 행위능력capacity을 가졌다고 말할 수 있다. 하지만 정신과 면담가는 종종 이러한 기본적인 역할 그 이상까지 하게 된다. 질병과 그 의미, 환자의 삶, 입원의 목적, 그리고 가족의 중요성 여부 등에 대해 알아보는 동안 "행위능력에 대한 자문capacity consult"은 치료적인 의미까지 가질 수 있다. 불안이나 성격적인 문제로 인해 환자가 중요한 시술을 거절할 수도 있다. 제안 받은 시술에 대해 환자가 어떻게 이해하고 있는지를 비판 없이 알아보는 것이 필요하다. 한 환자가 소음소리가 무섭다며 자기공명영상MRI 촬영을 거부하고 있었다. 미리 진정제를 투여 받은 뒤 촬영 동안 남편이 옆에 있도록 해준다는 조건 하에 환자는 촬영을 승낙하였다. 또 다른 한 환자는 자신의 어머니가 암으로 돌아가셨다는 이유로 조직검사를 받기를 거부하였는데 자신 역시 똑같은 암으로 판정될까봐 두려워서라고 했다. 인지기능이 정상임에도 치료를 잘 따르지 않으려는 환자들은 누군가가 자신의 이야기를 잘 듣고 이해해주고 걱정되는 내용을 표현할 수 있게 해주면 치료 제안을 더욱 쉽게 받아들인다.

엇갈리는 역할들 Mixed Allegiances

병원에서 이루어지는 면담에는 종종 *양측dual agency*의 입장이 관여되는데, 이때 정신과 의사는 한쪽으로는 환자에게, 다른 한쪽으로는 다른 누군가나 병원 측에 충실하여야 한다.

예를 들어 이식될 장기를 누가 기증받을 것인지를 결정하기 위한 면담에서, 면담가는 어떤 환자가 약물남용 문제가 있기 때문에 혹은 치료에 잘 따르지 않을 것이기 때문에 이식수술을 받기에 부적합하다는 판단을 내려야 할 수도 있다. 그 환자에게 있어서 이식수술은 매우 중요한 문제이지만 이와 같은 상황에서 면담가의 역할은 다른 가능한 수혜자를 위해 판단을 내려줘야 하는 것이다. 병원 측으로부터 고용되어 있는 정신과 면담가는 입원기간을 단축시켜 달라는, 의료분쟁가능성을 줄여 달라는, 그리고 보험이 없는 사람의 입원을 막아달라는 압력을 받을 수도 있다. 각각의 경우에서 면담가는 자신의 역할이 병원 측 입장을 대변하는 것인지 아니면 치료자가 되어주는 것인지 자신 스스로와 필요하다면 환자에게까지 명확하게 해주어야 한다. 환자를 요양원에 입소시킬지 여부를 결정하기 위한 면담에서는 이와는 약간 다른 딜레마가 생긴다. 이 경우 환자의 바람과 그의 안전성은 서로 상충되곤 한다. 환자를 위해 결정을 내려주는 것과 환자의 자율에 맡기는 것 사이에는 이성적으로 어쩔 수 없이 갈등이 존재한다는 점을 완전히 이해한다손 치더라도 나이 든 노인을 수년 동안 집으로부터 멀리 떨어뜨려놓는 문제를 결정하는 것은 임상적으로 쉽지 않은 일이다.

물질남용 Substance Abuse

입원 환자 중 상당수가 기분에 영향을 줄 수 있는 물질을 복용하고 있으면서도 이 사실을 치료진에게는 알리지 않곤 한다. 면담가는 환자에게 입원하기 전에 처방받은 약물이 있는지, 술이나 불법약물, 담배, 카페인, 한약, 대체의학 약물 등을 복용하진 않았는지 물어봐야 한다. 약장 속에는 무슨 약들이 있는지, 건강을 위해 혹은 통증을 줄이기 위해 어떤 방법들을 취했었는지 물어보는 것이 종종 유용하다.

보다 전형적인 정신과면담에서 환자는 신경증적인 이유로 무언가를 감추고 있지만, 이와 다르게 물질남용자들은 종종 약물을 얻기 위해 거짓말을 한다. 일반적으로 정신과의사라고 해서 이러한 속임수를 특별히 잘 알아차리는 것은 아니다. 중독과 치명적인 금단의 위험성이 높기 때문에 병원에서 면담이 이루어질 때에는 종종 약물검사drug screening도 함께 진행해야 한다.

약물남용자들은 종종 기분장애를 동반하며 병원 치료진들이 보기에 조종적manipulative이고 치료에 순응하지 않는 사람으로 느껴지기 때문에 이들은 자주 정신과 자문을 받게 된다. 면담이 환자가 자신의 질병에 대해 곰곰이 생각해보는 기회가 되기도 한다. 그 물질이 환자의 삶에서 어떤 역할을 하였는가? 그 물질은 무엇을 가져다주었는가? 그래서 어떤 득실이 있었는가? 무슨 이유로 그 물질을 사용하게 되었는가? 끊기 위해 어떤 노력해 해봤는가? 12단계 프로그램에 대해 환자는 어떻게 생각하고 있는가? 어떤 치료법을 권할 지 결정하는 데에 이러한 질문들이 도움이 된다. 직접적이면서도 친절하게 접근함으로써 임상가는 너무 도덕적인 이야기로 면담을 그르치는 일 없이 환자로 하여금 자신의 행동에 대해 보다 객관적으로 바라볼 수 있게 해준다. 이러한 접근 방법은 또한 회복을 위한 첫 단계인 정직함 honesty을 북돋아준다.

그 밖의 병원에서 흔한 진단들 Other Common Diagnoses Within Hospitals

이번 장은 입원으로 인한 스트레스를 겪고 있는 환자에 관해 초점이 맞춰져 있다. 게다가 이러한 환자들 중 많은 수가 심리적인 요인이 명백해 보이는 증상들을 호소한다. 이러한 환자들에 대해서는 제 15장, "정신신체장애 환자" 편에서 논의되었다. 병원에서 이루어지는 모든 정신과 면담에서는 인지기능 저하와 정신상태변화에 대해 살펴보아야 한다. 치매와 섬망에 대한 보다 자세한 내용은 제 16장, "인지장애 환자" 편을 읽어보기 바란다. 마지막으로 입원 환자들은 어떠한 정신과 진단도 갖고 있을 수 있다. 각각의 환자에 관해서는 해당되는 부분을 참고하기 바란다.

면담의 종료 Closing the Interview

야심차게 인격을 재구성해주려는 것은 병원 자문에서는 적절하지 않은 일이지만, 정신역동에 입각한 면담은 의학적 치료를 촉진시켜줄 뿐 아니라 환자에게 커다란 안도감을 가져다 줄 수 있다. 첫 면담을 끝마칠 즈음 정신과의사는 자신이 알게 된 내용에 대해 환자에게 쉬운 말로 이야기해주어야 한다. 다음 면담 약속을 잡을 수도 있으며, 특히 환자의 질병이나 피로감 때문에 면담이 짧게 끝난 경우에 그러하다. 외래로 통원치료를 계획할 수도 있다. 필요한 경우 적절한 정보를 얻기 위해 가족이나 보호자와 이야기를 나누어도 될지 환자에게 동의를 구하도록 한다.

입원환자들은 대체로 자신의 개인적인 문제에 관해 이야기를 나눌 수 있는 누군가를 발견하게 된 것에 기뻐하곤 한다. 이야기하고 싶어 하는 이러한 열망 때문에 종종 퇴원 후에도 계속해서 정신치료를 받고 싶다는 뜻으로 오인되기도 한다. "동기가 충분했던" 환자가 회복되고 나자 더 이상 정신과의사를 만나고 싶어 하지 않는다는 얘기를 듣고선 초심자들은 놀라곤 한다.

때로는 병원에서 정신과 면담이 시행되고 난 뒤 정신병원으로의 강제입원이나 기관 입소 등이 결정 나기기도 한다. 요양원, 재활센터, 정신과병원 등은 불안감을 일으킬 수 있으며, 특히 생활에 커다란 변화가 초래될 수 있는 사람들에서 그러하다. 환자의 행위능력이나 위험성에 대한 판정을 내린 정신과의사는 추가로 시간을 할애하여 환자와 가족들이 느낄 두려움에 대해 민감하게 반응해줌으로써 또한 환자로 하여금 덜 상처받도록 해줄 수 있다.

정신과의사가 기록을 남기고 의뢰한 의사와 자신의 소견에 대해 상의하고 나서야 비로소 자문은 완전히 이루어졌다고 할 수 있다. 하나의 의무기록을 두고 주치료진, 보험사 그리고 법적 대리인 등이 읽어볼 수 있다; 다양한 사람들이 읽어본다는 점에서 기록을 제대로 잘 작성하기란 정말로 어려운 일이다. 의뢰를 하는 의사들은 기록지 결론 부분의 진단과 제언에 대해 주로 궁금해 하며, 간단하고 전문용어가 없는 구체적으로 도움이 될 만한 조언을 선호한다. 사회사업가와 간호사 역시 환자 관리와 퇴원계획을 위해 기록지를 읽어볼 수 있다. 보험사는 여러 가지 특수한 문제들 때문에 기록지를 중요하게 생각한다. 불미스러운 경우 의료과실 담당 변호인이 모순점과 실수 그리고 치료진이 미처 생각지 못했던 위험성 등을 찾아내려 할 수도 있다. 이러한 의무기록에다가 자세한 정신역동적 구조화에 관해서는 적어두지 않는 것이 일반적이지만 관심도에 따라 주치료진에게 구두로 전달해줄 수도 있다.

결론 CONCLUSION

환자의 심리적 신체적 상태 때문에 그리고 대부분의 경우 입원기간이 짧다는 이유로 병원에서 이루어지는 면담의 목적에는 한계가 있다. 이와 동시에 이런 구조적인 문제 때문에 병원 자문은 환자와 그 가족들에게 엄청나게 중요한 일이 될 수도 있다. 환자로 하여금 이러한 위험한 여정을 완수하도록 도와주고 난 뒤, 퇴원할 무렵 정신과의사가 환자를 찾아가 인사를 전하며 이후의 삶이 안녕하도록 기도해주는 것이 종종 도움이 된다.

19장

문화적 배경이 다른 환자

THE PATIENT OF DIFFERENT BACKGROUND

환자의 성격구조, 정신병리, 그리고 면담이 진행되는 상황과 그 목적 등은 면담이 어떻게 진행될지를 결정짓는 세 가지 주요요인들이다. 면담의 사회 문화적 측면 – 특히 면담가와 환자 사이의 사회–문화적 차이 – 은 그 네 번째 요인이라고 할 수 있다. 언어, 인종, 사회계층, 하위문화, 교육수준, 심리적 세련성, 나이, 장애, 성적 지남력, 그리고 입원 등과 같은 문제들은 면담에 상당한 영향을 미친다. 면담가가 이러한 문제들에 대해 잘 인식하고 이해하느냐, 특히 이해한 바를 잘 활용하느냐에 따라 면담의 성패가 결정될 수 있다.

근본적인 문제는 임상가가 사회적으로 또는 문화적으로 자신과 다른 환자를 이해하는 데 있어 어느 정도의 배경지식을 갖고 친숙하고 편안해야 한다는 점이다. 면담의 기본적인 목적은 면담가가 환자와 라포를 맺고서 환자는 자신을 어떻게 바라보는지, 그리고 주변 사람들은 환자를 어떻게 생각하는지 알아보는 것이다. 모든 인간은 여러 가지 측면에서 고유한 존재로서 자신과 배경이 다른 사람을 대할 때에는 불편감을 느끼기 쉽다. 노련한 면담가는 환자를 대할 때 환자로 하여금 면담을 통해 자신의 "다름"만 재확인하는 것이 아니라 이에 대한 불안에 대해 털어놓을 수 있도록 도와준다. 정신과에 대한 편견 때문에 정신과에서 면담을 받는다는 것의 사회적 의미는 이런 문제들을 더욱 어렵게 만든다. 이번 장(障)에서는 이러한 어려움을 커지게 만드는 요인에 대해 알아봄과 동시에 어떻게 하면 이를 최소화시키고 때로는 긍정적인 방식으로 잘 활용할지에 대해 살펴볼 것이다.

서로 다른 문화에 대한 연구를 주제로 삼는 문화인류학은 문화적 배경이 다른 환자를 어떻게 면담하고 이해할지에 대해 어느 정도의 해결책을 제시해준다. 전형적으로 인류학자들은 현장에서 직접 연구를 하면서 말 그대로 다른 문화에 흡수되어 그 문화에 대해 오랜 시간 동안 관찰하고 탐구한다. 임상면담가와 달리 현장연구가들은 자신이 연구하는 대상들 속에서 직접 살면서 참여적 관찰자participating observer라는 역할에 맞춰 자신의 생활과 풍습을 취한다. 민족학자 Evans–Pritchard는 인류학자라면 "아낌없이 자신을 버릴 수 있는" 능력을 갖춰야 하며 자신의 연구 대상과 똑같이 생각하고 느끼도록 노력해야 한다고 말했다.

정신분석학 이론에 입각한 인류학자 Kracke는 브라질의 Kagwahiv Indian에 대해 현장 조사를 하면서 겪었던 자신의 개인적 심리경험에 대해 설명을 하였다. 일찍이 그는 황홀감을 경험했다고 기록하였다: "발견의 희열을 느끼면서 나는 Kagwahiv 부족의 사회문화에 관한 기본적이고 중요한 요인들에 대해 금세 배워나갔다." 점차 그는 자신이 Kagwahiv 부족사람들로부터 충분히 이해받지 못하고 있다는 생각에 화가 났고, 이는 강한 동기간 경쟁sibling rivalry을 겪었었던 여동생과의 관계 패턴을 떠올리게 하였다. 그가 꾸는 꿈은 집에 대한 기억들로 가득했으며 늘 가족들이 꿈에 나타났다. 다른 문화를 이해하려는 과정에서 좌절하고 갈피를 잡지 못했었던 기억이 떠올랐고 이 과정에서 자신 스스로가 퇴행하게 된 것이라고 Kracke는 가정하였다. 그가 깨달은 가장 중요한 사실은 또 다른 문화를 배워나가야 하는 상황에 처하면서 어렸을 적의 의존적인 경험이 다시 깨어나게 되었다는 점이다.

유사한 방식으로 임상면담가들은 문화적 배경이 다른 환자를 이해하려 할 때 이와 동일한 심리적인 문제에 맞닥뜨리게 된다. 문화, 관습, 태도 등이 완전히 다르거나 심지어 이해조차 불가능한 누군가를 이해하려 할 때 퇴행이 일어나게 된다고 Kracke는 기록하였다. 어른들 세상의 모습들이 이해할 수 없거나 불가사의하게 보였던 아동기 경험이 다시 느껴진 것이다. 아이에게 이러한 경험은 의식적으로 좌절감과 무력감, 부적절감을 불러일으킬 수 있다. 배경이 다른 환자의 세상을 처음에는 이해할 수 없었던 면담가에게도 무의식적으로 이와 동일한 일련의 감정들이 느껴질 수 있다. 면담가는 열린 마음으로 지적 호기심을 갖는 태도를 취하면서 동시에 이러한 환자를 이해하려 할 때 발생할 수 있는 어려움과 좌절, 퇴행에 대해 스스로 살펴보는 것이 매우 중요하다.

민족성, 문화 그리고 인종 ETHNICITY, CULTURE, AND RACE

모든 사람들은 누구나 하나의 혹은 여러 민족군ethnic group에 소속되어 있다. 미국을 비롯해 많은 나라에서 소수 민족군에 속하는 인구의 비율은 점차 늘어나고 있다. 그 결과 환자와 면담가의 민족군이 서로 다른 경우 역시 흔해지고 있다. 같은 민족에서는 서로 공통되고 "말하지 않아도 이해할 수 있는" 많은 관습과 행동들이 다른 민족에서는 비정상적이어서 조사해봐야 할 문제로 보일 수 있으며, 이런 이유에서 임상가와 환자 사이의 차이는 오해의 소지를 불러일으킬 수 있다. 예를 들어 진지한 성격을 가진 유대인 출신의 한 젊은 임상가는 영국 출신의 중년 여성이 10살짜리 아들을 기숙학교에 왜 보내려는지 계속해서 의구심이 들었는데, 이는 환자의 가정에서는 지극히 정상적인 결정이었다. 북유럽 출신의 또 다른 한 임상가는 그리스 이민자 출신의 부모를 둔 미혼 여성이 20대 후반까지 부모와 함께 살고 있는 것을 의아해했는데, 이 역시도 그 부모의 문화에서는 자연스러운 일이었다. 이 두 가지 상황에서의 문제점은 임상가가 환자의 생활방식에 대해 중립적이고 호기심 어린 태도를 견지하는 것이 아니라 임상가 자신의 세상을 정상 혹은 규준이라고 생각하면서 환자가 보인 차이점을 근본적으로 잘못된 것으로 가정했다는 점이다. 면담가가 환자의 문화에 대해 어느 정도 아는 것이 종종 도움이 되긴 하지만, 더욱 중요한 점은 면담가가 선입관을 가진 채 추측만 할 것이 아니라 환자를 그 문화에 대해 알려주는 안내자라고 생각하면서 존중하는 태도로 질문을 해야 한다는 것이다.

문화, 인종, 민족 등은 한데 뒤섞여 잘못 사용되는 경우가 흔하므로 이 용어들을 서로 구분하는 것이 중요하다. *문화culture*란 환자의 삶의 경험을 결정하는 일련의 관념적 구조물들을 구성하는 것으로 여기에는 의미, 제도, 일상의 활동, 사회적으로 전파된 행동양상, 예술 그리고 믿음 등이 포함된다. 대개 *인종race*이란 혈통이나 조상이 같아 외양적으로 서로 닮은, 다소 구분이 뚜렷한 집단을 지칭할 때 사용되는 용어이다. *민족성ethnicity*은 국가, 종교, 언어, 문화적 전통 등이 서로 공통된다는 점이 특징인, 고유의 정체성을 가진 집단에 대한 소속감을 일컫는다. 그러므로 여기에는 문화와 인종의 측면들도 모두 포함이 된다.

문화 Culture

문화란 본질적으로 복잡하다. 예를 들어 히스패닉 내에서도 문화적으로 구분되는 서로 다른 집단들이 많이 존재하며, 아시아 문화에 있어서도 중국과 일본, 한국, 베트남 등은 서로 상당한 차이점을 보인다. 같은 흑인사회일지라도 아프리카인지 카리브해인지 미국인지에 따라 완전히 다른 문화적 경험을 갖고 있다. 환자가 자신을 "푸에르토리코인"이라고 소개했을 때 언제 미국으로 왔고, 푸에르토리코에서는 어디에서 살았으며, 시골이었는지 도시였는지 그리고 그곳의 지역문화는 어떠했는지 등을 물으며 면담가가 호기심을 보인다면 환자는 긍정적인 반응을 보일 것이다. 이러한 논의는 유용한 정보를 얻게 해줄 뿐만 아니라 "다른 어딘가"이던 푸에르토리코를 "이곳"을 대치해주는 독특하고 흥미로운 장소로 바꾸어주는 역할을 한다.

모든 차이점이 문화로만 설명되는 것은 아니라는 점을 인식하는 것 또한 중요하다. 저자 중 한 명이 대학교 내 건강서비스센터에서 근무하는 동안 다른 문화권에서 온 국제교류학생의 비정상적인 행동에 대해 상담가들이 "별일 아니라고 해명"하는 경우를 자주 보았는데, 나중에 그 학생과 같은 문화권의 상담가가 보았을 때 사실은 매우 심각한 상태라는 견해를 듣게 되곤 하였다.

심리적 감정적 어려움을 표현하고 이에 반응을 보임에 있어 문화는 독특한 방식을 취하고 있으며, 이러한 점을 인식하는 것이 면담에 도움이 된다. 예를 들어 미국의 지배문화 dominant culture는 세상 다른 대부분의 어떤 문화보다도 심리적으로 의학적으로 더 지향되어있다. 미국에서는 우울증을 대개 심리적인 장애로 인식한다; 다른 나라에서는 우울증을 심리적인 장애라기보다는 신체적인 문제라고 느낀다. 미국에서는 절망감과 자포자기 심정에 대해 의논하기 위해서는 정신보건전문가를 찾는다. 다른 나라에서는 무속인이나 종교인 spiritual helper을 찾는 경우가 더 흔하며, 이때 환각이나 의식의 장애에 대해서도 도움을 구하곤 한다.

면담가는 환자가 예전에 어딘가에서 도움을 구한 적이 있을 것으로 예측해야 한다. 환자가 자주 찾았던 방식은 자신의 어려움에 대한 문화적 태도와 효과가 있을 것이라고 믿고 있는 반응 등을 반영해준다. 환자가 예전에 의사의 진료를 받았었는지 알아보는 것은 다른 문화권의 환자가 심령가나 주술사를 찾은 적이 있는지 알아보는 것과 마찬가지이며, 환자가 치료를 위해 두 번째로 택한 방법이 이러한 치유자인 경우 역시 치료를 위해 처음에 의사를 찾았던 경우만큼이나 도움이 될 수도 있다. 이런 점을 깨닫기 위해서 면담가에게는 열린 마음과 유연성, 적응성 등이 요구되며 이는 두 문화 간의 차이를 연결하는 데 꼭 필요한 태도이다.

인종차별 Racism

보편적으로 인종에 대한 편견들이 있다. 상대방에 대한 무분별한 의식적인 인종차별주의가 가져다주는 심리적인 여파는 매우 파괴적이다. 무의식적인 인종차별 역시 흔하며, 전문가들의 치료행위와 의료전달체계 내의 치료방식에 있어서 이러한 문제들이 종종 드러난다. 예로서 정신과 의원의 경우 미국 내 흑인들은 백인에 비해 정신치료를 받지 않고 약물치료만 받는 일이 더 많다는 연구 결과가 있다.

면담가는 자신이 편견이나 자신의 문화에 대한 우월감을 갖고 있지는 않은지 살펴보아야 하며 문화적 배경이 다른 환자의 세상 속으로 들어가기 위해서는 중립적인 시각을 취하도록 노력해야 한다. 모든 사람들은 긍정적으로든 부정적으로든 편견을 갖고 있다. 긍정적인 편견은 유사한 문화와 민족성을 가진 사람과 지나치게 동일시하는 데에서 기인하며 그 결과 그들의 정신병리를 간과해버리게 된다. 이러한 편견은 면담가 자신의 문제를 보여주는 것으로 임상적 중립성을 상실케 만든다. 이와 동시에 소수민족 사람들의 대부분은 어렸을 적부터 이런 저런 형태의 차별을 경험해왔으며 그 결과 이들 또한 역차별counter-prejudice을 가지게 되었다는 점을 알아둘 필요가 있다. 지배문화에 소속된 면담가들은 환자의 성생활이나 환상에 대해 알아볼 때 불편함을 느끼는 것과 비슷한 식으로 이러한 문제에 대해 탐색할 때 당혹감을 느낄 수 있다. 하지만 환자의 성생활에 대해 민감하게 조사해보는 것이 중요하듯이 인종이나 민족성 때문에 차별을 당한 적은 없는지 이해하는 것 역시 중요한 문제이다. 언제 그런 차별을 당했는가? 이때 환자는 어떻게 반응하였는가? 그 문제를 어떻게 해결하였는가? 그 사건이 가져다준 여파는 무엇이었는가? 소수민족 환자들의 이러한 경험에 공감적으로 교감해줌으로써 치료동맹의 구축이 촉진되고 면담은 치료적인 효과까지 발휘하게 된다. 역으로 면담가가 불이익을 당하곤 하는 소수민족 출신인 경우에는 환자가 편견이나 불편감을 보이지는 않는지 유심히 살펴보아야 하며 방어하거나 복수하려는 마음 없이 이에 대해 논의를 해야 한다.

언어와 통역자 LANGUAGE AND INTERPRETERS

언어 Language

면담은 언어로 하는 의사소통이므로 면담가와 환자가 같은 언어를 사용하지 않는 경우 불가피하게 문제가 발생한다. 이는 물론 환자 측만의 문제는 아니며 그보다는 환자와 면담가 간의 문제로서, 임상가가 환자에게 부정적으로 반응을 보이곤 할 때 특히 그러하다. 가능하면 최대한 의사소통을 하고 싶다는 뜻을 내비치면서, 그러기 위한 최선의 방법을 찾도록 환자의 협조를 구하는 것이 도움이 된다. 언어를 대체할 수 있는 방법(글로 쓰거나 다른 언어를 사용하거나 몸짓이나 그림을 사용하는 방법 등)을 찾아보거나 가능하다면 통역자를 이용할 수도 있다.

통역자 사용 Use of an Interpreter

통역자의 선택 Selecting the Interpreter

이상적인 통역자란 단어와 문장의 의미를 파악하여 이를 즉시 통역해줄 뿐만 아니라, 면담가와 환자가 한 말의 뉘앙스와 느낌까지 전달해 주면서, 한 언어를 다른 언어로 전환시키는 기능을 가진 훌륭한 통역기 같은 사람일 것이다. 물론 이런 것은 불가능하다. 종종 미묘한 표현을 통역할 때에는 미세한 감정적 색조나 유머 등이 소실되곤 한다. 이런 경우 그나마 비슷한 통역을 하기 위해서는 통역자가 두 문화 모두에 대해 잘 알고 있어야 한다. 이를 빠르면서도 부드럽게 수행하기란 대단히 어렵다. 이러한 유형의 통역의 가장 좋은 예는 UN 총회에서 찾아볼 수 있는데, UN 총회에서는 이야기가 전달되는 동시에 한 줄씩 차례로 통역이 된다.

이상적으로 면담가는 전문적인 통역자를 선택해야 한다. 하지만 실제로 이것이 항상 가능한 것은 아니며, 따라서 함께 일하는 동료들 중에서 외국어를 할 줄 아는 사람의 도움을 받도록 해야 한다. 이러한 도움마저 불가능한 경우도 많이 있으며, 이때 면담가는 환자와 함께 온 가족이나 친구의 도움이라도 받아야한다. 선택의 여지가 있는 경우엔, 환자에게 이들 중에서 자신이 가장 편하게 생각하는 사람을 선택하도록 한다. 선택된 사람은 영어를 잘 해야 하며 지시를 잘 따를 수 있어야 한다. 대개 환자들은 동성(同性)의 성인(成人)을 선택한다. 만일 환자가 어린아이나 이성(異性)의 사람을 통역자로 선택하게 된다면, 그는 면담 중 어떤 사항에 대해서 자신을 방어하려 하게 될 것이다. 때때로 환자가 두 명 이상의 통역자를 원할 때도 있는데, 그렇게 되면 어떤 문장의 정확한 의미를 두고 두 통역자간에 의견 불일치가 일어나 면담에 방해가 될 수 있기 때문에 이는 좋은 방법이 아니다.

통역자에 대한 지도 Giving Instructions to the Interpreter

면담을 시작하기 전에 통역자에게 먼저 자신이 해야 할 역할에 대한 지도를 해주게 되면 통역자는 더욱 큰 도움이 되어줄 수 있다. 통역자가 환자와 임상가가 한 이야기의 의미에 대해 자신이 이해한 바를 설명해주는 것보다는, 그 말 그대로를 통역해주는 것이 더 좋다. 통역자는 이야기를 과장해서도 안 되며 자신의 생각을 첨가시켜도 안 된다. 대화의 내용을 전체적으로 요약해주는 것보다는 문장 하나하나를 통역해 주는 것이 임상가가 라포를 유지하는 데 있어 더 바람직하다. 통역자가 이야기에 동반된 느낌을 빼둔 채, 단순히 단어만 통역해주는 것도 바람직하지 못하다. 통역자의 표현과 목소리는 각각의 대화 내용에 정서적 색조를 반영해주어야 한다. 면담 도중에 환자가 통역자와 직접 대화를 나눈다면, 통역자가 환자의 방어 기전에 말려들 가능성이 높아진다. 면담이 끝난 후 환자가 이야기를 계속하기 위해 통역자를 찾을 수도 있다. 이러한 행동은 직접적이고 실제적인 도움을 받기에는 자신과 같은 문화권에 속한 사람이 더 나을 것이라는 환자의 생각이 반영된 것이다. 이는 또한 환자가 임상가보다는 통역자에게 더 친밀감을 느끼고 더 잘 이해받는다고 느낀다는 의미일 수도 있다. 면담가는 사회적 기술과 적응 기술을 향상시키려는 환자의 노력을 지지해줄 수 있다. 하지만 통역자와 환자 간의 관계가 임상가와 관계를 맺는 것에 대한 저항으로 사용될 수도 있다. 이러한 면담 상황 외에서의 만남에 대해 임상가가 알고 이를 지도감독해줌으로써, 통역자는 보조 치료자auxiliary therapist가 되어줄 수도 있다.

통역자가 가까운 친척인 경우, 통역자가 자신의 역할에 충실하기는 특히 어렵다. 실제로 면담가가 자신도 모르는 사이 가족 상담을 하고 있을 수도 있다. 이런 것이 항상 바람직하지 않은 것은 아니다; 하지만 가족 구성원들은, 특히 집단 면담의 초반부에는, 대개 서로를 보호해 주려하고 어떤 관련 정보에 관해서 면담가에게는 비밀로 하려는 경향이 있다는 점을 기억해야 한다.

전이와 역전이 Transference and Countertransference

면담가는 통역자를 환자 측에 둔 상태에서 환자와 마주보고 앉아야 한다. 면담가는 "환자에게 ... 를 물어봐 주세요."라는 식으로 통역자에게 이야기하는 것보다는, 마치 환자가 면담가의 말을 알아듣고 있다는 듯이 환자에게 이야기를 해야 한다. 면담가가 통역자에게 전자와 같이 말을 한다면, 환자도 "선생님께 ... 라고 말해주세요."라고 대답하게 될 것이다. "환자의 뜻을 충분히 이해하지" 못했다고 생각되거나 임상가로서의 자신의 역할이 위협받는다고 느껴지는 경우 면담가는 불안해진다. 그는 통역자를 보조자assistance로 이용하기보다는 의존적인 태도로 통역자를 대하게 된다. 환자가 임상가보다 통역자에게 사회적 친근감을 더 크게 느끼는 경우, 환자는 통역자에게 더 끌리게 된다. 면담실에 제3자가 있다는 것은 환자와 면담가 모두에게 방해가 되는 상황이다; 그러나 면담이 진행됨에 따라 그러한 영향은 줄어드는 경향이 있다. 통역을 하느라 추가로 시간이 더 걸린다는 점, 그리고 통역자가 옆에 있다는 점 때문에 임상가는 조바심이 느껴질 수도 있다.

다른 언어를 사용하는 사람과 대화를 하는 경우, 큰소리로 말을 해야 상대방이 더 잘 이해할 수 있다는 듯이 자꾸 목소리가 커지게 되는 경향이 있다. 면담가는 이러한 경향을 극복해야 하며 귀머거리와 대화를 나누는 것처럼 행동하지 않도록 정상적인 목소리로 말을 해야 한다. 천천히 말을 함으로써 면담가는 자신의 어조, 제스처 그리고 표정 등을 통해 자신의 감정을 전달할 수 있다. 이렇게 하는 것이 비록 환자가 면담가의 말을 직접 이해하지 못한다 하더라도 라포를 발전시키는 데 도움이 된다. 면담 도중 이유 없이 환자가 당황하거나 임상가가 기대했던 반응을 보이지 않는 경우, 대화로 되돌아가 잘못 통역된 것은 없는지 혹은 환자의 문화를 잘못 이해하여 적절하지 못한 언급이나 질문을 한 것은 아닌지 살펴보아야 한다.

통역자가 없을 때와 마찬가지로, 대부분의 경우에서 환자들은 임상가에 대해 전이를 발생시킨다. 때때로 환자들은 임상가와의 관계를 피하기 위한 방어적 수단으로 통역자를 사용하기도 한다. 치료자는 거절당했다는 느낌이나 분노감, 우울감 등이 느껴지는 것을 조심해야 한다. 통역자에 대한 경쟁적인 태도 또한 치료자의 기능에 방해가 된다.

면담의 수정 Modifications of the Interview

편견을 가지지 않으려는 과정에서 면담가들은 흔히 환자의 인종과 민족적 배경에 관해 참고해야 될 점들을 모두 무시해버리곤 한다. 하지만 이렇게 넘겨버리는 것을 두고 환자는 면담가가 편견을 갖고 있다는 직접적인 증거라고 받아들이며, 이는 또한 맞는 생각이기도 하다. 그러므로 면담 초반부에 환자의 가족적 배경, 이 나라에서 머문 기간, 현재의 생활 여건, 그리고 새로운 문화에서의 경험 등에 대해 물어보는 것이 중요하다. 환자가 차별을 당해온 경우, 그 동안 환자가 지배민족으로부터 얼마나 부당한 대우를 받아왔는지에 대한 이야기를 들을 때 흔히 면담가들은 불편해진다. 하지만 환자의 생활 여건, 경제적 상황, 그리고 새로운 문화에서의 행복했던 혹은 불행했던 경험 등에 대해 논의함으로써 면담가는 문제를 더 잘 이해할 수 있게 되며 환자 또한 누군가가 자신을 걱정해주고 있다는 느낌을 받게 된다.

통역자가 지도에 따르지 않은 채 환자의 모든 언급을 통역하지 않는 것으로 보이는 경우에는 통역자에게 그의 의무에 대해 상기시켜 주기만 하면 된다. 통역자의 행동을 해석해주려고 하지 않아야 한다. 통역자의 주의를 환자에게 집중시키도록 해줌으로써 면담가는 통역자가 더 편안한 느낌을 갖도록 해줄 수 있다. 또한 이렇게 하는 것이 통역자가 면담 동안에 불쾌한 기분을 느끼게 되는 것을 최소한으로 줄여줄 수 있다.

환자들은 과거 발달력에 집중하기보다는 현재에 대해서는 더 많은 주의를 기울여주기를 기대한다. 환자가 어떻게 해서 정신과에 의뢰되게 되었으며, 그 문제가 정신과적인 것이라고 생각한 사람은 누구인지를 알아보는 것은 늘 도움이 된다. 환자의 가족이나 친구가 통역을 해주는 경우, 환자가 이들 앞에서 말하기를 꺼려할 수도 있는 주제, 예를 들어 성이나 금전문제, 종교, 정치 등에 관한 이야기에 대해서는 가볍게만 다루어주어야 한다. 하지만 각각의 상황에 따라 개별적으로 평가되어야 한다. 때로는 환자가 그 주제에 대해 덜 금기시하는 문화에서 온 사람일 수도 있기 때문이다.

환자의 이야기 중 그 문화적인 측면에서 이해가 어려운 내용이 있을 때마다 면담가는 환자의 문화에 대해서 자신은 아는 것이 거의 없다고 아주 솔직하게 말할 수 있다. 그런 후 면담가는 그러한 행동이 환자의 문화적 배경에서는 정상적인 것인지, 아니면 이상한 것인지, 중요한 것인지 등을 직접 환자에게 물어볼 수 있다. 이런 방법을 통해 면담가는 자신이 모를 수밖에 없는 내용들 때문에 초래되는 불리한 점을 상당수 극복할 수 있으며, 면담가의 진정한 관심으로써 환자에게 신뢰감을 줄 수 있다. 면담가가 환자의 문화에 대해 어느 정도 알게 되면 자신의 이러한 이해를 환자에게 보여줌으로써 신뢰 관계를 더 빨리 구축할 수 있게 된다.

면담가들은 종종 환자가 처음에 보이던 것보다는 영어를 더 잘할 수 있다는 사실을 발견하곤 한다. 이러한 발견은 환자가 더 많은 신뢰를 갖게 되었다는 점을 말해주는 것이며, 이때 면담가는 해석이나 언급을 해줄 필요는 없는데, 왜냐하면 환자는 이를 자신의 행동에 대한 비난으로 받아들게 될 뿐이기 때문이다.

면담이 끝날 무렵 환자에게 질문할 기회를 주어야 한다. 두 번째 면담을 계획할 때에는 통역자를 위한 시간 조정도 반드시 필요하다. 모든 새로운 경험들처럼, 통역자의 도움을 받으며 면담을 수행하는 것에 더 많은 경험이 쌓여감에 따라, 면담가는 상당히 더 편안해지고 능숙해지게 된다.

사회적 지위와 하위문화 SOCIAL CLASS AND SUBCULTURE

사회적 지위 Social Class

사회경제적 지위는 민족성과 연관이 있긴 하지만 민족성과 동일한 것은 아니다. 정신보건전문가들은 대체로 중산층이다. 교육수준, 직업적 성향, 수입 그리고 가족 배경 등이 이를 결정짓는다. 환자는 어느 사회계층에도 속할 수 있지만 대개 심한 정신과적 질환을 가진 사람들은 낮은 사회적 지위와 관련되는 경향이 있다. 사회적 지위는 언어와 옷차림, 매너, 직업, 취미, 기대치, 관심사 그리고 부모의 사회적 지위 등을 통해 드러난다. 면담가는 환자의 지위에 대해 알기를 원하지만 동시에 그 과정에서 그를 공격하거나 경멸하지 않도록 해야 한다. 면담 상황에서 면담가와 환자 간에 사회적 지위에 차이가 나는 모습은 일반적인 사회적 불평등과 유사하므로 면담가는 이에 대해 인지하고 있어야 하며 그렇지 않은 경우 의도치 않게 자기애적 손상narcissistic injury을 주거나 그 과정에서 자신의 기본적인 목표를 상실하게 된다.

계층 차이를 피할 수 있는 방법은 없지만 면담가는 이러한 차이를 그 사람의 가치나 중요성과 동일시하는 듯한 태도를 보이지 않도록 노력해야 한다. 예를 들어 하루의 일상이 환자에게 있어 개인적으로 어떤 심리적 의미를 갖는지 면담가들은 항상 관심 있어 한다. 민감한 면담가들은 노동계층의 사람들은 사냥이나 낚시를 하면서 여가시간을 보내는데 반해 부유층 환자들은 승마나 요트를 즐기거나 자선 사업에 참가한다는 사실을 유념하고 있다. TV를 시청하는 것은 모든 사회계층에 보편적인 여가활동이 되었다. 좋아하는 프로그램과 채널은 무엇인지, TV 시청에 얼마나 많은 시간을 보내는지, 누구와 함께 보는지 등을 질문함으로써 그 사람에 관해 많은 것들을 알아낼 수 있다. 환자가 여가시간을 어떻게 잘 활용하는지 알아보면서 또한 임상가는 환자가 어떤 활동을 즐기는지 그 자체보다는 그 활동을 하기로 마음먹은 이유에 더 관심이 있다는 점을 보여주는 것이 중요하다. 또한 면담가는 부러움이나 경멸을 살지도 모른다는 환자의 예상에 민감하게 대처하면서도 동시에 자신은 그러한 부러움이나 경멸감을 느끼지는 않는다는 점을 환자에게 전달해주어야 한다.

하위문화 Subcluture

환자는 지배문화의 한 가운데에 살고 있으면서도 어떤 다른 문화에 소속되어 있을 수 있는데, 그 예로써 미국 내 대도시에 살고 있는 아시아 이민 가족들을 들 수 있다. 이들은 대학 내 동아리 모임이나 신앙모임, 도심 내 패거리 등과 같은 특정 하위문화의 일원인 경우 역시 흔하다. 이와 같은 하위문화의 일원으로서의 정체성을 중요시하는 환자를 면담할 때에는 그 집단과 집단 내 환자의 지위에 대해 알아볼 필요가 있다. 자신은 그 문화에 대해 잘 모르며 그대로 무지한 채 놔두기보다는 그 문화에 대해 알고 싶다고 말하는 편이 대개 더 효과적이다. 그리고 존중하는 태도를 취하는 것 역시 중요하다.

> 한 남성 임상가가 첫 만남에서 철저한 하시디즘 신봉주의자인 여성에게 악수를 청하였다가 여성이 뒤로 움찔하는 것을 보고는 깜짝 놀랐는데, 그 종교에서는 남녀 간의 악수가 금기시된다는 사실을 임상가는 몰랐던 것이다. 임상가는 또 다시 *결례*를 범하지 않도록 조심하면서 환자에게 면담을 하기에 편한 자리에 앉도록 해주었는데, 면담이 진행되는 동안 힘든 결혼 생활과 남편의 학대를 어떻게 견뎌내었는지, 그리고 자신은 세속적이고 제멋대로였다는 그녀의 고백에 면담가는 또 한 번 놀랐다. 그녀는 자신이 속한 문화권에서는 낙태와 이혼은 허용되지만 낯선 남자와의 악수는 금지되어 있다고 설명하였다. 계속해서 임상가는 정신보건전문가가 그녀에게 무엇을 하라고 말해줄 수는 없지만 그녀가 선택할 수 있는 다른 방법들은 없는지 알아보고 그 중 하나를 선택하도록 – 이런 일은 하지 못하도록 그녀는 교육받아왔다 – 도와줄 수는 있다고 말해주었다.

> 반체제문화를 따르는 한 젊은 남자 환자가 긴 머리에 단정치 못한 옷차림, 덥수룩한 수염, 홀치기염색을 한 티셔츠에 귀걸이와 팔찌를 한 모습으로 면담에 도착하였다. 환자는 처음에 마치 마약에 "취해" 있는 듯이 대화에 집중하기 어려워보였지만 면담이 진행되면서 차츰 "안정"되어갔다. 단정한 옷차림에 전형적인 전문직 여성의 모습을 한 면담가는 환자에게 그의 생활에 대해 이야기해달라고 하였다. 환자는 면담가가 잘 알지 못하는 단어들 – "crank", "dope", "old lady" 등[5] – 을 사용하였고, 면담가는 그

게 무슨 뜻인지 물었다. 면담가는 환자가 살고 있는 세상을 들여다보고 싶으며 그 길을 안내해달라는 뜻의 메시지였다. 환자가 경찰에 대한 불만과 현체제에 대한 경멸감을 토로하는 동안 면담가는 이에 동의하지도 반박하지도 않으면서 환자의 기분과 그리고 다른 사람들의 생각은 어떨 것이라고 이해하고 있는지 등에 대해 알아보았다. 환자는 점차 편안해하면서 자신들의 문화뿐 아니라 자신의 개인적인 문제에 대해서도 이야기하기 시작했으며 결국엔 자신과 같은 문화의 사람들만 믿을 수 있을 뿐 자신이 세상에 대해 그렇게 했던 것처럼 이젠 자신이 세상으로부터 소외당하고 있어 외롭다는 이야기를 털어놓았다. 환자는 사실 자신의 "old lady"였던 어머니가 꼭 그렇지만은 않았던 것처럼 지금의 여자 친구 역시 그렇게 "old lady"이지는 않다고 고백하면서 마침내 자신은 자신을 위해 그 역할을 해줄 수 있는 치료자를 찾기 위해 병원에 온 것이라는 사실을 깨닫게 되었다.

심리적 세련성 PSYCHOLOGICAL SOPHISTICATION

심리적으로 생각하는 사고의 폭이 좁고 또 그 자체에 대해서도 별 관심이 없는 환자들이 있다. 많은 면담가들이 선호하는 환자란 자기 성찰적으로 생각하고 동기와 감정의 측면에서 자신이나 타인에 대해 이야기하며 통찰을 보이는 사람들이다. 사고의 폭이 좁은 환자들은 할 말이 전혀 없으며, 있다 하더라도 행동이나 사건 위주로 이야기를 한다. 이들은 어떤 사람에 대해 기술할 때에도 그의 외모나 직업 위주로 이야기를 한다. 부정, 투사, 외부화 그리고 자기주장과 호기심의 억제 등이 주된 방어 기제이다.

일부 환자들에서는 그 개인의 정신병리가 진정한 인격의 협소constriction of personality라는 형태로 드러난다. 이런 환자들은 그들의 사회-문화적 배경의 큰 틀에서 보더라도 억제inhibited되어 있다. 다른 환자의 경우, 성격적으로 사고의 폭이 명백하게 협소해 보이는 것이 임상가와 환자 사이의 사회적 거리감 때문이기도 하다. 이런 사람들은 자기 주변 사람들의 기준으로 본다면 결코 사고의 폭이 좁아 보이지 않는다.

주 5) 미국에서 사용되는 은어들이다. : crank – 암페타민, dope – 헤로인, old lady – 어머니 혹은 여자친구 – 역자 주

문제점의 기술 Description of the Problem

면담가는 실제로 사고의 폭이 좁은 환자와 문화적 배경 때문에 임상가에게 익숙한 방식으로 관계를 맺기 힘들어하는 환자를 구분하는 것이 중요하다. 실제로 사고의 폭이 좁은 환자는 어떠한 주제에 대해서도 자신을 표현하거나 관계를 맺는 데에 어려움을 가지며, 자신이 가장 큰 친밀감을 느끼는 사람에게조차도 그러하다. 이들은 관심거리가 거의 없으며 열정도 없다. 진단 상으로 이러한 환자들은 우울증이나 만성정신병 혹은 아스퍼거장애 등의 증후군이곤 하다.

문화적으로 사고의 폭이 좁은 환자들은 자신이 익숙하거나 편하게 느끼는 주제에 대해 이야기를 나눌 때에는 사고의 폭이 덜 좁아 보인다. 이들은 자신이 개인적으로 흥미를 느끼는 부분에 대해서는 열정을 보이지만, 이는 면담가에게는 낯선 것들이다. 이들을 사고의 폭이 좁은 사람으로 오해하게 만드는 것은 배경상의 차이 때문이다. 사회경제적 지위가 낮은 환자들은 문화적 박탈과 그 개인의 정신역동 둘 모두로 인해 사고의 폭이 좁아지곤 한다.

심리적으로 세련되지 못한 환자를 대할 때 면담가는 종종 지루함과 무관심으로 반응하게 된다. 인간에 대해 관심을 두고 있는 사람으로서 자신과 다른 누군가에 대해 알아보는 데에 있어 이러한 반응을 보인다는 것은 임상가와 환자 사이의 사회적 거리감 때문에 발생한 방어적 철수defensive withdrawal로부터 기인한다. 환자의 정신역동에 대해 더 많이 알게 되고, 면담 기술이 향상되어 감에 따라 이러한 반응은 변화된다. 환자가 자기 성찰을 하는 것에 익숙하지 않다는 점은 오히려 정신역동 가설을 시험해 볼 수 있는 좋은 기회가 되기도 하는데, 왜냐하면 심리학에 관한 정보를 듣고 배움으로써 발생하게 되는 왜곡contamination이 이러한 환자들에게는 없기 때문이다. 어떤 해석에 대해 극적인 반응을 보이면서 증상이 완화되는 경우도 있다. 정상 발달의 정신역동적 파생물psychodynamic derivative – 예를 들어, 의존성 갈등dependency conflicts, 동기간 경쟁sibling rivalry, 거세 불안castration anxiety, 그리고 외디푸스 갈등 들이 종종 면담 도중 명확하게 드러나기도 한다.

관찰 결과, 사회경제적 지위가 낮은 환자들은 흔히 한두 번의 면담 후 정신역동적 정신치료를 그만두는 경우가 잦은 것으로 나타났다. 그러는 이유는 때때로 이 환자들이 전통적인 방식으로 진행되는 정신과적 면담에 만족하지 못하기 때문이다. 전통적인 방식의 정신과 면담이라는 형태가 이러한 환자들에게는 잘 들어맞지 않을 뿐만 아니라 경험이 부족한 면담가들이 이 환자들의 너무나도 다른 배경에 익숙하지 않기 때문이기도 하다. 어떤 환자들은 한두 번의 면담 후 자신의 고통이 해소되었다고 느끼는데, 실제로 그 기간은 임상가에게는 진단을 내리기 위한 면담 정도였을 뿐이다. 자신의 감정을 환기ventilate시킬 수 있는 기회가 주어지는 것만으로도 이들은 극적으로 호전이 된다.

정신과적 중재를 필요로 하게 되는 흔한 형태의 정신병리에는 정신병적 장애, 정신생리적 장애, 물질남용과 성기능 장애 등도 포함이 된다. 정신신경증적 반응psychoneurotic reaction도 흔하지만 이 환자들이 정신과 도움을 청하게 되는 경우는 드물다. 가난한 사람들은 불행은 자신의 가난과 직접적으로 연관되어 있는 신체적 고단함 때문에 오는 것이라고 생각한다. 종종 환자들은 경제적인 여유가 생기고 난 후에야 비로소 문제는 자기 자신 안에 있는 것이며 이것은 재산이 많아진다고 해서 해결될 수 있는 것이 아니라는 점을 깨닫게 된다.

이런 환자들이 살아온 과정은 중산층 환자들과 다르다. 이로 인해 생각하는 방식 또한 달라진다. 이들은 지식화intellectualization와 지적 성취intellectual achievement에 가치를 덜 두며, 이 때문에 면담가는 때때로 환자의 지능에 대해 큰 오해를 하기도 한다. 이들은 자기 성찰적이지 못하며, 자신의 감정생활의 미묘한 측면들을 중요하게 생각하지 않는다. 이들은 대화talk가 자신의 문제를 해결하는 데 도움이 될 수 있다고 생각하지 않고, 대신 행동에 더 많은 관심을 가지기 때문에 자신이 무엇을 해야 하는지를 직접적으로 충고해 주길 바란다. 이들은 철학적인 토의를 회피하며 단지 실질적인 가치가 있는 생각에만 관심이 있다. 이들은 타인, 특히 낯선 사람에 대한 자신의 느낌을 표현하는 데 익숙하지 않으며, 또한 자신에 대해서도 극히 개인적인 소재만을 드러내는 경향이 있다.

이러한 유형의 환자들은 자신의 불운이나 불행에 대해 자기 자신보다는 바깥세상을 비난하는 경향이 있다. 책임을 외부로 돌리려는 경향 때문에 흔히 면담가들은 이 환자는 통찰-지향적 정신치료insight-oriented psychotherapy에 적절치 못하다고 생각하게끔 된다.

면담의 진행 Management of the Interview

심리적으로 세련되지 못한 환자란 한 가지 단일한 형태의 임상상황이 아니다. 여기서 토의되는 면담 기법은 이런 환자의 다수에게 적용될 수 있지만, 그렇다고 모두에게 적용이 되는 것은 아니다. 환자의 사회경제적 지위가 낮다고 해서 면담가가 상투적으로 대한다면 이들 중 학식이 있고 중산층의 가치관과 태도를 갖고 있는 환자에게는 큰 잘못을 범하게 될 것이다. 역으로 대학공부까지 한 사회경제적으로 상류층인 환자가 자신의 주관적인 경험에 대해 제대로 표현하지 못하는 경우도 있을 수 있다. 중상류층 환자가 심리적으로 세련되지 못한 문제를 보일 수도 있으며, 이런 환자에게도 또한 여기서 제시되는 방법을 적용할 수 있다.

개시기 The Opening Phase

다른 대부분의 환자의 경우와 마찬가지로, 면담은 환자의 주소chief complaint를 탐색하는 것으로부터 시작을 한다; 하지만 이런 환자들은 흔히 자신은 아무런 문제가 없으며, 다른 사람이 가보라 해서 온 것이라고 말한다. 이때 면담가는 누가 병원에 가보라고 말했으며, 그 사람은 왜 정신과 도움이 필요하다고 생각했는지를 되물을 수 있다. 환자의 주요 문제점과 직접적인 연관이 있든 없든 간에 환자가 말하는 모든 소재들에 대하여 논의하면서 면담을 진행해야 한다. 예를 들어 환자는 예전에 감정적으로 곤란했던 사건에 대해서 이야기를 하거나 또는 자신이 직장을 그만 두었다거나 학교를 중퇴했다거나 이혼을 했다거나 혹은 생활에 변화가 있었다는 등의 이야기를 할 수도 있다. 적절한 시점에서 면담가는 그러한 경험이 환자를 예민nervous하게 만들었는지를 물어볼 수 있다. "예민"이라는 용어가 매우 유용한데, 이 단어는 감정적 문제에 대한 환자의 부정denial을 피해갈 수 있기 때문이다.

이 면담은 특징적으로 내용이 빈약하다. 환자는 자발성이 거의 없으며 임상가의 질문에 대해서도 매우 짧게 대답을 한다. 면담가는 자신이 해야 할 일은 다 한 것이라고 느끼면서 곧 자신의 감정을 드러내지 못하는 환자를 원망한다. 면담이 진행될수록 임상가는 환자에게 관심이 멀어지는 식으로 자신의 분노를 드러내게 되며 환자를 빨리 내보내려 하게 된다. 한편 지나치게 따뜻한 태도를 보이거나 너무 많은 개인적 관심을 표현하게 되면 이러한 환자들의 일부는 치료를 중단하게 된다.

이런 환자들은 친구나 가족에 대한 자신의 감정을 누군가에게, 특히 낯선 사람에게 이야기하는 것에 익숙하지 않다. 그러므로 면담의 초반부에는 개방형 질문open-ended question보다 구체적인 질문이 더 많은 이야기를 이끌어내곤 한다. 예를 들어 면담가는 "부모님에 대해서 말해보세요"라고 말하기보다는, 대신 "아버지께서는 무슨 일을 하시죠?"라고 물어야 한다. 그런 후 면담가는 어머니도 밖에 나가 일을 하셨는지 물어볼 수 있다. 부모의 관심사와 취미에 대해 실제적인 질문을 할 수 있으며, "부모님은 어떤 것을 좋아하세요?"라고 묻기보다는 그들의 여가 활동은 무엇이었는지 묻는 것이 좋다. 환자와 라포가 형성된 후에는 보다 개방적인 형태로 질문을 할 수가 있다.

면담의 초반부 때 환자의 지식과 교육수준에 대해 대강이라도 짐작해 보아야 한다. 면담가는 환자를 무시하는 태도로 말하지 않도록 또한 환자가 이해하기 힘든 수준으로 이야기하지 않도록 주의해야 한다. 환자와 면담가 간의 사회적 거리감을 강조하는 환자의 모든 언급에 대해서는 열린 방식으로 즉각적인 탐색이 이루어져야 한다.

역전이 *Countertransference*

경험이 없는 면담가들은 환자가 심리적 통찰이 담겨져 있는 이야기를 하지 못하는 경우 자신의 면담이 잘못 진행되고 있다고 오해하곤 한다. 면담가들은 마치 환자가 일부러 면담의 진행을 방해하고 있다는 느낌을 받게 되어 좌절한 나머지 그에게 화가 나게 된다. 자신이 지금 자기 성찰적인 논의를 할 만한 능력이 없는, 사고의 폭이 좁은 환자와 면담을 하고 있다는 사실을 깨닫게 되면 이러한 반응은 덜 일어날 것이다. 긴 침묵은 거북한 느낌을 주게 되어 환자와 면담가간의 거리감을 더 커지게 만든다. 환자나 면담가가 생각을 정리하느라 면담이 잠시 단절될 수도 있지만 이러한 긴 침묵은 특히 초기 면담에서는 피하는 것이 좋다.

면담가는 잠시 침묵이 흐르는 동안 환자에게 무슨 생각을 하고 있었는지 묻게 되며 이때 환자는 "다음 질문을 기다리고 있었어요."라고 대답한다. 환자가 스스로 어떤 얘기를 꺼낼 때까지 기다리게 되면 이 환자들은 전형적으로 "저에게 더 질문하실 것이 없으세요?"라고 묻는다. 이러한 환자의 전형적인 유형이 최근 저자의 사례에서 있었다:

> "어떻게 오신 거죠?"라고 면담가가 물었다. 환자는 "제 집사람이랑 이야기하시는 게 좋겠어요. 문제가 있다고 한 사람은 바로 집사람이거든요."라고 대답했다. 면담가는 "부인께선 뭐라고 하시는데요?"라고 물었다. 환자는 공손한 태도로 부인의 불평사항에 대해 이야기하였는데, 자신이 집사람의 이야기를 귀담아 듣질 않고 말을 중간에 끊곤 하며 어디를 데리고 나간 적도 없고 아내를 사랑하지도 않는다는 등의 내용이었다. 그러한 불평사항에 대해 어떻게 생각하는지 묻자 환자는 "저는 정말로 아내를 사랑해요. 그런데 집사람은 다른 것들만 지적을 해요. 저도 그렇게 하지 않으려고 애쓰는데 저 혼자서는 도저히 안돼요."라고 대답했다. 이런 얘기를 하는 동안 환자는 마치 아무런 스트레스도 받지 않는 듯이 덤덤한 목소리로 말을 하였다. 부인에게 화가 나는 것은 아니라고 하였다. 어렸을 적에 대해 묻자 환자는 "어렸을 적엔 그냥 평범했어요. 부모님은 절 사랑하셨어요. 전 외동아들이었죠. 행복했었다고 기억해요."라고 대답했다. 부모님에 대해 자세히 설명해달라고 하자 환자는 "오, 그건 좀 힘드네요. 부모님은 그냥 좋으신 분이셨어요. 친구도 있으셨죠. 그런 면에선 전 별로인데 말이죠."라고 답했다. 곧 면담가는 부모에 대한 이야기를 더 끌어내야겠다고 느꼈다. 환자는 자신의 부인을 대했던 것과 같은 방식으로 임상가를 대하고 있었다 – 대화를 경청하며 협조적인 목소리로 대답하고 있는 듯이 보였지만 어떠한 생산적인 이야기도 꺼내질 않고 있었다. 어렸을 적에 관한 모든 질문에 진지한 목소리로 대답을 했지만 그 내용은 단지 "아, 기억이 잘 안 나는데요."일 뿐이었다. 환자의 마음속으로 들어가려는 노력은 마치 출입문도 창문도 없는 집안으로 드려가려 애쓰는 것과 같았다.

이러한 환자들은 임상가의 마음속에 "과거사가 없는 사람"으로 기억된다. 이러한 환자들의 마음을 열기 위해서는 면담 시 상당한 수정이 요구된다. 이 환자는 교육도 많이 받았고 사회적으로도 인정받은 사람이었기에 두드러지는 사례였다. 환자는 과거에 정신과를 찾은 적이 몇 번 있었는데 그때 별 도움이 안 되었다고 털어놓았으며 이에 면담가는 "부인에게 떠밀려서 여기에 오셨다는 말씀이 정말인가요?"라고 물었다. "그런 것 같은데요."라고 환자는 대답했다. 면담가는 계속해서 "그 얘기를 부인께 해보신 적이 있으세요?"라고 물었다. "아니, 전혀요."라고 환자는 대답했고, 이때부터 치료적 동맹이 맺어지기 시작하였다.

면담의 수정 Modifications of the Interview

환자의 기대와 치료자의 기대 사이의 상호 관계는 면담의 성패를 좌우하는 결정적인 요인이다. 면담가가 환자의 기대에 맞추는 방향으로 면담을 진행하게 되면, 이런 환자들은 외적 현실 측면에서의 자신의 고통에 기초하여 응답을 할 것이다. 예를 들어, 환자는 사회복지사로부터 보다 큰 집을 제공받을 목적에서 전문가의 도움을 받기 위해 상담 받으러 온 것이라고 말할 수도 있다. 환자들의 치료에 대한 기대는 임상가의 기대와 일치하지 않을 수 있기 때문에, 초기 면담 동안 면담가는 유연성 있고 능동적인 접근법을 취하는 것이 필요하다.

환자의 기대에 부응해주기 위해 치료는 수정이 가해져야 한다. 환자의 질문에 직접적인 답변을 해주고 환경적인 문제에 대해 실제적인 도움을 주며 약을 처방해 주는 등 이 모두가 신뢰적 관계의 발전을 촉진시켜준다. 차츰 임상가는 치료에 동참하고 있을 때 환자가 취해야 할 태도에 대해 설명해주면서 동시에 환자로서의 그의 역할에 관해 정의해주어야 한다. 치료가 도움이 될 것이지만 그러기 위해서는 시간이 필요하며 마술적인 치료법은 없다는 점을 지적해 주어야 한다. 이야기를 하는 것, 특히 환자의 감정이 표현되는 이야기를 함으로써 궁극적으로 환자의 행동을 변화시키는 것이 바로 정신치료의 작업이라는 개념을 이해시켜줄 수 있다. 자신의 가족에 대해 비판적인 감정을 느끼는 것에 대해 죄책감을 느끼는 환자들에게는 도움이 필요하다. 치료가 진행되어 감에 따라 환자는 보다 덜 구조화된 면담을 받아들일 수 있게 된다.

치료자가 자신의 생각의 틀을 환자의 수준으로 맞춘다면 환자의 경험에서는 생소할지도 모를 비유적 은유적 표현을 사용하지는 않을 것이다. 첫 번째 면담에서 과거 발달에 관한 소재에 집중하는 대신 현재 생활 상황에 관련된 간략한 통찰에 목표를 둔다면 임상가는 환자의 욕구를 더 많이 충족시켜주게 될 것이다.

치료자는 환자라는 역할을 수행할 의사가 없는 사람과 면담하는 것을 편안해하지 않는다. 하지만 이런 사람일수록 치료받고 싶은 욕구가 굉장히 클 수도 있다. 치료자들에게는 사고의 폭이 좁은 환자를 피하려는 경향이 있기 때문에 치료자는 치료 동기를 부정하는 환자의 말을 그대로 받아들이고 싶어지게 된다. 자기 성찰적인 사고를 해본 경험이 없고 친밀한 대인 관계에 익숙하지 않으며 많은 현실적인 문제로 고통 받고 있는 사람이 정신치료를 받지 않으려 하는 것은 어쩌면 당연한 일일 것이다. 처음부터 그가 필요로 하는 것은 약이나 환경의 조정이다. 임상가는 이러한 부분에서 많은 도움을 줄 수가 있으며 이렇게 함으로써 환자에게 커다란 공헌을 할 수 있다. 임상가는 직접 지시해주는 역할을 맡아야 하며 실제적인 조언을 해주어야 할 수도 있다. 치료 초기에는 과거에 대한 정신역동적 재구성에 바탕을 둔 지적 해석 intellectual interpretation은 거의 도움이 되지를 않는다; 이는 대개 치료자에게는 좌절을, 환자에게는 이질감을 가져다줄 뿐이다.

종료기 The Closing Phase

면담을 끝내기 전, 치료자는 환자에게 언제 다시 만나기를 원하는지 묻거나 또는 그냥 다음에 또 만나자고 말하기보다는, 다음 약속 시간을 확실하게 정해주는 것이 좋다. 여기까지는 환자가 의식적으로 의구심을 갖고서 치료를 계속 받을지 여부를 보류하고 있는 상태다; 환자는 자신의 기대, 문제에 대한 자신의 관점, 그리고 자신이 바라는 도움 등에 대해 이야기를 하였다. 환자에게 추가 질문을 하도록 몇 분 정도의 시간을 주어야 한다. 마지막으로 임상가는 환자에게 짧게 몇 가지를 언급해야 하는데, 이에는 문제점에 대해 자신이 이해한 바를 간단한 용어로 구조화시켜주는 것과 동시에 실제적인 치료적 접근에 대해 대강의 윤곽을 잡아주는 것 등이 포함된다.

치료자는 심리적으로 세련되지 못한 환자와 만날 때에는 능동적인 역할을 수행해야 하며, 이렇게 함으로써 환자의 능력이 어떤 수준이든 간에 이해가 가능해진다. 그렇다고 이것이 치료자가 치료적 중재 기법을 조언, 안심주기, 격려, 훈계 등만으로 제한해야 한다는 의미는 아니다. 치료자는 다른 환자의 경우와 똑같이 이런 환자에게도, 증상 형성에 있어서의 무의식적 과정의 역할에 대한 자신의 지식을 이용해야 한다. 정신역동적 정신치료에서는 궁극적으로 환자의 증상을 해소시키기 위해서 동일한 무의식적 갈등에 대한 훈습이 이루어져야만 한다. 예비적인 적극적 중재는 환자의 자아와 대처기술을 강화시켜 주며, 환자로 하여금 내적 갈등에 대한 해석을 받아들일 수 있게 해준다.

충실성 사이에서의 갈등 CONFLICT OF LOYALTY

면담가는 환자와 관계를 수립할 뿐만 아니라 불가피하게 다른 사람과도 관계를 가지며 그 충실성loyalty 사이에서 갈등이 일어날 수 있다. 정신보건전문가는 입원환자나 군인, 대학생 혹은 수감자 등과 같은 입소된 사람을 면담해달라는 요청을 받을 때가 흔히 있다. 어쩔 수 없이 면담가와 그 기관과의 실제적인 관계뿐 아니라 그것을 환자가 어떻게 받아들이느냐가 면담을 결정짓는 강력한 요인이 된다.

면담가는 실제로 누구를 위해 일하고 있는가? 비밀은 보장되는 것이며 그 한계는 어디까지인가? 환자를 대하는 입소기관의 태도에 면담이 어떤 영향을 미칠 수 있는가? 환자의 관심사와 면담가의 관심사가 일치할 때 면담은 성공적일 가능성이 가장 높다. 예를 들어 자살시도를 한 대학 신입생을 평가하는 대학상담소 소속 정신과의사는 건강관리체계의 중요한 구성원이 됨과 동시에 그 학생이 앞으로 학교생활을 계속하는 데 있어 위협요소가 될 수도 있다. 대개 면담 초반부에 지금 처한 상황에 대해 어떻게 이해하고 있는지를 환자에게 물은 뒤 그 현실적 상황에 대해 명료하게 해주는 것이 가장 바람직하다. 입소라는 특수성으로 인해 전형적인 임상적 경계선에는 한계가 있을 수 있다는 점, 즉 예를 들어 보고체계, 비밀보장의 한계 그리고 면담으로 인해 원치 않은 결과가 초래될 가능성 등에 대해 면담가가 직접적으로 관심을 가져주고 이러한 한계점을 축소하거나 부정하거나 얼버무리려하기보다는 이에 대해 오히려 강조해주는 것이 환자를 더욱 편안하게 해준다.

장애인 DISABILITY

장애는 정체성에 있어서 또 하나의 중요한 측면으로, 장애를 갖고 있는 환자는 특수한 하위문화의 일원이 되기도 한다. 청력상실은 언어와 의사소통에 영향을 준다; 휠체어 사용은 면담을 할 때의 물리적 상황과 화장실 사용 등에 영향을 준다. 면담가가 이러한 실제적인 문제들을 알아주고 이해해주는 것이 중요한데, 그렇지 않은 경우 환자는 자신의 불편사항이 적절히 배려 받지 못했거나 무시당했다고 느낄 수 있다. 또한 장애인들은 자신을 장애를 가진 사람으로만 간주하는 태도에 대해서도 언짢아한다는 점을 면담가가 이해하는 것이 필요하다. 이들은 “맹인”, “귀머거리”, “장애인”이 아니라 뜻하지 않게 눈이 멀고 귀가 먹고 휠체어 신세를 지게 된 사람들이다. 말하자면 이러한 차이점에 강조를 두는 “불구”와 같은 용어는 종종 불쾌감을 주며, 이에 반해 적응적인 측면을 강조해주는 표현이 더 바람직하다. 이들은 “휠체어 신세를 지고 있다”기보다는 “거동하기 위해 휠체어를 사용하고” 있는 것이며, “장애가 있다”기보다는 “다른 방식으로 적응하고 있다”고 할 수 있다. 이와 유사하게 면담가는 장애가 생활에 어떤 지장을 주고 있는가보다는 환자가 장애에 어떻게 적응하고 있는가에 대해 알아보아야 한다. 예를 들어 “돌아다니는 데에 어려움이 있겠다”고 말하기보다는 “거동하기 위해 어떻게 하는지” 물어보아야 한다. 장애로 인해 생활이 지장 받는 사람으로보다는 어려움에 대처해나가는 사람으로서의 환자의 정체성에 강조를 두어야 한다. 뛰어난 학문적 업적을 쌓은 한 남자가 노년기에 사지마비가 되는 심한 장애를 입게 되었다. 그의 동료들은 그에게 연락을 취하고, 특히 사회행사 등에 그를 초대하려고 하였다. 하지만 칵테일파티에서 사람들이 그와 이야기를 나누려고 건너올 때마다 그들은 "불편"해 했고 사람들이 지나가기 위해서는 누군가가 그를 이동시켜주어야만 했던 것에 그는 괴로워하였다. 자신이 "장애물"이 된다는 기분을 느끼고 싶지 않아 그는 일부러 거만하게 행동함으로써 동료들과 거리를 두려하였다. 이는 장애만큼이나 성격적인 문제이기도 하다는 사실을 면담가는 알아차렸고 이에 모임에 참석하는 것을 영광으로 생각하는 대학원생 한명을 데리고 다니며 도움을 받음으로써 동료들에게 더 이상 "불편"을 주지 않도록 해보는 것이 어떤지 환자에게 제안하였다.

나이 AGE

환자가 면담가보다 훨씬 나이가 적을 수도 아니면 많을 수도 있다. 대개 이러한 점이 특별한 문제가 되진 않지만, 연령 상 극단에 해당하는 경우에는 특히 어려움이 있을 수 있다. 대개 청소년들은 자신이 십대 문화에 소속되어 있으며 면담가가 속해있는 기성세대의 지배문화와는 서로 상충된다고 느끼곤 한다. 면담가는 이러한 차이점에 대해 알고 있어야 하며, 관심을 가져줌에 있이 기성-청소년기pseudo adolescent라고 "무시"해버리지 않도록 그리고 기성세계와 관계를 맺는 청소년들의 가치관과 태도를 인정하지 않는 듯이 말하지 않도록 하여야 한다. 청소년 환자가 자신이 좋아하는 가수에 대해 이야기를 하면, 그 가수의 음악이 왜 좋은지, 이런 점이 자기 자신에 관한 환자의 시각을 어떻게 설명해주고 있는지, 그리고 이러한 유행을 친구들과 함께 공유하고 있는지 등에 대해 알아보는 것이 좋다.

연령 상 양 극단 중 어디에 해당하느냐에 따라 문제는 달라진다. 노인 환자들은 경험이 많으며 면담가의 경험이 부족하지나 않을까 우려한다. 아망을 갖고 자녀를 키우며 증대된 힘과 책임감에 적응하면서 살아온 인생이 이제는 은퇴와 병환, 자녀에게 의존적이 되어버림 그리고 동시대를 살았던 배우자와 친구의 죽음 등으로 대치된다. 다시 한 번 면담가는 자신의 뜻에 따라 가꾸어온 환자의 삶과 그리고 그의 운명을 결정짓는 데 있어 환자의 성격이 미친 역할 등에 관심을 가져보아야 한다.

노인 환자를 보는 동안 면담가는 자신의 늙어감과 죽음에 대해 두려움을 느끼는 역전이를 경험하기도 하며, 이로 인해 대개 표면상에서 멀리 떨어져 있지 않은 이러한 문제들에 대한 환자의 느낌을 탐색하기 꺼려지게 된다. 노인 환자를 대할 때 흔히 일어나는 또 다른 역전이 문제는 환자를 부모상 인물parental figure로 바라보면서 면담가가 무의식적으로 자신의 부모의 심리적 특성을 환자에게 부과하는 경우로, 특히 성장하는 동안 그 부모와 임상가 사이에서 갈등이 일어났던 경우에 특히 그러하다. 장애를 가진 환자의 경우에서 논의되었던 낙인이라는 문제의 많은 점들이 노인에서도 그대로 적용되는데, 노인 역시 자신이 늙은이로 분류되는 것을 달가워하지 않는다. 대부분의 사람들에게 있어 "늙는다"는 것은 어려운 문제이지만 삶에 있어 상당히 넓은 기간에 걸쳐 매우 다른 형태를 띤다. 십대들에게 있어 "늙은이"란 나이가 많은 사람 혹은 자신의 부모보다 늙은 사람을 의미한다. 우리는 모두 각자 *노인*에 대한 자신만의 정의를 갖고 있다. 우리 나이대의 사람들에게 노인이라는 단어는 병약해졌다는 의미 혹은 자신 스스로를 더 이상 돌보지 못하는 사람을 뜻하는 경향이 크다.

가장 흔한 역전이 문제 중 하나는 건강한 노인들 역시 여전히 성적인 욕구sexual need를 갖고 있다는 사실을 면담가가 제대로 이해하지 못하는 경우이다. 노인들도 성생활을 즐긴다. 성기능sexual performance이 떨어질 때도 있어 이것이 노인에게 걱정거리가 되기도 하지만, 아무리 크게 고민이 되더라도 이런 문제에 대해 이야기하는 것을 노인들은 꺼려하곤 한다. 노인 환자의 성생활에 대해 민감하게 알아보는 것은 면담에 있어서 중요한 부분이 되어야 한다. 많은 노인들이 적극적으로 성생활을 즐기고 있으며 이를 통해 여전히 만족감을 느낀다. 노인에게 있어 성은 더 이상 중요하지 않다는 그릇된 믿음을 면담가가 갖는 것은 흔한 역전이이다. 성욕, 성적 환상, 성적 활동 등은 인생사 전체에 걸쳐 지속적으로 이어진다.

문화, 사회계층, 학력이 다른 환자의 경우에서와 마찬가지로 노인환자를 대할 때 역시 그의 생활상황에 대해 면담가가 미리 알 필요까지는 없지만, 생활에 대해 환자가 이야기할 수 있도록 도와주고 그렇게 함으로써 자신의 정체성에 있어서 환자가 간직하고 있는 자존심을 지지해주는 것이 바람직하다. 이는 특히 은퇴에 관한 문제에서 그러하다.

은퇴는 복잡한 사회적, 의료적, 심리적 문제들을 드러내며 이는 면담가에게 하나의 당면 과제가 된다. 나이 든 부인들이 하는 농담으로 "좋든 싫든 결혼이란 그냥 점심 식사하는 것과는 다르지."라는 말이 있다. 다음이 좋은 예이다.

> 환자의 남편은 대기업에서 이사로 재직하다가 최근에 정년퇴임을 하였다. 그들의 결혼생활은 전반적으로 좋았다; 아이와 손자들을 키웠으며 이를 즐거워하였다. 남편은 차츰 직장에서 사소한 일까지 신경 쓰려 하였으며 은퇴를 하게 되자 지금껏 완전히 무시해오던 집안 설거지를 도맡으려 하였다. 환자는 남편에게 부엌일은 자신의 일이니 그냥 "나가 있어 달라"고 요구하였다. 이제 남편은 더 이상 어느 누구의 상사도 아니었기에 곧 둘 사이에는 힘겨루기기가 시작되었다.
>
> 몇 차례의 면담을 통해 상황을 이야기들은 면담가는 그렇게 성공을 했던 남자가 더 이상 책임지고 할 일이 아무것도 없게 된 상황에 처했음을 느끼게 되는 것은 슬픈 일

이라고 설명해주었다. 환자는 "저는 그런 식으로 생각해보질 않았어요. 앞으로 남편이 제 상사 노릇을 해야 한다는 뜻으로 말씀하시는 것이 아니었으면 해요."라고 말했다. "그건 절대 아닙니다."라고 치료자는 대답했다. "부인께서 하셔야 할 일은 그 일을 차츰 남편 분께 넘기는 것입니다; 부인의 살림이 못마땅해서 남편께서 설거지를 도맡으려 하는 것은 아니라는 점을 아셔야 합니다." 그렇게 하는 것이 남편으로 하여금 자신은 아직 쓸모가 있는 사람이라고 느끼면서 긍정적인 강화를 받을 수 있는, 현재의 상황에 맞는 대안이 될 수 있다고 환자도 생각하게 되었다. 남편은 부인의 도움으로 은퇴로 인한 빈자리를 어느 정도 채울 수 있었으며, 생활의 공허함을 달래줄 수 있는 다른 즐거운 방법을 찾아보도록 두 분이 함께 노력하라고 면담가는 제안하였다.

우리가 보았던 또 다른 한 환자는 최근에 기억력이 급격히 떨어졌다는 이유로 조기에 퇴직을 강요받은 사람이었다. 정신과의사는 환자의 의학적 병력에 대해 자세하게 조사하면서 그가 복용하고 있는 모든 약에 대해서도 살펴보았다. 환자는 6개월 전부터 Tenormin이라는 심장약을 복용해오고 있다고 말했다. 환자가 있는 앞에서 정신과의사는 *의사용 의약품편람Physicians' Desk Reference*을 살펴본 뒤 그 약이 치매와 유사한 상태를 일으킬 수 있다는 사실을 알아내었다. 그 부분을 환자에게 읽어준 뒤 환자의 부인에게 전화를 걸어 상황을 설명해주면서 그 약을 갑자기 중단할 경우의 위험성과 조속히 담당 심장전문의의 진료를 받는 것이 중요하다는 점을 알려주어도 되는지 동의를 구했다. 다행히 그 진단은 정확했으며 좋은 결말이 지어졌다.

은퇴 후 생활이 성공적일지를 가장 잘 예측해주는 요인으로는 함께 시간을 보낼 사랑하는 사람이 있는지, 건강상태가 좋은지, 경제적으로 안정되어 있는지, 적절한 취미가 있는지 그리고 은퇴하기 전에 직업 외의 관심사가 있었는지 등이 포함된다. 은퇴라는 부분에 있어서 환자가 그냥 "괜찮다" 혹은 "좋다"라고 뭉뚱그려 대답하더라도 좀 더 정확하게 예를 들면서 각각에 대해 알아보는 것이 좋다. 환자의 새로운 삶과 과거와의 연관성에 대해 면담가가 진심어린 관심을 갖고 물어봐줄 때 이런 질문들은 가장 생산적일 수 있다. "남는 시간에는 무엇을 하세요?"; "한 주간의 일상에 대해 설명해주십시오."; "옛 직장이 그리우신가요? 예전 동료들과 계속 연락하며 지내시나요?"; "우울하거나 지루할 때가 있으세요?"; "하루에 텔레비전을 얼마나 보세요?"; "운동으로는 어떤 것을 하시나요?" 등과 같은 질문이 유용하다. 자녀, 손자손녀, 배우자, 그리고 다른 가족 등에 대한 질문들 또한 생산적이다.

과거의 삶에 대한 환자의 만족도를 알아보는 질문들이 도움이 될 수 있다. "다시 태어나신다면 삶은 어떻게 달라질까요?" 혹은 "인생에 있어서 어떤 부분을 가장 자랑스럽고 만족해하시나요?"와 같은 질문은 환자의 감정생활 속으로 들어가 보는 통로가 될 수 있다. 환자가 전혀 생각해보지 않았다거나 혹은 달라질 것은 없을 것 같다고 대답하는 경우 면담가는 조용히 기다리면서 다음에 환자가 무슨 이야기를 꺼내는지 기다려볼 수 있는데, 이후의 이야기가 임상가의 질문에 의해 촉발된 무의식적 느낌에 대해 알려줄 수도 있기 때문이다.

마지막으로 노인 환자들도 자주 정신치료에 반응을 보이며 이를 통해 알게 된 통찰을 생산적으로 사용하곤 한다.

성적 지남력 SEXUAL ORIENTATION

1980년 정신과 전문가들은 정신병리 용어집에서 동생애를 공식적으로 삭제하였는데, 그 이유는 이 용어가 또 하나의 사회적 편견을 드러내는 것 그 이상도 이하도 아니라고 판단했기 때문이었다. 이러한 편견으로 인해 수많은 사람들이 받았던 심리적 악영향은 상당하였다. 동성애혐오증homophobia 그러고 이성애가 도덕적으로 우월하다는, 즉 *이성애주의 heterosexism*라고 불리는 믿음으로부터 이러한 편견이 생겨났다. 이러한 많은 부정적인 믿음들은 인종차별 같은 다른 편견들과 유사하다. 그 결과 오랜 세월 동안 동성애자들은 자신의 성적 지남력을 숨겨오면서 수치심과 죄책감을 느껴왔다. 더욱이 많은 동성애자 환자들이 자신의 진짜 성적 지남력 때문에 고통스러운 아동기를 보내며 살아왔다. 인종차별을 경험한 소수민족 환자들의 경우에서처럼 면담가는 동성애자 환자들이 은연중에 혹은 노골적으로 받아온 편견의 영향에 대해 민감하여야 하며 면담 동안 이런 문제에 대해 조심스럽게 탐색해 보아야 한다.

전이와 역전이 Transference and Countertransference

현재까지도 이어지고 있는 차별의 세월 동안 정신보건전문가 집단이 이러한 차별을 부추기는 데 앞장 선 결과 많은 동성애자 환자들이 정신과에서 면담 받는 것을 꺼려하게 되었다. 과거에 많은 정신과의사들과 정신보건전문가들이 이런 식으로 동성애를 병적인 것으로 간주했다는 사실은 동성애자 사회에서 잘 알려져 있다. 따라서 임상가의 성적 지남력이 어떠한 것이든 첫 면담에서 동성애자 환자들이 느끼는 불편감에 대해 알아주는 것이 바람직하다. 동성애자 환자들이 던지는 "선생님의 경력과 성향은 어떻게 되세요?"같은 질문은 종종 동성애에 대한 임상가의 태도에 대해 환자가 속으로 걱정하고 있음을 시사한다. 면담가는 공감적인 태도로 "자신의 문제를 풀어나가는데 있어 저와 함께 하는 것이 편할지 알고 싶으신 거네요. 그런 점에 있어서 동성애에 대해 제가 어떻게 생각하는지 걱정하고 계신 것은 아닌지 궁금하네요."라고 대답해줄 수 있다. 대개 동성애자 환자는 동성애를 근본적으로 병적인 것이라고 믿고 있는 임상가의 손에 자기 자신을 맡기는 것을 두려워하고 있음을 확실히 느끼게 될 것이다.

동성애자 환자와의 첫 면담에서 환자의 문제가 동성애와 직접적으로 연관된 것인지를 확실히해두는 것이 중요하다. 많은 환자들에서 동성애자라는 사실 자체가 갈등을 일으키는 것은 아니곤 하며, 이때 이들은 대인관계 상의 문제들; 결혼과 자녀, 가족의 구성 등과 관련된 갈등; 혹은 직장에서의 문제 등을 말할 뿐 자신의 성적 지남력에 대한 걱정을 문제 삼지는 않는다. 하지만 일부 동성애자 환자들은 처음에 자신의 성적 지남력을 바꾸길 바라거나 혹은 양성애적 지남력을 이성애적인 것으로 변화시키길 희망하며 도움을 찾는다. 여성과는 몇 차례 깊은 사랑에 빠져본 적이 있지만 남자와는 그래 본 적이 없는 여자 환자 한명이 첫 면담에서 자신의 성적 정체성에 대해 혼란스럽다는 이야기를 털어놓았다: "제가 동성애자인지 정말 모르겠어요. 그리고 제가 동성애자라면 제가 그렇게 되고 싶어 하는 것인지 아닌지도 모르겠어요." 뒤이어 동성애자임을 밝혔을 때 부모님이 보였던 반응에 그녀는 매우 놀랐었다는 이야기를 하였다. "부모님은 저한테 말도 붙이려 하지 않으셨어요. 견디기가 너무 힘들었어요." 그녀가 동성애에 대해 고민하고 있는 부분을 이해함으로써 심리적으로 보다 자유로워지도록 하는 것이 함께 풀어가야 할 과제이지, 임상가가 환자의 성향을 어느 한쪽으로 몰라가는 것이 목적은 아니라는 점을 임상가는 명확히 해주었다. 일부 동성애자 환자들은 동성애에 대한 사회적 반감을 그대로 내면화한 결과 자기 자신을 그렇게 바라보게 되어 성적 지남력에 대한 갈등은 더욱 깊어진다. 이러한 내적 "동성애혐오증"에 대해 솔직히 털어놓고 이야기하는 것이 많은 동성애자 환자들을 편안하게 해준다.

동성애자 환자와 면담을 할 때의 문제점은 사회적 문화적으로 다른 집단의 구성원과 면담할 때의 경우와 유사하다. 환자는 자신의 개인적 세상에 대해서는 매우 익숙해져있는 사람이다; 임상가가 편견을 갖지 않고 관심과 호기심을 가져줌으로써 지금까지 환자가 세상에 어떻게 적응해 왔으며 그가 구체적으로 어떤 어려움들을 겪었었는지를 알아낼 수 있다. 환자의 성에 대해 부모와 형제들이 보였던 태도, "동성애자임을 밝히는 것coming out"에 대한 갈등, 그리고 편견과 차별의 경험 등으로 인해 성장하는 동안 어떤 고비를 겪었는지가 중요할 수 있다. 동성애에서의 성관계는 적어도 이성애에서의 성관계만큼이나 복잡하고 다양하여 성경험의 과거력에는 상대방의 성별 그 이상의 것들이 포함되는데, 여기에는 누가 누구에게 무엇을 했는지, 어떤 환상을 갖고 있었는지, 그 행동에 대해 어떤 불안을 느꼈는지, 어떤 즐거움이 있었는지, 상대방에게 어떤 배려를 해주었는지, 결과에 대해 어떤 점을 걱정했는지 그리고 사전에 어떻게 조심했는지 등이 해당된다. 불행히도 동성애자 사회는 AIDS 유행에 특히 취약했었으며 따라서 대부분의 동성애자 환자와 면담을 할 때에는 AIDS가 이들의 생활에 어떠한 영향을 미쳤는지에 대한 논의가 포함되어야 한다.

동성애자 임상가와 동성애자 환자 The Gay Clinician and the Gay Patient

동성애자 임상가가 동성애자 환자와 첫 대면을 할 때에는 다음 몇 가지 상황에 맞닥뜨릴 수 있다. 첫 번째로 환자는 의뢰한 임상가나 다른 의뢰인으로부터 직접적으로 임상가가 동성애자라는 이야기를 들었을 수가 있다. 둘째로 환자가 동성애자인 임상가에게 의뢰를 해달라고 요청을 하였지만 그 임상가가 자신의 바라던 바에 맞는지 확신하지는 못하는 경우이다. 셋째로 의뢰한 임상가가 동성애자 임상가에게 환자를 의뢰하면서 임상가가 동성애자라는 사실을 알리지 않은 경우이다. 마지막으로 의뢰인이 실제로 환자에게는 어떻게 이야기했는지를 임상가에게 알릴수도 혹은 알리지 않을 수도 있다. 그러므로 다른 임상 상황의 경우와 마찬가지로 동성애자 환자를 맞는 첫 시간에는 환자가 어떻게 해서 상담을 받으러 왔는지, 임상가에게 어떤 것을 바라는지, 의뢰할 때 임상가에 대해 어떻게 이야기 들었는지 그리고 여러 임상가를 추천받은 경우 지금의 임상가를 선택한 이유는 무엇인지 등을 알아보아야 한다.

임상가가 동성애자라는 사실을 환자가 들어서 알고 있는 경우, "임상가가 동성애자라면 어떤 점에서 도움이 될 것이라고 생각하셨어요?"라고 물어보는 것은 환자가 무엇을 걱정하고 있는지를 알아보는 데 유용하며 또한 동성애자 임상가라는 의미가 환자에게 어떤 환상적인 요소를 갖고 있는지를 알려준다. "제 성생활에 관해 이야기하기가 더 편할 것 같아서요." 혹은 "동성애 문화에 대해 일일이 설명하고 싶지는 않았거든요." 혹은 "저에 대해 비판적이지 않으실 거라고 생각했어요."와 같은 답변을 임상가는 주의 깊게 살펴보아야 하는데, 왜냐하면 이것이 환자가 우려하고 어려워하는 부분을 처음으로 표현한 것이거나 혹은 초기 전이 경향을 뜻하는 것일 수 있으며 따라서 치료 후반부에 유용하게 사용될 수 있기 때문이다.

예를 들어 일일이 설명하고 싶지 않다거나 임상가와 공통되는 점이 많기를 바란다고 말하는 환자의 말은 어떤 구체적인 방식에 있어서 옳은 것일 수 있는데, 왜냐하면 동성애자 임상가는 동성애 문화에서 중요한 장소가 어디이고 유명한 사람은 누구인지 등을 이미 알고 있기 때문이다. 그러나 이해할 수 있기는 하지만, 환자 역시도 동성애자 임상가가 당연히 이성애자 치료자보다 이야기하기에 더 편하고 공통점이 많을 것이라는 잘못된 생각을 하고 있을 수 있다. 예를 들어 마흔 살 가량 된 레즈비언 임상가로부터 치료를 받고 있던 20대 레즈비언 환자는 임상가가 시내에 새로 생긴 동성애자 전용 술집을 모른다는 사실에 실망하였는데, 이에 대해 오히려 임상가는 실제로 자신은 애들을 돌보고 대출금 갚을 것을 걱정하고 있을 시간에 환자의 생각에는 자신이 천박하게 술집이나 들락거리는 여자로 생각되었다는 사실이 더 당혹스러웠다. 두 사람이 모두 레즈비언이라는 사실보다 환자와 임상가 사이에 세대차이가 존재한다는 점이 더 중요해 보였다.

서로 공통점이 있을 것이라고 환자들이 흔히 생각하는 또 다른 추측은 임상가 역시도 살아오는 동안 자신과 비슷한 어려움과 경험들을 겪었을 것이라고 짐작하는 것이다. 스스로를 남자답지 못하다고 생각한 왜소한 체구의 한 남성 동성애자 환자는 남성 동성애자 임상가의 모습이 근육질에 체구가 좋다는 사실에 실망을 하였는데, 환자는 동성애자 임상가로 해달라고 요청했을 때 임상가 역시도 자신처럼 어렸을 적에 계집애라는 놀림과 괴롭힘을 당한 사람일 것이라고 상상했기 때문이었다. 아이러니컬하게도 임상가 역시도 어렸을 적에 환자와 비슷한 경험을 했었으며, 이 때문에 어른이 되면서 보디빌딩에 관심을 갖게 된 것이었으나 환자는 임상가의 겉모습만 보고는 그렇지 않았을 것이라고 추측한 것이었다. 치료 초반부에 이러한 추측에 대해 초점을 맞춰 알아봄으로써 환자로 하여금 자신의 내적 세계에 대해 탐색해 보도록 해주는 계기가 될 수 있었다.

환자가 동성애자 임상가로 해달라고 요청한 경우에서조차도 환자는 실제로 동성애자 임상가를 배정받게 되는 것에 대해 양가적일 수 있다. 자신에게 내재되어 있는 동성애 혐오증 때문에 환자는 동성애자 임상가가 상처받은 사람이거나 심리적으로 건강하지 못한 사람일까 봐 우려할 수도 있다. 임상가가 동성애자라는 사실을 알고 있는 환자를 대할 때 이렇게 될 가능성에 대한 초기 대처법은 치료자의 동성애적 지남력이 어떤 식으로 해서 도움이 될 것이라고 생각했는지 질문하면서 "저 역시 동성애자라는 점 때문에 당신을 돕는 데 있어 미흡할 지도 모른다고 생각하신 부분이 있나요?"라고 묻는 것이다. 이런 식의 방법은 치료 시간 동안 복잡하고 갈등이 얽혀 있는 소재에 대해 다뤄줄 때 서로 공평해질 수 있는 길을 제공해 준다. 또한 이런 방법은 환자가 갖고 있는 갈등과 똑같은 부분에 대해 치료자가 맹점을 보일 가능성이 있음을 보여줄 수 있다.

임상가의 어떤 중요한 개인적 측면에 대해 환자가 알게 되는 다른 대부분의 상황들과 마찬가지로 임상가의 성적 지남력에 알게 되었을 때 환자들은 종종 임상가가 현재 사귀는 사람이 있는지, 자녀는 있는지, 그리고 "커밍아웃"과 같은 어려운 문제들을 어떻게 극복했는지 등과 같은 추가적인 질문들을 하게 된다. 다른 개인적인 정보의 경우와 마찬가지로 이런 질문을 하는 의미에 대해 분석을 해보아야 하며, 임상가는 신료 외의 생활에 관한 개인적인 정보를 알려줄 때에는 항상 신중해야 한다.

임상가가 동성애자라는 사실을 치료를 시작할 때부터 이미 환자가 알고 있다고 해서 환자가 나중에 임상가가가 이성애자라는 환상을 갖게 되거나 혹은 심지어 그렇다고 믿게 될 가능성이 완전히 사라지는 것은 아니다. 한 남성 동성애자 환자는 자신의 여성 동성애자 치료자가 "치료"를 받고는 남성과 관계를 가지기 시작했다고 믿었다. 환자가 이렇게 생각하게 된 이유는 치료자가 결혼반지를 끼기 시작하더니 얼마 후 임신을 하였기 때문이었다. 또한 환자는 치료자의 발걸음이 가벼워지면서 남자 같은 인상이 덜해졌다고 느꼈다. 이런 느낌과 더불어 환자는 자신이 여성적으로 덜 매력적이 된 듯이 느껴졌으며 동시에 치료자의 임신은 치료자가 아이를 가질 수도 있다는 사실을 일깨워주었다. 이런 점들로 인해 환자는 아이를 가질 수 있는 치료자에 대해 부러움을 느꼈으며 다른 한편으로는 내재화되어있던 동성애 혐오증이라는 감정이 더욱 심해져 치료자가 그 자녀를 동성애자 가정에서 자라도록 "만드는" 것은 부당하다는 불편한 감정을 느끼게 되었다.

환자가 임상가의 성적 지남력에 대해 모른 채로 진료를 시작한 경우, 환자가 직접적으로 "혹시 동성애자세요?"라고 물어올 수도 있다. 이상적으로는 그 질문에 대답을 해주기에 앞서 어떤 대답이냐에 따라 환자가 이를 어떻게 받아들일지에 대해 먼저 알아보는 것이 좋지만, 첫 면담에서 힘겨루기를 피하는 것만큼이나 치료적 동맹을 수립하고 유지하는 것 또한 중요하기 때문에 간략하게 "예" 혹은 "아니오"라고 대답해줄 수도 있다. 그 중간 정도의 태도로 임상가가 "답변해드리긴 하겠습니다만, 먼저 그 문제가 당신께 어떤 의미가 있는지에 대해서부터 알아보는 것이 좋을 것 같습니다."라고 말해줄 수도 있다. 다른 환자들은 궁금하긴 하지만 직접 물어보기엔 쑥스러워 동성애자인지를 알아볼 수 있는 다른 방법들을 시도해보기도 한다. 한 동성애자 환자는 첫 면담에서 동성애자들이 즐겨 찾는 지역의 유명한 클럽에 대해 이야기하면서 임상가가 그곳을 아는지 살펴봄으로써 그가 동성애자인지를 짐작해보려 하였다. 이는 환자가 전형적인 동성애자는 어떨 것이라고 생각하고 있는지를 자세히 알아볼 수 있는 기회가 되었다. 임상가가 동성애자인지를 알아보기 위해 환자가 어떤 행동을 하는지 살펴보는 것은 환자가 갖고 있는 동성애자로서의 자기 자신에 대한 표상representation의 중요한 측면에 대해 자세히 알아보는 시발점이 될 수 있다. 다시 한 번 자신에 대한 의문self-inquiry의 과정에 치료자를 개입시키려는 환자의 초기 행동은 치료자가 접근해야 할 초석이 되어야 한다.

치료를 시작하기에 앞서 상당히 오랜 시간 동안 치료자 또한 동성애자일지도 모른다는 가능성에 매달려있는 환자들도 있다. 이런 행동은 때로는 색정적인 감정을 느끼지 않으려는 시도일 뿐 아니라 치료자에게 끌리고 싶다는 소망과 두려움 때문이곤 하다. 또 다른 경우에선 환자에게 내재되어있던 반동성애적 편견이 너무나도 강렬한 나머지 치료 초반에 치료자가 동성애자라는 사실을 알고 난 뒤 환자가 치료자를 평가절하 하여 치료가 불가능해지기도 한다. 이런 경우엔 이러한 문제들에 대한 탐색을 통해 그 강렬함을 줄이고 난 다음에서야 비로소 환자는 치료자가 동성애자인지 여부에 대해 궁금해 하게 된다. 어떤 강력한 힘에 의해 환자가 치료자의 성적 지남력에 대해 궁금해 하지 않게 되는 이러한 상황들은 경험이 없는 동성애자 치료자에게는 어려운 문제가 될 수 있는데, 이때 치료자는 자신의 불안감이나 호기심으로 말미암아 환자에게 자신의 성적 지남력에 대해 알려주고 싶어지거나 또는 환자에게 왜 그것을 궁금해 하지 않는지 따져 묻게 되기도 한다. 많은 동성애자 치료자들에게 있어서, 환자에게 알려지지 않은 익명의 존재가 된다는 사실은 어렸을 적에 주변사람들 모르게 보이지 않게 은밀히 경험했던 기억들이 다시 떠오르는 상황처럼 느껴진다. 하지만 자신이 무엇 때문에 이토록 강렬하게 환자에게 자신의 성적 지남력에 대해 말해주고 싶은지를 이해하고 견뎌내는 것은 동성애자 임상가에게 있어 역전이를 관리하고 자기-분석을 실행하는 데 핵심적으로 중요한 부분이다.

미국 내 다른 소수집단의 구성원들처럼 동성애자들은 사회적 변혁의 한 가운데에 살고 있다. 이들은 적극적인 참여자가 되기도 하고 혹은 완전히 무관심해지기도 하지만 이러한 변혁을 인지하고 선택하는 것을 피할 수는 없다. 판단이나 인정, 비난, 설득하는 것 없이 이러한 문제들에 대해 탐색하면서 환자가 삶의 선택사항 사이에서 이 문제에 대해 어떻게 접근을 하고 선택하느냐에 관심을 가져주는 것에서 면담가의 능력이 드러난다.

결론 CONCLUSION

"남들과 다르다different"는 것은 흔히 겪는 경험으로, 이에 대해 알아주고 탐색을 하고 다름이 존재한다는 사실과 그 보편성을 인정해주며 환자가 이에 대해 어떻게 대처해나가고 있는지를 이해해줌으로써 임상 면담은 더욱 풍요로워질 수 있다. 이렇게 하는 데 있어 면담가는 몇 가지 흔한 함정을 조심해야 한다: 첫째로 다름이 존재하지 않는다는 듯이 행동하는 것이다 – 즉, 세상에는 편견도, 차별도, 사회문화적 갈등도 존재하지 않으며 환자가 다름을 느끼는 것은 병적인 것일 뿐이라고 생각하는 것이다; 둘째로 다름을 간과하는 것이다 – 환자가 겪은 "다름"의 경험에 대해 질문하지 않은 채로 면담을 진행하는 것이다; 셋째로 다름의 문제에만 초점을 맞추다보니 환자를 어떤 소수집단에 속한 고유한 존재로 바라보는 것이 아니라 그 집단의 표본적인 혹은 전형적인 인물로 간주하게 되는 것이다. 면담가가 성공적이라면 그는 성공적인 면담을 이끌어 낼 수 있을 뿐만 아니라 자신이 경험해보지 못했던 세계의 어떤 측면들에 대해 배워나가게 될 것이다.

제4부 | PART Ⅳ

면담에 영향을 미치는 기술적 요소

TECHNICAL FACTORS AFFECTING THE INTERVIEW

20장

기록 작성과 정신과 면담

NOTE TAKING AND THE PSYCHIATRIC INTERVIEW

이번 장에서는 첫 면담과 이후의 치료 과정 동안 수기로 기록을 작성하는 문제에 대해 논의할 것이다. 이러한 수기 기록written record은 지도감독과 교육을 하는 데 있어서 매우 유용한데 어느 정도 표준화된 규준에 맞춰 구성이 이루어지는 과거력history과는 다르게 이러한 기록은 임상가-환자 간의 관계가 펼쳐져 나아가는 과정을 그대로 보여주기 때문이다.

초심자들은 종종 어떻게 기록을 작성하는 것이 가장 적합한지를 놓고 경험이 많은 정신과 의사들 사이에서조차도 서로 의견이 상당히 다르다는 점에 매우 당혹스러워한다. 초심자에게 주어지는 조언들도 매우 다양하다. 기록은 종종 지도감독자의 제안에 의해 작성되기 때문에, 이는 면담 상황에 제 3자가 개입된다는 것을 의미하게 된다. 이러한 점이 환자나 면담가를 곤혹스럽게 만들 수 있다. 그러므로 기록 작성에 대한 논의를 할 때에는 지도감독자와의 관계에 대해서도 고려를 해야 한다. 어떤 지독 감독자들은 절대로 기록을 하지 말고 대신 환자의 이야기에 완전히 집중을 한 뒤 그 이야기에 대한 회상은 기억에 맡기도록 권한다. 이와는 정반대로 "환자의 이야기를 그대로 받아 적도록verbatim note" 권유하는 지도감독자들도 있다. 초심자들은 항상 녹취록verbatim의 정의에 대해 혼란스러워 하면서도, 좋은 지도를 받으려는 생각에 자신과 환자가 말한 모든 이야기들을 다 기록하기 위해 정신없이 글을 받아 적는다. 어떤 한 지도감독자가 각각의 제자들마다 다르게 또는 한 제자에게 각각의 환자마다 다르게 혹은 수련의 시기마다 달리 접근하는 등 일관성이 없어 보일 수도 있다. 이러한 복잡한 문제를 이해하기 위해서는 몇 가지 기본적인 원칙들을 수립해 놓을 필요가 있다.

모든 면담가들은 환자의 이야기를 듣는 동안 머릿속으로 기록을 남겨두고 있다. 면담가로서의 기술을 향상시키기 위한 기본적인 과제 중 하나가 바로 겉으로 드러나는 이야기의 내용뿐 아니라 그 속에 내포된 의미까지도 파악하여 기억해두는 것이다. 동시에 면담가는 환자의 행동과 정서 반응 그리고 환자에 대한 자신의 반응 등을 관찰해야 한다. 더군다나 면담가는 환자의 특정한 동작이나 정서 반응과 특정 소재 간의 관련성을 주시해야 한다. 지도감독자는 환자의 연상 사이에서 "실낱같은 단서"나 무의식상의 연결고리를 찾아내라고 말한다. 또한 면담에 대해 보고를 할 때 면담가는 자신이 환자에게 했던 모든 이야기와 언급, 질문, 해석, 제안, 조언, 어감 등을 기억해낼 수 있어야 한다. 이렇게 하는 것은 불가능하기 때문에 절충안이 필요한 것이다.

면담가가 느끼는 압박감은 위에서 말한 내용 중 한두 가지에만 집중을 함으로써 줄어들 수 있다. 일부는 환자의 과거사적 자료를 강조하는데 반해, 다른 이들은 면담가와 환자 사이에서 발생하는 대인관계 과정에 주의를 집중시킨다. 과거력을 중요시하는 지도감독자일수록 면담을 진행하는 동안에 기록을 작성하기를 요구하며, 대개 환자에 관한 자료들을 이야기되는 순서에 따라 정확히 기록하기를 원하곤 한다. 대인관계 과정을 강조하는 이들은, 기록을 면담 도중에 하든지 면담 후에 하든지 상관없이, 면담가가 한 이야기에 대해 적도록 권한다. 따라서 기록 작성은 광범위한 의문 사항이다: 면담가와 지도감독자는 면담의 어떤 부분에 주의를 집중시키게 되는가?

이 장에서는 보다 좁은 범위의 주제에만 집중을 하여, 어떤 종류의 기록을 할 것인가와 언제 기록을 작성할 것인가에 대해 논의할 것이다. 환자에 관한 기록을 글로 남기는 것은 모든 보건 분야에서 필요한 것이다. 각 환자의 진단과 치료에 대해 정확한 기록을 남기는 데에는 법적, 도덕적 책임이 있다. 이러한 요구 사항은 매우 광범위하다; 하지만 임상가는 자신의 속한 기관의 방침에 따라야 한다. 각 방침들이 분명히 임상가의 태도에 영향을 미치긴 하지만 정확히 어떤 내용들을 기록할 것인가 하는 것은 대부분 개인의 재량에 따른다. 기록을 작성하는 또 다른 중요한 목적 중 하나는 개개의 환자에 관한 임상가의 기억을 보완해 주는 것이다. 그러므로 각 임상가들은 자신이 가장 기억하기 힘들어하는 정보가 어떤 종류의 것들인지를 결정하여, 이를 통해 기록을 작성하는 자신만의 방법을 수립해야 한다. 환자의 이름과 주소, 가족의 이름, 그리고 자녀와 배우자, 형제, 부모 등의 나이 등에 관한 기본적인 신상 명세들은 대개 기억하기 힘든 것들이므로 반드시 기록이 되어야 한다. 첫 면담 동안의 진단적 첫인상에 대한 내용과 함께 환자의 외형과 행동에 대해 간략하게 기술해 놓는 것이 종종 치료 후반부에 도움이 된다. 연구 결과에 따르면 환자의 사례를 글로 정리하는 치료자들이 마음속으로만 내용을 정리하는 치료자들에 비해 대부분 더 성공적인 것으로 나타났다.

면담 도중에 기록 작성을 하는 것의 가장 큰 문제점은 환자에게 주의를 집중하지 못하게 될 수 있다는 것이다. 경험이 쌓여감에 따라 최소한의 주의만 빼앗긴 채 환자에게 거의 완전하게 집중한 상태로 기록을 하는 것이 점차로 쉬워지게 된다. 더욱이 정보들을 기억해내려 하는 순간 집중력은 분산이 되며 나중에 참고하기 위해 중요한 자료들은 기록해놓고 있다는 사실을 알고 있다면 임상가는 환자의 이야기를 경청하고 집중하는 데 보다 자유로울 것이다. 많은 치료자들이 병력 청취를 위한 첫 몇 번의 면담동안에는 거의 모든 내용들을 기록으로 남긴다. 그런 다음에는 새로운 병력, 생활에서의 중요한 사건, 처방된 약물, 전이나 역전이 현상, 꿈, 그리고 환자 상태의 경과에 대한 일반적인 언급 등에 대해서만 기록을 한다.

불안하거나 불편해 하는 면담가들은 기록을 작성하는 것이 환자와의 감정적 접촉으로부터 멀어질 수 있는 편리한 은신처가 될 수 있나는 점을 깨닫게 된나. 기록은 면담가로 하여금 환자에게서 눈을 돌려 다른 생각을 할 수 있도록 해준다. 이 때 기록은 진행되는 대화로부터 한 두 문장 뒤떨어지게 된다. 면담은 뒤 배경으로 희미해져버리고 면담가를 불안하게 만들었던 그 무엇은 약해져 버린다. 이런 현상이 일어난다면 기록 작성을 잠시 미뤄둔 뒤 역전이 문제에 대해 탐색해보아야 한다. 예를 들어, 한 젊은 정신과 전공의가 저자에게 초심자와 여자 환자 간의 미묘한 관계를 데이트나 구애 작전에 비유한 논문을 읽으면서 강한 인상을 받았다고 말했다. 그 전공의는 기록을 작성하는 것이 자신으로 하여금 전문가로서의 정체성을 느끼게 해주었고 그럼으로써 보다 적절한 방식으로 환자와 관계를 맺게 되는 데에 도움이 되었다고 느꼈다. 여기서 기록 작성은 전문가로서의 정체성을 수립하는 데에는 도움이 되었지만 한편으로는 그로 하여금 환자에 대한 자신의 감정보다는 기록에 더욱 몰두하도록 만들어 버렸다.

기록을 작성하는 행동은 사무적인 느낌을 주며, 이런 점을 치료적으로 사용할 수도 있다. 즉 임상가는 펜과 종이를 잠시 옆으로 미뤄놓음으로써 더 큰 친밀감을 표현할 수가 있다. 환자가 말하기를 조심스러워하는 주제 – 예를 들어, 자신의 성생활이나 전이에 관한 이야기, 또는 이전 임상가에 대한 부정적인 감정 등 – 에 대해 이야기를 할 때, 보편적으로 이렇게 한다.

지도감독자에게 발표를 할 때, 강박적인 수련가는 방대한 양의 기록을 보고하는 것이 더 마음 편하다고 느낀다. 그는 어떤 내용이 중요한 것인지에 대해 확신이 없으며 자신의 판단에만 맡겨두게 되면 잘못된 자료를 보고하게 될까봐 걱정을 한다. 따라서 그는 자신의 분별력 부족을 보상하기 위해 모든 것을 보고하려 든다. 그러나 그는 항상 가장 중요한 것을 빠뜨리곤 하며, 이는 이미 기록을 다 작성하고 난 상태인 면담의 종반부나 보고를 하러 갈 때에 벌어지곤 한다. 말을 하면서 글을 쓰는 것이 이야기를 듣는 동안 글을 쓰는 것보다 훨씬 어렵기 때문에 면담가의 말보다는 환자의 이야기에 대해서 더 자세하고 정확하게 기록되는 경향이 있다. 종종 지도감독자가 수련가에게 면담 중 어떤 한 시점에서 환자에게 ... 라고 말했거나 또는 ... 에 대해서 물어본 것은 아닌가 물어보면 수련가는 곧바로 사실 그랬으며 그것을 받아 적을 시간이 없었을 뿐이라고 대답하곤 한다.

"녹취verbatim" 기록이 실제로 그대로 정확한 기록은 아니다. 사실, 면담에 대한 완벽한 기록이란 없다. 비디오녹화조차도, 단지 겉으로 보이는 행동만을 담는 것이기 때문에, 면담

동안에 벌어지는 모든 것들을 전부 기록할 수는 없다. 더욱이 기계를 통해서는 많은 미묘한 언어적 풍자들이 모호해져 버리며 그 당시의 시각적 단서와 떨어뜨려 놓으면 이를 완전히 놓쳐버리게 되는 경우도 있다. 어떤 방법으로도 면담가의 주관적인 느낌과 반응에 대한 중요한 자료들을 직접 기록할 수는 없다. 지도감독을 받는 시간 동안에 면담 중의 중요한 소재들을 얼마나 많이 회상해낼 수 있는가 하는 것은 지도감독자와 수련가 간의 관계가 어떠하냐에 따라 달라진다. 수련가가 자신의 지도감독자를 믿고 존중해야 하며 그를 자신에게 상처를 주거나 약하게 만드는 사람이라고 느끼지 않는다면 서로간의 의사소통은 훨씬 원활할 것이다. 수련가가 당황하게 되면 그 아무리 방대한 양의 기록을 보고한다 해도 지도감독자는 면담시간 동안에 벌어진 많은 중요한 일들을 알 수 없게 된다.

최신 기술이 점차 보편화되면서 오디오녹음이나 비디오녹화가 기록 작성의 한 방법이 되고 있다. 이런 방법을 사용할 때에는 이 방법이 환자와 임상가, 양측에게 미치는 영향에 대해 고려를 해야 한다. 임상가가 환자의 권리와 특권을 얼마나 배려해주는 지는 녹화에 대해 환자에게 설명해줄 때의 태도를 통해 잘 드러난다. 저자의 경험으로는 녹화하는 것을 반대하는 환자는 많지 않지만 모든 환자에게 녹화에 대해 미리 설명하여 동의를 구해야 한다. 이러한 장비들은 환자가 그것에 대해 알고 어떤 목적에서 누가 그 내용을 보게 될지를 이해하고 나서 이를 허락한 뒤에야 사용할 수 있다. 환자들은 노출될 우려가 있는 대화의 내용 자체보다는 자신의 사생활을 침범하는 것에 대한 임상가의 태도에 대해 더 많은 관심을 갖는다.

한편 면담가들은 종종 그의 동료나 지도감독자들이 꼼꼼히 살펴보는 것에 대해 걱정을 한다. 이 점이 면담가의 자발성을 제한시키며, 그로 하여금 보다 “안전한” 방법인 상투적이고 인지적인 면담을 하도록 만들어 버린다. 게다가 녹화장비에 대한 자신의 반응이 종종 환자에게로 투사가 되어, 실제로 환자는 녹화하는 것에 대해 개의치 않음에도 불구하고 임상가가 녹화에 대한 환자의 불안을 추궁하려 든다. 저자 중 한 사람이 처음으로 비디오로 녹화를 하며 면담을 했을 때 환자에게 “녹화 장비가 궁금하신가 봐요?”라고 묻자, 환자는 “원래 다 녹화하는 것 아닌가요?”라고 되물을 뿐이었다. 때때로 의사에게 과시욕이 발동하여 의사가 극화적인 대화를 시도하려들기도 한다. 어떤 경우에서든 결국 의사는 환자보다는 보이지 않는 관객에게 반응을 하고 있는 것이다.

지금까지 우리는 치료자 그리고 기록 작성이 치료자에게 미치는 영향의 관점에서 기록 작성에 대해 알아보았다. 기록 작성은 또한 환자에게도 영향을 미친다.

편집증적인 환자들은 기록 작성, 특히 녹음이나 녹화에 대해 당황해하기 쉽다. 이들은 기록을 나중에 자신에게 손해를 입히게 될 증거물로 여긴다. 이러한 환자와 면담을 할 때에는 그가 보는 앞에서는 기본적인 과거력만 기록하는 것이 대체로 현명한 방법이다. 누가 기록을 볼 수 있는가에 관한 환자의 의심 섞인 질문에 대해서는 솔직하게 대답해주어야 한다. 이 환자들이 무엇을 걱정하는지에 대해 알아본 뒤 기록에 대해서는 비밀을 지켜줄 것이라고 안심시켜주는 것이 중요하다. 면담이 끝난 후에 기록을 작성하는 것이 이러한 문제들을 어느 정도 줄여줄 수 있지만, 이는 대개 실천하기 힘든 방법이다.

강박증 환자들은 기록 작성을 면담가가 자신에게 무언가를 선사하는 것으로 느끼기도 하지만, 그보다는 자신이 한 이야기 중 어떤 것이 중요한지에 대한 단서로 간주하는 경향이 더 많다. 더군다나 기록을 할 수 있도록 주기적으로 잠시 말을 멈추는 모습에서 이들이 기록의 중요성에 대해 인식하고 있다는 사실이 잘 나타난다. 대개 이 환자들은 자신의 이러한 행동이 면담가는 자신보다 기록에 더 관심이 많다는 느낌 때문에 받는 분노로부터 유래한다는 사실을 받아들이려 하지 않는다.

수련 기관의 수련가에게 치료를 받는 환자들은 자신이 치료를 받으러 온 기관이 교육의 기능도 하고 있다는 사실을 어느 정도 알고 있다. 이들이 지도감독자나 지도감독에 대해 직접적으로 물어보지는 않지만, 기록 작성에 관한 질문을 통해 이러한 호기심을 슬쩍 내비치는 경우는 매우 흔하다. 흔한 질문 중 하나가 바로 "그 기록은 어디에다 쓰시는 거예요?"이다. 수련가들은 종종 그 질문은 실제로는 지도감독 과정에 관한 질문이며 결국 자신의 경험이 미천하다는 사실이 드러날 수도 있다는 점을 알아차리게 된다. 이에 수련가들은 "당신을 치료하는 데 있어 기록은 중요한 부분 중 하나입니다." 또는 "병원 규칙상 기록을 해야 합니다."와 같은 다소 정직하지 못한 대답을 하고 싶어진다. 환자의 이런 질문 속에는 주로 임상가가 비밀유지를 깨뜨리지는 않을까하는 두려움이 숨어있다. 지도감독자에게나 회의 시간에 자기 환자의 비밀을 노출시켜야 한다는 생각 때문에 죄책감이나 불편감을 느끼게 되어 초심자들이 회피적인 태도를 취하게 되는 경우도 있다. 이러한 질문에 대해서는 기록에 대해 어떤 생각을 갖고 있는지 환자에게 되묻는 것이 유용하다. 이렇게 함으로써 면담가는 환자가 감추고 있는 생각을 알아볼 수 있다. 기록에 대한 환자의 생각을 추적해봄으로써 결국에는 치료자의 지도감독에 대한 직접적인 질문까지 할 수 있게 된다. 이러한 질문이 초심자에게는 위협적인 것이긴 하지만 초심자들은 종종 경험이 없는 젊은 치료자가 경험 많은 지도감독자로부터 도움을 받는다는 사실에 환자들이 얼마나 많은 안심을 받는지 알게 되면 깜짝 놀라곤 한다. 또 다른 경우에선 환자가 그 질문에 대한 답을 이미 알고 있는 상태이며 이때 환자는 자신의 경험이 미천하다는 점에 대한 치료자의 솔직하고 정직한 태도에 안도감을 느끼며 깊은 인상을 받곤 한다.

때때로 환자가 "지금 막 뭐라고 쓰신 거예요?" 혹은 "제가 지금 말한 것을 왜 적으시는 거죠?"라고 물을 수 있다. 이러한 질문은 환자는 자신의 문제에 대한 마술적인 해답을 찾고 있는 것이라는 것을 의미할 수도 있고, 아니면 임상가에 대한 환자의 두려움과 불신을 뜻하는 것일 수도 있다. 면담가가 이 질문에 대해 대답을 하지 않고 대신 "제가 뭐라고 썼다고 생각하십니까?" 또는 "무엇을 걱정하시는 거죠?"라고 되물음으로써 기저의 과정에 대해 보다 많은 이해를 할 수 있게 된다. 질문의 숨겨진 의미를 찾음으로써 관심의 초점을 기록으로부터 환자의 불안 쪽으로 바꿀 수 있다. 이러한 상황의 다른 형태로서, 기록을 하는 동안 환자가 거꾸로 바라보는 상태로 그 기록을 읽으려 하는 경우가 있다. 이런 행동을 하면서 환자는 방금 무언가를 읽었다는 사실을 암시하는 언급을 하기도 한다. 이때 면담가는 잠시 펜을 내려놓은 뒤, 위와 같은 환자의 관심이 갖는 의미에 대해 탐색해 볼 수 있다.

강박증 환자와 조현병 환자들은 종종 기록의 소유권에 대해 신경을 쓴다. 그 흔한 언급이 바로 "그 기록은 저에 관한 거니까 제 것 아닌가요?"라는 말이다. 임상가는 환자에게 무엇이 신경 쓰이는지 물어보면서 기록은 둘이 함께 한 작업에 관한 것이라는 사실을 지적해줄 수 있다. 때때로 환자들은 자신이 기록을 읽어도 되는지 혹은 복사해갈 수는 없는지 물어보기도 한다. 환자는 그 기록에는 자신의 문제를 즉각적으로 해결해 줄 수 있는 마술 같은 해답이 적혀있을 것이라고 생각하고 있는 것이며 그렇다면 임상가가 그 해답을 자신에게도 가르쳐주길 바라는 것이다. 이때 면담가는 환자에게 그 기록을 읽어보도록 허용할 것이 아니라 기록 작성의 어떠한 면에 대해 환자가 궁금해 하는 것인지를 알아보아야 한다. 일단 환자가 궁금해 하는 이유가 밝혀지고 나면 대개 기록에 대해 신경 쓰이던 것은 잊혀지게 된다.

기록의 소유권은 또한 충동 조절에 어려움이 있는 환자에서 문제가 된다. 전형적인 환자들은 "제가 그 기록을 빼앗아 달아나면 어떻게 하실 거예요?"라고 묻는다. 이때엔 충동 조절 능력의 상실에 대한 환자의 걱정에 대해 해석을 해주는 것이 중요하다. 매우 융통성이 없는 환자들에게는 이러한 언급이 효과가 없을 수도 있으며, 그럴 때에는 환자에게 기록은 임상가의 것이지 환자의 소유가 아니며 환자가 읽어서는 안 되고 기록을 가져가는 것 역시 허용되지 않는다고 말하는 것이 필요하다.

연극성 환자와 우울증 환자들은 기록 작성에 대해 언짢아하는 경향이 있다. 이들은 치료자의 관심이 다른 곳으로 분산되지 않기를 원하며 따라서 면담에 방해가 되는 모든 것들이 이들에게는 분노감을 자극하고 박탈감을 느끼게 만든다. 기록에 대한 이들의 분노감이 면담 시간 동안 공개적으로 언급되기 훨씬 이전에 꿈을 통해서 드러나는 경우가 종종 있다. 기록 작성에 대해 혼란스러워 하는 다른 모든 환자들의 경우에서와 마찬가지로 이들 환자에서도 면담을 마친 다음에 기록 작성을 함으로써 그러한 문제들을 피할 수가 있다. 하지만 기록의 질이 훼손될 수 있다. 이런 환자들이 보이는 다른 전이적 갈망들처럼, 중요한 것은 치료자가 환자의 소망에 응해주느냐 아니냐가 아니라 그 소망에 대해 이야기되어지고 탐색되어지느냐 그리고 환자가 자신을 이해하는 데 있어 이러한 탐색이 도움이 되느냐이다.

면담 상황의 틀에 변화를 일으키는 다른 모든 현상들처럼 기록 작성 또한 전이와 역전이 문제를 드러내 보여준다. 그 영향에 대해 알아볼 때 기록 작성은 임상 상황과 지도감독 상황 모두에 매우 유용할 수 있다.

기록 작성을 통해 드러나는 지도감독자에 대한 수련가의 전이에 대해 탐색하는 것을 포함하여, 수련가의 기록 작성에 대해 지도감독자가 관리해주는 것은 교육적으로 중요한 경험이 되곤 하며 이를 통해 지도감독은 지도되어지는 치료와 "나란히 진행되는 과정"이 되어준다.

21장

전화, 이메일, 기타 디지털 미디어 그리고 정신과 면담

TELEPHONE, E-MAIL, OTHER DIGITAL MEDIA, AND THE PSYCHIATRIC INTERVIEW

전화부터 시작해서 최근의 이메일까지, 정보통신기술들은 현대의 임상 실제에서 중요한 역할을 한다. 언뜻 보기에 이 주제는 신중히 주의해야한다는 아주 단순하고 직접적인 내용처럼 보일 것이다. 하지만 이는 환자와의 치료 작업에 있어서 중요한 부분으로 따라서 연구의 대상이 되어야 한다. 대개 정신보건전문가 수련과정에서는 이 주제에 대해 잘 논의되지 않으므로, 이는 스스로 숙고해볼 기회가 별로 없이 각 면담가들의 개인적인 스타일이 드러나는 부분이며 또한 역전이 문제가 흔히 나타나고 인식되어질 수 있는 부분이기도 하다.

대부분의 환자들은 전화상으로 임상가와 첫 접촉을 하게 되며, 계속해서 전화를 걸 기회가 있게 된다. 전화가 면담을 중단시킬 수 있으며 따라서 문제를 일으킬 수도 있다. 일부 전문가들은 환자와의 면담 도중이라도 전화를 받는데 반해 다른 이들은 절대로 그러질 않으며 또 다른 이들은 상황에 따라 전화를 받기도 하는데, 이러한 결정을 내리는 기준은 서로 다양하다. 또한 전화는 응급 상황 또는 이후의 지속적인 치료 상황에서 임상 면담을 진행하는 데 이용될 수 있다. 환자들은 또한 이메일을 통해 자신의 치료자와 접촉하기도 한다. 이메일은 많은 점에 있어서 자동응답기에 메시지를 남기는 것과 유사하지만 대개 이메일을 받은 사람이 직접 연락을 취하는 경우는 별로 없고 대신 이메일로 답장을 보내곤 한다.

페이스북 같은 다른 디지털미디어들은 임상가와 환자 양측 모두에게 복잡한 문제를 야기한다. 임상가가 페이스북을 하는 경우, 개인적인 정보가 어느 정도 공개되어 있게 되면, 사전에 미리 접속을 해보고 온 환자들은 상당한 전이와 관음증적 유혹이 이미 진행된 상태에서 첫 면담에 임하게 될 것이다. 하지만 외모나 면담실 인테리어 등과 같이 환자가 직접 관찰하게 되는 임상가의 "현실적인" 모습의 경우에서와 같이, 이러한 간접적인 사전지식이 환자에게 미치는 영향과 그 의미에 대해서도 탐색해보아야 한다. 반대의 경우 – 즉, 임상가가 환자의 페이스북 글을 보고 그에 관한 정보를 알아내는 것 – 의 위험성이 다음 사례에 예시되어 있다.

> 초반 면담 동안 환자가 자신의 과거에 대해 잘 얘기하지 않으려는 탓에 임상가는 납득할만한 정보를 얻어내는 데 상당한 애를 먹고 있었다. 임상가는 소셜미디어 사이트에서 그 환자에 대해 검색해보았고 그가 10대 때 체스 챔피언이었다는 사실을 알게 되었다. 이를 통해 치료적 동맹이 더 굳건해지고 환자는 더 이해받았다고 느낄 것이며 따라서 더 편안하게 자신의 이야기를 털어놓을 것이라 생각한 임상가는 자신이 알게 된 바를 환자에게 알려주었다. 그러자 환자는 "다시는 선생님을 보지 않겠어요."라고 말하며 면담실을 뛰쳐나가버렸다. 이 일을 통해 환자는 – 자신이 감시당하고 있다고 느꼈던 – 그리고 그것이 사실이기도 한 – 편집증적인 사람이라는 점만은 적어도 분명해졌던 것이다.

환자가 임상가에게 전화를 거는 경우 THE PATIENT TELEPHONES THE CLINICIAN

첫 번째 전화 통화 The Initial Telephone Call

어떤 환자가 처음으로 전화를 걸어왔을 때 각 임상가들마다 이러한 상황을 다루는 자신만의 방식들이 있다. 대부분의 임상가들은 첫 번째 약속을 정하기 전에 미리 환자에 관한 정보를 어느 정도 알기를 원한다. 때로는 의뢰한 사람으로부터 이러한 정보를 사전에 듣곤 하지만, 전화로 상담약속을 잡은 사람이 어떤 사람인지를 임상가가 전혀 알지 못하는 경우 역시 드물지 않다.

전화를 건 사람은 임상가의 이름을 확인하고 자신을 소개한 뒤 전화를 건 이유에 대해 얼마간의 설명을 할 것이다. 임상가에게 전화를 거는 환자가 항상 이런 식으로 통상적인 사회적 관습에 따르는 것은 아니며 따라서 이 과정에서 환자의 인격양상과 질병의 심각도를 가늠할 수 있는 단서를 얻을 수도 있다.

심지어 임상가가 자신의 이름을 밝히지 않은 채 "여보세요?"라고 말하며 전화를 받았을 때, 정신병적인 환자는 곧바로 자신의 문제점을 마구 늘어놓기 시작할 수도 있다. 이때 면담가는 "전화를 주신 분은 누구세요?"라는 말로 환자의 이야기를 끊을 수 있다. 이렇게 하면 환자들은 대개 자신을 소개한 뒤 면담 약속을 잡고 싶다고 말하게 된다. 만일 환자가 자신에 대한 소개만 하고서 다시 자신의 문제에 대한 이야기를 늘어놓는다면, 면담가는 이야기를 끊으면서 "면담 약속을 하기 위해 전화를 하신 건가요?"라고 물을 수 있다. 면담 약속을 확실히 정하기 전에 먼저 "제 이름을 어떻게 아셨는지 여쭤보아도 될까요?"라고 묻는 것이 좋다. 만일 전화를 건 사람이 동료 의사나 사회사업가 같은 적절한 정보원으로부터 임상가의 이름을 알게 된 경우라면, 그 다음엔 상의하고 싶은 문제가 자기 자신에 관한 문제인지 여부를 물어야 한다. 전화를 건 사람이 "아니오, 제 아내가 환자입니다." 또는 "사실 선생님께서 제 아들을 한번 봐주셨으면 해서요."라고 대답할 수도 있다. 위의 경우에서 임상가가 "아드님의 나이가 어떻게 되는데요?"라고 묻자 환자는 "그 아인 올해 서른일곱이에요."라고 대답했다. 환자는 계속해서 "도저히 납득할 수 없는 여자애를 사귀더니 직장도 안 나가고 집에만 있어요."라고 말했다. 이러한 경우라면 약속을 정하기 전에 전화상으로 더 많은 상의를 나누어야 하며, 그렇게 하는 것이 무의미한 상담을 피하게 되어 시간과 비용만 낭비하지 않게 해준다. 앞서 말한 사례에서 전화를 건 사람 자신이 아들과의 관계에 있어서 문제가 있었던 것이며 따라서 전화를 건 사람과 면담 약속을 잡는 것이 더 적절해 보였다. 하지만 예를 들어 전화를 건 사람이 의사에게 손님인척 하고서 자신의 집으로 와서 미쳐 있는 자신의 가족을 강제로 입원시켜달라고 요청하는 경우엔, 정신과의사의 역할에 대해 어느 정도 명확히 해줄 필요가 있다. 또한 짧은 전화 통화를 통해 외판원이나 보험회사 직원 등과의 불필요한 약속을 피할 수가 있다. 환자가 임상가의 이름을 전화번호부에서 알게 된 것이라고 대답한 경우엔 그가 원하는 사람이 그냥 일반적인 의사인지 아니면 정신보건전문가인지를 명확히 해야 오해를 피할 수가 있다.

강박증 환자나 편집증 환자들은 임상가와 통화하는 데에 있어 자신에 대한 이야기를 시작하기에 앞서 먼저 특별히 조심을 한다. 이 환자들은 흔히 통상적인 사회적 관습에 둔감하여 전화에 대고 자신의 문제에 대해 길게 이야기를 늘어놓는다. 이런 경우 임상가는 "자세한 이야기는 직접 만나서 나누도록 하죠."라고 말할 수 있다. 강박증 환자들은 종종 면담 약속을 정할 때 자신에게 편한 시간을 쭉 늘어놓는 식의 행동으로 임상가를 통제하려 든다. 이때에는 전화상으로 이러한 행동에 대해 해석을 해주는 것보다는 임상가에게 편한 시간을 제시해 보는 것이 좋다. 또한 강박증 환자들은 종종 약속을 정하기 전에 먼저 면담비에 대해서 묻곤 한다. 이러한 질문에 대해서는 환자에게 면담비에 대해 직접적으로 답해주는 것이 가장 좋다. 이때 환자가 "면담비를 조정할 수는 없나요?"라고 물을 수도 있다. 첫 전화 통화에서 환자가 이러한 이야기를 꺼낸다면 이는 환자가 치료에 대해 양가감정을 갖고 있다는 것을 시사하는 것일 수 있다. 이때 즉각적으로 자세한 탐색을 할 수는 없으므로 치료자는 이를 받아들이기보다는 그 양가감정에 대해 직접적으로 직면을 시켜야 한다. 즉 첫 면담시간에 대한 비용은 조정이 불가능하다고 답해주어야 한다. 그러면 환자는 약속을 정하는 데에 있어 우유부단한 태도로 왔다 갔다 하게 될 것이다. 이때 면담비가 너무 비싸다고 느껴지면 임상가는 환자를 면담비가 좀 더 저렴한 임상가나 병원 쪽으로 의뢰할 수 있다.

면담 약속을 정하기 위해 전화를 건 환자가 처음부터 병원 위치가 어디이며 주차할 공간은 있는지 등을 물을 수도 있다. 이러한 질문에 대해서는 짧게, 사실 그대로 대답해 주는 것이 적절하다. 환자는 병원에 올 때 다른 사람과 함께 와도 되는지 물을 수도 있다. 그 사람이 환자의 문제와 연관된 사람이거나 또는 가까운 친척일 경우, 임상가는 주저 없이 허락할 수 있다. 하지만 환자와의 관계가 불분명한 경우에는 허락을 하기 전에 먼저 왜 그 사람과 함께 오고 싶은지를 물어보는 것이 좋다.

전화 연락 후 첫 번째 면담을 하기 전에 환자가 다시 전화를 걸 수도 있다. 약속 시간에 늦을 것 같다는 이야기일 수도 있고 아니면 이미 약속 시간에 늦어서 "시간이 몇 분밖에 안 남았는데, 지금 가도 되나요?"라는 질문일 수도 있다. 15분 정도 면담할 시간이 있는 경우엔 잠깐은 만날 수 있다고 대답하는 것이 좋지만; 그렇지 않은 경우엔 새로 약속을 정해야 한다. 또 다른 환자는 면담 약속 날 아침에 전화를 걸어 "제가 감기에 걸려서 체온이 38도가 넘어요; 오늘 오후에 꼭 가야 하나요?"라고 말할 수도 있다. 이때 임상가는 "면담 약속을 망설이는 데에 감기 말고 다른 이유가 있지는 않습니까?" 또는 "저에게 그 결정을 해달라고 하시는 것을 보니 몸 상태가 오실 만은 하다는 의미 아닌가요?"라고 물을 수 있다. 이런 언급은 임상가는 정해진 시간에 환자를 보길 원하고 있으며 현재의 대화 내용에 대해서는 지금 결론지어질 것이라는 의미를 주게 된다. 몇 번의 면담을 통해 임상가가 이와 연관된 특수한 역동적 문제들을 파악하고 난 뒤에는 다른 기법이 더 적절할 수도 있다. 이러한 문제에 대한 자세한 논의는 이 장에서는 다루지 않겠다.

첫 번째 면담 이후의 전화 Calls Following the First Interview

첫 번째 면담 후 환자가 전화를 걸 때에는 다른 문제들이 관여된다. 면담동안 논의된 어떤 내용이 환자를 당황하게 만들었을 수 있으며 따라서 이것에 대한 탐색이 이루어지지 않는다면 환자는 놀라서 더 이상 연락을 하지 않을 것이다. 다른 경우에선 환자가 면담 동안에 중요한 무언가를 "빠뜨린" 것 같다고 느껴져 전화를 건 것일 수도 있다. 환자는 "아, 제 얘기에서 빠진 게 있어요." 또는 "여차여차하다보니 잘못 말한 게 있어요." 혹은 "추가로 말씀드릴 얘기가 있는데요."라고 말하곤 한다. 이러한 언급은 환자가 자신이 말한 이야기 내용에 만족을 못했을 수도 있고 혹은 그가 느낀 면담가의 인상이 못마땅했을 수도 있으며 면담가가 자신을 이해하지 못했거나 자신의 견해를 이해주지 못했다는 점에서 불만스러워하고 있다는 표시일 수 있다. 임상가는 그 의미에 대해 언급한 후, 그 문제에 대해선 다음 면담 때 더 자세히 이야기하자고 제안할 수 있다. 또 다른 환자들은 면담동안 얼굴을 맞대고는 차마 드러낼 수 없었던 당혹스럽거나 수치스러운 이야기들을 "고백"하기 위해 전화를 사용하기도 한다.

공포증 환자들은 흔히 첫 면담 후 증상을 호소하면서 안심받기를 바라며 전화를 건다. 이때 면담가는 환자에세 "면담 중의 어번 섯이 당신을 당혹스럽게 만든 게 분명하군요; 이것은 이상한 일이 아닙니다; 다음 면담 때 이 문제에 대해 이야기해보도록 합시다."라고 말해줄 수 있다. 공포증 환자 치료의 초반부에 치료적 작업 관계를 수립하기 위해서는 이러한 유형의 안심주기를 제공해 주는 것이 필수적이다.

은연중에 치료자에게 적대적인 반응을 보이는 예로서, 첫 번째 면담 후 전화를 걸어 "저 Elizabeth Smith예요, 목요일 아침 10시에 만나셨던 환자요."라고 말하는 환자의 경우를 들 수 있다. 이 말은 면담 때 감정적인 접촉이 거의 없었기 때문에 면담가가 자신을 기억해주지 못할 것이라는 혹은 환자의 자존감이 너무 낮아 아무도 자신을 기억해주지 않을 것이라는 속뜻이 담겨져 있다. 이러한 언급에 대해 면담가는 일부러 다음 면담 때까지 반응을 하지 않을 수 있다. 하지만 경우에 따라선 "예, 물론 기억합니다."라고 대답해줄 수도 있다.

첫 번째 면담이 끝날 즈음에 불안증 환자가 면담가의 집 전화번호를 물어 올 수도 있다. 이런 경우에는 환자에게 전화번호를 물어보는 것을 보니 응급상황이 발생할 것 같다고 느껴지는 것인지 물어볼 수 있다. 임상가는 어떤 종류의 응급상황이 일어날 것 같아 불안한지 그리고 과거에 그런 상황에서는 어떻게 대처했었는지를 알아볼 수 있다. 제 8장, "불안장애 환자" 편에서 지적했듯이, 공포증 환자들은 종종 치료적 관계를 수립하기에 앞서 여러 가지 신경증적 협상neurotic bargains 안으로 치료자를 끌어들이려 한다. 이런 환자에게는 응급상황에서 어떻게 연락을 취할 수 있는지 알려주는 것이 필요하다.

소수의 의견이긴 하지만 우리는 대부분의 환자들에게 임상가의 집 전화번호를 가르쳐주는 것이 좋다고 생각한다. 이렇게 해주면 환자들은 치료자가 환자의 의존 욕구dependent need를 두려워하지 않으며 또한 환자가 응급상황에 처했을 때에도 심하게 불안해하거나 귀찮아하지 않을 것이라고 느끼게 된다. 우리의 경험으로도 임상가의 가정 사생활을 침해하는 환자는 거의 없었다. 즉각적으로 임상가와 접촉할 수 있다는 사실이 환자의 불안을 줄여줄 수 있으며, 실제로 환자가 전화를 걸게 되는 일도 줄어들게 된다.

심한 우울증 환자나 자살 사고를 가진 환자들은 종종 부담 주게 될까봐 걱정하기 때문에 임상가에게 도움을 요청해도 된다는 허락을 해줄 필요가 있다. 임상가는 자동 응답기를 통해 들으라고 말하기보다는 직접 환자에게 집 전화번호를 가르쳐줌으로써 상징적으로 이런 허락을 해줄 수 있다. 하지만 환자가 생각하기에 임상가가 집 전화번호를 가르쳐주는 것은 임상가 자신의 불안정감과 불안감 때문이라고 느껴진다면, 이것이 도리어 위기 상황을 자초하는 것이 될 수도 있다.

때로는 첫 번째 면담 후 임상가가 다음 면담시간을 변경하기 위하여 환자에게 전화를 걸 수도 있다. 이럴 때 그 이유에 대해 환자에게 설명할 필요는 없다. 환자가 "왜요?"라고 묻거나, "뭐가 잘못되는 것은 싫은데요."라고 말할 수 있다. 이때 "어떤 일이 생겨서 시간을 바꿔야할 것 같아요."라고만 답해도 충분하다. 다음 면담동안, 필요하다고 생각되는 경우, 임상가는 시간 변경에 대한 환자의 반응과 그리고 환자가 무엇을 궁금해 했는지에 대해 탐색해볼 수 있다.

때때로 환자가 전화를 걸어 일부러 임상가를 방해하려 할 수도 있는데 이는 특권의식에 가득 차 있거나 적대적이거나 혹은 무례한 이들의 성격 특성이 드러나는 것이다. 이러한 환자에게 화를 내거나 당황해서는 안 된다; 감사해 할 줄 모른다 하더라도 이들을 존중해 주는 것이 좋다. 이렇게 하는 것이 환자로 하여금 치료자를 새로운 자아 이상ego ideal으로 받아들이게 하는 데 도움이 된다. 공손하고 친절한 말투로 "제가 지금 좀 바쁜데, 잠시 후에 전화를 드려도 될까요?"라고 말할 수 있다.

또 다른 상황에서 새로 맡은 환자가 남긴 전화 메시지의 내용이 애매하여 그 전화에 답신을 해주어야 할지 결정하기 어려운 경우도 있다. 메시지는 종종 혼란스러우며 임상가는 처음 몇 번의 면담만으로 환자를 충분히 알 수가 없으므로 환자에게 무슨 일이 일어난 것인지 확신을 할 수가 없다. 그러므로 환자에 대해 완전히 파악되기 전까지는 모든 전화 연락에 대해 답신을 해주어야 한다. 이렇게 하는 것이 몇 가지 심각한 오해가 발생할 가능성을 미리 예측할 수 있게 해준다. 임상가 측에서 약속을 취소한 경우 임상가가 환자에게 전화를 걸어 상태를 물어봐주면 환자는 고마움을 느끼곤 한다.

간혹 치료자는 아무 연락 없이 약속 시간에 오지 않은 환자에게 전화를 걸어봐야 할지 결정해야 할 때도 있다. 초기 면담 동안에는 이런 경우에 환자에게 전화를 걸어보는 것이 좋다. 환자의 이러한 행동은 즉각적인 치료적 중재가 필요한 전이 문제가 있음을 시사해주는 것이다. 환자가 사전에 전화를 걸어 시간을 변경할 수 있었음에도 불구하고 그렇게 하지 않은 경우라면 대개 전이 문제가 작동되고 있는 것이다.

환자가 중간에 전화를 건 경우, 다음 면담 때 그 통화에 대해 거론하는 것이 대개 도움이 된다. 이를 통해 환자는 전화 통화에 대한 자신의 반응에 대해 논의를 하고, 적절한 경우 그 통화가 자신에게 갖는 깊은 의미에 대해 탐색해 볼 수 있게 된다. 치료자는 전화 연락이 갖는 무의식적 의미에 대해 분석함으로써 환자로 하여금 통찰을 발달시키도록 해줄 수 있다. 보다 심하게 병든 환자에서는 이러한 탐색을 치료의 후반부로 미룰 수 있다.

다른 사람으로부터 걸려온 전화 TELEPHONE CALLS FROM OTHERS

전화 때문에 면담이 중단되는 경우 Telephone Interruptions During the INTERVIEW

임상가는 때때로 환자와 면담을 하는 도중에 전화를 받아야 할 때가 있다. "호출 대기" 중인 전공의를 예로 들 수 있다. 또 다른 예로 임상가는 연락이 닿지 않은 누군가로부터 걸려올 "전화를 기다리고" 있을 수도 있고 급한 상황에 처해있는 사람과 통화를 해야 할 수도 있다. 임상가의 아이가 아파 아이의 담당의사로부터 회신전화를 받아야 할 수도 있다. 이런 이유로 면담이 중단될 가능성이 있는 경우 면담가는 환자에게 "꼭 받아야 할 전화가 올 지도 몰라 제가 잠시 통화를 해야 할 수도 있습니다."라고 설명해주는 것이 가장 바람직하다. 환자들은 대개 이를 받아들이면서 "전화가 오면 제가 밖으로 나가 있어 드릴까요?"라고 묻는다. 임상가는 실제 상황을 잘 생각해본 뒤 판단에 따라 "예, 그렇게 해주시겠습니까?" 혹은 "그러실 필요는 없으십니다."라고 대답해주는 것이 가장 좋다. 환자가 그 자리에 남아있던 아니면 나가주던 간에 임상가는 중단에 대한 환자의 반응을 유심히 살펴야한다. 실제 통화 내용을 환자가 듣는다면 한 인간으로서의 임상가에 대한 새로운 자료들을 알게 된 것이므로 환자가 어떤 특정한 반응을 보일 소지가 높다.

전화로 인한 중단은 전화를 건 환자와 임상가 사이의 관계뿐 아니라 당시 진행되고 있던 면담에 미치는 영향 또한 고려해야 한다. 많은 이들이 환자와 있을 때에는 절대로 전화를 받지 않는 식으로 이런 문제를 피해나가려 한다. 이렇게 하는 것에는 장점과 단점이 모두 있다. 면담이 중단되지는 않을 것이다; 면담과 관련 없는 대화 때문에 환자와 치료자가 주의를 빼앗기게 되는 일도 없을 것이다. 하지만 면담동안 전화를 받지 않는 것은 환자에게 유아적 전능감infantile omnipotence을 일으키게 되어, 환자는 자신만이 치료자가 관심을 가져주는 유일한 사람이라는 환상을 갖게 된다. 이러한 방법을 택하는 임상가 중 일부는 비서나 자동 응답기가 전화를 받을 때까지 전화벨 소리를 환자가 그대로 듣도록 내버려두기도 한다. 게다가 이들은 마치 전화가 울리지 않는 듯이 전화벨 소리를 전혀 무시한 채 면담을 계속하기도 한다. 면담가가 전화벨 소리를 무시하는 경우 환자가 전화 소리 때문에 방해가 된다고 말하는 경우는 별로 없지만 그럼에도 불구하고 환자는 전화로 인한 지장을 느끼고 있다.

어떤 임상가들은 전화기를 조정하여 벨소리 대신 불빛만 들어오게 해놓는다. 대개 불빛이 환자에게는 안보이도록 전화기를 위치시킨다. 이렇게 함으로써 임상가는 환자와 그때의 상황 그리고 자신의 기분에 따라 전화를 받을지 여부를 결정할 수가 있다. 면담동안 전화를 받지 않기로 결정했다면 전화벨이 울리는 것을 환자가 모르게 하는 것이 좋다. 실제로 우리는 어떤 면담에서든지 간에 한 차례 이상의 전화 연락은 받지 않는다.

상태가 심한 환자를 치료할 때에는 임상가의 전화 통화 대화 내용이 환자의 현실 검증력과 감정 인식능력을 향상시켜주는 데에 도움이 될 수도 있다. 예를 들어 정신병 환자는 전화 내용을 심하게 잘못 해석할 수도 있다. 이때 치료자가 통화 내용을 가르쳐주면서 환자가 어떻게 해서 그런 결론을 내리게 되었는지를 조사해본다면, 전화로 인한 중단은 오히려 도움이 될 것이다. 치료자는 심하게 왜곡된 점을 지적해주고 때로는 실제 통화 내용에 대해서 이야기해 줄 수도 있다. 이렇게 하여 환자의 의사소통 능력과 타인의 이야기를 해석하는 능력을 향상시켜 줌으로써 환자로 하여금 현실에 대처할 수 있도록 도와줄 수 있다. 환자가 호전을 보임에 따라 그의 추측은 보다 분별 있고 정확해지게 된다. 환자가 계속 잘못 해석을 하는 상황들에 대해서는 보다 깊은 치료적 작업이 요구된다. 이때의 원칙은 집단 치료 시 다른 환자에 대한 반응에 대해 작업할 때 사용되는 원칙과 유사하다.

처음 몇 차례의 면담 동안에는 환자들은 대개 전화로 인한 중단에 반응을 보이진 않는다. 치료 단계가 진행되어 갈수록 전화에 대한 환자의 반응은 명확하게 드러난다. 이러한 반응은 전이가 드러나는 형태이며, 따라서 분석적 조사와 해석의 대상이 된다. 치료자가 전화로 다른 사람과 대화하는 것을 들음으로써, 환자는 임상가의 인격이 환자 자신의 인격을 통해 추측했었던 면과는 다르다는 점을 경험할 수 있는 기회를 갖게 된다. 이를 통해 환자는 치료자 역시 친절함, 따뜻함, 분노감 등을 표현할 수 있다는 사실을 발견하게 되며, 치료의 후반부에 이르러서는 자신의 치료자에 대한 보다 현실적인 이미지를 얻게 되는 데 도움이 된다. 예를 들어 한 환자는 교사teacher로 일했었던 자신의 경력을 말하지 않았는데, 이는 그가 교사란 소극적이고 여성적이며 따라서 남자답지 못한 직업이라고 느꼈기 때문이었다. 어느 날 이 환자는 자신의 치료자가 전화 통화를 하는 것을 듣게 되었고, 이때 자신의 치료자 또한 선생님teacher이라는 생각이 들면서, 이후 그 부분에 있어 남자로서의 능력을 잘 발휘할 수 있게 되었다. 이것이 환자로 하여금 자신의 신경증적 갈등을 훈습하도록 도와주었던 것이다.

전화로 인한 중단이 면담에 미치는 영향은 환자의 문제, 임상가의 인격, 그리고 중단된 시점의 구체적인 상황 등에 의해 달라진다. 이 모든 요소들에 대해 철저하게 파악하고 있는 치료자는 전화로 인한 중단에 대해 환자가 어떻게 반응할지를 예상할 수 있다. 중단이 치료에 좋지 않은 영향을 미칠 것으로 생각된다면 전화기를 꺼두는 것이 좋다.

방해에 대한 환자의 반응 The Patient's Reactions to the Interruption

전화 통화로 인해 면담이 방해받는 경우 환자들은 매우 다양한 반응들을 보인다.

안도감 Relief

전화로 인해 면담이 중단되는 것에 대해 환자가 안도감을 느끼는 데에는 몇 가지 이유가 있다. 다른 사람들 또한 자신과 비슷한 문제를 갖고 있다는 사실을 알게 되면서 안도감을 느낀다. 다른 사람의 응급 전화를 임상가가 기꺼이 받아주는 것이, 이 환자에게도 필요할 땐 임상가에게 연락을 해도 된다는 허락의 의미를 갖는다. 안도감을 느끼게 되는 세 번째 이유는 환자가 "전화 덕분에 한숨 돌렸다."고 표현하는 경우이다. 이러한 반응은 전형적으로 환자가 곤란한 소재에 대해 논의를 막 시작하려 했을 때에 잘 나타난다.

첫 번째 경우에서 면담가는 다른 사람들 역시 문제를 갖고 있다는 점을 깨닫고서 놀라워했던 환자의 기저 감정에 대해 탐색해 볼 수 있다. 이와 비슷하게, 필요할 때 임상가에게 전화 연락을 해도 된다는 점을 알게 되자 안도감을 느끼게 된 경우에 대해서도 탐색이 이루어질 수 있다. 그러나 "전화 덕분에 한숨 돌렸다"고 느낀 환자에게는 이와 다른 방식의 접근이 요구된다. 이런 환자들은 전화를 저항의 수단으로 사용하고 있는 것이다. 때로는 단순하게 임상가는 환자가 전화벨이 울렸을 때 나누던 얘기로 다시 돌아올 때까지 기다리고 있으면 된다. 다른 경우에선 중단이 되었을 때 느꼈던 안도감에 대해 탐색해 보는 것이 더 유용할 수도 있는데, 이는 환자로 하여금 자신의 저항에 대해 좀 더 인식하도록 하기 위한 목적에서이다. 환자가 계속해서 전화에 대해 이런 방식으로 반응을 한다면 전화기를 꺼둘 수 있으며, 특히 이는 환자가 어려운 소재에 대해 이야기를 할 때 필요하다. 공포증 환자들이 특징적으로 이러한 형태의 저항을 보인다.

주의를 빼앗김 Distraction

주의를 빼앗겼을 때의 전형적인 반응은 "전화가 오기 전에 어디까지 얘기 했었죠?" 혹은 "제가 무슨 얘기를 하고 있었죠?"과 같은 질문이다. 보다 무의식적인 수준이긴 하지만 이러한 반응 역시 저항을 의미하는 것이며 따라서 이런 환자들은 해석을 잘 받아들이지 못한다. 중단되는 동안 혼란스러운 생각이 환자의 의식 속으로 떠오를 수도 있다. 전화 통화가 끝난 뒤 환자는 방금까지 저항해 오던 이야기로 되돌아감으로써 자신의 방어를 다시 구축하려 든다. 이러한 저항 행동에 대해 직접적으로 탐색하는 것보다는 환자에게 전화 통화를 하는 동안 무슨 생각을 하고 있었는지 물어보는 것이 유용하다. 종종 이러한 질문에 대한 반응을 통해 좋은 소재들이 얻어질 수 있다.

흔히 중단된 것에 대해 임상가가 아무 말도 하지 않음으로써 환자에게 연상을 할 기회를 주는 것이 적절할 수 있다. 초기 면담 동안 임상가는 중단되었던 것을 완전히 무시한 채 그저 환자에게 하던 이야기를 계속하라고 말 할 수 있다. 이렇게 하는 것은 흔히 전화통화에 대한 감춰진 분노감이나 호기심을 피하도록 해주기 때문에 치료자는 이후의 치료과정에 각별한 주의를 기울여야 한다. 일단 임상가가 이러한 점을 인식하였다면, 이에 대한 깊은 감정에 대해 작업을 할 수 있다.

분노 Anger

전화로 인한 중단에 대한 분노 반응으로 환자는 직접적으로 화난 언급을 하거나 "비서를 둘만한 형편이 못되시나보죠?" 또는 "저에게 3분 빚지셨어요."라는 식으로 간접적으로 빈정거리는 언급을 하기도 한다. 여기에 대해 면담가가 화를 낸다거나 방어적인 행동으로 반응하지 않는 것이 중요하다. 설명하려는 드는 것은 치료를 중요한 주제로부터 벗어나게 만든다. 임상가는 일단 환자가 분노를 환기시키도록 이야기를 끝까지 들어준 다음 면담을 계속하거나, 아니면 면담가의 전적인 관심을 빼앗겼다거나 혹은 기만당했다는 환자의 느낌에 대해 해석을 해 줄 수 있다. 이러한 언급들은 환자의 분노감을 지지해 주는 것이며, 환자로 하여금 면담가가 진정으로 자신을 이해하고 있다는 느낌을 갖도록 해준다. 전화 통화가 1분 이상 지속되는 경우에, 면담가는 환자에게 면담시간이 끝난 후 추가로 몇 분 더 면담을 하고 갈 시간이 있는지 물어봐야 한다. 강박증 환자나 편집증 환자들은 면담이 중단되는 것에 대해 심한 분노 반응을 가장 잘 느낀다.

부정 Denial

부정의 전형적인 예는 전화가 왔다는 사실을 무시하는 환자로, 이들은 면담가가 통화를 끝낼 때까지 여전히 생생한 상태를 유지하고 있는 듯이 보인다. 그런 후 환자는 아무런 중단도 없었다는 듯이 자신의 이야기를 계속한다. 이러한 반응은 환자로 하여금 분노감을 감출 수 있도록 혹은 전화 통화의 모든 세부내용과 환상에 대한 강렬한 관심을 숨길 수 있도록 해주는 것이며 또는 중단에도 불구하고 환자가 자신의 생각을 그대로 유지하려 애쓴 결과 이러한 반응이 나타난 것일 수도 있다. 어떤 환자들은 통화를 엿듣지 않기 위해 환상을 떠올리기도 한다. 이러한 부정은 금지된 충동이 표현되는 것을 피하기 위한 방어이다. 부정을 사용하는 환자들은 또한 전혀 주의를 빼앗기지도 않으며, 이때 면담가는 "전혀 전화 때문에 방해를 받지 않으신 것 같군요."라고 말하는 것이 좋다. 환자가 다른 생각은 하지 않았다고 말하는 경우, 면담가는 그것에 대해 더 이상 얘기하지 않아도 된다. 이러한 유형의 반응은 마치 연극 연습 도중 잠깐 중단되었다가 다시 시작하는 것처럼 행동하는 연극성 환자와 생각의 노트를 바쁘게 따라가고 있는 듯이 보이는 강박증 환자에서 잘 나타난다. 면담가가 환자의 분노감을 성공적으로 들추어낸다면, 면담의 초점은 그 주제로 옮겨지게 된다.

죄책감 또는 부적절감 Guilt or Feelings of Inadequacy

죄책감이나 부적절감의 반응을 보인다는 것은 환자가 통화내용을 자세히 듣고 있었음을 말해주는 것이다. 이런 환자들의 전형적인 표현은 "중요한 책임을 맡으셨나 봐요?" 또는 "저보다도 당신을 더 필요로 하는 사람들이 많은 것 같은데, 괜히 저 때문에 고생을 하시는 것 아니에요?" 등이다. 심지어 이들은 임상가가 전화 통화를 하고 있을 때 밖으로 나가주기도 한다. 이러한 반응들은 기본적으로 무의식적 분노감에서 기인하며, 이때 환자는 이러한 분노를 자신에게로 되돌린 것이다. 이런 환자들은 자존심이 낮으며, 이들은 자신은 인생에서 많은 것을 바랄 처지가 아니라고 느낀다. 하지만 그 밑면에 이들은 자신의 임상가를 다른 사람과 공유해야 한다는 사실에 분노하고 있으며, 그 사람들은 자신보다 더 중요한 문제를 가졌을 것이라고 믿고 있다. 심한 부적절감 때문에 이들은 자신에겐 불평할 권리도 없다고 느낀다. 치료자들은 종종 환자가 갖고 있는 기저의 분노감에 대해 해석해 주려 하지만 대개 환자의 기분은 더욱 나빠질 뿐이다. 그러기보다는 대신 환자에게 자신의 병에서조차도 자신을 실패자라고 – 즉, 다른 사람에 비해 자신의 증상이 덜 중요하며, 자신의 이야기 역시 관심이 덜 가는 사연이라고 느끼는 것 같다고 말해주는 것이 좋다.

이러한 방식으로 반응하는 환자들은 또한 감추어진 강렬한 경쟁심을 갖고 있다. 전화로 이한 중단에 대한 이들의 반응은 이러한 감정에 대해 논의할 수 있는 좋은 창구가 된다. 처음에 이 환자들은 자신이 지금 자신과 타인의 부정적인 측면을 끊임없이 서로 비교하고 있다는 생각만을 받아들인다. 나중에 이들은 자신은 항상 패배자라는 생각에 분개하고 있음을 깨닫게 된다. 임상가가 즉각적으로 분노감에다가 초점을 맞추려 하지 않는다면, 환자들은 이러한 점을 보다 잘 받아들이게 될 것이다. 적대적인 감정은 그 자리에 있지 않은 사람에게로 향하는 경우에 훨씬 쉽게 받아들여진다. 또한 권위 인물이라는 면담가의 위치, 그리고 면담가가 지지적인 보살핌의 원천이 되어줄 수 있다는 점 때문에도 이러한 환자들은 직접적으로 적대감을 경험하지 못하게 된다. 죄책감 또는 부적절감의 반응은 우울증 환자나 피학적인 환자에서 특징적이다.

시기심 또는 경쟁심 Envy or Competition

노골적인 질투 반응이나 경쟁적인 반응 역시 분노 반응이 드러나는 형태 중 하나이다. 전화 통화를 듣고 나서 환자는 "왜 저한테는 그렇게 안 해주세요?"라고 묻는다. 면담가가 전화를 건 사람에게 따뜻함과 친절함을 보여준 것이 환자에게 경쟁심과 질투심을 불러일으킨 것이다. 환자는 임상가가 자신에게 충분히 관심을 가져주지 않는다고 느낀다. 이러한 느낌은 "환자랑 통화하시는 게 아닌 줄 알았어요!"와 같은 말처럼 아주 미묘하게 표현되기도 한다. 왜 그런 결론을 내리게 되었는지 환자에게 물으면, 이들은 면담가의 말투가 "너무나도 친근했기" 때문이라고 대답한다. 분노 반응에 대처할 때와 마찬가지로, 면담가는 자신을 방어하려고 들거나, 환자에게 관심을 빼앗긴 것이 아니라고 설득시키려 해서는 안 된다. 대신 환자로 하여금 박탈감을 더 표현하도록 격려시켜줄 수 있다.

편집증적 반응 Paranoid Responses

전형적인 편집증적 반응은 "저에 대해서 얘기하신 거예요?" 또는 "제 전화였나요?" 등이다. 환자의 상태가 심각하지 않다면, 주저 없이 환자의 오해를 수정해줌으로써 면담가는 더 많은 것을 알아내게 된다. 먼저 환자의 환상을 탐색해 볼 수 있으며, 그런 다음 환자가 그러한 결론에 도달하게 된 과정에 대해 알아볼 수 있다. 이렇게 함으로써 환자가 자신의 해석을 방어하며 화를 내게 되는 것을 방지할 수 있다. 환상의 내용을 탐색함으로써 중요한 전이 감정이 명확하게 드러나게 되며, 사고 과정의 왜곡을 지적해주는 것이 환자의 현실 검증력을 향상시키는 데 도움이 된다. 편집증 환자들은 누구를 믿어야 할지를 모른다. 이 환자들은 무차별적으로 모든 사람들을 믿거나 혹은 아무도 믿지 않는 방법을 통해 이러한 능력의 결핍을 보상하려한다. 임상가는 "제가 누구와 통화를 했다고 생각하세요?" 또는 "제가 통화하는 동안 무슨 생각을 하셨나요?"라고 물을 수 있다. 환자가 이야기하는 환상은 환자가 갖고 있는 감정 장애의 정신역동에 관해 중요한 정보를 제공해준다. 환자의 생각을 완전히 탐색한 다음에는 사실대로 환자에게 알려준 뒤 환자가 그러한 오해를 하게 된 과정을 함께 좇아 가보는 것이 좋다.

때론 전화가 그 환자에 대한 것일 수도 있다. 이러한 경우에는 면담가가 전화를 건 사람이 누구인지 알게 되자마자, 전화를 건 사람의 신원을 환자에게 가르쳐주는 것이 좋다. 전화를 건 사람의 이름을 소리 내어 말하면서 통화를 하는 것이 그 방법이 될 수 있다. 이러한 제스처를 통해 환자는 임상가가 자신에 관한 비밀 대화를 감추려는 것이 아니라는 것을 알게 된다.

호기심 Curiosity

부정의 경우처럼, 호기심 역시 환자가 종종 아무런 의식적 감정 반응도 인식하지 못하는 반응 중 하나이다. 환자는 통화내용을 듣고 있었지만, 그는 단지 면담가와 전화 건 사람사이에 무슨 일이 진행되고 있는지에만 관심을 느낄 뿐이다. 전형적인 표현에는 "전화를 건 사람이 사모님이세요?" 또는 "집에 무슨 안 좋은 일이 생긴 건가요?" 또는 "나쁜 소식이 아니길 바래요." 등이 포함된다. 호기심은 대개 어렸을 적 부모의 생활에 대한 호기심이 아직 남아 있는 것과 같은, 깊은 감정 반응에 대한 방어이다. 호기심을 드러내는 언급에 대해 면담가는 "당신의 호기심에 대해 살펴봅시다."라고 말할 수 있다. 즉, 그런 질문에 대답을 하는 것보다는 이러한 소재에 대해 환자가 호기심을 가졌다는 사실을 환자에게 확인시켜주는 것이 유용하다. 다른 접근법으로, 환자의 호기심의 의미를 탐색하고 이에 대해 아동기까지 거슬러 올라가 볼 수도 있다.

동정심 Sympathy

동정적인 반응은 전화를 건 사람이 고통스러워하고 있는 것이 확실해 보이는 경우에 잘 나타난다. 환자는 "그 사람이 괜찮았으면 좋겠어요."라고 말하거나 또는 임상가가 그 사람을 만나볼 수 있도록 자진해서 자신의 면담을 중단하기도 한다. 이러한 반응은 흔히 분노감, 질투심, 또는 죄책감 등을 느끼게 되는 것에 대한 방어이다. 기저의 감정을 해석해주는 것은 어렵다; 이때 치료자는 면담을 계속하는 것 외에는 다른 방법이 없다. 아니면 환자의 의도에 대해 감사를 표현할 수도 있다. 동정적 반응은 우울 환자나 자학적인 환자에서 흔하다.

놀람 Fright

때로는 면담가가 전화를 건 사람에게 화를 내어 면담 중이던 환자가 놀라게 되기도 한다. 예를 들어 보험회사 직원이 세 번씩이나 전화를 걸어 임상가가 지금은 통화하기 힘들다고 말했음에도 불구하고 계속해서 자신의 얘기만 해대는 경우가 있었다. 임상가가 화를 내며 전화를 끊자 환자는 놀라서 "그 사람한테 너무하신 것 아니에요?"라고 말했다. 환자는 자신 역시도 임상가에게 분노 반응을 일으킬 수 있다는 것을 두려워한 것이다. 자신의 공격성을 억제하는 환자들은 종종 치료의 결과로 인해 자신에게 쌓여있던 분노를 통제하기 못하게 되어 다른 사람을 해치게 될까봐 두려워하곤 한다. 임상가도 화를 낼 수 있다는 모든 징후들이 이러한 두려움을 증가시킨다.

이러한 반응의 변형으로서, 환자가 임상가에게 실망하는 반응을 보일 수도 있다. 이는 임상가의 인격의 어떤 좋지 못한 측면이 환자 앞에서 처음으로 드러난 경우에 발생한다. 면담가는 이러한 반응에 대해 다양한 방법으로 대처할 수 있는데, 예를 들어 임상가는 완벽한 사람이 아니라는 환자의 실망감에 대해 해석해주거나 또는 환자에게 자신이 존경하던 누군가에게 실망을 했었던 과거의 경험을 떠올려 보도록 할 수 있다.

즐거움 Pleasure

환자들은 때때로 전화 통화 때의 임상가의 행동 방식으로부터 즐거움을 느낀다. 예를 들어 환자는 자신이 모방할 수 없는 방식으로 임상가가 분노를 표현하는 것을 보고는 대리 만족을 느끼게 된다. 이런 상황에서 임상가는 환자에게 특징적인 분노 표현 방식에다가 면담의 초점을 맞출 수 있으며, 보다 열린 형태의 감정 표현을 가로막고 있는 두려움에 대해 조사해 볼 수 있다.

환자가 즐거움을 느끼게 되는 또 다른 상황은 면담가가 좋은 소식을 들은 것처럼 보이는 경우이다. 무의식적인 부러움이나 경쟁심이 한데 섞여있는 것은 아닌지 알아보는 것이 필요하다고 생각되는 경우에만 이러한 반응에 대해 좀 더 자세히 논의해보아야 한다.

중단에 대한 면담가의 반응
The Interviewer's Reaction to the Interruption

전화로 인한 중단에 대해 자신이 어떤 감정 반응을 보이는지 면담가가 인식하는 것은 중요한 문제이다. 환자가 화가 났었던 이야기를 하던 중이었다면 면담가는 지겨움에서 벗어났다는 안도감을 느낄 수도 있다. 면담가 역시 주의를 빼앗겨 계속 연결하여 면담을 진행시키지 못한 것에 대해 죄책감을 느낄 수도 있다. 면담가는 좋은 소식이나 나쁜 소식을 듣게 되어 기쁠 수도 슬플 수도 있다. 면담가는 몇 가지 이유 때문에 화가 날 수도 있다; 전화 통화 내용 때문일 수도 있고 단지 방해받았다는 사실 때문 만일수도 있으며 중단되었던 특정 시점 때문일 수도 있다. 어떤 반응에 있어서 면담가는 역전이 감정을 느낄 수도 있는데, 예를 들어 면담가가 자신의 지위를 높여 보이기 위해서 환자가 보는 앞에서 일부러 전화를 받은 경우가 있을 수 있다.

통상적으로 전화를 받을 때 면담가는 지금 통화하기 힘들다고 말한다. 그러나 짧게라도 통화할 수밖에 없는 경우라면 전화 통화를 나누는 동안 환자가 보이는 행동을 조심스럽게 관찰함으로써 임상가는 치료에 유용한 기회를 포착할 수 있다.

드문 경우에서 면담가가 전화를 받는 동안 환자에게 잠시 바깥에 나가있어 달라고 요청할 수도 있다. 예를 들어 면담가의 사생활과 관련되어 급한 연락이 걸려올 때가 있다. 이러한 상황에서는 임상가가 자신의 개인적인 문제를 불필요하게 공개함으로써 환자에게 쓸데없는 부담을 줄 수도 있다.

때로는 누군가가 면담실로 전화를 걸어 환자와 통화하고 싶다고 할 수도 있다. 환자가 그 때 그 자리에 있는 경우라면 임상가는 환자에게 전화를 바꿔주기만 하면 된다. 환자가 그 자리에 없는 경우에는 메시지를 받아서 환자에게 전달해줄 수 있다. 전화를 건 용건이 면담을 중단시킬 만큼 급한 것이 아니었다면 친구나 가족이 이런 행동을 하도록 만든 환자의 동기에 대해 분석해 볼 수 있다.

대부분의 사람들이 휴대전화를 갖고 있으므로 환자가 면담실 전화를 쓰겠다고 하는 경우는 매우 드물다. 면담이 끝날 무렵 이런 요청을 하여 임상가가 불편해질 것 같은 경우엔, 다른 곳에서 전화를 걸도록 할 수 있다. 면담을 시작할 때 요청을 하였다면 일단 허락한 뒤 면담을 시작하기 전에 미리 전화를 걸지 않은 이유에 대해 초점을 맞출 수 있다. 한편 환자가 면담실 전화를 사용한다는 것이 치료적인 가치를 가질 수도 있다. 예로서 한 환자가 전화를 써도 되는지 물은 후 자신의 주식 중개인에게 전화를 걸어 거만한 태도로 매수 매입에 대한 지시를 하였다. 이러한 평소답지 않은 행동에 대해 면담가가 언급하려하자 그 환자는 먼저 자진해서 "지금 선생님께선 제가 몹시 창피스러워하는 제 성격의 한 부분을 보신 거예요. 선생님께서 저를 도와주셨으면 좋겠어요."라고 말하였다.

환자의 가족으로부터 걸려온 전화
TELEPHONE CALLS FROM PATIENT'S RELATIVES

때때로 환자의 가족들이 면담가에게 전화를 걸어 환자에 대한 정보를 묻거나 면담가와 만나고 싶다고 말하기도 한다. 환자에 관한 정보를 누설하지 않은 채 가족에게 "당신이 전화를 하셨고 그의 문제에 대해 걱정하시더라고 John에게 전하겠습니다."라고 대답할 수 있다. 간혹 가족들은 임상가에게 자신이 전화를 걸었다는 것을 말하지 말아 달라고 요청하기도 한다. 임상가가 이러한 요청을 들어준다면 스스로를 지키지 못하는 입장에 처하게 되며 치료는 손상 받을 수밖에 없다.

전화를 건 사람이 치료를 방해하려 한다는 것이 확실하게 느껴질 때도 있다. 전화를 건 사람이 환자와 가까운 사람이라면 그와 통화를 하지 않으려는 것은 종종 잘못될 수 있다고 우리는 생각한다. 흔히 그는 환자의 생활에 중요한 영향을 미치는 사람이거나 혹은 환자가 그에게 의존하고 있는 상태일 수 있다. 이런 사람을 도외시하는 것은 환자에게 상처를 줄 수도 있다. 환자가 동의한다면 가족들과의 면담이 주선될 수 있으며,이때 환자는 동참할 수도 있고 동석하지 않을 수도 있다.

역으로 임상가가 환자의 가족이나 학교 관계자 등과 접촉해야 할 필요가 있을 수 있다. 또 다른 상황으로 환자가 자살사고나 살해 의사를 밝힌 경우가 있을 수 있다. 환자가 자신이나 타인을 해칠 생각이 있음을 드러내는 경우 임상가는 위협받는 대상자의 안전과 그 일이 환자에게 미칠 영향 모두에 대해 고려를 해야 한다. 임상가에게는 환자와 타인 양측 모두를 보호할 윤리적 법적 책임이 있으며 이러한 사실을 환자에게 알려야 한다. 자살하려는 생각이 심각한 경우에는 환자를 입원시키기 위해 가족과 만나도록 해야 한다.

전화로 면담을 진행하기
CONDUCTING SESSIONS BY TELEPHONE

응급 전화 Telephone Emergencies

응급 상황이라고 할 수 있는 심한 우울증이나 급성 불안 상태에서 환자가 임상가에게 전화를 걸 수도 있다. 전화 상으로 환자를 치료한다는 것은 분명히 치료자에게는 불리한 조건이다. 진찰은 귀로 듣는 내용에만 국한될 수밖에 없으며 임상가는 환자를 관찰하는 데에 다른 감각 기관을 통한 느낌을 사용할 수 없게 된다. 일부 치료자들은 이러한 불리한 조건하에서 치료를 하는 것보다는 환자를 오게 하여 직접 관찰을 하거나 그렇지 않으면 차라리 환자를 돕지 않는 편이 낫다고 주장한다. 다른 치료자들은 환자에 대해 이미 알고 있는 내용과 그리고 말하는 바 그 이상의 의미를 갖는 미묘한 의사표현 등으로부터 도움을 받는다. 어조, 말의 속도, 치료자의 언급에 대한 반응 시간 등을 통해 많은 정보들을 알아낼 수 있다.

임상가의 경직된 태도는 그의 활용성을 심각하게 제한시킨다. 분명히 환자 역시도 전화보다는 직접 면담하는 것이 더 좋다는 것을 알고 있다. 하지만 응급 상황에서는 짧게라도 긍정적으로 통화를 받아주는 것이 환자의 생명을 구해줄 수 있다. 그러므로 이러한 환자에게도 역시 직접 면담했을 때와 같은 수준의 존중과 존엄을 갖고 대해야 한다. 전화로 면담을 해달라는 요청에 대해 치료자가 짜증나고 언짢을 수도 있는데, 이는 환자에게 즉각적으로 전달이 된다. 종종 전화 연락은 치료자가 수용적인 사람인지 아니면 거절적인 사람인지를 시험해 보기 위한 것일 수도 있다. 모든 전화 면담 요청은 저항의 표현이라는 선입관을 갖고 있는 치료자들도 있다. 이런 생각에 우리는 동의하지 않는다.

환자가 자신이 누구인지를 밝히지 않은 경우에는 면담가는 환자의 이름과 주소, 전화 번호 등을 물으면서 면담을 시작한다. 환자가 이런 정보들을 밝히기 꺼려할 수도 있다. 이런 경우에는 왜 그런 정보를 숨기려 하는지 환자에게 물어볼 수 있다. 이런 환자들은 대개 면담가의 전화기에 발신자 번호가 뜨지 않도록 미리 조치를 취해놓곤 한다.

우리의 경험에 의하면 전화를 거는 환자들은 흔히 전에 정신보건전문가와 만난 적이 있는 사람들이다. 따라서 면담 초기에 그 만남에 대해 물어보는 것이 유용하다. 이는 특히 자신의 신분을 밝히지 않으려 하는 환자에서 그러하다.

현재의 문제에 대해 간략하게 설명을 들은 후, 환자에게 직접 만나서 면담할 의향이 있는지를 물어보는 것이 좋다. 환자가 정신병적인 것이 분명한 경우라면 임상가는 환자에게 병원에 직접 오게 되면 입원하게 될까봐 두려워하는 것인지 물어볼 수 있다. 그 점이 두렵다고 답한다면 치료자는 환자가 느끼고 있는 특정 증상 중에 입원 치료가 필요한 것이 있는지를 조사해볼 수 있다. 이러한 논의를 거친 후에는 그러한 증상 때문에 입원을 할 필요는 없다고 환자를 안심시켜줄 수 있게 되는 경우가 흔하다. 이러한 환자에게는 치료가 성공적이기 위해서는 환자의 협조가 필요하며, 강제 치료는 아마도 도움이 되지 않을 것이라고 말해줄 수 있다. 전화를 건 것을 보니 도움을 받고 싶은 마음이 있는 것 같다는 말로서 환자를 더욱 안심시켜줄 수 있다.

전화 면담 Telephone Interviews

환자는 다양한 이유로 전화 면담을 원할 수 있다. 어떤 환자들은 거리가 너무 멀어서 직접 방문을 하지 못하기 때문일 수 있다. 전화 면담을 원하게 되는 흔한 동기 중 하나는 정신과 치료가 너무 비쌀 것이라는 두려움 또는 직접 얼굴을 맞대고서 당혹스러운 소재에 대해 논의하다보면 수치심을 느끼게 될 것이라는 두려움이다. 어떤 환자들은 강렬한 자살 사고 때문에 직접 면담을 하러 오기 전에 먼저 자신은 죽게 될 것이라는 두려움을 갖고 있으며, 따라서 필사적인 수단으로서 전화를 건 것일 수도 있다.

드문 경우에서 전화 상담을 끝마친 뒤에도 여전히 환자가 직접 면담하는 것을 거부하고 있지만 도움이 꼭 필요한 상태라고 생각될 때가 있다. 이런 경우 두 번째 전화 면담을 약속하는 것이 유용할 수 있다. 이러한 전화 면담을 몇 차례 한 후에는 대개 환자들은 직접 면담을 받으러 오게 된다.

환자가 아닌 다른 사람이 전화를 건 경우에는 전화를 건 사람이 환자와 어떤 관계인지를 확인하는 것이 필요하다. 최근에 우리가 경험한 이러한 예로, 한 동료 의사가 매우 당혹해하는 상태로 전화를 하였다. 자문이 필요하다고 생각한 증상에 대해 15분간 이야기를 하고 난 다음에서야, 지금까지 얘기한 그 환자는 그 동료 의사가 담당하고 있던 환자가 아니라 바로 그의 아내였다는 사실이 밝혀졌다. 이것은 단순한 오해의 문제가 아니다. 이는 그 동료 의사가 자신의 부인을 단순히 자기 환자 중 한 사람인 듯이 표현했다는 것이며, 이는 환자와의 개인적 관계로부터 자신을 분리시키고 싶은 강렬한 소망으로부터 기인된 것이었다.

전화 면담 초반부에 전화를 건 사람의 나이를 묻는 것이 중요하다. 환자를 직접 만나는 경우에는 얼굴을 보면 환자의 나이를 짐작할 수 있다. 하지만 환자의 목소리만으로 그의 나이를 짐작하는 것은 나이를 크게 잘못 판단하기 쉽다. 환자와 직접 만나서 이야기할 때 통상적으로 수집되는 기본적인 신상 명세 또한 흔히 전화 면담 때는 모르고 그냥 지나치게 된다.

전화 상황에서의 불리한 조건을 줄일 수 있는 방법 중 중요하면서도 자주 간과되는 것이 바로 환자에게 자신의 외모에 대해 설명해달라고 요청하는 것이다. 이에 대해 객관적으로 대답할 수 있는 환자들은 없지만 어떤 환자들은 다른 사람들에 비해 심하게 왜곡을 시키는 경향이 있다. 이러한 왜곡을 줄이기 위해서 임상가는 환자에게 그의 대답이 남들 보기보다 또는 자신이 느끼는 것보다 더 심하게 표현된 것은 아닌지 물어보는 것이 좋다.

심한 자살사고나 살해 의사를 가진 환자가 충동 통제력을 잃기 직전의 상태에서 전화를 걸어 병원에는 갈 수 없겠다고 하는 경우에는 임상가가 경찰에게 도움을 청하기도 한다. 이는 환자에게 그런 조치를 취하겠다고 알려주는 형식으로 공개적으로 시행되어야 한다. 환자가 이를 반대하는 경우엔 임상가는 환자가 자신의 문제를 말해주었기에 이러한 조치가 필요해진 것이라는 점을 지적해 줌으로써 이런 결정을 내리게 된 것에 대한 환자의 책임을 강조해 줄 수 있다.

예를 들어, 한 환자가 임상가에게 전화를 걸어 자신이 방금 수면제 한 통을 다 먹어버렸다고 말하였다. 즉시 임상가는 환자의 이름과 주소, 전화번호 등을 물었으며, 그런 다음 약의 이름과 복용한 알 수를 물어보았다. 위험할 정도의 용량을 먹은 것이라면 임상가는 환자에게 경찰에게 가보도록 연락을 할 것이니 경찰이 오면 문을 열어주라고 하면서 경찰에 연락한 뒤 다시 전화를 걸겠다고 말할 수 있다. 또한 경찰이 즉시 가볼 수 없을 경우를 대비해서 현재 가장 가까이 사는 이웃의 이름과 전화번호를 물어볼 수도 있다.

환자가 자신의 이름과 주소를 밝히기를 거부하는 경우 임상가는 "죽어버릴 것인가에 대해 다소 불확실해 하시는 것 같군요. 그게 아니라면, 저에게 전화를 걸지 않으셨을 테니까요. 마음을 바꿀 수 있는 시간이 얼마 없습니다. 당신은 치사량의 약을 먹었고, 생명을 구하기에는 너무 늦었을 수도 있지만 저희는 최선을 다해볼 것입니다."라고 말할 수 있다. 결과가 이미 불확실하다는 것을 깨닫게 되면서 환자는 "운명"에 맡기고는 자신의 신상 명세에 대해 가르쳐줄 것이다. 살인을 저지르려하는 환자에서도 이와 비슷한 상황이 발생할 수 있다. 위험에 처해있는 희생자가 구체적으로 누구인지 밝혀진 상황에서는 그 사람이나 경찰 또는 환자를 입원시킬 수 있는 적절한 누군가에게 전화를 걸어 그런 일이 벌어지지 않도록 적절한 조치를 취해야 한다. 전화 면담의 후반부에서 임상가는 자신이 통화할 수 있는 다른 사람이 옆에 있는지를 물어볼 수 있다; 환자의 문제점에 대한 다른 사람의 견해를 알아봄으로써, 치료자는 그 임상 상황을 평가하는 데 도움이 되는 정보들을 얻을 수 있다.

전화 면담에서의 특수한 문제 중 하나가 바로 침묵으로, 침묵은 일반적인 면담에서도 발생하곤 한다. 전화 면담을 할 때 면담가가 대화 도중에 발생한 침묵을 그대로 허용하면서 계속해서 환자에게 초점을 맞추고 있기란 어려운 일이다. 즉 전화 면담 상의 침묵에 대해 면담가는 불편감, 불만감 또는 조바심 등을 느끼게 된다. 경험을 통해서만이 치료자는 전화 면담을 하는 동안 긴장을 풀고 전문가답게 편안한 태도를 취할 수 있게 된다.

정규적인 전화 면담 Telephone Treatment Sessions

드물지 않게 치료 면담이 전화로 진행될 수도 있다. 예를 들어 이사를 가는 바람에 받고 있던 치료를 중단할 수밖에 없을 수도 있고 혹은 정신치료를 받기 힘든 지역으로 전근을 갈 수도 있다. 출장, 지방 회의 참석 등으로 인해 몇 주 동안 직접 만나서 면담을 하기가 힘들어 질 수도 있다. 이러한 상황에서는 전화로 면담을 진행하는 것이 바람직하다.

짧은 3개의 사례가 중요한 점을 보여준다. 첫 번째 경우에서 몇 년간 치료를 받아오던 중년의 우울증 여성이 이혼을 하기 위해 6주간 멀리에 갔다 오게 되었다. 결혼 생활 때문에 우울증이 온 것이었지만 그녀는 치료를 통한 감정적 지지 없이는 이혼을 받아들이기 어려웠다. 그녀의 치료는 6주 동안 일주일에 두 번씩 전화통화를 통해 성공적으로 진행되었다.

두 번째 사례는 불안과 건강염려증적 성향을 가진 30세 우울증 여성이었다. 치료를 받은 지 1년쯤 지났을 때 그녀는 임신을 했는데 이때 유산이 될 가능성이 있어보였다. 그녀의 산부인과 의사는 3개월 동안 침대에 누워 안정을 취해야 한다고 말했다. 그녀의 가정 상황은 좋지 않았고 또한 그녀의 집은 너무 멀어서 치료자가 집으로 방문하기도 힘들었다. 이 기간 동안 치료자는 일주일에 두 번씩 전화로 그녀를 치료하였다.

세 번째 사례는 어떤 면에서는 다소 드문 경우였다. 30세 공포증 주부가 몇 년간 치료를 받은 뒤 도시 외곽으로 이사를 가게 되었다. 하루는 폭설이 내려 면담을 취소할 수밖에 없었다. 이때 그녀는 다른 교통수단을 찾기 위해 약속 시간까지 전화를 걸지 않고 있었다. 전화를 걸었을 때 치료자는 그녀가 전화를 빨리 끊으려 한다는 것을 감지하였고 이를 환자에게 지적해주었다. 그녀는 면담동안에는 성공적으로 억제suppress해 왔었던, 임상가에 관한 혼란스러운 생각들을 털어놓기 시작했다. 그 주제를 다음 면담시간 때까지 연기시켜 놓는다면 환자는 자신의 감정을 고립isolate시켜버릴 것 같았으며 따라서 면담가는 그 즉시 전화 상으로 이에 대한 논의를 시작하였다. 결국 그녀는 그 후 더 감당하기 어려운 주제가 떠오를 때마다 고의적으로 전화로 상담할 것을 원하였다. 이때 임상가는 이를 거절하였는데 환자의 요구가 일종이 저항임이 분명했기 때문이었다.

분명히 이들은 모두 특별한 상황이었지만, 그럼에도 불구하고 이것이 드문 경우인 것은 아니다. 전화로 치료를 계속하기로 했다는 점은, 즉 치료자에 대한 환자의 의존성은 현실적인 것이라는 사실을 뜻한다. 그 의존성이 바람직한 것이 아닌 경우라면 전화 면담은 적절하지 않다.

독자들이 예상하는 대로, 전화 면담은 연구해야 할 많은 어려운 문제점들을 갖고 있다. 이러한 상황에서 기술과 융통성을 잘 개발한 임상가라면, 매우 다양한 환자들과 효과적으로 작업할 수 있을 것이다.

휴대전화 The Cellular Phone

대부분의 사람들이 스마트폰을 포함한 휴대전화를 사용하고 있으며 면담 때에도 가지고 들어오는 환자들도 많다. 면담가가 환자를 맞이하며 면담실로 안내하는 동안에도 환자는 계속해서 전화통화를 할 수도, 문자메시지를 보내거나 인터넷을 하고 있을 수도 있다. 면담 동안 전화기를 꺼 놓는 사람도 있고 그대로 켜두는 사람도 있다. 후자의 경우엔 전화벨이나 메시지도착 소리에 면담이 중단되기도 한다. 여기서 다시 한 번 전화기를 끄는 환자도 있고 받는 환자도 있으며 메시지를 보고 나서 결정을 내리는 환자도 있다. 드문 경우에선 심지어 면담 도중에 전화를 거는 환자도 있다.

가장 기본적인 원칙은 이러한 행동들 모두 면담의 한 부분이라는 것이다 – 의미를 갖고 있는 의사소통 행위로서 탐색되고 이해되고 필요한 경우 환자와 함께 논의될 수 있는 부분이다. 모든 이러한 행위들과 마찬가지로 특정 유형의 행동에다가 특정 의미를 연결시킬 수 있는 단순한 방법은 없다. 이는 상황, 환자의 인격, 주된 전이와 역전이 주제 그리고 과거에 비슷한 행동을 유발했던 (혹은 유발하지 않았던) 의미 등에 따라 달라진다.

아마도 가장 단순한 상황은 임상가가 대기실로 나왔을 때 전화통화를 하고 있던 환자의 경우일 것이다. 대부분 이에 대해 언급을 해줄 필요까지는 없지만 이때 환자가 어떤 반응을 보였는지 그리고 어떤 식으로 통화를 끝내거나 이메일이나 문자메시지를 보냈는지 등에는, 마치 면담가가 다가왔을 때 보고 있던 잡지를 계속 읽는 환자나 혹은 외투를 벗기 시작하는 환자의 경우에서처럼, 면담가와의 관계에 관한 메시지가 담겨져 있다. "기다리시게 해서 죄송해요.", "선생님과 몇 분 더 면담하는 것 보다 지금 이 일이 더 중요해요.", "선생님은 제 일만큼 중요하진 않아요." 혹은 "제가 얼마나 바쁜 사람인지 좀 보세요." 등의 의미가 담겨져 있을 수 있다. 면담가는 이러한 행동에 대해 기억해둘 필요가 있지만 초기 관계에서는 이에 대한 언급은 하지 않는 것이 좋다.

환자가 면담 동안 휴대전화를 켜두거나 걸려오는 전화를 받거나 문자메시지에 답을 보내는 행동을 보이면 이에 대해 어떤 언급을 해주고 싶어지게 된다. 여기서 기본적인 원칙은 임상가는 그 행동을 이해하고 이해한 바를 환자와 함께 공유하는데 관심이 있는 것이지 그런 행동을 중단시키거나 금지하는 것이 목적은 아니라는 것이다. "전화기를 켜두셨네요.", "전화를 받으신 것에 대해 이야기를 좀 할까요?" 또는 "누구로부터 걸려온 전화인지 확인하신 것 같네요. 그런가요?" 등과 같은 언급이 도움이 된다. 환자가 "집에 아이들만 있어서요.", "제 남편은 통화가 안 되면 화를 내요." 또는 "제 여사 친구는 항상 저녁식사 계획을 바꿔요."라고 대답한다면 이에 대한 논의를 시작할 수 있게 되는 것이다.

어떤 환자들은 무슨 특별한 연락을 기다리는 것도 아니면서 바깥세상과의 전화 연결이 중단된다면 자신은 불안해질 것이라는 사실을 알고 있다. 종종 이런 환자들은 합리화를 하지만 이는 공포증적 불안을 감추기 위한 것이다 – 지금 "당직호출 대기 중"이라고 설명한 전문직 종사자는 그 전화는 잠시 기다려도 되는 연락임을 알고 있다; 자녀를 걱정하고 있는 부모는 그 걱정이 현실적인 것이라기보다 신경증적인 것이라는 사실을 알고 있다. 이런 행동과 이 행동에 대한 환자의 시각 그리고 임상가의 반응 등을 알아보는 것은 치료에 있어서 "현실"이라는 문제를 어떻게 탐색해 나가야 하는지에 관한 좋은 모델이 되어줄 수 있다. 휴대전화는 바깥세상으로부터 파견되어 온 대사(大使)이며 환자가 면담시간에 휴대전화를 가지고 들어온다는 것은 환자가 현실세계의 당면과제들을 어떤 방식으로 대처해나가는지 알아볼 수 있는 기회를 제공해준다.

흔치 않은 예로, 자신감 넘치는 전문직 여성 한 명이 면담을 시작하기에 앞서 면담 도중에 중요한 전화를 한 통 걸어야할 것 같다고 양해를 구하였다. 그 시간이 되자 그녀는 휴대전화를 꺼내서는 전화를 걸어 통화를 하였다. 경매에서 미술품 입찰을 하고 있는 그녀의 대리인에게 거는 전화임이 분명했다. 면담가는 환자에게 면담가 앞에서 이런 행동을 하게 되었을 때 어떤 기분이 드는지 물어보았다. 계속되는 논의를 통해 자신의 부유함과 값비싼 수집품들을 드러내 보여주는 것, 타인으로부터 부러움을 사는 것 그리고 이런 방법으로는 그녀가 사적인 대인관계에서 겪는 좌절감이나 절망감을 보상받지 못한다는 사실 등과 관련된 갈등들이 드러났다. 입찰에는 성공했을지 몰라도 더욱 중요한 사실은 그녀가 입찰이 왜 그렇게 자신에게 중요했는지를 이해하게 되었다는 점이다.

이메일 E-MAIL

이메일이나, 임상가가 환자에게 자신의 휴대전화번호를 알려준 경우 문자전송을 통해 환자와 임상가가 대화를 주고받는 것은 임상가에게 있어 흥미로운 당면과제가 되고 있다. 이메일이나 문자메시지를 전송한다는 것 자체가 이미 어떤 의사를 표현하는 것이며, 임상가가 이메일을 통해 회신을 보낼지 말지 결정하는 것 역시 의사표현이다. 회신이란 이메일 연락에 대한 치료자의 입장에 대해 환자에게 비언어적으로 메시지를 전달해주는 행위이다. 환자가 임상가에게 "새로 받은 약을 복용한 뒤 1시간 후 이런 증상들이 생겼어요. 계속 복용해도 될까요?"라고 묻는다면 시간은 시급한 문제가 되며, 이는 이메일로 회신을 해주어야 하는 경우라고 봐야 한다. 환자는 임상가가 계속 면담 중이라 연락하기 힘들 수도 있고 또는 치료자가 시간이 될 때에는 환자가 회의에 참석 중일 수도 있으며 이때 환자가 노트북 컴퓨터를 갖고 있는 상태라면 그는 이메일을 보내게 된다. 거기에 보다 깊은 의미가 있다면 다음 면담시간에 이에 대해 탐색해볼 수 있다.

이메일에는 목소리의 어조, 대화의 리듬, 대화의 시작과 끝 그리고 어떤 의미가 내포되어 있는 대화의 단절 등이 없다는 점에서 전화통화와는 다르다. 이때 내용은 문자-즉, 단어들-로만 전달될 뿐이다. 환자가 전화를 걸어 "저는 괜찮아요. 그런데 제 아내는 왜 다른 식으로 생각하는지 도무지 모르겠어요."라고 말하는 경우, 망설임, 어조, 말투 등에 따라 그 의미는 상당히 달라진다. 똑 같은 내용이 이메일로 전송될 때에는 단지 단어들밖에 없으며 많은 것들이 사라져버린다. 그럼에도 불구하고 다른 문학적 구문들처럼 이메일 메시지 또한 단어의 선택 혹은 빈정거리거나 적대적인 언급의 내포 등을 통해 어떤 감정을 실을 수도 있다. 문장의 문체를 통해 환자는 자신이 쓰고 있는 내용에 대한 갈등이나 양가감정을 전달하기도 한다. 이메일에서는 의사소통의 즉시성과 상호작용성은 감소된다. 이메일로 주고받는 대화는 심리적 체스게임과 닮아, 선수는 말을 옮기기 전에 다음에 어떤 수를 둘 지 생각하지만 일단 수를 두고 난 뒤에는 잠시 시간을 두고 지켜보게 된다. 임상가는 이메일을 통해 치료 게임에 참가하고 있다는 느낌을 받는다.

이메일이 가장 흔히 사용되는 경우는 아마도 "절차" – 면담시간의 취소나 변경, 보험금 청구를 위한 서류 요구 등 – 와 관련된 것일 것이다. 하지만 역동치료를 하는 임상가에게는 순전히 절차상의 문제일 뿐이란 없으며 어떤 절차를 요구하는 행동의 의미 속에는 특히 환자가 정규 면담시간 외에 요구하는 경우엔 어떤 중요한 의미가 들어있을 수 있다. 이메일을 포함해, 임상가와 환자 사이에서 벌어지고 있는 일에는 무의식적인 의미가 없을 수가 없다. 이러한 이메일을 읽는 동안 치료자는 이러한 사실을 반드시 염두에 두고서 회신을 보낼지 말지, 어떻게 보낼지 그리고 다음 면담 시간에 이 문제에 대해 이야기를 나눌지 등을 결정해야 한다. 일반적으로 다음 면담 때까지 반응을 보일 필요가 없는 경우엔 치료자는 즉시 회신을 보내는 대신 다음 면담 때 그 문제를 거론함으로써 이러한 문제 또한 치료의 일부라는 생각을 심어주게 된다. 즉각적인 회신이 필요한 경우, 임상가는 그것이 저번 면담시간 때 논의될 수 있었던 문제인지 점검해보아야 하며, 그렇다면 다음 면담 때 이 점에 대해 질문해볼 수 있다. 환자는 직접적으로 전이를 드러내는 언급 – "귀찮게 해서 죄송해요," "바쁘신 줄 알아요," "여쭤볼 걸 깜빡했어요," "진짜 중요한 일이 생겼어요," 혹은 심지어 "면담을 취소해도 비용을 지불해야 하나요?" – 을 할 수도 있다. 이때 가장 단순한 법칙은 이런 종류의 언급은 치료에 관한 것이라는 점으로 임상가는 이 문제를 치료 속으로 가지고 들어와, 환자가 멀리하고자 했던 그 내용들을 찾아내어 치료로 끌어 들여야 한다. 가족이나 친구들과 자주 이메일을 교환하는 것은 많은 사람들의 생활에서 흔히 있는 일이다. 전이로 인해 임상가는 이런 사람들 속으로 함입incorporate되어 이메일 세례를 받게 되기 쉽다. 따라서 연락방법과 관련된 임상가의 방침에 대해 처음부터 환자에게 알려주어야 한다. 가급적 임상가와의 접촉은 면담실 내에서 이루어지도록 국한시키면서 급한 경우엔 전화나 이메일을 통해 연락을 취할 수도 있다고 이해시켜주어야 한다.

대처하기 어려운, 드물지 않은 상황으로 환자가 이메일을 통해 치료를 그만두려 한다고 알려올 때가 있다.

> 30세 여성인 경계성 인격장애 환자가 갑자기 분노를 폭발하였다. 그녀의 스트레스에 대해 치료자가 공감적이지 않은 반응을 보인 듯이 느껴졌으며 그런 다음 면담시간이 다 되어 치료자가 여느 때처럼 그녀의 말을 중단시키며 면담을 끝마치려하자 이러한 일이 벌어진 것이었다. 몇 시간 뒤 치료자는 다음과 같은 이메일을 받았다: "선생님이 싫어요. 다시는 보고 싶지 않네요." 과거에 환자가 보였던 패턴을 알고 있었기에 치료자는 이 문제를 치료 속으로 가지고 들어와 환자로 하여금 어느 정도 복수했다는 승리감을 느낄 수 있도록 해주는 것이 중요하다고 생각하여 "그렇게 화가 나셨는지 정말 몰랐습니다. 화요일 예정된 면담시간 때 이 문제에 대해 좀 더 이야기를 나눠도 될까요?"라고 회신을 보냈다. 치료자는 전화 통화로 할지 아니면 직접 만나서 이야기를 할지에 대해 일부러 애매하게 언급해두었다. 다음 면담시간에 환자는 방문을 하였고 치료는 다시 탄탄하게 진행되었다.

어떤 환자들은 우스개이야기, 만화, 신문기사 혹은 자신이 다른 누군가로부터 받은 메시지 등을 치료자에게 이메일로 보내올 때가 있다. 이런 경우 직접 회신을 보낼 필요는 거의 없지만 여기서도 다시 한 번 이것에 대해 다음 면담 때 이야기를 나눠보는 것이 중요하다.

치료적 관계가 불공평하다는 기분에 불편감을 느끼던 한 남자환자가 치료자에게 풍자만화 한편을 보내왔는데, 그 만화는 분석치료를 받던 환자가 카우치에서 벌떡 일어나더니 총을 꺼내 자신의 분석가를 쏴버리는 내용이었다. 자막엔 다음과 같이 쓰여 있었다: "당신은 나에게 많은 도움을 주었지만 나에 대해 너무 많은 것을 알아버렸어." 다음 면담 시간 때 환자는 이것에 대해 아무런 언급을 하지 않았으며, 이에 치료자는 "제게 보낸 메시지를 보니 자신의 비밀스런 이야기를 저에게 털어놓으면서 상당히 불편하셨던 것 같더군요."라고 말했다. 환자는 이 점을 즉시 부인하며 "그저 농담이었을 뿐이에요."라고 말했지만, 치료자는 자신에 대해 매우 많은 것을 아는 데 반해 자신은 치료자에 대해 아무것도 아는 것이 없다는 사실이 마음에 안 든다고 말했다. 임상가는 "이렇게 제가 당신의 개인적인 이야기를 모두 알고 있다는 것에 대해 무엇이 두려우신 거죠?"라고 물었다. 환자는 다음과 같이 답했다; "저에게 불리하게 이용될까봐서요." 지금까지 밝혀지지 않았던 환자의 편집증적인 측면이 드러난 것으로, 치료에 관해 임상가가 비밀보장을 엄격히 준수할지에 대해 의구심을 갖고 있었기에 환자는 자신의 두려움과 갈등을 털어놓는 것이 자신에게 해가 될지도 모른다고 느꼈던 것이다.

간간히 정신병적이 되는, 두 자녀를 둔 한 여자환자는 자신의 아이들의 통지표를 복사하여 치료자에게 주기적으로 이메일로 보내곤 하였다. 아이들은 학교생활을 잘 하고 있었으며 그 밑에 깔려있는 메시지는 환자가 좋은 엄마임을 말해주는 것이었지만, 그 정황으로 보아 환자는 무의식적으로 치료자를 아버지로 간주하고 있었던 것이다. 그녀가 좋은 엄마인가라는 점은 특히 중요한 문제였는데 당시 환자는 이혼을 진행 중이었던 터라 자신의 정신 상태가 양육권을 갖게 되는 데 불리하게 작용할까봐 걱정하고 있었던 것이다. 치료자는 아이들의 수행평가에 대한 언급과 함께 엄마로서 자부심을 가져도 된다고 덧붙이면서 곧 이혼하게 될 남편이 그녀가 아이들을 잘 돌볼 수 있을지 의심하고 있을까봐 걱정되는 것인지 물어보았다.

물론 이메일이 사용될 수 있는 방법들은 수도 없이 많으며 대부분의 사람들이 이메일을 일상생활의 한 부분이라고 느낀다. 때로는 이메일에 장점이 있기도 한데, 즉각적인 감정적 접촉을 피할 수 있게 해주기 때문에 사고의 폭이 협소한 환자의 경우 자신의 공격성 혹은 임상가의 반응이 두려운 나머지 면담실에서 차마 표현해지 못했던 감정에다가 목소리를 실을 수 있도록 해준다. 이렇듯 감춰져있던 문제들이 이제는 공론화되어 진료실 내에서 생산적인 방식으로 검토되어질 수 있다. 이메일에 쓰인 문장들은 무언가를 전달하고 있지만 많은 것을 감추고도 있으며 또한 치료를 하는 데 있어 꼭 필요한 즉각적인 상호작용을 방해하고 있기도 하다는 사실을 임상가는 명심해 두어야 한다. 그러나 환자가 이메일을 사용하는 방식은 치료자의 반응 및 이해와 더불어 치료과정을 촉진시켜줄 수 있는 또 하나의 기회를 제공해준다.

맺는말 *AFTERWORD*

[6]마음 아픈 사람에게 약을 주어
기억 속에 뿌리박힌 슬픔을 뽑아내고
뇌수에 각인된 고통을 지우며
감미로운 망각의 해독제를 사용하여
왕비의 심장을 짓누르는 위험한 것들을
답답한 가슴에서 못 씻는가?

이렇듯 셰익스피어의 비극에 나오는 맥베스는 아내가 미쳐가는 것을 보고 의사에게 애원하였다. 의사는 비관적으로 다음과 같이 답하였다:

그 일은
환자가 스스로 해야만 합니다.

오늘날 우리는 좀 더 낙관적일 수 있다. 우리는 실제로 "마음 아픈 사람"에게 도움을 줄 수 있으며 환자는 더 이상 "스스로 해야만" 하지 않는다. 이러한 도움의 핵심적인 부분은 통찰적이고 세심한 정신과 면담이다. 환자와 임상가 사이의 대화 속에서 흘러나오는, 정신과 면담이 갖는 치료의 정수인 "선율의 흐름music"을 이 책의 독자들이 느낄 수 있게 되길 바란다.

주 6) 맥베스 5막 3장 40행 – 윌리엄 셰익스피어 저, 최동철 역. 민음사 세계문학전집 099

참고문헌 *BIBLIOGRAPHY*

서문 PREFACE

American Psychiatric Association: Diagnostic and Statistical Manual of Mental Disorders, 5th Edition. Arlington, VA, American Psychiatric Association, 2013

Buckley PJ, Michels R, Mackinnon RA: Changes in the psychiatric landscape. Am J Psychiatry 163:757-760, 2006

Freud A: The widening scope of indications for psychoanalysis: discussion. J Am Psychoanal Assoc 2:607-620, 1954

Gabbard GO: Mind, brain, and personality disorders. Am J Psychiatry 162:648-655, 2005

Shedler J, Beck A, Fonagy P, et al: Personality disorders in DSM-5. Am J Psychiatry 167:1025-1028, 2010

1장 CHAPTER I

American Psychiatric Association: Diagnostic and Statistical Manual of Mental Disorder, 4th Edition, Text Revision. Washington, DC, American Psychiatric Association, 2000

Brenner C : The Mind in Conflict. New York, International Universities Press, 1982

Buckley PJ (ed): Essential Papers on Object Relations. New York, New York University Press, 1986

Cooper AM: Changes in psychoanalytic ideas: transference interpretation. J Am Psychoanal Assoc 35:77-98, 1987

Fenichel O: The Psychoanalytic Theory of Neurosis, 50th Anniversary Edition. New York, WW Norton, 1996

Gabbard GO: Psychodynamic Psychiatry in Clinical Practice, 4th Edition. Washington, DC, American Psychiatric Publishing, 2005

Gill, M., Newman, R., and Redlich, F.:The Initial Interview in Psychiatric Practice. New York, International Universities Press, 1954.

Gill MM: Psychoanalysis in Transition: A Personal View. Hillsdale, NJ, Analytic Press, 1994

Greenson, R. R.:The Technique and Practice of Psychoanalysis. New York, International Universities Press, 1967.

Kohut H: The Analysis of the Self. New York, International Universities Press, 1971

Kohut H: The Restoration of the Self. New York, International Universities Press, 1977

Loewald HW: On the therapeutic action of the psychoanalysis, in Papers on Psychoanalysis. New Haven, CT, Yale University Press, 1980, pp221-256

MacKinnon RA, Yudofsky SC: Principles of the Psychiatric Evaluation. Baltimore, MD, Lippincott Williams & Wilkins, 1991

Margulies A, Havens LL: The initial encounter: what to do first? Am J Psychiatry 138:421-428, 1981

Michels R, Abensour L, Eirizik C, et al(eds): Key Papers on Countertransference. Lodon, Karnac, 2002

Perry S, Cooper AM, Michels R: The psychodynamic formulation: its purpose, structure and clinical application. AM J Psychiatry 144:543-550, 1987

Person ES, Cooper AM, Gabbard GO (eds): The American Psychiatric Publishing Textbook of Psychoanalysis. Washington DC, American Psychiatric Publishing, 2005

Rado S: Adaptational Psychodynamics. New York, Science House, 1969

Sandler J, Dare C, Holder A: The Patient and the Analyst: The Basis of the Psychoanalytic Process, 2nd Edition. Revised and expanded by Sandler J Dreher AU, Madison, CT, International Universities Press, 1992

Schwaber E (ed): The Transference in Psychotherapy: Clinical Management. New York, International Universities Press, 1985

Sullivan, H. S.:The Psychiatric Interview. New York, Norton Press, 1954.

Wallenstein RS: The growth and transformation of American ego psychology. J Am Psychoanal Assoc 50:135-169, 2001

2장 CHAPTER 2

Arlow JA: Unconscious fantasy and disturbances of mental experiences. Psychoanal Q 38:1-27, 1969

Arlow JA, Brenner C: Psychoanalytic Concepts and the Structural Theory. New York, International Universities Press, 1964

Brenner C: The Mind in Conflict. New York, International Universities Press, 1982

Buckley PJ (ed): Essential Papers on Object Relations. New York, New York University Press, 1986

Copper AM: Changes in psychoanalytic ideas: transference interpretation. J Am Psychoanal Assoc 35:77-98, 1987

Erickson, E.:Childhood and Society. New York, W. W. Norton, 1950

Fenichel, O.:The Psychoanalytical Theory of Neurosis, 50th Anniversary Edition. New York, W. W. Norton, 1996.

Freud A: The ego and the mechanism of defenses(1936), in The Writings of Anna Freud, Vol 2, New York, International Universities Press, 1966

Gabbard GO: Psychodynamic Psychiatry in Clinical Practicc, 4th Edition. Washington, DC, American Psychiatric Publishing, 2005

Gill MM: Psychoanalysis in Transition: A Personal View. Hillsdale, NJ, Analytic Press, 1994

Greenberg J, Mitchell SA: Object Relations in Psychoanalytic Theory. Cambridge, MA, Harvard University Press, 1983

Greenson RR: The Technique and Practice of Psychoanalysis. New York, International Universities Press, 1967

Kernberg OF: Object Relations Theory and Clinical Psychoanalysis. New York, Jason Aronson, 1976

Kernberg OF: Internationsal World and External Reality: Object Relations Theory Applied. New York, Jason Aronson, 1980

Kohut H: The Analysis of the Self. New York, International Universities Press, 1971

Kohut H: The Restoration of the Self. New York, International Universities Press, 1977

Loewald HW: On the therapeutic action of psychoanalysis, in Papers on Psychoanalysis. New Haven, CT, Yale University Press, 1980, pp 221-256

Mahler MS, Pine F, Bergman A: The Psychological Birth of the Human Infant: Symbiosis and Individuation. New York, Basic Books, 1975

Michels R, Abensour L, Eirizik C, et al (eds): Key Papers on Countertransference. London, Karnac 2002

Perry S, Cooper AM, Michels R: The Psychodynamic formulation: its purpose, structure, and the clinical application. Am J Psychiatry 144:543-550, 1987

Person ES, Cooper AM, Gabbard GO: The American Psychiatric Publishing Textbook of Psychoanalysis. Washington, DC, American Psychiatric Publishing, 2005

Pine F: Drive, Ego, Object, and Self: A Synthesis for Clinical Work. New York, Basic Books, 1990

Rado, S..Adaptational Psychodynamics. New York, Science House, 1969.

Sandler J, Dare C, Holder A: The Patient and the Analyst: The Basis of the Psychoanalytic

Schwaber E (ed): The Transference in Psychotherapy: Clinical Management. New York, International Universities Press, 1985

Stern DN: The Interpersonal World of the Infant: A View from Psychoanalysis and Developmental Psychology. New York, Basic Books, 1985

Thomä H, Kächele H: Psychoanalytic Practice, Vol 1: Principles. Translated by Wilson M, Roseveare D. New York, Springer-Verlag, 1987

Wallenstein RS: Self psychology and "classical" psychoanalytical psychology: the nature of their relationship, in The Future of Psychoanalysis: Essays in Honor of Heinz Kohut. Edited by Goldberg A. New York, International Universities Press, 1983

Wallenstein RS: The growth and transformation of American ego psychology. J Am Psychoanal Assoc 50:135-169, 2001

Winnicott DW: The Child, the Family and the Outside World. Reading, MA, Addison-Wesley, 1987

3장 CHAPTER 3

Abraham K: Contributions to the theory of anal character (1921), in Selected Papers of Karl Abraham. London, Hogarth Press, 1942, pp 370-392

American Psychiatric Association: Diagnostic and Statistical Manual of Mental Disorders, 4th Edition, Text Revision. Washington, DC, American Psychiatric Association, 2000

Diaferia G, Bianchi I, Bianchi ML, et al: Relationship between obsessive-compulsive personality disorder and obsessive-compulsive disorder. Compr Psychiatry 38:38-42, 1997

Esman AH: Psychoanalysis and general psychiatry: obsessive-compulsive disorder paradigm. J Am Psychoanal Assoc 37:319-336, 1989

Freud S: Notes upon a caase of obsessive neurosis(1909), in The Standard Edition of Complete Psychological Works of Sigmund Freud. Vol 10. Translated and edited by Strachey J. London, Hogarth Press, 1955, pp 151-318.

McCullough PK, Maltsberger JT: Obsessive-compulsive personality disorder, in Treatments of Psychiatric Disorders, 2nd Edition, Vol 2.Edited by Gabbard GO. Washington, DC, American Psychiatric Press, pp 2367-2376

4장 CHAPTER 4

American Psychiatric Association: Diagnostic and Statistical Manual of Mental Disorders, 2nd Edition, Washington, DC, American Psychiatric Association, 1968

American Psychiatric Association: Diagnostic and Statistical Manual of Mental Disorders, 3rd Edition, Washington, DC, American Psychiatric Association, 1980

American Psychiatric Association: Diagnostic and Statistical Manual of Mental Disorders, 4th Edition, Text Revision. Washington, DC, American Psychiatric Association, 2000

Breuer J, Freud S: Studies on hysteria (1893-1895), in The Standard Edition of the Complete

Psychological Works of Sigmund Freud, Vol 2. Translated and edited by Strachey J. London, Hogarth Press, 1955, pp1-319

Chodoff P: The diagnosis of hysteria: an overview. Am J Psychiatry 131:1073-1078, 1974

Chodoff P, Lyons H.: Hysteria, hysterical personality, and "hysterical" conversion. Am. J. Psychiatry, 114:734, 1958.

Easser BR, Lesser SR:Hysterical personality:a re-evaluation. Psychoanal Q 34:390-405, 1965.

Freud S:Fragment of an analysis of a case of hysteria(1905[1901]), in The Standard Edition of Complete Psychological Works of Sigmund Freud. Vol 7. Translated and edited by Strachey J. London, Hogarth Press, 1953, pp 1-122.

Gabbard GO: Cluster B personality disorder: hysterical and histrionic, in Psychodynamic Psychiatry in Clinical Practice, 4th Edition. Washington, DC, American Psychiatric Publishing, 2005, pp 541-570

Gunderson JG, Gabbard GO (eds): Psychotherapy for Personality Disorders (Review of Psychiatry Series, Vol 19, No 3; Oldham JO and Riba MB, series eds). Washington, DC, American Psychiatric Press, 2000

Kernberg OF: Borderline Conditions and Pathological Narcissism. New York, Jason Aronson, 1975

Veith I: Hysteria: The History of a Disease. Chicago, IL, University of Chicago Press, 1965

Zetzel ER: The so-called good hysteric. Int J Psychoanal 49:256-260, 1968

5장 CHAPTER 5

Adler G: Psychotherapy of the narcissistic personality disorder patient: two contrasting approaches. Am J Psychiatry 143:430-436, 1986

Akhtar S: The shy narcissist. Paper presented at the 150th American Psychiatric Association Annual Meeting, San Die해, CA, May 1997

Akhtar S, Thompson JA: Overview: narcissistic personality disorder. Am J Psychiatry 139:12-19, 1982

American Psychiatric Association: Diagnostic and Statistical Manual of Mental Disorders, 2nd Edition Washington, DC, American Psychiatric Association, 1968

American Psychiatric Association: Diagnostic and Statistical Manual of Mental Disorders, 4th Edition, Text Revision. Washington, DC, American Psychiatric Association, 2000

Bach S: Narcissistic Sates and the Therapeutic Process. New York, Jason Aronson, 1985

Cooper AM: Further development of the diagnosis of narcissistic personality disorder, in Disorders of Narcissism: Diagnostic, Clinical, and Empirical Implications. Edited by

Ronningstam EF. Washington, DC, American Psychiatric Press, 1998, pp 53-74

Gabbard GO: Two subtypes of narcissistic personality disorder. Bull Menninger Clin 53:527-532, 1989

Graves R: Narcissus, in The Greek Myths. New York, Penguin Books, 1957, pp 286-288

Gunderson J, Ronningstam EF, Bodkin A: The diagnostic interview for narcissistic patients. Arch Gen Psychiatry 47:676-680, 1990

Gunderson J, Ronningstam EF, Smith L: Narcissistic personality disorder, in DSM-IV Sourcebook, Vol 2, Edited by Widiger TA, Frances AJ, Pincus HA, et al. Washington, DC, American Psychiatric Association, 1996, pp 745-756

Hibbard S: Narcissism, shame, masochism, and object relations: and exploratory correlational study. Psychoanal Psychol 9:489-508, 1992

Kernberg OF: Borderline Conditions and Pathologic Narcissism. New York, Jason Aronson, 1975

Kernberg OF: The narcissistic personality disorder and the differential diagnosis of antisocial behavior. Psychiatr Clin North Am 12:553-570, 1989

Kernberg OF: Pathological narcissism and narcissistic personalty disorder: theoretical background and diagnostic clarifications, in Disorder of Narcissism: Diagnostic, Clinical and Empirical Implications. Edited by Ronningstam EF. Washington, DC, American Psychiatric Press, 1998, pp 29-51

Kohut H: The Analysis of the Self. New York, International Universities Press, 1971

Kohut H: Thoughts on narcissism and narcissism and narcissistic rage. Psychoanal Study Child 27:360-400, 1972

Kohut H: The Restoration of the Self: New York, International Universities Press, 1977

Kohut H, Wolf E: The Disorders of the self and their treatment: an outline. Int J Psychoanal 59:413-425, 1978

Miller A: Depression and grandiosity as related form of narcissistic disturbance, in Essential Papers on Narcissism. Edited by Morrison AP. New York, Nwe York University Press, 1986, pp 323-347

Millon T: DSM narcissistic personality disorder: historical reflections and future directions, in Disorders of Narcissism: Diagnostic, Clinical and Empirical Implications. Edited by Ronningstam EF, Washington, DC, American Psychiatric Press, 1998, 00 75-101

Morrison AP: Shame, ideal self, and narcissism, in Essential Papers in Narcissism. Edited by Morrison AP. New York, New York University Press, 1986, pp 348-371

Pulver SE: Narcissism: the term and the concept. J Am Psychoanal Assoc 18:319-341, 1970

Reich A: Pathological forms of elf-esteem regulations. Psychoanal Study Child 15:215-232.

1960
Ronningstam EF: Pathological narcissism and narcissistic personality disorder in Axis I disorder, Harv Rev Psychiatry 3:326-340, 1996
Ronningstam EF (ed): Disorders of Narcissism: Diagnosis, Clinical and Empirical Implications. Washington, DC, American Psychiatric Press, 1998
Ronningstam EF, Gunderson J: Identifying criteria for narcissistic personality disorder, Am J Psychiatry 147:918-922, 1990
Ronningstam EF, Gunderson J: Differentiating borderline personality disorder from narcissistic personality disorder. J Personal Disord 5:225-232, 1991
Ronningstam EF, Gunderson J: Descriptive studies on narcissistic personality disorder. Psychiatr Clin North Am 12:585-601, 1998
Stern DN: The Interpersonal World of the Infant. New York, Basic Books, 1985

6장 CHAPTER 6

American Psychiatric Association: Diagnostic and Statistical Manual of Mental Disorders, 4th Edition, Text Revision. Washington, DC, American Psychiatric Association, 2000
Bach S: The Language of Perversion and the Language of Love. Northvale, NJ, Jason Aronson, 1994
Bach S, Schwartz L: A dream of the Marquis de Sade. J Am Psychoanal Assoc 20:451-475, 1972
Broucek F: Shame and the Self. New York, Guilford, 1991
Cooper AM: Narcissism and masochism: the narcissistic-masochistic character. Psychiatr Clin North Am 12:541-552, 1989
Cooper AM: Psychotherapeutic approaches to masochism. J Psychother Pract Res 2:51-63, 1993
Chused JF: The evocative power of enactments. J Am Psychoanal Assoc 39:615-639, 1991
Deleuze G: Sacher-Masoch: An Interpretation. Translated by McNeil JM. London, Faber & Faber, 1971
Fairbairn WRD: The repression and return of bad objects. British Journal of Medical Psychology 19:327-341, 1943
Freud S: The economic problem of masochism(1924), in The Standard Edition of the Complete Psychological Works of Sigmund Freud, Vol 19. Translated and edited by Strachey J. London, Hogarth Press, 1961, pp 155-170
Khan MM: Alienation in Perversions. New York, International Universities Press, 1979
Krafft-Ebing RF: Psychopathia Sexualis, With Special Reference to Contrary Sexual Instinct: A Medico-Legal Study. London, FA Davis, 1886

McLaughlin J: Clinical and theoretical aspects of enactment. J Am Psychoanal Assoc 39:595-614, 1991

Novick KK: The essence of masochism. Psychoanal Study Child 42:353-384, 1987

Novick KK, Novick J: Some comments on masochism and the delusion of omnipotence from a developmental perspective. J Am Psychoanal Assoc 39:307-331, 1991

Sade DAF: The Marquis de Sade: The 120 Days of Sodom and Other Writings. Compiled and translated by Seaver R, Wainhouse A. New York, Grove Press, 1986

7장 CHAPTER 7

American Psychiatric Association: Diagnostic and Statistical Manual of Mental Disorders, 4th Edition, Text Revision. Washington, DC, American Psychiatric Association, 2000

American Psychiatric Association: Practice Guideline for the Treatment of Patient With Major Depressive Disorder, 2nd Edition. Washington, DC, American Psychiatric Press, 2000

Busch FN, Rudden M, Shapiro T: Psychodynamic Treatment of Depression. Washington, DC, American Psychiatric Publishing, 2004

Freud S: Mourning and melancholia (1917[1915]), in The Standard Edition of the Complete Psychological Works of Sigmund Freud, Vol 14. Translated and edited by Strachey J. London, Hogarth Press, 1957, 237-260

Havens L: Recognition of suicidal risks through the psychological examination. N Engl J Med 276:210-215, 1967

Hirschfeld RMA, Russell JM: Assessment and treatment of suicidal patients. N Engl J Med 337:910-995, 1997

Kendler KS, Kessler RC, Walters EE, et al: Stressful life events, genetic liability and onset of an episode of major depression in women. Am J Psychiatry 150:833-842, 1999

Nemeroff CB: The neurobiology of depression, Sci Am 278:42-49, 1998

Parker G, Fink M, Shorter E, et al: Issues for DSM-5: whither melancholia? The case for its classification as a distinct mood disorder. Am J Psychiatry 167(7):745-747, 2010

Schatzberg AF, Nemeroff CB (eds): The American Psychiatric Publishing Textbook of Psychopharmacology, 3rd Edition. Washington, DC, American Psychiatric Publishing, 2004

Solomon A: The Noonday Demon: An Atlas of Depression. New York, Scribners, 2001

8장 CHAPTER 8

American Psychiatric Association: Practice guideline for the treatment of patients with panic disorder. Work Group on Panic Disorder. Am J Psychiatry 155(5, suppl):1-34, 1998

American Psychiatric Association: Diagnostic and Statistical Manual of Mental Disorders, 4th Edition, Text Revision. Washington, DC, American Psychiatric Association, 2000

Breuer J, Freud S: Studies on hysteria(1893-1895), in The Standard Edition of the Complete Psychological Works of Sigmund Freud, Vol 2. Translated and edited by Strachey J. London, Hogarth Press, 1955, pp 125-134

Brown TA, Barlow DH: Comorbidity among anxiety disorders: implications for treatment and DSM-IV. J Consult Clin Psychol 60:835-844, 1992

Freud S: Inhibitions, symptoms and anxiety (1926), in The Standard Edition of the Complete Psychological Works of Sigmund Freud, Vol 20. Translated and edited by Strachey J. London, Hogarth Press, 1959, pp 75-175

Fricchione G: Generalized anxiety disorder. N Engl J Med 351:675-682, 2004

Kagan J, Snidman N: The Long Shadow of Temperament. Cambridge, MA, Harvard University Press, 2004

Klein DF: Delineation of two drug-responsive anxiety syndromes. Psychopharmacology 5:397-408, 1964

Shar MK: Psychotherapeutic issues in long-term treatment of anxiety disorder patients. Psychatr Clin North Am 18:885-894, 1995

Shear MK, Cooper AM, Klerman GL, et al: A psychodynamic model of panic disorder. Am J Psychiatry 150:859-866, 1993

Stein DJ (ed): Clinical Manual of Anxiety Disorders. Washington, DC, American Psychiatric Publishing, 2004

Stein DJ, Hollander E (eds): Textbook of Anxiety Disorders. Washington, DC, American Psychiatric Publishing, 2002

9장 CHAPTER 9

American Psychiatric Association: Diagnostic and Statistical Manual of Mental Disorders, 3rd Edition. Washington, DC, American Psychiatric Association, 1980

American Psychiatric Association: Diagnostic and Statistical Manual of Mental Disorders, 4th Edition. Washington, DC, American Psychiatric Association, 1994

American Psychiatric Association: Diagnostic and Statistical Manual of Mental Disorders, 4th Edition, Text Revision. Washington, DC, American Psychiatric Association, 2000

Deutsch H: Some forms of emotional disturbance and their relationship to schizophrenia. Psychoanal Q 11:301-321, 1942

Farlet J: Etudes Cliniques sur les Maladies Mentales. Paris, Bailliére, 1890

Frosch J: The psychotic character: clinical psychiatric considerations. Psychiatr Q 38:1-16, 1964

Gabbard GO: Mind, brain, and personality disorders. Am J Psychiatry 162:648-655, 2005

Gabbard GO, Wilkinson SM: Management of Countertransference With Borderline Patients, Washington, DC, American Psychiatric Press, 1994

Grinker RR Jr, Werble B, Drye RC: The Borderline Syndromes: A Behavioral Study of Ego Functions. NEw York, Basic Books, 1968

Gunderson JG: Borderline Personality Disorder: A Clinical Guide. Washington, DC, American Psychiatric Publishing, 2001

Hoch P, Polatin P: Pseudoneurotic forms of schizophrenia. Psychiatr Q 23:248-276, 1949

Kernberg OF: Borderline personality organization. J Am Psychoanal Assoc 15:641-685, 1967

Kernberg OF: Borderline Conditions and Pathological Narcissism. New York, Jason Aronson, 1975

Kernberg OF: Severe Personality Disorder. New Haven, CT, Yale University Press, 1984

Kernberg OF: The management of affect storms in the psychoanalytic psychotherapy of borderline patients. J Am Psychoanal Assoc 51:517-545, 2003

Knight RP: Borderline states. Bull Menninger Clin 17:1-12, 1953

Linehan MM: Cognitive-Behavioral Treatment of Borderline Personality Disorder. New York, Guilford, 1993

Practice guideline for the treatment of the borderline personality disorder. American Psychiatric Association. Am J Psychiatry 158 (10, suppl):1-52, 2001

Steiner J: Psychic Retreats: Pathological Organizations in Psychotic, Neurotic and Borderline Patients. London, Routledge, 1993

Stern A: Psychoanalytic investigation of and therapy in the borderline group of neuroses. Psychoanal Q 7:467-489, 1938

Stone MH: The borderline syndrome: evolution of the term, genetic aspects, and prognosis, in Essential Papers on Borderline Disorders. Edited by Stone MH. New York, New York University Press, 1986, pp 475-497

Stone MH (ed): Essential Papers on Borderline Disorders. New York, New York University Press, 1986

Zanarini MC, Frankenburg FR, Hennen J, et al: The longitudinal course of borderline psychopathology. Am J Psychiatry 160:274-283, 2003

10장 CHAPTER 10

American Psychiatric Association: Diagnostic and Statistical Manual of Mental Disorders, 3rd

Edition. Washington, DC, American Psychiatric Association, 1980

American Psychiatric Association: Diagnostic and Statistical Manual of Mental Disorders, 4th Edition, Text Revision. Washington, DC, American Psychiatric Association, 2000

American Psychiatric Association: Diagnostic and Statistical Manual of Mental Disorders, 5th Edition. Arlington, VA, American Psychiatric Association, 2013

Andreasen NC, Noyes R Jr, Hartford CE, et al: Management of emotional reactions in seriously burned adults. N Engl J Med 286:65-69, 1972

Bergmann MS, Jucovy ME (eds): Generations of the Holocaust. New York, Columbia University Press, 1982

Birmes P, Hatton L, Brunet A, et al: Early historical literature for posttraumatic symptomatology. Stress and Health 19:17-26, 2003

Breslau N, Davis GC, Andreski P: Risk factors for PTSD-related traumatic events: a prospective analysis. Am J Psychiatry 152:529-535, 1995

Breslau N, Peterson EL, Schultz LR: A second look at prior trauma and the posttraumatic stress disorder effects of subsequent trauma. Arch Gen Psychiatry 65:431-437, 2008

Breuer J, Freud S: Studies on hysteria (1893--1895), in Standard Edition of the Complete Psychological Works of Sigmund Freud, Vol 2. Translated and edited by Strachey J. London, Hogarth Press, 1955, pp 1-319

Brown PJ, Wolfe J: Substance abuse and post-traumatic stress disorder comorbidity. Drug Alcohol Depend 35:51-59, 1994

Burgess AW, Holstrom L: Rape trauma syndrome. Am J Psychiatry 131:981-986, 1974

Coleridge ST: The rime of the ancient mariner (1834), in Coleridge Poetry and Prose. New York, WW Norton, 2004

Freud A: Comments on psychic trauma, in The Writings of Anna Freud, Vol 5. New York, International Universities Press, 1967

Freud S: Beyond the pleasure principle (1920), in Standard Edition of the Complete Psychological Works of Sigmund Freud, Vol 18. Translated and edited by Strachey J. London, Hogarth Press, 1955, pp 1-64

Grinker RR, Spiegel JP: Men Under Stress. Philadelphia, PA, Blakiston, 1945

Herman JL (with Hirschman L): Father-Daughter Incest. Cambridge, MA, Harvard University Press, 1981

Herman JL: Trauma and Recovery. New York, Basic Books, 1997

Horowitz MJ: Stress Response Syndromes. New York, Jason Aronson, 1976

Kardiner A: The Traumatic Neurosis of War. New York, Hoeber, 1941

Kardiner A, Spiegel H: War Stress and Neurotic Illness. New York, Hoeber, 1947

Kempe RS, Kempe CH: Child Abuse. Cambridge, MA, Harvard University Press, 1978

Kessler RC, Berglund P, Demler O, et al: Lifetime prevalence and age of onset distribution of DSM IV disorders in the national comorbidity survey replication. Arch Gen Psychiatry 62:593-602, 2005

Krystal H (ed): Massive Psychic Trauma. New York, International University Press, 1968

Krystal H: Trauma and affect. Psychoanal Study Child 33:81-116, 1978

Krystal H: Trauma and the stimulus barrier. Psychoanalytic Inquiry 5:121-161, 1985

Lifton RJ: Death in Life: Survivors of Hiroshima. New York, Random House, 1967

Lifton RJ: Home From the War; Vietnam Veterans: Neither Victims nor Executioners. New York, Simon & Schuster, 1973

Myers CS: A contribution to the study of shell shock. Being an account of the cases of loss of memory, vision, smell, and taste admitted to the Duchess of Westminster"s War Hospital, Le Touquet. Lancet 185:316-320, 1915

O'Donnell ML, Creamer M, Pattison P: Posttraumatic stress disorder and depression following trauma: understanding comorbidity. Am J Psychiatry 161:1390-1396, 2004

Putman FW: Pierre Janet and modern views on dissociation. J Trauma Stress 2:413-430, 1989

Rivers WHR: Instinct and the Unconscious: A Contribution to a Biological Theory of the Psychoneuroses. Cambridge, UK, Cambridge University Press, 1920

Roberts AL, Austin SB, Corliss HL, et al: Pervasive trauma exposure among US sexual orientation minority adults and risk of posttraumatic stress disorder. Am J Public Health 100:2433-2441, 2010

Roberts AL, Gilman SE, Breslau J, et al: Race/ethnic differences in exposure to traumatic events, development of posttraumatic stress disorder, and treatment seeking for posttraumatic stress disorder in the United States. Psychol Med 41:71-83, 2011

ShatanC: The Grief of Soldiers: Vietnam Combat Veterans" Self-Help Movement. Am J Orthopsychiatry 43:640-653, 1973

Solzhhenitsyn A: The Gulag Archipelago 1918-1956. London, Collins, 1974

Southwick SM, Charney DS: Resilience: The Science of Mastering Life"s Greatest Challenges. Cambridge, UK, Cambridge University Press, 2012

Van der Kolk BA, van der Hart O: Pierre Janet and the breakdown of adaptation in psychological trauma. Am J Psychiatry 146:1530-1540, 1989

11장 CHAPTER 11

American Psychiatric Association: Diagnostic and Statistical Manual of Mental Disorders, 2nd

Edition. Washington, DC, American Psychiatric Association, 1968

American Psychiatric Association: Diagnostic and Statistical Manual of Mental Disorders, 3rd Edition. Washington, DC, American Psychiatric Association, 1980

American Psychiatric Association: Diagnostic and Statistical Manual of Mental Disorders, Fifth Edition. Arlington, VA, American Psychiatric Association, 2013

Bentley GE: The Stranger From Paradise: A Biography of William Blake. New Haven, CT, Yale University Press, 2001

Bowlby J: Attachment and Loss, Vol 1: Attachment. London, Hogarth Press, 1969

Breuer J, Freud S: Studies on hysteria (1893-1895), in the Standard Edition of the Complete Psychological Works of Sigmund Freud, Vol. 2. Translated and edited by Strachey J. London, Hogarth Press, 1955, pp1-319

Charcot J-M: Oeuvres Completes de J-M Charcot. Paris, Lecrosnier et Babe, 1980

Dell PF: Understanding dissociation, in Dissociation and the Dissociative Disorders: DSM-V and Beyond. Edited by Dell PF, O''Neil JA. New York, Routledge, 2009, pp 709-825

Dutra L, Bianchi I, Siegel D, et al: The relational context of dissociative phenomena, in Dissociation and the Dissociative Disorders: DSM-V and Beyond. Edited by Dell PF, O''Neil JA. New York, Routledge, 2009, pp 83-92

Ferenczi S: Confusion of tongues between adults and children: the language of tenderness and of passion (1933). Int J Psychoanal 30:225-230, 1949

Foote B: Dissociative identity disorder: epidemiology, pathogenesis, clinical manifestations, course, assessment, and diagnosis. UpTo-Date, May 2015. Available at: http://www.uptodate.com/contents/dissociative-identity-disorder-epidemiology-pathogenesis-clinicalmanifestations-course-assessment-and-diagnosis. Accessed June 3, 2015.

Freud S: Five lectures on psycho-analysis (1910), in Standard Edition of the Complete Psychological Works of Sigmund Freud, Vol 11. Translated and edited by Strachey J. London, Hogarth Press, 1957, pp 9-55

Freud S: Observations on transference-love (1914), in Standard Edition of the Complete Psychological Works of Sigmund Freud, Vol 12. Translated and edited by Strachey J. London, Hogarth Press, 1958, pp 159-171

Greenberg J: Theoretical models and the analyst''s neutrality. Contemp Psychoanal 22:87 106, 1986

Herman JL: Trauma and Recovery. New York, Basic Books, 1992

Jones E: The Life and Work of Sigmund Freud. New York, Basic Books, 1961

Kluft RP: Incest and subsequent revictimization: the case of therapist-patient sexual exploitation, with a description of the sitting duck syndrome, in Incest-Related Syndromes of Adult

Psychopathology. Edited by Kluft RP. Washington, DC, American Psychiatric Press, 1990, pp 263-287

Kluft RP: Dealing with alters: a pragmatic clinical perspective. Psychiatr Clin North Am 29(1):281-304, xii, 2006 16530598

Knox RA: Enthusiasm: A Chapter in the History of Religion. New York, Oxford University Press, 1950

Kohut H: The two analyses of Mr. Z. Int J Psychoanal 60(1):3-27, 1979 457340

Kohut H: How Does Analysis Cure? Chicago, IL, University of Chicago Press, 1984

Lewis IM: Ecstatic Religion: A Study of Shamanism and Spirit Possession. New York, Routledge, 1989

Liotti G: Attachment and dissociation, in Dissociation and the Dissociative Disorders: DSM-V and Beyond. Edited by Dell PF, O"Neil JA. New York, Routledge, 2009, pp 53-66

Loewenstein RJ: Posttraumatic and dissociative aspects of transference and countertransference in the treatment of multiple personality disorder, in Clinical Perspectives on Multiple Personality Disorder. Edited by Kluft RP, Fine CG. Washington, DC, American Psychiatric Press, 1993, pp 51-85

Lyons-Ruth K, Dutra L, Schuder MR, et al: From infant attachment disorganization to adult dissociation: relational adaptations or traumatic experiences? Psychiatr Clin North Am 29(1):63-86, viii, 2006 16530587

O'Neil JA: Dissociative multiplicity and psychoanalysis, in Dissociation and the Dissociative Disorders: DSM-V and Beyond. Edited by Dell PF, O"Neil JA. New York, Routledge, 2009, pp 287-325

Putnam F: Diagnosis and Treatment of Multiple Personality Disorder. New York, Guilford, 1989

Shusta-Hochberg SR: Therapeutic hazards of treating child alters as real children in dissociative identity disorder. J Trauma Dissociation 5:13-27, 2004

Veith I: Hysteria: The History of a Disease. Chicago, IL, University of Chicago Press, 1965

12장 CHAPTER 12

American Psychiatric Association: Diagnostic and Statistical Manual of Mental Disorders, 4th Edition, Text Revision. Washington, DC, American Psychiatric Association, 2000

Cleckley HM: The Mask of Sanity: An Attempt to Clarify Some Issues About the So-Called Psychopathic Personality, 5th Edition. St Louis, MO, CV Mosby, 1976

Gabbard GO, Coyne L: Predictors of response of antisocial patients to hospital treatment. Hosp Community Psychiatry 34:243-248, 1986

Galabter M, Kleber HD(eds): The American Psychiatric Publishing Textbook of Substance Abuse Treatment, 3rd Edition. Washington, DC, American Psychiatric Publishing, 2004

Hare RD: Diagnosis of antisocial personality disorder in two prison populations. Am J Psychiatry 140:887-890, 1983

Hare RD: Psychopathy: a clinical construct whose time has come. Crim Justice Behav 23:25-54, 1995

Kernberg OF: Severe Personality Disorders: Psychotherapeutic Strategies. New Haven, CT, Yale University Press, 1984

Kernberg OF: Pathological narcissism and narcissistic personality disorder: theoretical background and diagnostic classification, in Disorders of Narcissism. Edited by Ronningstam EF. Washington, DC, American Psychiatric Press, 1998, pp 29-51

Kraepelin E: Psychiatrie, 8th Edition. Leipzig, Barth, 1909

Luntz BX, Wisdom CS: Antisocial personality disorder in abused and neglected children grown up. Am J Psychiatry 151:493-498, 1994

Mannuzza S, Klein RG, Bessler A, et al: Adult psychiatric status of hyperactive boys grown up. Am J Psychiatry 155:493-498, 1998

Meloy JR: Antisocial personality disorder, in Treatments of Psychiatric Disorders, 2nd Edition, Vol 2. Edited by Gabbard GO. Washington, DC, American Psychiatric Press, 1995, pp 2273-2290

Stone MH: Gradations of antisociality and responsivity to psychosocial therapies, in Psychotherapy for Personality Disorders (Review of Psychiatry series Vol 19, No 3; Oldham JM and Riba MS, series eds). Edited by Gunderson JG, Gabbard GO. Washington, DC, American Psychiatric Press, 2000, pp 95-130

13장 CHAPTER 13

Akhtar S: Paranoid personality disorder: a synthesis of developmental, dynamic and descriptive features. Am J Psychother 44:5-25, 1990

American Psychiatric Association: Diagnostic and Statistical Manual of Mental Disorders, 4th Edition, Text Revision. Washington, DC, American Psychiatric Association, 2000

Auchincloss EL, Weiss RW: Paranoid character and the intolerance of indifference. J Am Psychoanal Assoc 40:1013-1037, 1992

Bak R: Masochism in paranoia. Psychoanal Q 15:285-301, 1946

Blum HP: Object inconstancy and paranoid conspiracy. J Am Psychoanal Assoc 29:789-813, 1981

Cameron N: The development of paranoic thinking. Psychological Review 50:219-233, 1981

Freud S: Psycho-analytic notes on an autobiographic account of a case of paranoia (dementia paranoides) (1911), in The Standard Edition of the Complete Psychological Works of Sigmund Freud, Vol 12. Translated and edited by Strachey J. London, Hogarth Press, 1958, pp 1-82

Freud S: Some neurotic mechanisms in jealousy, paranoia and homosexuality (1922), in The Standard Edition of the Complete Psychological Works of Sigmund Freud, Vol 18. Translated and edited by Strachey J. London, Hogarth Press, 1955, pp 221-232

Klein M: Contributions to Psychoanalysis 1921-1945. London, Hogarth Press, 1948

14장 CHAPTER 14

American Psychiatric Association: Diagnostic and Statistical Manual of Mental Disorders, 4th Edition, Text Revision. Washington, DC, American Psychiatric Association, 2000

American Psychiatric Association: Practice guideline for the treatment of patients with bipolar disorder (revision). Am J Psychiatry 159 (4, suppl):1-36, 2002

Bowers MB: Retreat From Sanity. Baltimore, MD, Penguin, 1974

Buckley PJ: Experiencing madness. Am J Psychother 68(3):273–276, 2014

Feinsilver D: Towards a Comprehensive Model of Schizophrenic Disorders. Hillsdale, NJ, Lawrence Erlbaum, 1986

Freud S: Psycho-analytic notes on an autobiographic account of a case of paranoia (dementia paranoides) (1911), in The Standard Edition of the Complete Psychological Works of Sigmund Freud, Vol 12. Translated and edited by Strachey J. London, Hogarth Press, 1958, pp 1-82

Fromm-Reichmann F: Psychoanalytic psychotherapy with psychotics. Psychiatry 6:277-279, 1943

Goodwin FK, Jamison KR: Manic-Depressive Illness. New York, Oxford University Press, 1990

Grotstein J: Deciphering the schizophrenic experience. Psychoanalytic Inquiry 3:37-69, 1983

Jamison KR: An Unquiet Mind. New York, Vintage Books, 1995

Lehman KR, Lieberman JA, Dixon LB, et al: Practice guideline for the treatment of patients with schizophrenia, 2nd edition. Am J Psychiatry 161 (2, suppl):1-56, 2004

Lewin BD: The Psychoanalysis of Elation. New York, WW Norton, 1950

Michels R: "The Relationship between Psychoanalysis and Schizophrenia" by R. Lucas: a commentary. Int J Psychoanal 84:9-12, 2003

Schaztberg AF, Nemeroff CB (eds): The American Psychiatric Publishing Textbook of

Psychopharmacology, 3rd Edition. Washington, DC, American Psychiatric Publishing, 2004
Searles HF: Collected Papers on Schizophrenia and Related Subjects. London, Hogarth Press, 1965
Steiner J: Psychic Retreats: Pathological Organizations in Psychotic, Neurotic, and Borderline Patients. London, Routledge, 1993
Strauss JS, Carpenter WT Jr: Schizophrenia. New York, Plenum, 1981
Sullivan HS: Schizophrenia as a Human Process. New York, WW Norton, 1962
Volkan V: Identification with the therapist's functions and ego-building in the treatment of schizophrenia. Br J Psychiatry 23:77-82, 1994
Willick MS: Psychoanalytic concepts of the etiology of severe mental illness. J Am Psychoanal Assoc 38:1049-1081, 1990
Willick MS: Psychoanalysis and schizophrenia: a cautionary tale. J Am Psychoanal Assoc 49:27-56, 2001

15장 CHAPTER 15

Asher R: Munchausen's syndrome. Lancet 1:339-341, 1951
Craig TJ, Boardman AP, Mills K, et al: The South London somatization study, I: longitudinal course and the influence of early life experiences. Br J Psychiatry 163:579-588, 1993
Dersh J, Polatin PB, Gatchel RJ: Chronic pain and psychopathology: research findings and theoretical considerations. Psychosom Med 64:773-786, 2002
Engel GL: The need for a new medical model: a challenge for biomedicine. Science 196:129-136, 1977
Engel GL: "Psychogenic" pain and the pain-prone patient. Am J Med 26:899-918, 1959
Feldman MD, Eisendrath SJ (eds): The Spectrum of Factitious Disorders. Washington, DC, American Psychiatric Press, 1996
Folks DG, Freeman AM 3rd: Munchausen's syndrome and other factitious illness. Psychiatr Clin North Am 8:263-278, 1985
Groves JE: Taking care of the hateful patient. N Engl J Med 298:883-887, 1978
Horowitz M: Stress Response Syndromes. New York, Jason Aronson, 1976
Massie MJ (ed): Pain: What Psychiatrists Need to Know. Washington, DC, American Psychiatric Press, 2000
Philips KA (ed): Somatoform and Factitious Disorders (Review of Psychiatry Series, Vol 20, No 3; Oldham JO and Riba MB, series eds). Washington, DC, American Psychiatric Publishing, 2001

Pilowsky I: Dimensions of hypochondriasis. Br J Psychiatry 113:89-93, 1967

Stuart S, Noyes R: Attachment and interpersonal communication in somatization. Psychosomatics 40:34-43, 1999

16장 CHAPTER 16

Alexopoulos GS, Borson S, Cuthbert BN, et al: Assessment of late life depression. Biol Psychiatry 52:164-174, 2002

Armstrong SC, Cozza KL, Watanabe KS: The misdiagnosis of delirium. Psychosomatics 38:433-439, 1997

Askin-Edgar S, White KE, Cummings JL: Neuropsychiatric aspects of Alzheimer's disease and other dementing illness, in The American Psychiatric Publishing Textbook of Neuropsychiatry and Clinical Neuroscience, 4th Edition. Edited by Yudofsky SC, Hales RE. Washington, DC, American Psychiatric Publishing, 2002, pp 953-988

Banerjee S, Smith SC, Lamping DL, et al: Quality of life in dementia: more than just cognition. An analysis of associations with quality of life in dementia. J Neurol Neurosurg Psychiatry 77:146-148, 2006

Breitbart W, Gibson C, Tremblay A: The delirium experience: delirium recall and delirium-related distress in hospitalized cancer patients. Psychosomatics 43:183-194, 2002

Cassem NH, Murray GB, Lafayette JM, et al: Delirious patients, in Massachisetts General Hospital Handbook of General Hospital Psychiatry. Edited by Stern TA, Fricchinoe GL, Cassem NH, et al. St Louis, MO, CV Mosby, 2004, pp 119-134

Cummins JL: Alzheimer's disezse. N Engl J Med 351:56-67, 2004

Folstein MF, Folstein SE, McHugh PR: Mini-Mental State: A practical method grading the cognitive state of patients for clinician. J Psychiatr Res 12:189-195, 1975

Forrest DV: Psychotherapy for patients with neuropsychiatric disorders, in The American Psychiatric Publishing Textbook of Neuropsychiatry and Clinical Neuroscience, 4th Edition. Edited by Yudofscky SC, Hales RE. Washington, DC, American Psychiatric Publishing, 2002, pp 1199-1236

Inouye SK, Bogardus ST, Charpentier PA, et al: A multicomponent intervention to prevent delirium in hospitalized older patients. N Engl J Med 340:669-676, 1999

Levin M: Delirium: a gap in psychiatric teaching. Am J Psychiatry 107:689-694, 1951

Livingston G, Johnston K, Katona C, et al: Systematic reviews of psychological approaches to the management of neuropsychiatric symptoms of dementia. Old Age Task Force of the World Federation of Biological Psychiatry. Am J Psychiatry 162:1996-2021, 2005

Lockwood KA, Alexopoulos GS, van Gorp WG: Executive dysfunction in geriatric depression. Am J. Psychiatry 159:1119-1126, 2002

Lyketsos CG, Olin J: Depression in Alzheimer's disease: overview and treatment. Biol Psychiatry 52:243-252, 2002

Lyketsos CG, Rosenblatt A, Rabins P: Forgotten frontal lobe syndromes or "executive dysfunction syndrome." Psychosomatics 45:247-255, 2004

Samton JB, Ferreando SJ, Sanelli P, et al: The Clock Drawing Test: diagnostic, functional, and neuroimaging correlates in older medically ill adults. J Neuropsychiatry Clin Neurosci 17:533-540, 2005

Trzepacz PT, Meagher DJ: Delirium, in The American Psychiatric Publishing Textbook of Psychosomatic Medicine. Edited by Levenson JL. Washington, DC, American Psychiatric Publishing, 2005, pp 91-130

Trzepacz PT, Baker RW, Greenhouse J: A symptom rating scale for delirium. Psychiatry Res 23:89-97, 1988

17장 CHAPTER 17

Allen MH (ed): Emergency Psychiatry (Review of Psychiatry Series, Vol 21, No 3, Oldham JO and Riba MB, series eds). Washington, DC, American Psychiatric Publishing, 2002

Forster PL, Wu LH: Assessment and treatment of suicidal patients in an emergency setting, in Emergency Psychiatry. Edited by Allen MH, Washington, DC, American Psychiatric Publishing, 202, pp 75-113

Lindenmayer JP, Crowner M, Cosgrove V: Emergency treatment of agitaion and aggression, in Emergency Psychiatry. Edited by Allen MH, Washington, DC, American Psychiatric Publishing, 202, pp 115-149

18장 CHAPTER 18

Druss RG, Douglas CJ: Adaptive response to illness and disability: healthy denial. Gen Hosp Psychiatry 10:163-168, 1988

Griffith JL, Gaby L: Brief psychotherapy at the bedside: countering demoralization from medical illness. Psychosomatics 46:109-116, 2005

Klausner EJ, Alexopoulos GS: The future of psychosocial treatments for elderly patients. Psychiatr serv 50:1198-1204, 1999

Perry S, Cooper AM, Michels R: The psychodynamic formulation: its purpose, structure, and clinical application. Am J Psychiatry 144:543-550, 1987

Viederman M: Active engagement in the consultation process. Gen Hosp Psychiatry 24:93-100, 2002

Viederman M, Perry SW 3rd: Use of a psychodynamic life narrative in the treatment of depression in the physically ill. Gen Hosp Psychiatry 2:177-185, 1980

19장 CHAPTER 19

Blazer DG: The psychiatric interview of older adults, in The American Psychiatric Publishing Textbook of Geriatric Psychiatry. Edited by Blazer DG, Steffens DC, Busse EW. Washington, DC, American Psychiatric Publishing, 2004, pp 165-177

Buckley PJ: Observing the other: reflections on anthropological fieldwork. J Am Psychoanal Assoc 42:613-634, 1994

Carter JH: Cuture, race and ethnicity in psychiatric practice. Psychiatr Ann 34:500-504, 2004

Clifford J: The Predicament of Culture. Cambridge, MA, Harvard University Press, 1988

Evans-Pritchard EE: Social Anthropology and Other Essays. New York, Free Press, 1962

Fernando S: Mental Health, Race, and Culture. New York, St Martin's Press, 1991

Friedman RC, Downey JI: Homosexuality. N Engl J Med 331:923-930, 1994

Kleinman A: Culture and depression. N Engl J Med 351:951-953, 2004

Kracke W: Encounter with other cultures: psychological and epistemological aspects. Ethos 15:58-81, 1987

Ritter KY, Terndrup AI: Handbook of Affirmative Psychotherapy With Lesbian and Gay Men. New York, Guilford, 2002

Roughton RE: Four men in treatment: an evolving perspective on homosexuality and bisexuality, 1965 to 2000. J Am Psychoanal Assoc 49:1187-1217

Ruiz P: Addressing culture, race and ethnicity in psychiatric practice. Psychiatr Ann 34:527-532, 2004

20장 CHAPTER 20

Arlow J: The supervisory situation. J Am Psychoanal Assoc 2:576-594, 1963

Jacobs D, David P, Meyer DJ: The Supervisory Encounter. New Haven, CT, Yale University Press, 1995

Perry S, Cooper AM, Michels R: The psychodynamic formulation: its purpose, structure, and clinical application. Am J Psychiatry 144:543-550, 1987

21장 CHAPTER 21

Lester D (ed): Crisis Intervention and Counseling by Telephone. Springfield, IL, Charles C Thomas, 2002

MacKinnon R, Michels R: The role of the telephone in the psychiatric interview. Psychiatry 33:82-93, 1970

Peterson MR, Beck RL: E-mail as an adjunctive tool in psychotherapy: response and responsibility. Am J Psychother 57:167-181, 2003

AFTER WORD

Shakespeare W: The Tragedy of Macbeth. The Pelican Shakespeare. Edited by Harbage A. Baltimore, MD, Penguin Books, 1956, Act 5, Scene 3

찾아보기

(ㄱ)

(ㄴ)

(ㄷ)

(ㄹ)

(ㅁ)

(ㅂ)

(ㅇ)

(ㅈ)

(ㅊ)

(ㅋ)

(ㅌ)

(ㅍ)

역자 약력

박성근

- 고려대학교 의과대학 졸업
- 정신과 전문의
- 마음과마음정신건강의학과 원장

정인과

- 고려대학교 의과대학 졸업
- 신경정신과 전문의
- 정인과정신건강의학과 원장

임상 실제에서의

정신과 면담 (제3판)

초판인쇄일	2002년 7월 30일
개정판발행일	2012년 5월 25일
제3판 인쇄일	2017년 8월 8일
제3판 발행일	2017년 8월 18일
저자	Roger A. Mackinnon, M.D. / Robert Michels, M.D. Peter J. Buckley, M.D.
옮긴이	박성근·정인과
펴낸이	오무근
펴낸곳	韓하나醫學社
주소	서울시 서대문구 거북골로 7-7 하나빌딩 1층
출판신고	제25100-2013-000061호(1988. 4.1)
전화번호	(02)730-2555, 2556
팩스	(02)730-2557
이메일	hanampc1@naver.com
홈페이지	www.hanampc.co.kr

※ 역자와 합의로 인지 생략 정가 40,000원
※ 잘못된 책은 구입처에서 교환해 드립니다.

ISBN 979-11-85696-44-7 93510